CIRURGIA ENDOVASCULAR

COLEÇÃO RADIOLOGIA INTERVENCIONISTA

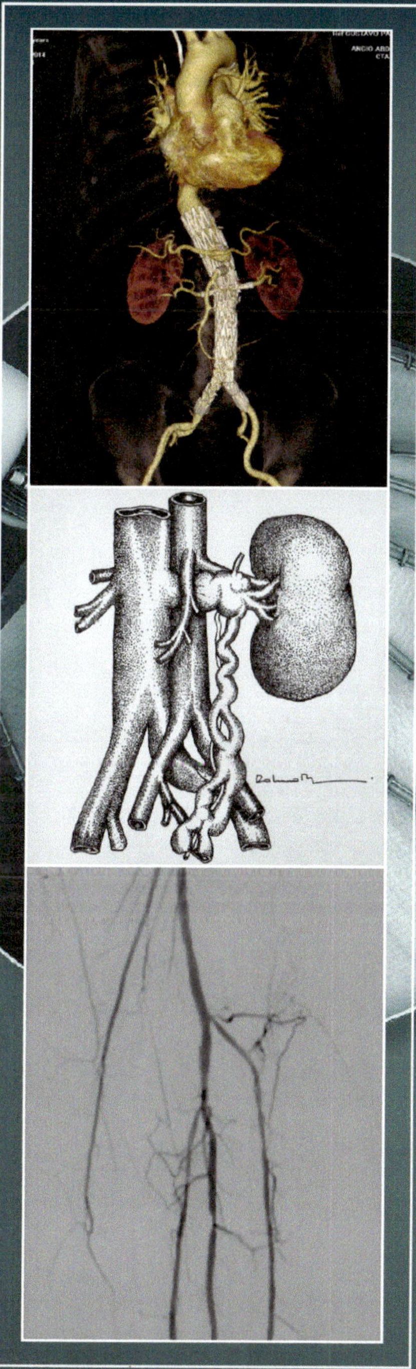

CIRURGIA ENDOVASCULAR

EDITORES

Rafael Noronha Cavalcante
Joaquim Maurício da Motta Leal Filho
Adib Koury Jr.
Lucas Moretti Monsignore
Carlos Abath
Felipe Nasser

editora dos Editores

CONTEÚDO ORIGINAL

sobrice

CBR
Colégio Brasileiro de Radiologia e Diagnóstico por Imagem

Coleção Radiologia Intervencionista – Cirurgia Endovascular
Rafael Noronha Cavalcante | Joaquim Maurício da Motta Leal Filho |
Adib Koury Junior | Lucas Moretti Monsignore | Carlos Abath | Felipe Nasser

Editora dos Editores

São Paulo: Rua Marquês de Itu,408 - sala 104 – Centro.
(11) 2538-3117

Rio de Janeiro: Rua Visconde de Pirajá, 547 - sala 1121 - Ipanema.

www.editoradoseditores.com.br

Atendimento
Interativo
(11) 98308-0227

Impresso no Brasil
Printed in Brazil
1ª impressão – 2022

Este livro foi criteriosamente selecionado e aprovado por um Editor científico da área em que se inclui. A Editora dos Editores assume o compromisso de delegar a decisão da publicação de seus livros a professores e formadores de opinião com notório saber em suas respectivas áreas de atuação profissional e acadêmica, sem a interferência de seus controladores e gestores, cujo objetivo é lhe entregar o melhor conteúdo para sua formação e atualização profissional. Desejamos-lhe uma boa leitura!

Dados Internacionais de Catalogação na Publicação (CIP)
(Câmara Brasileira do Livro, SP, Brasil)

Cirurgia endovascular / Rafael Noronha Cavalcante ; [editores] Joaquim Maurício da Motta Leal Filho ... [et al]. -- 1. ed. -- São Paulo : Editora dos Editores Eireli, 2022. -- (Coleção radiologia intervencionista)
Outros editores: Adib Koury Junior, Lucas Moretti Monsignore, Carlos Abath, Felipe Nasser.
Vários autores.
ISBN 978-65-86098-53-2

1. Cirurgia endovascular 2. Cirurgia vascular 3. Vasos sanguíneos - Cirurgia endoscópica 4. Vasos sanguíneos - Doenças - Tratamento I. Cavalcante, Rafael Noronha. II. Leal Filho, Joaquim Maurício da Motta. III. Koury Junior, Adib. IV. Monsignore, Lucas Moretti. V. Abath, Carlos. VI. Nasser, Felipe.
VII. Série.

21-83307 CDD-617.413
NLM-WG 168

Índices para catálogo sistemático:

1. Nutrição esportiva : Suplementação nutricional : Promoção da saúde 613.2024796
Cibele Maria Dias - Bibliotecária - CRB-8/9427

Sobre os Editores

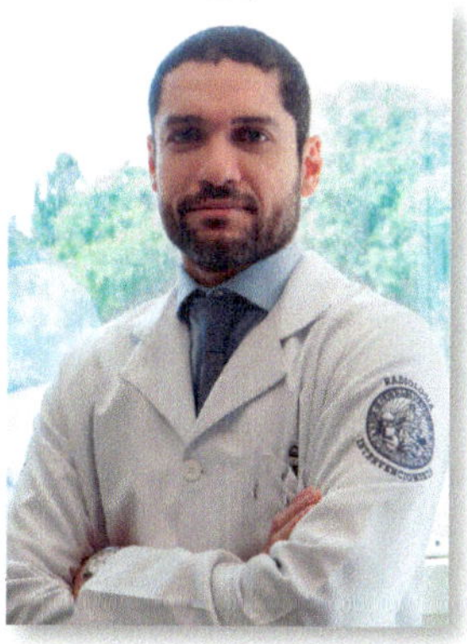

Rafael Noronha Cavalcante

- Doutor em Ciências da Saúde pela Sociedade Beneficente Israelita Brasileira Albert Einstein.
- Título de Especialista em Diagnóstico por Imagem com área de atuação em Radiologia Intervencionista e Angiorradiologia pelo Colégio Brasileiro de Radiologia (CBR).
- Título de Especialista em Cirurgia Vascular pela Sociedade Brasileira de Angiologia e Cirurgia Vascular (SBACV).
- Tesoureiro da Sociedade Brasileira de Radiologia Intervencionista e Cirurgia Endovascular (SOBRICE), biênio 2021-2022.
- Presidente do 22° Congresso da Sociedade Brasileira de Radiologia Intervencionista e Cirurgia Endovascular (SOBRICE).
- Sócio Fundador do CAVA: Centro avançado de cirurgia endovascular e radiologia intervencionista.
- Médico Assistente dos Serviços de Radiologia Intervencionista e Cirurgia Vascular do Hospital Alemão Oswaldo Cruz.
- Médico Assistente do Serviço de Cirurgia Vascular e Endovascular do A.C. Camargo Cancer Center.
- Membro Titular da Sociedade Brasileira de Radiologia Intervencionista e Cirurgia Endovascular (SOBRICE) e membro da Cardiovascular and Interventional Radiological Society of Europe (CIRSE).

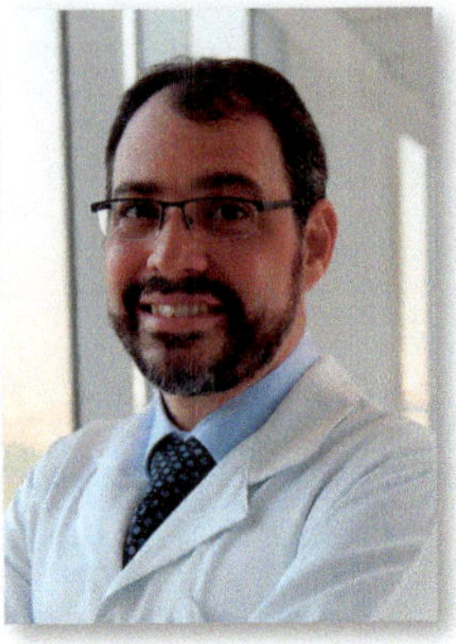

Joaquim Maurício da Motta Leal Filho

- Membro Titular da Sociedade Brasileira de Radiologia Intervencionista e Cirurgia Endovascular (SOBRICE).
- Presidente da Sociedade Brasileira de Radiologia Intervencionista e Cirurgia Endovascular (SOBRICE), biênio 2021-2022.
- Presidente do Congresso da SOBRICE, em 2015, São Paulo.
- Doutor em Ciências pelo Departamento de Radiologia e Oncologia da Faculdade de Medicina da Universidade de São Paulo.
- Orientador do Departamento de Radiologia e Oncologia do Instituto de Radiologia do Hospital das Clínicas da Faculdade de Medicina de São Paulo (InRAD-HC-FMUSP).
- Médico Assistente do Serviço de Radiologia Intervencionista e Cirurgia Endovascular do Instituto do Coração (InCor) e do Instituto do Câncer do Estado de São Paulo (ICESP) do Hospital das Clínicas da Faculdade de Medicina da Universidade de São Paulo (HC-FMUSP).
- Membro das Sociedades CIRSE, CBR e SBACV.
- Editor do periódico Cardiovascular and Interventional Radiology (CVIR).

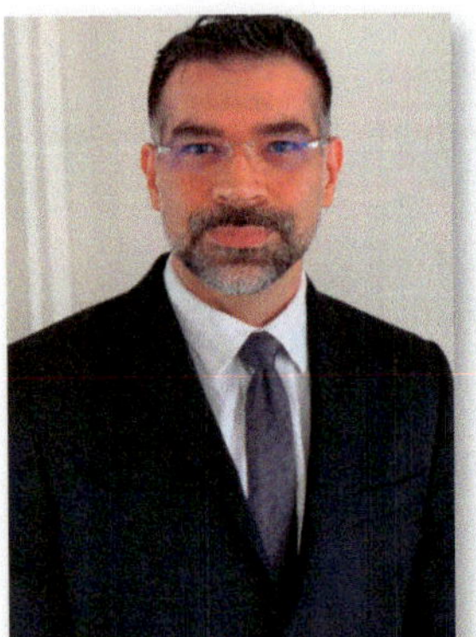

Adib Koury Junior

- Doutor em Medicina pela Faculdade de Medicina de Ribeirão Preto da Universidade de São Paulo (FMRP-USP).
- Membro Titular da Sociedade Brasileira de Radiologia Intervencionista e Cirurgia Endovascular (SOBRICE).
- Cirurgião Vascular e Endovascular pela Sociedade Brasileira de Angiologia e Cirurgia Vascular (SBACV).
- Doutorando pela Faculdade de Medicina de Ribeirão Preto (FMRP-USP).
- Radiologista Intervencionista e Cirurgião Endovascular do Hospital Universitário João de Barros Barreto e Hospital de Clínicas Gaspar Vianna.

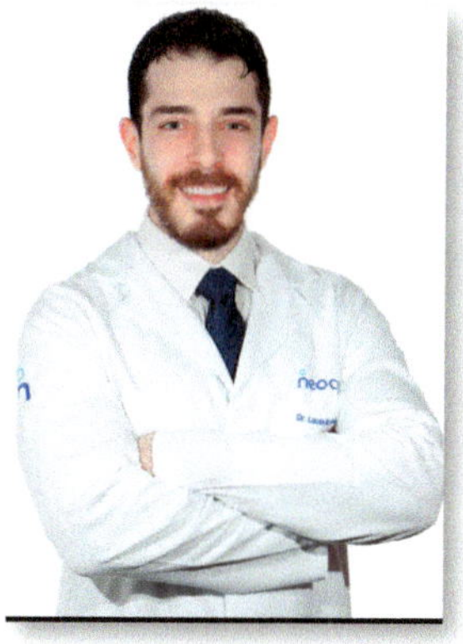

Lucas Moretti Monsignore

- Membro Titular da Sociedade Brasileira de Radiologia Intervencionista e Cirurgia Endovascular (SOBRICE).
- Doutorado em Radiologia Intervencionista Oncológica pela Faculdade de Medicina de Ribeirão Preto da Universidade de São Paulo (FMRP-USP).
- Médico Assistente do Serviço de Radiologia Intervencionista do Hospital das Clínicas da Faculdade de Medicina de Ribeirão Preto da Universidade de São Paulo.
- Radiologista Intervencionista da Equipe NeoCure, do Hospital São Francisco, do Grupo São Lucas e do Hospital Unimed Ribeirão Preto.

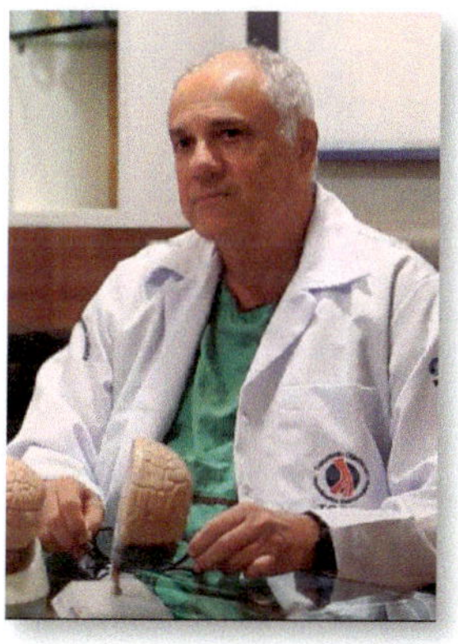

Carlos Gustavo Coutinho Abath

- Membro Titular e Ex-presidente da Sociedade Brasileira de Radiologia Intervencionista e Cirurgia Endovascular (SOBRICE).
- Professor e Instrutor do TOPE – Treinamento Objetivo em Procedimentos Endovasculares.
- Radiologista Intervencionista e Cirurgião Endovascular, Coordenador da Angiorad, Recife.

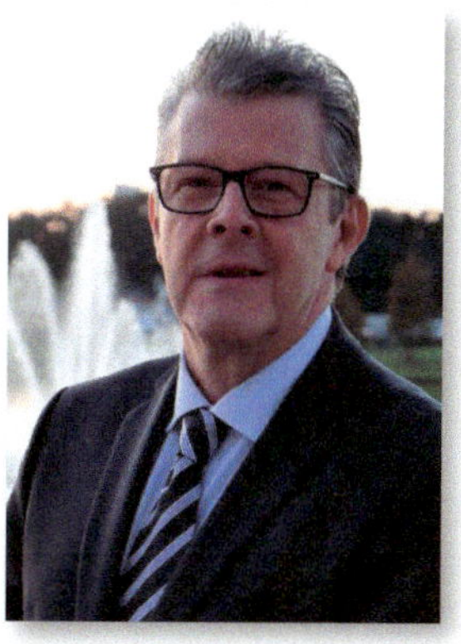

Felipe Nasser

- Membro Titular da Sociedade Brasileira de Radiologia Intervencionista e Cirurgia Endovascular (SOBRICE).
- Ex-presidente da SOBRICE, biênio 2013-2014.
- Doutor em medicina pelo departamento de Radiologia da Faculdade de Medicina USP.
- Médico assistente do Centro de Medicina Intervencionista do Hospital Israelita Albert Einstein.
- Supervisor do departamento de Cirurgia Vascular e Endovascular do Hospital Santa Marcelina.
- Professor da Faculdade de Medicina de Itajubá - MG.

Sobre os Colaboradores

Adib Koury Junior

Doutor em Medicina pela Faculdade de Medicina de Ribeirão Preto da Universidade de São Paulo (FMRP-USP).
Membro Titular da Sociedade Brasileira de Radiologia Intervencionista e Cirurgia Endovascular (SOBRICE).
Cirurgião Vascular e Endovascular pela Sociedade Brasileira de Angiologia e Cirurgia Vascular (SBACV).
Doutorando pela Faculdade de Medicina de Ribeirão Preto (FMRP-USP).
Radiologista Intervencionista e Cirurgião Endovascular do Hospital Universitário João de Barros Barreto e Hospital de Clínicas Gaspar Vianna.

Adriano Tachibana

Médico Radiologista do Hospital Albert Einstein.

Adriano Martins Galhardo

Cirurgia Endovascular e Radiologia Intervencionista – SOBRICE/CBR/AMB
Cirurgião Vascular – SBACV/AMB
Membro titular do CBR
Brasília-DF

Alexandre Augusto Giovannini

Coordenador do serviço de Angiorradiologia e Cirurgia Endovascular do Hospital Maria Auxiliadora - Gama – DF.
Cirurgião Vascular e Endovascular no Grupo Cardiocentro e nos Hospitais do Grupo Santa – DF.
Título de Especialista em Cirurgia Vascular pela SBACV.
Título de Área de atuação em Angiorradiologia e Cirurgia Endovascular pela SABCV.
Membro efetivo da SBACV.

Alexandre Fioranelli

Professor Doutor da Faculdade de Ciências Médicas da Santa Casa de São Paulo.
Professor Assistente da Faculdade de Ciências Médicas da Santa Casa de São Paulo.
Coordenador do Curso de Cirurgia Endovascular do Hospital Israelita Albert Einstein (HIAE).

Alexandre Fligelman Kanas

Especialista em Radiologia Intervencionista e Cirurgia Endovascular pelo Hospital das Clínicas da Faculdade de Medicina da Universidade de São Paulo (HC-FMUSP).
Médico do Serviço de Intervenção Guiada por Imagem do Instituto do Câncer do Estado de São Paulo (ICESP).
Médico Radiologista Intervencionista do Hospital das Clínicas da Faculdade de Medicina da Universidade de São Paulo (HC-FMUSP).
Médico Radiologista Intervencionista do Hospital Samaritano.
Membro Titular do Colégio Brasileiro de Radiologia e Diagnóstico por Imagem (CBR).

Aline Cristine Barbosa Santos Cavalcante

Médica assistente no Cirurgiã Vascular pelo Hospital Heliópolis – São Paulo.
Radiologista Intervencionista e Cirurgiã Endovascular pela Universidade de São Paulo - USP.
Titulada pela Sociedade Brasileira de Radiologia Intervencionista e Cirurgia Endovascular – SOBRICE.
Médica assistente do Instituto de Radiologia do Hospital das Clínicas da Faculdade de Medicina da USP - INRAD FMUSP e no Hospital A C Camargo Cancer Center.

Álvaro Razuk Filho

Cirurgião vascular e endovascular.
Radiologista intervencionista.
Professor assistente da Faculdade de Ciências Médicas da Santa Casa de São Paulo.

André Moreira de Assis

Membro titular do Colégio Brasileiro de Radiologia (CBR) e da Sociedade Brasileira de Radiologia Intervencionista e Cirurgia Endovascular (SOBRICE).

Médico Assistente dos Serviços de Radiologia Intervencionista do Hospital das Clínicas da Faculdade de Medicina da Universidade de São Paulo (HC-FMUSP) e do Hospital Sírio-Libanês/SP.

Antônio Eduardo Zerati

Professor Livre-Docente da Disciplina de Cirurgia Vascular e Endovascular do Hospital das Clínicas da Faculdade de Medicina da USP.
Chefe da Equipe de Cirurgia Vascular e Endovascular do Instituto do Câncer do Estado de São Paulo.

Antonio Massamitsu Kambara

Prof Dr. Pela Universidade Federal de São Paulo.
Chefe da Seção Médica de Radiologia do Instituto Dante Pazzanese de Cardiologia e Coordenador do Centro de Intervenções Endovasculares (CIEV) da Instituição.

Aparecido Nakano

Médico Assistente do setor de Radiologia e Diagnóstico por Imagem do Centro de Diagnósticos Brasil.
Membro Titular do Colégio Brasileiro de Radiologia.

Arno von Ristow

Cirurgião Vascular.
Membro Titular da Academia Nacional de Medicina.
Titular da SBACV. Emérito do Colégio Brasileiro de Cirurgiões.
Professor Coordenador de Cirurgia Vascular e Endovascular da PUC-Rio.
Diretor Científico do CENTERvASC-Rio, Rio de Janeiro RJ.

Breno Boueri Affonso

Médico Radiologista Intervencionista do Hospital Israelita Albert Einstein.
Médico Assistente do Serviço de Radiologia Intervencionista e Cirurgia Endovascular do Hospital das Clínicas da Faculdade de Medicina da Universidade de São Paulo (HC-FMUSP).
Mestre em Ciências pelo Hospital Israelita Albert Einstein.

Bruna De Fina

Membro Titular da Sociedade Brasileira de Radiologia Intervencionista e Cirurgia Endovascular (SOBRICE).
Sócia Fundadora do CAVA: Centro avançado de cirurgia endovascular e radiologia intervencionista.
Médica Radiologista Intervencionista do Centro de Intervenção Oncológica do Instituto Brasileiro de Controle do Câncer (IBCC).
Médica Assistente da Disciplina de Angiologia e Cirurgia Vascular da Faculdade de Medicina do ABC.
Mestre em Ciências da Saúde pelo Hospital Israelita Albert Einstein.

Bruna Ferreira Pilan

Cirurgiã Vascular pela Universidade Estadual de Campinas – Unicamp.
Radiologista Intervencionista e Cirurgiã Endovascular pela Universidade de São Paulo - USP.
Titulada pela Sociedade Brasileira de Radiologia. Intervencionista e Cirurgia Endovascular – SOBRICE.
Médica assistente no Instituto de Radiologia do Hospital das Clínicas da Faculdade de Medicina da USP - INRAD FMUSP.

Bruna Garbugio Dutra

Neurorradiologista da Santa Casa de Misericórdia de São Paulo, do Grupo Fleury e da UDI-Teresina.
Título de especialista em Radiologia e Diagnóstico por Imagem pelo Colégio Brasileiro de Radiologia - CBR/AMB & em Neurorradiologia pela Sociedade Brasileira de Neurorradiologia Diagnóstica e Terapêutica - SBNR/CBR/AMB.

Bruno Renan Ribeiro Gomes Linard

Membro Titular do Colégio Brasileiro de Radiologia e Diagnóstico por Imagem (CBR).
Especialista em Radiologia e Diagnóstico por Imagem pelo Instituto do Coração do Hospital das Clínicas da Faculdade de Medicina da Universidade de São Paulo (InCor-HCFMUSP).

Camila Millani Oba

Cirurgiã Vascular pela Sociedade Brasileira de Angiologia e Cirurgia Vascular.

Área de atuação em Cirurgia Endovascular pela Sociedade Brasileira de Angiologia e Cirurgia Vascular.

Carlos de Albuquerque Maranhão

Membro Titular da SOBRICE.
Cirurgião Vascular.
Preceptor da Residência Médica em Angiorradiologia e Cirurgia Endovascular do HC-UFPE.
Mestrando em Cirurgia Vascular pela UFRGS. Preceptor do Internato e Graduação da Disciplina de Angiologia e Cirurgia Vascular da FAMENE-PB.
Diretor-Tesoureiro da Sociedade Paraibana de Angiologia e Cirurgia Vascular.

Carlos Gustavo Coutinho Abath

Membro Titular e Ex-presidente da Sociedade Brasileira de Radiologia Intervencionista e Cirurgia Endovascular (SOBRICE).
Professor e Instrutor do TOPE – Treinamento Objetivo em Procedimentos Endovasculares.
Radiologista Intervencionista e Cirurgião Endovascular, Coordenador da Angiorad, Recife.

Charles Edouard Zurstrassen

Membro Titular da Sociedade Brasileira de Radiologia Intervencionista e Cirurgia Endovascular (SOBRICE).
Doutor em Oncologia pela Fundação Antônio Prudente (FAP).
Coordenador do Programa de Residência Médica de Radiologia Intervencionista do A.C. Camargo Cancer Center.
Médico Coordenador do Serviço de Radiologia Intervencionista do A.C. Camargo Cancer Center.

Clarissa Campo Dall'Orto

Diretora do Departamento de Cardiologia Intervencionista do Hospital SOBRASA (CATHE – Centro Avançado de Terapia Hemodinâmica).
Título de Especialista em Hemodinâmica e Cardiologia Intervencionista pela Sociedade Brasileira de Hemodinâmica e Cardiologia Intervencionista (SBHCI).
Doutoranda em Ciências Médicas pela Faculdade de Medicina de São Paulo (FMUSP).

Cleoni Pedron

Cirurgião Vascular do Hospital de Caridade Dr. Astrogildo de Azevedo - Santa Maria - RS.
Mestrado em Radiologia pela Universidade Federal do Rio de Janeiro (UFRJ).
Título de Especialista em Cirurgia Vascular pela Sociedade Brasileira de Angiologia e Cirurgia Vascular (SBACV).
Certificado de Área de Atuação em Angiorradiologia e Cirurgia Endovascular pela Sociedade Brasileira de Angiologia e Cirurgia Vascular (SBACV).

Cristienne Silva e Souza

Cirurgiã Vascular e Endovascular no Grupo Cardiocentro e nos Hospitais do Grupo Santa – DF.
Cirurgiã Vascular e Endovascular nos Hospitais Rede Impar - Brasilia – DF.
Titulo de Especialista em Cirurgia Vascular pela SBACV.
Titulo de Área de atuação em Angiorradiologia e Cirurgia Endovascular pela SABCV.
Membro efetivo da SBACV.

Daniel Calich Luz

Médico Radiologista pelo Hospital Israelita Albert Einstein.
Radiologista toracoabdominal do grupo Fleury e da LIGA contra o câncer do RN.

Daniel Giansante Abud

Membro Titular da Sociedade Brasileira de Radiologia Intervencionista e Cirurgia Endovascular (SOBRICE).
Membro Titular da Sociedade Brasileira de Neurorradiologia (SBNR).
Livre-Docente pela Faculdade de Medicina de Ribeirão Preto - Universidade de São Paulo.
Doutor em Neurologia pela Faculdade de Medicina de Ribeirão Preto - Universidade de São Paulo.
Coordenador do Setor de Radiologia Intervencionista e Neurorradiologia Terapêutica do Hospital das Clínicas da Faculdade de Medicina de Ribeirão Preto – USP.
Ex-Presidente da Sociedade Brasileira de Radiologia Intervencionista e Cirurgia Endovascular (SOBRICE)
Ex-Diretor da Sociedade Brasileira de Neurorradiologia (SBNR).

Diego Lima Nava Martins

Graduação em Medicina e Residência em Radiologia e Diagnóstico por Imagem pela Universidade Federal do Espírito Santo.
Título de especialista em Radiologia e Diagnóstico por Imagem pelo CBR.

Dimitrius Nikolaos Jaconi Stamolis

Membro Titular da Sociedade Brasileira de Radiologia Intervencionista e Cirurgia Endovascular (SOBRICE).
Membro Titular do Colégio Brasileiro de Radiologia (CBR).
Mestre em Ciências das Imagens pela Faculdade de Medicina de Ribeirão Preto - Universidade de São Paulo.
Médico Intervencionista do Setor de Radiologia Intervencionista do HNSF - Patos de Minas.

Douglas Eduardo Tavares Cavalcanti

Membro Titular da Sociedade Brasileira de Radiologia Intervencionista e Cirurgia Endovascular (SOBRICE).
Membro da Sociedade Brasileira de Angiologia e de Cirurgia Vascular (SBACV).
Radiologista Intervencionista, Cirurgião Endovascular e Vascular da Angiorad, Recife.
Cirurgião Vascular do Procape/UPE.

Edgar Bortolini

Membro Titular da Sociedade Brasileira de Radiologia Intervencionista e Cirurgia Endovascular (SOBRICE).
Médico Assistente do Serviço de Radiologia Intervencionista do Instituto de Radiologia (InRad) e do Instituto do Coração (InCor) do Hospital das Clínicas da Faculdade de Medicina da Universidade de São Paulo (HC-FMUSP).
Especialista em Cirurgia Vascular pela Sociedade Brasileira de Angiologia e de Cirurgia Vascular (SBACV/AMB).
Membro da Sociedade Europeia de Radiologia Cardiovascular e Intervencionista (CIRSE).
Doutorando em Ciências pelo Departamento de Radiologia da Faculdade de Medicina da Universidade de São Paulo – USP.

Eduardo Henrique Giroud Joaquim

Diretor do Departamento de Anestesiologia A.C.Camargo Cancer Center.

Docente da Disciplina de Anestesiologia pela Escola Paulista de Medicina da Universidade Federal de São Paulo (EPM Unifesp).
Mestre em Medicina pela Unifesp.
Título de Especialista em Terapia Intensiva.

Elias Arcenio Neto

Cirurgião Vascular pela Sociedade Brasileira de Angiologia e Cirurgia Vascular (SBACV).
Ultrassonografia Vascular pelo Colégio Brasileiro de Radiologia (CBR).
Radiologista Intervencionista pela Sociedade Brasileira de Radiologia Intervencionista e Cirurgia Endovascular (SOBRICE).
Sócio-fundador do Instituto de Excelência Vascular.

Fábio Rodrigues Ferreira do Espírito Santo

Graduação pela Universidade de São Paulo.
Residência e Preceptoria em Cirurgia Vascular pelo Hospital das Clínicas da Faculdade de Medicina da Universidade de São Paulo.
Cirurgião Vascular pela Sociedade Brasileira de Angiologia e Cirurgia Vascular.
Cirurgião Endovascular pela Sociedade Brasileira de Angiologia e Cirurgia Vascular e Colégio Brasileiro de Radiologia.

Felipe Nasser

Membro Titular da Sociedade Brasileira de Radiologia Intervencionista e Cirurgia Endovascular (SOBRICE).
Ex-presidente da SOBRICE, biênio 2013-2014.
Doutor em medicina pelo departamento de Radiologia da Faculdade de Medicina USP.
Médico assistente do Centro de Medicina Intervencionista do Hospital Israelita Albert Einstein.
Supervisor do departamento de Cirurgia Vascular e Endovascular do Hospital Santa Marcelina.
Professor da Faculdade de Medicina de Itajubá - MG.

Fernanda Uchiyama Golghetto Domingos

Membro Titular da Sociedade Brasileira de Radiologia Intervencionista e Cirurgia Endovascular (SOBRICE).
Cirurgiã Vascular pela Faculdade de Medicina do ABC (FMABC).

Médica assistente do Serviço de Radiologia Intervencionista do Hospital das Clínicas da Faculdade de Medicina da Universidade de São Paulo (InRad/ HCFMUSP) e Hospital do Coração (HCor).

Francisco Ferreira Ramos Junior

Radiologista Intervencionista do Núcleo de Anomalias Vasculares do Departamento de Cirurgia Reparadora do A.C. Camargo Cancer Center.
Doutor em Radiologia pela Faculdade de Medicina da Universidade de São Paulo.
Formação em Neurorradiologia pelo Instituto de Radiologia da Faculdade de Medicina da Universidade de São Paulo.
Fellow em Neurorradiologia Intervencionista no Hospital Neurológico da Faculdade de Medicina de Nancy - França.
Ex-assistente Estrangeiro do Serviço de Neurorradiologia Vascular Intervencionista do Hospital Neurológico de Nancy - Faculdade de Medicina Henri Poincare - França.
Pós-doutorado em Radiologia / Neurorradiologia pela Faculdade de Medicina de Nancy - França.

Francisco Leonardo Galastri

Membro Titular da Sociedade Brasileira de Radiologia Intervencionista e Cirurgia Endovascular (SOBRICE).
Membro Efetivo da Sociedade Brasileira de Angiologia e Cirurgia Vascular (SBACV).
Médico Radiologista Intervencionista do Centro de Medicina Intervencionista do Hospital Israelita Albert Einstein.
Médico Radiologista Intervencionista e Cirurgião Endovascular do Centro de Intervenção Oncológica do Instituto Brasileiro de Controle do Câncer (IBCC).
Doutor em Medicina pela Faculdade de Ciências da Saúde Albert Einstein.

Giane Nakamura

Doutora em Anestesiologia pela Faculdade de Medicina da Universidade Estadual Paulista "Julio de Mesquita Filho" (UNESP) - Campus de Botucatu.
Médica Titutlar do Departamento de Anestesiologia A.C.Camargo Cancer Center.

Glauber Lutterbach de Oliveira Pires

Médico pela UNIVASF (Universidade Federal do Vale do São Francisco).
Cirurgião Geral e Vascular pelo IMIP (Instituto de Medicina Integral Professor Fernando Figueira).
Radiologista Intervencionista e Cirurgião endovascular pra Angiorad - Recife-Pe.

Glauco Fernandes Saes

Doutor em Ciências pela Faculdade de Medicina da Universidade de São Paulo (FMUSP).
Médico-assistente da Equipe de Cirurgia Vascular e Endovascular do Instituto do Câncer do Estado de São Paulo (ICESP).
Sócio efetivo da Sociedade Brasileira de Angiologia e de Cirurgia Vascular (SBACV).

Gregório Guarnieri Panazzolo

Membro Titular da SOBRICE.
Cirurgião Vascular.
Cirurgião Endovascular pelo HC-UFPE.
Cirurgião transplantador Renal do Hospital de Arapiraca-AL.
Preceptor da Residência Médica em Angiologia, Cirurgia Vascular e Cirurgia Endovascular do Hospital Artur Ramos, Maceió-AL.

Guilherme Andre Zottelle Bomfim

Cirurgião Vascular.
Mestre em Ciências pelo AC Camargo Cancer Center - Fundação Antônio Prudente.

Guilherme Brasileiro de Aguiar

Membro da Sociedade Brasileira de Neurorradiologia Diagnóstica e Terapêutica.
Professor da Disciplina de Neurocirurgia da Faculdade de Ciências Médicas da Santa Casa de São Paulo.
Médico Assistente. Neurocirurgia e Neurorradiologia Intervencionista - Irmandade da Santa Casa de Misericórdia de São Paulo.

Guilherme Centofanti

Membro Titular da Sociedade Brasileira de Radiologia Intervencionista e Cirurgia Endovascular (SOBRICE).
Sócio Fundador do CAVA: Centro avançado de cirurgia endovascular e radiologia intervencionista.
Médico Assistente dos Serviços de Radiologia Intervencionista e Cirurgia Vascular do Hospital Alemão Oswaldo Cruz.
Médico Assistente do Serviço de Cirurgia Vascular e Endovascular do Hospital AC Camargo Cancer Center.

Título de Especialista em Angiologia e Cirurgia Vascular e Certificado em Área de Atuação em Angiorradiologia e Cirurgia Endovascular (SBACV)

Guilherme de Souza Mourão

Membro Titular da Sociedade Brasileira de Angiologia e Cirurgia Vascular.
Radiologia Intervencionista no Hospital Beneficência Portuguesa-SP.

Guilherme Seizem Nakiri

Membro Titular da Sociedade Brasileira de Radiologia Intervencionista e Cirurgia Endovascular (SOBRICE).
Doutorado e Mestrado pela Faculdade de Medicina de Ribeirão Preto da Universidade de São Paulo (FMRP-USP).
Médico Assistente do Serviço de Radiologia Intervencionista do Hospital das Clínicas da Faculdade de Medicina de Ribeirão Preto da Universidade de São Paulo (FMRP-USP).
Radiologista Intervencionista do Hospital São Lucas, do Grupo Hospital Care, do Hospital São Paulo, da Beneficência Portuguesa e do Hospital Unimed de Ribeirão Preto.
Membro Titular da Sociedade Brasileira de Neurorradiologia (SBNR).

Gustavo Henrique Vieira de Andrade

Membro Titular da Sociedade Brasileira de Radiologia Intervencionista e Cirurgia Endovascular (SOBRICE).
Especialista em Radiologia e Diagnóstico por Imagem pelo Colégio Brasileiro de Radiologia e Diagnóstico por Imagem (CBR).
Doutor em Clínica Médica pela Faculdade de Medicina de Ribeirão Preto da Universidade de São Paulo.
Radiologista Intervencionista e Neurorradiologista da Angiorad e do Hospital da Restauração, Recife.
Professor de Radiologia da Faculdade de Ciências Médicas da UNIFACISA, Campina Grande.

Gustavo Paludetto Oliveira

Membro Titular da Sociedade Brasileira de Radiologia Intervencionista e Cirurgia Endovascular (SOBRICE).
Mestre e Doutor em Ciências Médicas pela Universidade de Brasília (UNB).
Especialista em Angiorradiologia e Cirurgia Endovascular pela SABCV.

Diretor da SOBRICE no bienio 2012-2013.
Coordenador da Comissão Científica - Dep. Cient. Angiorradiologia e Cirurgia Endovascular da SBACV 2020-2021.
Membro da Comissão para obtenção de titulo SOBRICE e área de atuação SBACV entre 2011-2019.
Coordenador do serviço de Radiologia Intervencionista e Cirurgia Endovascular nos Hospitais do Grupo Santa - Brasília – DF.
Médico do serviço de Angiorradiologia - Cir. Endovascular e Radiologista no Hospital das Forças Armadas; Instituto de Cardiologia do Distrito Federal.
Membro do SVS, CBR, SBACV e CIRSE.

Henrique Salas Martin

Membro Titular da Sociedade Brasileira de Radiologia Intervencionista e Cirurgia Endovascular (SOBRICE).
Radiologista Intervencionista do Instituto Nacional do Câncer e dos Hospitais da Rede D'Or no Rio de Janeiro.

João Paulo Ayub Penna Leal

Membro Titular da Sociedade Brasileira de Radiologia Intervencionista e Cirurgia Endovascular (SOBRICE).
Residência em Cirurgia Vascular pelo Instituto de Medicina Integral Prof. Fernando Figueira.
Radiologista Intervencionista e Cirurgião Vascular da Angiorad e do Hospital do Hospital Barão de Lucena, Recife.

João Paulo Kawaoka Matushita Junior

Membro Titular da Sociedade Brasileira de Radiologia Intervencionista e Cirurgia Endovascular (SOBRICE).
Mestre em Radiologia e Diagnóstico por Imagem pela Faculdade de Medicina da UFRJ.
Membro Titular do Colégio Brasileiro de Radiologia e Diagnóstico por Imagem (CBR).
Médico Assistente do Serviço de Radiologia Intervencionista do Hospital A.C. Camargo Cancer Center.
Médico Responsável pelo Serviço de Radiologia Intervencionista do Hospital Adventista de São Paulo (HASP).
Radiologista Intervencionista da Equipe de Cirurgia Oncológica APTA, Pouso Alegre, MG.

Joaquim Maurício da Motta Leal Filho

Membro Titular da Sociedade Brasileira de Radiologia Intervencionista e Cirurgia Endovascular (SOBRICE).
Presidente da Sociedade Brasileira de Radiologia Intervencionista e Cirurgia Endovascular (SOBRICE), biênio 2021-2022.
Presidente do Congresso da SOBRICE, em 2015, São Paulo.
Doutor em Ciências pelo Departamento de Radiologia e Oncologia da Faculdade de Medicina da Universidade de São Paulo.
Orientador do Departamento de Radiologia e Oncologia do Instituto de Radiologia do Hospital das Clínicas da Faculdade de Medicina de São Paulo (InRAD-HC-FMUSP).
Médico Assistente do Serviço de Radiologia Intervencionista e Cirurgia Endovascular do Instituto do Coração (InCor) e do Instituto do Câncer do Estado de São Paulo (ICESP) do Hospital das Clínicas da Faculdade de Medicina da Universidade de São Paulo (HC-FMUSP).
Membro das Sociedades CIRSE, CBR e SBACV.
Editor do periódico Cardiovascular and Interventional Radiology (CVIR).

John Andrew Kaufman

Chefe do Departamento de Radiologia Intervencionista.
Diretor do Dotter Interventional Institute Frederick S. Keller.
Professor of Interventional Radiology Oregon Health & Science University.

Jong Hun Park

Cirurgião vascular e endovascular.
Radiologista intervencionista.
Professor instrutor da Faculdade de Ciências Médicas da Santa Casa de São Paulo.

Jorge Eduardo de Amorim

Prof. Adjunto Doutor da Disciplina de Cirurgia Vascular e Endovascular - Escola Paulista de Medicina - UNIFESP.
Chefe da Disciplina de Cirurgia Vascular e Endovascular - Escola Paulista de Medicina - UNIFESP.

José Guilherme Mendes Pereira Caldas

Professor Livre Docente do Hospital das Clínicas da Faculdade de Medicina da Universidade de São Paulo (HC-FMUSP).

José Luiz Orlando

Membro Titular da Sociedade Brasileira de Radiologia Intervencionista e Cirurgia Endovascular (Sobrice).
Membro da Sociedade Internacional para o Estudo das Anomalias Vasculares (ISSVA).
Titulo de Especialista em Angiologia e Cirurgia Vascular pela AMB.
Doutorado pela Faculdade de Medicina da Universidade de São Paulo.
Médico assistente do Núcleo de Anomalias Vasculares do Hospital AC Camargo Câncer Center.

Jucier Furtado Araújo

Cirurgião Vascular.
Cirurgião Endovascular pelo HC-UFPE.
Cirurgião transplantador Renal do HC-UFPE e Hospital IMIP-PE.
Intervencionista do Programa de Transplante Hepático do Hospital Universitário Oswaldo Cruz da FCM/UPE e Hospital Jayme da Fonte-PE.
Preceptor da Residência Médica em Angiorradiologia e Cirurgia Endovascular do HC-UFPE.
Preceptor da Residência Médica em Angiologia e Cirurgia Vascular do HC-UFPE.

Kenji Nishinari

Cirurgião Vascular pelo Hospital das Clínicas da Faculdade de Medicina da USP.
Doutor em Clínica Cirúrgica pela Faculdade de Medicina da USP.
Título de especialista em Cirurgia Vascular pela Sociedade Brasileira de Angiologia e Cirurgia Vascular (SBACV).
Médico Cirurgião Vascular e Endovascular do Hospital Alemão Oswaldo Cruz.
Médico Cirurgião Vascular e Endovascular do A.C. Camargo Cancer Center.

Laécio Leitão Batista

Membro Titular da SOBRICE e CBR; Ex-Diretor da SOBRICE.
Radiologista Intervencionista formado pela FAMERP-SP, Hospital Beneficência Portuguesa-SP e Hospital Bicêtre, Paris-FR.
Doutorado em Medicina.
Chefe do Serviço de Radiologia Intervencionista e Cirurgia Endovascular do HC-UFPE.
Intervencionista do Programa de Transplante Hepático do Hospital Universitário Oswaldo Cruz da FCM/UPE e Hospital Jayme da Fonte-PE.
Professor de Imagenologia do Curso de Medicina da Faculdade UNINASSAU-PE.

Layra Ribeiro de Sousa Leão

Médica Radiologista pelo Hospital Israelita Albert Einstein.
Membro Titular do Colégio Brasileiro de Radiologia (CBR).

Leonardo de Oliveira Harduin

Cirurgião Vascular - SBACV/AMB
Membro efetivo da Sociedade Brasileira de Angiologia e Cirurgia Vascular
Niterói-RJ

Leonardo Guedes Moreira Valle

Membro Titular da Sociedade Brasileira de Radiologia Intervencionista e Cirurgia Endovascular (SOBRICE).
Radiologista intervencionista, Cirurgia endovascular e Cirurgia Vascular.
Médico assistente do Centro de Medicina Intervencionista do Hospital Israelita Albert Einstein.
Médico assistente da equipe de radiologia intervencionista da Rede D'Or – SP.

Lucas Moretti Monsignore

Membro Titular da Sociedade Brasileira de Radiologia Intervencionista e Cirurgia Endovascular (SOBRICE).
Doutorado em Radiologia Intervencionista Oncológica pela Faculdade de Medicina de Ribeirão Preto da Universidade de São Paulo (FMRP-USP).
Médico Assistente do Serviço de Radiologia Intervencionista do Hospital das Clínicas da Faculdade de Medicina de Ribeirão Preto da Universidade de São Paulo.
Radiologista Intervencionista da Equipe NeoCure, do Hospital São Francisco, do Grupo São Lucas e do Hospital Unimed Ribeirão Preto.

Luís Henrique de Castro Afonso

Membro Titular da Sociedade Brasileira de Radiologia Intervencionista e Cirurgia Endovascular (SOBRICE).
Membro Titular da Sociedade Brasileira de Neurorradiologia (SBNR).
Doutorado em Ciências pela Faculdade de Medicina de Ribeirão Preto - Universidade de São Paulo
Pós-Doutorado em Neurologia pela Faculdade de Medicina de Ribeirão Preto - Universidade de São Paulo.

Médico assistente do Setor de Radiologia Intervencionista e Neurorradiologia Terapêutica do Hospital das Clínicas da Faculdade de Medicina de Ribeirão Preto - USP.

Luiz Otavio Barreira Alvares Corrêa

Ex-Research Fellow do Dotter Interventional Institute.
Ex-Clinical Fellow do Dotter Interventional Institute.
Ex-Assistant Professor do Dotter Interventional Institute.
Chefe do Serviço de Cirurgia Vascular, Endovascular e Radiologia Intervencionista do Hospital do Coração de Goiás.

Magnum de Oliveira Matos

Membro Titular da Sociedade Brasileira de Radiologia Intervencionista e Cirurgia Endovascular (SOBRICE).
Chefe do Serviço de Tomografia do Hospital 9 de Julho / Instituto Oncológico, Juiz de Fora.
Radiologista Intervencionista da Clínica de Radiologia Intervencionista e Intervenção Oncológica (CRIIO).
Especialização em Radiologia Intervencionista e Cirurgia Endovascular pelo A.C. Camargo Cancer Center.

Marcelo Calil Burihan

Professor responsável pela Disciplina de Anatomia Descritiva e Topográfica da Faculdade de Medicina da Universidade de Santo Amaro e da Faculdade de Medicina Santa Marcelina (FASM).
Coordenador do Módulo de Morfologia da FASM.
Professor Responsável pela Disciplina de Cirurgia Vascular da FASM.
Professor Responsável pela Residência Médica de Cirurgia Vascular do Hospital Santa Marcelina.
Membro Titular da Sociedade Brasileira de Angiologia e Cirurgia Vascular (SBACV).
Membro Efetivo da Sociedade Brasileira de Anatomia (SBA).
Membro da Society of Vascular Surgery (SVS).

Marcelo Franchini Giusti

Membro Titular da Sociedade Brasileira de Radiologia Intervencionista e Cirurgia Endovascular (SOBRICE).
Membro Efetivo da Sociedade Brasileira de Angiologia e Cirurgia Vascular (SBACV).

Mestre em Ciências da Saúde pelo Faculdade de Medicina do ABC.
Membro das Sociedades CIRSE e DGA.
Médico Assistente dos Serviços de Radiologia Intervencionista e Cirurgia Vascular do Hospital do Coração (HCor) - São Paulo.
Médico Assistente dos Serviços de Radiologia Intervencionista e Cirurgia Vascular do Hospital Leforte / Christovão da Gama - Santo André-SP.

Márcio Gomes Filippo

Cirurgião Vascular – SBACV/AMB
Prof. Assistente de Cirurgia da Faculdade de Medicina da UFRJ
Coordenador de Ensino do Departamento de Cirurgia da UFRJ
Rio de Janeiro-RJ

Marco Antônio Cassiano Perez Rivera

Membro Titular da Sociedade Brasileira de Radiologia Intervencionista e Cirurgia Endovascular (SOBRICE).
Radiologista Intervencionista e Cirurgião Vascular e Endovascular da Angiorad, Recife.
Membro Titular da Sociedade Brasileira de Angiologia e Cirurgia Vascular (SBACV).
Coordenador da Radiologia Intervencionista do PROCAPE da Universidade de Pernambuco.
Coordenador médico da cirurgia vascular e endovascular do Hospital Esperança Recife - Rede D'Or/São Luiz.

Marco Túlio Salles Rezende

Membro titular da Sociedade Brasileira de Radiologia Intervencionista e Cirurgia Endovascular (SOBRICE).
Mestre em cirurgia pela UFMG.
Membro titular da Sociedade Brasileira de Neurocirurgia (SBN).
Membro titular da Sociedade Brasileira de Neurorradiologia (SBN).
Departamento Neurorradiologia Intervencionista do Hospital das Clínicas da UFMG, Hospital Felício Rocho e Rede Mater Dei de Saúde.

Mariana Krutman

Cirurgiã Vascular pelo Hospital das Clínicas da Faculdade de Medicina da USP.
Doutora em Ciências da Saúde pela Sociedade Beneficente Israelita Brasileira Albert Einstein.

Título de especialista em Cirurgia Vascular pela Sociedade Brasileira de Angiologia e Cirurgia Vascular (SBACV).
Título de especialista em Ecografia Vascular com Doppler pela Sociedade Brasileira de Angiologia e Cirurgia Vascular (SBACV).

Marília de Brito Abath

Membro Titular da Sociedade Brasileira de Radiologia Intervencionista e Cirurgia Endovascular (SOBRICE).
Especialização em Radiologia intervencionista pela FMUSP.
Professor e Instrutor do TOPE – Treinamento Objetivo em Procedimentos Endovasculares.
Radiologista Intervencionista da Angiorad e do Hospital Barão de Lucena, Recife-PE.

Mateus Picada Corrêa

Membro Titular da Sociedade Brasileira de Radiologia Intervencionista e Cirurgia Endovascular (SOBRICE).
Membro Titular da SBACV.
Cirurgião Vascular, Endovascular e Radiologista Intervencionista do Invasc – Instituto Vascular de Passo Fundo.
Professor de Cirurgia Vascular da Universidade de Passo Fundo - UPF e da Universidade Meridional - Imed.
Preceptor do Programa de Residência Médica em Cirurgia Vascular da Universidade Federal da Fronteira Sul – Passo Fundo, RS.
Especialista em Cirurgia Vascular e Endovascular pela SBACV, Especialista em Ecografia Vascular e Radiologia Intervencionista pelo CBR.

Melissa Andreia de Moraes Silva

Professora Adjunta de Clínica Cirúrgica da Faculdade de Medicina de Itajubá.
Mestre em Ciência pela Unifesp/EPM.
Especialista em Cirurgia Vascular pelo MEC e SBACV/AMB.
Especialista em Ultrassonografia Vascular pelo CBR/AMB.

Moises Amancio de Sousa

Membro Titular da Sociedade Brasileira de Radiologia Intervencionista e Cirurgia Endovascular (SOBRICE).
Residência de Cirurgia Geral na Faculdade de Medicina do Triângulo Mineiro.

Residência de Cirurgia Vascular e Cirurgia Endovascular na Universidade Estadual de Campinas (UNICAMP).
Médico Voluntário do Departamento de Radiologia Intervencionista e Cirurgia Endovascular do Instituto de Radiologia do Hospital das Clínicas da Universidade de São Paulo.
Cirurgião Vascular pela Sociedade Brasileira de Angiologia e Cirurgia Vascular (SBACV).

Nicolle de Luca

Membro da Sociedade Brasileira de Angiologia e Cirurgia Vascular (SBACV).
Especialista em Ecografia Vascular pela SBACV e Colégio Brasileiro de Radiologia.
Registered Physician in Vascular Interpretation pela ARDMS.

Octavio Meneghelli Galvao Gonçalves

Membro Titular da Sociedade Brasileira de Radiologia Intervencionista e Cirurgia Endovascular (SOBRICE).
Doutor em Radiologia pela Universidade de São Paulo (USP).
Título de especialista em Radiologia e Diagnóstico por Imagem pelo Colégio Brasileiro de Radiologia - CBR/AMB.
Radiologista pelo Hospital das Clínicas da Universidade Federal do Espírito Santo (UFES).

Paulo Fernandes Saad

Cirurgião vascular e endovascular. Radiologista intervencionista.
Professor adjunto da Universidade Federal do Vale do São Francisco – UNIVASF.

Priscila Mina Falsarella

Membro Titular da Sociedade Brasileira de Radiologia Intervencionista e Cirurgia Endovascular (SOBRICE).
Graduação em Medicina, Residência de Cirurgia Geral e Cirurgia Vascular pela Universidade Estadual de Campinas (UNICAMP).
Formação em Radiologia Intervencionista pelo Hospital Israelita Albert Einstein.

Rafael Califani

Membro da Sociedade Brasileira de Angiologia e de Cirurgia Vascular.
Especialista em Cirurgia Vascular pela SBACV-AMB.

Especialista em Angiorradiologia e Cirurgia Endovascular pela SBACV.
Área de atuação em Ecografia Vascular com Doppler pela SBACV-CBR.
Cirurgião Endovascular do Centro de Intervenção Oncológica do Instituto Brasileiro de controle do Câncer – IBCC.

Rafael Gustavo Gomide Alcántara

Membro Titular da Sociedade Brasileira de Radiologia Intervencionista e Cirurgia Endovascular (SOBRICE).
Chefe do Serviço de Radiologia Intervencionista do Hospital Universitário da Universidade Federal de Juiz de Fora.
Radiologista Intervencionista da Clínica de Radiologia Intervencionista e Intervenção Oncológica (CRIIO).
Especialização em Radiologia Intervencionista e Cirurgia Endovascular pelo Hospital das Clínicas da Faculdade de Medicina da Universidade de São Paulo (HC-FMUSP).

Rafael Noronha Cavalcante

Doutor em Ciências da Saúde pela Sociedade Beneficente Israelita Brasileira Albert Einstein.
Título de Especialista em Diagnóstico por Imagem com área de atuação em Radiologia Intervencionista e Angiorradiologia pelo Colégio Brasileiro de Radiologia (CBR).
Título de Especialista em Cirurgia Vascular pela Sociedade Brasileira de Angiologia e Cirurgia Vascular (SBACV).
Tesoureiro da Sociedade Brasileira de Radiologia Intervencionista e Cirurgia Endovascular (SOBRICE), biênio 2021-2022.
Presidente do 22° Congresso da Sociedade Brasileira de Radiologia Intervencionista e Cirurgia Endovascular (SOBRICE).
Sócio Fundador do CAVA: Centro avançado de cirurgia endovascular e radiologia intervencionista.
Médico Assistente dos Serviços de Radiologia Intervencionista e Cirurgia Vascular do Hospital Alemão Oswaldo Cruz.
Médico Assistente do Serviço de Cirurgia Vascular e Endovascular do A.C. Camargo Cancer Center.
Membro Titular da Sociedade Brasileira de Radiologia Intervencionista e Cirurgia Endovascular (SOBRICE) e membro da Cardiovascular and Interventional Radiological Society of Europe (CIRSE).

Rafaella Brandão de Mello Soares

Coordenadora do serviço de Cirurgia Vascular e Endovascular do Hospital HOME, Brasília -DF.
Cirurgiã Vascular e Endovascular nos Hospitais do Grupo Santa – DF.
Título de Especialista em Cirurgia Vascular pela SBACV.
Título de Área de atuação em Angiorradiologia e Cirurgia Endovascular pela SBACV.
Membro efetivo da SBACV.

Renata Grizzo Feltrin de Abreu

Médica especialista em Onco-Hematologia Pediátrica pelo Centro Infantil de Investigações Hematológicas Dr. Domingos A. Boldrini – Campinas – SP.
Médica Pediatra com Título de Especialista em Pediatria (TEP) pela Associação Médica Brasileira (AMB) / Sociedade Brasileira de Pediatria (SBP) / Conselho Federal de Medicina (CFM).
Médica assistente do núcleo do Departamento de Cirurgia Reparadora: Médica Hematologista Pediátrica, Especialista em Anomalias Vasculares, no Hospital AC Camargo – Cancer Center.
Membro da Associação Brasileira de Hematologia e Hemoterapia e Terapia Celular (ABHH) e Hematologia Pediátrica.

Ricardo Abdala da Silva Oliveira

Membro titular da Sociedade Brasileira de Radiologia Intervencionista e Cirurgia Endovascular (SOBRICE).
Membro titular do Colégio Brasileiro de Radiologia e Diagnóstico por Imagem (CBR).
Médico Assistente do Serviço de Radiologia Intervencionista e Cirurgia Endovascular do Instituto de Radiologia (InRad) do Hospital das Clínicas da Faculdade de Medicina da Universidade de São Paulo (HC-FMUSP).
Responsável Técnico pelo Centro de Diagnóstico por Imagem do Hospital Auxiliar de Suzano (HAS) - HC-FMUSP.
Médico Radiologista Intervencionista e Angiorradiologista da Fundação Instituto de Pesquisa e Estudo de Diagnóstico por Imagem (FIDI).

Ricardo Virginio dos Santos

Membro Efetivo da SBACV.
Especialista em Angiorradiologia e Cirurgia Endovascular pela Sociedade Brasileira de Angiologia e Cirurgia Vascular (SBACV).
Mestre em Ciência pela Universidade de São Paulo (USP).

Cirurgião Endovascular do Centro de Intervenção Oncológica do Instituto Brasileiro de Controle do Câncer (IBCC).

Robson Barbosa de Miranda

Angiologista, Cirurgião e Ecografista Vascular.
Diretor Técnico da Clínica Fluxo de Cirurgia Vascular.
Coordenador do Curso Fluxo de Ecografia Vascular.
Professor colaborador da Faculdade de Medicina do ABC.

Rodolfo Souza Cardoso

Professor Titular de Clínica Cirúrgica da Faculdade de Medicina de Itajubá.
Cirurgião Vascular pelo MEC.
Radiologista Intervencionista pela SoBRICE/CBR/AMB.

Rodrigo Bruno Biagioni

Mestre pela Universidade Federal de São Paulo – EPM-UNIFESP.
Doutorando em ciências Hospital Albert Einstein.
Médico assistente em cirurgia vascular do Hospital Servidor Público Estadual.
Membro titular da Sociedade Brasileira de Cirurgia Vascular (SBACV).
MBA em gestão em saúde pela FGV.

Rodrigo Kikuchi

Cirurgião Vascular pela Sociedade Brasileira de Angiologia e Cirurgia Vascular.
Professor voluntário da disciplina de Cirurgia Vascular da Irmandade da Santa Casa de Misericórdia de São Paulo.
Sócio-fundador do Instituto de Excelência Vascular.

Romero Marques

Membro Titular da Sociedade Brasileira de Radiologia Intervencionista e Cirurgia Endovascular (SOBRICE).
Professor e Instrutor do TOPE – Treinamento Objetivo em Procedimentos Endovasculares.
Radiologista Intervencionista e Cirurgião Endovascular da Angiorad, Recife.
Coordenador da Residência Médica de Radiologia Intervencionista e Cirurgia Endovascular do Real Hospital Português, Recife.

Ronaldo Antonio da Silva

Médico Titular do Departamento de Anestesiologia A.C.Camargo Cancer Center.

Rubens Pierry Ferreira Lopes

Diretor do Departamento de Radiologia Intervencionista e Cirurgia Endovascular do Hospital SOBRASA (CATHE – Centro Avançado de Terapia Hemodinâmica).
Título de Especialista em Cirurgia Vascular, Endovascular e Angiorradiologia pela Sociedade Brasileira de Angiologia e Cirurgia Vascular (SBACV).
Título de Especialista em Radiologia Intervencionista e Angiorradiologia pela Colégio Brasileiro de Radiologia e Sociedade Brasileira de Radiologia Intervencionista e Cirurgia Endovascular (CBR-SOBRICE).
Pós-graduação de Auditoria em Saúde pela Faculdade de Ciências Médicas de Minas Gerais.

Salomão Faroj Chodraui Filho

Membro Titular da Sociedade Brasileira de Radiologia Intervencionista e Cirurgia Endovascular (SOBRICE).
Membro Titular do Colégio Brasileiro de Radiologia (CBR).
Mestre em Ciências Médicas pela Universidade de São Paulo (USP).

Seleno Glauber de Jesus Silva

Professor Assistente de Clínica Cirúrgica da Faculdade de Medicina de Itajubá.
Cirurgião Vascular pelo MEC e SBACV/AMB.
Radiologista Intervencionista pela SoBRICE/CBR/AMB.

Susyanne de Lavor Cosme

Membro Titular da Sociedade Brasileira de Angiologia e Cirurgia Vascular (SBACV).
Presidente da Sociedade Brasileira de Angiologia e Cirurgia Vascular, Regional Piauí (SBACV-PI) - biênio 2020-2021.
Diretora Técnica da APCC- Associação Piauiense de Combate ao Câncer - Hospital São Marcos.
Título de Especialista em Cirurgia Vascular pela Sociedade Brasileira de Angiologia e de Cirurgia Vascular – SBACV.
Título de Ecografia Vascular com Doppler pelo Colégio Brasileiro de Radiologia e diagnóstico por imagem.

Título de Especialista de Radiologia Intervencionista e Angiorradiologia pelo Colégio Brasileiro de Radiologia e Diagnóstico por Imagem.

Thamiris Rosado Reina

Supervisora de Proteção Radiológica no Hospital Universitário da Universidade Federal de Juiz de Fora.
Mestre em ciências pelo Instituto de Física da Universidade de São Paulo.
Título de Especialista em Física do Radiodiagnóstico pela Associação Brasileira de Física Médica.

Thiago Abdala de Araújo

Especialização em Radiologia Intervencionista pela AngioRad/ Real Hospital Português.
Especialização em Neurorradiologia Intervencionista pela AngioRad.
Radiologista membro titular do CBR.

Thiago Almeida Barroso

Cirurgia Endovascular e Radiologia Intervencionista – SOBRICE/CBR/AMB
Cirurgião Vascular – SBACV/AMB
Área de atuação em Angiorradiologia e Cirurgia Endovascular - SBACV/AMB
Membro titular do CBR
Brasília-DF

Túlio Fabiano de Oliveira Leite

Cirurgião Vascular pela Faculdade de Medicina de Botucatu (UNESP).
Radiologista Intervencionista e Angiorradiologista pelo Hospital das Clínicas da Faculdade de Medicina da Universidade de São Paulo (HCFMUSP).
Especialista em Cirurgia Vascular pela SBACV.
Especialista em Ultrassonografia Vascular com Doppler pela SBACV/CBR.
Doutorando em Clínica Cirúrgica pela Faculdade de Medicina de Ribeirão Preto (FMRP-USP).

Veruska Castanheira Frade

Membro Titular da Sociedade Brasileira de Angiologia e Cirurgia vascular.
Radiologista Intervencionista.

Wilson de Oliveira Sousa Junior

Membro Titular da Sociedade Brasileira de Radiologia Intervencionista e Cirurgia Endovascular (SOBRICE).

Mestre em Ciências e Saúde. Professor de Cirurgia Vascular e Base da Técnica Cirúrgica, Faculdade Integrada Diferencial (FACID DeVry) e Universidade Federal do Piauí (UFPI).

Dedicatória

A Sociedade Brasileira de Radiologia Intervencionista e Cirurgia Endovascular (SOBIRCE) dedica esta obra, in memoriam, ao Dr. Chiang Jeng Tyng, que tanto inovou e colaborou para o crescimento e desenvolvimento da Radiologia Intervencionista brasileira, sobretudo na área de procedimentos percutâneos.

Chiang, você fará muita falta por aqui!

Agradecimentos

Aos presidentes e diretores da Sobrice, atuais e pregressos, que ajudaram a pavimentar o trajeto que a sociedade seguiu até aqui.

Aos autores de cada um dos capítulos, que dedicaram seu tempo e esforço para compartilhar seu conhecimento e tornar possível a realização desta obra.

Aos nossos cônjuges, filhos, pais, demais familiares e amigos, pelo apoio e compreensão, fundamentais como parte do alicerce de cada um de nós.

A todos os médicos que praticam uma medicina ética e humana, exemplos de retidão em uma sociedade cada vez mais voltada para si mesma.

Rafael Noronha Cavalcante
Joaquim Maurício da Motta Leal Filho
Adib Koury Junior
Lucas Moretti Monsignore
Carlos Abath
Felipe Nasser

Prefácio

Caros Intervencionistas,

Neste volume os autores descrevem os principais temas relacionados à Cirurgia Endovascular.

Vivemos numa era em que nos atualizamos através de artigos científicos e os livros e tratados de Medicina são deixados nas estantes, muitas vezes servindo como lembranças que temos dos nossos maiores ídolos e professores, ou até para uma breve consulta sobre algum conceito básico. Por esta razão, os capítulos foram escolhidos e elaborados dentro dos principais tópicos na área Endovascular, com inúmeras referências, possibilitando que a leitura seja estendida e aprofundada e viabilizando também, ao não especialista, uma oportunidade de se atualizar.

Este livro permitirá ao residente da especialidade aprimorar seus conhecimentos e preparar-se para a prova de título de especialista e comporá, entre outras obras de autores brasileiros, a bibliografia a ser utilizada pelos candidatos ao programa de residência médica em Radiologia Intervencionista.

Tenham certeza de que este volume, junto com os outros volumes desta primorosa coleção, acrescerá a esta grande obra temas de ampla relevância.

Tenho imenso orgulho em fazer parte deste seleto grupo de autores que trabalharam muito para este resultado, e de ter sido escolhido para escrever este prefácio.

Boa leitura.

Prof. Dr. Felipe Nasser
Doutor em Medicina pelo departamento de Radiologia da Faculdade de Medicina da USP
Médico assistente do Centro de Medicina Intervencionista do Hospital Israelita Albert Einstein
Supervisor do departamento de Cirurgia Vascular e Endovascular do Hospital Santa Marcelina
Professor da Faculdade de Medicina de Itajubá - MG

Introdução

Cirurgia Endovascular é o terceiro volume da série *Coleção Radiologia Intervencionista*, um projeto da Sociedade Brasileira de Radiologia Intervencionista e Cirurgia Endovascular (SOBRICE) e do Colégio Brasileiro de Radiologia (CBR). A partir da publicação deste volume, somado aos outros dois volumes *Intervenção Visceral e Pediátrica* e *Intervenção Percutânea*, a Coleção Radiologia Intervencionista torna-se a maior e mais completa obra literária de Radiologia Intervencionista escrita em Língua Portuguesa.

Neste volume, os leitores poderão conhecer e aprofundar seus conhecimentos sobre diagnóstico e tratamento de diversas doenças que acometem o sistema vascular, arterial e venoso. Começando a leitura pelo histórico da especialidade, inaugurada por Charles Dotter em 1964, a obra aborda, de maneira completa, desde assuntos básicos como a formação do radiologista intervencionista, métodos de imagem utilizados nas terapêuticas minimamente invasivas endovasculares, proteção radiológica, detalhamento das características técnicas dos diferentes materiais e acessos, técnicas básicas, até tratamentos avançados no sistema arterial como angioplastias de estenoses e oclusões, correções de aneurismas e tratamento de traumas nos diversos territórios arteriais, como pescoço, tórax, abdome, pelve e membros superiores e inferiores. Entre outros, há capítulos dedicados exclusivamente à abordagem do tratamento de malformações arteriovenosas, ponto alto, além de uma seção completa sobre doenças e tratamentos no território venoso, trombose venosa profunda, síndromes compressivas, cateteres e acessos vasculares. Os capítulos foram escritos pelos maiores especialistas em Radiologia Intervencionista e Cirurgia Endovascular do Brasil.

A obra é destinada aos intervencionistas em treinamento e aos já treinados, que buscam atualizações. Serve também aos profissionais da área da saúde, em especial aos estudantes de medicina, residentes e médicos de outras especialidades, que desejem conhecer a especialidade. De fácil portabilidade, o livro pode ser transportado na mochila para os plantões, ou poderá ser um livro de cabeceira para rápidas consultas, inclusive no seu consultório médico.

Com uma linguagem fácil, didática e objetiva, e repleto de belas ilustrações, este livro entrega aos leitores tudo que eles precisam saber sobre a Cirurgia Endovascular.

Esperamos que todos tenham uma excelente leitura.

Joaquim Maurício da Motta Leal Filho
Presidente da SOBRICE – 2021/2022

Sumário

PARTE I — ASPECTOS GERAIS

PARTE II — MÉTODOS DE IMAGEM EM INTERVENÇÃO VASCULAR PERIFÉRICA

PARTE VI — ANEURISMAS E DISSECÇÕES DA AORTA E SEUS RAMOS

PARTE III — TRAUMA VASCULAR

Parte I — ASPECTOS GERAIS

Histórico da Radiologia Intervencionista Vascular

1

Henrique Salas Martin
Joaquim Maurício da Motta Leal Filho

Participação especial de ***Rosa Maria Paolini*** – pioneira da Radiologista Intervencionista, tendo trabalhado no Brasil e nos Estados Unidos.

> *Quanto mais palpável é uma verdade, mais tempo requer para conquistar o lugar a que tem direito. Os obstáculos, que se colocam em seu caminho, se devem a que essa verdade desencadeia ao seu redor um verdadeiro ódio. Pois ela anuncia uma revolução, uma perturbação dos interesses existentes e dos lugares conquistados.*
>
> ***Samuel Hahnemann***

ORIGEM

Após a descoberta dos raios X em 8 de novembro 1895 por Wilhelm Conrad Roentgen, físico alemão, seu uso na medicina aconteceu depois de 2 meses com a fotografia de um esqueleto de um ser humano vivo, descrita por Moritz Jastrowitz[1].

O relato da primeira angiografia foi feito por Hescheck e Lindenthal, cerca de 1 mês depois da descoberta de Roentgen, com injeção de solução contendo giz nas estruturas vasculares de uma mão amputada[2].

Pouco tempo depois vários pesquisadores descreveram a opacificação de estruturas vasculares, incialmente usando diversas soluções radiopacas. No entanto, as observações de Osborn em 1923 mostraram a radiopacidade da bexiga após a injeção intravenosa de iodeto de sódio para tratamento da sífilis, e o conceito de um agente de contraste intravascular começou a evoluir[2].

Berberich e Hirsch descreveram as primeiras arteriografias e flebografias obtidas em homem em 1923, utilizando brometo de estrôncio a 20% com contraste. Forestier e Sicard, no mesmo ano, efetuaram injeção de Lipiodol nas veias femorais de cães e observaram a progressão até os vasos pulmonares[2,3].

Em 1924, Brooks consegue visualização das artérias poplítea e tibial posterior através de injeção de iodeto de sódio na artéria femoral, possibilitando a demonstração das oclusões vasculares por arteriosclerose e indicação de amputação nos casos graves[2].

Na década de 1920, a medicina portuguesa foi decisiva para evolução da arteriografia com os trabalhos de Reynaldo dos Santos, Pereira Caldas e Egas Moniz. Em 28 de julho de 1927, Egas Moniz descreve a primeira arteriografia cerebral com a injeção de iodeto de sódio a 25% e, mais tarde, com dióxido de tório (torotraste)[2]. Embora o primeiro angiograma cerebral tenha resultado na morte do paciente por estado epiléptico, Moniz persistiu no refinamento dessa técnica e, finalmente, a angiografia cerebral por punção direta evoluiu para uma modalidade vital de diagnóstico de uma variedade de distúrbios neurovasculares e massas intracranianas. Este trabalho inicial permitiu o desenvolvimento de meios de contraste melhores e menos tóxicos[2] (Figura 1.1).

Em 1928, Reynaldo dos Santos descreve a aortografia translombar[2].

CATETERISMO VASCULAR

No século XVIII, Stephen Hales medira a pressão arterial de cavalos pela ascensão da coluna sanguínea em tubos colocados em suas carótidas e jugulares[4].

Em 1861, dois franceses, o veterinário Jean-Baptiste Auguste Chauveau (1827-1917) e o médico Etiene-Jules Marey (1830-1904), começaram a investigar afirmações de William Harvey de que o *ictus cordis*

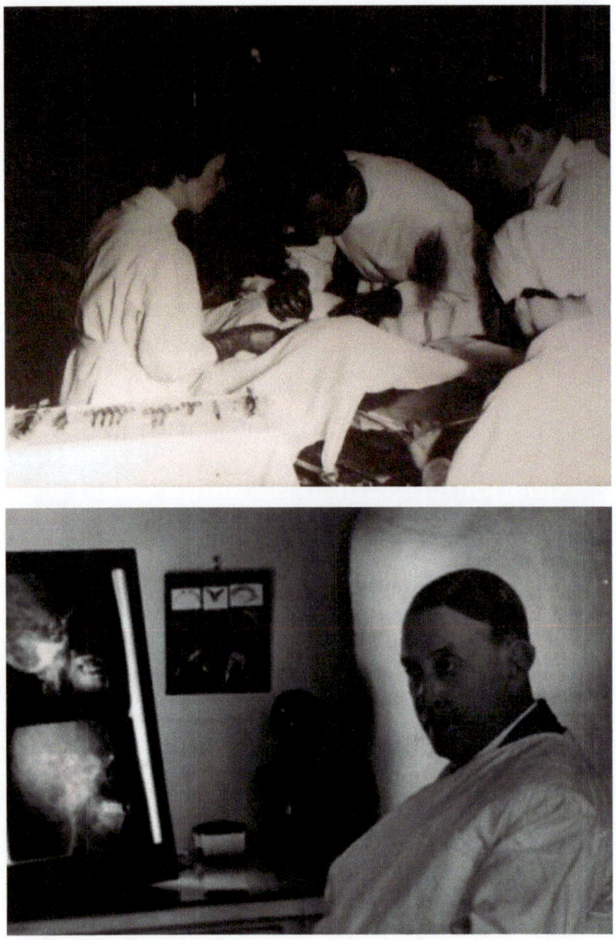

Figura 1.1. Egas Moniz.

começava com a sístole. Utilizando material modificado por eles, inseriram dois longos tubos no coração de um cavalo acordado e descreveram as curvas de pressão obtidas. Publicaram assim o trabalho inaugural que relatava medidas simultâneas de pressão atrial e ventricular direitas, e de aorta e ventrículo esquerdo, por meio do uso de cateteres e demonstraram que a sístole ventricular e o batimento apical cardíaco começam e terminam simultaneamente[4].

Grande foi o impacto das invenções de Chauveau e Marey, permitindo os registros pressóricos e estudar detalhes até então desconhecidos da atividade cardíaca, que ficariam retidas na memória de um jovem médico alemão – Werner Forssmann. Forssmann era inconformado com a precariedade dos métodos semiológicos de sua época, contando praticamente apenas com verificação do pulso, estetoscópio, eletrocardiografia e radiologia incipientes, cujos diagnósticos proporcionados eram quase sempre contrariados pelo resultado das necropsias. Depois, confessaria em suas memórias *Experiments on Myself. Memoirs of a Surgeon in Germany* que a inspiração para a invenção do cateterismo cardíaco no homem saiu do trabalho de Marey, "Como estudante, vi a reprodução de uma antiga gravura num livro de fisiologia, baseada no trabalho de Marey que mostrava um homem parado diante de um cavalo e segurando um tubo que havia sido introduzido pela veia jugular no coração do animal. O lúmen do tubo era fechado por uma borracha, que, dentro do ventrículo, transmitia as modificações pressóricas para um tambor de Marey e daí para uma pena que desenhava as curvas de pressão. Essa figura excitou-me em tal grau que me perseguia dia e noite. Mesmo hoje, eu a vejo exatamente quando fecho os olhos. As palavras desses clássicos fisiologistas franceses convenceram-me de que seus estudos experimentais podiam ser aplicados sem perigo no homem"[4].

Werner Forssmann realiza a primeira cateterização vascular em 1929, após experimentos em animais e cadáveres, onde havia treinado a inserção de cateteres uretrais em ventrículos direitos de cadáveres e que comprovava por autopsias. Forssmann anestesiou sua própria fossa antecubital esquerda e inseriu na veia braquial um cateter uretral de 65 centímetros. Ajudado pela enfermeira Gerda Ditzen, pediu-lhe que chamasse a enfermeira encarregada dos raios X. Continuaram na sala de radiologia alguns degraus abaixo, quando Forssmann foi colocado em um fluoroscópio e ele mesmo controlava a progressão do cateter até seu coração, olhando em um espelho segurado por Gerda. Apesar de ter calculado que o cateter atingira o ventrículo direito, a radiografia da ocasião mostra que não passou da aurícula. Conta Forssmann que a notícia se espalhou como um raio pelo hospital e que quiseram arrancar-lhe o cateter do braço[4] (Figura 1.2).

Quando viu a radiografia, o Professor Richard Schneider congratulou-o, mas informou que o hospital em Eberswalde era pequeno demais para prosseguir com tão ousado plano, disse-lhe que não falasse a ninguém antes de publicar seus resultados e aconselhou-o a iniciar treinamento fora. No entanto, antes de Forssmann partir, o procedimento foi usado para tratar um paciente morrendo de peritonite, fato que provou ser possível administrar medicamentos dentro do coração[4].

O início do século XX constituiu uma época romântica, gloriosa e heroica da Medicina. Como protocolos de pesquisa não eram habituais, as experiências faziam-se por tentativa, erro e correções no decorrer dos procedimentos, além de os pesquisadores frequentemente serem objetos de suas pesquisas, autoinocularem-se agentes de doenças para melhor as estudarem, testarem medicamentos e métodos em si próprios, como foi o caso de Forssmann. Assim é que, na próxima etapa, Forssmann tentou radiografar o coração injetando contraste iodado em si mesmo, não sem antes deixá-lo em longo contato com a própria mucosa bucal. Não percebendo reação maior, seguiu em frente. Mesmo sem as radiografias mostrarem boa qualidade, apresentou seus resultados num congresso de cirurgia em 1931, onde baixaram seu tempo de apresentação de 8 para 4 minutos. Os presentes mostraram-se desinteressados e sarcásticos, até que seu tio, um médico rural, consolou-o: "Não se entristeça, estes idiotas não compreendem o que você tem na cabeça. Um dia você ganhará o Prêmio Nobel"[4].

Embora tivesse continuado a investigar técnicas de cateterismo, como vimos, incluindo tentativas de angiocardiografia em si mesmo e em cães, não conseguiu quebrar a resistência aos seus esforços. Decepcionado, trocou de especialidade, passando para a Urologia, a seguir atuou como cirurgião militar do exército alemão na 2a Guerra Mundial e finalmente passou a exercer a Medicina como médico do interior. A partir de 1931 nunca mais falou ou escreveu sobre cardiologia[4].

Mais tarde, seu trabalho foi reconhecido e recebeu o Prêmio Nobel em 1965[5], juntamente com Cournand e Richards, mesmo sem ser formalmente um cientista, mas sim um arrojado desbravador. Quando recebeu a ligação de Estocolmo informando sobre o prêmio perguntou: "Mas por quê?". Embora a comunidade alemã o tenha ignorado, a comunidade internacional reconheceu o valor de seu trabalho e pioneirismo. Embora passados muitos anos, finalmente teve a satisfação de ver seus experimentos médicos reconhecidos. Faleceu em 1979, após sofrer dois infartos[5].

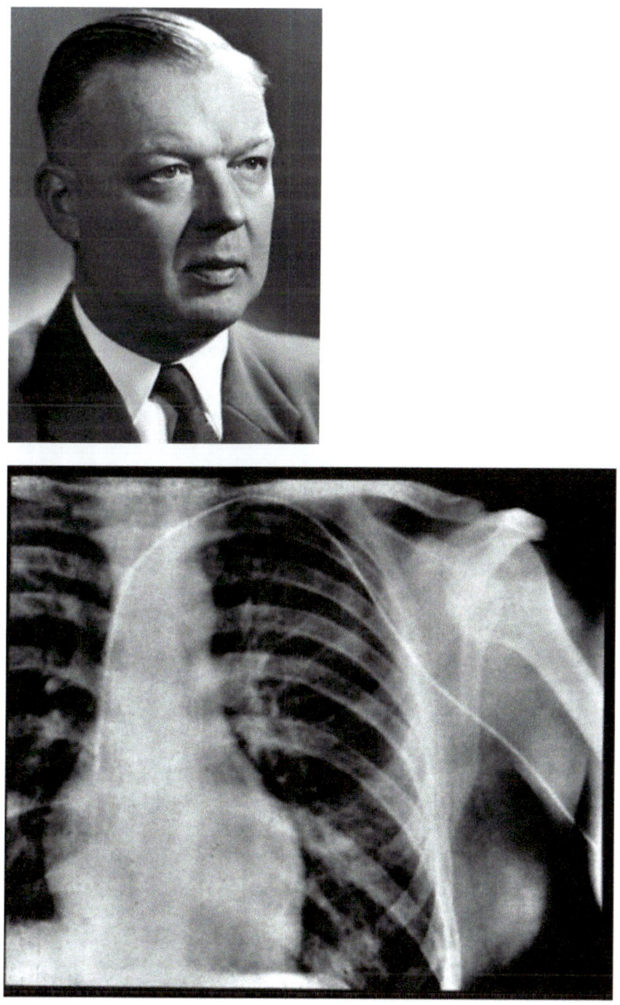

Figura 1.2. Werner Otto Theodor Forssmann. Autocateterismo cardíaco de Forssmann.

EVOLUÇÃO TECNOLÓGICA

A angiografia foi melhorada pela introdução de trocadores de filme de alta velocidade, permitindo uma melhor apreciação da dinâmica do fluxo sanguíneo. Além de diagnósticos anatômicos realizados por via intravascular, cateterismos, informações fisiológicas como a pressão sanguínea podiam agora ser obtidas durante a angiografia. Isso possibilitou a avaliação de estados patológicos como hipertensão pulmonar, valvopatia e hipertensão portal.

Um dos principais obstáculos para o avanço da angiografia foi o acesso vascular. Até o início dos anos 1950, a angiografia era realizada por punção direta ou por passagem intravascular de cateteres através de uma agulha de grande calibre ou arteriotomia ou venotomia.

No relato de aortografia em cachorro, realizado por Peirce em 1950, o autor descreve a técnica de punção direta da artéria femoral com agulha 13G e passando através dela um cateter com diâmetro externo de 0,067 polegada até a aorta do animal (aproximadamente 5,5 French)[6].

Uma verdadeira revolução foi a introdução da técnica de Seldinger em 1952, especialmente quando aplicada à abordagem da artéria femoral. Esta técnica simples e, ao mesmo tempo, engenhosa, permitia o acesso inicial de um vaso sanguíneo por uma agulha, seguido da passagem de um fio-guia metálico. A agulha é retirada e o cateter introduzido sobre o fio-guia[7]. Seldinger, ao conceber a técnica (que ficou conhecida com seu nome), refere que poderia realizar a técnica mais rápido do que descrevê-la: "Agulha dentro, guia dentro, agulha fora, cateter sobre o guia, guia fora e é tudo"[7] (Figura 1.3).

Os cateteres de polietileno já existiam quando Seldinger descreveu a técnica, porém não eram radiopacos, o que dificultava seu posicionamento. Em 1956, Odman incorporou sais de metais pesados na estrutura do polietileno, tornando-os radiopacos[8]. Robert Stevens, em 1960, introduziu malhas metálicas de subnitrato de bismuto na parede dos cateteres de uretano, incorporando radiopacidade e capacidade de controle nos cateteres. Neste período houve uma grande evolução na confecção dos cateteres[8].

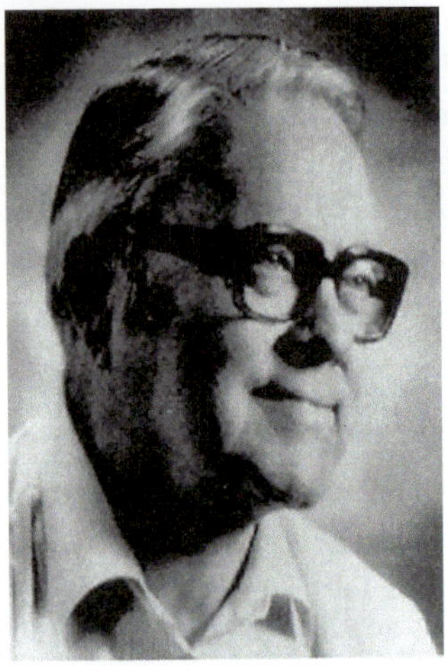

A

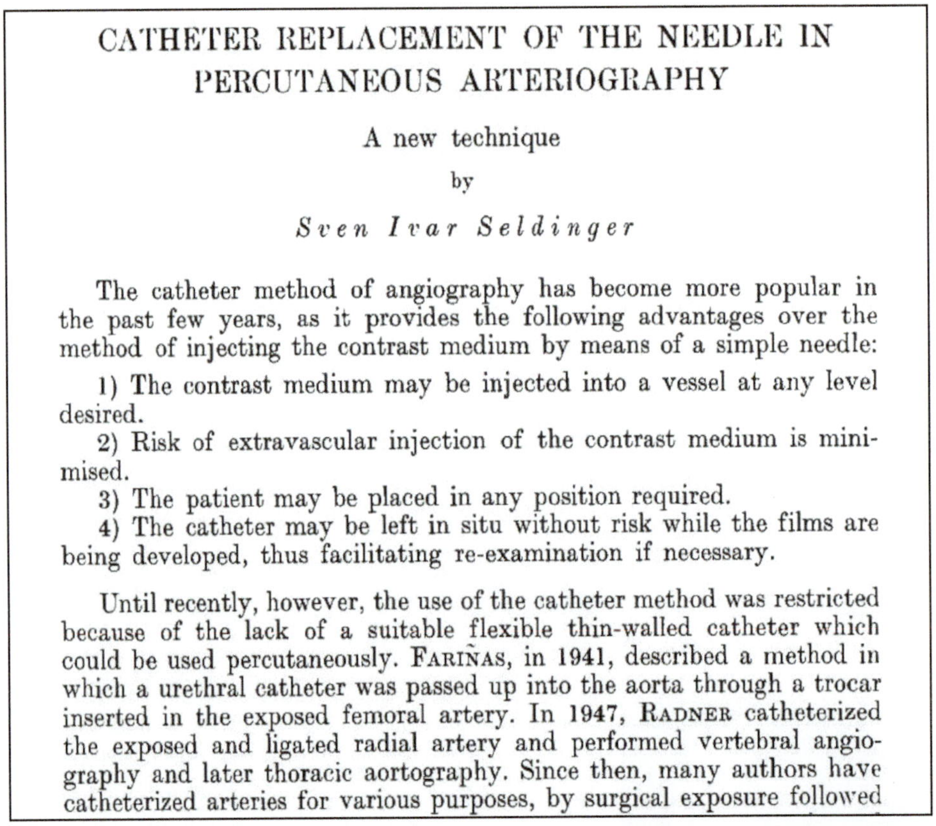

CATHETER REPLACEMENT OF THE NEEDLE IN PERCUTANEOUS ARTERIOGRAPHY

A new technique

by

Sven Ivar Seldinger

The catheter method of angiography has become more popular in the past few years, as it provides the following advantages over the method of injecting the contrast medium by means of a simple needle:

1) The contrast medium may be injected into a vessel at any level desired.

2) Risk of extravascular injection of the contrast medium is minimised.

3) The patient may be placed in any position required.

4) The catheter may be left in situ without risk while the films are being developed, thus facilitating re-examination if necessary.

Until recently, however, the use of the catheter method was restricted because of the lack of a suitable flexible thin-walled catheter which could be used percutaneously. Fariñas, in 1941, described a method in which a urethral catheter was passed up into the aorta through a trocar inserted in the exposed femoral artery. In 1947, Radner catheterized the exposed and ligated radial artery and performed vertebral angiography and later thoracic aortography. Since then, many authors have catheterized arteries for various purposes, by surgical exposure followed

B

Figura 1.3. A. Sven Ivar Seldinger. **B.** Foto do artigo original de Seldinger de 1953.[7]

Em 1956 Seldinger construiu um cateter curvo para cateterismo renal via percutânea. Dois anos depois Mason Sones fabricou um cateter coronariano para introdução por via braquial, apresentando em sessão científica na *American Heart Association* em outubro de 1959, sua experiência de cateterismo coronariano em pouco mais de 50 pacientes. Boijsen idealizou um cateter em 1966 que chamou de *hook-tail* para aortografia e não o denominou *pig-tail* por considerar o nome pouco correto para terminologia médica. Entretanto, em 1969, Melvin Judkins alterou o nome do cateter para *pig-tail*, como é conhecido ainda hoje[2,5] (Figura 1.4).

Paralelamente houve a evolução tecnológica dos aparelhos de radiologia, sobretudo a radioscopia de alta resolução, os trocadores de filme automatizados e sistemas para injeção do contraste (bombas injetoras).

As pesquisas com contrastes menos tóxicos também evoluíram.

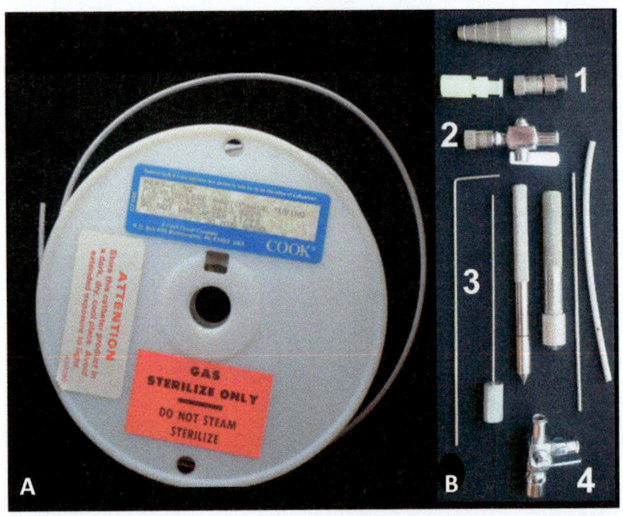

Figura 1.4. Material para manufatura de cateteres. **A.** Rolo de cateter de polietileno 8,3 French. **B.** Instrumentos para confecção do adaptador *Luer-lock* (1 e 2), furadores e dilatadores (3), torneira metálica de três vias (4).

CHARLES DOTTER – PRIMEIRA ANGIOPLASTIA TRANSLUMINAL PERCUTÂNEA

Aos 32 anos, Charles Theodore Dotter (1920-1985) se torna o chefe do Departamento de Radiologia da Universidade Estadual de Oregon, Portland - EUA (Figura 1.5).

Sua primeira recanalização não foi intencional e ocorreu em 1963, durante uma aortografia para estudo de estenose renal. Involuntariamente, Dotter recanalizou uma artéria ilíaca direita cronicamente ocluída durante o cateterismo da aorta via femoral. Após remoção do cateter ele observou que o canal inadvertidamente criado permaneceu aberto e houve melhora da perfusão da perna. Dotter previu a possibilidade de tratar vasos sem cirurgia aberta, anestesia geral ou incisões. Inicialmente, ele construiu seus cateteres, mas rapidamente descobriu que necessitava do apoio da indústria. Na mesma época Bill Cook criou a *Cook Incorporated*, companhia onde ele era o único empregado. Charles Dotter conheceu Bill Cook em Chicago na RSNA (*Radiological Society of North American*) em 1963 e começou a fabricar os *Dotter dilatation kit*, que consistiam em dois cateteres coaxiais rígidos, com diâmetros de 8 e 12 French (4 mm)[2]. (Figura 1.6)

Uma senhora de 82 anos, acamada por meses com uma perna esquerda fria, com ulceração dolorosa e gangrena de pododáctilos, foi internada para amputação. O estado geral da paciente contraindicava a cirurgia reconstrutiva.

Em 16 de janeiro de 1964 foi submetida a angiografia diagnóstica que revelou estenose focal da artéria superficial distal. O sistema coaxial, consistindo de cateteres cônicos de 8 e 12 French confeccionados em Teflon, foi utilizado para dilatar a estenose arterial (Figura 1-7).

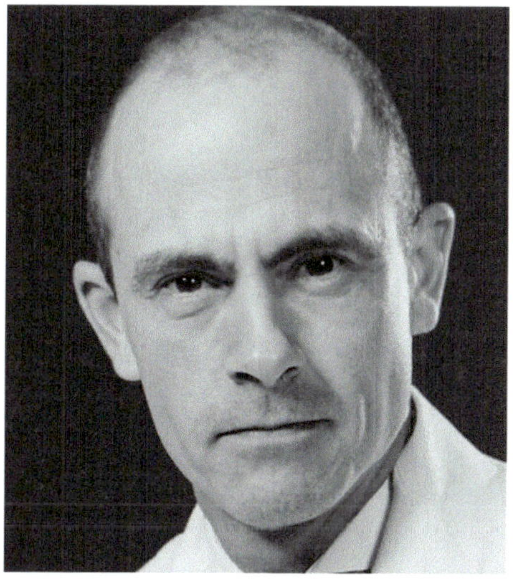

Figura 1.5. Charles Theodore Dotter.

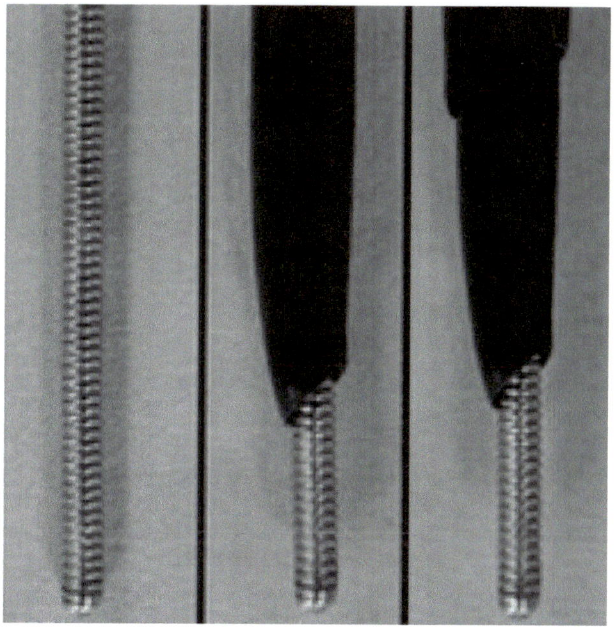

Figura 1.6. *Dotter dilatation kit.*

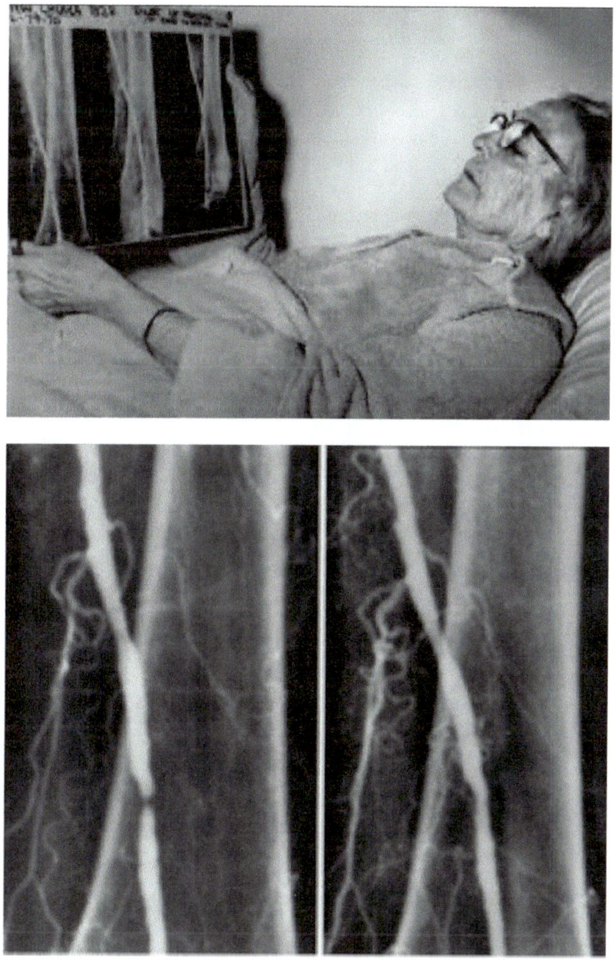

Figura 1.7. Em 16 de janeiro de 1964, realização da primeira angioplastia transluminal percutânea.

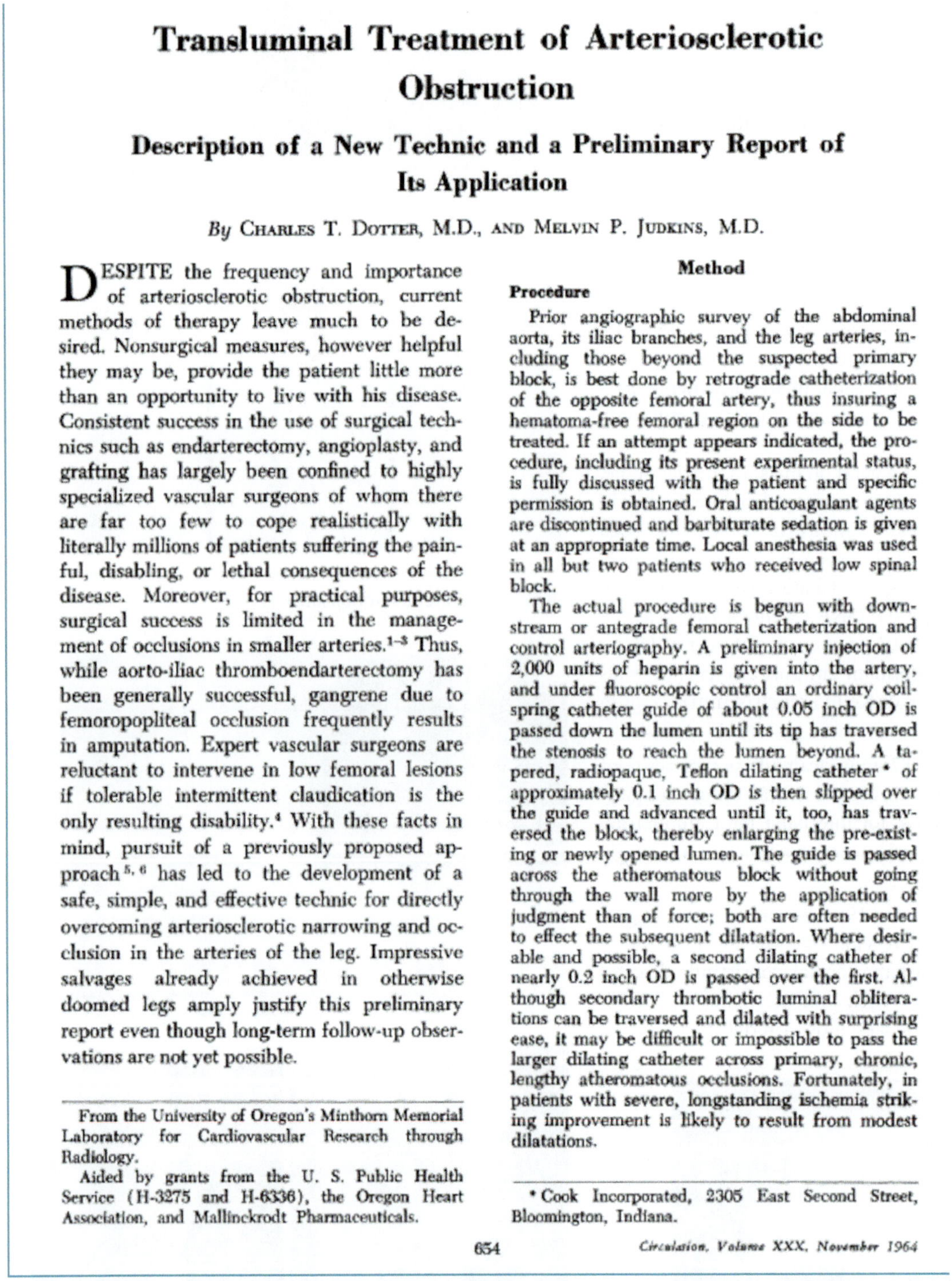

Transluminal Treatment of Arteriosclerotic Obstruction

Description of a New Technic and a Preliminary Report of Its Application

By CHARLES T. DOTTER, M.D., AND MELVIN P. JUDKINS, M.D.

DESPITE the frequency and importance of arteriosclerotic obstruction, current methods of therapy leave much to be desired. Nonsurgical measures, however helpful they may be, provide the patient little more than an opportunity to live with his disease. Consistent success in the use of surgical technics such as endarterectomy, angioplasty, and grafting has largely been confined to highly specialized vascular surgeons of whom there are far too few to cope realistically with literally millions of patients suffering the painful, disabling, or lethal consequences of the disease. Moreover, for practical purposes, surgical success is limited in the management of occlusions in smaller arteries.[1-3] Thus, while aorto-iliac thromboendarterectomy has been generally successful, gangrene due to femoropopliteal occlusion frequently results in amputation. Expert vascular surgeons are reluctant to intervene in low femoral lesions if tolerable intermittent claudication is the only resulting disability.[4] With these facts in mind, pursuit of a previously proposed approach[5, 6] has led to the development of a safe, simple, and effective technic for directly overcoming arteriosclerotic narrowing and occlusion in the arteries of the leg. Impressive salvages already achieved in otherwise doomed legs amply justify this preliminary report even though long-term follow-up observations are not yet possible.

From the University of Oregon's Minthorn Memorial Laboratory for Cardiovascular Research through Radiology.

Aided by grants from the U. S. Public Health Service (H-3275 and H-6336), the Oregon Heart Association, and Mallinckrodt Pharmaceuticals.

Method

Procedure

Prior angiographic survey of the abdominal aorta, its iliac branches, and the leg arteries, including those beyond the suspected primary block, is best done by retrograde catheterization of the opposite femoral artery, thus insuring a hematoma-free femoral region on the side to be treated. If an attempt appears indicated, the procedure, including its present experimental status, is fully discussed with the patient and specific permission is obtained. Oral anticoagulant agents are discontinued and barbiturate sedation is given at an appropriate time. Local anesthesia was used in all but two patients who received low spinal block.

The actual procedure is begun with downstream or antegrade femoral catheterization and control arteriography. A preliminary injection of 2,000 units of heparin is given into the artery, and under fluoroscopic control an ordinary coil-spring catheter guide of about 0.05 inch OD is passed down the lumen until its tip has traversed the stenosis to reach the lumen beyond. A tapered, radiopaque, Teflon dilating catheter* of approximately 0.1 inch OD is then slipped over the guide and advanced until it, too, has traversed the block, thereby enlarging the pre-existing or newly opened lumen. The guide is passed across the atheromatous block without going through the wall more by the application of judgment than of force; both are often needed to effect the subsequent dilatation. Where desirable and possible, a second dilating catheter of nearly 0.2 inch OD is passed over the first. Although secondary thrombotic luminal obliterations can be traversed and dilated with surprising ease, it may be difficult or impossible to pass the larger dilating catheter across primary, chronic, lengthy atheromatous occlusions. Fortunately, in patients with severe, longstanding ischemia striking improvement is likely to result from modest dilatations.

*Cook Incorporated, 2305 East Second Street, Bloomington, Indiana.

654 *Circulation, Volume XXX, November 1964*

Figura 1.8. Artigo de Dotter e Judkins na revista *Circulation* em 1964.

Angiogramas de acompanhamento e medidas de pressão 4 semanas após a angioplastia mostraram um vaso amplamente patente com boa perfusão distal. A ferida no pé cicatrizou e a paciente viveu por 3 anos sem isquemia significativa em suas pernas, vindo a falecer devido a insuficiência cardíaca congestiva.

Charles Dotter tinha uma imaginação hiperativa, se ele tinha alguma ideia, passava o resto do dia imaginando o que poderia transformar-se em realidade. Surpreendentemente ele não teve a ideia do uso de balões para dilatar as artérias, apesar de ter desenvolvido um cateter com duplo-balão em 1958 para pesquisa de opacificação de coronárias em cachorros[5].

Em 1964, Charles Dotter e Melvin P. Judkins, publicaram na *Circulation* um artigo pioneiro sobre tratamento da obstrução arterial nas pernas de 11 pacientes.

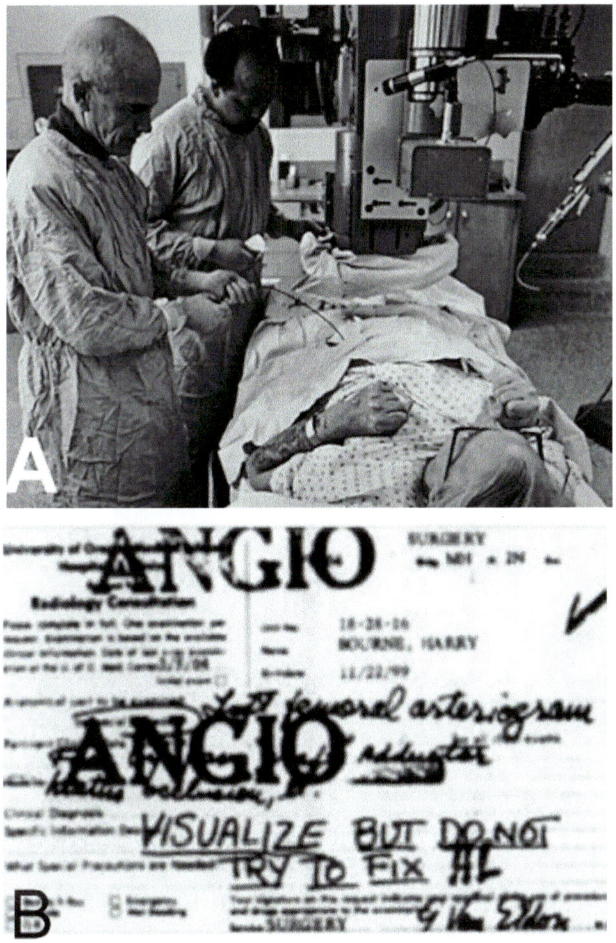

Figura 1.9. A. Charles Dotter e Manny Robinson. B. Pedido de arteriografia que se tornou clássico na radiologia intervencionista.

No artigo descreviam a técnica de cateteres coaxiais passados sobre guia, produzindo dilatação sequencial (chamaram essa técnica de "angioplastia transluminal") e desobstrução das artérias, melhorando assim a perfusão, a dor da isquemia cessava e as lesões cutâneas cicatrizavam no pé doente, benefício que se manteve em muitos casos. Dotter acreditava que a placa ateromatosa poderia ser comprimida como a neve, o que ficou conhecido como *the Dotter effect*[9] (Figura 1.8).

Esse método representou a criação da ideia de angioplastia, entretanto cobrou um preço em termos de sangramentos (calibre do cateter), dissecções arteriais e tromboses e acabou abandonado. A técnica gerou problemas com muitos cirurgiões vasculares e alguns quando solicitavam as arteriografias, especificavam: *Do not dilate*! (Figura 1.9).

A técnica de Dotter fez mais sucesso na Europa que nos Estados Unidos, onde foi chamado de *Crazy Charlie*. Precisou esperar os trabalhos de Eberhard Zeitler na Alemanha e de Andreas Grüntzig em Zurique antes da mentalidade americana mudar.

Zeitler publica na revista *Radiology* de abril de 1971 sua experiência com 161 angioplastias em artérias ilíacas e femorais superficiais, obtendo sucesso em 70% dos casos e 7% de complicações, considerando ainda sete indicações para angioplastia[10].

Mesmo Dotter havendo publicado 17 artigos sobre angioplastia nos primeiros 4 anos, nos EUA as angioplastias foram realizadas quase exclusivamente em Portland.

Contudo, os angiografistas europeus eram mais progressistas e demonstravam desejo de mudar e expandir seu trabalho. Werner Porstmann, um bom amigo de Dotter em Berlim, começou a fazer as angioplastias em meados da década de 1960 e publicou sua primeira experiência em 1967[11].

Gerardus van Andel, da Holanda, modificou os cateteres de dilatação e publicou sua monografia em 1976[11].

No entanto, o maior crédito para disseminação de angioplastia transluminal percutânea em toda a Europa pertence a Eberhart Zeitler, da Alemanha, que desde 1967 era diretor do departamento de radiologia de Engelskirchen – Alemanha, trabalhando em um centro onde haviam 250 leitos para pacientes vasculopatas. Conhecendo os trabalhos de Dotter, foi a Portland e aprendeu a nova técnica, utilizando após trombólise e tratando lesões residuais. Zeitler publicou 15 trabalhos e, em 1973, resumiu a experiência com 570 procedimentos em 498 pacientes. Depois disto, a técnica de Dotter para angioplastias disseminou em muitos centros europeus[11,12].

Zeitler trabalhou com os balões de Fogarty, mas eram muito complacentes, dilatando as porções saudáveis das artérias e sem força radial para expandir as placas de aterosclerose[12,13] (Figura 1.10).

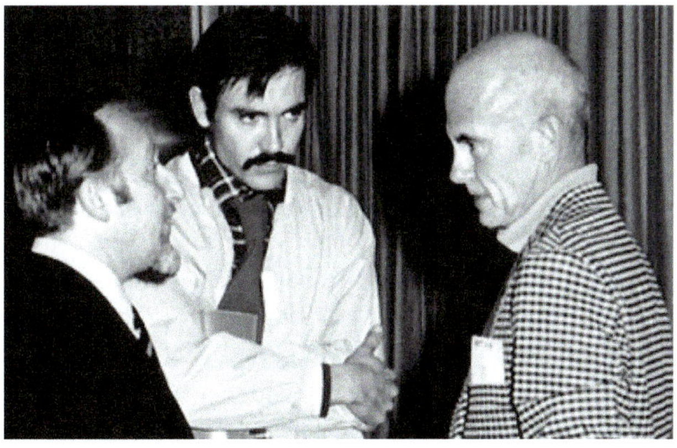

Figura 1.10. Zeitler, Grüntzig e Dotter em 1975 durante simpósio em Colônia – Alemanha.

ANDREAS GRÜNTZIG — EVOLUÇÃO DO CATETER-BALÃO

Dotter, em uma apresentação disse para Grüntzig: "Você, entre todas as pessoas, deve saber a distância entre a ideia e o dispositivo. E é este último que vale".

Segundo Grüntzig, a ideia do cateter-balão nasceu no mesmo tempo em que ele começou a usar a técnica de Dotter em Zurique, em dezembro de 1971, quando convidou Zeitler para realizar a primeira angioplastia na sua instituição (Figura 1.11).

Após 2 anos da sua chegada em Zurique, sem qualquer apoio das agências de financiamento do governo federal, trabalhando em casa à noite e em finais de semana (além de suas funções clínicas em tempo integral), Grüntzig teve sucesso e conseguiu construir um cateter-balão funcional feito à mão, ainda monolúmen.

Em outubro de 1973, Grüntzig mudou-se para a Divisão de Cardiologia da Policlínica Médica do *Kantonspital*, na época comandado por Wilhelm Rutishauser, mas continuou fazendo angioplastia em pacientes do Departamento de Radiologia da Universidade. Quatro meses depois, em 12 de fevereiro de 1974, Grüntzig pela primeira vez utilizou com sucesso seu novo cateter-balão de 4 mm e lúmen único no paciente Fritz Ott, 67 anos, que tinha sido admitido por claudicação incapacitante causada por uma estenose grave da artéria femoral. No relatório digitado de Grüntzig sobre essa primeira angioplastia com balão, ele se refere ao seu dispositivo como "novo cateter de dilatação" (*neuer dilatationskatheter*) e descreveu este primeiro procedimento de angioplastia com balão, simples como os de Dotter. A assistente de Grüntzig, Maria Schlumpf, adicionou em tinta vermelha no relatório a palavra "dilatação", para indicar que o procedimento foi diferente dos procedimentos regulares que Grüntzig também realizava naquele momento, utilizando a técnica de Dotter[5].

Continuou sua busca por melhor material e, por sugestão de Heinrich Hopff, um engenheiro de plásticos, desenvolveu um balão de *polyvinyl-chloride* (PVC), inflável, mas pouco complacente, ainda trabalhando na sua cozinha. Depois de miniaturizar o balão para experiências em artérias coronárias de cães, em 1974, apresentou com Hopff o protótipo dos cateteres atuais de angioplastia coronariana. No ano seguinte, construiu o balão de dupla luz que, em 1976, passou a ser fabricado pela Schneider e *Cook Company*[5].

A companhia suíça Schneider inicia a produção dos cateteres de Grüntzig no final de 1976 e o cateter-balão com duplo lúmen é patenteado. Posteriormente a empresa desenvolve e aprimora os balões, miniaturizando, melhorando sua navegabilidade e, após testes em cachorros, Grüntzig faz a primeira angioplastia coronariana em 16 de setembro de 1977[5].

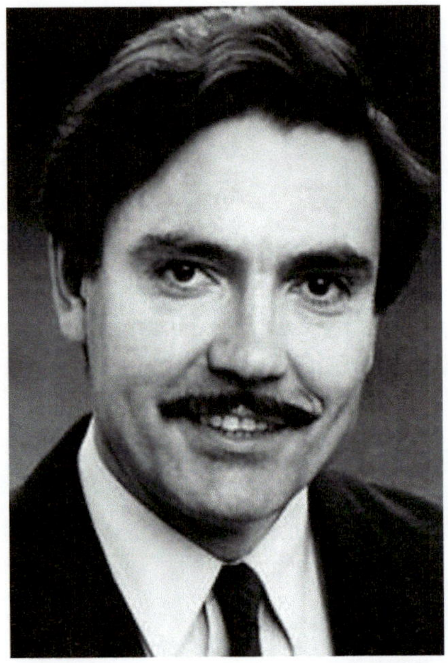

Figura 1.11. Andreas Roland Grüntzig.

Cidadão do mundo, Grüntzig realizou seu trabalho pioneiro na Universidade de Zurique onde, em 1979, tornou-se chefe do Departamento de Cardiologia do Hospital Universitário, depois se mudou para os Estados Unidos, desenvolvendo sua atividade na Universidade Emory e atingindo o ápice da fama[3]. Faleceu em uma queda de seu avião, pilotado por ele mesmo, em Atlanta, nos Estados Unidos, em 27 de outubro de 1985[5].

Dotter, Sones e Judkins também morreram nesse ano, trágico para a cardiologia e radiologia intervencionista.

Não pode ser esquecido que, antes de morrer, a mente inquieta de Grüntzig já imaginava vários dispositivos que surgiram depois, como *laser*, *stents*, aterectomia, êmbolos de colágeno, ultrassom e válvulas cardíacas por via percutânea.

STENTS VASCULARES

Outro avanço revolucionário e fundamental, que mudaria a face da angioplastia, foram os *stents*, cuja concepção é bem antiga, encontrada em papiros egípcios para tratamento de obstruções uretrais.

Em 1912, as experiências de Aléxis Carrel de Lion, em cachorros, fizeram surgir a ideia de "intubações permanentes" em vasos traumatizados, tratando-os com próteses vítreas em forma de tubo.

Na década de 1960, Dotter implantou tubos plásticos e metálicos em artérias de cachorros, trabalhando também com nitinol (liga de níquel e titânio), isto porque sua técnica de dilatações sucessivas produzia tromboses e embolias com frequência[5,14].

O protótipo *coil spring endarterial tube grafts,* como Dotter os chamava, não era expansível e, portanto, devido à necessidade de grandes introdutores, não foram utilizados na prática clínica[14].

Já na década de 1970, Dotter avançara no conceito de próteses metálicas endoluminais para manter as artérias abertas, no entanto, demorou mais de 10 anos para a ideia da colocação de *stent* endovascular se estabelecer na mente dos intervencionistas, mas depois disso, um rápido progresso se seguiu[14,15].

Andrew Cragg, Charles Dotter, Cesare Gianturco, Ulrich Sigwart, Dierk Missa, Julio Palmaz e Hans Wallstén foram os pioneiros no desenvolvimento dos *stents*. Na década de 1980 eles introduziram uma variedade de *stents* metálicos, auto ou balão-expansíveis feitos de aço inoxidável, ligas de aço ou nitinol (liga de níquel e titânio - com memória térmica e que se expande a um tamanho predeterminado)[14-19].

Logo no início, muitos deles foram feitos à mão e usados com aprovação do conselho de ética institucional local. Mais tarde, quando as empresas obtiveram aprovação para o uso do sistema biliar, eles foram colocados por via intravascular em uma base *off-label.*

Ulrich Sigwart apresentou os primeiros casos de implante de *stents* em humanos em março de 1987, sendo dez *stents* em ilíacas e femorais e 24 em coronárias. O *stent* era fabricado pela empresa suíça Medinvent e descrito como uma malha de aço inoxidável cirúrgico, autoexpansível e liberado por um sistema similar aos atuais. O sistema de liberação media 1,57 mm de diâmetro e o *stent* expandido, 6,5 mm[20].

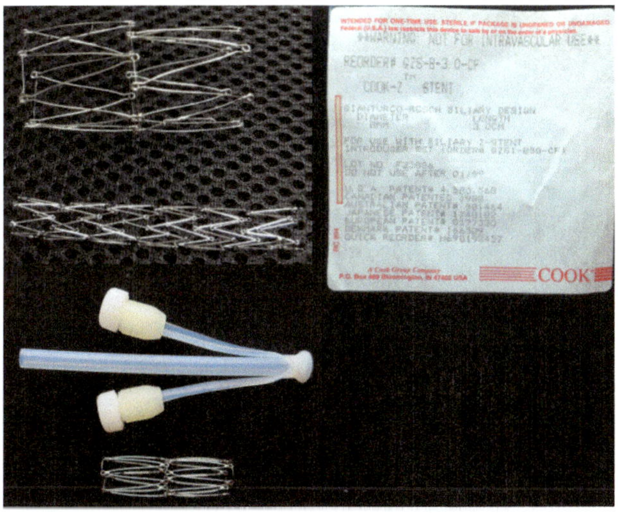

Figura 1.12. Gianturco Z *stent*.

Nos EUA, mais de 30 anos depois das experiências originais de Dotter, apenas um pequeno número de *stents* foi aprovado pela *Food and Drug Administration* (FDA) para uso intravascular.

Três *stents* foram introduzidos comercialmente em 1985: o Gianturco Z *stent*, o Palmaz e o Wall*stent*.

O Gianturco Z *stent* é autoexpansível, feito de fio de aço inoxidável dobrado em um padrão em zigue-zague com extremidades conectadas e apresenta grande força expansiva (Figura 1.12). Muitos intervencionistas os fizeram em casa antes de serem disponibilizados pelos fabricantes. Os Z *stents* foram os primeiros *stents* autoexpansíveis aprovados pela FDA para uso no sistema biliar, em abril 1989. Os *stents* de Gianturco Z também eram frequentemente utilizados para angioplastias de grandes veias, particularmente as veias cavas superior e inferior. O padrão em zigue-zague simples do Z *stent* foi incorporado em vários modelos de endopróteses aórticas.

Palmaz fez seu *stent* balão-expansível original sob um microscópio de baixa potência tecendo fio de aço inoxidável em um padrão entrecruzado tubular e, em seguida, tratado com eletropolimento para acabamento. Os pontos de cruzamento foram soldados para manter o *stent* expandido após desinflar o balão. Fez um excelente trabalho de pesquisa com seus *stents* em seu uso no sistema arterial, incluindo artérias periféricas, renais e coronárias. Seu *stent* foi o primeiro e, por muito tempo, o único *stent* aprovado pela FDA para uso vascular. Foi aprovado em agosto de 1994 para as artérias coronárias e em maio de 1996 para artérias ilíacas[16-18].

Outro *stent* expansível por balão dessa época foi o *Strecker*, mais conhecido na Europa[21].

O *Wallstent* é uma malha autoexpansível e foi desenvolvido pelo engenheiro Hans Wallstén em sua empresa suíça Medinvent. Usando a técnica de um trançado desenvolvido para outras aplicações, como parede de cateteres ou blindagem de cabo coaxial, Wallsten fiou 16 a 20 filamentos de liga metálica em uma configuração tubular flexível e autoexpansível. O *stent* foi então colocado em um cateter coaxial de pequeno diâmetro com o tubo externo retrátil e que permite a liberação do *stent*. A *Schneider Europe* começou a fabricar o *Wallstent*, que rapidamente se tornou muito popular na Europa e foi usado não só na vascular periférica, mas nas artérias coronárias e aplicações não vasculares. *Wallstents* foram logo aprovados para uso biliar (dezembro de 1989) e depois para aplicações vasculares (dezembro de 2003)[19].

STENTS RECOBERTOS (*STENT-GRAFTS* OU ENDOPRÓTESES)

Stent-graft é sinônimo de *stents* totalmente cobertos por um material de enxerto (Dacron, PTFE, etc.). Os trabalhos experimentais com endopróteses começaram logo após a introdução de *stents* metálicos.

Radiologistas intervencionistas desempenharam papel importante nesta pesquisa. O primeiro trabalho experimental foi publicado em 1986, por um grupo cirúrgico liderado por Alexander Balko. Eles usaram um *stent* de nitinol curvo recoberto com um poliuretano para a exclusão de aneurisma da aorta abdominal criado em ovinos. No final dos anos 1980, o grupo de pesquisa em radiologia do *M. D. Anderson Hospital*, em Houston, publicou os resultados de seus três projetos de pesquisa em caninos com *stents* recobertos. Eles usaram o Gianturco Z *stent* como estrutura para suportar o enxerto material. David Lawrence usou poliéster (Dacron) para cobertura de *stent*. Seus *stents* recobertos implantados na aorta abdominal ou torácica normal permaneceram pérvios até 35 semanas[14,15,19,22].

Julio Palmaz, da Universidade do Texas, colaborando com o cirurgião argentino Juan Parodi, introduziu *stent-grafts* na prática clínica. Eles implantaram enxerto de Dacron suportado em ambas as extremidades por *stents* de Palmaz expansíveis por balão para exclusão de aneurismas produzidos na aorta de caninos. Este trabalho foi bastante bem-sucedido e fez uma transição muito veloz para a prática clínica. Palmaz apresentou os resultados de seu trabalho em 1990, e Parodi publicou sua experiência com seus primeiros cinco pacientes tratados com exclusão de aneurismas da aorta com endopróteses em 1991[23].

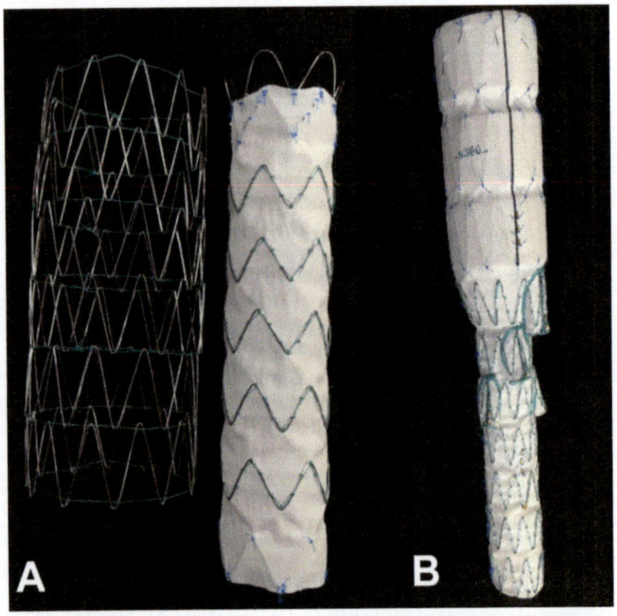

Figura 1.13. A. Esqueleto metálico e endoprótese tubular (Cook). B. Endoprótese ramificada padrão (Cook).

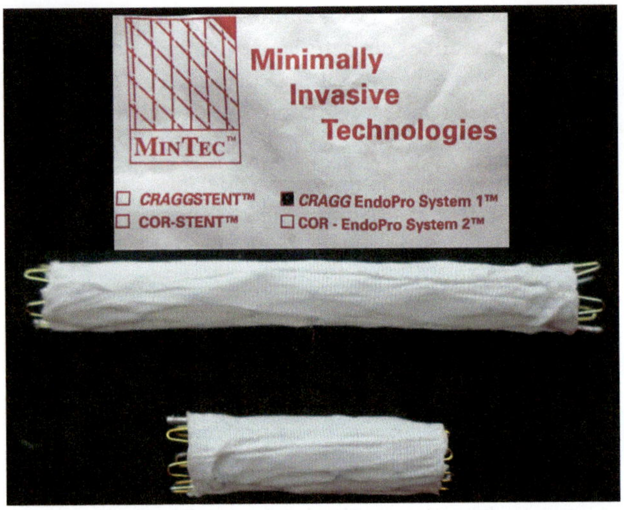

Figura 1.14. *Stent-graft* Craggstent.

Os estudos experimentais e clínicos iniciais chamaram a atenção da indústria médica, o que levou ao desenvolvimento de uma variedade de próteses e enxertos endovasculares. A maioria deles tem *stents* autoexpansíveis de aço inoxidável ou nitinol para suporte e Dacron ou PTFE expandido como material de enxerto (Figura 1.13).

O primeiro *stent-graft* periférico comercializado foi o *Craggstent*, da Mintec (Figura 1.14).

No Brasil, radiologistas intervencionistas e cirurgiões endovasculares, muitas vezes trabalhando em equipe, difundiram e tornaram os *stent-grafts* percutâneos o tratamento de escolha de aneurismas e traumas vasculares.

ANASTOMOSE PORTOSSISTÊMICA INTRA-HEPÁTICA TRANSJUGULAR – TIPS

Idealizada por Charles Dotter e Joseph Rösch e realizada em 1969 em cachorros. Colapinto, em 1982, conseguiu fazer o TIPS em um paciente cirrótico, porém o *shunt* ocluiu imediatamente, pois não haviam *stents* na época. Joseph Rösch apresenta nova experiência com TIPS, utilizando *stents* de Gianturco, em 1987[24].

O primeiro TIPS com *stents* foi realizada em janeiro de 1988 em Freiburg, Alemanha, por Goetz Richter e colegas, usando *stents* de Palmaz. O procedimento foi tecnicamente bem-sucedido, mas o paciente morreu mais tarde por síndrome do desconforto respiratório, no entanto com a derivação patente[25]. Eles tiveram resultados muito melhores com os outros pacientes, e seu sucesso inspirou muitos intervencionistas para introduzir procedimentos TIPS em seus hospitais[26] (Figura 1.15).

Houve a evolução natural dos conjuntos de acesso transjugular e dos *stents* e muitos começam a utilizar *Wallstents* no trajeto trans-hepático, porém o índice de trombose permanecia elevado (20-69%) e havia necessidade de várias revisões das TIPS. A empresa W. L. Gore, no final da década de 1990, desenvolve o primeiro *stent* específico para uso em TIPS, o *Viat.orr* Houve melhora da patência, revolucionando o resultado do procedimento[26,27].

FILTROS DE VEIA CAVA

Para profilaxia de embolia pulmonar foram desenvolvidos os filtros de veia cava (FVC) na década de 1970.

Os primeiros relatos foram de Mobi-Uddin, em 1970, com o chamado *Umbrella filter*, termo que ficou gravado na memória dos médicos até os dias de hoje[28]. O filtro tinha formato de guarda-chuva e consistia em seis hastes de liga de aço inoxidável irradiando de um ponto central. Uma fina folha de silastic com 18 fenestrações de 3 mm cobria as hastes de metal. O filtro original era de 23 mm de diâmetro, mas episódios de migração levaram ao desenvolvimento do dispositivo de 28 mm. O implante era feito por acesso cirúrgico à jugular, devido ao diâmetro do sistema de liberação[28]. Os filtros de Mobi-Uddin apresentavam alto índice de trombose de cava e, em 1978, surgiu o filtro de Kimray-Greenfield, que mostrava *performance* melhor (Figura 1.16).

Em 1984, o filtro de Greeenfield foi aperfeiçoado e foi possível seu implante percutâneo, embora o introdutor ainda fosse 24 French. Posteriormente o sistema de liberação do Greenfield foi aperfeiçoado e reduzido para 12 French[29].

Vários outros filtros surgiram, como o *Bird's Nest* (Cook), *Simon Nitinol* (Bard), *TrapEase* (J&J), *Venatech*, seguidos mais tarde pelos filtros temporários.

EMBOLIZAÇÕES E QUIMIOEMBOLIZAÇÕES

Provavelmente a primeira embolização terapêutica foi realizada por Alfred Luessenhop, para tratamento de malformação cerebral em uma paciente de 47 anos que apresentava episódios de síncope e dor de cabeça secundária a volumosa malformação vascular (MAV) cerebral nutrida pela artéria cerebral média. Ele utilizou quatro esferas de metilmetacrilato com tamanhos progressivamente maiores (de 2,5 a 4,2 mm), injetadas na carótida comum esquerda exposta por dissecção. Sua ideia era que o alto fluxo direcionaria o material emboligênico para a MAV, o que de fato aconteceu e a paciente apresentou melhora angiográfica após ataque isquêmico transitório ocasionado pela última e mais calibrosa esfera[30].

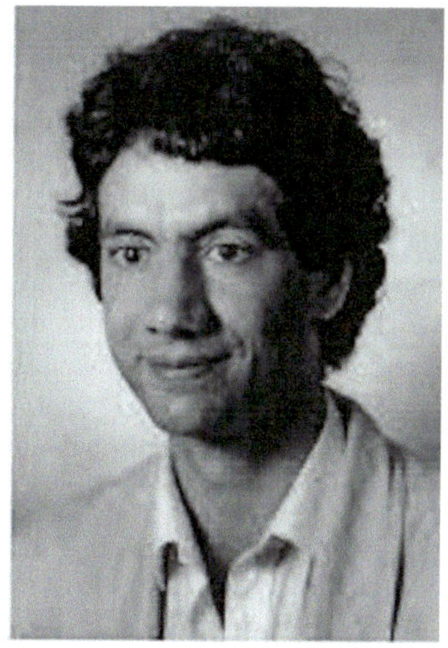

Figura 1.15. Goetz Richter.

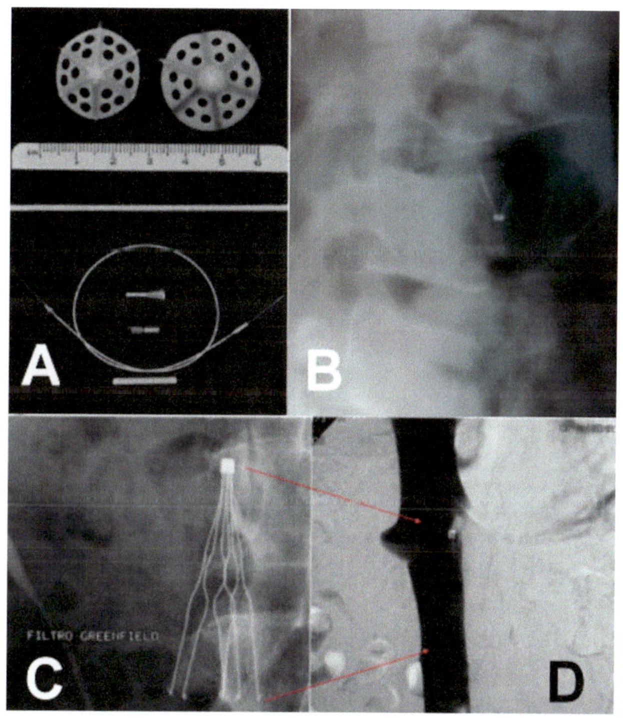

Figura 1.16. Filtro de Mobi-Uddin, desenho e sistema de liberação (A) e implantado (B). Filtro de Greenfield implantado (C) e na cavografia (D).

Técnica similar foi utilizada por John Doppmann e Giovanni Di Chiro, publicada em março de 1968 para tratamento de uma malformação medular[31].

Em 1920, Roust Larimore descobriu que a ligação do ramo da veia porta dos coelhos poderia contribuir para a atrofia do lobo patológico e hiperplasia de um não patológico. Em 1975, Honjo tentou a ligadura da veia porta em pacientes com câncer hepático que não se encaixavam na ressecção hepática, o que resultou em atrofia do lobo com a ligadura da veia porta e de seu tumor e hiperplasia do lobo contralateral. Na década de 1980, Makuuchi também observou que, se um ramo da veia porta está ocluído por trombos tumorais, ocorre hipertrofia do lobo contralateral e os pacientes apresentavam melhor recuperação após hepatectomias[2].

Em 1971, Lang observou redução do tamanho dos carcinomas renais após a embolização com partículas radioativas de ouro. Posteriormente, observa resultado semelhante com embolização utilizando tecido muscular autólogo. Joseph Rösch descreve em 1972 tratamento de hemorragia gástrica, embolizando com coágulos autólogos[2].

Nessa época vários materiais emboligênicos começam a surgir no mercado, como o "Gelfoam", "Ivalon" (PVA), cianoacrilato, etanol, além das molas e balões destacáveis. As embolizações terapêuticas se tornam mais seguras e são difundidas para procedimentos emergenciais, eletivos e tratamento de tumores.

Sidney Wallace publica em 1979 o tratamento de osteossarcoma com quimioterapia intra-arterial e em 1981, Kato introduz a quimioembolização hepática[2].

Inúmeros protocolos e teorias vão acompanhando a evolução das quimioembolizações, até que, em 2010, Johannes Lammer publica os resultados do estudo Precision V utilizando microesferas carreadoras de quimioterápicos (*drug-eluting beads*) no tratamento de hepatocarcinomas, e sugere um protocolo de tratamento homogêneo[32].

CONSIDERAÇÕES FINAIS

Fizemos um breve relato de alguns momentos históricos da radiologia intervencionista, sem citar os procedimentos percutâneos, que são cada vez mais frequentes e eficientes, levando a resultados que para os leigos parecem ficção científica.

Em junho de 1963, no *Czechoslovak Radiologic Congress* em Karlovy Vary (República Tcheca), Dotter afirmou durante sua apresentação "o cateter diagnóstico pode ser mais do que uma ferramenta passiva para observação diagnóstica, usado com imaginação, o cateter pode se tornar uma importante ferramenta terapêutica e substituir o bisturi". Poucos na plateia imaginaram ou até sonharam que as palavras de Dotter se tornariam realidade e, em breve, levariam a uma nova especialidade.

A radiologia intervencionista existe devido à genialidade e perseverança de seus pioneiros, visto que vários perderam suas vidas profissionais pelo descrédito da sociedade médica.

Finalmente, cito a frase de Egas Moniz (1874-1955), no final de sua carreira de professor em 1944: "Os homens passam, as conquistas científicas permanecem ou transformam-se. A história, que as arquiva, fará sua crítica. Sinto-me sombra a desvanecer-se nas gerações que se seguem. E agora, ao despedir-me, ouso rematar: esforcei-me por cumprir o meu dever".

REFERÊNCIAS BIBLIOGRÁFICAS

1. Santos IB. Wilhelm Conrad Roentgen. A História do descobridor dos Raios X no centenário do grande descobrimento. São Paulo: Hamburg Gráfica Editora; 1995.
2. Pisco JM, Caiero BM. Memórias e perspectivas da Radiologia de Intervenção. São Paulo: Editora Gazela; 1996.
3. Teitelbaurn GP. A Brief History of Angiography and Endovascular Therapy. Seminars in Anesthesia. Perioperative Medicine and Pain. 2000;19(4):237-240.
4. Gottschall CAM. 1929-2009: 80 Anos de Cateterismo Cardíaco – uma História Dentro da História. Rev Bras Cardiol Invas. 2009;17(2):246-268.
5. Gaspard P. The history of coronary angioplasty. Toulouse: Europa Digital & Publishing; 2017.
6. Converse EP. Percutaneous arterial catheterization in dogs with special reference to aortography. Annals of Surgery. 1951;133(4):544-547.
7. Seldinger SI. Catheter Replacement of the Needle in Percutaneous Arteriography: A new technique. Acta Radiologica [Old Series]. 1953;39(5):368-376.
8. Odman P. Percutaneous Selective Angiography of the Main Branches of the Aorta: Preliminary Report. Acta Radiologica. Original Series. 1956;45(1):1-14.
9. Dotter CT, Judkins MP. Transluminal Treatment of Arteriosclerotic Obstruction: Description of a New Technic and a Preliminary Report of Its Application. Circulation. 1964;30(5):654-670.
10. Zeitler E, Schoop W, Zahnow W. The Treatment of Occlusive Arterial Disease by Transluminal Catheter Angioplasty. Radiology. 1971;99(1):19-26.
11. Rösch J, Keller FS, Kaufman JA. The Birth, Early Years, and Future of Interventional Radiology. J Vasc Interv Radiol. 2003;14:841-853.
12. Dotter CT, Rösch J, Seaman AJ. Selective Clot Lysis with Low-Dose Streptokinase. Radiology. 1974;111(1):31-37.

13. Rösch J, Keller FS. Historical Account: Cardiovascular Interventional Radiology. Lanzer , ed. Catheter-Based Cardiovascular Interventions. Heidelberg: Springer-Verlag; 2013. doi: 10.1007/978-3-642-27676-7_2.

14. Dotter CT. Transluminally placed coil-spring endarterial tube grafts: long-term patency in canine popliteal artery. Invest Radiol. 1969;4:329-332.

15. Dotter CT, Buschmann RW, McKinney MK, Rösch J. Transluminal expandable nitinol coil stent grafting: preliminary report. Radiology. 1983;147(1):259-260.

16. Rees CR, Palmaz JC, Garcia O, Roeren T, Richter GM, Gardiner G, et al. Angioplasty and Stenting of Completely Occluded Iliac Arteries. Radiology. 1989;172(3):953-959.

17. Palmaz JC, Garcia OJ, Schatz RA, Rees CR, Roeren T, Richter GM, et al. Placement of Balloon-expandable Intraluminal Stents in Iliac Arteries: First 171 Procedures. Radiology. 1990;174(3):969-975.

18. Palmaz JC, Kopp DT, Hayashi H, Schatz RA, Hunter G, Tio FO, et al. Normal and stenotic renal arteries: experimental balloon-expandable intraluminal stenting. Radiology. 1987;164(3):705-708.

19. Rousseau H, Puel J, Joffre F, Sigwart U, Duboucher C, Imbert C, et al. Self-expanding endovascular prosthesis: an experimental study. Radiology. 1987;164(3):709-714.

20. Sigwart U, Puel J, Mirkovitch V, Joffre F, Kappenberger L. Intravascular Stents to Prevent Occlusion and Re-Stenosis after Transluminal Angioplasty. New England Journal of Medicine. 1987;316(12):701-706.

21. Liermann D, Strecker EP, Peters J. The strecker stent: Indications and results in iliac and femoropopliteal arteries. CardioVascular and Interventional Radiology. 1992;15(5):298-305.

22. Cragg A, Lund G, Rysavy J, Castañeda F, Castañeda-Zuniga W, Amplatz K. Nonsurgical placement of arterial endoprostheses: a new technique using nitinol wire. Radiology. 1983;147(1):261-263.

23. Parodi JC, Palmaz JC, Barone HD. Transfemoral intraluminal graft implantation for abdominal aortic aneurysms. Ann Vasc Surg. 1991;5:491-501.

24. Rosch J, Uchida BT, Putnam JS, et al. Experimental intrahepatic portacaval anastomosis: use of expandable Gianturco stents. Radiology. 1987;162:481-486.

25. Richter GM, Noeldge G, Palmaz JC, Roessle M, Slegerstetter V, Franke M, et al. Transjugular Intrahepatic Portacaval Stent Shunt: Preliminary Clinical Results. Radiology. 1990;174(3):1027-1030.

26. Rössle M, Haag K, Blum H. The transjugular intrahepatic portosystemic stent-shunt: A review of the literature and own experiences. Journal of Gastroenterology and Hepatology. 1996;11(3):293-298.

27. Hausegger KA, Karnel F, Georgieva B, Tauss J, Portugaller H, Deutschmann H, et al. Transjugular Intrahepatic Portosystemic Shunt Creation with the Viatorr Expanded Polytetrafluoroethylene-Covered Stent-Graft. Journal of Vascular and Interventional Radiology. 2004;15(3):239-248.

28. Mobin-Uddin K, Callard GM, Bolooki H, Rubinson R, Michie D, Jude JR. Transvenous Caval Interruption with Umbrella Filter. New England Journal of Medicine. 1972;286(2):55-58.

29. Greenfield LJ. Vena caval interruption and pulmonary embolectomy. Clin Chest Med. 1984;5(3):495-505.

30. Luessenhop AJ. Artificial embolization of cerebral arteries. Journal of the American Medical Association.1960;172(11):1153.

31. Doppman J, Chiro G, Ommaya A. Obliteration of spinal-cord arteriovenous malformation by percutaneous embolisation. The Lancet. 1968;291(7540):477.

32. Lammer J, Malagari K, Vogl T, Pilleul F, Denys A, Lencioni R. Prospective Randomized Study of Doxorubicin-Eluting-Bead Embolization in the Treatment of Hepatocellular Carcinoma: Results of the PRECISION V Study. CardioVascular and Interventional Radiology. 2009;33(1):41-52.

2 Formação e treinamento do Radiologista Intervencionista

Lucas Moretti Monsignore
Joaquim Maurício da Motta Leal Filho
Daniel Giansante Abud

HISTÓRICO

A Radiologia Intervencionista passou a ser formalmente reconhecida como especialidade médica no Brasil em 2002, quando da publicação da Resolução CFM nº 1.634/02, que foi redigida após o estabelecimento do convênio entre o Conselho Federal de Medicina (CFM), a Associação Médica Brasileira (AMB) e a Comissão Nacional de Residência Médica (CNRM), com vistas a estabelecer critérios para o reconhecimento e denominação de especialidades e áreas de atuação na Medicina, bem como a forma de concessão e registros de títulos de especialista.

Até aquele momento, grande parte dos médicos que praticavam a Radiologia Intervencionista havia tido seus treinamentos de modo heterogêneo, sobretudo em instituições estrangeiras. Esses médicos que já atuavam na especialidade foram identificados e receberam o título de especialista em Diagnóstico por Imagem com atuação exclusiva em Radiologia Intervencionista e Angiorradiologia, devido aos seus "notórios saberes". A partir daí, o título de especialista poderia ser obtido após aprovação em concurso oferecido pelo convênio firmado entre a AMB, o Colégio Brasileiro de Radiologia e Diagnóstico por Imagem (CBR) e a Sociedade Brasileira de Radiologia Intervencionista e Cirurgia Endovascular (SOBRICE).

Em agosto de 2017, a SOBRICE publicou as diretrizes de formação do radiologista intervencionista, definindo os princípios gerais, o conteúdo programático e as bases curriculares para os programas de residência médica, que também devem ser seguidos pelos estágios, além de alinhar os critérios mínimos para estabelecimento e padronização dos centros de treinamento.

DEFINIÇÃO DA ESPECIALIDADE

A Radiologia Intervencionista é especialidade médica distinta da Radiologia: requer um campo específico de conhecimento, tem a necessidade de desenvolvimento de novas habilidades e toma uma posição terapêutica frente às doenças nas quais tem atuaçao.

É responsável pela realização de procedimentos diagnósticos e terapêuticos minimamente invasivos, guiados pelos diferentes métodos de imagem (fluoroscopia, angiografia por subtração digital, ultrassonografia, tomografia computadorizada e ressonância magnética) e pela realização e emissão de laudo dos diferentes métodos de imagem para estudo do sistema circulatório. É uma especialidade médica que atua de forma multidisciplinar, portanto tem interface com, praticamente, todas as demais especialidades médicas. Ao longo dos anos, a especialidade se tornou muito mais terapêutica do que diagnóstica, aumentando, com isso, a responsabilidade do especialista e o cuidado com o paciente. Essa mudança fez com que o radiologista intervencionista tivesse que aprimorar os seus conhecimentos, agora não mais apenas sobre o diagnóstico por imagem e o conhecimento técnico dos materiais utilizados, mas também devendo conhecer a epidemiologia, história natural e outras opções terapêuticas das doenças, além dos riscos, complicações e manejo clínico dos tratamentos propostos e das condições clínicas em diferentes cenários.

A especialidade apresentou rápida expansão nos últimos anos, adotou novas tecnologias e passou a representar opção de primeira linha de tratamento para várias doenças. A associação destes fatores inerentes à especialidade, aliada à expectativa dos pacientes em serem tratados por especialistas adequadamente treinados e à necessidade do sistema de saúde brasileiro em contar com radiologistas intervencionistas que tomem condutas conscientes, seguras e eficazes – fazendo uso adequado dos recursos tecnológicos – motivam a SOBRICE e o CBR a manterem estruturada a formação do radiologista intervencionista. Isso exige trabalho contínuo e permanente no que se refere à manutenção e vigilância da qualidade dos Centros Formadores, bem como atualização constante das Diretrizes de Formação.

TITULAÇÃO

O sistema brasileiro de titulação de especialidades é regido através da Comissão Mista de Especialidades (CME), composta pelo Conselho Federal de Medicina (CFM), pela Associação Médica Brasileira (AMB) e pela Comissão Nacional de Residência Médica (CNRM), que normatiza o reconhecimento e registro das especialidades médicas e respectivas áreas de atuação no âmbito dos Conselhos de Medicina.

De acordo com a última portaria do CME e a última resolução do CFM que dispõem sobre o assunto, além do deliberado em reunião da CNRM, a Radiologia Intervencionista é considerada **especialidade médica** denominada "Diagnóstico por Imagem com atuação exclusiva em Radiologia Intervencionista e Angiorradiologia", com 2 anos de formação, após obtenção do título de especialista através de concurso público pelo convênio AMB/CBR/SOBRICE, e considerada área de atuação denominada "Radiologia Intervencionista e Angiorradiologia", com 2 anos de formação através de programa de residência médica em instituições credenciadas pelo CNRM. Portanto, as duas condições exigem 2 anos de formação exclusiva na área de Radiologia Intervencionista e Angiorradiologia.

Foi designada pela SOBRICE, no ano de 2017, uma comissão para elaborar a primeira edição das Diretrizes para Formação do Radiologista Intervencionista no Brasil que embasam e padronizam a organização dos centros de treinamento credenciados, estabelecem os princípios gerais, conteúdo programático e bases curriculares para que se instituam os Programas de Residência Médica (PRM) em Radiologia Intervencionista e Angiorradiologia, que se estendem aos Estágios de Especialização (EE) em Radiologia Intervencionista e Angiorradiologia, e definem a atuação do radiologista intervencionista no Brasil.

FORMAÇÃO

PRÉ-REQUISITO

As especialidades de Radiologia e Diagnóstico por Imagem e de Angiologia ou Cirurgia Vascular são consideradas pré-requisitos para ingresso no programa de treinamento em Radiologia Intervencionista tanto para PRM quanto para EE, tempo integral, que tem duração obrigatória de 2 anos. Como norma para inscrição em qualquer PRM que apresente pré-requisito, apenas certificados de conclusão de PRM reconhecidos pelo Ministério da Educação e Cultura (MEC) são considerados válidos. Desta forma, a seguinte documentação é exigida como comprovação do pré-requisito para inscrição em um PRM de Radiologia Intervencionista e Angiorradiologia:

- certificado de conclusão de PRM em Radiologia e Diagnóstico por Imagem credenciado pela Comissão Nacional de Residência Médica, ou;
- certificado de conclusão de PRM em Angiologia ou Cirurgia Vascular credenciado pela Comissão Nacional de Residência Médica.

No entanto, para a realização de EE em centros de treinamento que permitam a obtenção do título de especialista AMB/CBR/SOBRICE, são também aceitos os títulos de especialista emitidos pela AMB como comprovação do pré-requisito, sendo, portanto, necessário o candidato apresentar a seguinte documentação:

- certificado de conclusão de PRM em Radiologia e Diagnóstico por Imagem credenciado pela CNRM, ou;
- certificado de conclusão de PRM em Angiologia ou Cirurgia Vascular credenciado pela CNRM, ou;
- título de Especialista em Radiologia e Diagnóstico por Imagem emitido pela AMB/CBR, ou;
- título de Especialista em Angiologia ou Cirurgia Vascular emitido pela AMB/Sociedade Brasileira de Angiologia e Cirurgia Endovascular (SBACV).

CARGA HORÁRIA

A carga horária necessária à formação é aquela correspondente a 2 anos de treinamento em período integral, ou seja, 60 horas semanais durante 2 anos de treinamento, perfazendo um total de 5.760 horas.

TREINAMENTO SOB SUPERVISÃO

A atuação prática do médico intervencionista em treinamento, seja por PRM ou por EE deve compreender de 80 a 90% da carga horária total, com a seguinte distribuição, aproximada:

a. **Unidade de Internação:** 5% da carga horária total – atendimento sob supervisão em enfermaria própria da especialidade ou de especialidade afim, visitas hospitalares, interconsultas de pacientes de outras especialidades e apresentação de casos clínicos.

b. **Ambulatório:** 5% da carga horária total – atendimento sob supervisão em ambulatório próprio da especialidade ou de especialidade afim, interconsultas ambulatorial de pacientes de outras especialidades e discussões clínicas.

c. **Simulador:** 5% da carga horária total – realização de procedimentos endovasculares e/ou percutâneos em Simulador e/ou Phantom sob supervisão. Carga horária considerada optativa.

d. **Pronto-socorro/Urgência:** 10% da carga horaria total – atendimento e participação em procedimentos sob supervisão em ambiente de urgência/emergência, e plantões.

e. **Procedimentos percutâneos:** 30% da carga horaria total – participação em procedimentos percutâneos diagnósticos e terapêuticos sob supervisão.

f. **Procedimentos endovasculares:** 30% da carga horária total – participação em procedimentos endovasculares diagnósticos e terapêuticos sob supervisão.

ATIVIDADES DIDÁTICO-TEÓRICAS

O ensino teórico deve fazer parte do treinamento do médico intervencionista, que deve compreender de 10 a 20% da carga horária total. As atividades incluem participação em sessões clínico-radiológicas, cursos, palestras, seminários, discussão de artigos científicos e outras atividades.

ESTÁGIOS RECOMENDADOS

Os estágios que compõem o treinamento são os seguintes:

- Radiologia Intervencionista Percutânea Diagnóstica;
- Radiologia Intervencionista Vascular Diagnóstica;
- Radiologia Intervencionista Percutânea Terapêutica;
- Radiologia Intervencionista Vascular Periférica;
- Radiologia Intervencionista Vascular Visceral;
- Urgência e Emergência em Radiologia Intervencionista;
- Radiologia Intervencionista Pediátrica (optativo);
- Neurorradiologia Intervencionista (optativo);
- Treinamento em Simulador e/ou Phantom (optativo).

CARACTERÍSTICAS DA SUPERVISÃO

Supervisão permanente e presencial por médicos preceptores portadores de título de especialista em diagnóstico por imagem com atuação exclusiva em Radiologia Intervencionista e Angiorradiologia emitido pela AMB/CBR/SOBRICE e/ou certificado de conclusão de PRM em Radiologia Intervencionista e Angiorradiologia.

OBJETIVOS

Gerais: capacitar médicos a realizar procedimentos diagnósticos e terapêuticos minimamente invasivos guiados pelos diferentes métodos de imagem, a assistir os pacientes submetidos a estes procedimentos e a realizar e interpretar os diferentes métodos de imagem do sistema circulatório.

Específicos: ao longo da formação, o profissional deverá receber treinamento e orientação para reconhecer e compreender as diferentes doenças com as quais a radiologia intervencionista tem interface e desenvolver habilidades técnicas e atitudes, permitindo que ele adquira responsabilidade clínica pelos pacientes aos quais trata, garantindo a maior segurança e efetividade possível ao tratamento instituído, além de demonstrar capacidade de execução independente dos procedimentos da especialidade.

RESIDENTE DE 1º ANO (R1)

Ao término do primeiro ano, o residente deverá ser capaz de:

1. compreender a anatomia humana aplicada aos diferentes métodos de imagens, direcionada à terapêutica guiada;
2. demonstrar conhecimento e habilidades diagnósticas clínicas e técnicas para prover o cuidado mais efetivo e seguro ao paciente;
3. identificar e corrigir fatores clínicos relevantes que aumentem o risco dos procedimentos intervencionistas;
4. conhecer as peculiaridades farmacocinéticas e farmacodinâmicas das drogas (p. ex., antiagregantes, anticoagulantes, vasodilatadoras e quimioterápicas) em uso nos pacientes submetidos a procedimentos intervencionistas;
5. realizar e interpretar os exames diagnósticos do sistema circulatório: ultrassonografia com Doppler, angiografia por subtração digital,

angiotomografia computadorizada e angiorressonância magnética;

6. conhecer os aspectos técnicos, indicações, contraindicações e riscos do uso dos diferentes materiais nos procedimentos intervencionistas;
7. realizar com segurança e eficácia procedimentos diagnósticos invasivos guiados por imagem: punções aspirativas, biópsias, angiografia por subtração digital e coleta venosa seletiva etc.;
8. realizar com segurança e eficácia procedimentos terapêuticos de menor complexidade técnica: drenagens percutâneas de coleções, nefrostomias percutâneas, escleroses de malformações vasculares superficiais, drenagens externas de vias biliares etc.;
9. atuar em situações de urgência, identificando os sinais e sintomas e resolvendo complicações associadas aos procedimentos intervencionistas.

RESIDENTE DE 2º ANO (R2)

Ao término do segundo ano, o residente deverá ser capaz de:

1. organizar e coordenar equipe multidisciplinar de Radiologia Intervencionista, composta de enfermeiro, técnico de enfermagem e técnico de Radiologia;
2. apresentar conhecimento teórico-prático pleno para o desenvolvimento de atividades ambulatoriais e hospitalares nas diferentes áreas de atuação da Radiologia Intervencionista;
3. realizar com segurança e eficácia procedimentos terapêuticos de maior complexidade técnica: angioplastias, embolizações, quimioembolizações, ablações, confecção de *shunt* portossistêmico intra-hepático, colangioplastias, correções de aneurismas e pseudoaneurismas etc.

CONTEÚDO PROGRAMÁTICO

O conteúdo programático teórico deverá contemplar o máximo de 20% da carga horária e abordar os seguintes temas, distribuídos em sessões clínico-radiológicas, cursos, palestras, seminários, discussão de artigos científicos e outras atividades, a saber:

1. segurança do paciente;
2. conhecimento das drogas mais utilizadas;
3. física das radiações, da ressonância magnética e da ultrassonografia;
4. proteção radiológica;
5. ultrassonografia com Doppler;
6. angiotomografia computadorizada;
7. angiorressonância magnética;
8. angiografia por subtração digital;
9. flebografia;
10. coleta sanguínea por cateterismo seletivo;
11. biópsia hepática e esplênica e estruturas abdominopélvicas;
12. biópsia renal, adrenal e de estruturas retroperitoneais;
13. biópsia do sistema musculoesquelético;
14. biópsia pulmonar e mediastinal;
15. toracocentese, parecentese e punção de coleções;
16. punções aspirativas por agulha fina de estruturas cervicais;
17. drenagens de abscessos e coleções;
18. ablação percutânea de tumores hepáticos, renais, adrenais, pulmonares e ósseos;
19. intervenções percutâneas gastrointestinais: gastrostomia, jejunostomia, *stent* intestinal etc.;
20. intervenções percutâneas hepatobiliares: drenagem biliar, colecistostomia, colangioplastia com *stent* etc.;
21. intervenções percutâneas genitourinárias: nefrostomia, cistostomia, implante de cateter ureteral etc.;
22. intervenções percutâneas linfáticas;
23. doença aterosclerótica, angioplastia e implante de *stent* endovascular;
24. doença aneurismática aórtica, dissecção de aorta, implante de endoprótese de aorta;
25. acessos vasculares difíceis, cateteres semi-implantáveis e totalmente implantáveis;
26. trombose venosa profunda, tromboembolismo pulmonar, trombólise arterial ou venosa de membros, implante de filtro de veia cava e trombectomia pulmonar;
27. embolização no contexto do trauma;
28. pesquisa e embolização de sangramento digestivo;
29. miomatose uterina, adenomiose, tumores ginecológicos e embolização das artérias uterinas;
30. hiperplasia prostática benigna e embolização das artérias prostáticas;

31. carcinoma hepatocelular, metástases hepáticas, quimioembolização, radioembolização e embolização de tumores;
32. fístulas arteriovenosas pulmonares, aneurismas e pseudoaneurismas das artérias pulmonares, processos infecciosos pulmonares e embolização de hemoptise;
33. embolização de sangramento periparto;
34. embolização de varizes periuterinas e varicocele;
35. malformações vasculares periféricas, embolização e escleroterapia;
36. especificidades dos procedimentos realizados no público pediátrico.

AVALIAÇÕES

FREQUÊNCIA

É exigida frequência de 100% das atividades de treinamento em serviço e 70% das atividades didático-teóricas. Serão abonadas faltas justificáveis ou admissíveis (período de férias, licença-saúde, falecimento de familiar etc.).

AVALIAÇÃO TEÓRICA

Avaliações semestrais ou anuais, preferencialmente realizadas em forma de questões de múltipla escolha, que abranjam a totalidade da grade curricular da especialidade de Radiologia Intervencionista.

Questões que envolvam aplicação prática do conhecimento são estimuladas em relação àquelas que avaliam apenas conceitos teóricos.

AVALIAÇÃO DE HABILIDADES

Avaliação trimestral em situação de prática clínica constando os seguintes conceitos, onde o residente terá seu desempenho caracterizado como abaixo, dentro ou acima das expectativas:

1. interação médico-paciente: em situações onde há o contato entre o médico residente e o paciente, a forma de contato com paciente, linguagem utilizada, capacidade de comunicação e empatia serão avaliadas. No caso de avaliação de laudo de exame de imagem no qual o contato direto com o paciente não existiu, este item deverá ser desconsiderado;
2. compreensão/conhecimento da história clínica: capacidade de compreender e expressar as condições clínicas relevantes para a realização de um laudo de exame de imagem ou para planejamento e realização de determinado procedimento;
3. habilidade: habilidades manuais e intelectuais envolvidas na realização do procedimento em questão, do exame físico do paciente ou na confecção de um laudo de exame de imagem;
4. conhecimento técnico: referente aos materiais e equipamentos utilizados em determinado procedimento ou exame de imagem;
5. terminologia utilizada e qualidade do laudo: avalia-se o uso adequado das terminologias nos diferentes métodos de imagem; aplicável apenas quando se avalia a realização de exames de imagem como angiografia por subtração digital, ultrassonografia com Doppler, angiotomografia computadorizada e angiorressonância magnética;
6. conclusão do laudo: consistência da conclusão de acordo com o que o exame pode fornecer de informação; aplicável apenas quando se avalia a realização de exames de imagem como angiografia por subtração digital, ultrassonografia com Doppler, angiotomografia computadorizada e angiorressonância magnética;
7. conhecimento demonstrado: avaliação global do desempenho em relação às capacidades esperadas que foram aplicadas na situação da avaliação.

AVALIAÇÃO GLOBAL DE ATITUDES

Avaliação trimestral realizada pelo preceptor baseada nas atitudes apresentadas pelo médico residente no decorrer do período avaliado. No momento da avaliação, o médico residente não precisa estar presente, mas deve ser informado de seus resultados. Serão avaliados o conhecimento adquirido pelo médico residente e sua aplicação clínica, o desempenho em desenvolver o conhecimento aplicado e o profissionalismo das atitudes tomadas em relação à equipe multidisciplinar e ao paciente.

NÚMERO MÍNIMO DE EXAMES/ PROCEDIMENTOS

Todos os médicos residentes devem organizar um registro próprio dos casos que participarem, com os seguintes dados: data, iniciais do nome do paciente, enfermidade de base ou suspeita clínica, e procedimento ou laudo realizado, de forma a comprovar a pluralidade de procedimentos aos quais o paciente foi exposto.

Serão esperadas as seguintes quantidades de exames/laudos e procedimentos durante os dois anos do programa:

- cinquenta (50) laudos de ultrassonografia com Doppler;

- cinquenta (50) laudos de angiotomografia;
- cinquenta (50) laudos de angiorressonância;
- cem (100) procedimentos percutâneos diagnósticos;
- cem (100) procedimentos vasculares diagnósticos;
- cinquenta (50) procedimentos terapêuticos vasculares periféricos;
- cinquenta (50) procedimentos terapêuticos percutâneos;
- cinquenta (50) procedimentos terapêuticos vasculares viscerais.

MONOGRAFIA OU ARTIGO PARA PUBLICAÇÃO

É opcional para o PRM, mas estimulado pela SOBRICE.

A elaboração de monografia ou artigo científico, e a definição de sua temática devem ser fixadas no início do programa, a fim de o médico intervencionista em treinamento ter tempo hábil para sua realização.

CENTROS DE TREINAMENTO

Os Centros de Treinamento em Radiologia Intervencionista (CTRI) ou Centros Formadores são locais para desenvolvimento de um PRM sob a responsabilidade de pelo menos um radiologista intervencionista membro titular da SOBRICE, obrigatoriamente composto de uma unidade hospitalar (sede), podendo abranger outras unidades hospitalares, consultórios e clínicas de diagnóstico por imagem como ambientes de treinamento.

Até o segundo semestre de 2021, a SOBRICE possuia 22 CTRI devidamente registrados, vistoriados e atuantes, localizados nas regiões Sul, Sudeste, Nordeste e Centro-Oeste do Brasil. O cadastramento de novo CTRI pode ser solicitado por qualquer membro titular da SOBRICE, em ambiente de sua responsabilidade que cumpra todos os requisitos mínimos de um CTRI. Após esta solicitação é realizada vistoria por dois membros da Comissão de Residência Médica e Certificação que emite parecer, encaminhado à referida Comissão.

Caso, por características próprias do serviço no qual está instalado, o PRM não consiga fornecer adequado treinamento em algum curso obrigatório que pode levar à insuficiência na realização do número recomendado de exames/procedimentos, o CTRI deve firmar, obrigatoriamente, convênios com outras Instituições de Saúde ou outros CTRI para intercâmbio dos residentes por um período limitado a 2 meses por ano.

RECURSOS HUMANOS

1. **Coordenador:** médico membro titular da SOBRICE, portador do título de especialista emitido pela SOBRICE/CBR/AMB ou certificado de conclusão de PRM em Radiologia Intervencionista e Angiorradiologia.
2. **Preceptor:** médico portador do título de especialista emitido pela SOBRICE/CBR/AMB ou certificado de conclusão de PRM em Radiologia Intervencionista e Angiorradiologia. É necessário o mínimo de um preceptor em tempo integral para cada vaga do PRM disponibilizada ou de dois preceptores em tempo parcial para cada vaga do PRM disponibilizada. Um dos preceptores é designado coordenador, podendo ser de tempo integral ou parcial.
3. **Secretário(a) administrativo(a)**: é recomendado que o PRM possua funcionário com no mínimo o ensino médio completo, que auxiliará o coordenador nas atividades administrativas.

INFRAESTRUTURA

1. Equipamento de angiografia fixo com pelo menos 5 (cinco) períodos semanais dedicados a procedimentos diagnósticos invasivos e terapêuticos.
2. Equipamento de ultrassonografia com no mínimo 1 (um) período semanal dedicado para realização de procedimentos guiados.
3. Equipamento de tomografia computadorizada com no mínimo 1 (um) período semanal dedicado para procedimentos guiados.
4. Material especializado e atualizado em qualidade e variedade adequadas, para possibilitar a realização de procedimentos intervencionistas diagnósticos e terapêuticos.
5. Unidade hospitalar com enfermaria específica de Radiologia Intervencionista ou leitos em enfermaria geral para internação de pacientes assistidos pela equipe de Radiologia Intervencionista, com no mínimo um leito para cada vaga do PRM oferecido.
6. Unidade hospitalar que preste atendimento de urgência e emergência.
7. Unidade hospitalar ou clínica radiológica com a capacidade de realização de ultrassonografia com Doppler, angiotomografia computadorizada e angiorressonância.

8. Unidade de atendimento ambulatorial para os casos assistidos pela equipe de Radiologia Intervencionista.
9. Sala de reuniões com material audiovisual.
10. Biblioteca e/ou acesso a bibliotecas virtuais.

BIBLIOGRAFIA CONSULTADA

1. Belli AM, Bezzi M, Brountzous E, et al.; Cardiovascular and Interventional Society of Europe. European Curriculum and Syllabus for Interventional Radiology. First edition. Vienna:, Austria. Cardiovascular and Interventional Radiological Society of Europe (CIRSE); 2013. 92 p.
2. Rilling WS, Beres RA, Brown D, et al.; Resident Education and Training Committee; Society of Interventional Radiology. Interventional Radiology Fellowship Curriculum. 2003 Mar 29. 43 p.
3. Siragusa DA, Cardella JF, Hieb RA, et al.; Society of Interventional Radiology. Requirements for training in interventional radiology. J Vasc Interv Radiol. 2013 Nov; 24(11):1609-12.
4. The Faculty of Clinical Radiology; The Royal College of Radiologists. Specialty training curriculum for clinical Radiology. London: The Royal College of Radiologists; 2015. 32 p.

Equipamentos de Raios X e Proteção Radiológica

3

Rafael Gustavo Gomide Alcântara
Edgar Bortolini
Thamiris Rosado Reina
Magnum de Oliveira Matos

INTRODUÇÃO

Um serviço de Radiologia Intervencionista pode dispor de uma ampla gama de equipamentos de imagens, variando entre sistemas não invasivos ou de uso misto, como ultrassom, ressonância magnética e tomografia computadorizada até suítes angiográficas equipadas com detectores *flat panel* para fluoroscopia de alta qualidade e com recursos como tomografia de feixe cônico (*cone beam CT*) para orientação 3D. A quantidade e o tipo de equipamentos variam de acordo com as necessidades do serviço, bem como com os tipos de intervenções que serão realizadas[1]. No entanto, os serviços de radiologia intervencionista devem dispor de requisitos mínimos listados no Quadro 3.1.

Quadro 3.1 - Requisitos técnicos mínimos para todos os sistemas de fluoroscopia em intervenção

- Fluoroscopia pulsada
- *Last image hold* (LIH)
- Controle automático de exposição (CAE)
- Controle de dose e/ou qualidade de imagem para os modos de fluoroscopia e angiografia
- Grade removível
- Filtro de cobre adicional (crianças)
- Medidor do produto dose-área (PDA/PKA) e tempo de fluoroscopia
- Sistema de braço em C com tubo de raios X na parte inferior da mesa (para sistema monoplanar ou primeiro tubo do sistema biplanar)
- Barreiras de proteção básicas
- Bomba injetora de contraste

Equipamentos de fluoroscopia modernos

A maioria dos sistemas de fluoroscopia modernos utiliza o mesmo canal tanto para a fluoroscopia quanto para aquisição das imagens. Os raios X passam através do paciente e são detectados por um receptor, seja ele um intensificador de imagem a vácuo ou um dispositivo em estado sólido, mais comumente um detector *flat panel*. O receptor de imagem interage retroativamente e em tempo real com o gerador, interferindo nos parâmetros de formação de raios X. A imagens detectadas são convertidas em sinal de vídeo digital que podem ser processadas, gravadas e visualizadas. O modo de aquisição de cada operação é selecionado a partir de um menu de opções e subopções para cada protocolo de exame. As configurações-padrão de cada modo são pré-instaladas nos novos equipamentos e podem ser modificadas de acordo com a preferência ou necessidade de cada serviço.

As diferentes necessidades de cada serviço podem ser atingidas através da mudança de diversas configurações, desde as configurações mecânicas, o tipo de tubo de raios X, o tamanho do receptor de imagens e o processador. Adicionalmente, a maioria dos sistemas de fluoroscopia pode ainda ser adaptada aos diversos protocolos clínicos de modo individualizado, através de módulos de softwares e arquivos específicos. Cada protocolo clínico pode apresentar comportamento de imagem e dosimetria significativamente diferente[2].

No Quadro 3.2 estão listados os itens considerados o padrão ouro para serviços intervencionistas, tanto no quesito tecnológico quanto de proteção radiológica[3].

Quadro 3.2 - Estado da arte das técnicas e protocolos para sistemas de fluoroscopia em intervenção

- Exibição de todos os parâmetros de exposição, incluindo limiares de dose de entrada na pele do paciente
- Bomba injetora automática com protocolos de fluxo programáveis
- Armazenamento em DICOM dos parâmetros de exposição (fluoroscopia e todas as séries)
- Detector *flat panel*
- Simulação do movimento da mesa, colimação e filtros equalizadores sem radiação
- ***Roadmapping***, sobreposição do DSA, armazenamento de fluoroscopia
- Segundo monitor para imagens de referência
- Terceiro monitor para imagens de outras modalidades (TC, RM, USG, TCFP, ...)
- Barreira de proteção debaixo da mesa sem falhas
- Barreira de proteção adicional sobre a mesa para reduzir a radiação espalhada do paciente
- Angiografia rotacional e TC *flat panel* (TCFP) para visualização em 3D
- Armazenar a última imagem da fluoroscopia (*last image hold*) em vez da série DSA

Componentes

Alguns dos componentes incluídos nos sistemas de fluoroscopia modernos são comuns aos sistemas para radiologia convencional e outros são únicos da fluoroscopia. A seguir será descrito cada componente.

Gerador de Raios X

O gerador de raios X permite a seleção de tensão (kVp) e a corrente de exposição (mA) da radiação a ser formada no tubo de raios X. O desenho do gerador é semelhante ao dos geradores utilizados na radiografia, com circuito adicional para operação de fluoroscopia, incluindo corrente contínua baixa, exposição pulsada e controle automático de brilho e dose. Os tipos de geradores utilizados incluem os de fase única, trifásicos, potencial constante e alta frequência[4]. Os geradores de alta frequência, usados nos equipamentos modernos, proveem uma reprodutibilidade de exposição superior, são mais compactos, de menor custo e menor tempo para reparos e manutenção[5].

São utilizados dois métodos de exposição em fluoroscopia: contínua ou pulsada. Os sistemas de fluoroscopia contínua são inferiores na qualidade de imagem e levam a maior dose de radiação, tanto para a equipe quanto para os pacientes[2].

A fluoroscopia pulsada é formada por pulsos de energia de poucos milissegundos (entre 3 e 10 milissegundos) e determinada por sua taxa de número de imagens ou pulsos por segundo. Cada pulso corresponde a uma imagem, tipicamente, entre 7,5 e 30 pulsos/s. Uma das vantagens da fluoroscopia pulsada é o aumento da resolução temporal e há diminuição no borramento de movimento devido ao curto tempo de aquisição, fazendo com que a fluoroscopia pulsada seja útil no exame de estruturas dinâmicas, tais como nos exames cardiovasculares. Adicionalmente, a fluoroscopia pulsada pode ser usada como forma de reduzir a dose de radiação, sobretudo quando a taxa de pulso é reduzida[4].

Tubo de raios X

Converte a energia elétrica fornecida pelo gerador em um feixe de raios X. Dentro do tubo de raios X, elétrons são desprendidos em um filamento aquecido (catodo) e acelerados contra um anodo de tungstênio positivamente carregado. Todo o conjunto está dentro de um invólucro de vidro a vácuo, dentro de uma cúpula blindada com chumbo. Ele recebe energia elétrica e a converte em duas formas: radiação X e calor. Os tubos de raios X são construídos visando a maior produção de raios X e a dissipação do calor de forma tão rápida quanto o possível. O catodo emite elétrons por emissão termoiônica[4,5].

O ponto onde os elétrons colidem é chamado ponto focal, idealmente pequeno e com uma angulação entre 7º-20º. Nos sistemas de fluoroscopia, tubos bifocais são comuns, o chamado foco fino (0,2 a 0,6 mm) é usado para fluoroscopia e o foco grosso (1,0 a 1,2 mm) pode ser usado para grafia, quando uma corrente mais alta é necessária. Os tubos de raios X dedicados à fluoroscopia devem ter ainda uma alta capacidade térmica, utilizando anodos com alta rotação para dissipar o calor, bem como ventiladores a água ou óleo[6].

Colimador

O colimador contém múltiplos jogos de obturadores radiopacos que definem o formato do feixe de raios X. Existem dois tipos de colimadores, redondo e retangular. O colimador restringe o feixe de raios X ao tamanho do campo de visão (FOV – *fiel of view*) selecionado. Ao colimar, o feixe de raios X é limitado à área de interesse, reduzindo a quantidade de tecido exposto, a radiação espalhada e melhorando o contraste da imagem. Outro benefício é a redução do brilho provocado pela radiação não atenuada pelo corpo do paciente. Adicionalmente, reduz a dose total do paciente ao reduzir tanto radiação direta quanto a espalhada em órgãos e tecidos adjacentes ao feixe[4].

Filtros equalizadores

Esses filtros, também chamados de filtros de contorno ou borda, são parcialmente radiotransparentes e promovem, junto aos colimadores, filtração adicional ao feixe de raios X. Eles reduzem o brilho de áreas não atenuadas ou pouco atenuadas, como as bordas corporais ou entre o mediastino e os pulmões. Como resultado, eles melhoram a operação do sistema de controle automático de brilho. São folhas compostas de chumbo com borracha ou com acrílico[4].

Filtros

O feixe de raios X é polienergético por natureza e raios X de baixa energia não servem para formação de imagem, pois são absorvidos no corpo sem serem transmitidos ao detector, aumentando a dose no paciente. Para retirar esses raios X de baixa energia são adicionadas placas, em geral de alumínio e cobre, na saída do tubo de raios X, os chamados filtros[4].

Além da filtração padrão, uma filtração adicional ainda pode ser adicionada para reduzir ainda mais a dose de radiação, isto é especialmente importante em procedimentos realizados na faixa etária pediátrica[6]. Os equipamentos devem permitir que sejam inseridos filtros adicionais não inferiores a 0,3 mm de cobre (ou 6,5 mm de alumínio equivalente), dependendo das necessidades dos protocolos de aquisição, com o intuito de otimizar a qualidade da imagem e a dose[6].

Grade

Grades antiespalhamento são utilizadas para aumentar o contraste da imagem ao reduzirem a quantidade de radiação espalhada que chega ao receptor. Entretanto, o uso das grades requer um aumento da exposição.

Na fluoroscopia, a grade antiespalhamento deve ser removível, pois existem procedimentos que não exigem alta resolução espacial e a remoção da grade pode reduzir a dose no paciente em cerca de 50%[4].

Receptor de Imagem

Na atualidade, os sistemas de fluoroscopia apresentam duas modalidades principais, os intensificadores de imagem e os detectores *flat panel* (FPD). O mais convencional e antigo é o intensificador de imagens, sendo o FDD mais moderno, com amplas vantagens[7].

Os intensificadores de imagem foram desenvolvidos na década de 1950 e logo foram acoplados a uma câmera de vídeo e monitores para permitir a avaliação de processos dinâmicos como função cardíaca, realização de *road map* e subtração digital. Desde seu desenvolvimento sofreram diversos avanços tecnológicos, ampliando o FOV, múltiplos modos de magnificação, até a evolução de sistemas analógicos para sistemas digitais[7].

Na última década os detectores *flat panel* têm dominado os laboratórios de radiologia intervencionista, por apresentarem inúmeras vantagens. São detectores de estado sólido capazes de capturar diretamente imagens radiográficas de alta qualidade[8]. Por não necessitarem de intensificadores de sinal e sistemas de câmeras, suas dimensões foram reduzidas e tornaram o posicionamento mais flexível. Também se reduziu o ruído provocado pelos sistemas eletrônicos, pois o sinal é produzido diretamente pela intensidade de raios X que atinge cada elemento detector, tornando todo o processo digital. Apresenta também melhor estabilidade, menores doses de radiação, não sofrem interferência de campos magnéticos e eliminam distorções geométricas e de brilho. Além do mais, possibilitaram novas tecnologias como a tomografia de feixe cônico e o *road map* 3D[2,8].

Modos de aquisição de imagem e outros recursos

No Quadro 3.3. estão listados os principais modos de aquisição e outros recursos fundamentais na prática intervencionista.

Quadro 3.3 - Modalidades e recursos de aquisição de imagem

Fluoroscopia: Modalidade de imagem que usa raios X para produzir imagens em tempo real, que são capturadas por um detector e exibidas em um monitor de vídeo

ACQ (aquisição): Modo de operação do equipamento de fluoroscopia durante o qual as imagens são gravadas para revisão posterior. Normalmente usa uma maior dose no receptor de imagem por frame e, consequentemente, uma maior dose ao paciente, que a imagem fluoroscópica

DSA (angiografia por subtração digital): Modo de operação do equipamento de fluoroscopia durante o qual uma imagem de máscara sem contraste é adquirida e subtraída de imagens de enchimento adquiridas posteriormente após a injeção de contraste. De outra forma semelhante à imagem de aquisição

CINE (cinerradiografia): Modo de operação do equipamento de fluoroscopia durante o qual as imagens são gravadas em uma alta taxa de frames para posterior revisão, comumente usada em cateterismo cardíaco. Normalmente usa uma menor dose de radiação por frame do que a aquisição, porém uma taxa de frames maior (15-30 fps)

Roadmap: Uma imagem semitransparente retida dos vasos contrastados, sobreposta à imagem fluoroscópica, que permite a visualização da anatomia vascular

Roadmap 3D: uma versão tridimensional do Roadmap. Recurso presente em aparelhos que realizam TC de feixe cônico, onde é selecionada a angulação que melhor evidencia a anatomia vascular para confecção do Roadmap, a qual foi escolhida através da avaliação de reformatações em 3D da aquisição tomográfica

LIH (*last image hold*): Recurso do equipamento de fluoroscopia que exibe o último frame da fluoroscopia no monitor de visualização após o pedal de fluoroscopia ser liberado

Sobreposição do DSA: Recurso do equipamento de fluoroscopia que permite o uso das imagens adquiridas no modo DSA como Roadmap

Lógica Operacional dos Sistemas de Fluoroscopia

Os sistemas de fluoroscopia modernos e, particularmente, aqueles utilizados para procedimentos intervencionistas, operam sob orientação de algoritmos complexos que controlam desde fatores técnicos como tensão, corrente, largura de pulso e até filtração adicional, em alguns casos, com o objetivo de manter um sinal de saída predeterminado constante no detector. A comunicação do detector com o gerador de radiação é feita por amostragem de sinal de saída do detector, que corresponde à radiação incidente, emitindo um sinal de retorno ao gerador para que se adeque os parâmetros técnicos, de modo a manter o padrão de imagem e brilho constantes. Esse processo de variação da técnica radiográfica para adequação da formação de imagem no detector é descrito como controle automático de exposição[2]. O objetivo final desse sistema é manter contraste e brilho constantes nas imagens vistas no monitor, independentemente das mudanças de atenuação dos raios X nas diferentes partes do corpo, para diferentes tamanhos de pacientes[8].

Dosimetria

Existe uma demanda crescente em acessar quantitativamente a exposição à radiação dos pacientes durante procedimentos intervencionistas. A primeira edição do IEC 60601-2-43:2000 criou a demanda por dados sobre a radiação, introduziu termos como níveis de dose na pele e requisitos como calibração de dosimetria e indicações de dosimetria. Indicações de dosimetria significam fornecer informações que permitam ao operador manejar a dose do paciente em tempo real.

Atualmente, o estado da arte em sistemas de fluoroscopia intervencionista fornece múltiplas indicações dosimétricas e capacidades de relatórios de dose que não estavam disponíveis há pouco tempo.

O tempo de fluoroscopia é um indicador pobre de dose do paciente e é considerado atualmente inadequado para estimar a dose do paciente. Por esse motivo, hoje são recomendadas outras indicações dosimétricas, tais como taxa de referência do *kerma* no ar, *kerma* acumulado no ponto de referência intervencionista e produto dose-área, disponíveis nos equipamentos atuais. A monitoração da quantidade de radiação nos pacientes aumenta a consciência sobre a dose e promove melhor manejo e utilização dos recursos tecnológicos disponíveis nos equipamentos modernos[5].

Tomografia Computadorizada

Classicamente, a radiologia intervencionista utiliza imagens radiográficas bidimensionais como angiografias por subtração digital e fluoroscopia para visualizar, manipular e intervir em estruturas tridimensionais (*C-arm Cone-beam CT: General Principles and Technical Considerations for Use in Interventional Radiology*). Os avanços nas intervenções endovasculares, como implante de stents, stents recobertos, embolizações e procedimentos oncológicos endovasculares aumentaram a necessidade de uma caracterização 3D acurada. Adicionalmente, intervenções não vasculares, como biópsias, drenagens percutâneas e ablações por radiofrequência envolvem complexas relações anatômicas que são difíceis de identificar apenas pela fluoroscopia. Nesse contexto a correlação com imagens seccionais se faz necessária. Procedimentos em que a localização 3D por ultrassom não é possível, a orientação por tomografia computadorizada é necessária. Por outro lado, o aparelho de tomografia computadorizada do setor de radiologia diagnóstica é comumente utilizado para guiar biópsias e outros procedimentos, porém são raros os centros que dispõem de tomógrafos dedicados apenas para realização desses procedimentos, gerando conflitos no fluxo de pacientes com finalidade diagnóstica, visto que procedimentos guiados por TC podem ser longos e passíveis de complicações[9].

Tomografia Computadorizada em *Flat Panel*

Equipamentos de fluoroscopia que utilizam tomografia computadorizada de feixe cônico (*cone beam computed tomography, flat panel computed tomography* ou *C-arm cone beam CT* – TCFP) empregam o detector *flat panel* para adquirir uma série de projeções ao redor do corpo que são utilizadas para reconstruir imagens tomográficas. As aquisições podem ser feitas por rotação completa, 360°, ou meia rotação, 180°. A TCFP tem abertura de feixe (SFOV) inferior à tomografia computadorizada convencional. Com a finalidade de aumentar o SFOV efetivo, alguns equipamentos fazem aquisição fora do centro de rotação, ou rotação excêntrica. Assim, a imagem tomográfica é formada fora do centro do detector e utilizando metade do feixe de radiação. Como consequência, o SFOV efetivo é maior do que a abertura máxima do colimador, aproximando-se da tomografia convencional, chegando até a 50 cm para uma rotação completa[2,9].

A TCFP difere em outros aspectos da TC convencional, sobretudo no modo de reconstrução, tipos de artefatos, intensidade de artefatos comuns aos métodos, contraste da imagem, acurácia inferior nas medidas de densidade, bem como maior radiação espalhada e dose de radiação[2,9].

A TCFP vem ganhando a cada dia mais aplicações clínicas na radiologia intervencionista, seja vascular ou percutânea, tendo grande utilidade em embolizações hepáticas, de próstata, biópsias percutâneas, ablações por radiofrequência, entre outras, sendo considerada hoje uma evolução fundamental e que deve ser incorporada a todos os serviços de radiologia intervencionista[10-13].

Proteção Radiológica

Existe um esforço mundial em radiologia intervencionista no que tange à proteção radiológica, pois se trata de uma especialidade que utiliza, entre outras modalidades de imagem, a radiação ionizante para guiar os procedimentos. É notória a capacidade dos raios X em levar a reações teciduais, e estas podem ser amplificadas no contexto dos procedimentos intervencionistas pela necessidade de longos tempos de exposição, bem como causar efeitos estocásticos, tendo como principal deles o câncer. Ambos os efeitos podem afetar tanto paciente, quanto a equipe envolvida. Estudos têm mostrado que médicos intervencionistas vêm sofrendo efeitos da radiação, incluindo grande incidência de catarata. Assim, é necessária uma série de medidas de proteção radiológica para garantir um procedimento seguro para o paciente e um ambiente com os menores níveis de radiação possíveis, respeitando o princípio ALARA (do inglês *as low as reasonably achievable* ou tão baixa quanto razoavelmente exequível).

É importante definir os fatores de radioproteção: tempo, distância e blindagem. E se definem:

- tempo: quanto maior o tempo de exposição a uma fonte de radiação ionizante, maior a dose acumulada;
- distância: deve-se permanecer o mais distante possível da fonte de radiação e/ou do volume irradiado do paciente;
- blindagem: usar barreira protetora com equivalência em chumbo da maneira adequada.

Aliados aos fatores de radioproteção, os equipamentos dedicados à radiologia intervencionista apresentam recursos que auxiliam em uma substancial diminuição da dose acumulada no paciente, médico e equipe intervencionistas, se usados de forma correta.

Tempo

A dose de radiação é cumulativa, assim, a diminuição do tempo de exposição é uma ferramenta na proteção do intervencionista, além de evitar lesões no paciente.

Esta diminuição pode ser feita, por exemplo, com pausas no acionamento do pedal (ou botão) de exposição durante o procedimento, interrompendo a irradiação e resultando em menor dose no paciente e na equipe.

A utilização da fluoroscopia pulsada é também uma forma de diminuir o tempo de exposição, pois a irradiação é feita em pulsos, ou seja, é intermitente.

Distância

Tratando-se de radiação primária, ou seja, a radiação que sai do tubo de raios X e atinge diretamente o paciente, sua intensidade diminui com o inverso do quadrado da distância, ou seja, $(D_1/D_2)^2$ sendo D_1 a distância inicial e D_2 a distância final. Isso significa que a intensidade do feixe cai para ¼ da intensidade inicial, quando aumentada a distância da fonte de 1 m para 2 m. A radiação secundária, ou seja, a radiação espalhada da interação dos raios X com o paciente mais a radiação de fuga do tubo de raios X, diminui em um fator de $(D_1/D_2)^{1,5}$ [19].

Sempre que possível, é ideal manter o tubo de raios X abaixo do paciente, quando o arco está em posição vertical. Quando a incidência for lateral, o intervencionista deve posicionar-se próximo ao receptor de imagem (intensificador de imagem ou *flat panel*). A taxa de dose nessas condições pode diminuir a menos de ¼ do que se o tubo estivesse posicionado acima do paciente ou o intervencionista próximo ao tubo de raios X[19].

Blindagem

A blindagem da radiação secundária deve ser feita por barreiras com equivalência de, no mínimo, 0,5 mm de chumbo. Essas barreiras podem ser: visores, painéis, saiotes, aventais, protetores de tireoide, óculos etc. É obrigatória a utilização de avental e protetor de tireoide plumbíferos. Os equipamentos de proteção individual (EPI) de chumbo atenuam a intensidade da radiação que chega até a região protegida a 5% ou menos.

A maior dificuldade do uso de EPI de chumbo é o peso. Uma boa alternativa ao avental de chumbo é a substituição por colete e saiote, pois distribuem melhor o peso, sendo 70% nos quadris e apenas 30% nos ombros, ou por materiais mais leves, como o bismuto, que podem pesar até 28% menos que o chumbo[19].

Saiotes e visores de chumbo devem fazer parte do equipamento, pois aumentam a proteção sem o inconveniente do peso de sustentação.

O uso de óculos com equivalência de 0,75 mm de chumbo tem sido cada vez mais recomendado, pois estudos mostram que a incidência de catarata está cada vez mais presente na vida do intervencionista[15,18,19]. Especialmente pela proximidade e o tempo de exposição, o médico intervencionista está mais exposto do que os outros profissionais dentro de sala. O uso de óculos plumbífero associado ao visor acoplado ao equipamento pode trazer um fator de redução de dose de 300 ou mais[19].

Modos de operação

Os equipamentos dedicados à radiologia intervencionista trazem diferentes modos de operação, que são configurados de maneira a aumentar ou diminuir a dose de radiação, baseando-se na qualidade da imagem necessária em determinado procedimento.

Para diminuir a dose acumulada, nos procedimentos em que a visualização de detalhes não é o principal objetivo, deve-se priorizar a fluoroscopia de baixa dose. Estudos mostram que é possível variar a dose em mais de 30%, apenas mudando o modo de operação[16,17].

Fluoroscopia pulsada

Outro recurso de diminuição de dose é a utilização de fluoroscopia pulsada ao invés de contínua. A frequência de pulso pode variar, em geral, de 30 fr/s (frames por segundo), 15 fr/s, 7,5 fr/s, até 1 fr/s.

A relação de variação da dose, em teoria, é linear. O que significa que, diminuindo a taxa de dose de 30 fr/s para 15 fr/s, a dose seria reduzida pela metade. Entretanto, para não perder qualidade da imagem pelo aumento do ruído, os fabricantes programam o aumento do produto corrente-tempo (amplitude da corrente de exposição e o tempo de duração do pulso), resultando em uma redução de dose, neste exemplo, entre 25 a 50%.

Magnificação e Colimação

O uso da magnificação aumenta a resolução espacial da imagem, ou seja, melhora a visualização de detalhe da região de interesse. Entretanto, esse recurso aumenta a dose quadraticamente com o fator de magnificação. O que significa que, diminuindo o tamanho de campo de 23 cm para 17 cm, por exemplo, a dose de radiação aumenta em (23/17)[16], aproximadamente 1,8 x.

Contudo, quanto maior o tamanho de campo, maior a radiação espalhada. Por isso, um recurso essencial na proteção radiológica é a utilização da colimação. Diminuir a região exposta com colimadores não aumenta substancialmente a técnica radiográfica e contribui para melhor visualização da região de interesse, desde que não cubra nenhuma parte importante do procedimento ou atrapalhe o controle automático de brilho.

Os equipamentos modernos trazem a colimação virtual, que é a visualização do posicionamento do colimador na imagem estática. Assim, não é necessário irradiar o paciente enquanto se ajustam os dispositivos de colimação.

A seguir, os Quadros 3.4 e 3.5 resumem as principais orientações em proteção radiológica para pacientes e equipe médica[20,21].

Quadro 3.4 - Resumo para controle de dose no paciente durante procedimentos guiados por fluoroscopia

- Conheça seu equipamento
- Aumente ao máximo a distância entre o tubo de raios X e o paciente, na medida do possível
- Reduza ao mínimo a distância entre o detector e o paciente
- Minimize o tempo de fluoroscopia (TF)
- Mantenha um registro de TF para cada paciente
- Use a menor taxa de frames compatível com a qualidade da imagem
- Projeções oblíquas e em perfil resultarão em uma maior dose ao paciente
- Varie a posição da entrada do feixe no paciente
- Evite irradiar a mesma parte da pele usando rotação

Manter um registro da dose do paciente – produto *kerma*-área (PKA) e *kerma* no ar cumulativo (KAC) e dose na pele
Minimizar os frames (se aplicável)
Não usar o modo de aquisição para fluoroscopia (se aplicável)
Evitar o uso de um FOV grande ou magnificação
Estar ciente de que uma lesão na pele pode ocorrer quando PKA > 300 Gy.cm^2 ou a dose na pele > 2 Gy ou KAC > 3 Gy. Aconselhe o paciente monitorar a pele e informá-lo em caso de reação cutânea

Quadro 3.5 - Resumo para controle de dose na equipe durante procedimentos guiados por fluoroscopia

Obs: Usando os princípios e ferramentas de proteção contra radiações, é possível que a equipe na maioria das situações realize todo o trabalho em um setor movimentado, mantendo a dose anual de radiação na faixa de 0 a 5 mSv (contra 20 mSv, que é o limite de dose)

Algumas dicas são:

- Conheça seu equipamento
- Use um avental de chumbo que forneça pelo menos equivalência de 0,25 mm na parte de trás e com sobreposição de 0,25 mm na frente (0,25 mm + 0,25 mm = 0,5 mm)
- Use óculos de proteção plumbíferos
- Use escudos protetores (escudos/flaps montados, telas suspensas no teto, se disponível)
- Mantenha as mãos fora do feixe primário, a menos que seja inevitável por razões clínicas compatíveis com as boas práticas
- Fique no lugar correto: sempre que possível no lado do detector e oposto ao tubo de raios X
- Mantenha seu conhecimento sobre proteção radiológica sempre atualizado
- Dirija suas perguntas aos especialistas em proteção radiológica apropriados
- Sempre use seu dosímetro e da maneira correta
- Certifique-se de que o equipamento de fluoroscopia esteja funcionando corretamente e passe por manutenções periódicas
- Todas as ações para reduzir a dose do paciente também reduzirão a dose da equipe

REFERÊNCIAS BIBLIOGRÁFICAS

1. Tsetis D, Uberoi R, Fanelli F, et al. The Provision of Interventional Radiology Services in Europe: CIRSE Recommendations. Cardiovasc Intervent Radiol. 2016;39:500-506.
2. Jones K, Balter S, Rauch P, et al. Medical imaging using ionizing radiation: Optimization of dose and image quality in fluoroscopy. Med Phys. 2014;41(1):01-26.

3. Loose R. Improving protocols and procedures for strengthened radiation protection in interventional procedures. Disponível em: eu--csite-storage-prod.s3.amazonaws.com/www-cirse-org/files/files/Initiatives/Radiation%20Protection/Improving%20protocols%20for%20RP_Prof%20Loose%20IAEA.pdf. Acesso em: 15 jul. 2017.

4. Schueler B. The AAPM/RSNA Physics Tutorial for Residents General: Overview of Fluoroscopic Imaging. RadioGraphics. 2000;20:1115-1126.

5. Canevaro L. Radiologia Intervencionista. Disponível em: rle.dainf.ct.utfpr.edu.br/hipermidia/images/documentos/Radiologia_intervencionista.pdf. Acesso em: 26 jul. 2017.

6. National Electrical Manufacturers Association. Standard Attributes on X-ray Equipment for Interventional Procedures. NEMA Standards Publication XR. 2016;31:1-13.

7. Nickoloff EL. AAPM/RSNA Physics Tutorial for Residents: Physics of Flat- Panel Fluoroscopy Systems Survey of Modern Fluoroscopy Imaging: Flat-Panel Detectors versus Image Intensifiers and More. RadioGraphics. 2011;31:591-602.

8. Cowen AR, Kengyelics SM, Davies AG. Solid-state, flat-panel, digital radiography detectors and their physical imaging characteristics. Clinical Radiology. 2008;63:487-498.

9. Hendee W, Ritenour R. Medical Imaging Phisics. 4th ed. New Jersey: Wiley; 2002.

10. Orth OC, Wallace MJ, Kuo MD, et al. C-arm Cone-beam CT: General Principles and Technical Considerations for Use in Interventional Radiology. J Vasc Interv Radiol. 2009;20:S538-S544.

11. Jiao D, Yuan H, Zhang Q, Han H. Flat detector C-arm CT-guided transthoracic needle biopsy of small (≤2.0 cm) pulmonary nodules: diagnostic accuracy and complication in 100 patients. Radiol med. 2016;121:268-278.

12. Ben-Shlomo A, Cohen D, Bruckheimer E, et al. Comparing Effective Doses During Image-Guided Core Needle Biopsies with Computed Tomography Versus C-Arm Cone Beam CT Using Adult and Pediatric Phantoms Cardiovasc Intervent Radiol. 2016;39:732-739.

13. Bagla S, Rholl B, Sterling KS, et al. Utility of cone-beam CT imaging in prostatic artery embolization. J Vasc Interv Radiol. 2013;24(11):1603-1607.

14. Kakeda S, Korogi Y, Ohnari N, et al. Usefulness of cone-beam volume CT with flat panel detectors in conjunction with catheter angiography for transcatheter arterial embolization. J Vasc Interv Radiol. 2007;18(12):1508-16.

15. Ciraj-Bjelac O, Rehani MM, Sim KH, Liew HB, Vano E, Kleiman NJ. Risk for radiation induced cataract for staff in interventional cardiology: Is there reason for concern?. Catheter Cardiovascular Intervention, V. 2010;76(6):826-834.

16. Axelsson B. Optimisation in fluoroscopy. Biomedical Imaging and Intervention Journal. 2007;3(2):e47.

17. Mahadevappa Mahesh. Fluoroscopy: Patient Radiation Exposure Issues. Radio Graphics. 2001;21:1033-1045.

18. Miller DL, Vañó E, Bartal G, Balter S, Dixon R, Padovani R, et al. Occupational Radiation Protection in Interventional Radiology: A Joint Guideline of the Cardiovascular and Interventional Radiology Society of Europe and the Society of Interventional Radiology. Cardiovascular Intervention Radiology. 2010;33:230-239.

19. ICRP. Avoidance of Radiation Injuries from Medical Interventional Procedures. ICRP Publication 85. Ann. ICRP 2000;30(2).

20. International Atomic Energy Agency (IAEA). Patient Radiation Protection. Disponível em: rpop.iaea.org/RPOP/RPoP/Content/InformationFor/HealthProfessionals/4_InterventionalRadiology/fluoroscopy-operating-theatres/fluoroscopy-patient-protection.htm. Acesso em: 18 jul. 2017.

21. International Atomic Energy Agency (IAEA). Patient Radiation Protection. Disponível em: rpop.iaea.org/RPOP/RPoP/Content/InformationFor/HealthProfessionals/4_InterventionalRadiology/fluoroscopy-operating-theatres/fluoroscopy-staff-protection.htm. Acesso em: 18 jul. 2017.

Meios de Contraste

4

Bruna Garbugio Dutra
Octávio Meneghelli Galvão Gonçalves

INTRODUÇÃO

Com o crescente aumento da utilização dos meios de contraste (MC) na prática clínica e tendo em vista que os MC não são completamente isentos de riscos, é de grande importância o conhecimento desse assunto[1,2]. O Radiologista Intervencionista, por trabalhar diretamente com imagens radiológicas – ultrassonografia, tomografia computadorizada, ressonância magnética e fluoroscopia – deve estar familiarizado com os MC, principalmente em relação às indicações, contraindicações, limitações e potenciais efeitos adversos. Neste capítulo, serão abordados os principais MC utilizados nos procedimentos intervencionistas, abrangendo os princípios básicos dos MC, potenciais efeitos adversos e seus fatores de risco. Enfoque maior será dado aos meios de contraste iodados e à base de gadolínio, com breves discussões dos demais MC menos comuns na prática clínica, como o dióxido de carbono e microbolhas.

TIPOS DE MEIO DE CONTRASTE

Meio de contraste iodado

O MC iodado é o mais utilizado nos procedimentos intervencionistas, principalmente nos estudos angiográficos, colangiografias e tomografias computadorizadas. Para um melhor entendimento dos fatores de risco e reações adversas relacionados ao MC iodado, é necessário entender as propriedades desse MC.

Estrutura química

A estrutura básica do MC iodado é constituída por um anel de benzeno com a presença de três átomos de iodo ligados nas posições 2, 4 e 6. O iodo é o responsável pelo aumento da atenuação e do contraste entre as estruturas avaliadas nos exames de imagem. As posições 1, 3 e 5 permitem a ligação de grupos hidroxila ou outras moléculas que possibilitam alterar as propriedades químicas, físicas e farmacológicas no MC[3-5]. A Figura 4.1 ilustra a estrutura básica do MC iodado.

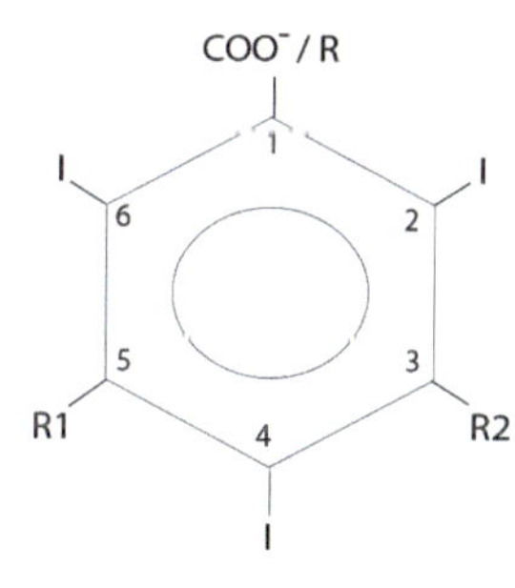

: Anel de benzeno
I : Iodo
COO^- : Grupamento carboxila
R: Grupamento não-carboxila
R1/R2: Substitutivos orgânicos

Figura 4.1. **Estrutura básica do meio de contraste (MC) iodado.** Observa-se o anel de benzeno, o qual apresenta seis ligantes, sendo três deles átomos de iodo (posições 2, 4 e 6). Os átomos de iodo são os componentes radiopacos, responsáveis pelo aumento do contraste entre as estruturas avaliadas. A posição 1 pode conter um grupamento carboxila (COO–) ou não carboxila (R), os quais são responsáveis por determinar a solubilidade em água do MC, ou seja, se o MC será iônico ou não iônico, respectivamente. Já as posições 3 e 5 contêm os substitutivos orgânicos (R1/R2) que irão influenciar a eliminação do MC e também ser responsáveis pela redução da toxicidade do MC.

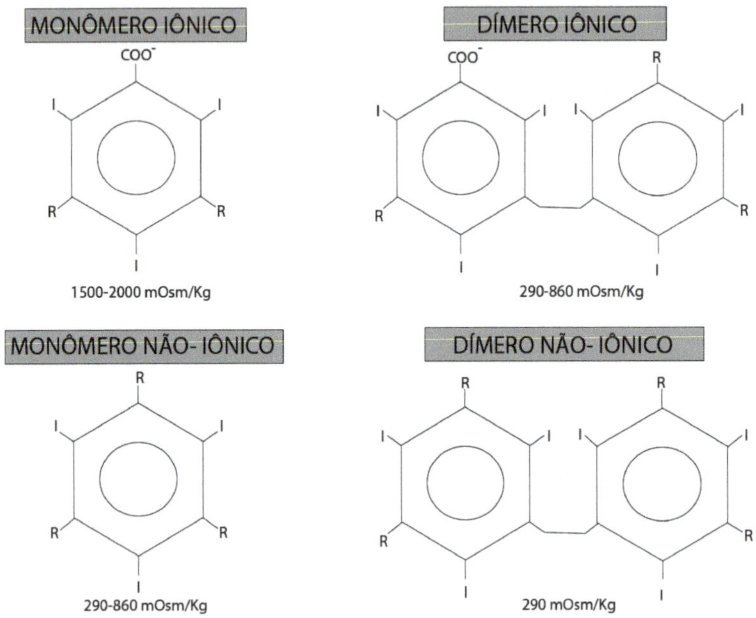

Figura 4.2. **Tipos principais de MC iodados: sua estrutura básica e osmolalidade (mOsm/Kg).** Os quatro tipos principais são: monômero iônico, monômero não iônico, dímero iônico e dímero não iônico. Os monômeros são aqueles formados por 1 anel de benzeno e os dímeros, formados por 2 anéis de benzeno. Para se classificar em iônico ou não iônico, deve-se observar a posição 1, se há presença ou ausência do grupamento carboxila (COO–), respectivamente. Os quatro tipos de MC apresentam osmolalidades diferentes, sendo geralmente o MC monômero iônico considerado como de alta osmolalidade (1.500-2.000 mOsm/Kg). Os demais tipos são comumente denominados de MC de baixa osmolalidade (até 860 mOsm/Kg). Vale ressaltar que, em classificações mais antigas, os MC de alta osmolalidade eram chamados de hiperosmolares e os MC de baixa osmolalidade eram subdivididos em hipo-osmolares (dímero iônico e monômero não iônico) e iso-osmolares (dímero não iônico). Abreviações: I: Iodo, COO– : grupamento carboxila, R: grupamento não carboxila/substitutivos orgânicos.

Tipos de meios de contraste iodado

Os MC iodados podem ser classificados de acordo com suas diferentes propriedades: estrutura química (número de anéis de benzeno: monômero *versus* dímeros), propriedade iônica em uma solução (iônico *versus* não iônico), osmolalidade (baixa *versus* alta osmolalidade), e viscosidade[1,4]. De uma maneira geral, os MC iodados podem ser divididos em quatro grandes categorias: monômero iônico, monômero não iônico, dímero iônico e dímero não iônico[1,3,4,6] De acordo com o número de anéis de benzeno, o contraste será classificado em monômero ou dímero. Para serem classificados em iônicos ou não iônicos, considera-se a característica de dissociação do contraste em uma solução, ou seja, de se transformar em cátion e ânion. Contrastes que não se dissociam são chamados de não iônicos, e os que o fazem, de iônicos. Esta característica é determinada pelo tipo de elemento que irá se ligar à posição 1 do anel de benzeno[4]. A representação dos tipos principais de MC iodado está demonstrada na Figura 4.2.

A osmolalidade é uma propriedade importante do MC iodado, principalmente no que se refere aos seus potenciais efeitos adversos e repercussões hemodinâmicas[1,4]. A osmolalidade é definida pelo número de partículas osmoticamente ativas presentes em uma solução por um quilograma de solvente. Os MC iodados podem ser classificados em MC de alta osmolalidade ou baixa osmolalidade. Os MC de alta osmolalidade, como o monômero iônico, apresentam maiores chances de desencadear uma cascata de eventos hemodinâmicos no organismo, devido ao seu maior poder osmótico (Figura 4.3)[3,4]. Além disso, os MC de alta osmolalidade são mais associados a um maior risco de reações adversas[1-3,7].

Além da osmolalidade, a viscosidade é uma característica importante do MC iodado a ser conhecida. Contrastes mais viscosos apresentam maior resistência para se misturar ao plasma e tecidos, bem como menor taxa de aporte de contraste na região de interesse[1]. Há relatos de retenção prolongada do MC viscoso nos rins, com maior risco de dano renal[1,3,4]. A viscosidade está relacionada à quantidade de moléculas de iodo na estrutura do contraste (dímeros são geralmente mais viscosos que os monômeros) e à sua temperatura (contrastes aquecidos tendem a ser menos viscosos)[1,4]. Recomenda-se o aquecimento do MC iodado a cerca de 37°C (próximo à temperatura corpórea) para minimizar potenciais complicações (como o extravasamento do contraste) e otimizar a opacificação vascular e tecidual pelo contraste. O pré-aquecimento do MC iodado é indicado principalmente nos casos de: 1. alta taxa de injeção (> 5 mL/s em via intravenosa); 2. injeção de contrastes viscosos (p. ex., iopamidol 370); 3. injeção intra-arterial através de cateter de fino calibre (≤ 5 French); 4. nas injeções intravenosas em que o tempo e o pico de contratação são essenciais para o estudo radiológico[1].

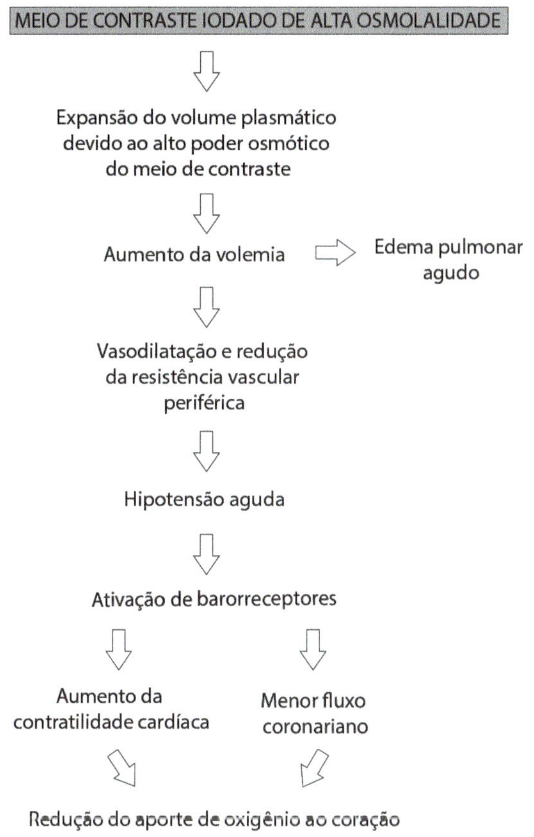

Figura 4.3. **Alterações hemodinâmicas que podem estar associadas ao uso do meio de contraste iodado de alta osmolalidade.** O diagrama abaixo demonstra a cascata de eventos hemodinâmicos que podem ser desencadeados após a injeção intravascular do MC iodado de alta osmolalidade.

Vias de administração

Existem diversas vias de administração do MC iodado, sendo as mais comumente utilizadas listadas abaixo:

a. *via intravascular*: é considerada a forma mais comum na Radiologia Intervencionista, podendo ser realizada por vias intravenosa (IV) ou intra-arterial (IA)[1,2]. Dentre elas, a via IV é comumente utilizada em estudos vasculares (venografias), do trato genitourinário (urografias excretoras) e em protocolos contrastados específicos de tomografia computadorizada, como por exemplo as angiotomografias. A injeção IA é mais frequentemente realizada através de fluoroscopia, utilizando-se altas taxas de fluxo de injeção (até 40 mL/s), quando comparadas à tomografia computadorizada (comumente de 2 a 6 mL/s)[8];

b. *via direta*: pode ser feita através de agulhas posicionadas de forma percutânea (como nas artrografias, hidrodissecções e mielografia) ou através de cateteres (como nas cistografias e colangiografias). O índice de reações adversas nesses casos é bem inferior quando comparado à via intravascular[8];

c. *via enteral*: essa via de administração do MC iodado é preferível em casos de suspeita de perfuração do trato gastrointestinal. Se os pacientes forem recém-nascidos, crianças, idosos ou pacientes com disfunção renal ou cardíaca, orienta-se utilizar MC de baixa osmolalidade devido à menor troca de fluidos entre o lúmen intestinal e plasma ou tecidos, ocasionando menos reações hemodinâmicas[1,8].

Meio de contraste à base de gadolínio

Estrutura química e tipos

O gadolínio (Gd) é um íon metálico paramagnético, utilizado para estudos de ressonância magnética devido a sua propriedade de encurtamento do tempo de relaxamento T1. Essa propriedade paramagnética determina um aumento do sinal das estruturas que contêm o contraste nas sequências ponderadas em T1, aumentando o realce e a diferenciação entre as estruturas, muitas vezes auxiliando o diagnóstico[9]. Entretanto, o íon Gd na sua forma livre é altamente tóxico, sendo necessária a ligação do Gd a um agente quelante que criará um complexo estável, evitando a interação do Gd com tecidos e auxiliando a excreção renal do MC[10]. Os MC à base de Gd são ligantes ácido aminopolicarboxílico quelados ao Gd, podendo ser divididos de acordo com algumas propriedades: estrutura molecular (linear vs. macrocíclico), propriedade ionizante (iônico vs. não iônico), biodistribuição (extracelular *vs.* intravascular *vs.* tecido ou órgão-específico)[9]. A estrutura macrocíclica permite o "aprisionamento" do íon Gd dentro da cavidade do agente quelante, dissociando e liberando mais lentamente o Gd e consequentemente deixando o complexo geralmente mais estável quando comparado aos lineares (ou de "cadeia aberta")[10,11]. Além disso, os MC iônicos tendem a ser mais estáveis que os não iônicos. Quanto menor a estabilidade do MC, maior a dissociação e liberação do Gd para o organismo, consequentemente maior a chance da ocorrência da fibrose sistêmica nefrogênica[9], que será mais bem detalhada em tópicos à frente.

Apesar de existirem MC à base de Gd com diferentes osmolalidade e viscosidade, eles apresentam mínimo poder osmótico, diferentemente do que ocorre com o MC iodado[1]. Além disso, de forma distinta do MC iodado, os MC à base de Gd são administrados em menores volumes e a taxa de injeção intravascular é baixa, o que reduz a pressão de injeção e resistência, com menor risco de injúria vascular e extravasamento. Não é recomendado o aquecimento dos MC à base de Gd na prática clínica[1].

Via de administração

A única via aprovada para o uso de MC à base de gadolínio é a via intravenosa[1].

Meio de contraste à base de dióxido de carbono (CO_2)

O uso do CO_2 como MC surgiu como uma alternativa para procedimentos angiográficos periféricos em pacientes com alguma contraindicação ao MC iodado, como alergia ou presença de disfunção renal com risco para desenvolvimento de injúria renal aguda pós-contraste (IRA-PC), usualmente associada à exposição ao MC iodado. Vantagens do uso do CO_2 incluem as seguintes propriedades: não alérgico, não nefrotóxico, altamente solúvel (rapidamente dissolvido no plasma e rapidamente eliminado através da expiração), não há limite para a quantidade de CO_2 utilizada (desde que se considere o tempo da sua eliminação do organismo), baixa viscosidade (otimizando a visualização de pequenos vasos colaterais e a detecção de pequenos sangramentos) e baixo custo. Entretanto, existem algumas limitações e questionamentos quanto ao seu uso, como a qualidade de imagem (inferior ao exame de imagem com MC iodado)[12], contaminação gasosa e indução de sintomas isquêmicos (relacionados ao aprisionamento de CO_2)[12,13].

Meio de contraste por microbolhas

Os MC por microbolhas (ou microesferas) são utilizados em exames de ultrassonografia para aumentar a resolução do contraste, bem como aumentar a conspicuidade das estruturas vasculares e detectar fluxo sanguíneo. Esses MC são administrados por via intravenosa ou em vísceras ocas, como a bexiga urinária. Existem *softwares* específicos para os tipos comerciais desses MC, tendo como objetivo maximizar o sinal do seu contraste específico e suprimir o sinal dos tecidos adjacentes. O MC por microbolhas permite uma avaliação em tempo real por aproximadamente 10 minutos; após isso, as microbolhas espontaneamente se rompem e dissolvem-se. São considerados MC seguros, com frequência de reações adversas semelhante ou até menor quando comparados aos MC iodados ou à base de Gd. A maioria dos efeitos adversos é leve, incluindo cefaleia, náusea, rubor e alteração do paladar. Não há relatos de toxicidade renal causada pelos MC por microbolhas ou estudos relevantes avaliando esse MC em gestantes ou lactantes[1].

REAÇÕES ADVERSAS

Assim como qualquer medicação, os MC não estão isentos de risco e podem ocasionar reações adversas[1,14]. Os MC mais associados a reações adversas são o MC iodado (incidência de 0,6% para reações adversas gerais e 0,04% para reações severas)[1,7,15] e o MC à base de gadolínio (incidência de 0,01-0,22% para reações adversas gerais e 0,008% para reações severas)[1]. Um enfoque maior será dado às reações adversas relacionadas a esses dois tipos de MC.

De um modo geral, as reações adversas podem ser classificadas em reações adversas gerais (não renais) e reações adversas renais; sendo que as reações adversas gerais podem ser subdivididas em agudas ou tardias, de acordo com a temporalidade do início dos sintomas após a exposição ao MC[2].

Reações adversas gerais (não renais)

Agudas

As reações adversas gerais agudas são consideradas aquelas que ocorrem até 1 hora do uso do MC[1,2,8]. Elas

Tabela 4.1. Classificação quanto à gravidade das reações agudas não renais aos meios de contraste

	Leve	Moderada	Grave
Allergic-like	• Congestão nasal • Rinorreia • Espirros • Conjuntivite • Urticária/prurido limitado • Edema cutâneo limitado • "Coceira" na garganta limitada	• Sibilos/broncoespasmo com hipóxia leve ou sem hipóxia • Edema na garganta/ rouquidão sem hipóxia • Edema facial sem dispneia • Eritema difuso com sinais vitais estáveis • Urticária/prurido difuso	• Choque anafilático • Sibilos/broncoespasmo com hipóxia significativa • Edema laríngeo com estridor e/ou hipóxia • Edema facial/edema difuso com dispneia • Eritema difuso com hipotensão
Fisiológica	• Hipertensão leve • Cefaleia, tontura, alteração do paladar • Calafrios, sensação de aquecimento, rubor transitório • Náuseas e vômitos limitados • Reação vasovagal autolimitada	• Urgência hipertensiva • Dor precordial isolada • Náuseas e vômitos prolongados • Reação vasovagal que necessita de tratamento, porém responsiva ao tratamento	• Emergência hipertensiva • Arritmia • Crise convulsivas • Reação vasovagal resistente ao tratamento

Tabela adaptada do Manual de Contraste do American College of Radiology (ACR)1.

são classificadas em reações *allergic-like* ou fisiológicas, bem como podem ser categorizadas de acordo com sua severidade (leve, moderada ou grave)[1]. Reações *allergic-like* são semelhantes às reações a outras drogas ou alérgenos, porém não apresentam a resposta antígeno-anticorpo, sendo sugerido o mecanismo Imunoglobulina-E mediado[1,11,16]. Reações fisiológicas estão relacionadas a atributos específicos da molécula de contraste, como quimiotoxicidade, osmotoxicidade (efeitos adversos relacionados à osmolalidade) ou ligação da molécula de contraste a certas substâncias ativadoras. Em relação à severidade das reações agudas, as reações leves são consideradas aquelas autolimitadas e sem evidência de progressão; as reações moderadas, aquelas com sinais e sintomas mais exacerbados, geralmente necessitando de tratamento medicamentoso e que podem se tornar graves se não tratadas; e as reações graves, aquelas com potencial risco de morte, podendo resultar em morbidade permanente ou até morte se não tratada corretamente[1]. Os possíveis sinais e sintomas das reações adversas, de acordo com a classificação de severidade, estão listados na Tabela 4.1. Vale ressaltar que a maioria das reações agudas é leve[1].

A frequência das reações agudas varia de acordo com o tipo de MC, com frequências variando de 5 a 15% para o MC iodado de alta osmolalidade, 0,2 a 0,7% para MC iodado de baixa osmolalidade e 0,07% para o MC à base de Gd[1,17-20]. Reações agudas severas ao MC são raras, com incidência de 0,04% para MC iodado de baixa osmolalidade[15] e de 0,001% a 0,01% para MC à base de gadolínio[11,21,22]. A Tabela 4.2 resume as condutas terapêuticas frente às principais reações adversas.

Tardias

São consideradas aquelas reações que ocorrem de 1 hora até 1 semana do uso do MC, sendo a maioria dos casos dentro de 3 horas a 2 dias[2,8]. A incidência pode variar de 0,5 a 14,3%[23,24] para MC iodado, provavelmente ocorrendo com uma frequência maior já que ocorrem tardiamente à exposição ao MC e muitas vezes são atribuídas a outras causas[1]. Os sintomas mais comuns são o *rash* cutâneo persistente e a urticária. Há relatos menos comuns de náuseas, vômitos, cefaleia, tontura e relatos raros de sialoadenite e a poliartropatia aguda[1,23-26].

Tabela 4.2. Condutas terapêuticas frente às principais reações adversas agudas aos meios de contraste de acordo com a ESUR – *Contrast Media Safety Committee guidelines*[2].

Náusea/vômitos	• Leve/transitória: tratamento de suporte e observação • Severa, prolongada: antieméticos apropriados devem ser considerados
Urticária	• Leve/transitória: tratamento de suporte e observação • Prolongada ou generalizada ou angioedema: o anti-histamínico H1 apropriado IM ou IV
Broncoespasmo	• Oxigênio 6 a 10 L/min (máscara) • Broncodilatador β2-agonista (2-3 inalações profundas) • Adrenalina 1:1.000, 0,1-0,3 mL (0,1-0,3 mg) IM em adultos (50% da dose para crianças entre 6 e 12 anos e 25% da dose em crianças menores que 6 anos) – repetir conforme necessário
Edema laríngeo	• Oxigênio 6 a 10 L/min (máscara) • Adrenalina (1:1.000), 0,5 mL (0,5 mg) IM para adultos – repetir conforme necessário. Pacientes pediátricos: 6-12 anos: 0,3 mL (0,3 mg) IM; < 6 anos: 0,15 mL (0,15 mg) IM
Hipotensão	• Elevação dos membros inferiores • Oxigênio 6 a 10 L/min (máscara) • Soro fisiológico ou Ringer Lactato (IV rápido) até 2 litros • Se não responder: adrenalina (1:1.000), 0,5 mL (0,5 mg) IM. Pacientes pediátricos: 6-12 anos: 0,3 mL (0,3 mg) IM; < 6 anos: 0,15 mL (0,15 mg) IM
Reação vasovagal (hipotensão e bradicardia)	• Elevação dos membros inferiores • Oxigênio 6 a 10 L/min (máscara) • Soro fisiológico ou Ringer Lactato (IV rápido) até 2 litros • Atropina 0,6-1,0 mg IV – repetir se necessário após 3-5 min, até um total de 3 mg (0,04 mg/kg) em adultos. Pacientes pediátricos: administrar 0,02 mg/kg IV (máximo de 0,6 mg por dose) – repetir, se necessário, o total de 2 mg
Reação anafilática generalizada	• Ligar para a equipe de apoio • Aspiração das vias aéreas, conforme necessário • Elevação dos membros inferiores se hipotensão • Oxigênio 6-10 L/min (máscara) • Adrenalina IM (1:1.000), 0,5 mL (0,5 mg) – repetir conforme necessário • Soro fisiológico ou Ringer Lactato (IV rápido) até 2 litros • Difenidramina 25-50 mg IV

Abreviações: ESUR: European Society of Urogenital Radiology; IV: intravenosa; IM: intramuscular.

Muito tardias

As reações muito tardias são as reações que habitualmente ocorrem após 1 semana do uso do MC[2]. Tireotoxicose, fibrose sistêmica nefrogênica e o depósito tecidual de gadolínio são alguns exemplos mais relevantes.

Tireotoxicose

É uma complicação rara que pode se desenvolver em pacientes expostos ao MC iodado e com antecedente de hipertireoidismo. Os pacientes de risco são aqueles com hipertireoidismo sintomático, sendo contraindicado o uso do MC iodado nesses pacientes[1,2,27].

Fibrose sistêmica nefrogênica (FSN)

A FSN é uma doença sistêmica rara, porém grave, que habitualmente acomete indivíduos com disfunção renal severa expostos ao MC à base de gadolínio[7,28,29]. É caracterizada pelo desenvolvimento de fibrose na pele, no tecido subcutâneo e em alguns órgãos, como tecido musculoesquelético, coração, pulmão e fígado[1,30]. Habitualmente, a FSN desenvolve-se dentro de horas a 2-3 meses após a exposição ao MC paramagnético, podendo se manifestar anos após a exposição[2].

A fisiopatologia da FSN ainda é incerta, com diversos mecanismos propostos. A hipótese mais aceita atualmente é a de que os íons de Gd se dissociam do agente quelante do MC em pacientes com disfunção renal devido principalmente a dois fatores: 1. Tempo prolongado da circulação do MC relacionado à excreção renal prejudicada do MC; e 2. Alterações metabólicas relacionadas à disfunção renal, como o aumento dos níveis séricos de zinco[1,7,11]. Acredita-se que íons circulantes em pacientes com disfunção renal, como o zinco, deslocam o íon de Gd da molécula de contraste, deixando-o em sua forma livre – mecanismo conhecido como transmetalação[30,31]. O Gd livre liga-se a um ânion circulante, formando um precipitado insolúvel que se depositará nos tecidos, desencadeando uma reação fibrosante local[1,7]. Os MC menos estáveis (estabilidade: linear não iônico < linear iônico < macrocíclico) são mais propensos a sofrer transmetalação, aumentando consequentemente o risco de liberação de Gd livre ao organismo e a chance de FSN[31,32]. Os MC à base de gadolínio mais frequentemente reportados associados à FSN são gadodiamida, gadoversetamida e gadopentetato dimeglumina; devendo seu uso ser evitado em pacientes de risco.

Depósito de gadolínio no encéfalo

Desde 2014, relatos de alteração de sinal dos globos pálidos e núcleos denteados, caracterizada por hipersinal simétrico na sequência T1, vêm sendo descritos em exames de ressonância magnética, particularmente em pacientes com exposições repetidas aos MC à base de gadolínio[33]. Estudos recentes evidenciam que a alteração de sinal na ressonância magnética está diretamente associada ao depósito encefálico do Gd, podendo ocorrer em pacientes sem evidência de disfunção renal ou hepática, principalmente após o uso de contrastes lineares[1,33].

Apesar das alterações de imagem e teciduais, ainda não há relatos confiáveis de manifestações clínicas neurológicas relacionadas, caso realmente existam[1,33]. Estudos prospectivos e controlados são necessários para avaliar eventuais repercussões clínicas associadas. Enquanto isso, cautela quanto ao uso do MC é recomendada de acordo com a *Food and Drug Administration* (FDA), a qual recomenda limitar o uso dos MC à base de gadolínio para circunstâncias clínicas em que a

Quadro 4.1. Fatores de risco para injúria renal aguda pós-contraste (IRA-PC) em pacientes expostos a meio de contraste iodado, segundo a versão atualizada das Recomendações da ESUR (*European Society of Urogenital Radiology*) – *Contrast Medium Safety Committee guidelines* (2018)[37]

Fator de risco relacionado ao paciente
Disfunção renal prévia, considerada como: • TFGe < 30 mL/min/1,73 m² se administração do MC por vias IV ou IA com segunda passagem renal • TFGe < 45 mL/min/1,73 m² se administração do MC por via IA com primeira passagem renal ou paciente em UTI • Insuficiência renal aguda (conhecida ou suspeita)
Fatores de risco relacionados ao procedimento
Meio de contraste administrado por via IA com primeira passagem renal Altas doses de meio de contraste, via IA com primeira passagem renal Meio de contraste de alta osmolalidade Múltiplas injeções do meio de contraste dentro de 48-72 horas

Abreviações: TFGe: taxa de filtração glomerular estimada; IV: intravenosa; IA: intra-arterial; UTI: unidade de terapia intensiva.

informação adicional propiciada pelo uso do contraste seja relevante[1].

Reações adversas renais: Injúria renal aguda — pós-contraste

Existem divergências quanto ao termo relacionado à injúria renal após uso do contraste. O termo específico para descrever a injúria renal causada pelo contraste é denominado nefropatia induzida pelo contraste (NIC)[1,34]. Porém, muitas vezes, na prática clínica é difícil estabelecer se a piora da função renal ocorreu por algum outro fator clínico concomitante ou pelo próprio contraste. Nesses casos, considerados a maioria, prefere-se o termo injúria renal aguda pós-contraste (IRA-PC), considerado como a deterioração da função renal (aumento da creatina sérica ≥ 0,3 mg/dL ou ≥ 1,5 vez do seu valor basal) após 48-72 horas da administração intravascular do MC iodado[34].

A NIC é habitualmente associada a administração intravascular do MC iodado, não havendo relatos com MC à base de gadolínio (nas doses recomendadas pela FDA)[1]. A NIC foi um tema muito discutido nos últimos anos, porém ultimamente vem sendo questionado se realmente o MC iodado pode causar a deterioração da função renal. Isso refere-se principalmente à grande limitação dos estudos relacionados a esse tema. A maioria deles avaliou a NIC após a administração intra-arterial ou intervenção percutânea coronariana em pacientes com múltiplas comorbidades, sem a existência de um grupo-controle[34]. Segundo o *American College of Radiology* (ACR)[1], a NIC é uma entidade real, porém rara, sendo necessárias pesquisas futuras para melhor esclarecimento.

Incidência

A incidência da IRA-PC é incerta, com relatos de 5 a 6,4% após a administração IV do MC[35,36]. Estudos demonstram que a frequência de IRA-PC após a injeção IA com primeira passagem renal é maior quando comparada à injeção IV, porém os dados permanecem controversos. Fatores concomitantes relacionados, como comorbidades e complicações do procedimento (instabilidade hemodinâmica, embolização de colesterol ou trombose das artérias renais causada pela passagem do cateter), fazem impossível a separação do real efeito do MC. Injeção IA com segunda passagem renal não apresenta maior risco à IRA-PC quando comparada à injeção IV[34].

Fisiopatologia e fatores de risco

A fisiopatologia da NIC ainda não é completamente entendida, considerando, entre outros, a presença de toxicidade tubular direta pelo MC ou alterações hemodinâmicas renais (vasoconstrição)[1]. Diversos são os fatores de risco para IRA-PC (Quadro 4.1), sendo a presença de disfunção renal prévia o mais importante[1,2,34].

Prevenção

É indicada a avaliação adequada do paciente antes da administração do MC, avaliando potenciais riscos para IRA-PC, real necessidade do MC e indicação do melhor tipo de MC.[1] A principal medida preventiva é a hidratação com expansão volêmica IV (salina ou bicarbonato), indicada para pacientes de risco e com o protocolo detalhado no Quadro 4.2[37]. Nenhuma profilaxia farmacológica (p. ex., N-acetilcisteína, estatinas, inibidor da enzima conversora da angiotensina, furosemida, entre outros) demonstrou ser eficaz na prevenção da IRA-PC[1,37].

Quadro 4.2. Protocolo para prevenção da injúria renal aguda pós-contraste em pacientes de risco para cada via de administração do meio de contraste iodado, de acordo com o guideline atualizado (2018) da ESUR – *Contrast Medium Safety Committee*[37]

Injeção IA com segunda passagem renal ou injeção IV
• Bicarbonato de sódio 1,4%: 3 mL/kg/h por 1 hora antes da administração do meio de contraste ou • Soro fisiológico 0,9%: 1 mL/kg/h por 3-4 horas antes e 4-6 horas após a administração do meio de contraste
Injeção IA com primeira passagem renal
• Bicarbonato de sódio 1,4%: 3 mL/kg/h por 1 hora antes e 1 mL/kg/h por 4-6 horas após a administração do meio de contraste ou • Soro fisiológico 0,9%: 1 mL/kg/h por 3-4 horas antes e 4-6 horas após a administração do meio de contraste Observação: Hidratação oral não é recomendada como método preventivo isolado

Abreviações: ESUR: European Society of Urogenital Radiology; IV: intravenosa; IA: intra-arterial.

IRA-PC em casos especiais: Uso de metformina e Diálise

A metformina é um agente hipoglicemiante oral, geralmente utilizado para o tratamento da diabetes *mellitus* não insulinodependente, que apresenta excreção renal e risco potencial de desenvolvimento de acidose lática em pacientes suscetíveis[1]. Caso o paciente faça uso da metformina, seja exposto ao MC iodado e desenvolva IRA-PC, ocorrerá um acúmulo da metformina no organismo e consequente aumento do risco de acidose lática. Sendo assim, é recomendada a suspensão da metformina a partir da administração do MC (com reintrodução do medicamento após avaliação da função renal em 48 horas) nos seguintes casos: 1. Insuficiência renal aguda; 2. Injeção IA com primeira passagem renal; ou 3. TFGe < 30 mL/min/1,73 m² nos casos de administração do MC por vias IV ou IA com segunda passagem renal[37].

Pacientes dialíticos podem ser expostos ao MC iodado intravascular sem apresentar risco adicional de dano renal, porém existe um risco teórico de sobrecarga osmótica causada pelos eventos hemodinâmicos desencadeados pelo MC iodado, principalmente os de alta osmolalidade[1,37]. Em pacientes com diálise crônica, não é necessário adaptar o momento da administração do MC com a programação da diálise, porém isso pode ser feito para minimizar a sobrecarga volêmica desses pacientes[37].

SELEÇÃO E PREPARAÇÃO DOS PACIENTES ANTES DA ADMINISTRAÇÃO DO MEIO DE CONTRASTE

Fatores de risco para reações adversas

A identificação dos fatores que possam contraindicar a administração do MC ou aumentar o risco de reações adversas é essencial para a seleção adequada dos pacientes elegíveis ao uso do MC. O principal fator de risco para reações adversas agudas é o antecedente de alergia ao MC, principalmente da mesma classe do MC que será utilizado. Outros fatores de risco importantes são asma (ativa ou exacerbada)[1,2,38] e antecedente alérgico com episódio de reação alérgica aguda que necessitou de tratamento[1,2]. Alergia a frutos do mar e à solução de povidine iodado não apresenta risco elevado de reação adversa aguda ao MC iodado[1]. O uso de MC iodado iônico e de alta osmolalidade pode aumentar as chances da ocorrência de reações adversas[1,2]. Fatores de risco já associados ao MC iodado, porém com dados divergentes e não bem estabelecidos, são: feocromocitoma, miastenia *gravis* e anemia falciforme[1].

Os fatores de risco para as reações adversas gerais muito tardias (FSN, depósito encefálico de Gd e tireotoxicose) e reações adversas renais (NIC e IRA-PC) são diferentes dos fatores associados a reações agudas. Para as NIC, IRA-PC e FSN, o principal fator de risco é a presença de disfunção renal prévia grave[1,34,37]. Para o depósito encefálico de Gd, o fator de risco é o uso de múltiplas administrações dos MC à base de Gd, principalmente os lineares e não iônicos[1,33]. Para a tireotoxicose, o fator de risco é o hipertireoidismo sintomático, devendo-se evitar o uso de MC iodado nestes casos[1,2,27].

Miscelânea

Gestação

A passagem dos MC pela placenta já foi demonstrada em MC iodado e à base de Gd[1]. Não se sabe ao certo se a administração intravascular do MC na gestante pode ocasionar reações adversas no recém-nascido. Estudos relacionados são esparsos e a maioria realizados em animais. Até o momento, não foram reportados efeitos teratogênicos e/ou mutagênicos após exposição ao MC iodado ou à base de Gd, ou relato no recém-nascido de disfunção tireoidiana após uso intravascular de MC iodado ou de FSN após exposição ao MC paramagnético[1,2,39].

Recomenda-se a administração cautelosa do MC na gestante, devendo ser administrado nos casos em que o uso do MC seja essencial e relevante para o caso, sendo orientada a administração da menor dose possível. Para os MC à base de gadolínio, deve-se preferir o uso de MC de baixo risco para FSN (gadobenato dimeglumina, gadobutrol, gadoteridol, ácido gadotérico). Para os MC iodados, orienta-se investigar a função tireoidiana do recém-nascido durante a primeira semana de vida[1,2].

Lactação

A passagem do MC através do leite materno, com absorção pelo trato gastrointestinal do lactente também já foi demonstrada, sendo as doses absorvidas pelo lactente muito baixas (0,01% da dose do MC iodado administrado via IV na lactante e 0,0004% para o MC à base de gadolínio)[1,40]. É interessante ressaltar que a quantidade absorvida pelo trato gastrointestinal do lactente representa uma porcentagem muito pequena da dose que seria administrada diretamente no lactente, caso ele fosse submetido a um exame contrastado via IV. Sendo assim, devido à pequena porcentagem de MC absorvida pelo lactente (1% para MC iodado e 0,25% para MC paramagnético), não é necessária a interrupção da amamentação após o uso do MC[1,40]. A partir dessas considerações, acredita-se que seja seguro continuar a amamentação após a exposição do MC na lactante, segundo recomendações americana e europeia[1,2]. A sociedade europeia (*European Society of Urogenital Radiology* – ESUR)[2] faz a ressalva de que se for administrado MC à base de Gd de alto risco para FSN, a amamentação deve ser suspensa por 24 horas. Em casos nos quais haja preocupação materna em continuar a amamentação, recomenda-se suspender a amamentação por 12-24 horas[1].

Pacientes submetidos a radioiodoterapia ou a exames de imagem com iodo radioativo

O uso do MC iodado pode interferir com a captação do iodo e, consequentemente, com a dose terapêutica e diagnóstica desses procedimentos. Nesses casos, um intervalo de pelo menos 2 meses é recomendado para reduzir essa interação[1,2,41].

Pré-medicação

Tabela 4.3. Orientações quanto à pré-medicação para pacientes eletivos, de acordo com o *American College of Radiology* (ACR)[1] e a *European Society of Urogenital Radiology* (ESUR)[2]

ACR[1]	Prednisona* 50 mg VO (13 h, 7 h e 1 h antes do MC) + Difenidramina 50 mg VO, IV ou IM (1 h antes do MC) ou Metilprednisolona 32 mg VO (12 h e 2 h antes do MC) ± anti-histamínico
ESUR[2]	Pré-medicação não é recomendada (inexistência de evidências satisfatórias de sua eficácia)

**Se o paciente não puder ingerir medicação VO, a hidrocortisona 200 mg IV é uma alternativa.*
Abreviações: MC: meio de contraste; VO: via oral; IV: intravenosa; IM: intramuscular.

A prática da pré-medicação para prevenção de reações adversas geralmente é realizada para pacientes com antecedentes de alergia pela mesma classe de MC. Entretanto, vale ressaltar que o uso da pré-medicação ainda é incerto, pois ela não previne todas as reações adversas (geralmente previne apenas as reações leves), apresenta eficácia limitada em pacientes de alto risco, além do potencial risco relacionado à própria medicação (p. ex., sonolência, leucocitose, hiperglicemia assintomática, entre outros)[1,2]. Enquanto o ESUR afirma que o uso da pré-medicação não é recomendado devido à inexistência de evidências satisfatórias de sua eficácia,[2] o ACR orienta um esquema para pré-medicação (Tabela 4.3).

EXTRAVASAMENTO DO MEIO DE CONTRASTE

O extravasamento é uma das complicações da injeção intravenosa do MC, que pode e deve ser evitada. A sua taxa de incidência é baixa, variando de 0,1 a 0,9% para MC iodado e sendo ainda menos comum para os MC à base de Gd, já que o volume administrado deste MC é mínimo[42]. A maioria das lesões relacionadas ao extravasamento é leve e autolimitada, estando relacionadas a uma reação inflamatória local, principalmente na pele. Em alguns casos, sobretudo em extravasamentos de maior volume, podem ocorrer complicações graves como a síndrome compartimental[1,42].

Os fatores de risco para o extravasamento podem ser paciente-dependentes (impossibilidade de comunicação, fragilidade vascular, insuficiência arterial, comprometimento da drenagem venosa e/ou linfática e obesidade), injeção-dependentes (uso de injeções mecânicas principalmente de alta pressão, punção venosa em extremidades ou em vasos de pequeno calibre, múltiplas punções venosas no mesmo local da punção atual) ou MC-dependentes (uso de grande volume de MC e ausência de pré-aquecimento). Os MC de alta osmolalidade estão associados a complicações mais graves[1,2,43].

Não há um consenso muito estabelecido quanto à conduta frente ao extravasamento, mas de modo geral as orientações são: 1. Interrupção imediata da injeção IV do MC; 2. Elevação do membro acometido; 3. Aplicação de compressa fria; 4. Avaliação do local de extravasamento; 5. Documentar o extravasamento; 5. Se complicações severas, solicitar avaliação da cirurgia[1,2,43].

REFERÊNCIAS BIBLIOGRÁFICAS

1. Media AC on D and C. ACR Manual on Contrast Media Version 10.3 ACR Committee on Drugs and Contrast Media; 2018.
2. ESUR Contrast Media Safety Committee guidelines (version 10.0). Disponível em: http://www.esur-cm.org/index.php/en/. http://www.esur-cm.org/index.php/en/homepage-3. Published 2018.
3. Spampinato MV, Abid A, Matheus MG. Current Radiographic Iodinated Contrast Agents. Magn Reson Imaging Clin N Am. 2017;24(4):697-704. doi: 10.1016/j.mric.2017.06.003.
4. Stratta P, Quaglia M, Airoldi A, Aime S. Structure-Function Relationships of Iodinated Contrast Media and Risk of Nephrotoxicity. Curr Med Chem. 2012;19(5):736-743. doi: 10.2174/092986712798992084.
5. Chuang S. Contrast agents in pediatric neuroimaging. Am J Neuroradiol. 1992;13(2):785-791.
6. Thomsen HS, Morcos SK. Radiographic contrast media. BJU Int. 2000;86(Suppl 1):1-10. doi: 10.1046/j.1464-410X.2000.00586.x.
7. Beckett KR, Moriarity AK, Langer JM. Safe Use of Contrast Media: What the Radiologist Needs to Know. RadioGraphics. 2015;35(6):1738-1750. doi: 10.1148/rg.2015150033.
8. Pasternak JJ, Williamson EE. Clinical pharmacology, uses, and adverse reactions of iodinated contrast agents: A primer for the non-radiologist. Mayo Clin Proc. 2012;87(4):390-402. doi: 10.1016/j.mayocp.2012.01.012.
9. Yan GP, Robinson L, Hogg P. Magnetic resonance imaging contrast agents: Overview and perspectives. Radiography. 2007;13(Suppl. 1). doi: 10.1016/j.radi.2006.07.005.
10. Sherry AD, Caravan P, Lenkinski RE. Primer on gadolinium chemistry. J Magn Reson Imaging. 2009;30(6):1240-1248. doi: 10.1002/jmri.21966.

11. Fraum TJ, Ludwig DR, Bashir MR, Fowler KJ. Gadolinium-based contrast agents: A comprehensive risk assessment. J Magn Reson Imaging. 2017;46(2):338-353. doi: 10.1002/jmri.25625.

12. Ghumman SS, Weinerman J, Khan A, et al. Contrast induced-acute kidney injury following peripheral angiography with carbon dioxide versus iodinated contrast media: A meta-analysis and systematic review of current literature. Catheter Cardiovasc Interv. 2017;90(3):437-448. doi: 10.1002/ccd.27051.

13. Nadolski GJ, Stavropoulos SW. Contrast alternatives for iodinated contrast allergy and renal dysfunction: Options and limitations. J Vasc Surg. 2013;57(2):593-598. doi: 10.1016/j.jvs.2012.10.009.

14. Morcos SK, Bellin MF, Thomsen HS, et al. Reducing the risk of iodine-based and MRI contrast media administration: Recommendation for a questionnaire at the time of booking. Eur J Radiol. 2008;66(2):225-229. doi: 10.1016/j.ejrad.2008.01.030.

15. Katayama H, Yamaguchi K, Kozuka T, Takashima T, Seez P, Matsuura K. Adverse reactions to ionic and nonionic contrast media. A report from the Japanese Committee on the Safety of Contrast Media. Radiology. 1990;175(3):621-628. doi: 10.1148/radiology.175.3.2343107.

16. Kasivisvanathan V, Vadhwana B, Challacombe B, Raza A. Iodinated contrast reactions: Ending the myth of allergic reactions to iodinated contrast agents in urological practice. BJU Int. 2016;117(3):389-391. doi: 10.1111/bju.13204.

17. Cochran ST, Bomyea K, Sayre JW. Trends in adverse events after IV administration of contrast media. Appl Radiol. 2002;31(Suppl.):55-59. doi: 10.2214/ajr.176.6.1761385.

18. Mortelé KJ, Oliva MR, Ondategui S, Ros PR, Silverman SG. Universal use of nonionic iodinated contrast medium for CT: Evaluation of safety in a large urban teaching hospital. Am J Roentgenol. 2005;184(1):31-34. doi:10.2214/ajr.184.1.01840031.

19. Wang CL, Cohan RH, Ellis JH, Caoili EM, Wang G, Francis IR. Frequency, outcome, and appropriateness of treatment of nonionic iodinated contrast media reactions. Am J Roentgenol. 2008;191(2):409-415. doi:10.2214/AJR.07.3421.

20. Ramalho M, Ramalho J. Gadolinium-Based Contrast Agents: Associated Adverse Reactions. Magn Reson Imaging Clin N Am. 2017;25(4):755-764. doi:10.1016/j.mric.2017.06.006.

21. Murphy KJ, Brunberg JA, Cohan RH. Adverse reactions to gadolinium contrast media: a review of 36 cases. AJR Am J Roentgenol. 1996;167(4):847-849. doi:10.2214/ajr.167.4.8819369.

22. Runge VM. Safety of magnetic resonance contrast media. Top Magn Reson Imaging. 2001;12(4):309-314. Disponível em: http://www.ncbi.nlm.nih.gov/pubmed/11687717. Acesso em:

23. Loh S, Bagheri S, Katzberg RW, Fung MA, Li C-S. Delayed adverse reaction to contrast-enhanced CT: a prospective single-center study comparison to control group without enhancement. Radiology. 2010;255(3):764-771. doi: 10.1148/radiol.10091848.

24. Christiansen C, Pichler WJ, Skotland T. Delayed allergy-like reactions to X-ray contrast media: Mechanistic considerations. Eur Radiol. 2000;10(12):1965-1975. doi: 10.1007/s003300000543.

25. Gilgen-Anner Y, Heim M, Ledermann HP, Bircher AJ. Iodide mumps after contrast media imaging: A rare adverse effect to iodine. Ann Allergy, Asthma Immunol. 2007;99(1):93-98. doi: 10.1016/S1081-1206(10)60628-X.

26. Donnelly PK, Williams B, Watkin EM. Polyarthropathy - a delayed reaction to low osmolality angiographic contrast medium in patients with end stage renal disease. Eur J Radiol. 1993;17(2):130-132. doi: 10.1016/0720-048X(93)90050-W.

27. van der Molen AJ, Thomsen HS, Morcos SK. Effect of iodinated contrast media on thyroid function in adults. Eur Radiol. 2004;14:902-907. doi: 10.1007/s00330-004-2238-z.

28. Thomsen HS. Nephrogenic systemic fibrosis: A serious late adverse reaction to gadodiamide. Eur Radiol. 2006;16(12):2619-2621. doi: 10.1007/s00330-006-0495-8.

29. Elmholdt TR, Pedersen M, Jørgensen B, et al. Nephrogenic systemic fibrosis is found only among gadolinium-exposed patients with renal insufficiency: a case-control study from Denmark. Br J Dermatol. 2011;165(4):828-836. doi: 10.1111/j.1365-2133.2011.10465.x.

30. Hao D, Ai T, Goerner F, Hu X, Runge VM, Tweedle M. MRI contrast agents: Basic chemistry and safety. J Magn Reson Imaging. 2012;36(5):1060-1071. doi: 10.1002/jmri.23725.

31. Morcos SK. Extracellular gadolinium contrast agents: Differences in stability. Eur J Radiol. 2008;66(2):175-179. doi: 10.1016/j.ejrad.2008.01.025.

32. Runge VM, Ai T, Hao D, Hu X. The developmental history of the gadolinium chelates as intravenous contrast media for magnetic resonance. Invest Radiol. 2011;46(12):807-816. doi: 10.1097/RLI.0b013e318237913b.

33. Gulani V, Calamante F, Shellock FG, Kanal E, Reeder SB. Gadolinium deposition in the brain: summary of evidence and recommendations. Lancet Neurol. 2017;16(7):564-570. doi: 10.1016/S1474-4422(17)30158-8.

34. Molen AJ Van Der, Reimer P, Dekkers IA, Bongartz G, Bellin M. Post-contrast acute kidney injury – Part 1: Definition, clinical features, incidence, role of contrast medium and risk factors Recommendations for updated ESUR Contrast Medium Safety Committee guidelines. Eur Radiol. 2018;Epub ahead:1-11. doi: 10.1007/s00330-017-5246-5.

35. Moos SI, Van Vemde DNH, Stoker J, Bipat S. Contrast induced nephropathy in patients undergoing intravenous (IV) contrast enhanced computed tomography (CECT) and the relationship with risk factors: A meta-analysis. Eur J Radiol. 2013;82(9):e387-e399. doi: 10.1016/j.ejrad.2013.04.029.

36. Kooiman J, Pasha SM, Zondag W, et al. Meta-analysis: Serum creatinine changes following contrast enhanced CT imaging. Eur J Radiol. 2012;81(10):2554-2561. doi: 10.1016/j.ejrad.2011.11.020.

37. Molen AJ van der, Reimer P, Dekkers IA, et al. Post-contrast acute kidney injury. Part 2: risk stratification, role of hydration and other prophylactic measures, patients taking metformin and chronic dialysis patients Recommendations for updated ESUR Contrast Medium Safety Committee guidelines. Eur Radiol. 2018;Epub ahead:1-14. doi: 10.1007/S00330-017-5247-4.

38. Liccardi G, Lobefalo G, Di Florio E, et al. Strategies for the prevention of asthmatic, anaphylactic and anaphylactoid reactions during the administration of anesthetics and/or contrast media. J Investig Allergol Clin Immunol. 2008;18(1):1-11. doi: 18361095.

39. Ray JG, Vermeulen MJ, Bharatha A, Montanera WJ, Park AL. Association between MRI exposure during pregnancy and fetal and childhood outcomes. JAMA - J Am Med Assoc. 2016;316(9):952-961. doi: 10.1001/jama.2016.12126.

40. Kubik-Huch RA, Gottstein-Aalame NM, Frenzel T, et al. Gadopentetate dimeglumine excretion into human breast milk during lactation. Radiology. 2000;216(2):555-558. doi: 10.1148/radiology.216.2.r00au09555.

41. Lee SY, Chang DLF, He X, Pearce EN, Braverman LE, Leung AM. Urinary Iodine Excretion and Serum Thyroid Function in Adults After Iodinated Contrast Administration. Thyroid. 2015;25(5):471-477. doi: 10.1089/thy.2015.0024.

42. Nicola R, Shaqdan KW, Aran S, Prabhakar AM, Singh AK, Abujudeh HH. Contrast Media Extravasation of Computed Tomography and Magnetic Resonance Imaging: Management Guidelines for the Radiologist. Curr Probl Diagn Radiol. 2016;45(3):161-164. doi: 10.1067/j.cpradiol.2015.08.004.

43. Wang CL, Cohan RH, Ellis JH, Adusumilli S, Dunnick NR. Frequency, Management, and Outcome of Extravasation of Nonionic Iodinated Contrast Medium in 69 657 Intravenous Injections. Radiology. 2007;243(1):80-87. doi: 10.1148/radiol.2431060554.

Preparo do Paciente, Monitoramento e Anestesia

5

Giane Nakamura
Eduardo Henrique Giroud Joaquim
Ronaldo Antonio da Silva

INTRODUÇÃO

A primeira intervenção cirúrgica considerada sem dor foi realizada em 1846, quando Thomas Morton, dentista americano, utilizou um aparelho inalador de éter para provocar a anestesia geral. Desde então, a anestesia tem sido considerada como uma das mais importantes descobertas médicas; ela não só beneficiou os pacientes, como também cirurgiões, permitindo o aprimoramento das técnicas cirúrgicas. Contudo, no início havia um risco substancial em ocorrências de eventos adversos com a anestesia geral e muitos pacientes evoluíam para óbito[1]. A anestesia evoluiu, os profissionais estão mais especializados e o procedimento, como um todo, mais seguro. A mortalidade relacionada com a anestesia tem diminuído de forma contínua e atualmente ela é menor que 0,01%, devido aos avanços em fármacos, monitoração e em aspectos relacionados à segurança do paciente[2]. Via aérea difícil, manejo hemodinâmico intraoperatório inadequado e monitoração insuficiente são causas que contribuem significativamente com a morbidade e mortalidade perioperatória. Soma-se a esses fatores o tipo de cirurgia e o próprio paciente. Nas últimas décadas, a introdução de procedimentos endovasculares para o tratamento de doenças vasculares contribuiu drasticamente para uma mudança da prática da anestesia, uma vez que ela proporciona ao paciente uma técnica menos invasiva, de menor porte e risco.

PREPARO DO PACIENTE

O manejo pré-operatório do paciente que será submetido a procedimento cirúrgico vascular pode ser complicado, uma vez que esses pacientes frequentemente têm outras comorbidades como hipertensão arterial, dislipidemia, coronariopatias, insuficiência renal, diabetes, doença cerebrovascular, doença pulmonar e tabagismo. A otimização pré-operatória desse paciente inclui estratégias diferentes e individualizadas; todavia uma abordagem definitiva ainda é incerta.

Avaliação pré-anestésica

Desde 1970, pacientes submetidos a cirurgia vascular têm sido descritos como uma subpopulação com risco elevado desproporcional para eventos adversos. Esse risco persiste até os dias atuais. Em estudo publicado em 2012, a cirurgia vascular de grande porte foi um preditor para mortalidade em um período de 30 dias[3]. Mesmo a cirurgia endovascular sendo um procedimento minimamente invasivo, não é isento de riscos.

Para esses pacientes é muito importante que a avaliação pré-anestésica não seja realizada apenas algumas horas antes do ato cirúrgico. Como são, na sua maioria, pacientes complexos, quer seja pela idade avançada ou patologias adjuvantes, eles se beneficiam de uma avaliação antecipada para que haja tempo hábil para realização de exames complementares e, se necessário, otimização de doenças prévias, e medicamentos utilizados.

Uma razão importante para o elevado risco de pacientes de cirurgia vascular é a presença da aterosclerose. Ela é o mecanismo fisiopatológico da doença arterial periférica, da doença cerebrovascular e da doença arterial coronariana.

Sistema Neurológico

Muitos pacientes submetidos a cirurgia vascular são idosos com um conjunto de alterações neurológicas. A anamnese é fundamental para identificar acidente vascular cerebral prévio ou ataque isquêmico transitório, assim como a presença de déficits motores e sensitivos. É importante documentar a etiologia para distinguir a estenose de carótida (aterosclerose) de uma doença cardioembólica (fibrilação atrial, cardiomiopatia importante, aneurisma ventricular, doença valvar, forame oval patente). Doença cerebrovascular está associada a um risco duas a três vezes aumentado de ocorrência de acidente vascular cerebral agudo após cirurgia vascular[4].

A avaliação cognitiva é essencial e deve ser realizada, documentada e registrada na avaliação pré-operatória. Comprometimento cognitivo prévio aumenta a chance de delírio pós-operatório, uma entidade clínica transitória que está relacionada com maior taxa de mortalidade, complicações cirúrgicas, institucionalização, aumento de tempo de internação hospitalar e declínio funcional pós-operatório5. Sua incidência varia de 10 a 62% e a mortalidade associada a ela é de 13%. Cerca de 72% dos pacientes idosos com delírio pós-operatório morrem dentro de 5 anos após o procedimento cirúrgico, comparados com 34% dos que permanecem lúcidos durante todo o pós-operatório. Além do distúrbio cognitivo/demência, outros fatores de risco são: depressão, uso de álcool, uremia, anemia, desnutrição, distúrbio hidroeletrolítico, infecção, polifarmácia[6,7].

Se o paciente apresenta um declínio functional, ele deve ser encaminhado ao médico geriatra, ou especialista em saúde mental, uma vez que a otimização do estado clínico pré-operatório reduz sua incidência.

Como a maioria da população que necessita de intervenção vascular é de idosos, deve ser pesquisada a existência de fragilidade do idoso, que consiste em uma síndrome clínica, de natureza multifatorial, caracterizada pela diminuição das reservas de energia e pela resistência reduzida aos estressores, condições essas que resultaram do declínio cumulativo dos sistemas fisiológicos. Ela é caracterizada pela identificação dos seguintes marcadores: diminuição de força de preensão manual, autorrelato de fadiga/exaustão, diminuição da velocidade da marcha, perda involuntária de peso e diminuição do nível de atividade física. Idoso frágil possui maior taxa de complicações pós-operatórias, aumento do tempo de internação hospitalar e institucionalização[8]. Há quatro possibilidades de tratamento da fragilidade: atividade física, suplementação calórica e proteica, consumo de vitamina D e diminuição da polifarmácia, no entanto, o ideal é que esse paciente seja encaminhado para melhor avaliação do geriatra[9,10].

Sistema Cardiovascular

Pacientes com doença vascular periférica têm elevada incidência de doença isquêmica do coração, que predispõe esses pacientes a aumento importante do risco de desenvolvimento de infarto agudo do miocárdio (IAM).

Em estudos que quantificaram a prevalência de doença arterial coronariana após angiocoronariografia, em pacientes de cirurgia vascular, foram encontrados 60-62% de pacientes com doença arterial grave (> 70% de estenose em pelo menos uma artéria coronária importante)[11,12.] Assim, é necessário, sempre, suspeitar de doença coronariana nesses pacientes.

Quando avaliamos um paciente com história conhecida ou suspeita de doença coronariana, a anamnese deve começar com a história de sintomas, eventos prévios, testes diagnósticos, intervenções prévias e tratamento.

Três fatores devem ser avaliados para se determinar o risco cardíaco: fatores de risco clínico relacionados ao paciente (Tabela 5.1), capacidade funcional (Tabela 5.2) e risco inerente ao procedimento cirúrgico[13,14].

Condições cardíacas instáveis exigem tratamento intensivo e podem resultar em atraso ou cancelamento de uma cirurgia.

A capacidade funcional do paciente pode ser mensurada através do Equivalente Metabólico ou MET. Trata-se de unidade para quantificar a intensidade da atividade física realizada pelo paciente. Um MET

Tabela 5.1. Fatores de risco clínicos relacionados ao paciente

Condições cardíacas instáveis	Fatores de risco cardíacos	Riscos menores
Angina instável	**Doença arterial coronariana**	**Idade > 70 anos**
Arritmia importante (bloqueio atrioventricular total, Mobitz II, bradicardia ou arritmia sintomática, arritmia supraventicular com FC > 100 bat/min)	Insuficiência cardíaca congestiva (clínica/ radiografia com sinais de congestão)	Ritmo cardíaco diferente do sinusal
Doença valvar grave	**Diabetes insulino-dependente**	**Hipertensão arterial não controlada**
	Creatinina > 2 mg/dL	Eletrocardiograma anormal (bloqueio de ramo esquerdo, alteração de ST-T)
	Doença cerebrovascular	

Tabela 5.2. Capacidade funcional

MET	Tipo de atividade
Excelente (>7)	Corrida de curta distância
Moderado (4 a 7)	Subir 2 andares de escada
Ruim (<4)	Caminhada curta (2 quadras)

Estado funcional quanto à atividade física (equivalente metabólico- MET)

equivale ao número de calorias que o corpo consome enquanto está em repouso.

Estudos mostram que pacientes que têm MET abaixo de 4, indicando capacidade funcional baixa, foram associados a aumento da incidência de eventos cardíacos no pós-operatório[15].

A estimativa do risco cirúrgico é um critério que utiliza a probabilidade de ocorrer óbito devido a causas cardíacas ou infarto agudo do miocárdio em um período de 30 dias, levando apenas em consideração o tipo de cirurgia, e dá menor importância às comorbidades do paciente. Com relação a cirurgia vascular endovascular, angioplastia arterial periférica, assim como endaterectomia de carótida, são consideradas cirurgias de risco intermediário (probabilidade de ocorrer o evento citado é de 1-5%). As cirurgias endovasculares de correção de aneurisma da aorta também são consideradas de risco intermediário. No entanto, essa classificação é questionada por alguns autores, uma vez que o paciente, do ponto de vista de comorbidade, é tão grave quanto o paciente que será submetido a cirurgia de aorta aberta, que por sua vez é considerada de alto risco (probabilidade de ocorrer o evento é > 5%)[14].

Para todos os pacientes que serão submetidos a cirurgias vasculares arteriais, deve ser solicitado o eletrocardiograma. Ecocardiograma deve ser solicitado para pacientes com suspeita de valvopatias com clínica, insuficiência cardíaca e para aqueles que serão submetidos a cirurgia de alto risco.

Se o paciente apresenta um fator de risco cardíaco ou será submetido a cirurgia de alto risco, ou apresenta condição cardíaca sintomática ou baixa capacidade funcional (MET < 4) e algum fator de risco menor, é aconselhável a realização de testes não invasivos para detecção de isquemia miocárdica[13,14].

Entre os testes disponíveis para avaliação de isquemia de miocárdio, estão listados o teste ergométrico e o de avaliação funcional associado à imagem, como ecocardiograma de estresse e cintilografia miocárdica.

Teste de estresse farmacológico (cintilografia de perfusão do miocárdio, ecocardiograma de estresse) ou angiotomografia/ressonância magnética de coronárias são os mais indicados para pacientes com doença vascular, uma vez que há possibilidade de limitação de capacidade física para o exercício no teste ergométrico. A adenosina e o dipiridamol são agentes que produzem vasodilatação coronariana e sistêmica, portanto, a cintilografia de perfusão do miocárdio utilizando esses medicamentos não deve ser utilizada em pacientes com doença carotídea grave bilateral, devido ao risco de roubo de fluxo, precipitando um evento isquêmico cerebral. Por outro lado, com a utilização da dobutamina para o exame em pacientes com diagnóstico de aneurisma de aorta, há o risco de ruptura durante a realização do exame, uma vez que a dobutamina causa aumento de contratilidade miocárdica, aumento de frequência cardíaca e de débito cardíaco. Para esses pacientes a realização do exame com adenosina/dipiridamol é aconselhável[16].

A cineangiocoronariografia não deve ser realizada de forma rotineira, apesar de os pacientes em programação de cirurgia vascular pertencerem a uma população de alto risco para doença coronariana. Ela deve ser realizada para aqueles com síndromes coronarianas agudas, angina estável não controlada com medicação, portadores de angina estável com disfunção ventricular ou para pacientes com testes não invasivos indicativos de alto risco[16].

A morbidade é aumentada para pacientes que apresentaram infarto agudo do miocárdio (IAM) 30 dias antes da cirurgia vascular. É recomendado um intervalo de pelo menos 60 dias entre a cirurgia e o IAM[11]. Tão importante quanto, é o conhecimento do tempo de qualquer técnica utilizada para revascularização do miocárdio, como colocação de *stent* ou cirurgia de revascularização. É importante saber, em caso de *stent*, qual o tipo foi utilizado, uma vez que há risco aumentado (64,4%) de trombose intra-*stent* coronariano em um período de 30 dias após o procedimento para *stent* metálico, e de até 1 ano para *stent* farmacológico[16].

A distinção do tipo de *stent* determina o tempo mínimo da dupla agregação plaquetária, geralmente aspirina mais um inibidor de P2Y (clopidogrel, plasugrel). A recomendação é que o tempo ideal para a realização de cirurgia não cardíaca após a colocação *stent* metálico seja de 30 dias, depois disso o paciente poderia ser submetido a cirurgia apenas com aspirina[13]. Com relação ao *stent* farmacológico, a recomendação é de no mínimo 1 ano entre a inserção de *stent* e a cirurgia, com a possibilidade da realização da cirurgia após 180 dias em casos selecionados.

Para paciente em uso de dupla agregação plaquetária, de alto risco para complicações cardíacas devido *stent* recente (30 dias - convencional e 1 ano - farmacológico), a estratégia que parece mais razoável nessa situação é a manutenção do ácido acetilsalicílico com suspensão do tienopiridínico 5 dias antes da cirurgia e reintrodução o mais precocemente possível[16].

Manter dupla antiagregação se estimativa de risco de sangramento inerente ao procedimento for baixa.

Sistema Pulmonar

Muitos pacientes vasculares têm doença pulmonar coexistente, incluindo asma, enfisema e doença obstrutiva crônica. Tabagismo é um fator de risco para doença vascular e pulmonar, e não é incomum encontrar pacientes de cirurgia vascular que apesar da doença continuam fumando. Suspensão do tabagismo tem sido o foco da otimização da cirurgia vascular, primariamente devido ao consenso sobre a cicatrização da ferida e reoclusão vascular em fumantes[17].

A avaliação pré-operatória inclui radiografia torácica e prova de função pulmonar. O objetivo desses exames seria identificar pacientes com alto risco e então otimizá-los antes da cirurgia eletiva.

Teste de função pulmonar não deve ser solicitado de rotina, isso caso não modifique a conduta intraoperatória ou no resultado final, uma vez que pacientes assintomáticos poderão apresentar resultados anormais que não afetam o manejo. Alguns pacientes podem se beneficiar dos testes de função pulmonar, como aqueles que apresentam sintomas como tosse, dispneia, intolerância a exercícios que não podem ser explicadas pela história física ou pela radiografia torácica[18].

Muitos pacientes com doença vascular sofrem de obesidade e/ou de apneia obstrutiva do sono (AOS). É estimado que 25% da população geral tenham a AOS não diagnosticada e a identificação desses pacientes no pré-operatório pode ser muito importante para melhor escolha do tipo de anestesia e cuidados pós-operatórios[19]. Pode-se realizar o questionário do STOP-Bang em consultório, que leva em consideração a presença de ronco alto, cansaço/sonolência durante o dia, hipertensão arterial sistêmica, índice de massa corporal acima de 35 kg/m^2, idade acima de 50 anos, pescoço grosso (acima de 43 cm para homem e acima de 41 cm para mulher) e se alguém observou a apneia[7]. No intraoperatório deve ser levada em consideração a dificuldade de intubação endotraqueal, assim como a dificuldade de ventilação com máscara facial, bem como de oxigenação e ventilação. Esses fatores podem influenciar na escolha da técnica anestésica. Para pacientes que já fazem uso do dispositivo respiratório de pressão positiva, a orientação é trazer o dispositivo para o hospital, para que já no pós-operatório imediato façam uso do seu próprio[20].

A discussão sobre a necessidade de uma observação em unidade de terapia intensiva deve ser realizada antes da cirurgia[19].

Sistema Renal

Pacientes com doença vascular podem ter concomitantemente doença renal resultante da nefropatia hipertensiva, neuropatia diabética ou estenose da artéria renal. A função renal limítrofe é sabidamente um risco para morbidade e mortalidade[20]. Isso se complica pelo fato de que procedimentos endovasculares podem requerer altas doses de contrastes radiológicos.

A combinação de disfunção renal preexistente, alta dose de contraste e desidratação predispõe esses pacientes a nefropatia induzida por contraste, que é definida como um aumento de creatinina basal de 25-50% ou um aumento superior a 0,5 mg/dL em 24-48 horas após o uso intravenoso de contraste, tendo sido excluídos outros fatores. Ela manifesta-se, geralmente, como uma insuficiência renal aguda não oligúrica. As medidas de prevenção são baseadas na correção de fatores que levam ao desenvolvimento da neuropatia do contraste[21]. Os principais fatores são: diabetes mellitus, disfunção renal preexistente, hipertensão arterial sistêmica, idade avançada (> 75 anos), estado de hipovolemia previamente à cirurgia (cirrose, insuficiência cardíaca), uso de anti-inflamatórios não esteroides ou drogas nefrotóxicas. O risco do paciente com função renal normal desenvolver a nefropatia induzida por contraste é menor que 2%, até mesmo nos que apresentam diabetes mellitus. No entanto, nos pacientes com doença renal crônica o risco é inversamente proporcional à função renal basal e é exacerbado na presença de diabetes[22].

No caso de pacientes diabéticos, deve ser orientada a suspensão do uso de metformina 12 horas antes do procedimento (tem eliminação renal de 90% em 12 horas), e reintrodução após avaliação de creatinina sérica, aproximadamente 48 horas após o procedimento[23].

Várias medicações com potencial de reduzir a incidência da nefropatia induzida por contraste já foram estudadas (diuréticos, bloqueadores de canal de cálcio, teofilina, dopamina) e nenhuma delas apresentou evidência suficiente de benefício e não são indicadas para esse fim. O uso de acetilcisteína como parte de medida de prevenção também já foi bastante estudado, entretanto os resultados de ensaios clínicos e mesmo de metanálises são contraditórios.

A prevenção desta patologia consiste no reconhecimento dos pacientes de risco através da história clínica, utilização de menores doses de contraste, uso de contrastes de baixa osmolaridade, interrupção de medicações que interfiram na hemodinâmica renal (inibidores da enzima conversora de angiotensina, anti-inflamatórios não esteroides), suspender medicações que são nefrotóxicas (vancomicina, antibióticos aminoglicosídeos) e hidratação com solução salina isotônica (1 mL/kg/h) com início 12 horas antes do procedimento. Revisões sistemáticas e metanálises não têm uma conclusão sobre qual tipo de solução é mais vantajosa[24].

Sistema endócrino

Diabetes *mellitus* é um fator significativo de risco para doença coronariana, cerebral e doença vascular periférica. É caracterizado por alteração no metabolismo de carboidratos que leva à hiperglicemia e ao aumento de morbimortalidade perioperatória. O controle da glicemia perioperatório é importante componente do preparo do paciente. A hemoglobina glicosilada (HbA1c) fornece visão de controle glicêmico dos últimos 2-3 meses e tem forte valor preditivo para complicações do diabetes[25]. Alguns autores recomendam medidas de rotina dos níveis de HbA1c no pré-operatório de pacientes diabéticos ou que apresentam fatores de risco (idade > 45 anos, hipertensão, dislipidemia, sobrepeso, sedentarismo, história de ovário policístico)[26]. HbA1c > 7% foi associada a risco aumentado de infecção e morbidade após diferentes tipos de cirurgia. Uma metanálise concluiu que o controle glicêmico moderado (alvo glicêmico entre 150-200 mg/dL), durante ou imediatamente após a cirurgia, está associado a uma redução no risco de mortalidade e acidente vascular isquêmico, quando comparados com um controle glicêmico liberal (alvo glicêmico > 200 mg/dL). Os principais objetivos do planejamento cirúrgico são diminuir o período de jejum, garantir normoglicemia (glicemia capilar entre 108 e 180 mg/dL) e reduzir ao máximo a interrupção da rotina do paciente. Entretanto, a cirurgia pode ser indicada em pacientes hiperglicêmicos, desde que o paciente apresente um valor máximo de HbA1c entre 8 e 9% (186-212 mg/dL). Em alguns casos nao há disponibilidade de tempo hábil para melhor controle da glicemia, os níveis de HbA1c podem levar semanas/meses para reduzir. Nessas circunstâncias o melhor é explicar ao paciente sobre os riscos aumentados[27,28].

Monitoração

Todo paciente submetido a procedimento vascular que necessita de anestesia deve ter monitoração básica, isto é, eletrocardiograma, oxímetro de pulso e dispositivo para medição de pressão arterial e capnografia, em caso de anestesia geral. O uso de monitores como cateter arterial pulmonar, cateter venoso central, ecocardiograma transesofágico e monitor de débito cardíaco minimamente invasivo depende do fator de risco do paciente, do tipo de procedimento e de anestesia, da disponibilidade do equipamento e, mais importante, da preferência e experiência do anestesiologista. Eles não devem ser considerados de rotina.

Débito urinário e temperatura

Monitoração do débito urinário e da temperatura deve ser rotineiramente utilizada. Nos procedimentos endovasculares, apesar de não haver exposição de vísceras, a duração prolongada, a utilização de líquido a uma baixa temperatura para lavagem dos cateteres, assim como múltiplas injeções de contraste podem provocar hipotermia. A manutenção da normotermia reduz a possibilidade de eventos cardíacos intraoperatórios, bem como alterações da coagulação. O uso de dispositivos para manutenção de temperatura e aquecimento de fluidos endovenosos é altamente recomendado.

Ecocardiograma Transesofágico

Pode ser utilizado em pacientes sob anestesia geral e tem diversas utilidades. Primeiro e principalmente para confirmar a doença aórtica, assim como a extensão da doença. Essa função se torna mais importante em situações de emergência, quando há instabilidade hemodinâmica e o paciente não tem condições de ser submetido a uma tomografia computadorizada. Além disso, o uso no intraoperatório pode avaliar continuamente a função cardíaca, ajudar no posicionamento correto da endoprótese, quantificar e detectar vazamentos, além de ser importante monitor de fluido-responsividade[29].

Acesso venoso e Linha arterial

Acesso venoso de grosso calibre é importante para eventuais transfusões sanguíneas e administração rápida de fluidos. Durante longos procedimentos ou procedimentos envolvendo heparinização, o acesso obtido com a canulação arterial pode facilitar a coleta de exames laboratoriais. Tanto o acesso venoso quanto o arterial devem preferencialmente ser obtidos no membro superior direito, deixando-se sempre o esquerdo livre para o cirurgião acessar a artéria axilar esquerda quando necessário, pois é a melhor opção para se acessar a aorta devido à menor distância.

ANESTESIA

Os principais objetivos do manejo anestésico para cirurgias endovasculares são: proporcionar estabilidade hemodinâmica, preservar a perfusão de órgãos vitais incluindo cérebro, coração, medula espinal e circulação esplâncnica; evitar o desequilíbrio de oferta e demanda de oxigênio para o miocárdio; manter o volume intravascular; identificar e manejar sangramentos; manter a normotermia.

Revascularização de extremidades inferiores

Por muitos anos a literatura tem debatido qual técnica anestésica provê o melhor desfecho para o paciente. Ela pode ser local com ou sem sedação ou regional subaracnóidea ou peridural (ou a técnica combinada). O cuidado no uso de anestesia regional é com relação à administração da heparina, sendo necessário, ao menos, 1 hora entre a punção e a administração desta[30]. Todavia, apesar de vários estudos e revisões, ainda não há uma diretriz mostrando que uma técnica é melhor que a outra. A monitoração deve incluir eletrocardio grama, oxímetro de pulso, pressão não invasiva e monitor de temperatura. Monitoração mais invasiva deve ser indicada somente para pacientes graves[31].

Correção de estenose de artéria carotídea

A correção da estenose da artéria carótida pelo método endovascular, quando comparado com o aberto, evita a necessidade de anestesia geral e incisão no pescoço. Muitos pacientes realizam a correção da estenose da artéria carótida via endovascular sob anestesia local[32]. Alguns pacientes possuem diversas comorbidades, aumentando o risco de complicações no intraoperatório; nesses casos os cuidados do anestesiologista podem ser requisitados para a realização de melhor monitoração ou para intervenção rápida em caso de complicações. Diferente da cirurgia aberta, o anestesiologista tem uma maior facilidade ao acesso às vias aéreas, podendo fazer uso de máscara facial, laríngea e do tubo endotraqueal[33].

Embora se evite a realização de oclusão da carótida, o objetivo do anestesiologista se mantém o mesmo, manter a perfusão cerebral durante o procedimento. A função cerebral, se o paciente acordado, pode ser monitorada por avaliações repetidas do nível de consciência, discurso e força muscular contralateral. Quando o paciente está sob anestesia geral existem vários monitores que podem ser utilizados para avaliar a perfusão cerebral (eletroencefalografia, potenciais evocados sensitivos, Doppler transcraniano, oximetria cerebral). É comum durante a angioplastia realizada por balão a ocorrência de bradicardia, que deve ser tratada com atropina. Em alguns serviços se realiza atropina preemptivamente. Com relação à pressão arterial sistêmica, não há um consenso de qual a ideal para o procedimento, assim cada caso deve ser avaliado com relação ao histórico do paciente e aos dados informados pela neuromonitoraão intra operatória, se utilizado. Na prática comum, mantém-se a pressão arterial sistólica acima de 20% da pressão arterial basal. A hipotermia não melhora o resultado da cirurgia. A hipocapnia deve ser evitada, pois diminui a perfusão cerebral[33].

Correção de aneurisma de aorta abdominal

Tradicionalmente, o reparo de aneurismas por via endovascular é realizado sob anestesia geral. A anestesia geral é preferência quando o paciente apresenta insuficiência respiratória, coagulopatia, necessidade de utilização de ecocardiograma transesofágico, tempo de procedimento muito longo ou recusa do paciente em se submeter a bloqueios. No entanto, várias técnicas de bloqueios regionais têm sido utilizadas com sucesso[34]. Elas podem ser subaracnóidea, epidural ou uma combinação das duas técnicas. As principais vantagens das técnicas regionais são a menor resposta ao estresse , menor resposta inflamatória, evitar a manipulação de via aérea de pacientes com doença pulmonar e/ou cardíaca e boa analgesia pós-operatória. O bloqueio regional foi associado com diminuição do tempo de procedimento cirúrgico e diminuição do tempo de internação em unidade de terapia intensiva e hospitalar, menor perda sanguínea e menos complicações pulmonares. O bloqueio anestésico adequado para acessos femoral ou ilíaco é alcançado com nível em T10. Mesmo em metanálise recente, quando se compara anestesia geral com anestesia regional, esta foi insuficiente para identificar diferenças significativas[35].

A anestesia local acompanhada de sedação também tem sido utilizada com sucesso, principalmente em casos de aneurisma infrarrenal. Vários estudos têm demonstrado queda do tempo de procedimento, diminuição no tempo de internação em unidade de terapia intensiva e hospitalar, menor uso de vasopressores e menos complicações cardiopulmonares quando comparada anestesia local com anestesia geral. A taxa de conversão para cirurgia aberta tem sido menor que 0,5% em pacientes com anestesia local. Entretanto, o paciente não deve ser subestimado, recomendando-se a monitoração invasiva da pressão arterial e acesso venoso calibroso[34].

Correção de aneurisma de aorta torácica

O cuidados para esse tipo de paciente são os mesmos que na correção do aneurisma aórtico abdominal, com algumas particularidades. A ecocardiografia transesofágica é mais utilizada nessa situação. Algumas complicações são mais frequentes na correção do aneurisma de aorta torácica do que na correção do aneurisma abdominal.

A isquemia medular é uma complicação bem conhecida e está associada a diferentes graus de incapacidade. Ela é definida como qualquer disfunção motora ou sensitiva que ocorre no paciente, que não apresentava nenhum distúrbio antes do procedimento e que não é de causa intracranial (acidente vascular sistêmico, hemorragia intracraniana). Ela é caracterizada por perda de função motora e preservação variável de propriocepção, podendo causar disfunção autonômica, hipotensão e até choque neurogênico, que pode aumentar o comprometimento da medula espinal. O risco de isquemia medular após o procedimento endovascular é reconhecidamente mais baixo que na cirurgia aberta, com uma incidência global reportada em revisão sistemática de 3,88%[36]. Vários fatores podem predispor a sua ocorrência: sexo feminino, cobertura ampla da aorta, cobertura da artéria subclávia esquerda sem revascularização, falência renal, uso de três ou mais próteses para cobrir a lesão, cirurgia de reparo de aneurisma prévia, oclusão das intercostais, hipotensão, aterosclerose grave de aorta, lesão de vasos ilíacos. Uma das medidas para reduzir esse risco é a drenagem de líquido cefalorraquidiano, no entanto, a literatura ainda é controversa em definir se a medida deve ser profilática ou seletiva. Algumas indicações da drenagem são: cobertura pela endoprótese de T9-T12 (localização de saída da artéria espinal anterior), cobertura maior do que 20 cm da aorta torácica, comprometimento de colaterais, aneurisma extenso, isquemia de medula sintomática em paciente que não teve drenagem perioperatória. Alguma estratégia pode ser utilizada para diminuir o risco da isquemia medular: otimizar a oferta de oxigênio (manter débito cardíaco e níveis de hemoglobina adequados), manter pressão média de 80 mmHg, manter a pressão do líquido cefaloespinal menor que 10 mmHg e pressão venosa central menor que 10 mmHg. Além dessas medidas, a utilização de potencial evocado somatossensitivo em pacientes de alto risco pode ajudar na identificação precoce da isquemia medular[37].

A aorta ascendente, o arco da aorta e a aorta torácica descendente proximal são localizações de difícil manejo para a colocação de endoprótese, com anatomia tortuosa e forças hemodinâmicas que fazem com que a acurácia do posicionamento seja trabalhosa. Como resultado, medidas para reduzir o débito cardíaco, induzir assistolia ou diminuir a frequência cardíaca e a pressão arterial são necessárias para melhor posicionamento da endoprótese. Nessas situações, é preferível o uso de medicamentos hipotensores de curta duração, uma vez que logo após a liberação da endoprótese, a pressão arterial deve ser elevada para se evitar a isquemia medular[38].

Cirurgia endovascular de emergência

Cada vez mais pacientes com ruptura de aorta abdominal são submetidos a reparação endovascular como linha de primeiro tratamento. Como existe o risco de conversão, o paciente deve ser preparado para uma cirurgia aberta. O preparo anestésico deve incluir uma rápida avaliação pré-anestésica, cateterização de veias calibrosas, tipagem sanguínea e, se necessário, hipotensão hemostática. Infusor rápido e aparelhos de autotransfusão intraoperatória do tipo cell saver podem ser disponibilizados, assim como inotrópicos, vasopressores e vasodilatadores. Cateterização arterial deve ser obtida antes do início do procedimento, mas sem causar atraso desnecessário.

O procedimento pode ser realizado sob anestesia local, com ou sem sedação, ou anestesia geral. Alguns trabalhos demonstram uma redução significativa da mortalidade em 30 dias com o uso de anestesia local. A maior desvantagem da anestesia local é a possibilidade de conversão para cirurgia aberta, assim como o potencial movimento do paciente nas fases críticas do procedimento. A anestesia regional deve ser evitada devido ao potencial risco de coagulopatia secundária a hemorragia e transfusão sanguínea maciça. A conversão para anestesia geral algumas vezes se faz necessária devido à dor e ao desconforto causados pelo hematoma ou pelo próprio procedimento endovascular; comprometimento ventilatório, principalmente por compressão do diafragma causada pelo hematoma; dor isquêmica causada pela suboclusão da artéria ilíaca interna e artéria femoral; distúrbios metabólicos e instabilidade cardiovascular; necessidade de embolectomia ou enxerto femorofemoral[35,39].

CONSIDERAÇÕES FINAIS

Pacientes que necessitam de cirurgia vascular apresentam diversas alterações no intraoperatório, apesar das técnicas menos invasivas. A maioria desses pacientes apresenta comorbidades que devem ser identificadas e tratadas antes do procedimento anestésico/cirúrgico. A escolha do tipo de anestesia deve ser individualizada levando em consideração os riscos/benefícios de cada técnica, o perfil do paciente, o tempo de procedimento e a habilidade do cirurgião.

REFERÊNCIAS BIBLIOGRÁFICAS

1. Lanier WL. A three-decade perspective on anesthesia safety. Am Surg. 2006;72:985-9.
2. Bainbridge D, Martin J, Arango M, et al. Evidence-based Peri-operative Clinical Outcomes Research (EPiCOR) Group. Perioperative and anaesthetic-related mortality in developed and developing countries: a systematic review and meta-analysis. Lancet. 2012;22(380):1075-81.
3. Vascular Events in Noncardiac Surgery Patients Cohort Evaluation (VISION) Study Investigators. Association between postoperative troponin levels and 30-day mortality among patients undergoing noncardiac surgery. JAMA. 2012;6(307):2295-304.
4. Sharifpour M, Moore LE, Shanks AM, et al. Incidence, predictors, and outcomes of perioperative stroke in noncarotid major vascular surgery. Anesth Analg. 2013;116:424-34.
5. Ansaloni L, Catena F, Chattat R, et al. Risk factors and incidence of postoperative delirium in elderly patients after elective and emergency surgery. Br J Surg. 2010;97:273-280.
6. Robinson TN, Raeburn CD, Tran ZV, et al. Postoperative delirium in the elderly: risk factors and outcomes. Ann Surg. 2009;249:173-178.
7. Dasgupta M, Dumbrell AC. Preoperative risk assessment for delirium after noncardiac surgery: a systematic review. J Am Geriatr Soc. 2006;54:1578-1589.
8. Fried LP, Tangen CM, Walston J, et al. Cardiovascular Health Study Collaborative Research Group.Frailty in older adults: evidence for a phenotype. J Gerontol A Biol Sci Med Sci. 2001;56(3):M146-56.
9. Gill TM, Baker DI, Gottschalk M, et al. A program to prevent functional decline in physically frail, elderly persons who live at home. N Engl J Med. 2002;347:1068-74.
10. Wolfe RR. Optimal nutrition, exercise, and hormonal therapy promote muscle anabolism in the elderly. J Am Coll Surg. 2006;202:176-80.

11. Hertzer NR, Beven EG, Young JR, et al. Coronary artery disease in peripheral vascular patients. A classification of 1000 coronary angiograms and results of surgical management. Ann Surg. 1984;199:223-233.
12. Monaco M, Stassano P, Di Tommaso L, et al. Systematic strategy of prophylactic coronary angiography improves long-term outcome after major vascular surgery in medium- to high-risk patients: a prospective, randomized study. J Am Coll Cardiol. 2009;54:989-996.
13. Fleisher LA, Fleischmann KE, Auerbach AD, et al. 2014 ACC/AHA guideline on perioperative cardiovascular evaluation and management of patients undergoing noncardiac surgery: executive summary. A report of the American College of Cardiology/American Heart Association Task Force on Practice Guidelines. Circulation. 2014;130:2215-2245.
14. Kristensen SD, Knuuti J, Saraste A, et al. 2014 ESC/ESA Guidelines on non-cardiac surgery: cardiovascular assessment and management: The Joint Task Force on non-cardiac surgery: cardiovascular assessment and management of the European Society of Cardiology (ESC) and the European Society of Anaesthesiology (ESA). Eur Heart J. 2014;35:2383-431.
15. Sgura FA, Kopecky SL, Grill JP, et al. Supine exercise capacity identifies patients at low risk for perioperative cardiovascular events and predicts long-term survival. Am J Med. 2000;108:334-336.
16. Marques AC, Bellen BV, Caramelli B, et al. Update and focus on arterial vascular surgeries from the II Guidelines for Perioperative Evaluation of the Brazilian Society of Cardiology. Arq Bras Cardiol. 2013;101(4 Suppl 2):2-32.
17. Kraiss LW, Johansen K. Pharmacologic intervention to prevent graft failure. Surg Clin North Am. 1995;75(4):761-72.
18. Bernstein WK. Pulmonary function testing. Curr Opin Anaesthesiol. 2012;25(1): 11-6.
19. Gross JB, Bachenberg KL, Benumof JL, et al. Practice guidelines for the peri-operative management of patients with obstructive sleep apnea: a report by the American Society of Anesthesiologists task force on perioperative manage- ment of patients with obstructive sleep apnea. Anesthesiology. 2006;104(5):1081-93.
20. Mcfalls EO, Ward HB, Moritz TE, et al. Clinical factors associated with long-term mortality following vascular surgery: outcomes from the Coronary Artery Revascularization Prophylaxis (CARP) Trial. J Vasc Surg. 2007;46(4):694-700.
21. Barrett B, Parfrey P. Preventing nephropathy induced by contrast medium. N Engl J Med. 2006;354:379-86.
22. Rudnick M, Goldfarb S, Tumlin J. Contrast-induced nephropathy: is the picture any clearer? Clin J Am Soc Nephrol. 2008;3:261-2.
23. Gross JL, Friedman R, Silveiro SP. Preventing nephropathy induced by contrast medium. N Engl J Med. 2006;354:1853-5.
24. Barret BJ, Parfrey PS. Preventing nephropathy induced by contrast medium. N Engl J Med. 2006;354:379-86.
25. American Diabetes Association. Standards of medical care in diabetes - 2015. Diabetes Care. 2015;38(S1):S33-40.
26. Soldevila B, Lucas AM, Zavala R, et al. Perioperative management of the diabetic patient. In: Stuart-Smith K, ed. Perioperative medicine - Current controversies. Switzerland: Springer; 2016. p. 165-92.
27. Sathya B, Davis R, Taveira T, et al. Intensity of peri-operative glycaemic control and postoperative outcomes in patients with diabetes: a meta--analysis. Diabetes Res Clin Pract. 2013;102:8-15.
28. Buchleitner AM, Martínez-Alonso M, Hernández M, et al. Peri-operative glycaemic control for diabetic patients undergoing surgery. Cochrane Database Syst Rev. 2012:CD007315.
29. Hiratzka LF, Bakris GL, Beckman JA, et al. 2010 ACCF/AHA/AATS/ACR/ASA/ SCA/SCAI/SIR/STS/SVM guidelines for the diagnosis and management of patients with Thoracic Aortic Disease: a report of the American College of Cardiology Foundation/American Heart Association Task Force on Practice Guidelines, American Association for Thoracic Surgery, American College of Radiology, American Stroke Association, Society of Cardiovascular Anesthesiologists, Society for Cardiovascular Angiography and Interventions, Society of Interventional Radiology, Society of Thoracic Surgeons, and Society for Vascular Medicine. Circulation. 2010;121(13):e266-369.
30. Horlocker TT, Wedel DJ, Rowlingson JC, et al. Regional anesthesia in the patient receiving antithrombotic or thrombolytic therapy: American Society of Regional Anesthesia and Pain Medicine Evidence-Based Guidelines. 3rd ed. Reg Anesth Pain Med. 2010;35:64-101.
31. Anton JM, McHenry ML. Perioperative management of lower extremity revascularization. Anesthesiol Clin. 2014;32:661-76.
32. Reddy U, Smith M. Anesthetic management of endovascular procedures for cerebrovascular atherosclerosis. Curr Opin Anaesthesiol. 2012;25:486-92.
33. Kim UR, Allain RM. Carotid Artery Stenosis: Anesthetic Considerations for Open and Endovascular Management. Int Anesthesiol Clin. 2016;54:33-51.
34. Ullery BW, Lee JT. Considerations for patients undergoing endovascular abdominal aortic aneurysm repair. Anesthesiol Clin. 2014;32:723-34.
35. Kothandan H, Haw Chieh GL, Khan SA, Karthekeyan RB, Sharad SS. Anesthetic considerations for endovascular abdominal aortic aneurysm repair. Ann Card Anaesth. 2016;19:132-41.
36. Rizvi AZ, Sullivan TM. Incidence, prevention, and management in spinal cord protection during TEVAR. J Vasc Surg. 2010;52(Suppl 4):86S-90S.
37. Sinha AC, Cheung AT. Spinal cord protection and thoracic aortic surgery. Curr Opin Anaesthesiol. 2010;23:95-102.
38. Nicolaou G, Ismail M, Cheng D. Thoracic endovascular aortic repair: update on indications and guidelines. Anesthesiol Clin. 2013;31:451-78.
39. Powell JT, Hinchliffe RJ, et al.; IMPROVE trial investigators. Observations from the IMPROVE trial concerning the clinical care of patients with ruptured abdominal aortic aneurysm. Br J Surg. 2014;101:216-24; discuss 224.

Parte II —
MÉTODOS DE IMAGEM EM INTERVENÇÃO VASCULAR PERIFÉRICA

Ultrassom Vascular: Técnicas e Aplicações

6

Robson Barbosa de Miranda

INTRODUÇÃO

Muitas mudanças têm ocorrido recentemente no âmbito da investigação e do tratamento das doenças vasculares periféricas. Em grande parte, essas modificações ocorreram na direção da não ou mínima invasão. Especificamente quanto ao diagnóstico, a tomografia computadorizada (TC), a ressonância nuclear magnética (RNM) e o ultrassom-Doppler (USD) evoluíram tanto em termos de qualidade e disponibilidade que tornam a angiografia puramente diagnóstica um método quase obsoleto e que ainda é utilizado como rotina somente em serviços com menor disponibilidade material e de capital humano para operação dos métodos não invasivos.

Apesar de o USD ser um método altamente dependente da experiência de quem o opera e do equipamento disponível, não podemos negar que os demais métodos diagnósticos também trazem um certo grau de dependência do operador e dos equipamentos usados. O mesmo ocorre com a angiografia diagnóstica.

A quase ubiquidade dos equipamentos de ultrassonografia, aliada à formação médica mais específica em ecografia vascular através de anos adicionais de residência médica e exames para habilitação em área de atuação em ecografia vascular com Doppler pelas sociedades de especialidade, têm feito crescer a disponibilidade e a qualidade desse método diagnóstico em nosso meio. Na prática, o USD é o primeiro exame complementar de imagem solicitado pelo cirurgião vascular, tanto em doenças arteriais como em doenças venosas.

Com o avançar da experiência em USD, muitos cirurgiões vasculares e radiologistas intervencionistas têm acrescentado às suas práticas o uso do ultrassom como auxiliar na terapêutica, seja através de técnicas ecoguiadas como ecoassistidas.

É importante ressaltar que a qualidade do exame ecográfico é fortemente dependente da experiência do examinador. Dessa forma, é desejável que o diagnóstico ecográfico com Doppler seja realizado por médico especialista em angiologia, cirurgia vascular, radiologia, ecocardiografia, e que seja portador do título de área de atuação em ecografia vascular com Doppler. No nosso meio ainda é a melhor referência para a qualidade dos exames.

Neste capítulo enfatizo alguns aspectos da ecografia vascular com Doppler no contexto do escopo de um livro de radiologia intervencionista, dando ênfase a critérios de determinação diagnóstica, avaliação pré e pós-operatória e procedimentos ecoguiados de interesse.

PRINCÍPIOS BÁSICOS

O USD baseia-se no princípio da associação das imagens em modo B do ultrassom com a análise do efeito Doppler (em ondas sonoras) pela cor ou pelo espectro da onda de fluxo. A conjunção da imagem anatômica (modo B) com detalhamento quanto à presença, direção, características e velocidade do fluxo (efeito Doppler) fornece informações morfofuncionais dos vasos estudados[1].

De acordo com o princípio do efeito Doppler, de forma bastante sintética, os pulsos de ultrassom, com determinada frequência de emissão, que são produzidos por uma fonte, viajam pelos tecidos e são refletidos pelos glóbulos vermelhos do sangue em movimento no vaso sanguíneo. A diferença entre a frequência emitida e a frequência refletida e recebida pelo cristal piezoelétrico (*Doppler shift*) é a base do cálculo da direção e da velocidade por essa técnica[2]. Se a diferença entre a frequência emitida e recebida for positiva, o fluxo está se aproximando da fonte observadora (os cristais do transdutor); se negativa, o fluxo está se afastando. Quanto maior o *Doppler shift*, maior a velocidade do fluxo.

A demonstração do efeito Doppler pode ser codificada em cores, as hemácias que se afastam têm cores diferentes das que se aproximam. Os segmentos vasculares com maior velocidade tendem a demonstrar cores tendendo para o branco. O fluxo de um vaso arterial tradicionalmente é codificado em vermelho. À medida que a velocidade aumenta nessa artéria (p. ex., por efeito de uma estenose), as cores vão se tornando laranja, amarelo e branco para cada incremento em velocidade.

O efeito Doppler também pode ser demonstrado por um espectro de ondas das diversas frequências (ou velocidades) do fluxo ao longo do tempo. A direção do fluxo será definida pelo posicionamento da onda acima ou abaixo da linha de base[2]. Tradicionalmente, o fluxo arterial é documentado acima da linha de base, anterógrado, enquanto o fluxo venoso normal é documentado abaixo da linha de base, retrógrado. A qualificação do fluxo também é mais bem definida pela análise espectral. Se um vaso estudado tem fluxo laminar, todas as hemácias estão à mesma velocidade em cada unidade de tempo e, portanto, a curva espectral terá uma espessura fina sem preenchimento. Por outro lado, em um fluxo turbilhonado, na mesma unidade de tempo teremos hemácias em diversas velocidades, o que tornará o espectro da onda borrado e preenchido.

Diversas informações quantitativas derivadas do espectro da onda podem ser obtidas. Nas artérias, velocidade de pico sistólico (VPS), velocidade diastólica final (VDF), tempo de aceleração (TA), índice de aceleração (IA), índice de resistência (IR), índice de pulsatilidade (IP), razões de velocidades e fluxo (em mL/min). Nas veias, velocidade máxima (VM), pulsatilidade (diversos índices na dependência do leito estudado), razões de velocidade e fluxo (em mL/min).

Ainda considerando as informações oferecidas pelo espectro da onda, há variações nas características das ondas em artérias e veias dependentes do leito de irrigação ou drenagem. As artérias que irrigam leitos parenquimatosos de baixa resistência apresentam um padrão de onda com janela sistólica mais larga, fluxo positivo em todo o ciclo cardíaco e VDF positiva (Figura 6.1). Enquanto isso, leitos de alta resistência, como artérias dos membros, caracterizam-se por ondas com sístole estreita, componente protodiastólico negativo e VDF igual ou próxima de zero (Figura 6.2). Nas veias, quanto mais próximo ao coração, maior a probabilidade de o fluxo ser pulsátil com características de pulsatilidade atrial associada à variação respiratória. Quanto mais distante do coração, em condições normais, o fluxo tende a apresentar mais as variações respiratórias que também se atenuam quanto mais próximas da periferia.

APLICAÇÕES DIAGNÓSTICAS

Sistema arterial

Doença arterial obstrutiva aguda e crônica em membros

A doença arterial obstrutiva é talvez o motivo mais frequente de investigação do leito arterial com USD. Com a imagem obtida pelo modo B estudam-se as características da parede abdominal como espessamento parietal, presença de placas e suas características constitucionais. Placas calcificadas apresentam-se hiperecogênicas (brancas) e por refletirem completamente o som emitido pelos cristais do transdutor, formam sombra acústica sobre os tecidos ecogênicos ou um artefato de reforço posterior sobre a luz hipoecoica do vaso quando localizadas na parede mais próxima do vaso.

Basicamente, o exame objetiva identificar perviedade dos vasos, presença de estenoses, grau de repercussão hemodinâmica dessas estenoses, detectar obstruções arteriais, pontos de reenchimento e número e qualidade das artérias de deságue.

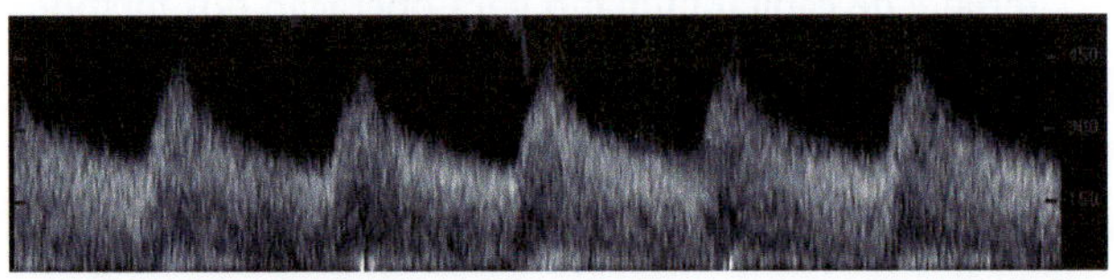

Figura 6.1. Onda de fluxo de baixa resistência característica de órgãos parenquimatosos. A razão entre a VPS e VDF é baixa e predomina o fluxo positivo e anterógrado em todo o ciclo cardíaco com sístole larga.

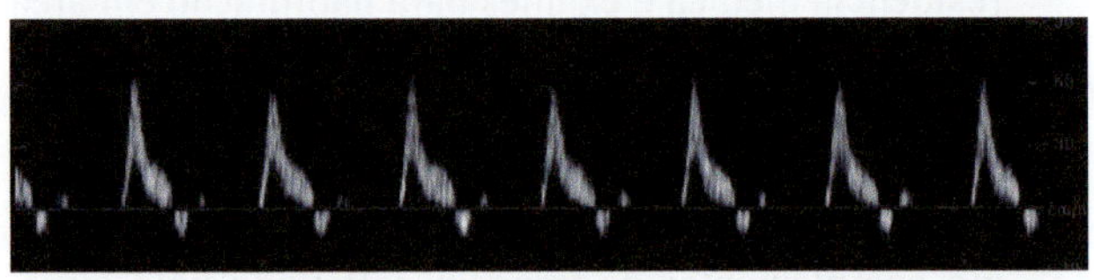

Figura 6.2. Onda de fluxo de alta resistência característica de vasos dos membros. A razão entre a VPS e VDF é alta com sístole curta, componente negativo protodiastólico e velocidade baixa ao fim da diástole.

Existem duas abordagens para o exame ecográfico na doença arterial obstrutiva. A primeira, na qual o exame tem como objetivo a qualificação da doença, meramente para diagnóstico topográfico e quantitativo das estenoses/obstruções e reenchimento. A segunda, focada na determinação da estratégia de tratamento; a partir do momento em que o paciente tem indicação de revascularização, o USD tem como meta determinar as artérias a serem revascularizadas e por qual técnica[3]. Quadros isquêmicos em pacientes com insuficiência renal, alergia a contraste iodado, oclusões arteriais agudas e até mesmo pela preferência da equipe podem ter a terapêutica orientada pela ecografia vascular.

Para detecção de lesões obstrutivas, o rastreamento arterial é realizado com o modo colorido do Doppler. De forma bastante precisa é possível, em grande parte do leito periférico, detectar redução no calibre arterial e distúrbios de fluxo com essa modalidade do exame.

Para quantificar hemodinamicamente as estenoses, lançamos mão das informações obtidas pelo espectro das ondas nos locais de interesse. A VPS e o IS, além das características da onda no local e distal à redução luminal, são parâmetros para quantificação das estenoses. Velocidade sistólica localizada no ponto de maior distúrbio de fluxo relacionado à estenose maior que 200 cm/s e IS ($VPS_{\text{no ponto de maior distúrbio de fluxo}}$ / $VPS_{\text{no melhor segmento proximal à estenose}}$) igual ou maior que 2,5 sugerem estenose hemodinamicamente significativa.

A oclusão arterial se apresenta como ausência de cor e de onda espectral no local estudado.

O fluxo arterial distal à estenose ou oclusão depende de diversos fatores, entre eles a condição isquêmica do leito irrigado, o grau de lesão microvascular do leito, a quantidade e qualidade das artérias colaterais, se o paciente está em repouso ou após manobras de estresse, temperatura da sala de exame. Espera-se que as artérias que reenchem após uma oclusão arterial apresentem fluxo desacelerado (pela perda de energia causada pela obstrução) e de baixa resistência (em função da vasodilatação do leito distal). Entretanto, fatores como os descritos acima podem modificar as características de fluxo daquelas artérias que reenchem distais à oclusão (Figura 6.3).

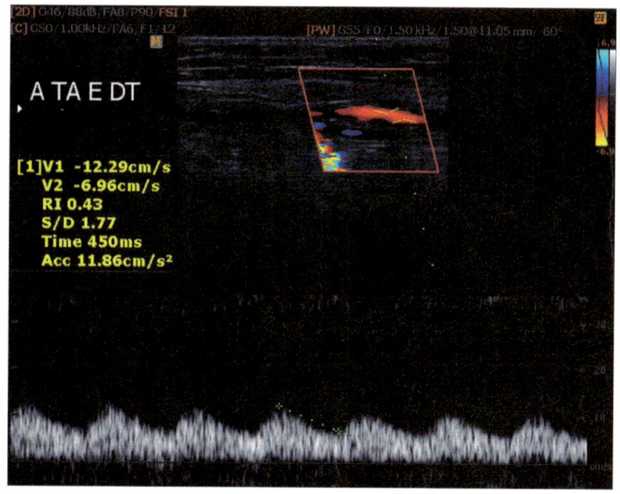

Figura 6.3. Artéria tibial anterior. O fluxo é desacelerado de baixa resistência, compatível com obstrução femoropoplítea.

O estabelecimento de critérios de reestenose em procedimentos arteriais em membros inferiores ainda é uma matéria em evolução. Diversos novos parâmetros devem surgir ao longo do tempo em função multiplicidade de segmentos de tratamento (supra ou infragenículares), extensão de tratamento, modalidade de procedimento (fibrinólise, aterectomia por cateter, angioplastia, *stenting*, endopróteses etc.) e tipos de materiais usados. O segmento mais estudado é o femoropoplíteo e as Tabelas 6.1, 6.2 e 6.3 demonstram critérios hemodinâmicos para artérias submetidas a angioplastia com *stent* para estenoses > 50%, > 70% e > 80%[4,5].

Tabela 6.1. Parâmetros de estenose > 50% ao USD em angioplastia/*stenting* de artéria femoral

	Sensibilidade	Especificidade	VPP*	VPN**
VPS > 190 cm/s	88%	95%	98%	72%
IS > 1,5	93%	89%	96%	81%

*Valor Preditivo Positivo, **Valor Preditivo Negativo.

Tabela 6.2. Parâmetros de estenose > 70% ao USD em angioplastia /*stenting* do segmento femoropoplíteo

	Sensibilidade	Especificidade
VPS > 275 cm/s	94,1%	95,2%

*Valor Preditivo Positivo, **Valor Preditivo Negativo.

Tabela 6.3. Parâmetros de estenose > 80% ao USD em angioplastia/*stenting* de artéria femoral

	Sensibilidade	Especificidade	VPP*	VPN**
VPS > 275 cm/s	97%	68%	67%	97%
IS > 3,5	74%	94%	77%	88%

*Valor Preditivo Positivo, **Valor Preditivo Negativo.

Doença obstrutiva em artérias viscerais

O leito arterial parenquimatoso normal apresenta fluxo de baixa resistência, como descrito previamente. Artérias viscerais podem apresentar mudança no padrão hemodinâmico na dependência das demandas metabólicas, como ocorre com as artérias mesentéricas.

Frequentemente, o USD é a ferramenta que orienta a continuar a investigação da doença arterial obstrutiva visceral através de métodos mais invasivos ou com uso de contrastes.

Diversos autores têm publicado critérios de VPS e IS para graduação das estenoses da artéria mesentérica superior e do tronco celíaco, no entanto, alguns desses estudos foram baseados em uma pequena quantidade de casos[6,7]. Aburahma e cols. correlacionaram arteriografias de 151 artérias mesentéricas e 150 troncos celíacos com os dados do USD e obtiveram parâmetros dopplerfluxométricos de estenoses > 50% e > 70%[8], conforme Tabela 6.4.

Tabela 6.4. Critérios de estenoses para tronco celíaco e artéria mesentérica superior

Artéria	Grau de estenose	VPS	VDF
Tronco Celíaco	≥ 50%	≥ 240 cm/s	≥ 50 cm/s
	≥ 70%	≥ 320 cm/s	≥ 100 cm/s
Mesentérica Superior	≥ 50%	≥ 295 cm/s	≥ 45 cm/s
	≥ 70%	≥ 400 cm/s	≥ 70 cm/s

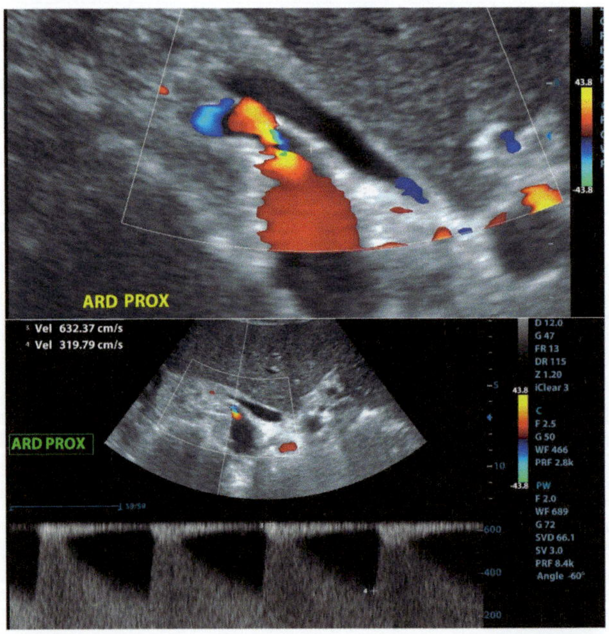

Figura 6.4. Estenose ostial da artéria renal direita em programação para intervenção endovascular. A VPS é de 632 cm/s e a VDF de 319 cm/s.

Doença obstrutiva das artérias renais

A estenose da artéria renal é a etiologia de aproximadamente 1-5% dos casos de hipertensão arterial[9] e é a causa de insuficiência renal dialítica em 5-15% dos pacientes[10]. O USD é um excelente método de diagnóstico, considerando que esses pacientes são potencialmente suscetíveis ao uso de contraste iodado e ao contraste com gadolínio para RNM.

Muitas publicações têm tratado sobre os parâmetros hemodinâmicos do Doppler para graduação das estenoses das artérias renais. A VPS e o índice renoaórtico (IRA) são os parâmetros com melhor aplicação. Dos critérios de estenose aterosclerótica da artéria renal, a combinação dos critérios de VPS de 180-200 cm/s com o IRA > 3,5 demonstrou sensibilidade e especificidade de aproximadamente 90%[11]. Mais recentemente, AbuRahma e cols. realizaram uma análise crítica e detalhada dos parâmetros hemodinâmicos e concluiram que a VPS > 285 cm/ e o IRA > 3,7 podem ser usados para estenose > 60%, com acurácia geral de 84% (Figura 6.4).

Para seguimento pós-angioplastia/*stenting* da artéria renal, é relevante a avaliação com o USD nas

Tabela 6.5. Critérios de estenoses para artéria carótida interna baseados no Consenso de Radiologistas em Ultrassom e criticamente revisados por AbuRahma e cols.

Grau de estenose	VPS	Estimativa de redução de luz (%)	Razão VPS ACI/ACC*	VDF
Normal	< 125 cm/s	Nenhuma	< 2	< 40 cm/s
< 50%	≥ 125cm/s	< 50	< 2	< 40 cm/s
50-69%	≥ 140 cm/s#	≥ 50	2-4	40-100 cm/s
≥ 70%	≥ 230 cm/s	≥ 50	> 4	> 100 cm/s
Suboclusão	VPS alta, baixa ou ausente	Visível	Variável	Variável
Oclusão	Fluxo ausente	Lúmen não visível	-	-

* Relação de VPS entre artéria carótida interna (ACI) e artéria carótida comum (ACC).
# Mudança sugerida na VPS com sensibilidade de 94%, especificidade de 92% e acurácia geral de 94%.

primeiras semanas após o procedimento para que se obtenha o valor basal de VPS e IRA. Considerando que qualquer critério hemodinâmico de estenoses deve ter em conta a preferência entre sensibilidade e especificidade, os valores de reestenoses pós-*stenting* > 60% em artérias renais pode variar entre VPS 254,5 cm/s (sensibilidade: 96%, especificidade: 83%) e VPS 296 cm/s (sensibilidade: 75%, especificidade: 98%), assim como o IRA pode variar de 3,05 (sensibilidade: 94%, especificidade: 70%) a 4,4 (sensibilidade: 64%, especificidade: 98%)[12,13].

Doença obstrutiva das artérias carótidas

A utilização de USD no diagnóstico da doença obstrutiva carotídea (notadamente da artéria carótida interna) tem critérios bem estabelecidos. De acordo com o *Guideline on the Management of Patients with Extracranial Carotid and Vertebral Artery Disease*, publicado em conjunto por algumas sociedades médicas americanas14, o exame pode ser benéfico se solicitado com grau de recomendação e evidência IC para pacientes com estenose de carótida conhecida ou suspeita, realizado por profissional habilitado em laboratórios acreditados. A pesquisa de estenose carotídea com USD em paciente assintomático com sopro carotídeo e o acompanhamento anual de estenoses > 50% por examinadores habilitados têm graus de recomendação e evidência IIaC. A pesquisa de estenose carotídea deve ser realizada em pacientes assintomáticos portadores de doença arterial periférica, doença coronariana ou aneurismas, assim como naqueles portadores de fatores de risco, a dizer: hipertensão arterial, dislipidemia, tabagismo, história familiar de primeiro grau de doença aterosclerótica até 60 anos de idade ou história familiar de acidente vascular cerebral (AVC).

Os critérios de graduação de estenoses têm sido exaustivamente estudados e reavaliados e atualmente temos utilizado com mais frequência parâmetros hemodinâmicos que oferecem melhor reprodutibilidade. O consenso de radiologistas em ultrassom e a revisão crítica daqueles critérios realizada por AbuRahma e cols., demonstrados na Tabela 6.5, são os critérios mais aplicados à prática clínica atual[15,16].

O USD é o exame de escolha na vigilância após procedimentos de endarterectomia ou angioplastia carotídea. Como qualquer exame de seguimento, é fundamental um exame base, de preferência no intraoperatório ou nos primeiros 30 dias após o procedimento, com o qual os exames futuros serão comparados.

Parâmetros hemodinâmicos para vigilância ecográfica dos procedimentos carotídeos não são semelhantes aos obtidos no período pré-intervenção*17*. Mudanças geométricas e de complacência arterial interferem diretamente nas medidas de velocidades obtidas pelo exame Doppler.

Alguns autores sugerem que se o exame inicial após endarterectomia com remendo for normal, o protocolo de seguimento em 1, 6 e 12 meses no primeiro ano e anual a partir do segundo ano não seria custo-efetivo, porque 97% dos pacientes não teriam estenoses maiores que 80% ao fim de 5 anos[18]. Para detecção de estenoses ≥ 70% em artérias carótidas internas submetidas a endarterectomia com reconstrução com remendo a VPS ≥ 274 cm/s foi o melhor parâmetro, com sensibilidade de 91%, especificidade de 99% e acurácia geral de 98%[19].

No acompanhamento de artérias carótidas internas submetidas a angioplastia com *stent* é recomendável um exame inicial até os primeiros 30 dias após o

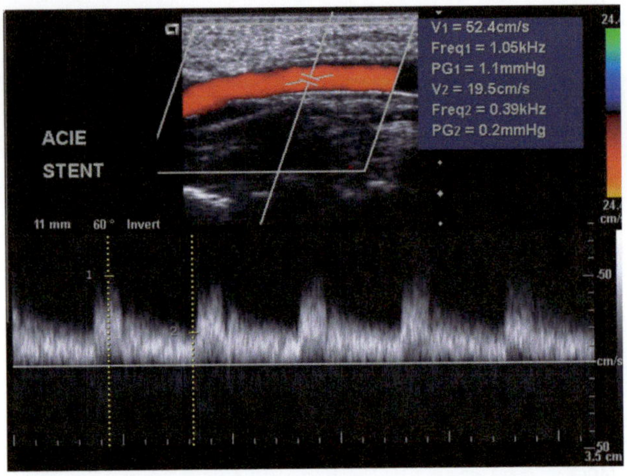

Figura 6.5. Avaliação do fluxo na artéria carótida interna com *stent*.

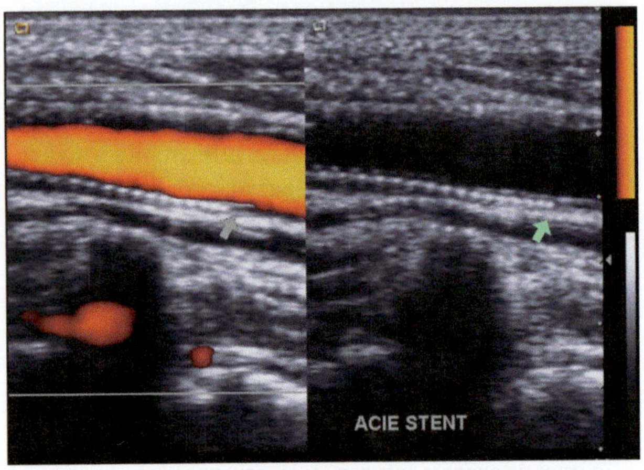

Figura 6.6. Avaliação morfológica da borda proximal do *stent* e sua incorporação à parede vascular.

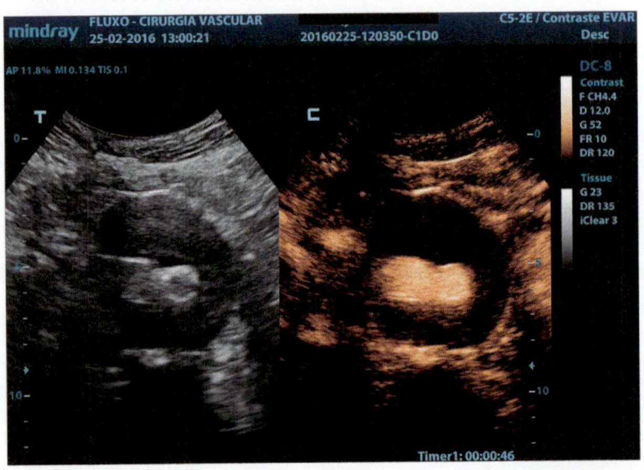

Figura 6.7. Ultrassom-Doppler com contraste em vigilância precoce de correção endovascular de aneurisma aórtico em portador de insuficiência renal crônica induzida por contraste durante o procedimento cirúrgico. Não há vazamento.

procedimento. Essa atitude compara os padrões morfológicos e hemodinâmicos do USD à arteriografia de controle intraoperatória e servirá de parâmetro para o seguimento (Figura 6.5).

Os parâmetros para o diagnóstico de estenose intra-*stent* são demonstrados na Tabela 6.6[20].

Aneurisma da aorta abdominal

O aneurisma da aorta abdominal é uma condição vascular de relativa alta frequência, 4-7% em estudos de rastreamento, a partir dos 65 anos de vida*21,22*. O fumo, até então, é o principal fator de risco associado, mas aa história familiar de AAA também deve ser considerada como fator de risco, assim como o diabetes *mellitus* parece ter um fator protetor[23].

O ultrassom é a modalidade de imagem que atende adequadamente aos requisitos para o diagnóstico do AAA[21]. A avaliação deve ser realizada em modo B e Doppler e a medida da aorta deve ser realizada no ponto de maior dilatação. Sempre que possível deve ser tentado avaliar a extensão do colo proximal, do lúmen da aorta na bifurcação e extensão da dilatação para artérias ilíacas.

A correção endovascular do aneurisma da aorta abdominal (EVAR) mudou o rumo do tratamento do AAA e hoje é a opção primária de intervenção em países desenvolvidos, com menor mortalidade operatória mas com maior taxa de rotura e menor sobrevida a longo prazo, quando comparada à técnica de endoaneurismorrafia[24].

O seguimento para vigilância pós-EVAR encontra no USD uma ferramenta muito útil, considerando que o objetivo primário do acompanhamento é a detecção da expansão do saco aneurismático. O coeficiente de correlação do diâmetro do AAA pós-EVAR entre o USD e a tomografia computadorizada (TC) é de 0,96, e o USD oferece menos custos[25]. Por outro lado, a sensibilidade na detecção de vazamentos é relativamente baixa com o USD26. Com o advento do uso dos contrastes de microbolhas na ultrassonografia (Figura 6.7), esta modalidade de exame tem sido testada contra a TC na detecção de vazamentos e os resultados têm se mostrado promissores, com taxas de detecção iguais e, portanto, alta sensibilidade e especificidade[27,28]. Uma metanálise recente demonstrou que a sensibilidade e a especificidade de detecção de vazamentos com USD sem contraste foi de 82% e 93%, respectivamente, enquanto com a utilização do contraste as taxas de sensibilidade e especificidade foram de 94% e 95%, respectivamente. Com base nesses

Tabela 6.6. Critérios de estenoses pós-angioplastia com stent em artéria carótida interna.

Grau de estenose		VPS	VDF	Razão VPS ACI/ACC*
< 50%	Lal et al.	< 220 cm/s		
	AbuRahma et al.	< 224 cm/s		
> 50%	Lal et al.	220-339 cm/s	≥ 88 cm/s	≥ 2,7
	AbuRahma et al.	≥ 224 cm/s		≥ 3,4
> 80%	Lal et al.	≥ 340 cm/s		≥ 4,15
	AbuRahma et al.	≥ 325 cm/s	≥ 119 cm/s	≥ 4,5

* Relação de VPS entre artéria carótida interna (ACI) e artéria carótida comum (ACC).

resultados, 94% dos vazamentos serão detectados com ultrassom com contraste[29].

A utilização do ultrassom com contraste parece ser promissora na vigilância pós-EVAR daqueles casos em que o saco aneurismático mostra crescimento e deve substituir uma boa parte dos exames radiológicos com contraste iodado. Essa situação é bastante desejável, considerando que esses pacientes podem ter que ser submetidos a novos procedimentos radiológicos ao longo do seguimento.

Sistema venoso

Compressão da veia ilíaca (Síndrome de May-Thurner/Cockett)

A compressão da veia ilíaca comum (mais comumente à esquerda) pela artéria ilíaca comum direita pode se manifestar clinicamente de forma aguda por trombose venosa profunda ou cronicamente como edema do membro, varizes unilaterais e claudicação venosa[30]. Úlceras venosas de difícil cicatrização podem estar relacionadas a compressão da veia ilíaca[31]. Por sua vez, muitos pacientes apresentam a compressão como achado de exames, mas são completamente assintomáticos.

O critério mais fidedigno para o diagnóstico da compressão é através da mensuração da pressão venosa pré e pós-estenose extrínseca. May e Thurner sugeriram que 2-3 mmHg de gradiente caracterizariam estenose hemodinamicamente significativa[32].

Os métodos não invasivos ou minimamente invasivos têm sido avaliados com o objetivo de diagnosticar a compressão hemodinamicamente comprometedora. Apesar da pobreza de evidências para diagnóstico da compressão venosa ilíaca e das dificuldades de estabelecer com exatidão graus de estenose em veias, existem opções de métodos, cada um com suas vantagens e desvantagens: USD, angiotomografia contrastada, angiorressonância, ultrassom endovascular, flebografia. O USD tem as vantagens e desvantagens características dos métodos ecográficos, inclusive com a constatação de que ecografistas experientes podem não conseguir avaliar adequadamente até 20% das veias ilíacas[33].

Os parâmetros para determinar, ao USD, a compressão significativa da veia ilíaca são morfológicos e hemodinâmicos:

- compressão da veia ao modo B e colorido, com a característica ausência de luz venosa e o aspecto de "artéria dentro da veia";
- aumento da velocidade máxima de fluxo (VMF) na região da compressão com índice velocimétrico (VMF na compressão/VMF pré-compressão) > 2,534;
- presença de colateralização por inversão de fluxo das veias ilíaca interna e/ou ileolombar ipsolateral à compressão;
- perda de fasicidade do fluxo na veia femoral ipsolateral à compressão;
- diferença de velocidade máxima de fluxo entre a veia femoral contralateral e ipsolateral à compressão > 10% (sendo a velocidade mais baixa no lado da compressão)[34].

Considerando as dificuldades no diagnóstico ultrassonográfico dessa condição, quanto mais critérios positivos, maior a probabilidade de concordância com os demais métodos.

O USD é o método de escolha para seguimento e vigilância de perviedade após o tratamento endovascular por angioplastia e *stenting* da veia comprimida. O aumento do diâmetro da veia e do fluxo e a presença do *stent* como estrutura ecogênica facilitam a visualização da veia (Figura 6.8). Os critérios de reestenose não são claros, mas vale a recomendação para qualquer vigilância com USD, o exame inicial, nos primeiros dias após o procedimento, como balizador da normalidade.

APLICAÇÕES TERAPÊUTICAS E DURANTE PROCEDIMENTOS

O USD teve suas aplicações expandidas além do diagnóstico de doenças vasculares. Cada vez mais ocupou seu espaço nos procedimentos, seja como ferramenta de imagem única ou assistindo outras modalidades.

Acesso vascular

O acesso vascular guiado com USD tem se tornado prática frequente não relegada somente a radiologistas intervencionistas ou cirurgiões vasculares. Com a miniaturização e a portabilidade dos equipamentos de ultrassom, essa prática se tornou ainda mais acessível a outros especialistas como o intensivista e o anestesiologista.

A inserção ecoguiada de cateter venoso central proporciona, comparado ao método baseado em marcadores anatômicos, menor risco de punção arterial e de infecção de cateteres35, mas uma metanálise mostrou não haver diferença no tempo de acesso venoso e no número de tentativas e falhas36. Iniciativas educacionais têm sido propostas para melhorar o desempenho desse procedimento[37,38]. Na população pediátrica ainda não há evidências que sugiram a superioridade do acesso venoso ecoguiado sobre o baseado em critérios anatômicos[39].

Uma crescente base de conhecimento tem se formado em torno do acesso arterial ecoguiado. Apesar da facilidade da palpação e das condições fisiológicas que tornam a punção arterial de pouca dificuldade, há situações nas quais o pulso não está presente, é fraco ou a margem para erros é mínima sob o risco de complicações de acesso, tais como a presença de distúrbios de coagulação ou proximidade com nervos. Em um estudo randomizado multicêntrico, a canulação ecoguiada da artéria femoral foi melhorada naquelas artérias com bifurcações altas e reduziu o número de tentativas, o tempo de acesso, o risco de punção venosa e complicações vasculares[40]. Kalish e cols. estudaram a incidência de hematomas após acesso femoral para intervenções arteriais periféricas e demonstraram que o acesso arterial ecoguiado foi protetor para formação de hematomas nos subgrupos de pessoas maiores que 80 anos de idade, com índice de massa corpórea maior que 30 e que tiveram implantados introdutores maiores que 6F[41]. Acessos para procedimentos arteriais periféricos complexos também se beneficiam do uso do USD[42]. Outra

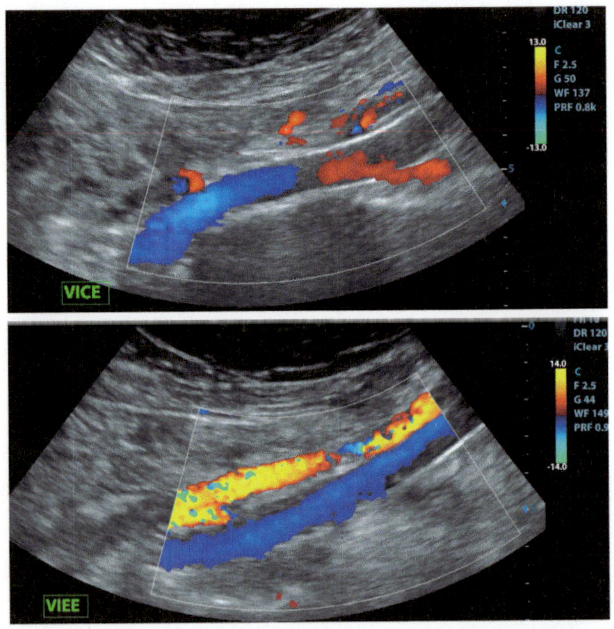

Figura 6.8. Pós-operatório tardio de angioplastia de veia ilíaca comum esquerda para tratamento da síndrome de May-Thurner. Observa-se a veia pérvia, sem sinais de compressão extrínseca e distúrbios de fluxo.

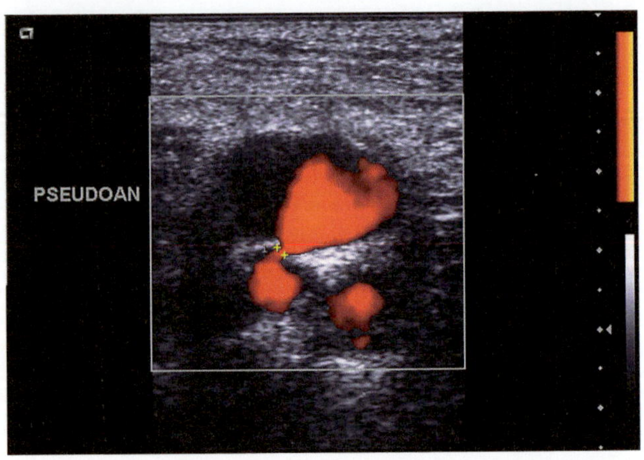

Figura 6.9. Pseudoaneurisma femoral em pós-operatório de intervenção coronariana.

interessante aplicação do USD para guiar acessos arteriais é a canulação podal retrógrada, quando o acesso anterógrado é potencialmente associado a insucesso técnico e clínico em isquemia crítica[43-45], ou mesmo em pacientes com necessidade de acesso contralateral em portadores de enxerto aorto-bifemoral, endopróteses aórticas, angulação excessiva da bifurcação aórtica e oclusão ilíaca. O acesso ipsolateral retrógrado também pode ser útil em pacientes obesos mórbidos, com infecção na região inguinal, cicatrizes inguinais e contraturas do quadril[46].

Tratamento de Pseudoaneurismas

O acesso femoral é o mais comum para procedimentos arteriais diagnósticos ou terapêuticos. Com a tendência cada vez mais frequente de tratamentos minimamente invasivos por via arterial, dispositivos de diversos calibres têm sido introduzidos pela via femoral. Uma das principais complicações deste acesso é a formação de pseudoaneurismas, cuja incidência pode variar de 0,05 a 8% (Figura 6.9). Pseudoaneurismas de pequeno volume tendem a ocluir espontaneamente, no entanto, aqueles que persistem podem evoluir com complicações adicionais, tais como sangramento, necrose cutânea, infecção, fístula arteriovenosa e necessitam ser tratados[47].

Até a década de 1990 o tratamento preferencial era cirúrgico, com sutura do orifício sangrante e evacuação do hematoma. Em 1991 foi descrito o tratamento por compressão direta ecoguiada do colo do aneurisma48. O sucesso da compressão pode ser comprometido pelo uso concomitante de antiagregantes plaquetários e heparina, além de ser doloroso para o paciente, demorado e desconfortável para o médico. Apresenta taxa de complicações (expansão do hematoma, trombose venosa, arritmias, angina e reflexos vasovagais) de aproximadamente 3,6%[49].

A injeção ecoguiada de trombina para tratamento de pseudoaneurismas foi descrita em 1997 e apresenta taxa de sucesso entre 91-100%, com taxas de complicações em torno de 1,3%, sendo que somente 0,5% foram complicações embólicas[50].

Uma metanálise recente sugere que a injeção de trombina é superior à compressão, favorecendo em taxa de oclusão (97,4% *versus* 69,3%), com baixas taxas de complicações e tempo de execução mais rápido[50].

COMENTÁRIOS FINAIS

Discorrer sobre todas as aplicações do USD no contexto da radiologia intervencionista é uma tarefa em constante mutação e que levará a novos horizontes, principalmente no contexto dos procedimentos ecoguiados e na vigilância das intervenções vasculares.

REFERÊNCIAS BIBLIOGRÁFICAS

1. Powers J, Kremkau F. Medical ultrasound systems. Interface Focus. 2011;1(4):477-89.
2. Kremkau FW. Doppler color imaging. Principles and instrumentation. Clin Diagn Ultrasound. 1992;27:7-60.
3. Taylor DC, Houston TM, Anderson C, Jameson M, Popatia S. Follow-up of renal and mesenteric artery revascularization with duplex ultrasonography. Can J Surg. 1996;39(1):17-20.
4. Baril DT, Rhee RY, Kim J, Makaroun MS, Chaer RA, Marone LK. Duplex criteria for determination of in-stent stenosis after angioplasty and stenting of the superficial femoral artery. Journal of Vascular Surgery. 2009;49(1):133-9.
5. Shrikhande GV, Graham AR, Aparajita R, Gallagher KA, Morrissey NJ, McKinsey JF, et al. Determining Criteria for Predicting Stenosis With Ultrasound Duplex After Endovascular Intervention in Infrainguinal Lesions. Annals of Vascular Surgery. 2011;25(4):454-60.
6. Moneta GL, Lee RW, Yeager RA, Taylor LM, Porter JM. Mesenteric duplex scanning: a blinded prospective study. YMVA. 1993;17(1):79-84, discuss 85-6.
7. Zwolak RM, Fillinger MF, Walsh DB, LaBombard FE, Musson A, Darling CE, et al. Mesenteric and celiac duplex scanning: a validation study. YMVA. 1998;27(6):1078-87, discuss 1088.
8. AbuRahma AF, Stone PA, Srivastava M, Dean LS, Keiffer T, Hass SM, et al. Mesenteric/celiac duplex ultrasound interpretation criteria revisited. Journal of Vascular Surgery. 2012;55(2):428-436.e6.
9. Olin JW. Atherosclerotic renal artery disease. Cardiol Clin. 2002;20(4):547-62-vi.
10. Textor SC, Lerman L. Renovascular hypertension and ischemic nephropathy. Am J Hypertens. 2010;23(11):1159-69.
11. Staub D, Canevascini R, Huegli R, Aschwanden M, Thalhammer C, Imfeld S, et al. Best Duplex-Sonographic Criteria for the Assessment of Renal Artery Stenosis - Correlation with Intra-Arterial Pressure Gradient. Ultraschall in der Medizin - European Journal of Ultrasound. 2007;28(01):45-51.
12. Wuamett JC, Soult M, Larion S, Ahanchi SS, Panneton JM. RS20. Duplex Criteria for Renal Artery In-Stent Restenosis. Journal of Vascular Surgery. 2016;63(6):151S-152S.
13. del Conde I, Galin ID, Trost B, Kang J, Lookstein R, Woodward M, et al. Renal artery duplex ultrasound criteria for the detection of significant in-stent restenosis. Cathet Cardiovasc Intervent. 2013;83(4):612-8.
14. Brott TG, Halperin JL, Abbara S, Bacharach JM, Barr JD, Bush RL, et al. 2011 ASA/ACCF/AHA/AANN/AANS/ACR/ASNR/CNS/SAIP/SCAI/SIR/SNIS/SVM/SVS guideline on the management of patients with extracranial carotid and vertebral artery disease: executive summary: a report of the American College of Cardiology Foundation/American Heart Association Task Force on Practice Guidelines, and the American Stroke Association, American Association of Neuroscience Nurses, American Association of Neurological Surgeons, American College of Radiology, American Society of Neuroradiology, Congress of Neurological Surgeons, Society of Atherosclerosis Imaging and Prevention, Society for Cardiovascular Angiography and Interventions, Society of Interventional Radiology, Society of NeuroInterventional Surgery, Society for Vascular Medicine, and Society for Vascular Surgery.

Developed in collaboration with the American Academy of Neurology and Society of Cardiovascular Computed Tomography. Catheterization and cardiovascular interventions: official journal of the Society for Cardiac Angiography & Interventions. New Jersey: Wiley Company; 2013. vol. 81, p. E76-123.

15. Grant EG, Benson CB, Moneta GL, Alexandrov AV, Baker JD, Bluth EI, et al. Carotid Artery Stenosis: Gray-Scale and Doppler US Diagnosis—Society of Radiologists in Ultrasound Consensus Conference. Radiology. 2003;229(2):340-6.

16. AbuRahma AF, Srivastava M, Stone PA, Mousa AY, Jain A, Dean LS, et al. Critical appraisal of the Carotid Duplex Consensus criteria in the diagnosis of carotid artery stenosis. Journal of Vascular Surgery. 2011;53(1):53-9, discuss 59-60.

17. Benzing T, Wilhoit C, Wright S, McCann PA, Lessner S, Brothers TE. Standard duplex criteria overestimate the degree of stenosis after eversion carotid endarterectomy. YMVA. 2015;61(6):1457-63.

18. AbuRahma AF, Srivastava M, AbuRahma Z, Jackson W, Stone PA, Green J, et al. Routine Postoperative Carotid Duplex Ultrasound Surveillance After Carotid Endarterectomy. Journal of Vascular Surgery. 2014;60(6):1720.

19. AbuRahma AF, Stone P, Deem S, Dean LS, Keiffer T, Deem E. Proposed duplex velocity criteria for carotid restenosis following carotid endarterectomy with patch closure. Journal of Vascular Surgery. 2009;50(2):286-91-291, e1-2-discuss 291.

20. Freire CMV, Alcantara ML, Santos SND, Amaral SID, Veloso O, Porto CLL, et al. Recomendação para a Quantificação pelo Ultrassom da Doença Aterosclerótica das Artérias Carótidas e Vertebrais: Grupo de Trabalho do Departamento de Imagem Cardiovascular da Sociedade Brasileira de Cardiologia - DIC - SBC. Arquivos Brasileiros de Cardiologia. Imagem Cardiovascular. 2015;28:1-64.

21. Kostun ZW, Malik RK. Screening for abdominal aortic aneurysms. Clinical Imaging. 2016;40(2):321-4.

22. Gianfagna F, Veronesi G, Bertù L, Tozzi M, Tarallo A, Ferrario MM, et al. Prevalence of abdominal aortic aneurysms and its relation with cardiovascular risk stratification: protocol of the Risk of Cardiovascular diseases and abdominal aortic Aneurysm in Varese (RoCAV) population based study. BMC Cardiovasc Disord. 2016;16(1):243.

23. Sidloff D, Stather P, Dattani N, Bown M, Thompson J, Sayers R, et al. Aneurysm global epidemiology study: public health measures can further reduce abdominal aortic aneurysm mortality. Circulation. 2014;129(7):747-53.

24. Patel R, Sweeting MJ, Powell JT, Greenhalgh RM; EVAR trial investigators. Endovascular versus open repair of abdominal aortic aneurysm in 15-years' follow-up of the UK endovascular aneurysm repair trial 1 (EVAR trial 1): a randomised controlled trial. Lancet. 2016;388(10058):2366-74.

25. Beeman BR, Doctor LM, Doerr K, McAfee-Bennett S, Dougherty MJ, Calligaro KD. Duplex ultrasound imaging alone is sufficient for midterm endovascular aneurysm repair surveillance: A cost analysis study and prospective comparison with computed tomography scan. Journal of Vascular Surgery. 2009;50(5):1019-24.

26. Badri H, Haddad El M, Ashour H, Nice C, Timmons G, Bhattacharya V. Duplex Ultrasound Scanning (DUS) Versus Computed Tomography Angiography (CTA) in the Follow-Up After EVAR. Angiology. 2010;61(2):131-6.

27. Cantisani V, Ricci P, Grazhdani H, Napoli A, Fanelli F, Catalano C, et al. Prospective comparative analysis of colour-Doppler ultrasound, contrast-enhanced ultrasound, computed tomography and magnetic resonance in detecting endoleak after endovascular abdominal aortic aneurysm repair. Eur J Vasc Endovasc Surg. 2011;41(2):186-92.

28. Gürtler VM, Sommer WH, Meimarakis G, Kopp R, Weidenhagen R, Reiser MF, et al. A comparison between contrast-enhanced ultrasound imaging and multislice computed tomography in detecting and classifying endoleaks in the follow-up after endovascular aneurysm repair. Journal of Vascular Surgery. 2013;58(2):340-5.

29. Abraha I, Luchetta ML, De Florio R, Cozzolino F, Casazza G, Duca P, et al. Ultrasonography for endoleak detection after endoluminal abdominal aortic aneurysm repair. Cochrane Database Syst Rev. 2017;6(5):CD010296.

30. Mousa AY. May-Thurner Syndrome. In: Endovascular Interventions. New York: Springer; 2013. p. 1133-48.

31. Alkhater M, Jockenhöfer F, Stoffels I, Dissemond J. May-Thurner syndrome: an often overlooked cause for refractory venous leg ulcers. Int Wound J. 2017;14(3):578-82.

32. Hameed M, Onida S, Davies AH. What is pathological May-Thurner syndrome? Phlebology. London: Publications Sage; 2016 Nov 17;28:026835551668045.

33. Labropoulos N, Borge M, Pierce K, Pappas PJ. Criteria for defining significant central vein stenosis with duplex ultrasound. Journal of Vascular Surgery. 2007;46(1):101-7.

34. Metzger PB, Rossi FH, Kambara AM, Izukawa NM, Saleh MH, Pinto IMF, et al. Criteria for detecting significant chronic iliac venous obstructions with duplex ultrasound. Journal of Vascular Surgery: Venous and Lymphatic Disorders. 2016;4(1):18-27.

35. Schmidt GA, Maizel J, Slama M. Ultrasound-guided central venous access: what's new? Intensive Care Med. 2015;41(4):705-7.

36. Stolz LA, Stolz U, Howe C, Farrell IJ, Adhikari S. Ultrasound-guided peripheral venous access: a meta-analysis and systematic review. J Vasc Access. 2015;16(4):321-6.

37. Werner HC, Vieira RL, Rempell RG, Levy JA. An Educational Intervention to Improve Ultrasound Competency in Ultrasound-Guided Central Venous Access. Pediatr Emerg Care. 2016;32(1):1-5.

38. Miranda RB, Nardino EP, Gomes T, Farias P. Nova técnica para treinamento em acessos vasculares guiados por ultrassom utilizando modelo de tecido animal. J vasc bras. Sociedade Brasileira de Angiologia e de Cirurgia Vascular. 2012;11(1):83-7.

39. He C, Vieira R, Marin JR. Utility of Ultrasound Guidance for Central Venous Access in Children. Pediatr Emerg Care. Pediatric Emergency Care. 2017;33(5):359-62.

40. Seto AH, Abu-Fadel MS, Sparling JM, Zacharias SJ, Daly TS, Harrison AT, et al. Real-time ultrasound guidance facilitates femoral arterial access and reduces vascular complications: FAUST (Femoral Arterial Access With Ultrasound Trial). JACC Cardiovasc Interv. 2010;3(7):751-8.

41. Kalish J, Eslami M, Gillespie D, Schermerhorn M, Rybin D, Doros G, et al. Routine use of ultrasound guidance in femoral arterial access for peripheral vascular intervention decreases groin hematoma rates. Journal of Vascular Surgery. 2015;61(5):1231-8.

42. Mustapha JA, Diaz-Sandoval LJ, Jaff MR, Adams G, Beasley R, Finton S, et al. Ultrasound-Guided Arterial Access: Outcomes Among Patients With Peripheral Artery Disease and Critical Limb Ischemia Undergoing Peripheral Interventions. J Invasive Cardiol. 2016;28(6):259-64.

43. Kwan TW, Shah S, Amoroso N, Diwan R, Makker P, Ratcliffe JA, et al. Feasibility and Safety of Routine Transpedal Arterial Access for Treatment of Peripheral Artery Disease. J Invasive Cardiol. 2015;27(7):327-30.

44. Amoroso NS, Shah S, Liou M, Ratcliffe J, Lala M, Diwan R, et al. Superficial Femoral Artery Intervention by Single Transpedal Arterial Access. J Invasive Cardiol. 2015;27(11):E236-41.

45. Sabri SS, Hendricks N, Stone J, Tracci MC, Matsumoto AH, Angle JF. Retrograde pedal access technique for revascularization of infrainguinal arterial occlusive disease. J Vasc Interv Radiol. 2015;26(1):29-38.

46. Mustapha JA, Diaz-Sandoval LJ. Ultrasound-Guided Tibial Pedal Arterial Access: Growing Alternative Strategy in the Treatment Of Complex Peripheral Artery Disease. J Invasive Cardiol. 2015;27(7):332-3.

47. Dzijan-Horn M, Langwieser N, Groha P, Bradaric C, Linhardt M, Böttiger C, et al. Safety and efficacy of a potential treatment algorithm by using manual compression repair and ultrasound-guided thrombin injection for the management of iatrogenic femoral artery pseudoaneurysm in a large patient cohort. Circ Cardiovasc Interv. 2014;7(2):207-15.

48. Fellmeth BD, Roberts AC, Bookstein JJ, Freischlag JA, Forsythe JR, Buckner NK, et al. Postangiographic femoral artery injuries: nonsurgical repair with US-guided compression. Radiology. 1991;178(3):671-5.

49. Eisenberg L, Paulson EK, Kliewer MA, Hudson MP, DeLong DM, Carroll BA. Sonographically guided compression repair of pseudoaneurysms: further experience from a single institution. American Journal of Roentgenology. 1999;173(6):1567-73.

50. Kontopodis N, Tsetis D, Tavlas E, Dedes A, Ioannou CV. Ultrasound Guided Compression Versus Ultrasound Guided Thrombin Injection for the Treatment of Post-Catheterization Femoral Pseudoaneurysms: Systematic Review and Meta-Analysis of Comparative Studies. European Journal of Vascular & Endovascular Surgery. 2016;26:1-9.

Tomografia e Angiotomografia: Técnicas e Aplicações

7

Adriano Tachibana
Aparecido Nakano
Daniel Calich
Layra Ribeiro

INTRODUÇÃO

A avaliação vascular do corpo humano por tomografia computadorizada é hoje possível devido aos grandes avanços da engenharia e matemática médicas. O surgimento do meio de contraste iodado, o desenvolvimento da técnica helicoidal e das múltiplas fileiras de detectores na década de 1990 permitiram a aquisição rápida de imagens volumétricas em alta resolução, constituindo a base da angiotomografia computadorizada (ângio-TC).

Os avanços técnicos mais recentes, como a tomografia de dupla energia, a sincronização eletrocardiográfica e o desenvolvimento de aparelhos com até 320 fileiras de detectores, aliados a novas técnicas de reconstrução, reduziram significativamente a dose de radiação utilizada. Além disso, a melhoria da resolução espacial e temporal, bem como o avanço das técnicas de reconstrução multiplanar e tridimensional abriram novas perspectivas para o diagnóstico vascular, permitindo a realização de exames com maior extensão e detalhamento das estruturas vasculares, além de proporcionar imagens livres de artefatos de movimentação, inclusive na aorta ascendente e nas coronárias.

A ângio-TC é um método de estudo vascular amplamente disponível e não invasivo que representa um importante instrumento diagnóstico em praticamente todos os segmentos vasculares. Apresenta maior acurácia que ultrassonografia com Doppler. Quando comparada à ressonância magnética, tem menor custo, maior rapidez e melhor resolução espacial, além de ser muito menos suscetível a artefatos de movimentação e, portanto, mais consistente. A principal desvantagem da ângio-TC é a necessidade do uso do contraste iodado.

Neste capítulo iremos discutir os princípios técnicos da angiotomografia necessários para o entendimento de suas principais aplicações práticas.

Aspectos Técnicos

Neste tópico abordaremos as bases técnicas necessárias para o entendimento das principais aplicações da ângio-TC no diagnóstico das diversas patologias vasculares[1,2].

Conceitos Básicos em Angiotomografia

Tomografia computadorizada consiste em método de aquisição de imagens no plano transversal (axial) através da utilização de feixes de raios X. A imagem formada depende das diferenças de atenuação, que é resultante da interação do corpo do paciente e do contraste administrado com os feixes de raios X. Essa informação é captada pelos detectores que a transitam de forma digital, os chamados dados brutos. Esses dados são transformados em imagens axiais contíguas cuja espessura mínima depende do tamanho do detector. Em geral, os equipamentos apresentam um balanceamento entre espessura de detector e número de fileiras (quanto mais fileiras, mais fino o detector). Quanto mais fileiras, maior a extensão longitudinal coberta com uma rotação do tubo ao redor do paciente, resultando em maior rapidez da aquisição e possibilidade de sincronização eletrocardiográfica que é importante para estudos do coração/coronárias e da aorta ascendente. Para estudos de ângio-TC, aparelhos de 16 fileiras conseguem resultados muito bons, sendo que a partir de 64 fileiras conseguem-se imagens angiotomográficas com alta resolução em todos os planos.

Radiação Ionizante

A redução da dose de radiação ionizante é uma crescente preocupação dos fabricantes. O desenvolvimento de novos detectores e os avanços nas técnicas de reconstrução iterativa de imagens e modulação de dose despontam como importantes mecanismos na redução de dose de radiação destes exames, em alguns casos chegando a atingir níveis equivalentes aos de um estudo radiográfico simples. Na faixa etária de estudo da maioria das doenças vasculares degenerativas, a radiação não deve ser um problema a ser considerado devido ao risco muito baixo para um benefício muito grande de um exame bem indicado.

Entretanto, deve-se atentar para os efeitos cumulativos desta radiação nas crianças e em pacientes jovens com necessidade de seguimento por imagem em longo prazo. Da mesma forma, avaliar os riscos decorrentes da exposição à radiação ionizante pelo feto em pacientes gestantes é de extrema importância, devendo-se preferenciar estudos por angiorressonância (ângio-RM) ou ultrassonografia com Doppler em casos selecionados.

Contraste Iodado e Protocolo de Exame

O uso do contraste iodado é essencial para avaliação vascular endoluminal. Suas características intrínsecas, o fluxo de injeção, o momento do disparo e o tempo para o início da aquisição das imagens são parâmetros fundamentais para a qualidade da opacificação arterial. Parâmetros inerentes ao paciente, como débito e ritmo cardíaco regular e realização apneia adequada também são importantes.

Os protocolos de utilização do meio de contraste são particularizados para cada indicação clínica. Em geral, nos estudos arteriais é necessária a injeção do contraste iodado em alto fluxo através de acesso venoso periférico de 18 a 22 G (para um fluxo entre 4,0 e 6,0 mL/s), seguidos de *bolus* de soro fisiológico[3]. A injeção do contraste através de cateteres central ou de diálise e acessos totalmente implantáveis deve ser evitada. Já estão disponíveis e devem ser cada vez mais utilizados os cateteres centrais de inserção periférica que permitem a injeção do contraste em alto fluxo compatíveis com a ângio-TC. Segurança, reações adversas e a nefrotoxicidade do contraste iodado foram abordadas no Capítulo 4 deste livro.

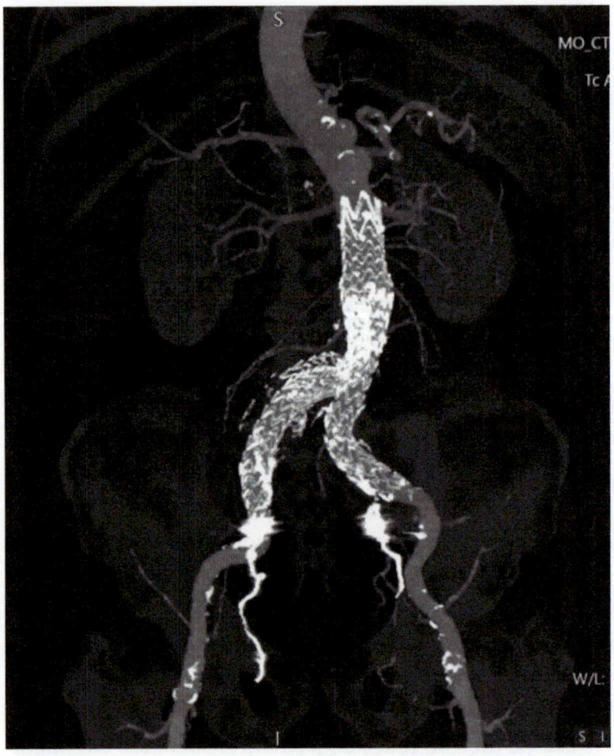

Figura 7.1. Reconstrução em coronal utilizando projeção de intensidade máxima (MIP) em paciente submetido a correção endovascular de aneurisma da aorta abdominal.

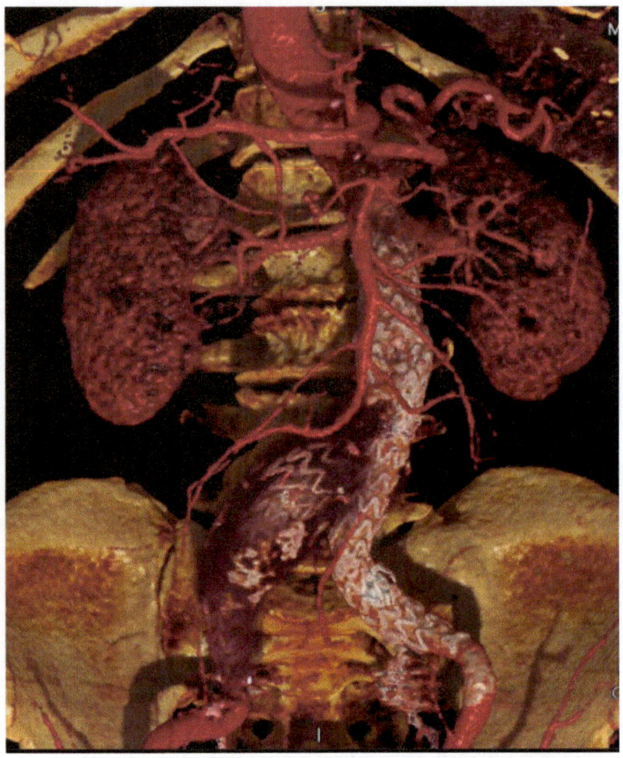

Figura 7.2. Pós-processamento do tipo renderização volumétrica (reconstrução 3D) com técnica de iluminação global.

Reformatação da Imagem

As aquisições em aparelhos multidetectores trouxeram uma nova perspectiva para as imagens axiais obtidas pelo exame. Elas permitem aquisições volumétricas em alta resolução, sendo possível realizar reformatações com excelentes resoluções espacial e temporal. As principais técnicas utilizadas na ângio-TC são a reconstrução tridimensional (por renderização de volume), multiplanar por média da intensidade dos *pixels* (MPR) e multiplanar por máxima intensidade dos *pixels* (MIP).

Com a técnica MPR é possível a projeção de múltiplos planos ortogonais e oblíquos aos de aquisição das imagens, obtendo-se uma imagem bidimensional na qual a cada pixel é atribuído o valor médio das intensidades. Desta forma, torna-se possível a avaliação de estruturas vasculares nos seus eixos verdadeiros, aspecto fundamental no estudo dos aneurismas e estenoses.

A técnica MIP projeta os planos em uma imagem bidimensional, atribuindo a cada pixel o valor máximo das intensidades do objeto, sendo o tipo de reconstrução mais útil e mais realizado na avaliação tomográfica vascular. Permite melhor avaliação da distribuição vascular, detecção de pequenos aneurismas e de tênues irregularidades parietais vasculares. É a técnica mais usada para reconstruções vasculares. Temos que atentar que em uma imagem MIP não se pode afirmar sobre perspectiva de profundidade da imagem, uma vez que é uma imagem bidimensional (Figura 7.1).

A renderização volumétrica, embora não usada de forma rotineira para o diagnóstico e medidas, mapeia cada amostra da imagem e atribui a ela uma opacidade e cor para a construção da imagem tridimensional, oferecendo uma ótima caracterização da anatomia global vascular e diferenciando o posicionamento individual de cada estrutura. Novas técnicas de renderização tridimensionais, chamadas de reconstrução cinemática ou de iluminação global, permitem a realização de imagens que simulam a realidade (Figura 7.2).

Medidas em Ângio-TC

É fundamental a realização de medidas adequadas nos exames de ângio-TC. Pequenos erros podem levar a interpretações equivocadas e até mesmo inadequações na escolha de próteses para o tratamento dos aneurismas. As medidas devem ser realizadas no eixo axial verdadeiro do vaso (em plano ortogonal à linha central da luz), o que nem sempre corresponde ao eixo de aquisição das imagens. A reformatação do tipo MPR é a ferramenta mais útil na obtenção deste tipo de medida.

Alguns *softwares* de manipulação de imagens permitem a opção de definição automatizada do eixo longitudinal do vaso (tendo como base a linha central de fluxo), fazendo a reconstrução na qual sempre é demonstrado o eixo axial verdadeiro do vaso, obtendo-se medidas mais reprodutíveis (Figura 7.3).

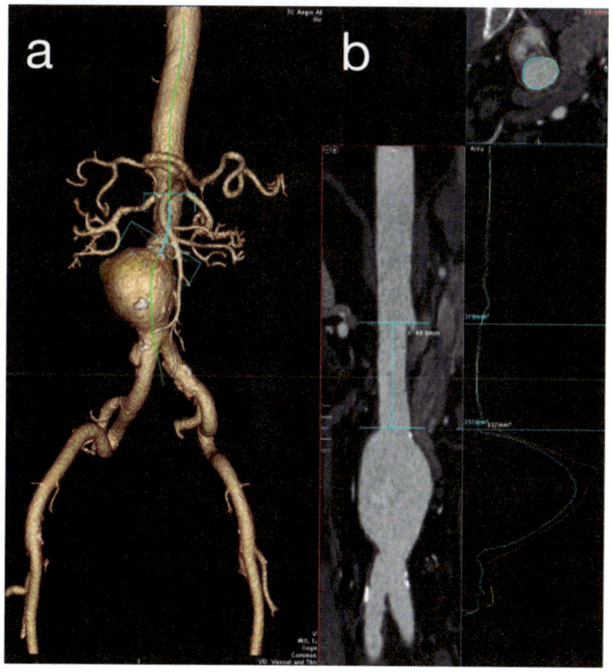

Figura 7.3. (A) Pós-processamento do tipo renderização volumétrica com linha central de fluxo que servirá de base para nova reconstrução. (B) Reconstrução automatizada orientada pela linha central de fluxo, obtendo-se aferições mais reprodutíveis.

Aplicações

Aplicação da Ângio-TC na Doença Carotídea

A angiotomografia na doença carotídea apresenta alta acurácia, tendo resultados comparáveis aos da angiografia com subtração digital. Pelos motivos já expostos previamente neste capítulo, as imagens deste método, quando processadas adequadamente, assemelham-se às da angiografia para obtenção das medidas de estenose conforme critérios adotados pelos estudos NASCET (*North American Symptomatic Carotid Endarterectomy Trial*)[4] e ECST (*European Carotid Surgery Trialists' Collaborative Group*)[5]. Além disso, o método permite avaliação desde o arco aórtico até o polígono de Willis, fornecendo informações importantes a respeito de outras patologias, como dissecções e aneurismas e até mesmo variações anatômicas.

Embora a ângio-TC também forneça características como grau de calcificação e presença de ulcerações nas placas parietais, é limitada em determinar a espessura da camada fibrosa, o volume do núcleo lipídico e na caracterização de hemorragia (nesse contexto, a RM é o método de escolha).

Placas densamente calcificadas e próteses/*stents* metálicos (que geram artefatos de endurecimento do feixe) podem limitar o estudo. Em relação aos stents, o resultado da avaliação é muito variável, pois depende não só do material, mas da geometria de sua construção, podendo gerar mais artefatos na tomografia ou na ressonância magnética. Na prática, o que observamos é que a ângio-TC tem comportamento mais previsível em relação aos artefatos de redução do lúmen dos *stents* e, portanto, apresenta informações mais reprodutíveis (Quadro 7.1 e Figuras 7.4 e 7.5). A ângio-RM apresenta menos artefato de redução luminal nos *stents* de nitinol que a ângio-TC, em contrapartida, apresenta mais artefatos nos *stents* de cobalto e, principalmente, nos de aço.

Aplicações nas Doenças da Aorta

A ângio-TC é o método mais adequado para as indicações mais frequentes de avaliação das doenças da aorta[6]. É um exame amplamente disponível e com protocolos de estudo muito bem estabelecidos.

Quadro 7.1. Resumo – Ângio-TC na doença carotídea

Resumo – Ângio-TC na doença carotídea
Método não invasivo indicado para quantificar estenose pelos critérios NASCET e ECST
Avalia toda a extensão das carótidas, desde o arco aórtico até o polígono de Willis
Descreve anatomia e detecta outras patologias, como vasculites, aneurismas e dissecções
Papel limitado na avaliação da composição da placa

Adicionalmente, as imagens obtidas para avaliação da aorta em ângio-TC permitem fácil manipulação e interpretação, melhorando a sua apresentação e a correlação clínico-cirúrgica. Esta maior facilidade permite ainda que médicos não especialistas em diagnóstico por imagem possam reestudar os exames, permitindo melhor comunicação entre especialidades.

Particulamente nas Síndromes Aórticas Agudas (SAA), a ângio-TC tem papel fundamental na diferenciação das diversas entidades que podem se apresentar com quadro clínico semelhante. São reconhecidas três entidades distintas: a Dissecção Aórtica Aguda (DAA), o Hematoma Intramural Aórtico (HIA) e a Úlcera Aterosclerótica Penetrante (UAP). A capacidade de realizar o diagnóstico, avaliar complicações, estadiar as lesões e realizar diagnóstico diferencial fazem da ângio-TC o método não invasivo ideal para avaliar e acompanhar esses pacientes.

A DAA é a SAA mais comum. Durante a DAA ocorre a ruptura da íntima, com fluxo sanguíneo adentrando a camada média, separando de forma longitudinal a íntima (ou intima/média) da adventícia, determinando duas luzes arteriais que são prontamente reconhecidas pela ângio-TC[7,8]. Além de ser o melhor método para diagnosticar a DAA, a ângio-TC tem o melhor valor preditivo negativo entre os métodos diagnósticos disponíveis, sendo ótima ferramenta para exclusão deste diagnóstico. Além da confirmação diagnóstica, a ângio-TC é fundamental para o estadiamento da doença, classificando com grande confiabilidade entre as dissecções tipo

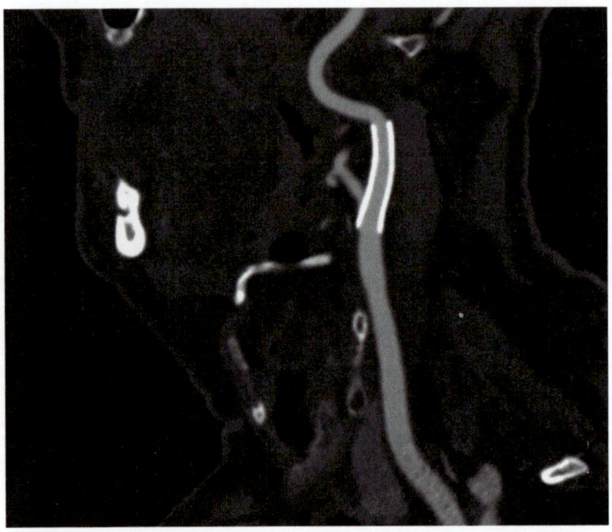

Figura 7.4. Reconstrução curva demonstrando o *stent* na carótida interna sem determinar significativo artefato.

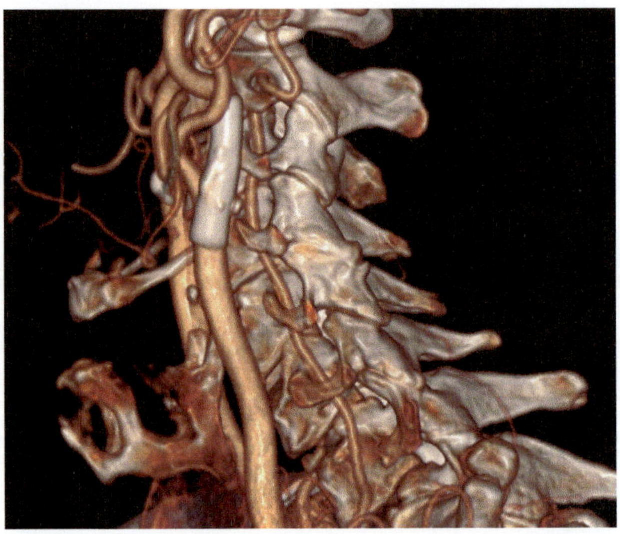

Figura 7.5. Reconstrução em renderização de volume demonstrando *stent* carotídeo.

Stanford A e B. Outros aspectos que a ângio-TC identifica e que podem auxiliar no planejamento terapêutico são: local da ruptura intimal (pontos de entrada e de reentrada), comprometimento de ramos originários da aorta e grau de trombose da luz falsa (Figura 7.6). Além dessas informações, pode avaliar as principais complicações da DAA, como tamponamento cardíaco, sinais de insuficiência aórtica, comprometimento de ramos da aorta (incluindo coronárias, quando se realiza exame com sincronização cardíaca), isquemia de órgãos-alvo e ruptura. Na angiotomografia, algumas dicas para se reconhecer a luz falsa são: geralmente é a de maior calibre, apresenta ângulos agudos entre a parede e o *flap* (sinal do bico), pontes entre o *flap* e a parede, atravessando a luz falsa (sinal da teia de aranha) e deslocamento do cálcio juntamente com o *flap*[9].

A HIA representa 5 a 15% das SAA. A realização de uma fase sem contraste é fundamental nas suspeitas HIA. Nesses casos, a caracterização de hiperatenuação com espessamento da parede da aorta (sinal do crescente hiperdenso) é sugestiva de hematoma intramural aórtico na fase sem contraste e na fase angiográfica, não se identifica penetração do contraste na parede acometida[7] (Figura 7.7). O principal diagnóstico diferencial por imagem é com DAA com trombose da luz falsa, algumas vezes de difícil distinção entre estas duas entidades. A classificação da HIA segue o sistema de Stanford ou DeBakey, uma vez que as complicações e as indicações de tratamento são as mesmas envolvidas nos casos de dissecção.

A UAP é caracterizada na ângio-TC como placa irregular aterosclerótica ulcerada acompanhada de

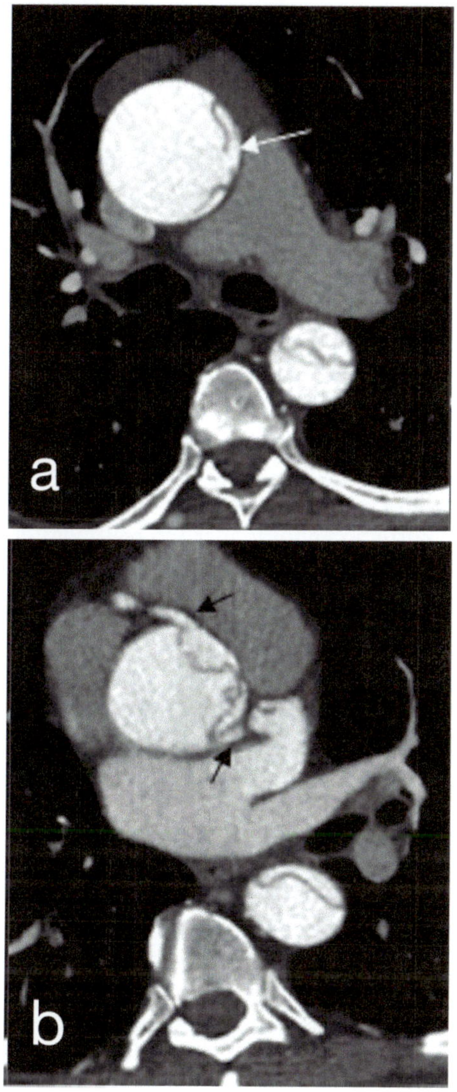

Figura 7.6. (A, B) Ângio-TC demonstra dissecção aguda com descontinuidade intimal na aorta ascendente (seta branca), identificando-se uma luz falsa maior, mais à direita, e uma luz verdadeira menor, mais à esquerda. A aquisição sincronizada com o eletrocardiograma é fundamental para o aumento da resolução temporal e obtenção de imagens adequadas para avaliação dos óstios coronarianos direito e esquerdo (setas pretas pequenas). Perceba que o *flap* de dissecção margeia os óstios, mas não se estende até eles.

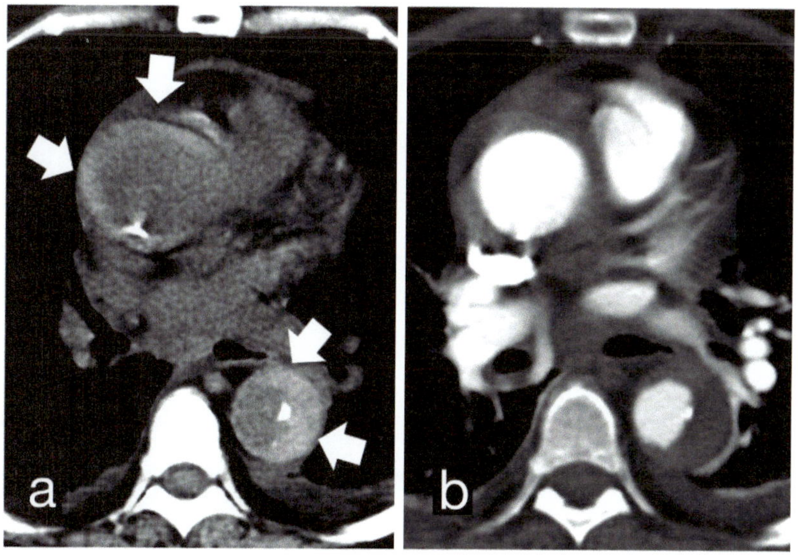

Figura 7.7. (A) Fase sem contraste da ângio-TC demonstrando hematoma intramural na aorta torácica ascendente e descendente, identificado por espessamento e hiperatenuação da parede (setas). (B) Fase com contraste da ângio-TC.

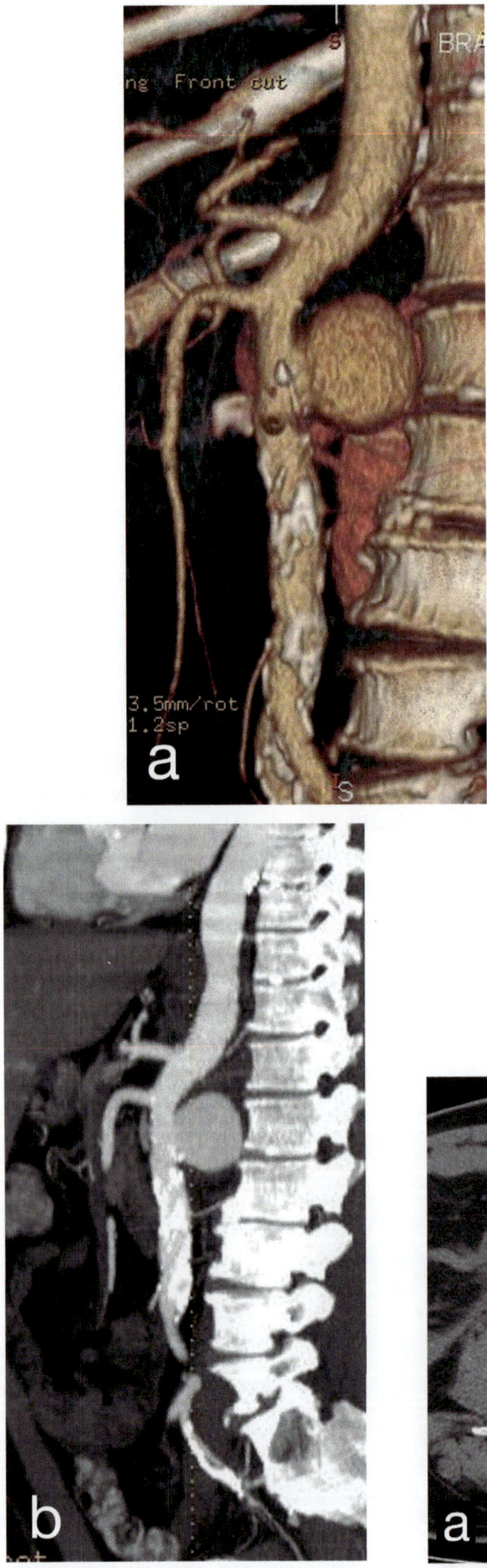

Figura 7.8. Angiotomografia demonstrando complicação da úlcera aterosclerótica penetrante com a formação de pseudoaneurisma. (A) Renderização volumétrica. (B) MPR.

penetração focal de contraste na parede da aorta. Pode ter como complicações o aneurisma/pseudoaneurisma sacular com potencial de ruptura, hematoma intramural e dissecção (Figura 7.8).

Para o diagnóstico, acompanhamento e planejamento cirúrgico de aneurismas da aorta, a ângio-TC é o método de escolha, principalmente pela precisão das medidas. As reconstruções multiplanares e as reconstruções com referência na linha central de fluxo são fundamentais para aferição de medidas precisas e a ângio-TC fornece resolução adequada para esta finalidade. As medidas de diâmetro transverso máximo do aneurisma, extensão longitudinal, características do colo (comprimento, conicidade, angulação e trombos murais), comprometimento de ramos emergentes do aneurisma, assim como a avaliação de vias de acesso para eventual correção endovascular são realizadas de forma adequada no estudo de ângio-TC. A utilização ferramentas de aferição automatizadas também é possível, com opções que podem fazer o planejamento cirúrgico do posicionamento específico de endopróteses.

Na suspeita de ruptura da aorta, a ângio-TC é o método mais indicado, pela rapidez de sua realização e especificidade dos achados. O extravasamento de contraste em ruptura de aorta é o achado mais específico, porém, o menos encontrado devido à grande gravidade e consequente instabilidade clínica que representa (sangramento ativo da aorta). A densificação periaórtica e o hematoma periaórtico são outros sinais definitivos de ruptura de aneurisma (Figura 7.9). São descritos sinais de iminência de ruptura como crescente hiperatenuante no trombo presente na aorta, fenestração do trombo do aneurisma (entrada de contraste pelo trombo)

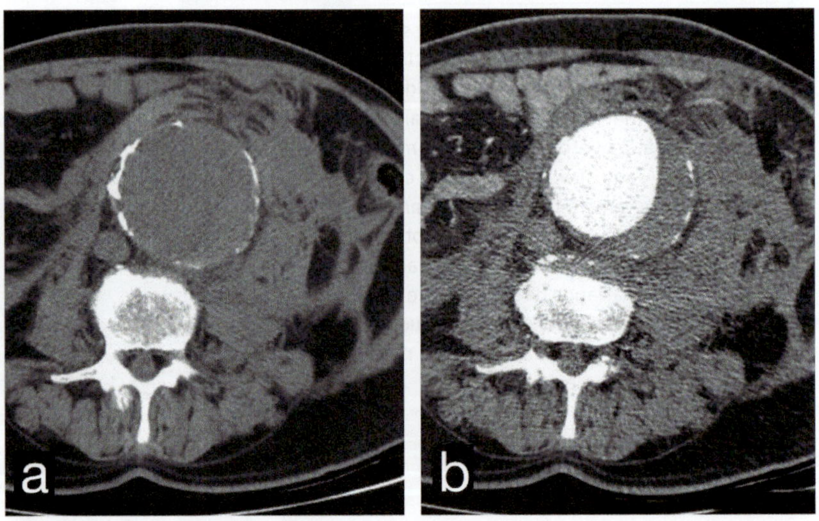

Figura 7.9. Ruptura de aneurisma da aorta abdominal. (A) Hematoma retroperitoneal ao redor de aneurisma da aorta abdominal. (B) Não existe extravasamento do contraste na fase angiotomográfica.

e descontinuidade da calcificação intimal e/ou cálcio tangencial (representando descontinuidade da camada íntima propriamente dita). Estes sinais representam condições com risco aumentado de ruptura do aneurisma, porém de baixa especificidade, devendo ser considerados dentro do contexto clínico como dor e para comparação com exames prévios.

A ângio-TC também é o método não invasivo de escolha no acompanhamento pós-operatório de correção endovascular de aneurisma da aorta, permitindo a caracterização e classificação dos endoleaks. A ultrassonografia Doppler com contraste também tem sido indicada para acompanhamento pós-operatório de correção endovascular, especialmente indicado quando existe contraindicação para a utilização de contraste iodado. Nos casos de suspeita de infecção de prótese, a ângio-TC identifica as coleções periprótese e a presença de gás que são achados específicos na suspeita de infecção (Quadro 7.2). Para esta suspeita, outros métodos diagnósticos podem ser complementares como a PET/TC e a punção percutânea diagnóstica da coleção periprótese orientada por tomografia.

Quadro 7.2. Resumo – Ângio-TC nas doenças da aorta

Ângio-TC é o método diagnóstico de escolha na pesquisa de SAA
Uma fase sem contraste é fundamental para avaliar o HIA e trombos murais
Na suspeita de SAA é recomendado adquirir imagens sincronizadas com o ECG quando existe comprometimento da aorta torácica
Melhor método não invasivo para avaliação pré e pós-operatória de aneurismas da aorta

Aplicação na Avaliação das Artérias Renais

O contexto principal da avaliação das artérias renais por métodos de imagem é a hipertensão renovascular. Uma vez estabelecida a necessidade de investigação de doenças da artéria renal, os métodos não invasivos como ultrassonografia Doppler, ângio-TC e ângio-RM estão bem indicados como rastreamento, sendo o Doppler o exame de primeira linha.

Estima-se que 1 a 4% dos pacientes com hipertensão tenham doença renovascular. Cerca de 2/3 dos casos são causados por doença aterosclerótica. Quase todo o restante é causado por um grupo heterogêneo de doenças chamado em conjunto de displasia fibromuscular (DFM). As vasculites são causas raras de hipertensão renovascular, destacando-se a arterite de Takayasu como a mais frequente causa de hipertensão renovascular[10].

A ângio-TC tem se mostrado método com alta sensibilidade e especificidade para o diagnóstico de estenose da artéria renal, com resultados mais consistentes que a ângio-RM por ser menos suscetível a artefatos e ter maior resolução espacial[11]. É possível se realizar a quantificação da estenose e auxiliar na decisão terapêutica. Graduações acima de 70% de estenose podem indicar a necessidade de intervenção e menos frequentemente estenoses moderadas de 50 a 70% podem se beneficiar do tratamento cirúrgico.

Como a hipertensão renovascular pode se associar à perda da função renal, é interessante atentar para a utilização de contraste iodado nestes pacientes durante a realização de ângio-TC. Pacientes com taxa de filtração glomerular estimada maior que 60 mL/min podem realizar o exame com segurança, com baixo risco para nefropatia induzida. Recentemente, a ângio-RM sem contraste tem surgido como alternativa aos pacientes que tiverem função renal reduzida.

Em termos de diagnóstico diferencial etiológico, a ângio-TC identifica características bastante sugestivas das principais doenças que comprometem as artérias renais. A doença aterosclerótica classicamente acomete o terço proximal da artéria renal, notadamente nos seus primeiros 2 centímetros e frequentemente se associa a calcificações. Sinais de doença aterosclerótica também podem ser vistos em outros territórios arteriais no mesmo exame. A DFM pode assumir vários aspectos, dependendo da camada de comprometimento do vaso. O aspecto em "colar-de-contas" é praticamente diagnóstico de DFM com comprometimento da camada média[12] (Figura 7.10). Outros achados podem ser encontrados na DFM, como colar de contas com contas menores que

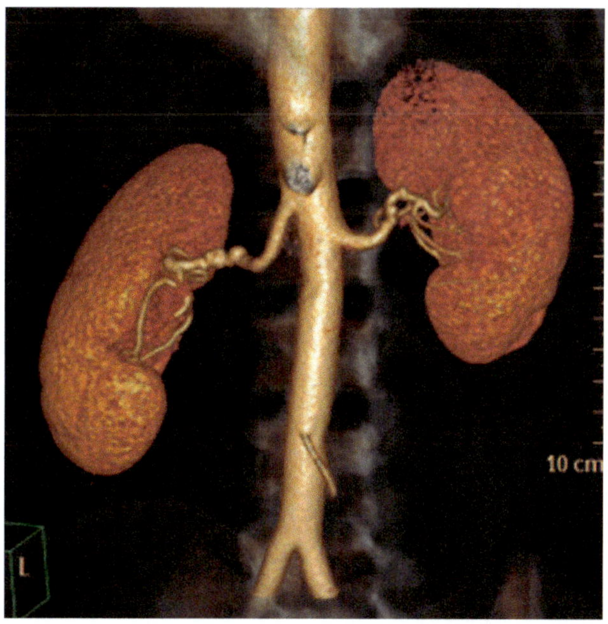

Figura 7.10. Displasia fibromuscular das artérias renais, caracterizada por ângio-TC demonstrando "colar de contas" comprometendo o terço distal das artérias.

o diâmetro do vaso, correspondendo a displasia perimédia, estenoses focais ou estenoses de longos segmentos nas displasias da íntima e estenose marcada tubular na displasia da adventícia.

Aneurismas da artéria renal também podem cursar com hipertensão renovascular, por determinarem estenose ou compressão da luz arterial e também pela possibilidade de serem fonte de microêmbolos. A ângio-TC é o melhor método não invasivo para detectar e demonstrar a morfologia do aneurisma da artéria renal. Muitas vezes o aneurisma da artéria renal compromete as ramificações hilares da artéria, sendo que a capacidade da ângio-TC de demonstrar estas estruturas tridimensionalmente é de grande importância para o planejamento terapêutico.

A vasculite que mais cursa com hipertensão renovascular é a arterite de Takayasu, que tem como sua principal característica o espessamento parietal que pode ser observado facilmente pela ângio-TC. Em geral, o espessamento compromete a aorta, em continuidade com os segmentos proximais das artérias renais, podendo causar estenose nesta localização. A angiotomografia pode ainda estadiar o comprometimento de outros territórios usualmente comprometidos pela arterite de Takayasu, como a aorta torácica e os ramos originados do arco aórtico (Quadro 7.3).

Aplicação na Isquemia Mesentérica

A isquemia mesentérica é classificada em aguda e crônica, com quadros clínicos e etiologias bastante distintas (embora a isquemia crônica possa cursar com agudização).

A isquemia mesentérica aguda é causada pela interrupção aguda do fluxo no território da artéria mesentérica superior, determinando quadro clínico de dor súbita e desproporcional aos achados de exame físico. Aproximadamente metade dos casos é causada por trombose, cerca de 1/4 por embolia e o restante é decorrente de isquemia não oclusiva causada principalmente por choque cardiogênico e pelo uso de drogas vasoativas. Em alguns casos a oclusão arterial pode se associar a dissecção e a vasculite. A isquemia causada por trombose venosa mesentérica é mais rara e geralmente tem curso mais benigno.

Quadro 7.3. Resumo – Ângio-TC nas doenças das artérias renais

Recomendado como método não invasivo para avaliação de pacientes hipertensos com suspeita de etiologia renovascular (ultrassonografia com Doppler é o exame de rastreamento de primeira linha)
Atentar para a função renal (ângio-RM com ou sem contraste é método alternativo)
Pode auxiliar no diagnóstico etiológico da hipertensão renovascular (doença aterosclerótica, displasia fibromuscular, vasculite, aneurismas)
Para avaliação de aneurismas é o método de escolha para avaliação morfológica e planejamento cirúrgico

A angiotomografia com contraste venoso e sem contraste oral é o melhor método para o diagnóstico da isquemia mesentérica, por poder avaliar com rapidez e precisão o território arterial mesentérico e também fazer uma avaliação completa das demais estruturas abdominais[13,14]. O diagnóstico precoce é de grande importância nessa doença, pois o quadro clínico pode deteriorar rapidamente progredindo para sepse à medida que a necrose se instala nas alças intestinais. Os sinais mais precoces da isquemia mesentérica aguda na ângio-TC estão relacionados a obstrução aguda do fluxo arterial, sendo muitas vezes possível identificar o trombo ou êmbolo obstruindo a luz arterial, dissecção do vaso e a correspondente repercussão de hipoperfusão no território intestinal, com hiporrealce e afilamento das paredes das alças intestinais (Figura 7.11). Com o evoluir do quadro, as alças intestinais começam a esboçar sinais de sofrimento com espessamento parietal e realce por reperfusão, principalmente observado na mucosa. Mais tardiamente são observados sinais correspondentes a necrose transmural com pneumatose intestinal, aeroportia e pneumoperitônio no caso de perfuração de alças.

A isquemia mesentérica crônica apresenta quadro clínico bastante distinto da aguda com dor abdominal pós-prandial (claudicação intestinal) e perda de peso. Os sintomas ocorrem tardiamente, quando existe grande comprometimento por doença estenosante no território mesentérico, devido à grande rede de colaterais. A causa mais comum é a doença aterosclerótica, sendo, portanto, uma doença da faixa etária mais avançada. A ângio-TC é o exame de escolha para o diagnóstico, podendo estadiar as lesões e avaliar se existem eventuais sinais de agudização. A indicação de tratamento cirúrgico é mais baseada no quadro clínico e a ângio-TC pode auxiliar no planejamento da intervenção, quando necessária.

Outra doença causada por isquemia do território abdominal é a colite isquêmica. A causa mais frequente de colite isquêmica é a não oclusiva, principalmente por hipotensão, choque e uso de drogas vasoativas. Mais raramente ocorre por embolização no território da mesentérica inferior e por ligadura ou fechamento do seu óstio durante procedimentos cirúrgicos como a correção endovascular de aneurisma da aorta abdominal. A colite isquêmica, por ser causada por baixo fluxo, compromete os territórios de fronteira de irrigação vascular, como o ângulo esplênico e a junção retossigmóidea. Neste caso, a ângio-TC raramente identifica alguma alteração na luz de artérias no território da mesentérica inferior. Os achados de colite isquêmica são de hiporrealce e espessamento segmentar do cólon[13] (Quadro 7.4). O diagnóstico pode ser confirmado por colonoscopia. que pode observar achado típico na mucosa.

Quadro 7.4. Resumo – Ângio-TC nas doenças das artérias mesentéricas

A ângio-TC é o método de escolha na suspeita de isquemia mesentérica aguda, pois avalia os vasos mesentéricos e as alças intestinais
O diagnóstico precoce da isquemia mesentérica aguda é importante para melhor prognóstico
A isquemia mesentérica crônica é bem avaliada por ângio-TC, mas os achados nem sempre têm correlação clínica devido à grande rede de colaterais
A colite isquêmica geralmente ocorre por baixo fluxo e geralmente não se observam alterações nos vasos desse território

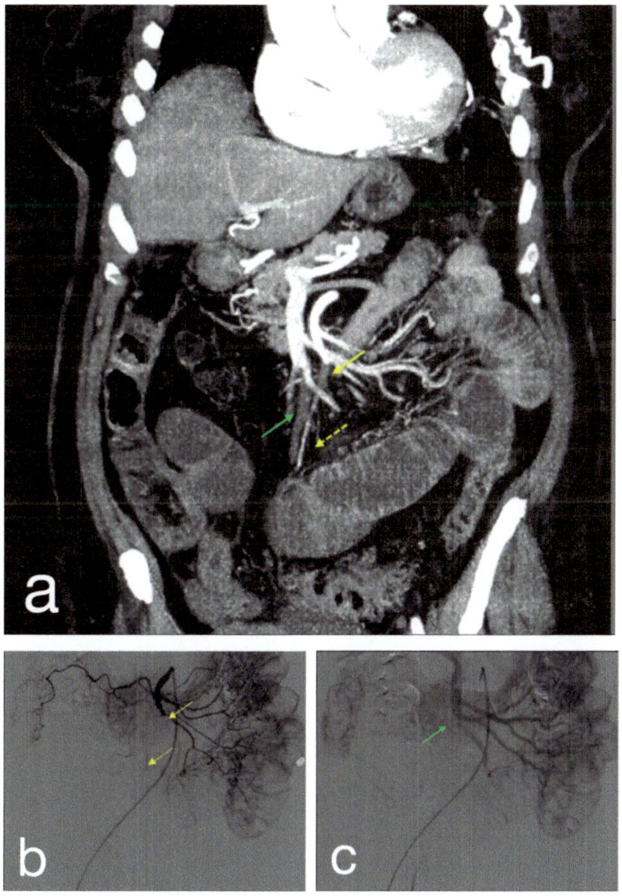

Figura 7.11. Isquemia mesentérica aguda. (A) A seta amarela demonstra a obstrução de ramo da artéria mesentérica superior e contrastação filiforme distal (seta tracejada). As alças intestinais estão com menor realce que o habitual. (B, C) As imagens comparadas da angiografia com subtração digital demonstram o mesmo achado.

Aplicação na Doença Arterial Periférica de Membros Inferiores

O exame físico vascular é bastante eficiente para diagnosticar a doença arterial periférica dos membros inferiores. A ângio-TC tem seu papel fundamental nos pacientes que se beneficiariam de uma intervenção cirúrgica. Tomógrafos com 16 ou mais fileiras de detectores (idealmente 64 canais) caracterizam de forma precisa o número e o grau de estenoses e a extensão dos segmentos ocluídos. Para os segmentos aortoilíaco, femoral e poplíteo, a sensibilidade e especificidade da ângio-TC, comparada à arteriografia com subtração digital, é superior a 90%. Além disso, são capazes de estudar aorta abdominal, artérias ilíacas e dos membros inferiores em um mesmo exame e com uma única injeção de contraste endovenoso.

A ângio-TC é um método não invasivo e bastante disponível, com precisão diagnóstica suficiente para o planejamento terapêutico, baseado nas diretrizes correntes presentes no TASC (*Transatlantic Intersociety Consensus*), podendo-se prescindir de arteriografia diagnóstica[15,16]. Estudos demonstraram a boa correlação entre os achados tomográficos e a capacidade de classificar as lesões conforme preconizado pelo TASC (Figura 7.12).

Algumas limitações podem existir para avaliar o território infragenicular, principalmente quando existe doença ateromatosa com calcificações exuberantes[17].

Doenças da artéria poplítea também são bem avaliadas pela ângio-TC (Quadro 7.5). O aneurisma poplíteo deve ser estudado através de reconstruções multiplanares, a fim de se obter a correta caracterização de suas dimensões e trombos murais, assim como sua relação com as estruturas ósseas, importantes para planejar o acesso cirúrgico. Na síndrome do aprisionamento poplíteo a ângio-TC demonstra o comprometimento vascular através de variações de inserção da musculatura gastrocnêmica. Nestes casos, complementação

Quadro 7.5. Resumo – Ângio-TC nas doenças arteriais dos membros inferiores

A TC é o método de imagem de escolha na avaliação pré-operatória de insuficiência arterial periférica
É possível o estudo da aorta abdominal, das artérias ilíacas e dos membros inferiores em um mesmo exame e com uma única injeção de contraste endovenoso
Tomógrafos com 16 ou mais fileiras de detectores caracterizam de forma precisa o número e o grau das estenoses e a extensão dos segmentos ocluídos
Para os segmentos aortoilíaco, femoral e poplíteo, a sensibilidade e especificidade da ângio-TC, comparada à arteriografia com subtração digital, é superior a 90%

diagnóstica com ressonância magnética do joelho pode ser útil para detectar variações anatômicas musculares mais sutis, como inserções acessórias e bandas fibróticas.

Classificação de Uso da Ângio-TC para as Principais Indicações

A Tabela 7.1 a seguir demonstra a classificação e o nível de evidência para uso da ângio-TC nas principais indicações clínicas.

Tabela 7.1. Indicações de TCMD na avaliação das doenças vasculares.

Indicação	Classe	Nível de Evidência
1. Aneurisma da aorta	I	A
2. Dissecção da aorta (aguda e crônica)	I	A
3. Ruptura de aorta	I	A
4. Hematoma intramural aórtico	I	C
5. Úlceras aórticas	I	C
6. Planejamento de abordagem cirúrgica da aorta	I	A
7. Planejamento de endoprótese aórtica	I	B
8. Avaliação pós-operatória de endoprótese aórtica	I	B
9. Anatomia da artéria pulmonar	I	B
10. Embolia Pulmonar	I	B
11. Avaliação das veias pulmonares		
12. Avaliação de estenoses das artérias renais	I	B
13. Avaliação de estenoses carótidas extracranianas	I	A
14. Avaliação de stents nas carótidas extracranianas	IIa	C
15. Avaliação da composição da placa de ateroma nas carótidas	IIb	C
16. Avaliação das artérias mesentéricas e do tronco celíaco	I	C
17. Arterites de grandes e médios vasos	I	C
18. Arterites de pequenos vasos	III	C
19. Insuficiência arterial dos membros inferiores	I	B

**Adaptada da II Diretriz de Ressonância Magnética e Tomografia Computadorizada Cardiovascular da Sociedade Brasileira de Cardiologia e do Colégio Brasileiro de Radiologia 20141. Classes I: procedimento é seguro e útil/eficaz; IIa: a maioria aprova o seu uso; IIb: não há predomínio de opinião a favor; III: procedimento não é útil. Níveis de evidência A: melhor nível de evidência; B: estudos menos robustos; C: opinião de especialistas.*

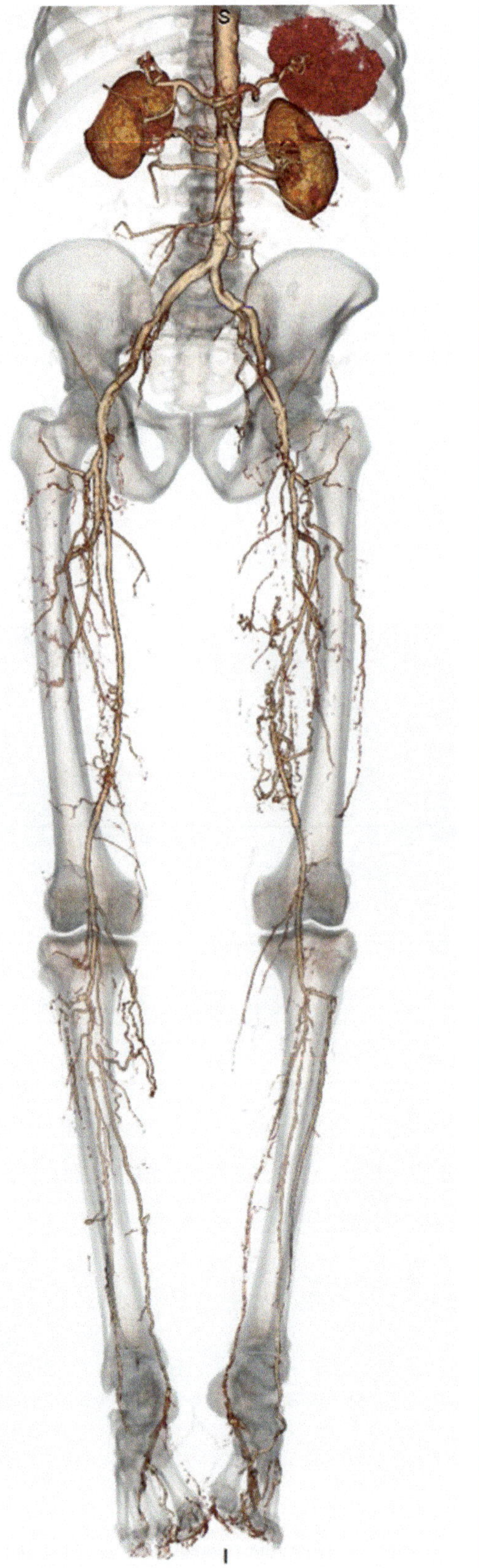

Figura 7.12. Angiotomografia da aorta e das artérias dos membros inferiores demonstrando obstrução da artéria femoral superficial esquerda e estenoses nas artérias de ambas as pernas.

REFERÊNCIAS BIBLIOGRÁFICAS

1. Sara L, Szarf G, Tachibana A, Shiozaki AA, Villa AV, Oliveira AC, et al. II Guidelines on Cardiovascular Magnetic Resonance and Computed Tomography of the Brazilian Society of Cardiology and the Brazilian College of Radiology. Arq Bras Cardiol. 2014;103(6 Suppl 3):1-86.
2. Fleischmann D, Chin AS, Molvin L, Wang J, Hallett R. Computed Tomography Angiography: A Review and Technical Update. Radiol Clin North Am. 2016;54(1):1-12.
3. Fleischmann D. CT Angiography: Injection and Acquisition Technique. Radiol Clin North Am. 2010;48(2):237-47.
4. North American Symptomatic Carotid Endarterectomy Trial. Methods, Patient Characteristics, and Progress. Stroke. 1991;22(6):711-20.
5. Randomised Trial of Endarterectomy for Recently Symptomatic Carotid Stenosis: Final Results of the MRC European Carotid Surgery Trial (ECST). Lancet. 1998;351(9113):1379-87.
6. Hansen NJ. Computed Tomographic Angiography of the Abdominal Aorta. Radiol Clin North Am. 2016;54(1):35-54.
7. Song J-K. Update in Acute Aortic Syndrome: Intramural Hematoma and Incomplete Dissection as New Disease Entities. J Cardiol. 2014;64(3):153-61.
8. Nienaber CA, Clough RE. Management of Acute Aortic Dissection. Lancet. 2015;385(9970):800-11.
9. Daily PO, Trueblood HW, Stinson EB, Wuerflein RD, Shumway NE. Management of Acute Aortic Dissections. Ann Thorac Surg. 1970;10(3):237-47.
10. Savage CO, Harper L, Cockwell P, Adu D, Howie AJ. ABC of Arterial and Vascular Disease: Vasculitis. BMJ. 2000;320(7245):1325-8.
11. Falesch LA, Foley WD. Computed Tomograpy Angiography of the Renal Circulation. Radiol Clin North Am. 2016;54(1):71-86.
12. Slovut DP, Olin JW. Fibromuscular Dysplasia. N Engl J Med. 2004;350(18):1862-71.
13. Horton KM, Fishman EK. CT Angiography of the Mesenteric Circulation. Radiol Clin North Am. 2010;48(2):331-45.
14. Clair DG, Beach JM. Mesenteric Ischemia. N Engl J Med. 2016;374(10):959-68.
15. Jaff MR, White CJ, Hiatt WR, Fowkes GR, Dormandy J, et al.; TASC Steering Committee. An Update on Methods for Revascularization and Expansion of the TASC Lesion Classification to Include Below-the-Knee Arteries: A Supplement to the Inter-Society Consensus for the Management of Peripheral Arterial Disease (TASC II). Vasc Med. 2015;20(5):465-78.
16. Cook TS. Computed Tomography Angiography of the Lower Extremities. Radiol Clin North Am. 2016;54(1):115-30.
17. Ota H, Takase K, Rikimaru H, Tsuboi M, Yamada T, Sato A, et al. Quantitative Vascular Measurements in Arterial Occlusive Disease. RadioGraphics. 2005;25(5):1141-58.

Ressonância Magnética e Angiorressonância: Técnicas e Aplicações

8

Alexandre Fligelman Kanas
Marília de Brito Abath
Adriano Tachibana
Ricardo Abdala

INTRODUÇÃO

A ressonância magnética (RM) representa um grande avanço na radiologia, por se tratar de um método de imagem de alta qualidade associado ao maior contraste tecidual.

Além disso, em relação à tomografia computadorizada (TC), a RM tem a vantagem de não utilizar radiação ionizante nem contraste iodado. Por outro lado, é um método mais caro, menos disponível, com maior tempo de aquisição das imagens e com menor resolução espacial.

A RM vem sendo cada vez mais utilizada no estudo de órgãos abdominais e pélvicos, mais especificamente lesões focais, estudo das patologias hepáticas e pancreáticas, ósseas, das vias biliares (colângio-RM), abscessos e fístulas perineais, estadiamento e avaliação pré e pós-tratamento de tumores do trato gastrointestinal, hepáticos, renais, ginecológicos, da próstata, além de ser o método que fornece informações mais detalhadas para o estudo do encéfalo e da coluna vertebral.

No exame vascular da aorta e dos membros (para estudo da doença arterial periférica e malformações vasculares), a ângio-RM tem indicações mais restritas que a ângio-TC e a escolha da primeira se reserva, muitas vezes, para casos em que há necessidade de melhor avaliação anatômica das partes moles adjacentes (contraste tecidual) ou quando há contraindicação à realização da segunda, por exemplo, em pacientes com alergia grave ao contraste iodado, insuficiência renal ou presença de extensas calcificações parietais em artérias de fino calibre, comprometendo a avaliação da perviedade por TC.

Os princípios físicos da RM são bastante complexos e fogem dos objetivos deste capítulo. Entretanto, o seu entendimento básico é fundamental para a interpretação dos estudos produzidos por esse método de imagem.

ASPECTOS TÉCNICOS

A imagem da RM é produzida através do processo de absorção e emissão de energia de prótons localizados no núcleo atômico das estruturas expostas a um campo magnético externo. Vários protocolos e sequências de RM foram sendo desenvolvidos ao longo do tempo para o estudo por imagem das estruturas vasculares, que inclui seu lúmen e sua parede.

As sequências de ângio-RM podem ser grosseiramente divididas em *Black-blood*, aquelas em que o sinal do sangue fluindo no interior dos vasos é anulado, possibilitando o estudo da parede vascular e suas patologias associadas, e *Bright-blood*, em que há produção de sinal do sangue no interior dos vasos, seja espontâneo ou através da injeção de contraste.

Técnicas de *Bright-blood* incluem a sequência *time of flight* (TOF-MRA) e sequências com uso de contraste venoso. Novas sequências de ângio-RM sem contraste já estão disponíveis e estão sendo aprimoradas, sendo possível que, em um futuro breve, não mais se necessite do uso de contraste para muitos dos segmentos estudados.

A sequência TOF é frequentemente usada para avaliação de vasos intracranianos, mas apresenta limitações significativas relacionadas ao longo tempo de aquisição do exame e à produção de artefatos relacionada ao fluxo, que restringe seu uso.

O contraste utilizado para ângio-RM é à base de gadolínio, um íon metálico paramagnético que encurta os tempos de relaxamento T1 e T2, resultando no aumento da intensidade de sinal nas imagens ponderadas em T1 e redução do sinal em T2. Contraste à base de gadolínio, quando comparado ao iodado, é considerado mais seguro por induzir menos reações alérgicas. Por outro lado, esse tipo de contraste é fator de risco importante para o desenvolvimento de fibrose sistêmica nefrogênica, uma doença sistêmica fibrosante decorrente da deposição de gadolínio nos tecidos, que pode ter consequências clínicas graves e tem maior risco de ocorrer em pacientes com insuficiência renal. Porém, tomadas as precauções de segurança das recomendações atuais, sabe-se que a realização da ângio-RM com contraste é bastante segura. Atualmente, indica-se de preferência utilizar somente contrastes macrocíclicos para os estudos de ângio-RM, que são mais estáveis que os contrastes lineares, trazendo teoricamente menos riscos. Mesmo com o uso dos contrastes mais estáveis, recomenda-se não injetar em pacientes com taxa de filtração glomerular menor que 30 mL/min.

Em termos de avanços tecnológicos, os equipamentos com maior campo, como 3,0 Tesla, permitem a realização de exames de ângio-RM com muito mais qualidade e menor dose de contraste. Novas bobinas de superfície permitem cobertura adequada e maior sinal para os exames angiográficos. Sequências de aquisições mais elaboradas podem reduzir o tempo de realização dos exames e permitem aquisição de imagens com alta resolução temporal, antes conseguidas somente em exames de arteriografia com subtração digital. Devido a todos esses desenvolvimentos, a realização de ângio-RM sem contraste de boa qualidade está se tornando cada vez mais disponível.

O artifício da subtração é importante para destacar estruturas vasculares e o realce verdadeiro pelo meio de contraste. Esse artifício representa uma grande vantagem da RM em relação à TC na avaliação vascular e em outras situações, como pós-tratamento intervencionista (quimioembolização e ablação) de lesões hepáticas[1].

CONTRAINDICAÇÕES AO USO DA ÂNGIO-RM

A utilização de um forte campo magnético impõe algumas restrições ao exame, para garantir a segurança do paciente. Algumas contraindicações absolutas são notórias (como marca-passos tradicionais e implantes auditivos metálicos), enquanto outras contraindicações relativas estão em constante revisão e são publicadas em revistas e websites dedicados ao tópico de segurança em RM, como o http://www.mrisafety.com.

Para os pós-operatórios endovasculares, os implantes vasculares em geral são compostos por materiais não ferromagnéticos e "pouco magnéticos". Recomenda-se aguardar 6 semanas após o posicionamento de implantes com material "pouco magnético", para que possam ser mais firmemente incorporados aos tecidos. Esta recomendação não é absoluta, uma vez que existe risco baixo de deslocamento destes implantes durante a realização de RM, devendo-se ponderar os riscos e benefícios.

Alguns serviços optam por permitir a realização destes exames a partir do pós-operatório imediato. Os implantes compostos por material não ferromagnético podem ser examinados por RM imediatamente após o seu posicionamento. Sempre é recomendável a consulta às informações do fabricante sobre a segurança do uso de RM.

- Molas de Embolização

As molas de embolização são, em geral, compostas por Nitinol, platina ou liga de platina/irídio que não são ferromagnéticas ou pouco magnéticas e, portanto, podem ser submetidas à RM. Além disso, geralmente não causam artefatos significativos às imagens.

- Endopróteses

O tipo de material que constitui a endoprótese é de grande importância para escolher a ângio-RM como método de imagem no seguimento. As endopróteses feitas de níquel e titânio (Nitinol) geralmente manifestam poucos artefatos, permitindo adequada visualização do lúmen e das estruturas adjacentes, enquanto aquelas feitas de aço inoxidável ou de liga cobalto com cromo (Elgiloy) podem causar artefatos que limitam a análise das paredes do stent, além de obscurecer sua luz (Tabela 8.1).

Tabela 8.1. Qualidade de avaliação de algumas das principais endopróteses no mercado por TC e por RM.

Endoprótese	Metal	TC	RM
AneuRx	Nitinol	4	3
Endofit	Nitinol	4	0
Excluder	Nitinol	4	4
LifePath	Elgiloy	3	1
Powerlink	Elgiloy	4	1
Talent	Nitinol	4	1
Vanguard	Nitinol	4	3
Zenith	Aço inoxidável	4	0

0 = não avaliável; 1 = avaliação muito limitada; 2 = limitação moderada; 3 = boa avaliação; 4 = excelente avaliação.

APLICAÇÕES

As principais indicações de utilização da ângio-RM para avaliação das doenças vasculares, compreendidas na diretriz do CBR, estão na Tabela 8.2. Detalharemos algumas delas, em seguida, neste tópico.

Tabela 8.2. Indicações de ângio-RM na avaliação das doenças vasculares e nível de evidência na literatura

Indicação	Classe	Nível de Evidência
1. Aneurisma da aorta	I	A
2. Dissecção da aorta aguda	IIb	C
3. Dissecção da aorta crônica	I	C
4. Ruptura de aorta	IIb	C
5. Hematoma intramural aórtico	I	C
6. Úlceras aórticas	I	C
7. Planejamento de abordagem cirúrgica da aorta	I	A
8. Planejamento de endoprótese aórtica	I	B
9. Avaliação pós-operatória de endoprótese aórtica	IIa	C
10. Avaliação de estenoses das artérias renais	I	B
11. Avaliação de estenoses carótidas extracranianas	I	A
12. Avaliação de *stents* nas carótidas extracranianas	IIa	C
13. Avaliação da composição da placa de ateroma nas carótidas	C	C
14. Avaliação das artérias mesentéricas e do tronco celíaco	IIa	C
15. Arterites de grandes e médios vasos	I	C
16. Arterites de pequenos vasos	III	C
17. Insuficiência arterial dos membros inferiores	I	A

Aplicação da Ângio-RM na Doença Carotídea —

O acidente vascular cerebral (AVC) é uma das principais causas de mortalidade e morbidade em todo o mundo, sendo, na grande maioria dos casos, de etiologia isquêmica.

Dentre esses, destacam-se os relacionados à doença arterial carotídea, representando cerca de 10-20% dos casos.

Além de ser útil na avaliação das reduções de calibre luminal das carótidas (achado que tem relação direta com o risco de AVC), a ângio-RM, diferentemente da ângio-TC ou mesmo da angiografia com subtração digital, tem papel fundamental na avaliação morfológica das placas parietais, identificando sinais que sugerem instabilidade, importantes na estratificação de risco cardiovascular e na decisão terapêutica (Figuras 8.1 e 8.2).

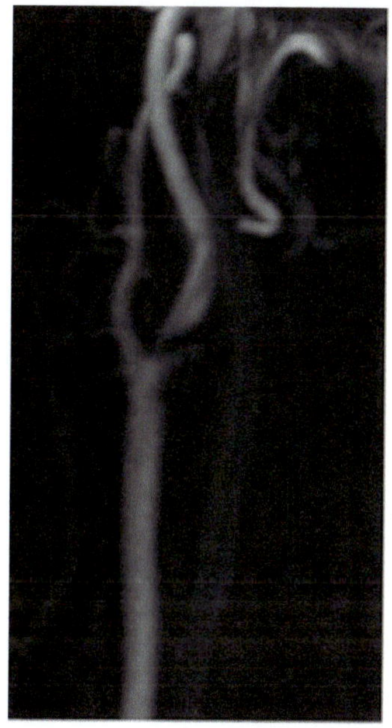

Figura 8.1. Ângio-RM com contraste demonstrando estenose na origem da carótida interna determinada por placa irregular.

Figura 8.2. Fase sem contraste ponderada em T1, do mesmo paciente da Figura 8.1, identificando hemorragia na placa da carótida interna.

De modo geral, a RM permite a avaliação da composição da placa (podendo-se classificar em categorias determinadas pela *American Heart Association*), da presença de hemorragia (além de estimar a idade desta), da presença e do aspecto da camada fibrosa (fina, espessa ou rota), do volume do núcleo lipídico e espessura média da parede (que apresenta correlação com o complexo mediointimal caracterizado no USG)[2].

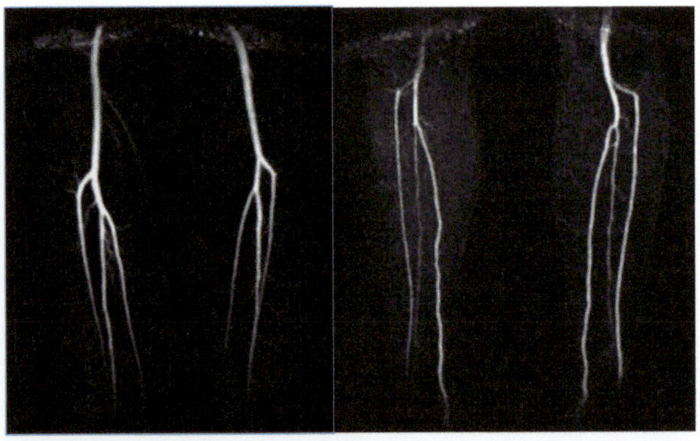

Figura 8.3. Ângio-RM de dois pacientes distintos revelando vasos de aspecto preservado na imagem da esquerda e acentuada irregularidade das artérias tibiais anterior e posterior e fibulares, mas sem estenoses significativas na imagem da direita.

Aplicação da Ângio-RM na Doença Arterial Periférica de Membros Inferiores

A ângio-RM com uso de contraste paramagnético é uma técnica para a avaliação da doença vascular periférica. Técnicas de ângio-RM sem contraste podem ser úteis também neste segmento. Deve-se ressaltar que a ângio-RM pode superestimar o grau de estenose, principalmente para artérias de pequeno calibre como artérias abaixo do joelho (Figuras 8.3, a 8.5)[3-5].

Aplicação da Ângio-RM para Avaliação da Aorta

Embora a ângio-TC seja muito mais utilizada que a ângio-RM, por apresentar um tempo mais rápido de varredura e por sua mais ampla disponibilidade, esta última também pode ser utilizada na avaliação de patologias aórticas (Figura 8.6).

A ângio-RM 3D volumétrica (3D CE-MRA), que faz uso do gadolínio, pode ser reconstruída em planos múltiplos, permitindo a avaliação de anomalias vasculares complexas. Contudo, mesmo quando realizada com correlação com os batimentos cardíacos (ECG-*gated*), pode ainda apresentar artefatos de movimento (*blurring*).

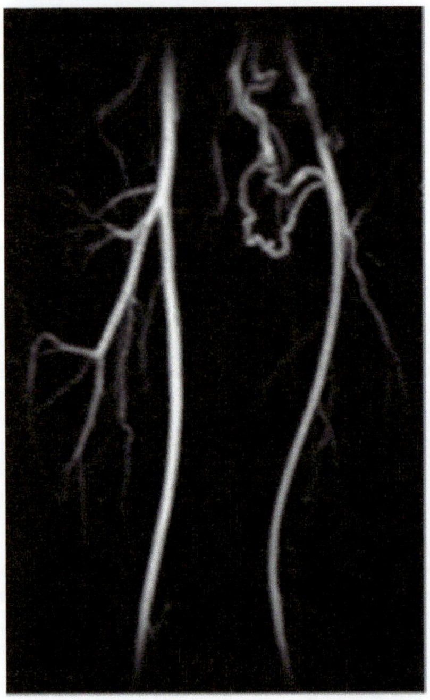

Figura 8.4. Ângio-RM demonstrando estenose da artéria ilíaca externa esquerda, com formação de circulação colateral.

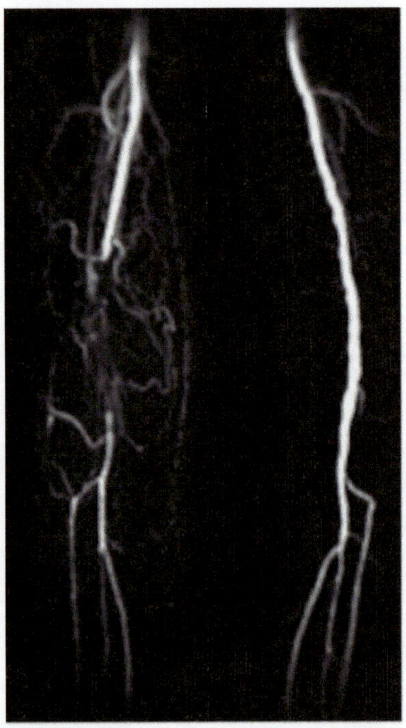

Figura 8.5. Ângio-RM evidenciando oclusão da transição femoropoplítea direita, com formação de circulação colateral.

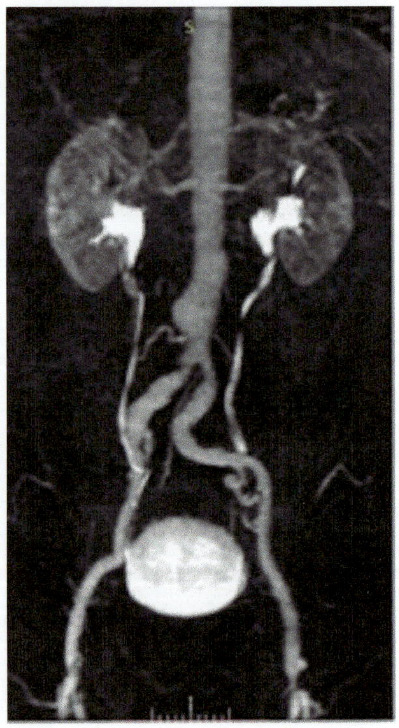

Figura 8.6. Ângio-RM com contraste demonstrando aneurisma da aorta abdominal infrarrenal.

No entanto, imagens com qualidade semelhante podem ser adquiridas sem o uso de contraste, adquiridas apenas em diástole e durante a expiração (*noncontrast free breathing navigator-gated 3D steady state free precession MRA*).

Outras sequências ainda podem ser utilizadas para quantificar malformações, função cardíaca e anormalidades valvares (achados que podem influenciar na análise da aorta torácica), avaliar mudanças dinâmicas na aorta, estimar a repercussão hemodinâmica das lesões obstrutivas, avaliar a espessura e a presença de edema na parede aórtica[3,6].

Aplicação da Ângio-RM para Avaliação das Artérias Renais

Embora a ângio-TC seja normalmente o exame de escolha para avaliar estenoses de artérias renais, a ângio-RM tem tido um papel crescente nessa avaliação, principalmente por ser um método que está cada vez mais disponível e por não precisar do uso de agentes de contraste nefrotóxicos e radiação ionizante, sendo particularmente atrativa para pacientes com transplante renal ou com insuficiência renal de grau não muito avançado (lembrar que em insuficiência renal em estágio avançado, a injeção de gadolínio é contraindicada).

A ângio-RM permite a obtenção tanto de uma imagem morfológica quanto funcional, de maneira não invasiva, permitindo também a avaliação do fluxo sanguíneo e da perfusão do tecido. A ângio-RM volumétrica permite a realização de reconstruções multiplanares, o que fornece sensibilidade e especificidade entre 90 e 100% para avaliação de estenoses (Figuras 8.7 e 8.8).

Em especial para os pacientes com insuficiência renal, pode-se utilizar a técnica de ângio-RM sem contraste para a avaliação das artérias renais7-10.

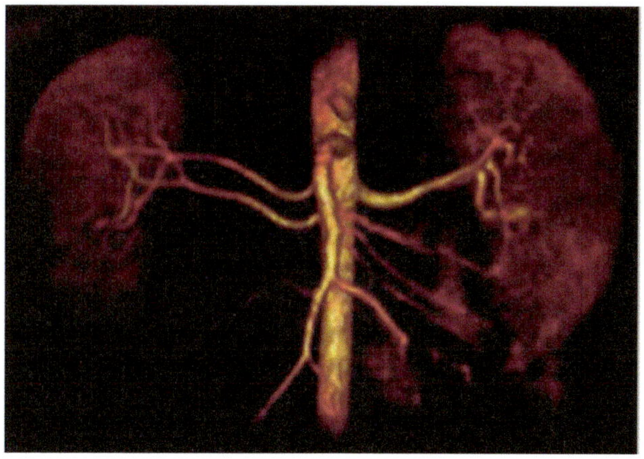

Figura 8.7. Ângio-RM sem contraste para avaliação de artérias renais. Reconstrução tridimensional em renderização de volume.

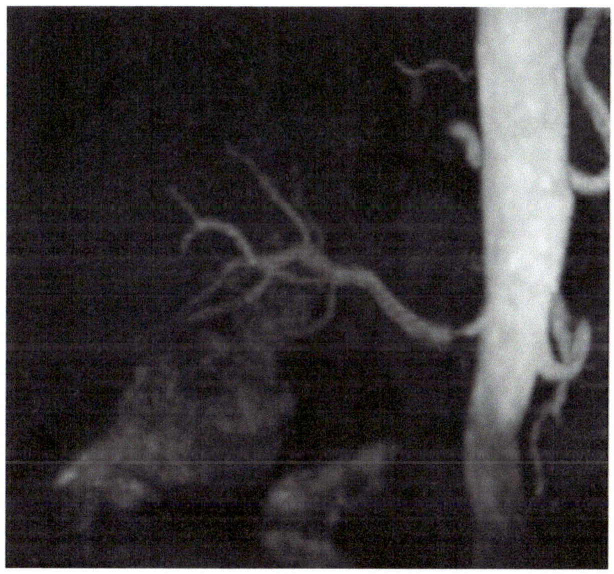

Figura 8.8. Ângio-RM sem contraste: reconstrução em projeção de intensidade máxima demonstrando estenose acentuada proximal na artéria renal direita.

Aplicação da Ângio-RM para Malformações Vasculares

As malformações vasculares são afecções complexas, caracterizadas por distúrbios mesenquimais e angiogênicos subjacentes. Ao contrário dos tumores vasculares (p. ex., hemangioma), que podem regredir espontaneamente, as malformações vasculares não regridem, usualmente aumentando de tamanho ao longo do tempo.

As malformações vasculares são subdivididas em alto ou baixo fluxo e são classificadas conforme sua composição: malformação venosa (70%), malformação linfática (12%), malformação arteriovenosa (8%), síndromes de malformações combinadas (6%) e malformações capilares (4%).

A RM é o método de imagem não invasivo mais importante na sua avaliação. Ela permite definir a extensão da lesão vascular e sua relação anatômica com as estruturas adjacentes, fornecendo, assim, informações importantes para uma avaliação adequada e permitindo um planejamento terapêutico.

Um protocolo multiparamétrico é importante no estudo das malformações vasculares, com sequências específicas sendo utilizadas para avaliar diferentes aspectos da doença. A melhor sequência para uma avaliação anatômica básica dessa afecção é a sequência ponderada em T1 (*spin-ECO* ou *fast-spin-ECO*). Já para a avaliação da sua extensão, costumam ser usadas

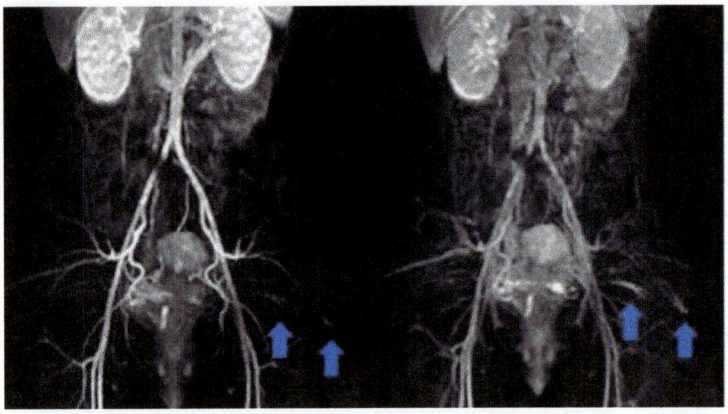

Figura 8.9. Estudo dinâmico pós-contraste demonstrando áreas de alto fluxo na malformação vascular (setas), com a figura da esquerda mostrando uma fase mais precoce e a figura da direita, uma fase mais tardia.

sequências ponderadas em T2 com supressão de gordura (*fast-spin-ECO*) ou STIR (*short T inversion-recovery*), sendo que sequências com alta ponderação em T2 facilitam essa avaliação.

Ângio-RM (sequência 3D ponderada em T1 – *fast gradient-echo*) com uso de gadolínio endovenoso é essencial na avaliação da perfusão da lesão. Devem ser adquiridas uma fase arterial e múltiplas fases venosas, além de uma fase mais precoce, antes da aplicação do contraste endovenoso. Desse modo, é possível a obtenção de imagens com subtração de contraste.

Para uma análise funcional dos vasos envolvidos, pode-se fazer o uso da *dynamic time-resolved MR angiography*. Esta técnica permite a aquisição de imagens com alta resolução temporal (rápida aquisição de dados) e espacial. Esta alta resolução temporal permite uma redução dos artefatos de movimento, a determinação da direção do fluxo, a detecção de *shunt* venoso precoce (por permitir uma separação entre o fluxo arterial e a drenagem venosa), além de permitir calcular o intervalo de tempo entre o início do realce e o realce máximo nos vasos.

Sequências de suscetibilidade magnética (SWI/GRE T2*) podem facilitar a detecção de calcificações ou hemossiderina, além de demonstrar vasos de alto fluxo.

Em relação à seleção de bobinas, há bastante controvérsias, sendo necessário considerar o tamanho e a posição da lesão, mas, de modo geral, sugere-se a escolha da menor bobina de superfície que cobre a lesão inteira. As imagens devem ser adquiridas, ao menos, em dois planos ortogonais.

Desse modo, uma análise multiparamétrica permite uma excelente representação da arquitetura e das

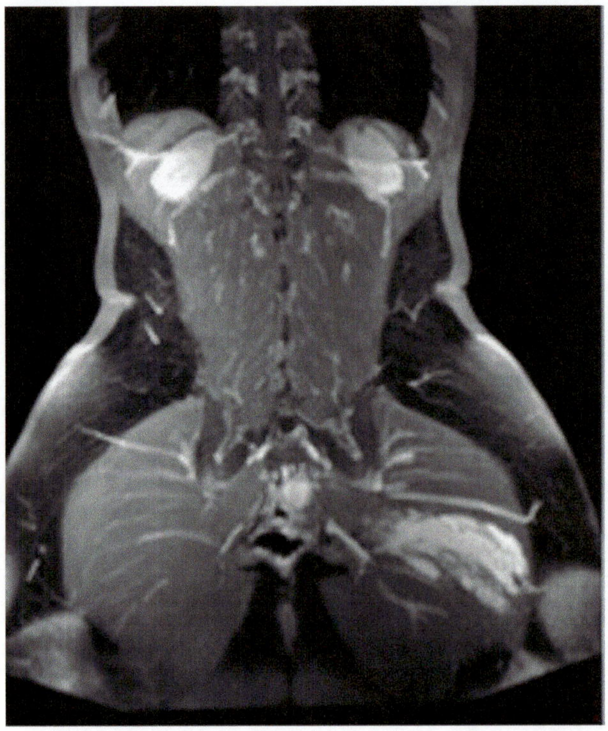

Figura 8.10. Coronal pós-contraste tardio demonstrando realce completo da lesão, indicando maior componente venoso.

propriedades hemodinâmicas das malformações vasculares, produzindo dados clinicamente relevantes sobre a irrigação e drenagem dos vasos, que são cruciais para o planejamento terapêutico adequado, por possibilitarem a distinção entre malformações de baixo e alto fluxo[11,12] (Figuras 8.9 e 8.10).

REFERÊNCIAS BIBLIOGRÁFICAS

1. Xiao Y-D, Paudel R, Liu J, Ma C, Zhang Z-S, Zhou S-K. MRI contrast agents: Classification and application (Review). Int J Mol Med. 2016;38(5):1319-26.
2. Yuan C, Oikawa M, Miller Z, Hatsukami T. MRI of carotid atherosclerosis [Internet]. Journal of Nuclear Cardiology. 2008;15:266-75. Disponível em: http://dx.doi.org/10.1016/j.nuclcard.2008.02.001. Acesso em:
3. Tatli S, Lipton MJ, Davison BD, Skorstad RB, Yucel EK. From the RSNA refresher courses: MR imaging of aortic and peripheral vascular disease. Radiographics. 2003;23(Spec No):S59-78.
4. Norgren L, Hiatt WR, Dormandy JA, Nehler MR, Harris KA, Fowkes FGR. Inter-Society Consensus for the Management of Peripheral Arterial Disease (TASC II) [Internet]. Journal of Vascular Surgery. 2007;45:S5-67. Disponível em: http://dx.doi.org/10.1016/j.jvs.2006.12.037. Acesso em:
5. Jaff MR, White CJ, Hiatt WR, Fowkes GR, Dormandy J, et al.; TASC Steering Committee. An Update on Methods for Revascularization and Expansion of the TASC Lesion Classification to Include Below-the-Knee Arteries: A Supplement to the Inter-Society Consensus for the Management of Peripheral Arterial Disease (TASC II). Vasc Med. 2015;20(5):465-78.
6. Rajiah P. CT and MRI in the Evaluation of Thoracic Aortic Diseases. Int J Vasc Med. 2013;2013:797189.
7. Sarkodieh JE, Walden SH, Low D. Imaging and management of atherosclerotic renal artery stenosis. Clin Radiol. 2013;68(6):627-35.
8. Soulez G, Oliva VL, Turpin S, Lambert R, Nicolet V, Therasse E. Imaging of Renovascular Hypertension: Respective Values of Renal Scintigraphy, Renal Doppler US, and MR Angiography [Internet]. RadioGraphics. 2000;20:1355-68. Disponível em: http://dx.doi.org/10.1148/radiographics.20.5.g00se131355. Acesso em:
9. Zucchelli PC. Hypertension and Atherosclerotic Renal Artery Stenosis: Diagnostic Approach [Internet].Journal of the American Society of Nephrology. 2002;13:184S-186. Disponível em: http://dx.doi.org/10.1097/01.asn.0000032547.12173.5e. Acesso em:
10. Schoenberg SO, Rieger J, Johannson LO, Dietrich O, Bock M, Prince MR, et al. Diagnosis of renal artery stenosis with magnetic resonance angiography: update 2003. Nephrol Dial Transplant. 2003;18(7):1252-6.
11. Flors L, Leiva-Salinas C, Maged IM, Norton PT, Matsumoto AH, Angle JF, et al. MR imaging of soft-tissue vascular malformations: diagnosis, classification, and therapy follow-up. Radiographics. 2011;31(5):1321-40; discuss 1340-1.
12. Sadick M, Müller-Wille R, Wildgruber M, Wohlgemuth WA. Vascular Anomalies (Part I): Classification and Diagnostics of Vascular Anomalies. Rofo. 2018;190(9):825-35.

Angiografia: Técnicas e Aplicações

9

Susyanne de Lavor Cosmel

O estudo das doenças vasculares está passando por vários avanços, com melhorias das técnicas dos métodos diagnósticos. Nesse cenário, a angiografia também se moderniza e, apesar do seu caráter invasivo, continua sendo o padrão ouro para diagnóstico das enfermidades do leito arterial e venoso.

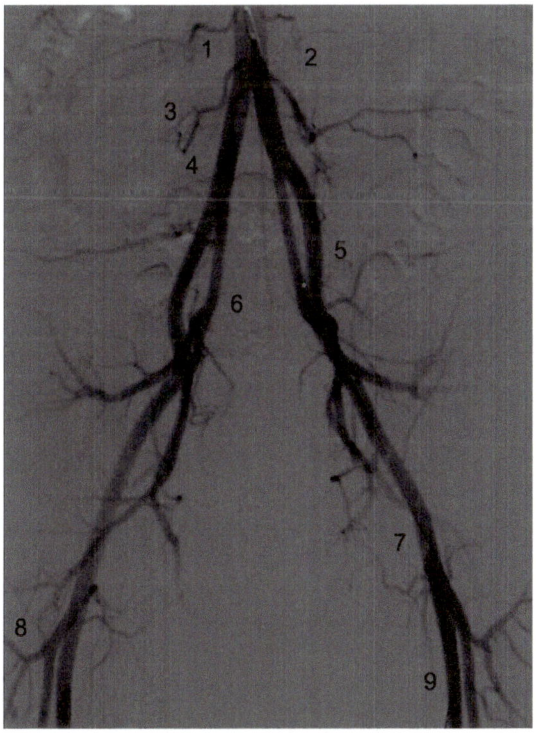

Figura 9.1. 1. Artéria Aorta Distal 2. Artérias Lombares 3. Artérias Sacrals 4 Artéria Ilíaca Comum Direita 5. Artéria Ilíaca Externa Esquerda 6. Artéria Ilíaca Interna 7. Artéria Femoral Comum Esquerda 8. Artéria Femoral Profunda Direita 9. Artéria Femoral Superficial

Desde a primeira arteriografia com contraste iodado em 1929, por Dos Santos[1], através da punção translombar, baseada somente em parâmetros anatômicos, até as punções periféricas com a técnica de Seldinger guiadas por ultrassom, com subtração digital e tomografias associadas, muito se evoluiu, tornando esse método estabelecido, seguro e preciso.

Essa técnica apresenta como vantagens: melhor resolução espacial, capacidade de ajuste da imagem, avaliação do fluxo e direção de sangue, possibilidade de utilização de diferentes tipos de contraste e de realizar manometria intravascular. Suas desvantagens são sua natureza invasiva com complicações potenciais devido à manipulação de vasos, área limitada de avaliação em comparação com outras modalidades de imagem (como a ângio-TC e a ângio-RM) e a exposição à radiação[2].

Na literatura existe grande variação nas taxas de sucesso, complicações e qualidade dos estudos diagnósticos. No preparo, deve-se sempre considerar os potenciais riscos e benefícios do exame e o seu impacto na gestão dos pacientes. A angiografia deve ser realizada sempre com um objetivo específico que não possa ser alcançado com um exame ou procedimento menos invasivo.

INDICAÇÕES CLÍNICAS

Arteriografia: Seguiremos o Guia de Prática Clínica da *Society of Interventional Radiology* (SIR), que é utilizado no Instituto de Radiologia da Faculdade de Medicina da Universidade de São Paulo – INRAD-FMUSP[2].

Indicações gerais:

- avaliar anatomia vascular não caracterizada por outros exames de imagem;
- avaliar doenças de pequenos vasos (p. ex.: vasculite, malformação vascular) nos casos em que a resolução espacial e temporal de outros exames não invasivos é insuficiente;
- avaliar o suprimento de sangue direto para neoplasias.

Indicações de aortografia[3,4] e angiografia pélvica[5-8] (Figura 9.1):

- avaliação da aorta e de seus ramos antes de estudos angiográficos seletivos;
- sangramento gastrointestinal ou genitourinário;
- impotência masculina causada por doença oclusiva arterial.

A ângio-TC se tornou a primeira linha no diagnóstico em pacientes com suspeita de lesão aórtica traumática aguda[9,10]. A ângio-TC pode descrever a doença aortoilíaca com sensibilidade e especificidade quase equivalentes às da arteriografia[11]. A avaliação de anomalias vasculares abdominais/pélvicas incluindo aneurismas, malformações vasculares e vasculites é principalmente realizada por ângio-TC ou ângio-RM[12,13].

Embora a ultrassonografia (US) esteja amplamente disponível na abordagem de tumores pélvicos femininos, TC e RM tornaram-se a modalidade de imagem preferida para caracterização e estadiamento dos tumores antes da cirurgia. A RM tem vantagens adicionais por causa de suas capacidades multiplanares, representação de contraste superior e falta de radiação ionizante[14,15]. Em centros de trauma, a TC com contraste tornou-se a primeira linha de diagnóstico em pacientes com lesões pélvicas[16-19].

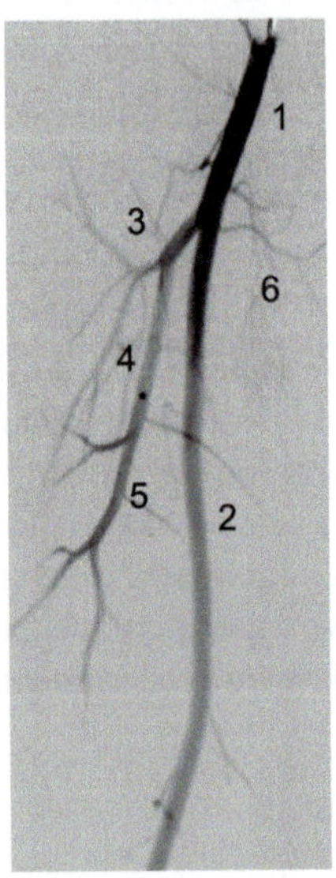

Figura 9.2. 1. Artéria Femoral Comum 2. Artéria Femoral Superficial 3. Artéria Femoral Profunda 4. Artéria Femoral Circunflexa Lateral 5. Ramo Descendente 6. Artéria Pudenda Externa

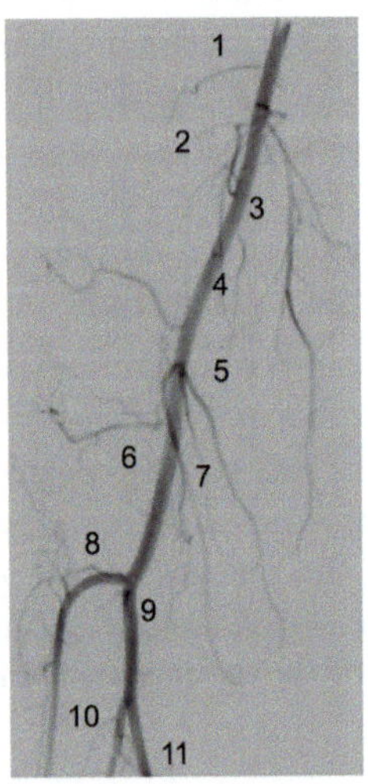

Figura 9.3. 1. Artéria Femoral Superficial 2. Ramos musculares 3. Artéria Genicular Superior 4. Artéria Poplítea 5. Artéria Genicular Média 6. Artéria Sural 7 Artéria Genicular inferior Lateral 8. Artéria Tibial Anterior 9. Tronco Tibio-fibular 10. Artéria Fibular 11. Artéria Tibial Posterior

Indicação de arteriografia de extremidades[20-27] (Figuras 9.2 e 9.3):

- doença vascular aterosclerótica como aneurismas, doenças embólicas e trombose;
- planejamento pré-operatório e avaliação pós-operatória de cirurgias de revascularização;
- avaliação dos enxertos cirúrgicos e de fístulas de diálise;
- outras anormalidades primárias vasculares, incluindo malformação vascular, vasculite, síndrome do aprisionamento de artéria poplítea, síndrome do desfiladeiro torácico, síndrome do roubo de subclávia;
- avaliação de tumores.

A ângio-TC tem uma alta sensibilidade (95%) e especificidade (96%) na doença arterial periférica[28]. Tem benefícios na avaliação multiplanar de áreas estenóticas, bem como a capacidade de visualizar vasos distais à oclusão[29]. Um aumento do número de detectores eleva a sensibilidade, especificidade e acurácia porque a resolução espacial é melhorada enquanto as imagens são menos suscetíveis a efeitos de volume parcial[30]. As desvantagens e limitações de uso incluem artefatos devidos a depósitos de cálcio, o que acaba por diminuir seu valor diagnóstico abaixo do nível femoropoplíteo e potencial para aumentar a exposição à radiação ionizante[28,29]. Essas desvantagens vêm sendo amenizadas com o desenvolvimento da TC de dupla energia, que ajuda a corrigir artefato de endurecimento do feixe e TC multidetector vascular, que melhora o contraste e efetivamente caracteriza as estenoses como a angiografia digital.

A ângio-RM elimina a preocupação com a exposição à radiação ionizante, mas existem inconvenientes, incluindo: tempo de exame prolongado, falta de disponibilidade, campo de visão limitado, artefatos relacionados com o fluxo (especialmente com bidimensional *time-of-flight sequences*)[31-33]. Há também risco de fibrose sistêmica nefrogênica em pacientes com insuficiência renal grave expostos ao contraste gadolínio. A sensibilidade geral e especificidade para a ângio-RM na detecção de estenoses hemodinamicamente significativas nas extremidades são entre

73-93% e 89-64%, respectivamente[34]. Em comparação com angiografia por RM 1.5T, a 3.0 T pode conferir uma relação sinal-ruído superior com melhora na detecção de lesões[31].

A arteriografia de extremidade continua a ser o padrão ouro para o diagnóstico de doença arterial periférica[32]. Em centros de trauma, a ângio-TC é o principal exame para diagnóstico na avaliação de lesões de membros vasculares[33,35], por ser de rápida e fácil realização e não invasivo.

Contraindicações

A arteriografia está absolutamente contraindicada nos casos em que as informações que ela fornecerá não alterarão a conduta terapêutica ou nos casos em que essas informações possam ser obtidas por um procedimento menos invasivo. As contraindicações relativas incluem: sensibilidade ao contraste iodado, hipertensão grave, hipotensão, coagulopatia incorrigível, insuficiência renal, insuficiência cardíaca congestiva e algumas doenças do tecido conjuntivo, por exemplo, Ehlers-Danlos tipo IV com complicações relatadas no local da punção e/ou em outros lugares. Nesses casos, todos os esforços devem ser feitos para corrigir a atividade da doença antes do procedimento.

PROCEDIMENTO

Técnica

O primeiro passo para qualquer angiografia é o estabelecimento da via de acesso. Sua adequada escolha reúne os dados coletados durante o preparo pré-angiográfico do doente e a estratégia terapêutica, incluindo a programação dos dispositivos que serão utilizados.

Vias de acesso

A artéria femoral comum, sentido anterógrado ou retrógrado, é o acesso mais usado, apresenta como vantagens: conforto de manipulação para o examinador; conforto de posição para o doente; facilidade de punção pelo bom calibre do vaso e superficialidade; presença de anteparo ósseo posterior, com fixação durante a punção e segurança para a compressão efetiva após a retirada do introdutor; permite acesso a todos os principais ramos da aorta torácica, abdominal e membros inferiores; calibre adequado para introdução de materiais dos mais variados diâmetros. Todavia apresenta como desvantagens, na punção anterógrada, a necessidade de cateterização seletiva de ramos muito próximos à punção e risco de hematoma e de complicação por dissecção da íntima[2,36].

As artérias dos membros superiores também são vias de acessos. A experiência da cardiologia intervencionista ampliou o uso de acesso pela artéria radial. Esse acesso apresenta menor número de complicações vasculares e sangramento, menor tempo de repouso e de permanência hospitalar, diminuindo os custos e aumentando o conforto e a satisfação do paciente; menor angulação em relação aos ramos da aorta, sendo importante acesso no tratamento dos vasos viscerais; papel importante na avaliação da doença oclusiva bilateral, não manipulando a área acometida por doença. O conhecimento anatômico, com a avaliação da dupla irrigação da mão através do teste de Allen e Barbeau, antes da cateterização desta artéria é fundamental[36]. Como desvantagem, o acesso radial tem o risco de síndrome de compartimento de antebraço secundário a hematoma e necessidade de material específico devido a seu calibre menor e maior propensão a espasmos.

A aorta abdominal também pode ser usada como via de acesso através da sua punção translombar. É importante na ausência de pulsos femorais, axilares e braquiais, menos utilizada hoje com os recursos tomográficos de adequada avaliação. Apresenta como desvantagem sua dificuldade técnica e maiores riscos potenciais de sangramento da punção.

Materiais

Para a realização da arteriografia, um cateter pode ser introduzido diretamente sobre o fio-guia já posicionado dentro da luz arterial. No entanto, nos casos em que há necessidade de troca de cateteres, em que há presença de hematoma ou fibrose no local da punção, ou nos procedimentos complexos, deve-se utilizar um introdutor arterial a fim de proteger a artéria puncionada e facilitar o manuseio dos diversos materiais endovasculares[34,36,37]. Geralmente, fios-guia hidrofílicos são necessários para arteriografias. Eles ajudam nos cateterismos dos ramos alvos de estudos com auxílio de cateteres ou microcateteres com ponta específica para cada tipo de vaso a ser estudado. Em crianças, recomenda-se o uso de fio-guia de ponta reta flexível e de menor diâmetro (0,032", 0,021", 0,018" ou 0,014") ou fio hidrofílico com ponta angulada para evitar vasoespasmo. Além disso, deve-se utilizar cateteres de menor diâmetro (3 e 4 Fr). Após o acesso vascular, recomenda-se a heparinização dos dispositivos em uso.

Punção arterial

A punção arterial começa com a seleção do vaso e do material adequado para o mesmo. Na punção da artéria femoral geralmente se utiliza um fio-guia teflonado com ponta em forma de "J" de 0,035" e uma agulha compatível de 18 G. Em seguida, deve-se escolher o local mais adequado para a punção de acordo com o exame físico da pulsatilidade arterial e com a utilização de fluoroscopia para observar a relação da região com as estruturas ósseas adjacentes. No caso da punção femoral, preconiza-se realizar a punção no terço médio da cabeça femoral. É importante salientar o risco de complicações hemorrágicas nas punções acima do ligamento inguinal. No caso do uso da via anterógrada, evita-se a punção acidental das artérias femoral superficial, femoral profunda ou ilíaca externa.

As punções são realizadas seguindo-se a técnica de Seldinger (tríade agulha/fio-guia/cateter)[34] clássica: a agulha é introduzida a 45° transfixando o vaso e o componente interno da agulha de Seldinger, que é perfurante, é retirado e o componente externo da agulha é recuado cuidadosamente até que se obtenha um fluxo sanguíneo compatível. Ou a técnica de Seldinger modificada, uma agulha sem mandril é introduzida a 45° transfixando a parede anterior do vaso e obtendo o jato arterial. O fio-guia é, então, introduzido através do sistema sob fluoroscopia, certificando-se da sua posição intraluminal através do trajeto assumido e da resistência durante a sua progressão. A transfixação do vaso com seu posterior recuo para dentro da luz arterial oferece maior segurança em relação à dissecção da parede anterior do vaso durante a introdução do fio-guia. Entretanto, esta técnica gera um orifício adicional na parede posterior do vaso, sendo problema de maior relevância nas punções de próteses sintéticas e nos casos em que houver possibilidade de uso de trombolíticos. A opção de preparo da pele com lâmina 11 e dissecção até artéria é importante para passagem de introdutor sem dificuldade e é um passo importante no uso de selantes de punção.

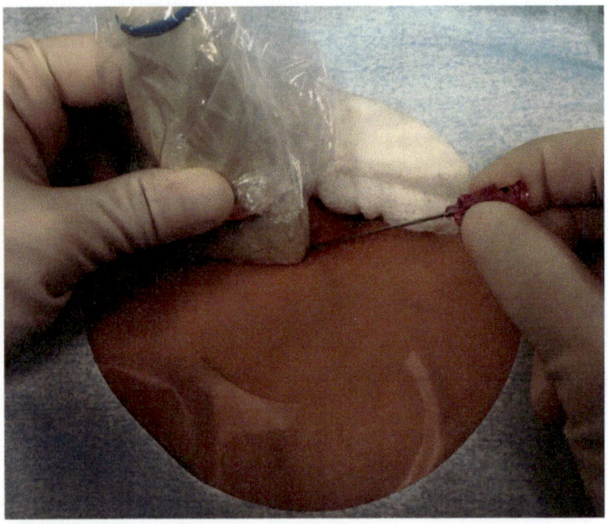

Figura 9.4.

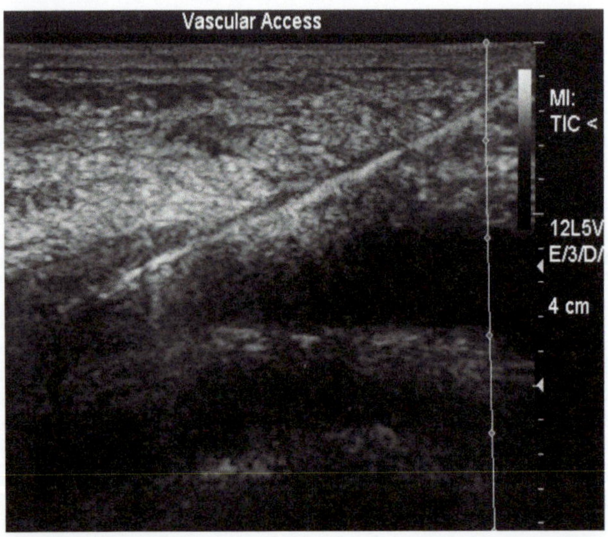

Figura 9.5.

Outro recurso que pode ser utilizado para aumentar a segurança e a acessibilidade aos vasos é a ultrassonografia (Figuras 9.4 e 9.5). A punção guiada é de grande auxílio em pacientes obesos, na presença de edema, hematomas ou em cicatriz na pele, além de ser um recurso nos acessos de vasos sem pulso. Seu uso rotineiro parece diminuir as complicações nas arteriografias diagnósticas e, nos casos de intervenções periféricas, esse benefício já foi comprovado. Segundo Ruby e cols., o ultrassom também deve ser considerado em pacientes com maior risco de desenvolver complicações de acesso. São eles: pacientes com idade maior que 75 anos, insuficiência cardíaca avançada e aqueles em uso de varfarina no pré-operatório[38,39].

Obtenção das imagens

Após o cateterismo do vaso alvo de estudo, a incidência deve ser específica para o ramo e os parâmetros de infusão de bomba ajustados. Existe uma normatização desses parâmetros para otimizar as arteriografias diagnósticas, sempre lembrando que são orientações e diferentes incidências podem ser usadas para garantir adequado diagnóstico, respeitando a individualidade dos casos.

Segue abaixo a Tabela 9.1 com os parâmetros utilizados no Serviço de Radiologia Intervencionista do InCor INRAD-FMUSP.

FLEBOGRAFIAS

O exame flebográfico consiste na visualização radiológica do sistema venoso pela injeção de meios de contraste. A técnica, proposta por Berberich e Hirsch[40] em 1923, foi posteriormente sistematizada com o estudo direto das veias dos membros inferiores por Dos Santos[41].

Tabela 9.1.

Artéria	4Velocidade (5ml/Seg)4	Volume (ml)	PSI (atm)	Quadros (FPS)	Incidências	Cateters mais utilizados
Arco Aórtico	20-15	40-35	600 a 800	2-4	OAE 30°-60° AP	Pigtail
Aorta Torácica	10 a 15	30	800 a 900	2-4	AP	Pigtail
Carótidas	5	8	300	2-4	AP, Perfil, OA ipsi 40°	Headhunter, Simmons
Membro Sup.	5	8	300		AP	VERT
Art. Bronquica	3	5	300		AP	Mikaelson
Aorta Abdominal	10	20	600 a 800	2-4	AP	Pigtail
Tronco Celíaco	5	15	300	2-4	AP, origem Perfil	Cobra, Simmons, Mikaelson
Esplenica com veia porta	6	18	300	2-4	AP	Cobra, Simmons
Esplenica esplenomegalia	6	36	300	2-4	AP	Cobra, Simmons
Gastrica esq.	4	12	300	2-4	AP	Cobra, Simmons
Hepatica Comum	5	15 a 20	300	2-4	OAD 30°	Cobra, Simmons
Gastroduodenal	4	12	300	2-4	AP	Cobra, Simmons
Mes. Superior com veia porta	5 a 6	30 a 36	300	2-4	AP, origem Perfil	Cobra, Simmons, Mikaelson
Mês. Superior sem veia porta	5	15	300	2-4	AP, origem Perfil	Cobra, Simmons, Mikaelson
Renal	5	8	300	2-4	AP, Obliquo ipsilili 20°	RDC, Cobra
Ilíacas	5	15	800 a 900	2-4	AP, OA Ipsilateral	Pigtail
Hipogástrica	5 a 8	8 a 15	300		AP, Obliquo contra 30°	Cobra, Vert, RUC
Femoral até poplitea	4 a 5	6 a 8	300	1-2	AP, OA ipsi 30°	Vert, Berenstein, bentson
Poplitea até o pé	5	10 a 20	300	1-2	AP, contra 30°	Vert, Berenstein, bentson

Flebografia dos Membros Superiores

Indicações

Avaliação de viabilidade de veias para confecção de fístula arteriovenosa, investigação do mau funcionamento das mesmas nos pós-operatórios e estudo angiográfico das veias centrais para procedimentos intervencionistas (colocação de cateteres para diálise, marca-passos cardíacos, angioplastias de lesões centrais, entre outros).

Técnica

Punção de veia distal com calibre adequado para um jelco que ofereça volume e pressão adequados (16 ou 18G). Quando o estudo tem como objetivo principal a avaliação de território proximal, pode ser realizada punção em fossa antecubital. Vale ressaltar que a punção de veia cefálica não permite o estudo de veia axilar.

O protocolo do setor de radiologia intervencionista do InCor é abordado aqui para a avaliação pré-procedimento de marca-passo.

São realizadas cinco aquisições:

1. *single shot* do tórax para visualização do marca-passo (se preexistente).
2. flebografia MSD com 25 a 30 mL de contraste injetados por veia periférica em prega anticubital à D, a 6 *frames*/segundo.

Incidência PA (Figura 9.6).

3. Flebografia MSD com 25 a 30 mL de contraste injetados por veia periférica, em prega antecubital à D, a 6 frames/segundo.

Incidência PA com inclinação caudal de 25° a 30°.

4. Flebografia MSE com 25 a 30 mL de contraste injetados por veia periférica, em prega antecubital à E, a 6 frames/segundo.

Incidência PA.

5. Flebografia MSE com 25 a 30 mL de contraste injetados por veia periférica, em prega antecubital à E, a 6 frames/segundo.

Incidência PA com inclinação caudal de 25° a 30°.

Flebografia dos Membros Inferiores

Flebografia ascendente ou anterógrada (Figura 9.7)

Injeção de meio de contraste a partir de veias superficiais localizadas no pé. Fornece visão panorâmica do sistema venoso profundo, identificando a presença de veias perfurantes insuficientes e de varicosidades do sistema venoso superficial, apresenta progressivo desuso pela melhora da ecografia com Doppler.

Está indicada nas seguintes situações: avaliação da insuficiência venosa crônica; localização de veias perfurantes em casos de recidiva de varizes; diagnóstico diferencial de edemas, diagnóstico da trombose venosa profunda, especialmente quando localizada em veias musculares da panturrilha; avaliação das malformações venosas.

Técnica

A posição horizontal exige menos colaboração e esforço, sendo preferencialmente utilizada em pacientes debilitados, acamados ou com sequela neurológica[42]. Na posição semiereta[43] o paciente fica em inclinação de aproximadamente 40°. A injeção de meio de contraste radiológico varia de 75 a 125 mL e é feita sob controle fluoroscópico, sendo idealmente utilizado aparelho com mesa radiológica que permita inclinação, atualmente com acesso cada vez mais difícil.

Manobras, como a compressão suave da musculatura da panturrilha, dorsiflexão do pé e manobra de Valsalva, muitas vezes utilizadas em conjunto, são descritas em ambas as técnicas originais.

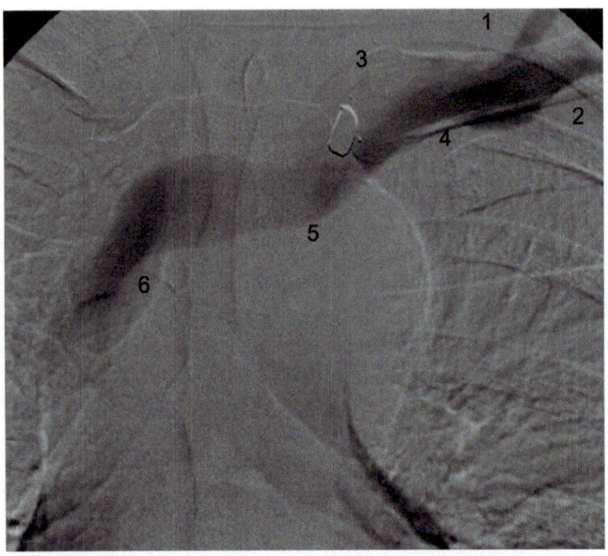

Figura 9.6. 1.Veia Cefalica 2. Veia Axilar 3. Veia Jugular 4. Veia Subclávia 5. Veia Braquio-cefálica Esquerda 6. Veia Cava superior

Flebografia descendente ou retrógrada

Injeção de contraste a partir de uma punção da veia femoral, sendo utilizada para o estudo do refluxo em direção oposta. Esse exame complementa os achados da flebografia ascendente.

Indicações

Avaliação do sistema venoso profundo; localização e funcionalidade das válvulas proximais; identificação de veias perfurantes de coxa. A avaliação da competência das válvulas das veias femorais, bem como do trajeto proximal da safena interna, são importantes, pois sua disfunção está relacionada à insuficiência venosa crônica.

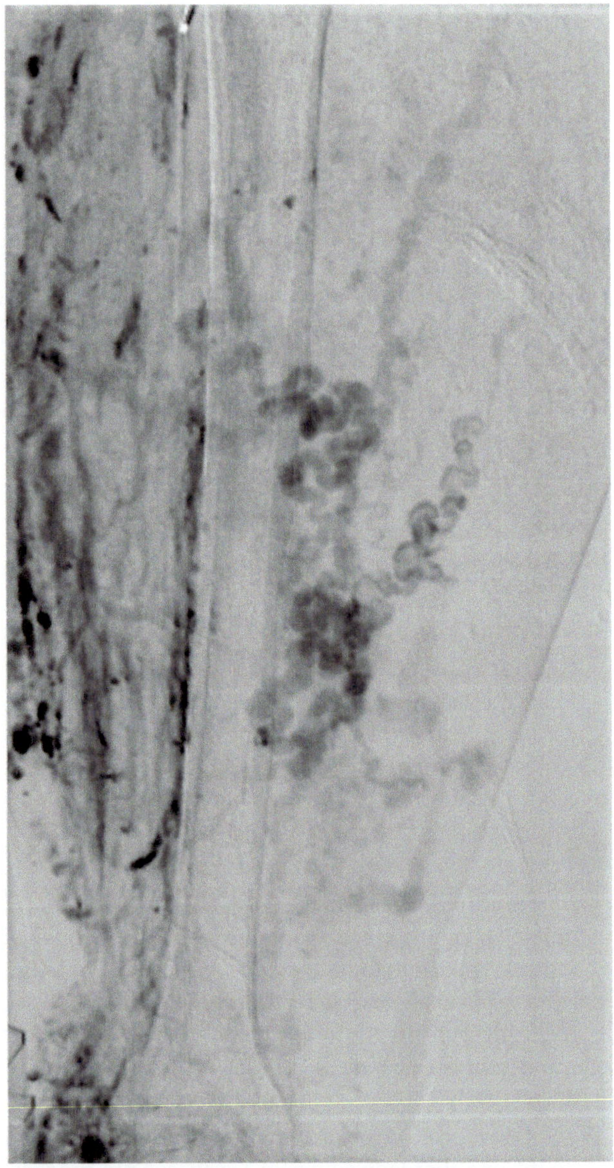

Figura 9.7.

Técnica

Punção seguida do cateterismo da veia femoral comum, logo abaixo da prega inguinal, após anestesia local, seguindo técnica já apresentada na arteriografia.

Imagens

Avaliação dos vasos ilíacos e da veia cava inferior da coxa e perna, após a injeção de 20 mL de meio de contraste, visando avaliar refluxo de eixo ilíacas-femorais e veias tronculares, sempre com a realização da manobra de Valsalva. O acompanhamento fluoroscópico é fundamental para que seja estabelecido o momento ideal para a obtenção da documentação radiológica. A suficiência das válvulas é avaliada pelo refluxo ou não do meio de contraste na porção distal destas veias. Para interpretação dos resultados dessa avaliação utiliza-se o critério proposto por Herman e cols.[44].

Classificação de Herman:

Grau 0 – normal ou válvulas competentes: ausência de refluxo em direção distal;

Grau 1 – incompetência valvular mínima: refluxo do meio de contraste em direção distal restrito ao terço superior da coxa, por insuficiência das válvulas proximais;

Grau 2 – insuficiência valvular leve: refluxo do meio de contraste até o joelho;

Grau 3 – insuficiência valvular moderada: refluxo do meio de contraste até abaixo do

Grau 4 – insuficiência valvular grave ou intensa: refluxo do meio de contraste para as veias tronculares da perna, podendo atingir o tornozelo.

Flebografia superficial (Figura 9.8)

Avalia o trajeto e a drenagem do vaso de interesse; muito utilizada em anomalias venosas. Permite demonstrar a extensão das cavidades venosas anômalas e sua drenagem para o sistema venoso. Suas indicações são nos pontos de refluxo venoso em contato com trajetos varicosos; no diagnóstico de veias perfurantes insuficientes da coxa; no planejamento da cirurgia sobre a safena externa e na avaliação de anomalias venosas.

Técnica

Punção direta do trajeto varicoso ou da cavidade venosa anômala que se pretende estudar, utilizando agulha tipo *Butterfly* 21 G com injeção de contraste dependente do calibre e do comprimento do vaso estudado.

COMPLICAÇÕES

As complicações são incomuns e podem ser divididas em três grupos:

1. Relacionadas ao local de acesso: O hematoma pode ter incidência tão alta quanto 10%[45,46]. Dissecção ou trombo com oclusão do acesso ocorre em 0,14 a 0,76%[45]. Pseudoaneurisma ou fístula arteriovenosa ocorrem em aproximadamente 0,1% e estão provavelmente relacionados com técnica inadequada, com punção de artéria femoral superficial e compressão arterial inadequada[47]. A via de acesso também determina o número de complicações. As punções axilares, por exemplo, podem causar lesão neural mesmo com pequenos hematomas e posterior intervenção cirúrgica. O uso de US arterial diminuiu as tentativas de punção e complicações relacionadas à punção[48]. Infecções no acesso são muito raras, ocorrendo em múltiplas punções da mesma artéria durante um curto período de tempo ou com uso por tempo estendido de introdutor, não justificando a profilaxia com antibióticos[49].
2. Induzidas por cateter com incidência, em declínio, menor que 0,5%[50]. Estas lesões costumam cicatrizar espontaneamente, apesar de poder

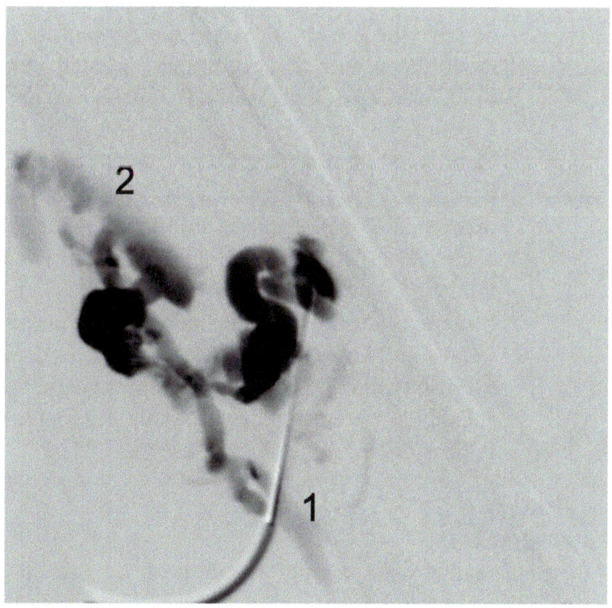

Figura 9.8. Flebografia superficial. (1) Punção direta de anomalia venosa com início da opacificação da cavidade. (2) Opacificação da cavidade venosa anômala e sua drenagem para o sistema venoso.

ocorrer trombose no local da lesão, principalmente em artérias, com formação significativa de placas ateroscleróticas ou se o *flap* intimal produzido estiver orientado contra o fluxo sanguíneo. O vasoespasmo produzido por cateter ou fio-guia raramente leva à trombose. A embolia pode ser resultado de deslocamento de placas ou trombos murais pelo fio-guia, cateter ou pelos coágulos formados ao redor do cateter ou do introdutor (principalmente em sistemas coaxiais).

3. Complicações sistêmicas ocorrem em menos de 1% dos casos[46]. Entre os sintomas mais comuns estão náuseas, vômitos e síncope vasovagal. Eles são autolimitados e não necessitam de terapia específica. As reações de agente de contraste também estão inclusas neste grupo como, por exemplo, a urticária que ocorre em cerca de 4% dos exames. A maioria das reações é leve, mais da metade não necessita de terapia e menos de 1% exige a hospitalização. Há menos reações com agentes de baixa osmolaridade[51]. As normas do *American College of Radiology* para o uso de meios de contraste e tratamento de reações de agente de contraste podem ser utilizadas para orientar as decisões na prática[52]. Ainda existe nesse grupo a nefropatia induzida por contraste (NIC). Sua incidência varia de 0,3 a 2,3%[53] e é definida pelo aumento agudo (dentro de 48 h) do nível de creatinina sérica em percentagem (> 50%) ou aumento absoluto (> 0,3-0,5 mg/dL)[54]. A fisiopatologia da NIC é complexa e não é totalmente compreendida. No entanto, é geralmente aceito que uma maior incidência de NIC ocorra em pacientes com insuficiência renal preexistente, com diabetes insulinodependente e com desidratação[55-57]. O volume de contraste também está relacionado com risco de NIC, recomenda-se usar 300 mg de iodo por kg. Alguns fatores protetores da NIC são arteriografia com subtração digital[58], contraste com baixa osmolaridade em pacientes com azotemia preexistente[53,59] e hidratação periprocedimento[60].

DISCUSSÃO

O resultado das angiografias depende de uma correta interpretação dos achados nos procedimentos. As alterações mais comuns devem ser sempre lembradas durante o exame. São elas:

Estenoses e Oclusões (Figura 9.9)

A primeira é identificada pelo estreitamento da coluna de contraste produzido por uma falha de enchimento endoluminal, que pode ser causada por uma placa aterosclerótica, e a segunda pela sua total interrupção. Atenção deve ser dada às placas excêntricas ou que envolvem predominantemente a parede anterior ou posterior da artéria, em que a incidência posteroanterior não demonstra um estreitamento significativo. Desta forma, é preciso ressaltar a importância de realizar pelo menos duas incidências para a adequada avaliação do segmento estudado[61-63]. Similarmente, um segmento doente da artéria pode não ser notado por uma sobreposição de imagens com uma artéria sadia. A presença de rica circulação colateral sugere oclusão ou estenose de grau acentuado, sendo mandatória a pesquisa desta área através de outras incidências[63,64]. Para correta interpretação, as medidas hemodinâmicas podem ser feitas através de uma simples conexão do cateter diagnóstico a um transdutor de pressão. Determina-se a pressão sistólica acima e abaixo da área de interesse e considera-se a estenose significativa quando o gradiente é acima de 10 mmHg[65,66]. O IVUS também é um recurso nesses momentos, auxiliando na gestão da patologia vascular complexa[67,68].

Espasmos

São caracterizados por um estreitamento concêntrico de contornos regulares da luz arterial. com retardo do fluxo sanguíneo distal ao local do mesmo. Este pode ocorrer antes, durante ou após o procedimento.

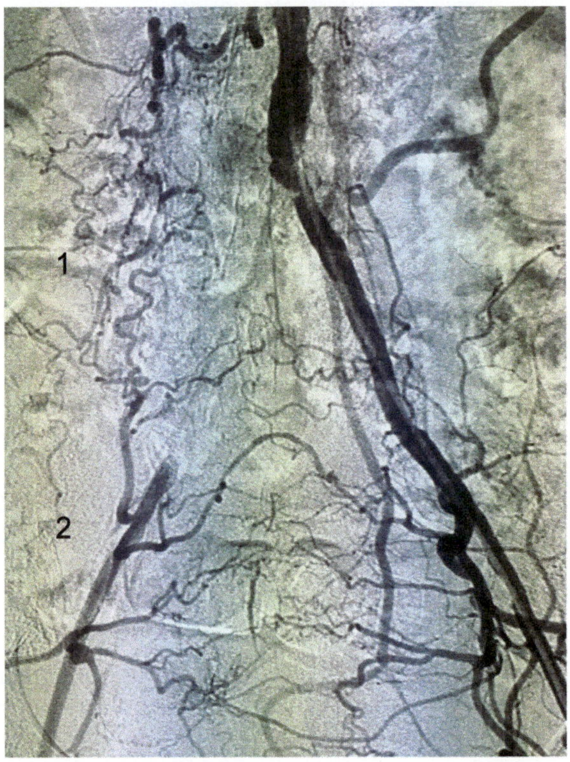

Figura 9.9. Imagem de oclusão de artéria ilíaca comum direita com intensa rede de circulação colateral(1) e reenchimento de artéria ilíaca externa (2).

Durante o exame pode ocorrer em resposta à punção da parede arterial, irritação do vaso pelo meio de contraste ou devido à manipulação do cateter dentro da luz arterial.

São observados frequentemente em vasos de pequeno diâmetro, como os vasos viscerais, dos membros superiores e em crianças e adultos jovens. Em pacientes críticos pode haver um espasmo difuso devido à vasoconstrição reativa.

Embolias

A embolia pode causar oclusão parcial ou total do vaso. O estudo arteriográfico na suspeita de embolia tem como objetivo determinar o local e a extensão da lesão, o grau de circulação colateral e a reconstituição dos vasos distais à obstrução, além de fornecer subsídios para confirmação do diagnóstico.

A oclusão completa por êmbolo pode ser vista como uma convexidade da luz arterial formada pela curva das margens da parte proximal do êmbolo (efeito de menisco ou imagem de "taça invertida"). Observa-se pouca ou nenhuma circulação colateral, no entanto, isso depende do intervalo de tempo entre a oclusão e o estudo angiográfico. A ausência de falhas de enchimento de outros segmentos arteriais decorrente de placas ateroscleróticas sugere o diagnóstico de embolia, porém não o descarta completamente, uma vez que pode ocorrer embolia em artérias doentes.

Aneurismas

A arteriografia nesta patologia tem por objetivo determinar a extensão da lesão, seu trajeto, lesões associadas (outros aneurismas e estenoses pré ou pós-aneurismáticas) e a avaliação dos segmentos adjacentes a esta, principalmente em relação à permeabilidade das artérias distais. Este método não é o mais adequado para determinar o diâmetro do aneurisma, uma vez que a coluna de contraste preenche apenas a luz verdadeira e a presença de trombos murais pode subestimar o real diâmetro da lesão. Entretanto, calcificações da parede, observadas frequentemente nos aneurismas, podem ser parâmetro útil na estimativa do seu diâmetro.

Fístulas arteriovenosas

A arteriografia é essencial para delinear a conexão fistulosa, a anatomia vascular da lesão e o número de artérias que a alimentam, e a circulação venosa distal à mesma. Nas fístulas secundárias a traumas existe, geralmente, um único ramo arterial dilatado nutrindo-a, mas pode haver extensa circulação colateral arterial nos casos crônicos. Ocorre dilatação da veia distal à fístula devida ao aumento do fluxo sanguíneo e à ação direta da pressão arterial na parede do vaso. O refluxo venoso pode estar presente em função da incompetência valvular produzida pelo aumento do fluxo sanguíneo. Ainda, um falso aneurisma pode estar presente nos casos de fístulas pós-traumáticas recentes.

Em vista do fluxo sanguíneo acelerado através da fístula, é importante utilizar técnica adequada. Geralmente são necessárias:

- doses maiores de contraste (aproximadamente de 1,5 a 2 vezes o volume usual) que devem ser injetadas o mais próximo possível ao local da fístula;
- aquisições com maior número de imagens por segundo (seis *frames*) para melhor avaliação e interpretação do estudo; múltiplas incidências.

Malformações arteriovenosas (MAV)

A arteriografia nas lesões congênitas pode ser útil para determinar o tipo, o local e a extensão da lesão. O enchimento venoso precoce é a principal característica arteriográfica destas lesões. A circulação arterial não se encontra dilatada, na maioria das vezes; ao contrário do que acontece com a circulação venosa, apresenta morfologia complexa. A adequação dos parâmetros arteriográficos, como nas fístulas arteriovenosas, também deve ser realizada. O tema será amplamente discutido no capítulo de MAV.

Tumores

O aspecto usual dos tumores consiste no aumento da vascularização, com recrutamento de vasos tortuosos e irregulares que têm como característica peculiar a não diminuição gradual do seu calibre. Esses vasos geralmente se encontram com o diâmetro aumentado, mantendo-o ao longo do seu trajeto. Podem ser vistas manchas ou blush tumoral e a sua vascularização pode apresentar padrão caótico ou desorganizado. Lagos de contraste podem estar presentes devido à dilatação de alguns vasos, assim como o enchimento venoso precoce na presença de fístulas arteriovenosas. Infelizmente, nem todos os tumores malignos apresentam o mesmo padrão. Pode haver também dificuldades na diferenciação com os tumores e lesões inflamatórias crônicas que podem mimetizar a aparência de tumores.

Traumas

A arteriografia estabelece o local, o tipo (trombose, contusão, secção total ou parcial, lesão intimal), a extensão da lesão e a presença ou não de circulação colateral. Porém, a sua realização passa a ser dispensável na presença de sinais maiores de lesão vascular ou da instabilidade hemodinâmica, não devendo retardar a indicação cirúrgica. No capítulo de trauma vascular haverá o aprofundamento das suas características (Figura 9.10).

CONSIDERAÇÕES FINAIS

O avanço dos métodos diagnósticos não invasivos levou a uma maior racionalização dos métodos angiográficos invasivos. A correta indicação considera os dados clínicos, os resultados dos outros exames já realizados e o impacto na terapêutica. Além disso, o conhecimento das diferentes técnicas angiográficas e da anatomia dos distintos territórios é exigido para boa prática dessa modalidade diagnóstica, que também é porta de entrada para as modalidades terapêuticas.

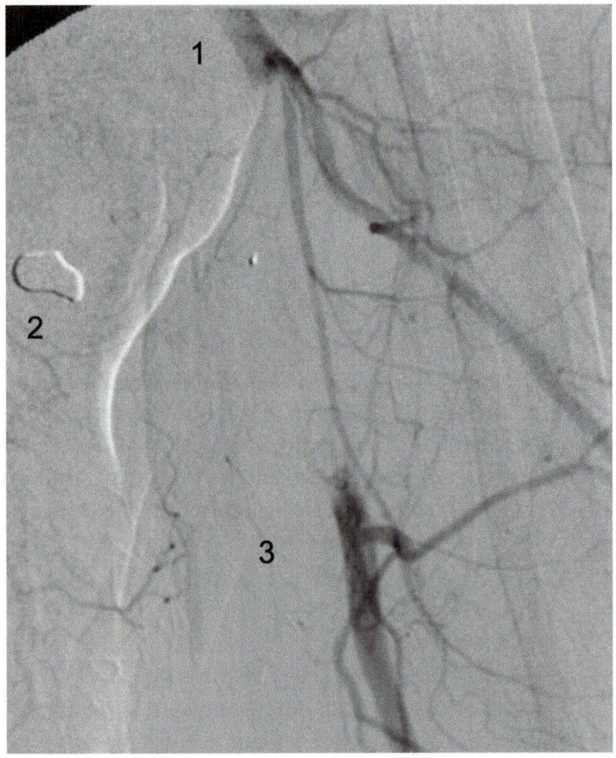

Figura 9.10. Oclusão de artéria axilar (1) secundária a projétil de arma de fogo (2), com enchimento de artéria braquial (3).

REFERÊNCIAS BIBLIOGRÁFICAS

1. Dos Santos R, Llamas AC, Pereira-Caldas J. Arteriografia da aorta e dos vasos abdominais. Med Contemp. 1929;47:93-102.
2. Dariushnia SR, Gill AE, Martin LG, et al.; for the Society of Interventional Radiology Standards of Practice Committee. Quality Improvement Guidelines for Diagnostic Arteriography J Vasc Interv Radiol. 2014;25:1873-1881.
3. Tetteroo E, Haaring C, van der Graaf Y, van Schaik JP, van Engelen AD, Mali WP. Intraarterial pressure gradients after randomized angioplasty or stenting of iliac artery lesions. Dutch Iliac Stent Trial Study Group. Cardiovasc Intervent Radiol. 1996;19:411-417.
4. Castaneda-Zuniga W, Knight L, Formanek A, Moore R, D'Souza V, Amplatz K. Hemodynamic assessment of obstructive aortoiliac disease. AJR Am J Roentgenol. 1976;127:559-561.
5. Velmahos GC, Chahwan S, Falabella A, Hanks SE, Demetriades D. Angiographic embolization for intraperitoneal and retroperitoneal injuries. World J Surg. 2000;24:539-545.
6. Cullinane DC, Schiller HJ, Zielinski MD, et al. Eastern Association for the Surgery of Trauma practice management guidelines for hemorrhage in pelvic fracture-update and systematic review. J Trauma. 2011;71:1850-1868.
7. Velmahos GC, Chahwan S, Hanks SE, et al. Angiographic embolization of bilateral internal iliac arteries to control life-threatening hemorrhage after blunt trauma to the pelvis. Am Surg, 2000;66:858-862.
8. O'Keefe M, Hunt DK. Assessment and treatment of impotence. Med Clin North Am. 1995;79:415-434.
9. Dyer DS, Moore EE, Ilke DN, et al. Thoracic aortic injury: how predictive is mechanism and is chest computed tomography a reliable screening tool? A prospective study of 1,561 patients. J Trauma. 2000;48:673-682.
10. Melton SM, Kerby JD, McGiffin D, et al. The evolution of chest computed tomography for the definitive diagnosis of blunt aortic injury: a single-center experience. J Trauma. 2004;56:243-250.
11. Albrecht T, Foert E, Holtkamp R, et al. 16-MDCT angiography of aortoiliac and lower extremity arteries: comparison with digital subtraction angiography. AJR Am J Roentgenol. 2007;189:702-711.

12.Smith CL, Horton KM, Fishman EK. Mesenteric CT angiography: a discussion of techniques and selected applications. Tech Vasc Interv Radiol. 2006;9:150-155.

13.Ha HK, Lee SH, Rha SE, et al. Radiologic features of vasculitis involving the gastrointestinal tract. Radiographics. 2000;20:779-794.

14.Balan P. Ultrasonography, computed tomography and magnetic resonance imaging in the assessment of pelvic pathology. Eur J Radiol. 2006;58:147-155.

15.Devine C, Szklaruk J, Tamm EP. Magnetic resonance imaging in the characterization of pelvic masses. Semin Ultrasound CT MR. 2005;26:172-204.

16.Hamilton JD, Kumaravel M, Censullo ML, Cohen AM, Kievlan DS, West OC. Multidetector CT evaluation of active extravasation in blunt abdominal and pelvic trauma patients. Radiographics. 2008;28:1603-1616.

17. Maturen KE, Adusumilli S, Blane CE, et al. Contrast-enhanced CT accurately detects hemorrhage in torso trauma: direct comparison with angiography. J Trauma. 2007;62:740-745.

18.Sheridan MK, Blackmore CC, Linnau KF, Hoffer EK, Lomoschitz F, Jurkovich GJ. Can CT predict the source of arterial hemorrhage in patients with pelvic fractures? Emerg Radiol. 2002;9:188-194.

19.Brasel KJ, Pham K, Yang H, Christensen R, Weigelt JA. Significance of contrast extravasation in patients with pelvic fracture. J Trauma. 2007;62:1149-1152.

20.Sullivan KL, Besarab A. Hemodynamic screening and early percutaneous intervention reduce hemodialysis access thrombosis and increase graft longevity. J Vasc Interv Radiol. 1997;8:163-170.

21.Vesely TM, Gherardini D, Gleed RD, Kislukhin V, Krivitski NM. Use of a catheter-based system to measure blood flow in hemodialysis grafts during angioplasty procedures. J Vasc Interv Radiol. 2002;13:371-378.

22.Kim SK, Kwak HS, Chung GH, Han YM. Acute upper limb ischemia due to cardiac origin thromboembolism: the usefulness of percutaneous aspiration thromboembolectomy via a transbrachial approach. Korean J Radiol. 2011;12:595-601.

23.Norgren L, Hiatt WR, Dormandy JA, et al. Inter-Society Consensus for the Management of Peripheral Arterial Disease (TASC II). J Vasc Surg. 2007;45(suppl):S5-S67.

24.Creager MA, Kaufman JA, Conte MS. Clinical practice. Acute limb ischemia. N Engl J Med. 2012;366:2198-2206.

25.Burrows PE, Mason KP. Percutaneous treatment of low flow vascular malformations. J Vasc Interv Radiol. 2004;15:431-445.

26.Lee BB, Do YS, Yakes W, Kim DI, Mattassi R, Hyon WS. Management of arteriovenous malformations: a multidisciplinary approach. J Vasc Surg. 2004;39:590-600.

27.Huang SY, Nelson RC, Miller MJ, et al. Assessment of vascular contrast and depiction of stenoses in abdominopelvic and lower extremity vasculature: comparison of dual-energy MDCT with digital subtraction angiography. Acad Radiol. 2012,19.1149-1157.

28.Sun Z. Diagnostic accuracy of multislice CT angiography in peripheral arterial disease. J Vasc Interv Radiol. 2006;17:1915-1921.

29.Fotiadis N, Kyriakides C, Bent C, Vorvolakos T, Matson M. 64-section CT angiography in patients with critical limb ischaemia and severe claudication: comparison with digital subtractive angiography. Clin Radiol. 2011;66:945-952.

30.Burbelko M, Augsten M, Kalinowski MO, Heverhagen JT. Comparison of contrast-enhanced multi-station MR angiography and digital subtraction angiography of the lower extremity arterial disease. J Magn Reson Imaging. 2013;37:1427-1435.

31.van den Bosch HC, Westenberg JJ, Caris R, et al. Peripheral arterial occlusive disease: 3.0-T versus 1.5-T MR angiography compared with digital subtraction angiography. Radiology. 2013;266:337-346.

32.Pomposelli F. Arterial imaging in patients with lower extremity ischemia and diabetes mellitus. J Vasc Surg. 2010;52(suppl):81S-91S.

33.Gakhal MS, Sartip KA. CT angiography signs of lower extremity vascular trauma. AJR Am J Roentgenol. 2009;193:W49-W57.

34.Seldinger SI. Catheter replacement of needle in percutaneous arteriography: a new technique. Acta Radiol. 1953;39:368-76.

35.Busquets AR, Acosta JA, Colon E, Alejandro KV, Rodriguez P. Helical computed tomographic angiography for the diagnosis of traumatic arterial injuries of the extremities. J Trauma. 2004;56:625-628.

36.Lee L, Blair J, Gupta S, Nathan S. Upper extremity vascular complications following transradial approach for cardiac catheterization and intervention: a focused review of diagnostic, prognostic and therapeutic considerations. Minerva Cardioangiol. 2016;64(6):648-61.

37.Smith TP, Cragg AH, Berbaum KS. Techniques for lower limb angiography: A comparative study. Radiology. 1990;174:951-5.

38.Yao JST, Neiman HL. Occlusive arterial disease below the inguinal ligament. In: Yao JST, Neiman HL, eds. Angiography of vascular disease. New York: Churchill Livingstone; 1985. p. 109-50.

39.Lo RC, Fokkema MTM, Curran T, et al. Routine use of ultrasound-guided access reduces access-site related complications after lower extremity percutaneous revascularization. J Vasc Surg. 2015;61(2):405-412. doi: 10.1016/j.jvs.2014.07.099.

40.Berberich J, Hirsch S. Die röntgenographische darstellung der arterien und venen am lebenden manschen. Klin Wschr. 1923;2:2.226.

41.Dos Santos JC. La phlébographie directe. Conception technique. Premiers resultants. J Int Chir. 1938;3:626-69.

42.Kakkar VV. The 125 I-labelled fibrinogen test and phlebography in the diagnosis of deep vein thrombosis. Milbank Mem Fund Q. 1972;50:206-29.

43.Rabinov K, Paulin S. Roentgen diagnosis of venous thrombosis in the leg. Arch Surg. 1972;104:134-44.

44.Herman RJ, Neiman HL, Yao JST, Egan TJ, Bergan JJ, Malave SR. Descending venography: a method of evaluating lower extremity venous valvular function. Radiology. 1980;137(1 pt 1):63-9.

45.Cragg AH, Nakagawa N, Smith TP, Berbaum KS. Hematoma formation after diagnostic angiography: effect of catheter size. J Vasc Interv Radiol. 1991;2:231-233.

46.Hessel SJ, Adams DF, Abrams HL. Complications of angiography. Radiology. 1981;138:273-281.

47.Rapoport S, Sniderman KW, Morse SS, Proto MH, Ross GR. Pseudoaneurysm: a complication of faulty technique in femoral arterial puncture. Radiology. 1985;154:529-530.

48.Seto AH, Abu-Fadel MS, Sparling JM, et al. Real-time ultrasound guidance facilitates femoral arterial access and reduces vascular complications: FAUST (Femoral Arterial Access with Ultrasound Trial). JACC Cardiovasc Interv. 2010;3:751-758.

49.Venkatesan AM, Kundu S, Sacks D, et al. Practice guidelines for adult antibiotic prophylaxis during vascular and interventional radiology procedures. Written by the Standards of Practice Committee for the Society of Interventional Radiology and Endorsed by the Cardiovascular Interventional Radiological Society of Europe and Canadian Interventional Radiology Association (corrected). J Vasc Interv Radiol. 2010;21:1611-1130.

50.Sigstedt B, Lunderquist A. Complications of angiographic examinations. AJR Am J Roentgenol. 1978;130:455-460.

51.Barrett BJ, Parfrey PS, McDonald JR, Hefferton DM, Reddy ER, McManamon PJ. Nonionic low-osmolality versus ionic high-osmolality contrast material for intravenous use in patients perceived to be at high risk: randomized trial. Radiology. 1992;183:105-110.

52.Bettmann MA. Ionic versus nonionic contrast agents for intravenous use: are all the answers in? Radiology. 1990;175:616-618.

53.Bettmann MA, Heeren T, Greenfield A, Goudey C. Adverse events with radiographic contrast agents: results of the SCVIR Contrast Agent Registry. Radiology. 1997;203:611-620.

54.American College of Radiology. ACR Manual on Contrast Media. 9th ed. Reston, VA: American College of Radiology; 2013.

55.Lasser EC, Lyon SG, Berry CC. Reports on contrast media reactions: analysis of data from reports to the U.S. Food and Drug Administration. Radiology. 1997;203:605-610.

56.Mehta RL, Kellum JA, Shah SV, et al. Acute Kidney Injury Network: report of an initiative to improve outcomes in acute kidney injury. Crit Care. 2007;11:R31.

57.McCullough PA, Wolyn R, Rocher LL, Levin RN, O'Neill WW. Acute renal failure after coronary intervention: incidence, risk factors, and relationship to mortality. Am J Med. 1997;103:368-375.

58.Rihal CS, Textor SC, Grill DE, et al. Incidence and prognostic importance of acute renal failure after percutaneous coronary intervention. Circulation. 2002;105:2259-2264.

59.Waugh JR, Sacharias N. Arteriographic complications in the DSA era. Radiology. 1992;182:243-246.

60.Barrett BJ, Carlisle EJ. Metaanalysis of the relative nephrotoxicity of high- and low-osmolality iodinated contrast media. Radiology. 1993;188:171-178.

61.Gomes VO, Lasevitch R, Lima VC, et al. Hydration with sodium bicarbonate does not prevent contrast nephropathy: a multicenter clinical trial. Arq Bras Cardiol. 2012;99:1129-1134.

62.Smith TP, Cragg AH, Berbaum KS. Techniques for lower limb angiography: A comparative study. Radiology. 1990;174:951-5.

63.Yao JST, Neiman HL. Occlusive arterial disease below the inguinal ligament. In: Yao JST, Neiman HL, eds. Angiography of vascular disease. New York: Churchill Livingstone; 1985. p. 109-50.

64.Rolland Y, Duvauferrier R, Lucas A, Gourlay C, Morcet N, Rambeau M, et al. Lower limb angiography: a prospective study comparing carbon dioxide with iodinated contrast material in 30 patients. AJR Am J Roentgenol. 1998;171(2):333-7.

65.Bron KM. Femoral arteriography. In: Abrams HL, ed. Abrams angiography: vascular and interventional radiology. 3rd ed. Boston: Little, Brown; 1983. p. 1835-75.

66.eterkin GA, Manabe S, LaMorte WW, Menzoian JO. Evaluation of a proposed standard reporting system for preoperative angiograms in infrainguinal bypass procedures: angiographic correlates of measured runoff resistance. J Vasc Surg. 1988;7:379-85.

67.Smith TP, Cragg AH, Berbaum KS. Techniques for lower limb angiography: A comparative study. Radiology. 1990;174:951-5.

68.Marrocco CJ, Jaber R, White RA, et al.; IVUS 1 - Intravascular Ultrasound. Endovascular Aneurysm Repair: Current Status and Techniques for Expanding Indications and Improving Outcomes. Seminars in Vascular Surgery. 2012;25(3):144-152.

69.Hitchner E, Zayed M, Varu V, et al.; IVUS 2. A Prospective Evaluation of Using IVUS during Percutaneous Superficial Femoral, Artery Interventions. Annals of Vascular Surgery. 2015;29(1):28-3.

Parte III — MATERIAIS

Introdutor, Fio Guia e Cateter

10

Priscila Mina Falsarella
Moises Amancio de Sousa
Diego Lima Nava Martins

INTRODUÇÃO

Fios-guia, introdutores e cateteres são, atualmente, a base para a realização de procedimentos endovasculares, sejam eles diagnósticos ou terapêuticos. O conhecimento dos diversos dispositivos e sua adequada aplicação está associado diretamente ao sucesso do procedimento, assim como a escolha inadequada destes materiais pode ser determinante para o insucesso técnico, ou até mesmo para um maior índice de complicações intra e pós-operatórias.

Histórico

O primeiro relato de navegação com cateteres no sistema vascular data de 1929, com Werner Forssmann, um médico cirurgião alemão que realizou o primeiro cateterismo cardíaco em humanos, através da dissecção da região cubital esquerda de seu próprio braço e progressão de um cateter urológico até seu ventrículo direito, guiado por fluoroscopia. Tal procedimento inovador rendeu-lhe, inclusive, o Prêmio Nobel de Fisiologia ou Medicina de 1956[1].

Em 1931, Dos Santos e cols. descreveram a visualização da aorta e seus ramos principais através da punção direta da aorta com agulha. Posteriormente, na década de 1940, Cournand e Richards ampliaram a utilização da cateterização do átrio e ventrículo direito e da artéria pulmonar[2]. Um ano depois, em 1941, Farinas desenvolveu uma forma de cateterização da aorta através da punção, com a técnica de trocar, da artéria femoral (cirurgicamente exposta), e diversos autores realizaram o cateterismo de diferentes artérias através da exposição cirúrgica do ponto de entrada, com ligadura ou ressutura da mesma após o término do procedimento[2,3].

Em 1953, Seldinger descreveu a técnica de acesso ao sistema vascular através da punção percutânea da artéria femoral comum com agulha fina, seguida da passagem de fio-guia através do lúmen da agulha e posterior troca por um cateter de maior calibre, permitindo injeção de maiores volumes de contraste e, consequentemente, reduzindo o tempo de duração dos procedimentos e os riscos a eles associados[3,4].

Em 1963 Dotter, também conhecido como o pai da intervenção, realizou a primeira recanalização arterial de forma inadvertida, através da passagem percutânea de um cateter retrogradamente pela artéria ilíaca direita previamente ocluída, para a realização de uma aortografia em um paciente com estenose de artéria renal. Esse ficou conhecido como o primeiro caso de intervenção vascular. Nota-se que não foram utilizados fios-guias, apenas cateter, técnica atualmente conhecida como angioplastia à Dotter. Em 1964, Dotter e Judkings realizaram a primeira angioplastia com cateter programada em uma paciente de 82 anos de idade com gangrena em membro inferior, no pé esquerdo, com indicação de amputação do membro, sendo realizada a técnica de angioplastia de estenose de artéria femoral superficial com cateter. O membro foi salvo e a paciente teve morte não relacionada ao procedimento aproximadamente 3 anos depois[5].

A partir daí, diversas técnicas de acesso, cateteres, fios-guia e bainhas introdutoras foram desenvolvidos, possibilitando alcançar qualquer ponto do sistema vascular.

INTRODUTOR

Após a obtenção do acesso vascular, usualmente uma bainha introdutora é inserida no vaso pela técnica de Seldinger[3], permitindo a passagem e troca de fios-guia e cateteres diagnósticos ou terapêuticos em direção ao vaso-alvo. Além disso, a utilização dos introdutores também minimiza o trauma local no vaso acessado, que seria decorrente de múltiplas passagens dos diferentes fios-guia e cateteres através do ponto de entrada na artéria, além de reduzirem a perda sanguínea e a formação de hematomas[6].

Os introdutores são dispositivos compostos por:

- bainha de Teflon;
- válvula antirrefluxo;
- dilatador de Teflon com ponta afilada (para permitir a passagem atraumática do sistema no interior do vaso);
- entrada lateral com torneira de duas vias;
- um fio-guia teflonado (Figuras 10.1 e 10.2).

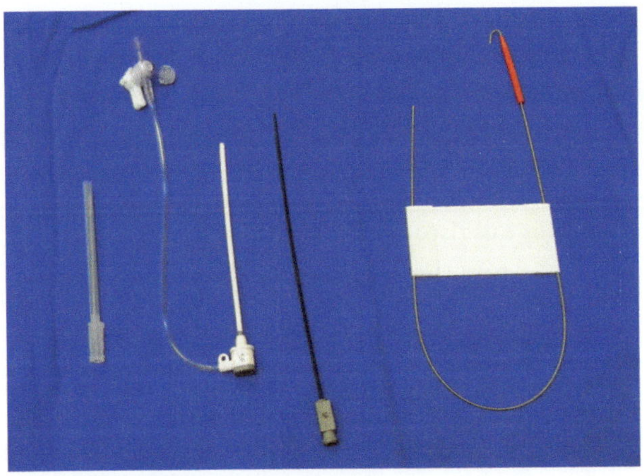

Figura 10.1. *Kit* introdutor: agulha de punção, bainha introdutora, dilatador, fio-guia teflonado.

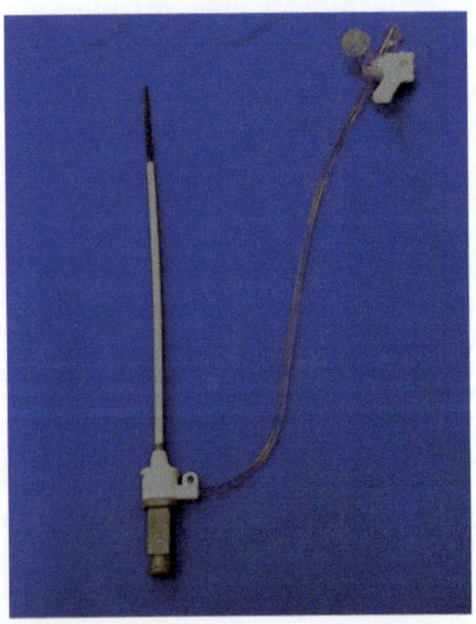

Figura 10.2. Introdutor montado.

Tabela 10.1. Padronização de cor dos introdutores

Diâmetro (Fr)	Cor
4 Fr	Vermelho
5 Fr	Cinza
6 Fr	Verde
7 Fr	Laranja
8 Fr	Azul
9 Fr	Preto
10 Fr	Magenta
11 Fr	Amarelo

Os introdutores podem ser de diversos comprimentos e diâmetros, dependendo do vaso a ser acessado e da proposta inicial do procedimento (diagnóstico ou terapêutico). O comprimento mais frequente para os introdutores de acesso é 11 cm, entretanto podem variar de 5 a 100 cm, sendo os introdutores curtos (< 6 cm) mais frequentemente utilizados em fístulas e acessos de vasos próximos à pele e os longos para acesso ilíaco contralateral, artéria renal, carótida, entre outros. Os introdutores são dimensionados pelo seu diâmetro interno em French (1 Fr = 0,33 mm), e seu diâmetro externo pode variar de acordo com o material de que é composto e com o fabricante. No geral, o orifício que proporcionam na artéria é 1,5 a 2 Fr maior que a sua medida.

O diâmetro do introdutor geralmente está rotulado no produto, encontrando-se disponíveis introdutores de 3,5 a 24 Fr, e a cor dos introdutores de 4 Fr a 11 Fr seguem uma padronização (Tabela 10.1).

A bainha plástica dos introdutores tem formato tubular, e apresenta uma abertura em uma das extremidades (que fica posicionada no interior do vaso acessado) e uma válvula hemostática na outra extremidade (externa, utilizada para introdução dos fios-guia e cateteres). A porção aberta não é afunilada, dessa forma, para permitir sua introdução pelo fio-guia de maneira atraumática no leito intravascular, um dilatador plástico de formato cônico é utilizado no seu interior[7].

Introdutores Longos

Os introdutores longos podem apresentar ponta reta ou curva e facilitam o acesso a diferentes estruturas distantes do ponto de entrada arterial. São usados coaxialmente com cateteres diagnósticos para manterem a estabilidade durante a intervenção. As curvas, os comprimentos e diâmetros disponíveis dependem do fabricante e do órgão/estrutura a ser acessado. Alguns exemplos de procedimentos nos quais esses introdutores são necessários são:

- embolização de aneurismas viscerais;
- embolização de MAV (malformação arteriovenosa) pulmonar;
- *crossover* para tratamento de lesões de membros inferiores;
- angioplastias renais;
- angioplastia de carótidas.

FIOS-GUIA

Após a punção vascular, um fio-guia de ponta J ou flexível é inserido, usualmente guiado por fluoroscopia, através da agulha até a porção mais rígida do fio ser posicionada no interior do vaso, para permitir a colocação do introdutor.

Os fios-guias têm a função de servir de apoio e facilitarem o adequado posicionamento dos cateteres diagnósticos e terapêuticos nos mais diversos vasos, bem como outros materiais, como balões, *stents* e endopróteses, além de serem utilizados para o cruzamento de lesões. Esses materiais estão disponíveis em diversos diâmetros, formatos, comprimentos, flexibilidade, rigidez e coberturas.

- Propriedades dos fios-guia: rigidez (depende do material utilizado), configuração da ponta (principalmente para "negociar" estenoses e permitir a cateterização dos diferentes vasos), coeficiente de fricção e rigidez de torção (torque – capacidade da ponta de obedecer e responder a manipulações).

Os fios-guias geralmente apresentam três componentes básicos:

- *corpo*: constitui-se de um núcleo central rígido, composto de aço ou liga de Nitinol, em torno do qual está firmemente enrolado um fio menor, soldado ao núcleo na extremidade distal do fio (e não em sua ponta). A espessura e a composição do núcleo central irão determinar o grau de rigidez (padrão, rígido ou super-rígido) e de torção do fio. Além disso, o afunilamento do núcleo central na porção proximal do fio irá determinar a flexibilidade da ponta, que na maioria dos fios varia de 1 a 6 cm;
- *ponta*: a ponta dos fios-guias pode ser reta ou com curva J, e determina uma importante característica dos fios – a manobrabilidade – e também o potencial de lesão da parede vascular. Fios com ponta J causam menor trauma no vaso, reduzindo o risco de dissecção e perfuração, e portanto, fornecendo um grau adicional de segurança na cateterização de vasos doentes. Entretanto, fios com essa configuração da ponta apresentam como desvantagem maior dificuldade de manobrar e de cateterizar vasos de pequeno calibre. Fios de ponta curva ou conformáveis são valiosos na cateterização seletiva de vasos, sendo essas curvas utilizadas para direcionar o fio na posição desejada. Por fim, os fios com configuração de ponta reta no geral são utilizados para troca ou suporte de dispositivos, sendo pouco utilizados para cateterização seletiva de vasos, exceto se em conjunto com cateteres angulados[6,7];
- *revestimento externo*: externamente, os fios-guia podem ser revestidos de diferentes materiais especiais como Teflon, politetrafluoroetileno (PTFE), silicone ou polímeros hidrofílicos, com o intuito de proporcionar menor atrito com a parede do vaso e trauma mínimo.

Os fios-guia hidrofílicos, muito utilizados nos procedimentos endovasculares pela sua excelente navegabilidade intravascular e suporte para diversos dispositivos, são geralmente compostos por uma só peça com núcleo de Nitinol recoberto por poliuretano e tungstênio, e um polímero plástico hidrofílico de baixa trombogenicidade.

O diâmetro dos fios-guia é determinado por frações da polegada, variando de 0,010 a 0,038 polegada, sendo os mais comumente utilizados em angiografia vascular periférica os de diâmetro 0,014", 0,018" e 0,035" (lembrando que 1 Fr equivale a 0,013 polegada ou 1/3 de milímetro). O seu comprimento é variável, devendo permitir atravessar o vaso de interesse com tranquilidade e a troca de dispositivos necessários a cada caso. Um fio-guia deve ter sempre ao menos 20 centímetros de comprimento a mais que o cateter que será utilizado sobre ele.

A Tabela 10.2 a seguir traz as principais características dos fios mais utilizados na radiologia intervencionista. Suas características variam de acordo com as especificações de cada fabricante.

Tabela 10.2. Fios-guia: Tipos e Características

Fio	Exemplo	Grau de Rigidez	Finalidade
Standard	Hidrofílico Standard	+	Cateterização de grandes vasos
Stiff	Hidrofílico Stiff	++	
Stiff	Teflonado	+++	
Super-Stiff	Amplarzer	++++	
Extra-Stiff	Lunderquist	+++++	

Fios-guia especiais:

- *centimetrados*: são fios-guia com marcações (de ouro ou platina hiperdensa) colocadas a cada 1 cm nos primeiros 5 cm do fio-guia e após a cada 5 cm. A função desses fios é de medir com maior precisão o comprimento dos vasos ou das lesões a serem tratadas nas diferentes intervenções;
- *microguias*: são fios-guia de extrassuporte e fino calibre, apresentam haste hiper-rígida, porém com ponta extremamente flexível. São utilizados para dar suporte à progressão de microcateteres, balões de angioplastia ou de stents nas artérias viscerais, artérias renais, infrapatelares, coronárias, carótidas.

CATETER

Cateteres são estruturas tubulares longas disponíveis com diferentes curvaturas em sua extremidade e que navegam sobre um fio-guia para atingir os mais diversos pontos do sistema vascular, com diâmetro externo pequeno e diâmetro interno relativamente grande. Seu diâmetro é medido em French e corresponde ao diâmetro externo do cateter, e seu comprimento é medido em centímetros, geralmente entre 65 e 100 cm. Entre as outras especificações de medidas dos cateteres, temos a taxa de fluxo máximo, que é dada em mililitros por segundo (mL/s) e pressão máxima de injeção, em libras por polegada quadrada (*pounds per square inch*, psi).

É importante ressaltar que é obrigatório que um cateter seja sempre avançado sobre um fio-guia, a fim de diminuir o risco de lesões (principalmente dissecção) e vasoespasmos. São constituídos de plástico, em geral de um dos seguintes materiais ou uma associação dos mesmos: Teflon, poliuretano, polietileno, *nylon* ou polipropileno e são reforçados por uma fina malha metálica, conferindo melhor torque e resistência. Alguns cateteres podem ter uma cobertura adicional de material hidrofílico, para diminuir o atrito, e uma camada adicional de material radiopaco, no geral mais concentrada na ponta do cateter.

A Tabela 10.3 apresenta algumas das principais propriedades dos cateteres.

Tabela 10.3. Propriedades dos Cateteres

Propriedade	Definição
Navegabilidade (*trackability*)	Habilidade do cateter passar sobre o fio-guia em vasos tortuosos ou angulados sem puxar o fio-guia de sua localização inicial
Empurrabilidade (*pushability*)	Capacidade de uma força aplicada na extremidade distal do cateter resultar em um movimento na extremidade proximal do cateter
Transponibilidade (*crossability*)	Facilidade de um cateter em transpor uma lesão ou segmento arterial doente sobre o fio-guia
Direcionabilidade/torque (*steerability*)	Resposta da extremidade proximal do cateter na vasculatura quando uma manobra é realizada em sua extremidade distal

Podem ser divididos em cateter-guia ou cateter diagnóstico ou cateter de suporte. Os cateteres-guia têm como principal função auxiliar no direcionamento de dispositivos em locais distantes do sítio de punção, assim como dar suporte para manter o óstio de um vaso cateterizado. Os cateteres-guia geralmente não apresentam válvulas hemostáticas ou válvula lateral para injeção; apresentam curvas pré-formadas e seu diâmetro interno pode variar significativamente de acordo com a sua composição, dessa forma, nem todos os cateteres-guia irão possibilitar a passagem dos mesmos dispositivos. Nos últimos anos foram desenvolvidos diferentes introdutores longos com curvas semelhantes aos cateteres guia, com a presença de válvulas hemostáticas e medidas de acordo com seu diâmetro interno.

Os cateteres diagnósticos podem ser multiperfurados, como o cateter de *pigtail* (Figuras 10.3 e 10.4) e cateter reto, permitindo por esses furos laterais na extremidade aumentar a entrega de contraste na área de interesse, e geralmente são utilizados nos estudos angiográficos iniciais ou seletivos, que possibilitam a cateterização seletiva de diferentes vasos, assim como a realização de angiografias seletivas para permitir a melhor visualização das áreas de interesse. Existe uma

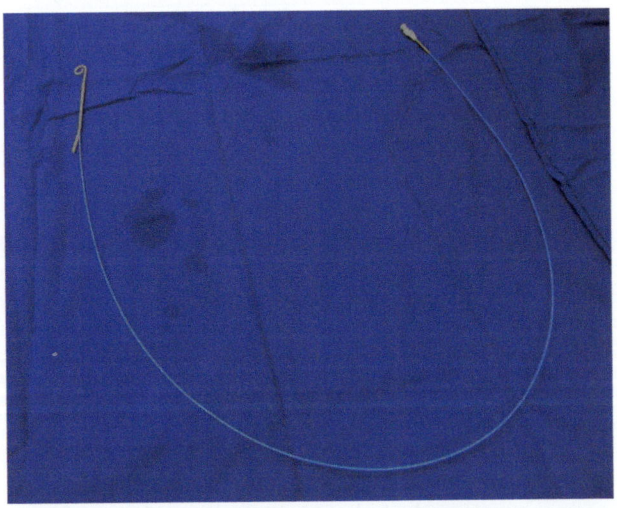

Figura 10.3. Cateter de *pigtail*.

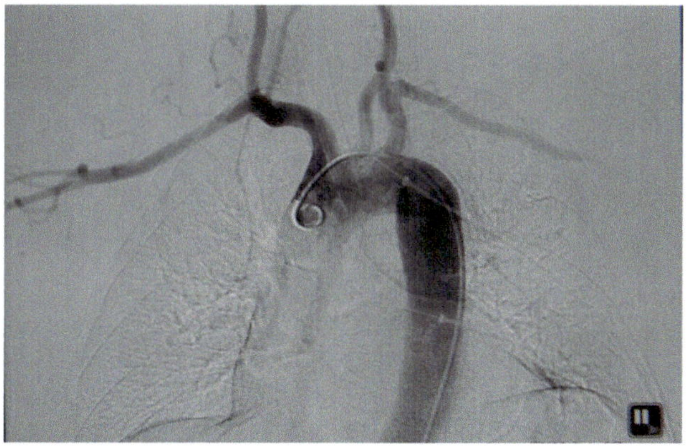

Figura 10.4. Angiografia de aorta, com cateter de *pigtail* posicionado no arco aórtico.

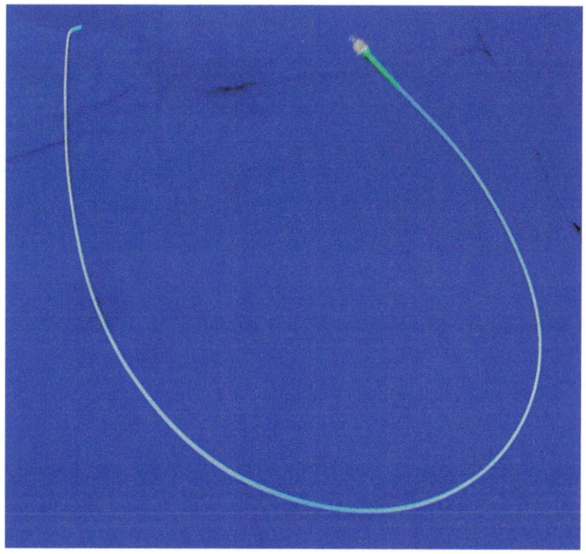

Figura 10.5. Cateter vertebral.

gama grande de configuração de extremidades entre os diferentes fabricantes e são nomeadas de acordo com o que se parecem (*pigtail*, cobra), a pessoa que o desenhou (Simmons) ou seu uso presumido (mamária, vertebral - Figura 10.5) e no geral a angulação da curvatura se ajusta à anatomia vascular do paciente, auxiliando na cateterização de um vaso específico (Figura 10.6).

As curvas dos cateteres seletivos também podem ser divididas em curvas simples (cateteres com apenas curva primária) e cateteres com curvas complexas (apresentam curva primária, secundária e ocasionalmente uma terceira curva), que adquirem uma formatação praticamente retilínea quando estão sendo passados pelo fio-guia e, quando são posicionados na região de estudo e o fio-guia é retirado, adquirem a forma correta. Em alguns casos, manobras específicas devem ser realizadas para que a forma correta seja alcançada[8]. Pode-se citar como exemplo o cateter Simmons, que para ser utilizado necessita ser formatado no interior do vaso, como artérias ilíacas, renais ou subclávias ou mesmo utilizando a válvula aórtica.

Figura 10.6. Paciente pós-transplante hepático com estenose na anastomose da artéria hepática. A. Angiografia do tronco celíaco utilizando cateter cobra [2], através de acesso pela artéria femoral comum. B. Angiografia do tronco celíaco com cateter Simmons [2].

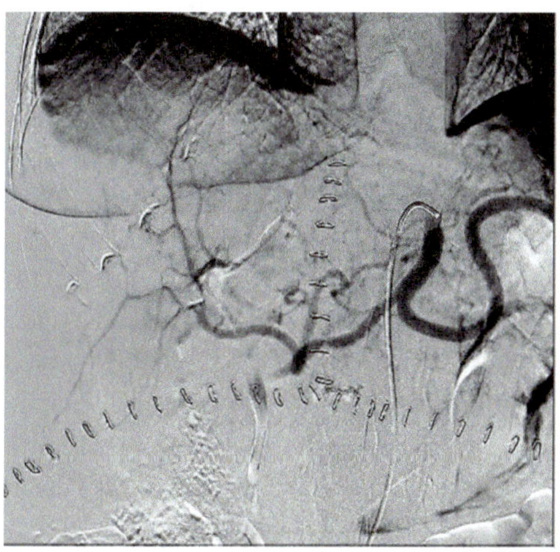

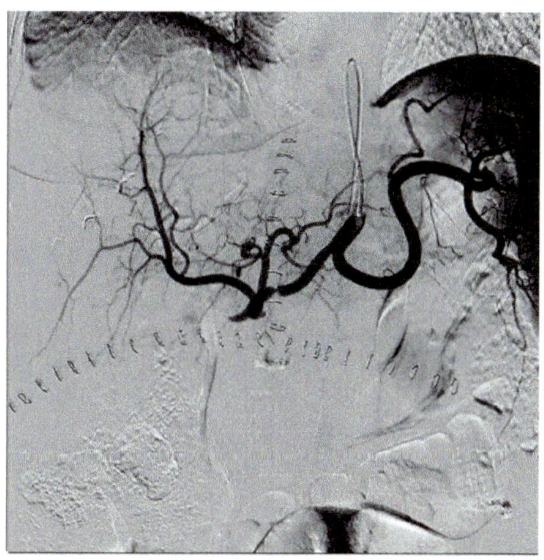

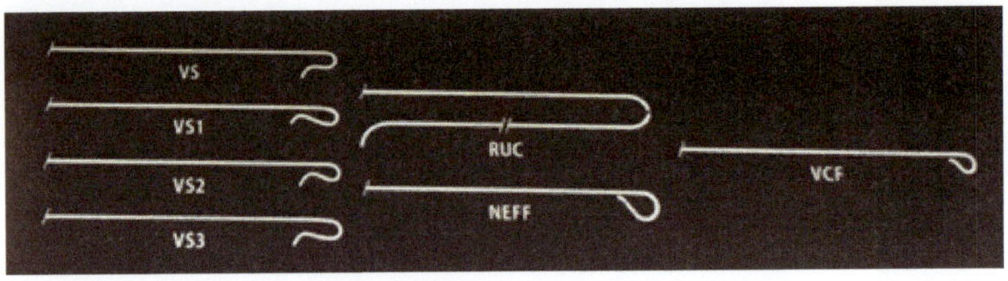

Figura 10.7. Principais curvas para acessar a bifurcação aórtica.

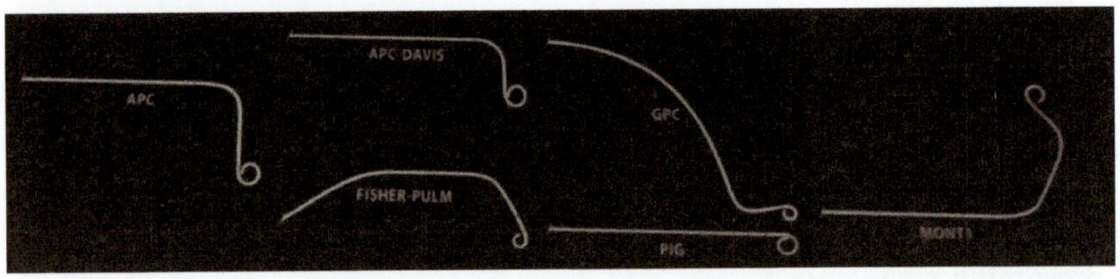

Figura 10.8. Principais curvas para acessar os vasos pulmonares.

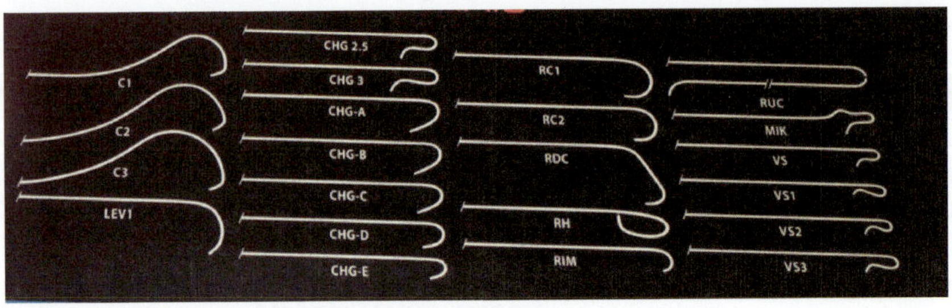

Figura 10.9. Principais curvas para vasos viscerais.

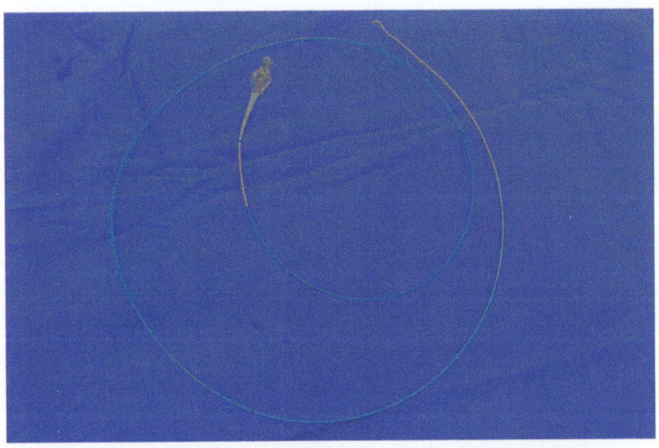

Figura 10.10. Microcateter Maestro.

As Figuras 10.7 a 10.9 representam as principais curvas de cateter para acessar a bifurcação aórtica, vasos pulmonares e viscerais.

Os cateteres de suporte são cateteres de maior resistência que conferem maior facilidade aos fios-guias para atravessarem lesões difíceis, crônicas e calcificadas, dando excelente suporte ao fio-guia. Seus diâmetros suportam fios 0,014", 0,018" e 0,035". Permitem a troca rápida de fios-guias e infusão de solução salina ou contraste.

Microcateteres (Figura 10.10) são cateteres utilizados para a cateterização seletiva de vasos de menor calibre, navegam coaxialmente em cateteres diagnósticos e suportados por microguias. O desenvolvimento desses dispositivos facilitou a intervenção diagnóstica e terapêutica de estruturas com vasos de pequeno calibre. Por meio desses cateteres é possível realizar embolizações superseletivas no interior de vísceras e no sistema nervoso central, o que antes era impossível com os cateteres de grande calibre disponíveis. Os seus diâmetros variam com o procedimento a ser realizado e devemos considerar o diâmetro de sua extremidade de entrega. Existem diversas marcas disponíveis no mercado, e caberá ao intervencionista a melhor escolha para a realização do seu procedimento.

CONCLUSÃO

Os materiais disponíveis para a arte da intervenção são diversos e possibilitam uma gama de ações diagnósticas e terapêuticas. Cabe ao intervencionista familiarizar-se com esses dispositivos a fim de tirar o melhor proveito dos mesmos e oferecer o melhor tratamento ao seu paciente.

A radiologia intervencionista é uma especialidade nova e em constante desenvolvimento, sendo assim surgirão diversos novos materiais que auxiliarão no desenvolvimento da especialidade. O médico intervencionista precisará estar atento a esse desenvolvimento tecnológico para melhorar e ampliar sua área de atuação.

REFERÊNCIAS BIBLIOGRÁFICAS

1. Heiss HW. Werner Forssmann: A German Problem with the Nobel Prize. Clin Cardiol. 1992;15:547-549.
2. Doby T. A tribute to Sven-Ivar Seldinger. AJR. 1984;142:1-4.
3. Seldinger SI. Catheter replacement of the needle in percutaneous arteriography: a new technique. Acta radiol. 1953;39(5):368-76.
4. Varon J, Nyman U. Sven-Ivar Seldinger: The revolution of radiology and acute intravascular access. Resuscitation. 2007;75:7-11.
5. Payne MM. Charles Theodore Dotter: The Father of Intervention. Text Heart Inst J. 2001;28(1):28-38.
6. Sidawy AP, Perler BA. Rutherford's Vascular Surgery. 8th ed. Philadelphia: Elsevier; cap. 88.
7. Kaufman J, Lee M. The Requisites: Vascular and Interventional Radiology. 2nd ed. Philadelphia: Elsevier; cap. 2.
8. Endovascular Skills: Guidewire and Catheter Skills for Endovascular Surgery. 3rd ed. Boca Raton: CRC Press; cap. 5.

Cateteres-Balão

11

Seleno Glauber de Jesus Silva
Melissa Andreia de Moraes Silva
Rodolfo Souza Cardoso

INTRODUÇÃO

O desenvolvimento da intervenção vascular apresentou um grande salto a partir do ano de 1964, quando Charles Dotter e Melvin Judkins publicaram as primeiras angioplastias transluminais percutâneas. Por meio de uma série progressiva de cateteres de teflon inseridos de forma coaxial, por acesso femoral, ambos permitiram que placas ateroscleróticas fossem esmagadas e com isso o fluxo vascular foi restaurado[1]. Entretanto, devido a dificuldades técnicas, como a necessidade de inserção de cateteres de grande perfil (até 12 Fr), com consequente aumento das complicações de punção, e o estiramento longitudinal demasiado, a técnica original foi pouco difundida.

Andreas Grüntzig, um médico alemão, trabalhando em hospital da Suíça em parceria com o químico German Hopff, desenvolveu um dispositivo de dilatação intraluminal feito de cloreto de polivinila (PVC) que concentrava sua ação na expansão radial (Figura 11.1). Em 1974, Grüntzig realizou suas primeiras angioplastias com balão em artérias femorais e ilíacas, mas seu cateter-balão era rígido e de grande perfil (Figura 11.2). Após desenvolvimento tecnológico, visando maior flexibilidade, em 1977 realizou a primeira dilatação transluminal com balão de uma artéria coronária em um paciente acordado[2,3]. Essa revolução abriu o espaço para que a angioplastia com balão, já no início dos anos 1980, apresentasse um crescimento exponencial[4]. Ainda assim, os resultados iniciais ainda eram considerados não ideais, com uma taxa de recolhimento elástico acima de 40% e trombose aguda em até 10% dos casos[5].

Nem Dotter ou Grüntzig imaginariam o grau do desenvolvimento que a técnica de angioplastia e os cateteres-balão apresentariam nas décadas subsequentes.

CONCEITO E PRINCÍPIOS FÍSICOS

A dilatação com balão é um fenômeno no qual uma força temporária segmentar é aplicada dentro da luz de uma estrutura (vaso sanguíneo, via biliar, trato digestivo, respiratório, etc.), com o intuito de criar ou restaurar um lúmen ocluído. Apesar de a tecnologia dos balões ter se desenvolvido ao longo das últimas 4 décadas, seus princípios de funcionamento não sofreram modificações.

Os dois mecanismos básicos que regem o funcionamento dos cateteres-balão são o princípio de Pascal e a lei de Laplace[6]. O princípio de Pascal estabelece que a pressão exercida em um fluido em equilíbrio transmite-se integralmente aos demais pontos do fluido e às paredes do seu recipiente. Por outro lado, a lei de Laplace rege o comportamento da tensão na parede de um recipiente ou em um vaso, de acordo com a pressão do fluido em seu interior e com o raio do recipiente (Figura 11.3). Quando aplicadas ao funcionamento dos cateteres-balões, permitem entender a ação de diferentes tipos de balões em diferentes tipos de estruturas de morfologia variada. Por exemplo, durante a insuflação de um balão em estrutura calcificada ou de alta resistência, observa-se uma deformação do dispositivo com formação de imagem em ampulheta. Neste ponto, apesar de o balão muitas vezes encontrar-se já com altas pressões internas, a tensão aplicada no ponto ainda não totalmente dilatado é menor[7]. Para vencer a resistência da estrutura, é necessária a aplicação de maiores pressões, o que pode levar a lesões como deformidades e dissecção nas extremidades já dilatadas e menos doentes[8]. Os avanços na tecnologia dos balões têm como alvo exatamente resolver essa questão, provendo uma dilatação uniforme da estrutura a ser dilatada, fazendo ao mesmo tempo uso de baixas pressões de insuflação e baixo perfil dos cateteres.

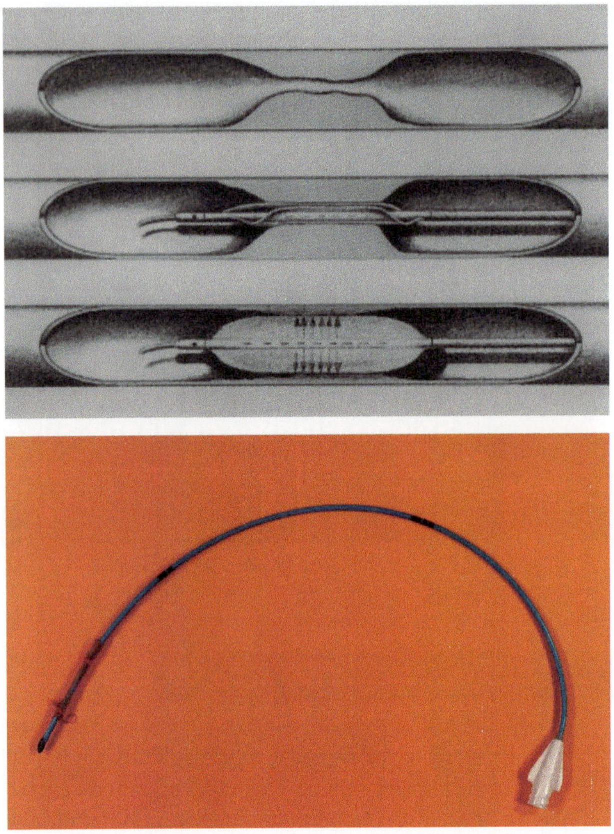

Figura 11.1. Acima. O princípio do cateter de balão Grüntzig. Segundo a descrição original: "O segmento de balão na ponta do cateter pode ser posicionado no segmento vascular estenosado ou ocluído e é preenchido com líquido através do lúmen adicional. Ao aplicar uma pressão igualmente distribuída e constante entre 4 e 6 atmosferas, a placa aterosclerótica que oculta a artéria é pressionada contra a parede do vaso durante 10-30 s. O diâmetro máximo do balão inflacionado é 4 mm para artérias femorais e 8 mm para artérias ilíacas. Uma vez que o balão é desinflado, o lúmen vascular recém-formado abre e o fluxo sanguíneo é restaurado". Embaixo: o primeiro cateter-balão construído por Grüntzig em 1971, muito antes dos cateteres de balão serem totalmente funcionais para o uso em pacientes. Fotografias reproduzidas com permissão de Maria Schlumpf, Zurique. Fonte: Barton M, et al. Balloon Angioplasty – The Legacy of Andreas Grüntzig, M.D. (1939-1985). Front Cardiovasc Med. 2014;1(2):15.

CARACTERÍSTICAS DOS BALÕES

Os cateteres-balões de angioplastia são compostos de duas partes integradas: o balão propriamente dito, que dilata a lesão, e o cateter, que é o sistema de entrega que leva o balão até a área a ser tratada. O dispositivo é insuflado com solução salina e contraste (numa proporção de 1:1 na maioria dos casos) por meio de um insuflador que aplica uma pressão controlada manualmente, mensurada em atmosferas (atm)[9]. A pressão mínima a ser atingida na qual o balão assume sua dimensão de rótulo é chamada de pressão nominal. A pressão de ruptura é a pressão máxima a ser aplicada no balão antes que ele sofra ruptura (em aproximadamente 99% dos casos). O intervalo de trabalho é definido como a zona de pressão entre a nominal e a de ruptura (Figura 11.4).

Os balões possuem várias medidas que os caracterizam, dentre as quais as principais são o diâmetro, extensão, comprimento do cateter e perfil. O diâmetro pode variar desde 1,25 mm para balões coronários e de neurointervenção, passando por diâmetros de 10 a 14 mm para uso em grandes artérias, até 16 a 26 mm para dilatação de estenoses esofágicas ou de grandes veias. A extensão também pode variar de pequenos – 10 mm para lesões curtas – até 300 mm para grandes lesões ateroscleróticas femoropoplíteas ou infrapoplíteas. O comprimento do cateter a ser escolhido depende da distância do introdutor até a lesão-alvo. Recomenda-se a menor extensão possível para otimizar a sustentação. Por exemplo, estenoses ilíacas tratadas por acesso femoral ou biliares por acesso percutâneo são mais facilmente tratadas com cateteres de 70 ou 80 cm, enquanto lesões mais distantes devem usar cateteres mais longos, de 130 ou 150 cm. O perfil de entrada do balão a ser usado, assim como do stent, deve ser verificado antes mesmo do implante do acesso por meio do introdutor, para evitar trocas desnecessárias. A tecnologia dos materiais tem buscado cada vez mais diminuir o perfil de entrada, sendo que na atualidade a maioria dos balões de uso periférico varia de 4 a 5 Fr.

Todo balão possui marcas radiopacas proximais e distais que definem a extensão de sua zona de trabalho, que correspondem à extensão da superfície de contato do material com o tecido a ser dilatado. Algumas características dos cateteres-balões influenciam diretamente

Tabela 11.1. Cateteres-balão complacentes

Nome	Fabricante	Diam mín. e máx. (mm)	Volume (mL)	Comp do cateter (cm)	Indicação	Perfil (Fr)
Q50	QX Médical (Gore)	10-50	3-60	65 e 100	Aorta e ilíacas	12
Tri-Lobe	Gore Medical	16-34 e 26-42	5-28	104	Aorta torácica	18
Equalizer	Boston Scientific	20-40	4,8-34,5	65 e 100	Aorta e ilíacas	12-16
E-xpand	Jotec	10-50	ND	100	Aorta e ilíacas	12
Coda	Cook	32 e 46 (máx)	30-60	100-140	Aorta e ilíacas	12-14

suas eficácias e aplicações clínicas: a dilatação propriamente dita, o sistema de entrega e a capacidade de cruzamento da lesão.

Dilatação do balão

A dilatação é a função principal dos cateteres-balão e está intimamente ligada à pressão aplicada no seu interior e à propriedade chamada complacência. Esta última é definida como a capacidade de o balão aumentar de tamanho e sofrer deformação à medida que a sua pressão aumenta e é definida pela fórmula:

$$\text{Complacência (\%)} = \left(\frac{\text{Diam. de ruptura} - \text{Diam. nominal}}{\text{Diam. nominal}}\right) \times 100\%$$

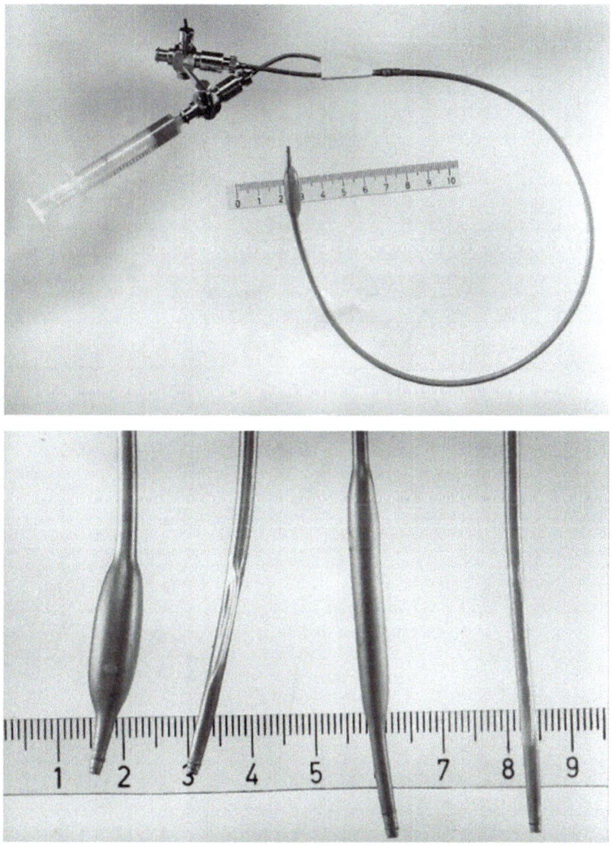

Figura 11.2. Acima: protótipo de cateter-balão de duplo lúmen para angioplastia de artéria ilíaca, com uma porta conectada a uma seringa contendo líquido para inflar a porção de balão distensível do cateter. Embaixo: cateteres-balão de duplo lúmen feitos à mão montados por Grüntzig e seus associados, para artéria ilíaca (dois à esquerda) e para artéria femoral (dois à direita). A fita métrica indica centímetros. Fotografias reproduzidas com permissão de Maria Schlumpf, Zurique. Fonte: Barton M, et al. Balloon Angioplasty – The Legacy of Andreas Grüntzig, M.D. (1939-1985). Front Cardiovasc Med. 2014;1(2):15.

Há três tipos principais de balões: os complacentes, os semicomplacentes e os não complacentes.

Os cateteres-balão complacentes são extremamente maleáveis e deformáveis com o aumento progressivo da pressão. Não são indicados para tratamento de lesões

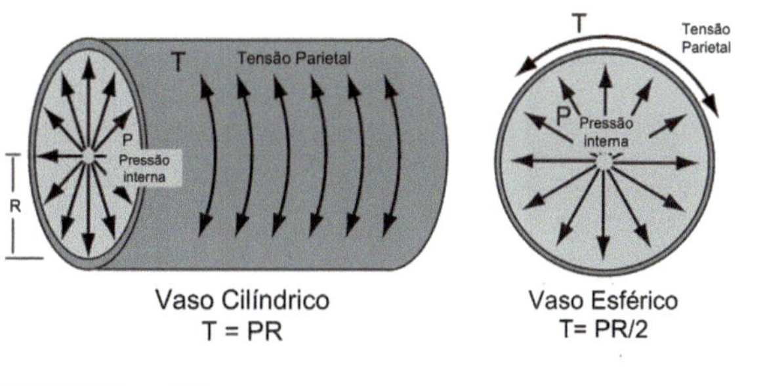

Figura 1.3. Lei de Laplace. Em um vaso cilíndrico, a tensão parietal é diretamente proporcional ao raio, considerando que a pressão interna é constante. Em estrutura esférica, a tensão parietal equivale à metade do valor do vaso cilíndrico.

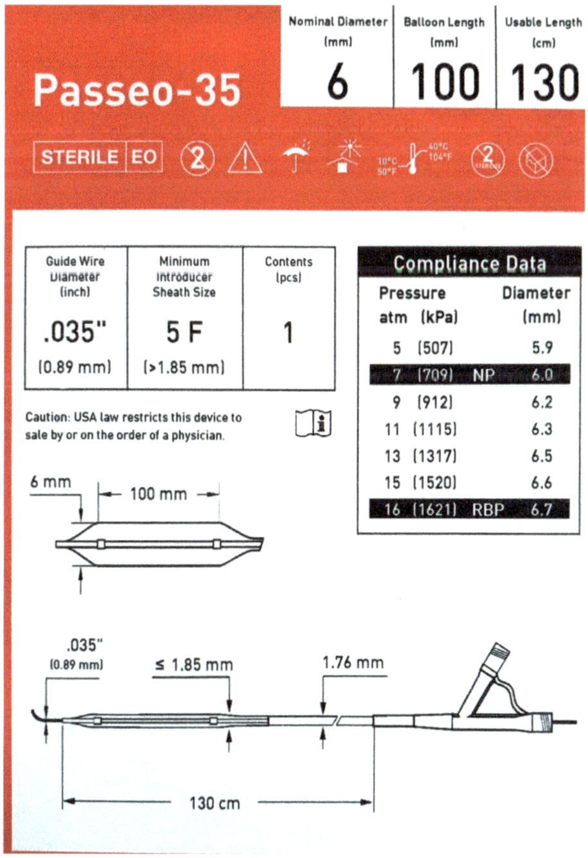

Figura 1.4. Características de um cateter-balão semicomplacente (Passeo-35, Biotronik, Berlin), fornecidas pelo fabricante. Deve-se atentar para as dimensões do balão, do sistema de entrega, das pressões nominal (PN) e de ruptura do balão (RBP), perfil do introdutor e diâmetro do fio-guia indicado (imagem reproduzida com a permissão do fabricante).

Tabela 11.2. Principais cateteres-balão semicomplacentes

Nome	Fabricante	Diâmetro (mm)	Comp. do balão (mm)	Comp. do cateter (cm)	Introdutor (Fr)	PN (atm)	PR (atm)	Fio-guia
Mustang	Boston Scientific	3 a 12	20-200	75-135	5-7	8-10	24	0,035"
Sterling		2-10	10-220	40, 80, 90 135 e 150	4	6	14	0,018"
XXL		12, 14, 16 e 18	20, 40 e 60	75-120	7 e 8	-	5-8	0,035"
Amphirion Deep	Medtronic	1,5-4	20-210	120-150	4	7	14	0,014"
EverCross		3-12	20-200	80-150	5-7	7	20	0,035"
Passeo-18	Biotronik	2-7	2-200	90, 130 e 150	4	6	12-15	0,018"
Passeo-35		3-10	20-200	80, 90 e 130	5	7	11-20	0,035"
Powerflex P3	Cordis	4-12	20-100	40, 80, 110 e 135	5-7	6-10	8-15	0,035"
Maxi LD		14-25	20-60	80 e 110	8-12	3,5-4	5-6	0,035"
Savvy Long		2-6	120-220	120-150	4	6	10	0,018"
Sleek OTW		1,25-5	15-280	150	4	6	10-16	0,018"
Sleek RX		2-4	40-220	150 e 155	4	6	15-16	0,014"
Aviator Plus		4-7	15-40	142	4 e 5	10	14	0,014"
Armada 18	Abbott	2-6	2-200	90 e 150	4 e 5	8	14	0,018"
Armada 35 LL		4-7	150-250	80 e 135	5 e 6	6-8	12-20	0,035"
Armada 35		3-14	20-250	80 e 135	5, 6 e 7	4-8	7-28	0,035"
Viatrac-14		4-7	14-40	80 e 135	4 e 5	8	14	0,014"
Atlas	Bard	12-26	20, 40 e 60	75 e 120	7-12	4-6	18	0,035"
Ultraverse RX		1,25-7	1,5-300	150 e 200	4-5	6	16	0,014"
Rival		3-10	20-150	80 e 135	5-7	8-8	10-16	0,035"
Ultraverse 018		2-9	20-300	75, 130, 150	4-6	6	16	0,018"
Ultraverse 35		3-12	20-300	75-130	5-7	6-8	21	0,035"
Advancd ATB	Cook	4-14	20-80	40, 80 e 120	5-7	4-6	15	0,035"
Advance 18LP		2-10	20-200	8-170	4-7	8	14	0,018"
Advance 14LP		2-4	20-200	110 e 170	4	8	16	0,014"
Advance Micro 14		1,5-3	20-120	50, 90 e 150	3	8	16	0,014"
Advocate 0.035"	Merit	3-12	20-200	75-130	5-6	8	10-16	0,035"
Advocate 0.18"		2-9	20-300	45-150	4-5	8	12-16	0,018"
Profiler	Angio-dynamics	4-10	20-80	40, 75 e 120	5 e 6	7	12-16	0,035"

obstrutivas clássicas, mas para a dilatação e acomodação de endopróteses aórticas e ilíacas, e nas oclusões temporárias da aorta nos aneurismas rotos[10]. São insuflados manualmente por meio de seringa de injeção comum e não possuem determinação de pressões nominal e de ruptura, mas de volume e diâmetros máximos (Tabela 11.1).

Os cateteres-balão semicomplacentes apresentam crescimento assimétrico, aumentando o diâmetro nas áreas em que sofrem menor resistência, enquanto se observa constrição do mesmo nas áreas de maior resistência à dilatação. O excesso de deformação nas bordas mais dilatadas, entretanto, pode causar lesões de cisalhamento e dissecção em segmentos vasculares menos doentes. São indicados em cerca de 80% dos casos clínicos, como ateromatose em vários graus, pré-dilatações, lesões de árvore biliar, trato digestivo e algumas lesões venosas centrais. Apresentam complacência na taxa de 8 a 10% em seu intervalo de trabalho. Seu material confere uma superfície mais lisa, possibilitando maior facilidade de cruzamento das lesões e melhor recolhimento após a sua desinsuflação (Tabela 11.2).

Os balões não complacentes, por sua vez, apresentam pouca ou nenhuma capacidade de deformação, proporcionando crescimento simétrico e progressivo à medida que maiores pressões são aplicadas. São caracterizados por elevada rigidez e reservados para estenoses altamente calcificadas ou lesões fibróticas, refratárias à ação dos balões semicomplacentes[11]. Sua complacência varia de 4 a 6% no intervalo de trabalho (Tabela 11.3). É constituído de material mais rígido, com perfil maior, configurando maior dificuldade de cruzamento de lesões (não é indicado para dilatação inicial de lesões oclusivas) e menor capacidade de desinsuflação (Figura 11.5).

O tamanho do balão a ser utilizado é variável. Na maioria das lesões, o tamanho nominal deve ser o mesmo do diâmetro do vaso a ser tratado, evitando a ruptura ou dissecção. A medida do diâmetro do vaso pode

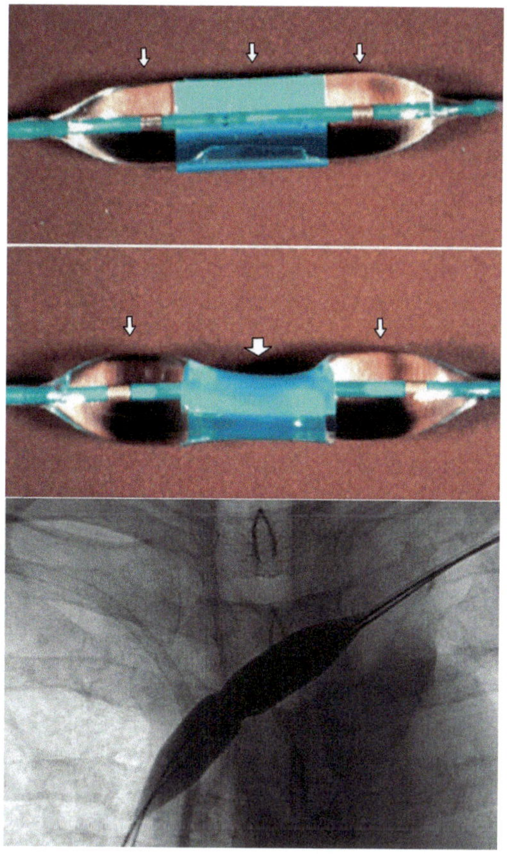

Figura 1.5. Acima, experimento em bancada ilustrando as diferenças entre um balão não complacente (acima) e um semicomplacente (abaixo), numa pressão de 14 atm. O balão não complacente mantém a tensão parietal igual em todos os pontos de sua superfície (setas), por meio de uma expansão simétrica. O balão semicomplacente apresenta um efeito de ampulheta, ou seja, uma menor tensão parietal no segmento não dilatado (seta maior) e uma dilatação exagerada em suas extremidades (setas menores), podendo causar lesão intimal in vivo. Fonte: Romagnoli E, et al. Drug-eluting stenting: the case for post-dilation. JACC Cardiovasc Interv. 2008;1(1):22-31. Embaixo, zona de estreitamento de balão semicomplacente durante angioplastia de veia braquiocefálica esquerda.

Tabela 11.3. Cateteres-balão não complacentes

Nome	Fabricante	Diâmetro (mm)	Comp. do balão (mm)	Comp. cateter (cm)	Diâm. introdutor (Fr)	PN (atm)	PR (atm)	Fio-guia
Charger	Boston Scientific	3-12	20-200	75 e 135	5-7	-	12-20	0,035"
Fortrex OTW	Medtronic	4-12	20-100	40, 80 e 135	6-7	7-12	24	0,035"
Passeo-35 HP	Biotronik	3-12	20-100	40 e 75	6	12-14	18-27	0,035"
Powerflex Extreme	Cordis	4-10	20-60	40	5-9	-	17-20	0,035"
Conquest	Bard	5-12	20-80	50, 75, 120	6-8	8	Até 30	0,035"
Conquest 40	Bard	4-12	20-100	50 e 75	6-8	8	30-40	0,035"
Dorado	Bard	3-10	20-170	80-135	5-7	8	20-24	0,035"
Workhorse II	Angiodynamics	5-10	20-60	50, 75 e 100	6 e 7	-	14-18	0,035"

ser obtida visualmente pela experiência do intervencionista, mas é mais precisamente aferida por meio de ferramentas automáticas existentes na maioria dos equipamentos de angiografia digital. No caso de oclusões totais, de alta calcificação e difícil transposição, ou em lesões fibróticas como em vias biliares e veias centrais, recomenda-se a pré-dilatação com balões menores. A extensão do balão a ser escolhido é sempre a mínima necessária para cobrir a lesão e não dilatar áreas não estenóticas. Entretanto, algumas lesões curtas ou fibróticas, como nas lesões de veias centrais, estenoses coronarianas ou de bifurcação carotídea, balões de curta extensão podem sofrer o efeito de "caroço de melancia", no qual são projetados distal ou proximalmente à lesão quando insuflados. Tal efeito pode ser minimizado com o uso de balões mais extensos e com a lenta insuflação do mesmo sob olhar atento do operador.

Os tempos de insuflação e desinsuflação também são variáveis. Balões menores, semicomplacentes, apresentam desinsuflação completa em torno de 6 a 10 segundos, enquanto balões de grande perfil e com volume elevado podem levar até 30 segundos para total recolhimento, o que deve ser confirmado por fluoroscopia como ausência de contraste no balão. O perfil do sistema de entrega tem influência nesse tempo, pois determina o maior ou menor diâmetro do cilindro por onde o fluido de insuflação (contraste + solução salina) irá passar.

Os balões podem sofrer ruptura a depender da força extrínseca que causa o dano no mesmo ou da qualidade e espessura do seu material. As rupturas podem ser pontuais, circunferenciais ou longitudinais. As rupturas pontuais são como um furo, sendo que neste caso o contraste é injetado em alta pressão contra o lúmen em uma área restrita, podendo causar dissecção vascular. Nas rupturas circunferenciais (radiais) o balão é separado em duas metades. Nas rupturas longitudinais ocorre a secção do material do balão ao longo de seu comprimento, o que seria desejável em termos de proteção vascular, pois minimiza a lesão intimal e diminui a chance de separação dos componentes do balão[12,13]. As rupturas dos balões não são observadas somente quando alcançadas pressões de ruptura. Nos segmentos de artérias altamente calcificadas, ou nas angioplastias dentro de *stents* fraturados, perfurações podem ocorrer até em pressões próximas ou inferiores à nominal. Deve-se evitar a presença de bolhas no interior do sistema, de forma a prevenir embolia gasosa, especialmente em regiões críticas, como carótidas e artérias intracranianas.

Sistema de entrega

O sistema de entrega do cateter é responsável por levar o balão até a área de tratamento, sustentado por um fio-guia. Para isso, é necessária a manutenção de uma sustentação adequada, ou seja, não se dobrar ao longo do comprimento, dentro e fora do paciente, assim como a capacidade de curvar-se e adequar-se à medida que passa por vasos tortuosos. A capacidade de entrega é variável, a depender da indicação clínica, uma vez que a capacidade de sustentação do cateter é inversamente proporcional à maleabilidade do mesmo. A sustentação do conjunto cateter-balão pode ser aprimorada pelo grau de rigidez do fio-guia empregado, apesar de que fios-guias muito rígidos podem prejudicar a navegação em vasos muito tortuosos. A flexibilidade cada vez mais acentuada e ao mesmo tempo a capacidade de navegação têm sido um dos alvos da indústria biomédica. A criação de dispositivos com torção zero, ou seja, resposta 1:1 de ponta a ponta, assim como o uso de cateteres de troca rápida e com revestimento hidrofílico, ainda precisa ser amplamente disponível, não somente para a intervenção coronária, mas para os vasos periféricos. O uso de cateteres-guia ou introdutores-guia, por sua vez, apesar de permitir a melhor navegação do cateter-balão e dos demais dispositivos, prevenindo a sua curvatura excessiva e conferindo melhor sustentação, aumenta em demasia o perfil de acesso vascular.

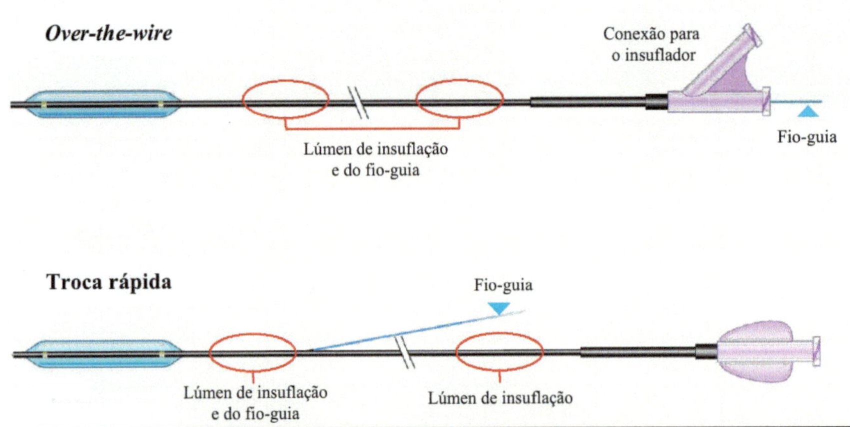

Figura 11.6. Representação dos diferentes tipos de sistemas de entrega dos cateteres-balão. No sistema over-the-wire, o lúmen para insuflação do balão e o de passagem do fio-guia compartilham toda a extensão do cateter, enquanto no sistema de troca rápida o compartilhamento de ambos os lúmens ocorre somente no segmento inicial do cateter.

Os cateteres-balão também podem ser separados conforme o mecanismo de entrega em troca rápida (*rapid exchange*, RX ou *monorail*) ou *over-the-wire* (OTW). No primeiro tipo, o fio-guia permanece dentro do cateter por apenas uma fração da extensão do mesmo, permitindo que a manipulação do conjunto fio-cateter seja feita em paralelo por somente um operador (Figura 11.6). Apesar de permitir a troca rápida entre balões e *stents*, deve ser utilizado em casos mais simples, nos quais não haja necessidade constante de troca de fios-guias, como nas angioplastias carotídeas e coronárias. Sistemas de troca rápida para uso de procedimentos periféricos estão em desenvolvimento.

No sistema OTW o suporte pelo fio-guia se dá por toda a extensão do cateter-balão, permitindo maior controle da progressão do mesmo, porém com a necessidade de fios-guia mais longos (260 ou 300 cm) e muitas vezes de mais de um intervencionista. É indicado para casos mais complexos, lesões longas de difícil transposição e em que trocas de fios-guia são esperadas, o que ocorre na maioria dos casos de angioplastia periférica. A quase totalidade dos cateteres-balão de grandes diâmetros (acima de 7 mm) é comercializada somente neste formato.

Cruzamento da lesão

O cruzamento da lesão é um atributo essencial ao cateter-balão, e depende do formato da ponta, perfil do balão e conformação de recolhimento do balão (dobra). O perfil de cruzamento do cateter é definido como o maior perfil incompressível do balão, que cruza a lesão, e está indicado em seu rótulo. O mesmo deve ser cônico e fino o suficiente para avançar mesmo em oclusões, estando essa característica diretamente relacionada ao diâmetro do fio-guia usado, ao tamanho final do balão, às marcas radiopacas existentes e ao método de selamento da ponta do balão[14]. Os cateteres semicomplacentes são mais adequados para esse propósito, pois possuem material plástico mais delgado, com maior capacidade de dobra e de menor perfil. Balões de baixo perfil de ponta são mais indicados para pós-dilatação, pois atravessam mais facilmente os *stents*, evitando sua deformação e deslocamento. Balões com revestimento hidrofílico são uma opção para lesões longas e de difícil cruzamento.

A propriedade de dobra do balão refere-se à firmeza do balão no momento em que é compactado dentro do sistema de entrega e define em grande parte seu perfil de cruzamento de lesão. Depende do tipo do material, da técnica utilizada na sua produção e do número de dobras existentes. O recolhimento do balão, por sua vez, refere-se à capacidade de redobrar quando desinsuflado. Balões com baixa capacidade de recolhimento podem deslocar ou prender-se a *stents* recém-dilatados, assim como ter dificuldade de serem removidos através do introdutor.

TIPOS ESPECÍFICOS DE BALÕES

Além dos cateteres-balões já descritos anteriormente (semicomplacentes e não complacentes; troca rápida e *over-the-wire*), outros tipos podem ser enumerados.

Balões de corte

Os balões de corte, ou *cutting-balloons* (CB), são dispositivos que possuem pequenas lâminas dispostas

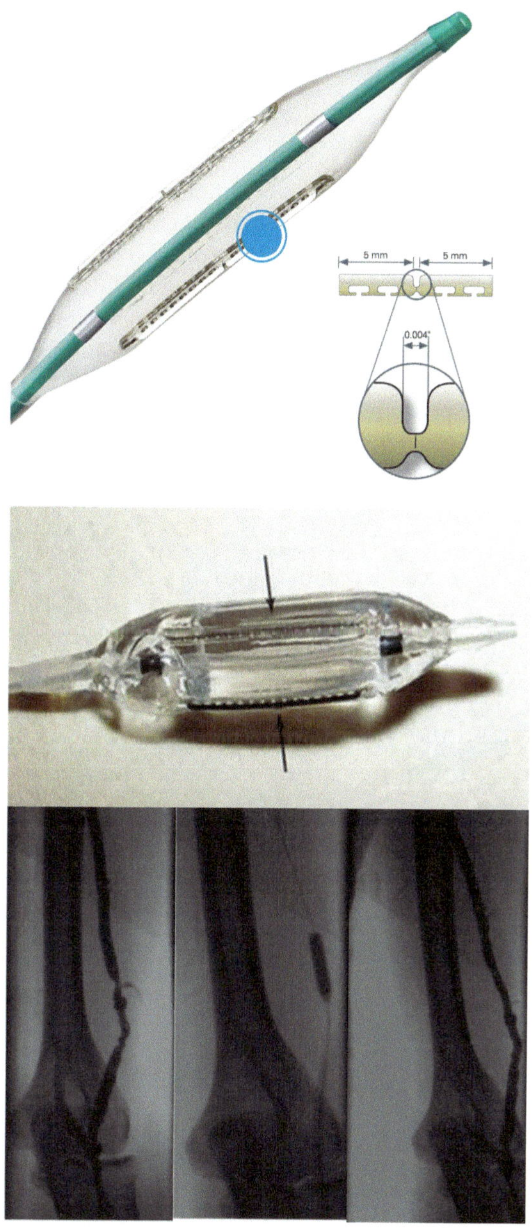

Figura 1.7. Cutting Balloon (CB, Boston Scientific). Acima, representação do balão com detalhes da articulação das lâminas longitudinais. Meio, fotografia do CB com as lâminas expostas. Embaixo, sequência de angioplastia de fístula arteriovenosa (veia cefálica pós-anastomótica) usando o dispositivo (imagens reproduzidas com a permissão do fabricante).

Tabela 11.4. Cateteres-balão farmacológicos

Nome	Fab.	Diâm. (mm)	Comp. do balão (mm)	Comp. do cateter (cm)	Diâm. do cateter (Fr)	PN (atm)	PR (atm)	Fio-guia	Fármaco
IN.PACT Admiral	Medtronic	4-7	40-150	130	5-7	8	14	0,035"	Paclitaxel
Freeway 014	Eurocor	2-4	40-150	120 e 150	4	6	14-16	0,014	Pacllitaxel
Freeway 035		4-8	20-150	80 e 135	5-6	6	12-16	0,035"	Paclitaxel
Passeo-18 Lux	Biotronik	2-7	40, 80 e 120	90, 130 e 150	4 e 5	6	12-15	0,018"	Paclitaxel
Lutonix 035	Bard	4-7	40-150	75 e 130	5	6-7	12	0,035"	Paclitaxel
SeQuent Please OTW	B Braun	4-7	40-150	75 e 130	5 e 6	NA	NA	0,035"	Paclitaxel
Advance PTX	Cook	3-8	20-100	135	4-7	NA	12	0,018"	Paclitaxel

longitudinalmente, que são expostas quando o balão é insuflado. São expostas de modo radial e causam microincisões na placa de ateroma e são montadas em balão não complacente. O princípio dos CB é causar uma secção segmentar na área de estenose, aliviando a resistência à insuflação e deformação não linear da placa e do vaso[15]. O dispositivo atualmente disponível no mercado é o *Flextome Cutting Balloon* (Boston Scientific, Natick). Suas lâminas possuem 10 a 15 mm de comprimento por 0,011-0,013" de altura, são três a cinco vezes mais afiadas que uma lâmina de bisturi (Figura 11.7) São projetados para minimizar o risco e exposição das lâminas quando o balão está desinsuflado, ficando recolhidas. Devido à pressão focal exercida nas lâminas, a pressão de insuflação nominal não excede 4 a 8 atm. É disponível em cateteres troca rápida, para fios 0,014" com diâmetros de 2 a 4 mm e cateteres OTW para fios 0,018" e 0,020" com diâmetros de 5 a 8 mm. Recomenda-se usar os CB como pré-dilatação, atingindo diâmetros menores que o do vaso-alvo, e posteriormente dilatando ao diâmetro nominal com um cateter-balão convencional. Inicialmente desenvolvido para aplicação em artérias coronárias, o CB apresentou expansão em sua indicação, principalmente no salvamento das fístulas arteriovenosas de hemodiálise, em casos de reestenose arterial, vias biliares e em lesões de vias aéreas[16-21]. Recomenda-se cautela no reestenose intra-*stent* pelo risco de deslocamento das lâminas e deformação da malha do *stent*. O introdutor sugerido é o de 6 Fr, para evitar que as lâminas sejam deslocadas no ato de retirada do balão. A ruptura arterial é rara, mas potencialmente grave, especialmente em artérias coronárias (0,8% de incidência) e nas fístulas arteriovenosas (4,5%).

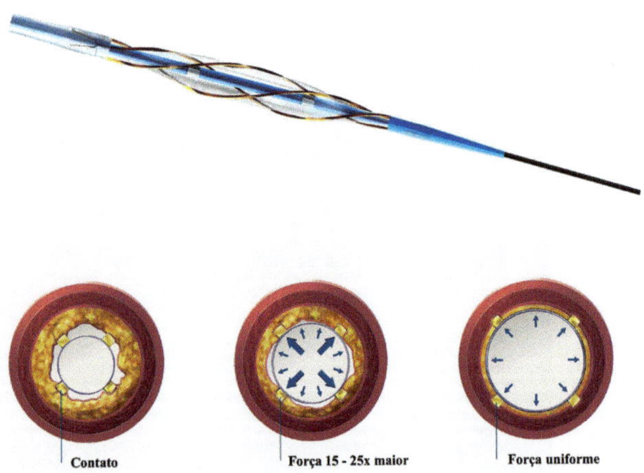

Figura 11.8. Balão de scoring Angiosculpt XL (Angioscore) para angioplastia periférica. O balão possui fios metálicos em sua superfície externa que concentram a força de dilatação, facilitando a fratura da placa. Após o contato inicial dos fios, o aumento da força em relação ao restante da superfície do balão pode chegar a 15 a 25 vezes (imagens reproduzidas com a permissão do fabricante)

Balões de *scoring*

Os balões de *scoring*, ou de marcação, possuem princípio semelhante aos CB, porém não causam um corte propriamente dito na placa de ateroma, mas sim, concentram a pressão de dilatação em pontos específicos do vaso[22,23]. Um deles é o VascuTrak (Bard) que, em vez de lâminas, possui dois fios montados longitudinalmente num balão semicomplacente, que aplica uma lesão no endotélio muito semelhante ao balão com lâmina, sem a necessidade de altas pressões de insuflação. Possui diâmetros de 2 a 7 mm e 20 a 300 mm de extensão, usando fio-guias de 0,014" ou 0,018". Outro balão, o Angiosculpt XL (Angioscore) para uso periférico, consiste de hélices de nitinol montadas sobre um balão semicomplacente de *nylon* e um sistema de entrega coaxial de proteção. Vem em diâmetros de 2 a 6 mm, com comprimentos de 10 a 200 mm, com perfil de introdutor variando de 5 a 6 Fr (Figura 11.8) e fio-guia de 0,014" ou 0,018". Os balões de *scoring* facilitam a fratura da placa de ateroma, e alguns já passam a ser comercializados revestidos com drogas antiproliferativas para reduzir a hiperplasia intimal[24].

Balões farmacológicos

Os balões farmacológicos foram desenvolvidos especificamente para reduzir a chance de hiperplasia neointimal, como uma alternativa aos *stents* farmacológicos, e apresentam algumas vantagens potenciais. Todos são compostos de balões de angioplastia semicomplacentes convencionais recobertos por droga antiproliferativa, associada a um agente que facilita sua transferência, que é liberada na parede vascular no momento de sua insuflação[25]. Há a transferência homogênea da droga em toda a circunferência vascular tradada, exatamente no momento do trauma vascular. Além disso, reduz a necessidade de terapia antiagregante prolongada, do implante e de trombose de *stent*.

O paclitaxel é o agente mais frequentemente presente nos balões periféricos comercializados. É uma droga antineoplásica, lipofílica e que é rapidamente absorvida pelas células endoteliais, agindo por meio da inibição da divisão e migração celular. A concentração do paclitaxel nos balões farmacológicos gira em torno de 3 mg/mm^2, cerca de três vezes maior que nos *stents* farmacológicos. Outro fármaco que começa a ser usado na intervenção periférica é o sirolimus, o qual já é empregado rotineiramente na intervenção cardiológica. Apesar de tecnologia que permite a transferência do fármaco, 10% da droga são perdidos na passagem do cateter pelo introdutor, 70 a 80% são perdidos para a corrente sanguínea no momento da desinsuflação, enquanto apenas 10 a 20% da droga são transferidos para o vaso. Avanços na engenharia de materiais miram nos tipos de revestimento, em como a droga é carregada no balão e liberada no momento da angioplastia[26]. Dentre

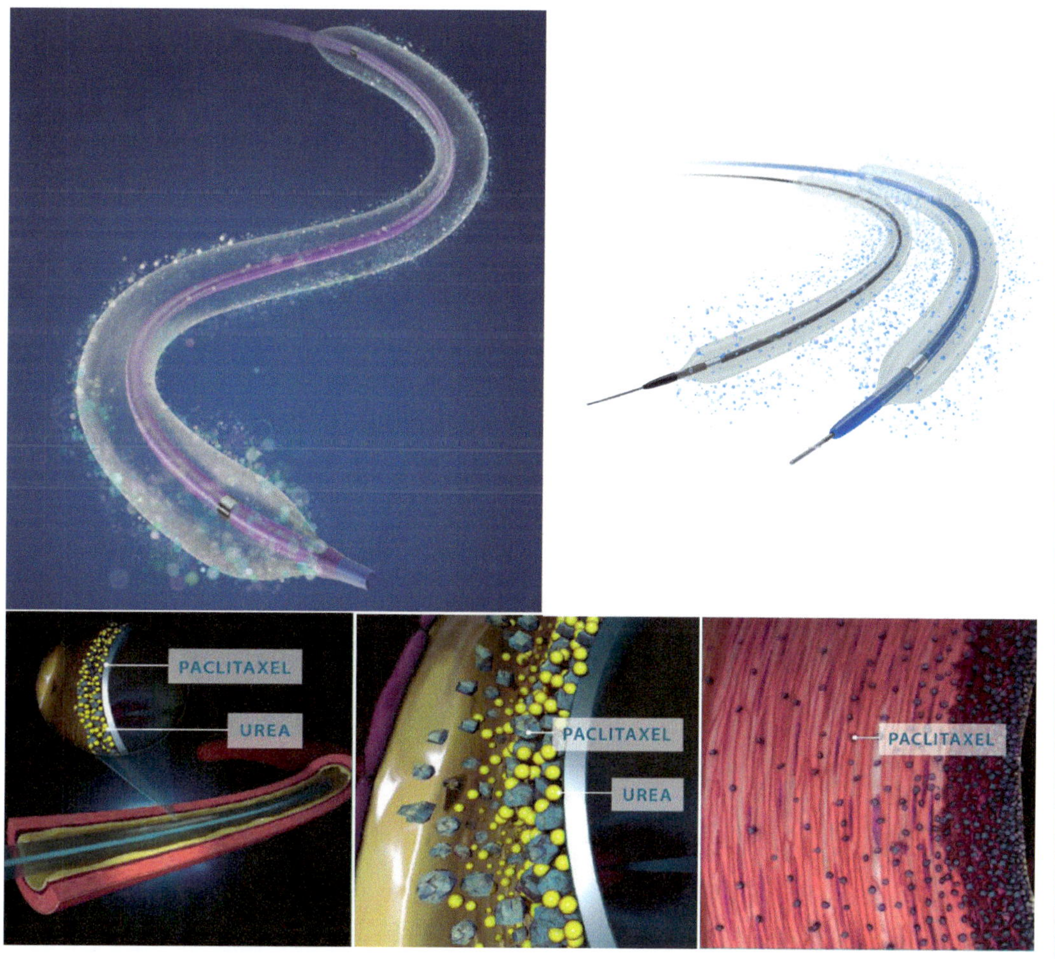

Figura 1.9. Acima, à esquerda, balão farmacológico IN.PACT Admiral (Medtronic). Acima, à direita, balão Freeway 035 (Eurocor). Embaixo, à esquerda, representação do revestimento de paclitaxel e ureia na superfície do balão. Embaixo, ao centro, processo de liberação da droga no momento da angioplastia. O revestimento entra em contato com água da corrente sanguínea durante insuflação, hidratando a ureia, facilitando a liberação do paclitaxel. Embaixo, à direita, o paclitaxel penetra a parede vascular, onde permanece em dose terapêutica por até 180 dias (imagens reproduzidas com a permissão dos fabricantes).

os balões farmacológicos para uso periférico disponíveis, temos o IN.PACT Admiral (Medtronic), Freeway (Eurocor), Lutonix (Bard), Passeo-18 Lux (Biotronik), Sterallex (Spectranetics) e o Ranger (Boston Scientific) (Tabela 11.4 e Figura 11.9).

Alguns cuidados devem ser seguidos antes do uso do balão farmacológico. Os balões farmacológicos devem ser insuflados somente após a pré-dilatação com balões convencionais, devendo manter um tempo de insuflação mínimo de 1 minuto. Recomenda-se usar um introdutor pelo menos 1 Fr acima do perfil do balão, para reduzir as perdas do fármaco na sua inserção. Deve-se escolher uma relação de diâmetros balão x vaso de 1:1 (confirmar com ultrassom ou pela angiografia digital). Se a lesão a ser tratada for mais extensa que o tamanho do balão disponível, deve-se usar um segundo dispositivo, uma vez que, como mencionado anteriormente, até 80% da droga são perdidos após seu primeiro uso, não podendo ser utilizado novamente. A sobreposição de áreas tratadas é necessária para evitar zonas propensas à reestenose.

A indicação atual na intervenção periférica concentra-se no tratamento primário das lesões ateroscleróticas de artérias femoral superficial e poplítea[27,28], apesar de indicativos de uso no salvamento de fístulas arteriovenosas para hemodiálise[29]. Infelizmente, muitos dos primeiros ensaios clínicos foram realizados comparando os balões farmacológicos aos balões convencionais (IN.PACT SFA, LEVANT 2, ILLUMENATE, BIOLUX-P1), limitando a comparação com novas tecnologias, como os *stents* farmacológicos e com os balões entre si. Além disso, muitos utilizaram lesões-alvo inferiores a 10 cm ou não submeteram à angioplastia lesões calcificadas. Portanto, muitas conclusões não puderam ser extrapoladas para o mundo real. Alguns ensaios clínicos estão sendo conduzidos para definir os resultados dos balões farmacológicos no tratamento da reestenose e nas lesões longas, com resultados promissores. O uso de balão farmacológico em artérias distais, nas quais os *stents* não são opções viáveis, também são cada vez mais factíveis[30]. Ainda são necessários estudos de longo prazo e de custo-benefício para definir o real papel dos balões farmacológicos na angioplastia periférica.

DIREÇÕES FUTURAS

O uso dos cateteres-balões, apesar de já passados quase 40 anos de seu início, ainda passa por constante evolução. Mesmo que os *stents* tenham revolucionado a intervenção vascular e não vascular, os balões estão constantemente sendo indicados como alternativa viável, ou mesmo tratamento primário.

A principal solução em potencial para evitar o uso de *stents* é a combinação de técnicas. O ensaio clínico REALITY, analisou o tratamento combinado do cateter de aterectomia HawkOne ou TurboHawk e o cateter-balão farmacológico IN.PACT Admiral, ambos da Medtronic, nas lesões femoropoplíteas longas e calcificadas, , com a publicação dos seus resultados de 12

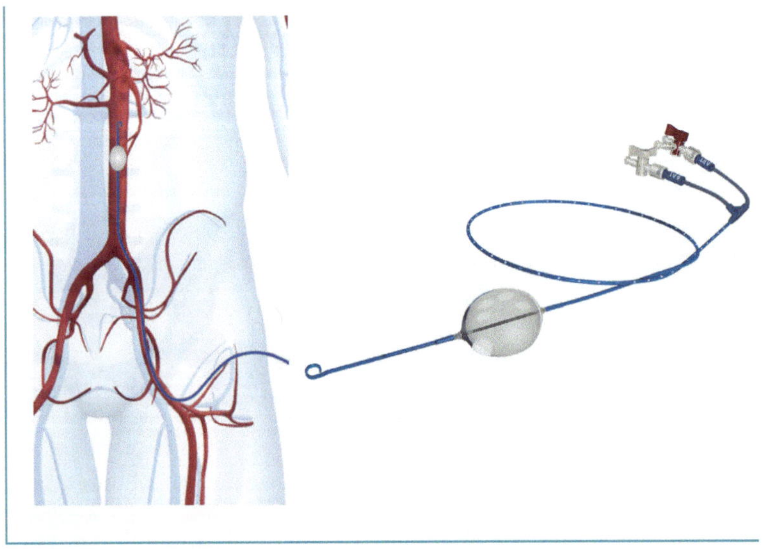

Figura 11.10. Cateter-balão complacente ER-REBOA™ (Prytime Medical). A inserção do dispositivo se dá por meio de uma bainha 7 Fr implantada na sala de emergência. O cateter possui marcações que delimitam a zona da aorta toracoabdominal que deve ser ocluída, e pode ser utilizado por cirurgião de trauma com um mínimo de treinamento (Cortesia de Prytime Medical).

Lista de abreviações:
Fr: French
atm: atmosfera
OTW: *over-the-wire*
RX: troca rápida
CB: *cutting-balloon*
mg: micrograma
mm: milímetro
cm: centímetro
PN: pressão nominal
PR: pressão de ruptura

meses em junho de 2021[31]. O tratamento ideal para essas lesões ainda é o *bypass* cirúrgico, e o *stent* convencional ou farmacológico ainda apresenta altas taxas de reestenose. Portanto, essa nova linha de investigação poderá elucidar o papel adjunto desses dispositivos, a qual já é considerada como o futuro no tratamento dessas lesões.

A aplicação dos balões farmacológicos nas lesões infrapoplíteas também tem sido alvo de investigações, com o alvo primário o tratamento das isquemias críticas. Entretanto, diferentemente dos favoráveis resultados obtidos no segmento femoropoplíteo, outros fatores podem estar relacionados aos resultados inconclusivos nas artérias de perna (estudos IN.PACT Amphiriom e BIOLUX-PII) . São necessários estudos de melhor desenho para confirmar ou refutar a teórica superioridade dos balões farmacológicos nesse segmento. O estudo IN.PACT BTK comparou balão farmacológico de baixo perfil com a angioplastia convencional, com resultados primários de 9 meses publicados em outubro de 2020.[32].

Outra opção a ser disponibilizada é o balão farmacológico de alta pressão (PN 12 atm; PR 20 atm) específico para uso em estenoses de fístulas arteriovenosas (Freeway Shunt, Eurocor), compatível com fio-guia 0,035" e perfil de 5 a 6 Fr. Estudo preliminar com 33 pacientes apontou para uma baixa taxa de reintervenção de 11% em 3 meses. Apesar da pequena amostra de pacientes, é um dispositivo promissor por associar o balão de alta pressão com as propriedades farmacológicas do paclitaxel.

Uma nova perspectiva de desenho para os cateteres-balão é o Chocolate (TriReme Medical). Este dispositivo é composto de um balão semicomplacente com a interposição de vários anéis de nitinol ao longo de sua extensão[33]. Tal característica tem o potencial de minimizar o trauma endotelial e a dissecção por meio de uma expansão simétrica e fratura uniforme da placa de ateroma. São comercializados em diâmetros de 2,5 a 6 mm, com extensões de 40, 80 ou 120 mm. Também em fase de implantação e já aprovado no mercado europeu está o Chocolate Touch, balão revestido com paclitaxel.

Cateteres-balão aórticos complacentes já foram empregados no trauma agudo como auxílio do controle da hemorragia e como alternativa à toracotomia de emergência. Apesar da sua efetividade, a dificuldade de posicionamento do balão por sua dependência de fluoroscopia criou um impedimento nas salas de trauma. Um novo cateter (ER-REBOA, Prytime Medical) foi desenvolvido para uso na emergência, sem a necessidade de equipamento de radiologia (Figura 11.10). Seus resultados são promissores, tanto em modelo animal, quanto em cenários de vida real, com a expectativa de controle eficaz da hemorragia traumática[34,35].

Em resumo, novas estratégias para o uso dos cateteres-balão estão em pleno desenvolvimento e implantação. Mesmo que os princípios básicos de funcionamento não tenham sofrido alteração, a evolução dos balões não cessou ao longo do tempo. Devemos esperar dispositivos com menor perfil, longos a ponto de serem utilizados por acesso radial, tecnologias de absorção e liberação de drogas antiproliferativas mais eficientes e relação custo-benefício cada vez mais atrativa.

REFERÊNCIAS BIBLIOGRÁFICAS

1. Dotter CT, Judkins MP. Transluminal treatment of arteriosclerotic obstruction. Description of a new technic and a preliminary report of its application. Circulation. 1964;30:654-670.
2. Gruntzig A, Kumpe DA. Technique of percutaneous transluminal angioplasty with the Grüntzig ballon catheter. AJR Am J Roentgenol. 1979;132(4):547-552. doi: 10.2214/ajr.132.4.547.
3. Barton M, Grüntzig J, Husmann M, Rösch J. Balloon Angioplasty - The Legacy of Andreas Grüntzig, M.D. (1939-1985). Front Cardiovasc Med. 2014;1(2):15. doi: 10.3389/fcvm.2014.00015.
4. Katzen BT. Percutaneous Transluminal Angioplasty with the Grüntzig Balloon Catheter. Arch Surg. 1979;114(12):1389-1399. doi: 10.1001/archsurg.1979.01370360043005.
5. Athanasoulis CA. Percutaneous transluminal angioplasty: general principles. Am J Roentgenol. 1980;135(5):893-900. doi: 10.2214/ajr.135.5.893.
6. Matsumoto AH, Barth KH, Selby JB, Tegtmeyer CJ. Peripheral angioplasty balloon technology. Cardiovasc Intervent Radiol. 1993;16(3):135-143.
7. Kinney TB, Lee MJ, Mueller PR, Waltman AC. A theoretical model using mechanical principles to quantify the physical principles of balloon dilatation. Acad Radiol. 1995;2(5):385-391. doi: 10.1016/S1076-6332(05)80340-X.
8. Abele JE. Balloon catheters and transluminal dilatation: technical considerations. Am J Roentgenol. 1980;135(5):901-906. doi: 10.2214/ajr.135.5.901.
9. Uflacker R. Angioplastia. In: Uflacker R, Radiologia Intervencionista. Vol 1. São Paulo: Sarvier; 1987. p. 406-422.

10. Berland TL, Veith FJ, Cayne NS, Mehta M, Mayer D, Lachat M. Technique of supraceliac balloon control of the aorta during endovascular repair of ruptured abdominal aortic aneurysms. J Vasc Surg. 2013;57(1):272-275. doi: 10.1016/j.jvs.2012.09.001.
11. Romagnoli E, Sangiorgi GM, Cosgrave J, Guillet E, Colombo A. Drug-eluting stenting: the case for post-dilation. JACC Cardiovasc Interv. 2008;1(1):22-31. doi: 10.1016/j.jcin.2007.10.005.
12. Kahn JK, Hartzler GO. Balloon rupture due to lesion morphology during coronary angioplasty. Catheter Cardiovasc Diag. 1990;21(2):89-91.
13. Tsunoda F, Shirota K, Inoue Y, Ishii H, Sugihara S, Mimura A. Pinhole balloon rupture and stuck stent: case report of a new and simple bailout technique for incomplete stent dilatation caused by rupture from a highly calcified lesion. Cardiovasc Interv Ther. 2014;29(4):376-380. doi: 10.1007/s12928-014-0247-7.
14. Saab MA. Applications of High-Pressure Balloons in the Medical Device Industry. Vol 22. Medical Device & Diagnostic Industry Magazine; 2000:86-97.
15. Cejna M. Cutting balloon: Review on principles and background of use in peripheral arteries. Cardiovasc Intervent Radiol. 2005;28(4):400-408. doi: 10.1007/s00270-004-0115-4.
16. Aftab SA, Tay KH, Irani FG, et al. Randomized clinical trial of cutting balloon angioplasty versus high-pressure balloon angioplasty in hemodialysis arteriovenous fistula stenoses resistant to conventional balloon angioplasty. J Vasc Interv Radiol. 2014;25(2):190-198. doi: 10.1016/j.jvir.2013.10.020.
17. Cotroneo AR, Amoroso L, Giammarino A, et al. Cutting Balloon Angioplasty (CBA) for the Treatment of Renal Artery Fibromuscular Dysplasia (FMD) in Six Patients: 5-Year Long-Term Results. Cardiovasc Intervent Radiol. 2017;40(4):546-552. doi: 10.1007/s00270-016-1536-6.
18. Redfors B, Maehara A, Witzenbichler B, et al. Outcomes After Successful Percutaneous Coronary Intervention of Calcified Lesions Using Rotational Atherectomy, Cutting Balloon Angioplasty, or Balloon-Only Angioplasty Before Drug-Eluting Stent Implantation. J Invasive Cardiol. 2017;29(11):378-386.
19. Wu C-C, Lin M-C, Pu S-Y, Tsai K-C, Wen S-C. Comparison of Cutting Balloon versus High-Pressure Balloon Angioplasty for Resistant Venous Stenoses of Native Hemodialysis Fistulas. J Vasc Intervent Radiol. 2008;19(6):877-883. doi: 10.1016/j.jvir.2008.02.016.
20. Shin JH, Song H-Y, Kim JH, et al. Cutting Balloon Treatment for Recurrent Benign Bronchial Strictures. Am J Roentgenol. 2012;190(2):W130-W132. doi: 10.2214/AJR.07.2413.
21. Ding F, Tang H, Xu C, et al. Cutting balloon treatment of anastomotic biliary stenosis after liver transplantation: Report of two cases. World J Gastroenterol. 2017;23(1):178-184. doi: 10.3748/wjg.v23.i1.178.
22. Bosiers M, Deloose K, Cagiannos C, Verbist J, Peeters P. Use of the AngioSculpt scoring balloon for infrapopliteal lesions in patients with critical limb ischemia: 1-year outcome. Vascular. 2009;17(1):29-35. doi: 10.2310/6670.2009.00001.
23. Marmagkiolis K, Lendel V, Cilingiroglu M. OCT evaluation of directional atherectomy compared to balloon angioplasty. Cardiovasc Revasc Med. 2015;16(6):373-375. doi: 10.1016/j.carrev.2015.02.003.
24. Cremers B, Schmitmeier S, Clever YP, Gershony G, Speck U, Scheller B. Inhibition of neo-intimal hyperplasia in porcine coronary arteries utilizing a novel paclitaxel-coated scoring balloon catheter. Catheter Cardiovasc Interv. 2014;84(7):1089-1098. doi: 10.1002/ccd.25296.
25. Tepe G, Beschorner U, Ruether C, et al. Drug-Eluting Balloon Therapy for Femoropopliteal Occlusive Disease: Predictors of Outcome with a Special Emphasis on Calcium. J Endovasc Ther. 2015;22(5):727-733. doi: 10.1177/1526602815600156.
26. Peterson S, Hasenbank M, Silvestro C, Raina S. IN.PACT™ Admiral™ drug-coated balloon: Durable, consistent and safe treatment for femoropopliteal peripheral artery disease. Adv Drug Deliv Rev. 2017;112:69-77. doi: 10.1016/j.addr.2016.10.003.
27. Barkat M, Torella F, Antoniou GA. Drug-eluting balloon catheters for lower limb peripheral arterial disease: the evidence to date. Vasc Health Risk Manag. 2016;12:199-208. doi: 10.2147/VHRM.S62370.
28. van den Berg JC. Drug-eluting balloons for treatment of SFA and popliteal disease – A review of current status. Eur J Radiol. 2017;91:106-115. doi: 10.1016/j.ejrad.2017.03.015.
29. Çildağ MB, Köseoğlu ÖFK, Akdam H, Yeniçerioğlu Y. The primary patency of drug-eluting balloon versus conventional balloon angioplasty in hemodialysis patients with arteriovenous fistula stenoses. Jpn J Radiol. 2016;34(10):700-704. doi: 10.1007/s11604-016-0577-8.
30. Naghi J, Yalvac EA, Pourdjabbar A, et al. New developments in the clinical use of drug-coated balloon catheters in peripheral arterial disease. Med Devices (Auckl). 2016;9:161-174. doi: 10.2147/MDER.S86473.
31. Rocha-Singh KJ, Sachar R, DeRubertis BG, Nolte-Ernsting CCA, Winscott JG, Krishnan P, et al; REALITY Investigators. Directional atherectomy before paclitaxel coated balloon angioplasty in complex femoropopliteal disease: The VIVA REALITY study. Catheter Cardiovasc Interv. 2021. doi: 10.1002/ccd.29777. Epub ahead of print.
32. American College of Cardiology [Página na Internet]. IN.PACT BTK. Out 2020 [acessado em 03 Set 2021]. Disponível em: https://www.acc.org/latest-in-cardiology/clinical-trials/2020/10/17/19/04/inpact-btk

33. Bouras G, Lansky A, McClure J, et al. TCT-778 Outcomes from the Chocolate BAR: a Large, Multi-Center, Prospective, Post-Market Study on use of the Chocolate Percutaneous Transluminal Angioplasty (PTA) Balloon. J Am Coll Cardiol. 2016;68(18):B314. doi: 10.1016/j.jacc.2016.09.809.

34. Saito N, Matsumoto H, Yagi T, et al. Evaluation of the safety and feasibility of resuscitative endovascular balloon occlusion of the aorta. J Trauma Acute Care Surg. 2015;78(5):897-903 discuss. 904. doi: 10.1097/TA.0000000000000614.

35. Park TS, Batchinsky AI, Belenkiy SM, et al. Resuscitative endovascular balloon occlusion of the aorta (REBOA): Comparison with immediate transfusion following massive hemorrhage in swine. J Trauma Acute Care Surg. 2015;79(6):930-936. doi: 10.1097/TA.0000000000000877.

Stent e *Stent-Graft*

12

Antonio Massamitsu Kambara

HISTÓRICO E DESENVOLVIMENTO

Definição de *stent*: molde para manter uma prótese fixada à superfície da pele, fabricada com a massa odontológica de *Stent* (alusão ao seu criador, o dentista Charles T. *Stent*) ou algum outro componente acrílico ou plástico[1,2]. Por extensão, é utilizado para designar um acessório ou molde de qualquer material usado para prover suporte de estruturas tubulares onde serão fixados.

A publicação do tratamento da obstrução aterosclerótica, em 1964, por Dotter e Judkins, é considerada marco inicial da terapêutica endovascular por cateterismo abordada por local distante ao vaso-alvo. Os resultados imediatos foram bastante satisfatórios, porém a médio e longo prazo não se mantinham[3]. Em 1969, o mesmo Dotter descreveu pela primeira vez a colocação de prótese tubular (*stent*) em 19 animais experimentais utilizando uma cânula de plástico, entregues por um cateter-guia que a transportava até o local desejado. Todas estas cânulas obstruíram em 24 horas e a obstrução foi motivada por trombose. No experimento seguinte, em seis cães foram utilizadas cânulas em forma de mola espiral oca, construídas com fios de aço inoxidável. Os animais foram tratados com heparina por 4 dias e três destes animais mantiveram perviedade durante 2 anos. É o início do uso de *stents* endovasculares[4].

Com o advento da desobstrução por balão desenvolvida por Grüntzig e Kumpe, em 1979, surgiu novo alento à desobstrução arterial, porém com resultados pouco duradouros devido à formação de trombos entre os fragmentos das placas, ao recolhimento elástico da artéria após sua dilatação e ao remodelamento negativo em poucos dias.

Em 1983, Dotter e cols. desenvolveram um *stent* espiral em nitinol. O nitinol é uma liga de níquel e titânio biologicamente inativa, que possui propriedades de conformação relacionadas à temperatura. O fio de nitinol com 0,7 mm de espessura é moldado no formato helicoidal com diâmetro desejado aquecido a 500 a 525 graus Celsius. Após o resfriamento abaixo de zero grau Celsius, este fio pode ser retificado e introduzido no vaso através de um cateter. Quando reaquecido à temperatura corporal, o fio retorna ao formato previamente moldado. O inconveniente é que fios muito longos tendem a se reconfigurar dentro do cateter, devido à memória térmica, dificultando sua liberação[5,6].

Em 1985, Gianturco, Wright e cols. descreveram um *stent* expansível em aço inoxidável, constituído por fio com espessura de 0,018 mm moldado em zigue-zague, com extremidades unidas para formar um cilindro. Este *stent* em Z era comprimido para se moldar no interior de um cateter e tracionado para frente por um bastão coaxial no interior do cateter. Ao ser liberado do cateter, o *stent* reexpande dilatando o vaso. O controle após 6 meses não encontrou nenhuma alteração do fluxo, estreitamentos ou oclusões. O *stent* se conforma com a parede do vaso e em 2 a 3 semanas os fios de aço são revestidos pela neoíntima e os ramos laterais que emergem no local de deposição do *stent* se mantinham pérvios.

Palmaz e cols. desenvolveram um *stent* em aço inoxidável, contínuo, com fendas retangulares que poderiam ser montadas em balão de angioplastia. Ao expandir o balão, as fendas dilatavam em formato losangonal e adaptavam-se à parede e ao desinsuflar o balão a cânula se mantinha colada à parede[7]. A indicação inicial era para dilatar vias biliares e, durante muitos anos, esta cânula era denominada *stent* biliar. Vários tipos de *stents* foram desenvolvidos e utilizados em diversos órgãos do corpo que possuem estruturas tubulares e que podem ser obstruídas, como exemplo o território traqueobrônquico, alças intestinais e até no sistema genitourinário.

A liberação do *stent* sobre a placa de ateroma provoca seu esmagamento entre o *stent* e a parede do vaso, que provoca fragmentação ou a protrusão da placa entre as malhas do *stent*, causando embolização distal ou até formações de pseudoaneurismas. Para evitar este fenômeno, o bloqueio temporário do fluxo durante a implantação do *stent*, a colocação de filtros distais à lesão ou revestimento do *stent* com películas foram propostas, dando origem às endopróteses vasculares revestidas, que serão discutidas no capítulo de tratamento das perfurações vasculares, dissecções e aneurismas. Mais recentemente foi proposto o uso de *stents* em múltiplas camadas que direcionam o fluxo sanguíneo e reduzem o risco de protrusão das placas de ateroma e mantêm a perviedade dos ramos que se originam do local onde o *stent* é aposto[8] (Figuras 12.1 e 12.2).

Cragg e cols. descreveram as características histológicas após a colocação dos *stents*, com deposição inicial de fibrina sobre o metal, seguida de proliferação de fibroblastos e células mesenquimatosas e sua incorporação à parede vascular, com o passar do tempo. Esta proliferação neointimal não era constante e dependia de indivíduo a indivíduo e em vasos mais finos podia provocar sua reoclusão[9,10].

Muitos estudos foram publicados para tratar e controlar essa neoproliferação, com uso de braquiterapia, balões de redilatação com lâminas cortantes, eluição do *stent* com heparina, anticoagulantes, inibidores da coagulação, quimioterápicos etc., até chegar à pulverização do *stent* com o quimioterápico usado nos pacientes de transplante renal. Este fármaco era derivado de um cogumelo que crescia na ilha Páscoa, a rapamicina. O primeiro estudo mundial em seres humanos foi desenvolvido por Eduardo de Sousa, no Instituto Dante Pazzanese de Cardiologia em São Paulo – Brasil, dando início à era dos *stents* farmacológicos eluídos com antiproliferativos teciduais[11].

Após uma intervenção vascular, o *stent* é necessário apenas num curto período de tempo e a presença de um *stent* metálico definitivo provoca reação inflamatória local ao longo dos anos e que teoricamente pode levar a reestenose e oclusão tardia do vaso. A utilização de metais que se degradam, como óxido de magnésio, e de polímeros biorreabsorvíveis para a construção dos *stents*, como o ácido poli-L-lático (PLLA) de Igaky-Tamai, e que em intervalo de alguns meses desaparecem da parede do endotélio, foram propostas[12].

TIPOS DE *STENTS*

A indústria de acessórios endovasculares é extremamente produtiva no mundo todo e centenas de modelos e marcas de *stents* são produzidas, com diferentes características e indicações.

Podemos classificar os *stents* em dois tipos básicos: os autoexpansíveis e os expansíveis por balão (Tabela 12.1). Existem ainda os *stents* recobertos e os *stents* recobertos com drogas ou farmacológicos.

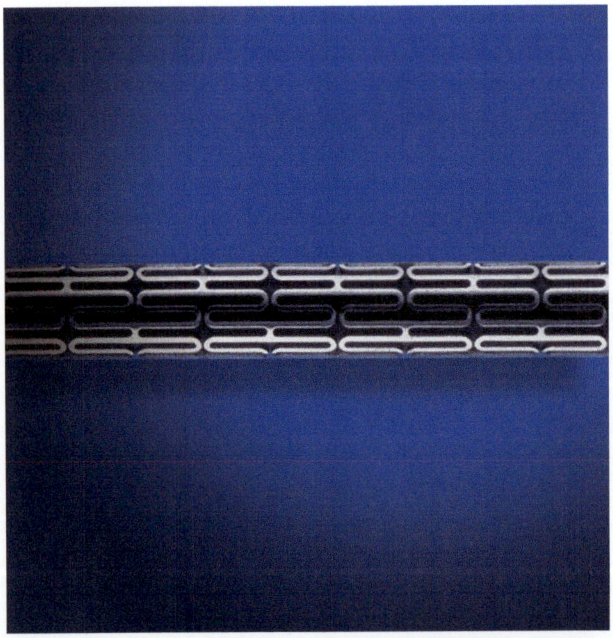

Figura 12.1. Stent balão expansível Palmaz™ (Cordis).

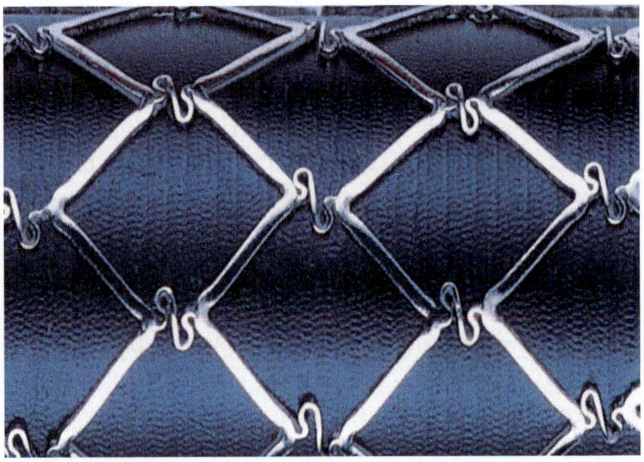

Figura 12.2. Detalhe das células do *stent* Palmaz Gênesis™ (Cordis).

Tabela 12.1. Características dos *stents*

Autoexpansível	Balão expansível
Resistente à compressão extrínseca	Pode ser esmagado por compressão
Baixa força radial	Alta força radial
Pouco indicado para lesões ostiais	Indicado para lesões ostiais
Baixa precisão no implante	Precisão na localização do implante
Diâmetro do vaso pode ser variável	Diâmetro do vaso deve ser constante
Lesões longas, acima de 40 mm	Lesões curtas, menores de 30 mm
Diâmetro escolhido acima do vaso	Diâmetro semelhante ao vaso

Stents autoexpansíveis

Os *stents* autoexpansíveis podem ter formato helicoidal ou anelar, com um único filamento metálico, formato em Z de Gianturco, como já descrito anteriormente, formato de malhas entrelaçadas multifilamentares ou malhas tecidas a partir de um filamento metálico. Outro tipo de stent autoexpansível é criado a partir de um tubo metálico de níquel-titânio, que é recortado a *laser* em formato de tramas. A liga de níquel-titânio possui propriedades de memória térmica (Tabela 12.2).

Em geral, os *stents* autoexpansíveis não possuem força radial suficiente e são escolhidos com diâmetro em torno de 10 a 20% acima do diâmetro do vaso a ser tratado, no segmento sadio, imediatamente anterior ao local do implante. Os *stents* confeccionados em malha multifilamentar possuem taxa de encurtamento muito alto, podendo encolher mais de 50% após sua liberação, enquanto os de nitinol, recortados, encolhem muito pouco ou praticamente não encolhem. Mais recentemente surgiram *stents* recortados a *laser* com desenho

Tabela 12.2. Exemplos de *stents* autoexpansíveis

Empresa	Nome do Produto	Material	Tamanho do introdutor (F)	Sistema de entrega (polegadas)	Diâmetro do stent (mm)	Comprimento do stent (mm)
Abbott	Absolute Pro Peripheral Stent	Nitinol	6	0,035	6-10	20-100
Abbott	Supera Peripheral Stent	Nitinol	6	0,035	4,5-6,5	20-150
Dalton	Jaguar	Ntinol	6	0,035	4-10	15-120
Bard	E-Luminexx Vascular Stent	Nitinol	6	0,035	7-10	20-100
Bard	LifeStent	Nitinol	6	0,035	5-7	20-170
B Braun	VascuFlex	Nitinol	5 e 6	0,035	5-10	20-100
Biotronik	Astron18 Astron 35	Nitinol	4 6	0,018 0,035	4-7 7-10	20-200 30-80
Boston	Wallstent	Elgiloy	6-9	0,035	5-12	20-94
Boston	Epic	Nitinol	6	0,035	6-12	20-120
Boston	Innova	Nitinol	6	0,035	5-8	20-150
Boston	Eluvia	Nitinol farmacológico	6	0,035	6-7	40-130
Cook	Zilver Flex	Nitinol	6	0,035	5-10	20-150
Cook	Zilver PTX	Nitinol farmacológico	6	0,035	5-8	40-120
Cordis	Smart	Nitinol	6	0,035	6-10	120-150
Cordis	Smart Control	Nitinol	6	0,035	6-10	20-100
Medtronic	Everflex	Nitinol	6	0,035	6-8	20-150
OptiMed	Sinus Superflex 635	Nitinol	6	0,035	6-12	30-120
Scitech	Sioxx	Nitinol	6	0,035	6-8	20-200

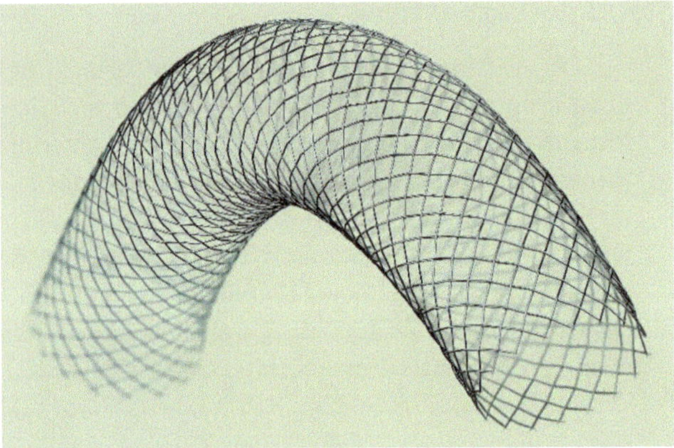

Figura 12.3. *Stent* autoexpansível composto da liga metálica *elgiloy* Wallstent™(Boston Scientific).

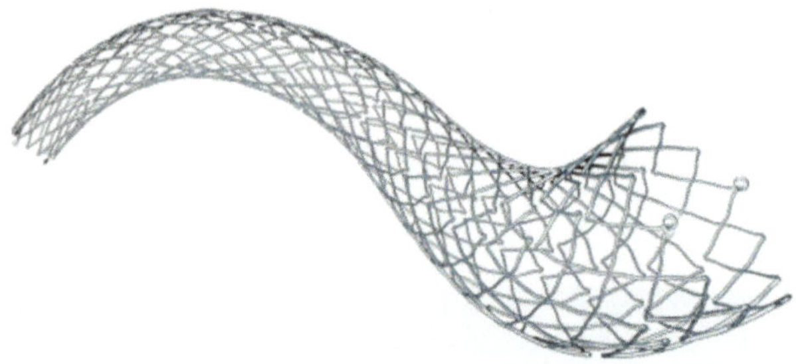

Figura 12.4. *Stent* autoexpansível composto de nitinol Epic™ (Boston Scientific).

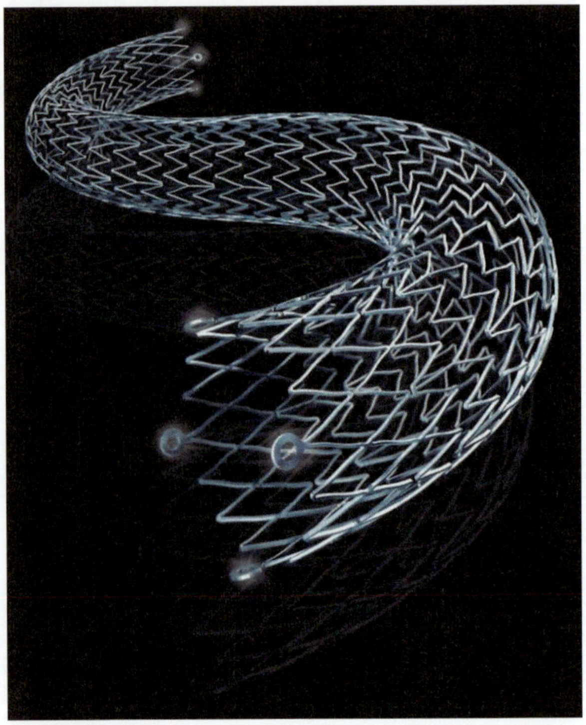

Figura 12.5. *Stent* autoexpansível composto de nitinol Innova™ (Boston Scientific).

que permite compactação dos anéis em maior ou menor intensidade, dependendo da escolha do operador. Esta compactação aumenta a força radial do *stent* no ponto desejado, nos casos de lesões extensas e com calcificações entremeadas (Figuras 12.3 a 12.7).

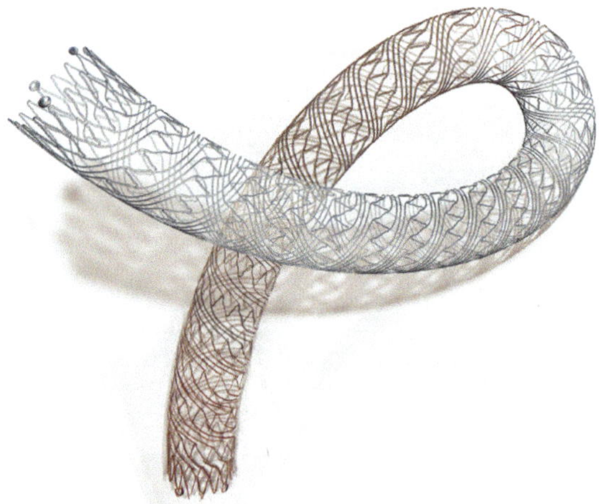

Figura 12.6. *Stent* autoexpansível composto de nitinol Smart Flex™ (Cordis).

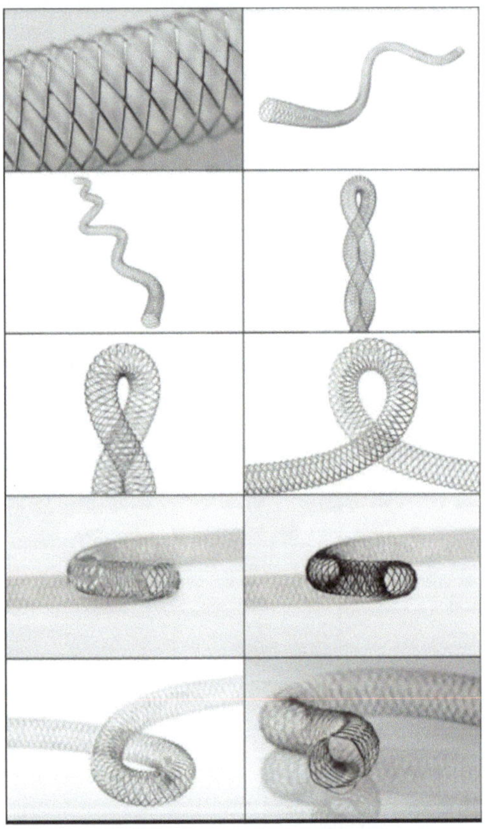

Figura 12.7. *Stent* autoexpansível específico para território femoropoplíteo Supera™ (Abbott).

Tabela 12.3. Exemplos de *stents* expansíveis por balão

Empresa	Nome do Produto	Material	Tamanho do introdutor (F)	Sistema de entrega (polegadas)	Diâmetro do stent (mm)	Comprimento do stent (mm)
Abbott	Omnilink Elite	Crômio cobalto	6 e 7	0,035	6-10	12-59
Abbott	RX Herculink Elite	Crômio cobalto	5	0,014	4-7	12-18
Balton	Nefro C	Crômio cobalto	5	0,014	4-10	15-120
Biotronik	Dynamic	Aço inoxidável	6	0,035	5-10	15-56
Biotronik	Dynamic Renal	Crômio cobalto	5	0,014	4,5-7	12-19
Boston	Flexive	Crômio cobalto	6	0,035	5-8	20-80
Boston	Express LD	Aço inoxidável	6 e 7	0,035	5-10	17-57
Boston	Express SD	Aço inoxidável	5 e 6	0,018	5-7	14-19
Boston	Promus Pus BTK	Cromo platina Farmacológico	4 e 5	0,018	2,5-4	12-38
Cook	Fórmula	Aço inoxidável	6 e 7	0,035	4-10	12-60
Cordis	Palmaz	Aço inoxidável	6 e 7	0,035	4-8	10-29
Cordis	Palmaz Genesis	Aço inoxidável	6 e 7	0,035	4-10	Até 79
Medtronic	Visi-Pro	Aço inoxidável	6 e 7	0,035	5-10	15-60
Medtronic	Assurant Cobalt	Crômio cobalto	6	0,035	6-10	20-60

Stents expansíveis por balão

Os *stents* expansíveis por balão são montados e posteriormente comprimidos em um balão de angioplastia. Este *stent* é liberado através da insuflação do balão. Assim, o seu sistema de liberação permite que seu implante seja mais preciso, ideal para lesões ostiais. Como características, é um *stent* mais rígido e com pouca mobilidade, além de possuir uma maior força radial (Tabela 12.3). Desta forma, não é recomendada sua utilização em artérias muito tortuosas e com diferenças de calibre muito importantes e, geralmente, a escolha do seu diâmetro é a mesma que o diâmetro original da artéria a ser tratada. (Figuras 12.8 a 12.10).

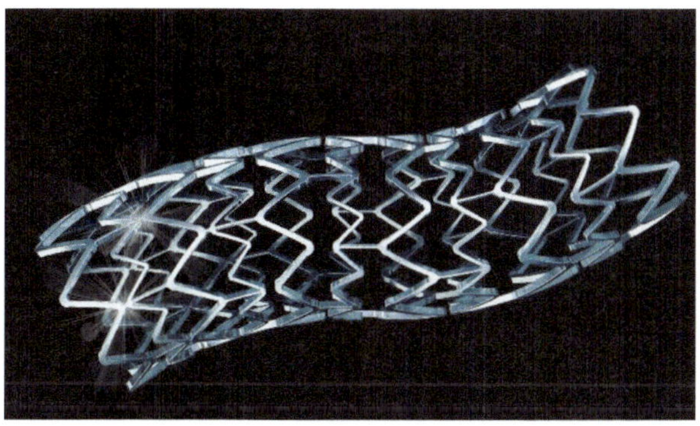

Figura 12.8. *Stent* expansível por balão Express™ SD (Boston Scientific).

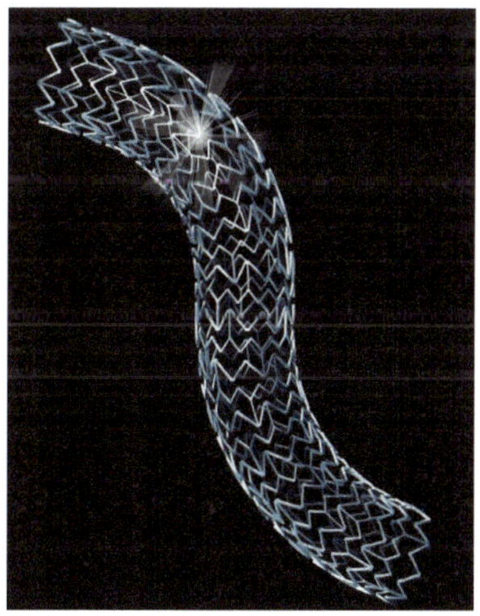

Figura 12.9. *Stent* expansível por balão Express™ LD (Boston Scientific).

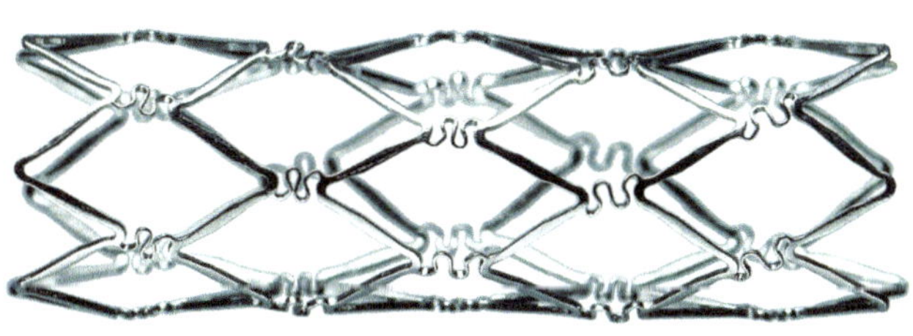

Figura 12.10. *Stent* expansível por balão Palmaz Blue™ (Cordis).

A escolha dos *stents* depende da variação do diâmetro do vaso, da localização, se está sujeita a compressões extrínsecas ou mobilidade, natureza da lesão, se predominantemente moles como os lípides ou duras como calcificações. A Tabela 12.1 resume as diferentes características dos *stents* autoexpansíveis e balão-expansíveis.

Stents recobertos (*stents-grafts*)

Stents recobertos são *stents* de malhas metálicas (normalmente nitinol) recobertos por uma camada de poliéster ou politetrafluoroetileno. Podem ser autoexpansíveis ou expansíveis por balão.

Estes dispositivos promovem a exclusão de lesão na parede do vaso. Suas principais indicações são para o tratamento de fístulas arteriovenosas, aneurismas, pseudoaneurismas, placas ulceradas emboligênicas e perfurações, como nos traumas vasculares (Tabela 12.4).

Stents recobertos com drogas ou farmacológicos

O objetivo principal do uso do *stent* farmacológico é evitar a reestenose ocasionada pela hiperplasia miointimal devida à migração e proliferação patológica e exacerbada das células musculares lisas (Figuras 12.11 e 12.12).

Para tentar evitar ou retardar essa hiperplasia miointimal, alguns agentes podem ser utilizados, como drogas imunossupressoras, antiproliferativas ou moduladores da matriz extracelular. Estas drogas são liberadas lentamente após a liberação do *stent*. A principal droga utilizada é o paclitaxel.

Toda esta revolução iniciada por Dotter é válida, porém não definitiva, aguardando o desenvolvimento de novas tecnologias, novos medicamentos e, principalmente, o controle dos fatores de risco da doença aterosclerótica. É interessante notar que a primeira artéria tratada foi a femoral superficial e em mais de meio século ainda não temos uma solução definitiva para tratamento neste território.

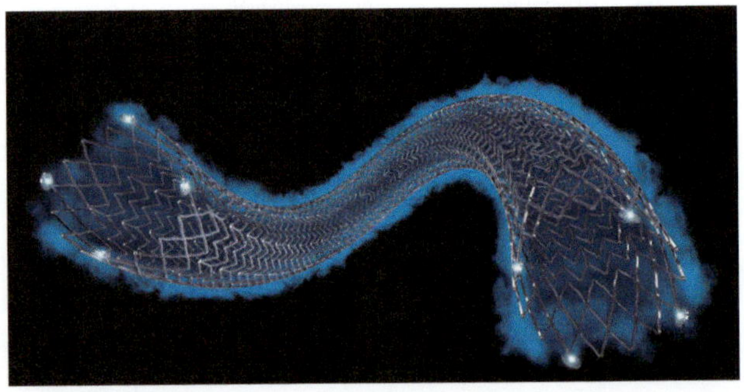

Figura 12.11. *Stent* autoexpansível farmacológico Eluvia™ (Boston Scientific).

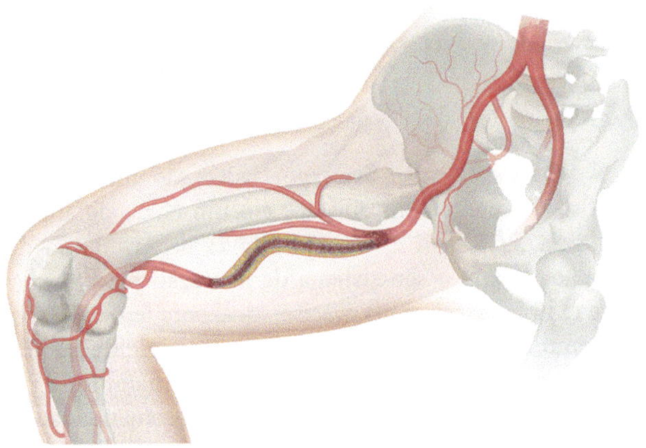

Figura 12.12. *Stent* autoexpansível farmacológico Zilver PTX™ (COOK).

Tabela 12.4. Exemplos de *stents* recobertos

Empresa	Nome do Produto	Material	Tamanho do introdutor (F)	Sistema de entrega (polegadas)	Diâmetro do (mm)	Comprimento do (mm)
Atrium	Advanta V12	Aço Inoxidável PTFE	6-7	0,035	5-10	16-59
Bard	Fluency Plus	Nitinol PTFE	8-10	0,035	6-13,5	40-120
Gore	Viabahn	Nitinol PTFE	7-12	0,035	5-13	25-150
Gore	Viabahn with Heparin	Nitinol PTFE	6-12	0,035	5-13	25-250
Scitech	Solaris	Nitinol PTFE	9	0,035	6-9	40-80

REFERÊNCIAS BIBLIOGRÁFICAS

1. Friel JP. Dorland's Illustrated Medical Dictionary. 25th ed. Philadelphia: W.B. Saunders Company; 1974. p. 1470-71.
2. Ambekar S, Nanda A. Charles Stent and the mystery behind the word Stent. J Neurosurg. 2013;119(3):774-7.
3. Dotter CT, Judkins MP. Transluminal treatment of atherosclerotic obstruction. Description of a new technic and a preliminary report of its application. Circulation. 1964;30:654-70.
4. Dotter CT. Transluminally placed coil spring endarterial tube grafts-long term patency in canine popliteal artery. Invest Radiol. 1969;4:329.
5. Wright KC, Wallace S, Charnsangavej C, et al. Percutaneous endovascular stents; an experimental evaluation. Radiol. 1985;156:69-72.
6. Adam A, Dondelinger RF, Mueller PR. Textbook of metallic stents. Oxford: Isis Medical Media; 1977.
7. Palmaz JC, Sibbitt RR, Reuter SR, et al. Expandable intraluminal graft: A preliminary study. Radiol. 1985;156:73-77.
8. Wissgott C, Schmidt W, Brandt-Wunderlich C, et al. Clinical results and mechanical properties of carotid CGUARD double-layered embolic prevention stent. Journal of Endovascular Therapy. 2017;24:130-7.
9. Cragg AH, Lund G, Rysavy JA, et al. Percutaneous arterial grafting. Radiol. 1984;150:45-49.
10. Libby P, Schwartz D, Brogi E, et al. A cascade model for reestenosis. A special case of atherosclerosis progression; Circulation. 1992;86(6 suppl):III47-52.
11. Sousa JE, Costa MA, Abizaid AC, et al. Lack of neointimal proliferation after implantation of sirolimus-coated stents in human coronary arteries: a quantitative coronary angiography and three-dimensional intravascular ultrasound study. Circulation. 2001;103(2):192-5.
12. Tamai H, Igaki K, Kyo E, et al. Initial and 6-month results of biodegradable poly-l-lactic acid coronary stents in humans. Circulation. 2000;102:399-404.

Endoprótese

13

Guilherme Centofanti
Rafael Noronha Cavalcante

INTRODUÇÃO

Durante a última década, o reparo endovascular das patologias de aorta se tornou o método de escolha nos pacientes com anatomia favorável. Desde o relato inicial realizado por Parodi e cols.[1], os dispositivos endovasculares estão sempre em aprimoramento com o objetivo de diminuir complicações e reintervenções. Os sistemas de nova geração apresentam um perfil mais baixo, são mais maleáveis, mostram maior durabilidade e sao mais resistentes a fraturas e desconexões.

O tratamento endovascular caracteriza-se pela redução da morbimortalidade, principalmente nos primeiros 30 dias após tratamento e pelo menor tempo de internação hospitalar, porém está associado a um número maior de reintervenções tardias, em comparação com a cirurgia aberta[2,3].

Há diversos dispositivos disponíveis no mercado (descrição detalhada abaixo), com características específicas que permitem o tratamento individualizado de cada paciente.

ENDOPRÓTESES DE AORTA ABDOMINAL

AFX

AFX (Endologix), dispositivo composto de corpo principal bifurcado e uma extensão aórtica proximal. Esqueleto de cromo-cobalto revestido de um novo PTFE (politetrafluoroetileno) chamado de STRATA, material que favorece a conformação no colo proximal. O *stent* está fixado ao PTFE apenas nas regiões proximais e distais, permitindo ao PTFE se mover independentemente do *stent* e adaptar-se às irregularidades parietais, facilitando a vedação do saco aneurismático[4,5]. É a única endoprótese com fixação anatômica na bifurcação aórtica, o que reduz em muito a possibilidade de migração, sendo assim, é o único dispositivo indicado em aortas com bifurcações estreitas (geralmente menores que 18 mm)[6-8]. Esta característica também permite uma abordagem única na cobertura das artérias ilíacas, identificando taxas baixas nas oclusões dos ramos ilíacos[4]. A extensão proximal está focada apenas na vedação e pode ser com fixação infra ou suprarrenal[4].

As indicações de uso são comprimento do colo proximal maior ou igual a 15 mm, diâmetro entre 18 e 32 mm e com angulação menor ou igual a 60 graus. Fixação distal com comprimento maior ou igual a 15 mm, diâmetro entre 10 e 23 mm e com ângulo entre a ilíaca e a bifurcação aórtica menor ou igual a 90 graus. A sobreposição entre o corpo principal e a extensão proximal deve ter entre 30-40 mm e distalmente entre 15-20 mm.

Corpo principal com diâmetros de 22, 25 e 28 mm e comprimentos variando de 40 a 120 mm (corpo) e 30 a 55 mm (ramos ilíacos). A extensão proximal com diâmetros entre 22 a 34 mm e comprimentos recobertos entre 55 e 100 mm. Extensões ilíacas com diâmetros entre 16 e 25 mm. O dispositivo é entregue em um introdutor ipsolateral de 17 Fr e 9 Fr contralateral (Figura 13.1).

Altura

Recentemente, foi lançada em território nacional a endoprótese Altura (Lombard), com *design* único, utiliza duas endopróteses proximais em "formato de D", que quando posicionadas formam uma circunferência completa, permitindo o selamento do colo. Os *stents* são feitos de nitinol e revestidos com poliéster.

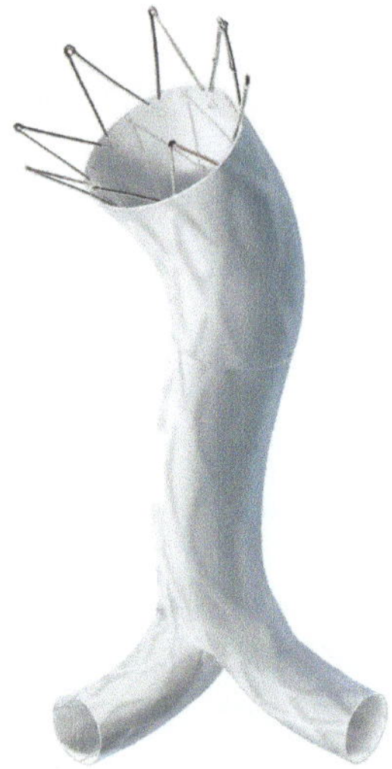

Figura 13.1. Endoprótese AFX (Endologix).

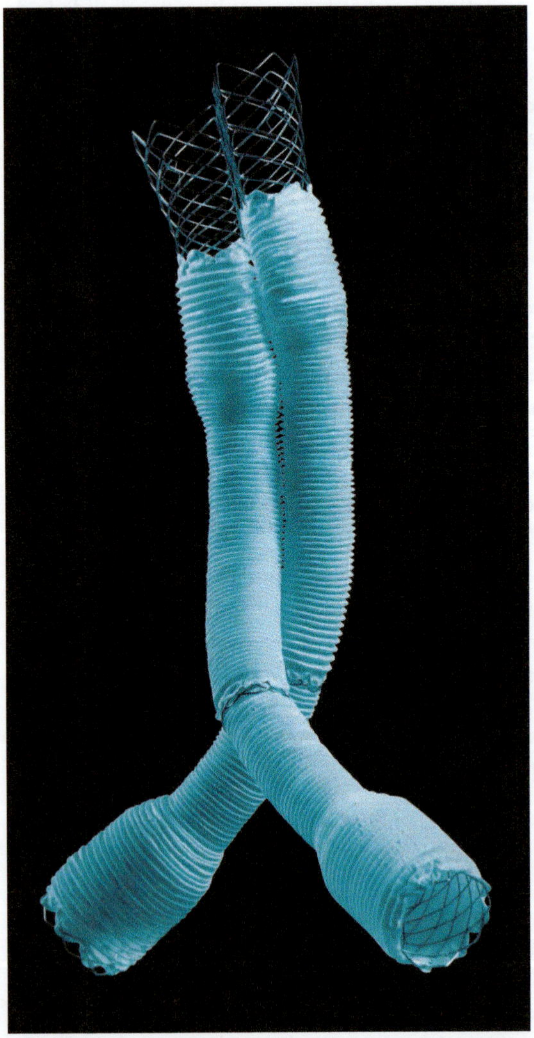

Figura 13.2. Endoprótese Altura (Lombard).

O dispositivo é de baixo perfil (acesso 14 Fr bilateralmente), possui fixação suprarrenal e as endopróteses são reposicionáveis, o que é particularmente vantajoso em colos curtos ou angulados. Outra particularidade do dispositivo é que as extensões ilíacas são liberadas de distal para proximal, aumentando a precisão do procedimento[9,10].

A endoprótese está disponível com diâmetros proximais de 24, 27 e 31 mm e corpo com 90 mm de comprimento, enquanto as extensões ilíacas têm diâmetro distal de 13, 17 ou 21 mm e comprimento de 65 mm.

Em 2018 foram publicados os resultados do primeiro estudo clínico do dispositivo para tratamento do aneurisma de aorta abdominal. Um total de 90 pacientes foram tratados com Altura, com sucesso no implante da endoprótese em 99% dos casos. Um paciente faleceu, houve quatro reintervenções (um *endoleak* tipo 1, duas estenoses de ramo ilíaco e uma oclusão de endoprótese) e foram observados 20 casos de *endoleak* tipo 2 em 30 dias. Após *follow-up* médio de 12,5 meses, não foram observadas rupturas do aneurisma, conversões cirúrgicas ou mortes relacionadas ao aneurisma e foram realizadas duas reintervenções adicionais para embolização de *endoleaks* tipo 2. A sobrevida livre de reintervenções observada aos 3 anos foi de 88,9%[10] (Figura 13.2).

Anaconda

Anaconda (Terumo), sistema de *design* trimodular, composto de *stents* de nitinol combinados com tecido de poliéster. No topo do dispositivo encontramos dois anéis que promovem fixação e selamento, apresentando também dois vales proximais caracterizando seu formato em sela. A fixação é feita em posição infrarrenal por quatro pares de ganchos de nitinol, que previnem sua migração distal. O corpo principal não contém *stent*, o que resulta em ausência de força colunar. Os ramos ilíacos são sus*tent*ados por anéis independentes de nitinol que promovem flexibilidade e previnem acotovelamento em anatomias tortuosas. A cateterização do ramo contralateral é facilitada por um sistema magnético único.

O corpo principal é flexível, resistente a acotovelamento e permite reposicionamento rotacional, proximal e distal após sua liberação[11]. Esta é a grande característica da prótese, permitindo um posicionamento infrarrenal preciso, principalmente em colos angulados. Taxas de reposicionamento na literatura variam entre 10% e 38%[12-14]. Outra característica importante é a possibilidade de utilização do sistema magnético para a cateterização do ramo contralateral, permitindo uma redução significativa neste passo do procedimento, sobretudo em casos com anatomias difíceis. Estudos reportaram um tempo médio para a cateterização de 4 minutos[12-14]. O formato em sela de sua porção proximal foi desenhado para facilitar a adaptação à anatomia local no colo e esta ocorre nos primeiros dias após a implantação, sendo assim, os vales do *stent* proximal podem migrar poucos milímetros para cima[11]. Isso é de grande importância quando a endoprótese é posicionada justarrenal e os vales são utilizados como *scallops* em torno das artérias renais; nesta situação é recomendada a utilização de *stents*-balão expansíveis nas artérias renais para prevenir estenoses ou oclusões[11].

As instruções de uso são: comprimento do colo proximal maior ou igual a 15 mm com diâmetro entre 16 e 31 mm. A zona de ancoragem distal deve ter um comprimento mínimo de 15 mm e diâmetro entre 7 e 17 mm[15].

Apresenta diâmetros de corpo principal de 21,5 a 34 mm (20 e 23 Fr) e comprimento de área útil de 35 mm nos diâmetros até 25,5 e 40 mm nos restantes. Há ramos ilíacos retos de diâmetros de 12 mm (18 Fr) e comprimentos de 60 a 140 mm. Ramos ilíacos cônicos com diâmetros proximais de 12 mm e distais de 13 a 23 mm e comprimentos de 80, 110 e 130 mm até os de 17 mm; 85, 110 e 130 mm nos de 19 e 21 mm; e 90, 110 e 130 mm nos de 23 mm. Todos são de 18 Fr. Há também ramos ilíacos cônicos invertidos, com diâmetros proximais de 12 mm e distais de 10 mm (18 Fr), com comprimentos de 80, 110 e 130 mm.

A endoprótese Anaconda apresenta uma versão ramificada, customizada exclusivamente para cada paciente, que permite total reposicionamento do corpo principal e ramo contralateral pré-cateterizado. Apresenta quatro opções de *design* e *cuff* proximal para tratamento de vazamentos do tipo 1. Mantém a característica do sistema trimodular e as fenestras são confeccionadas no corpo principal da prótese. Primeiro é feito um protótipo em silicone para que o médico possa testar previamente e após a confirmação, a endoprótese é fabricada (Figura 13.3).

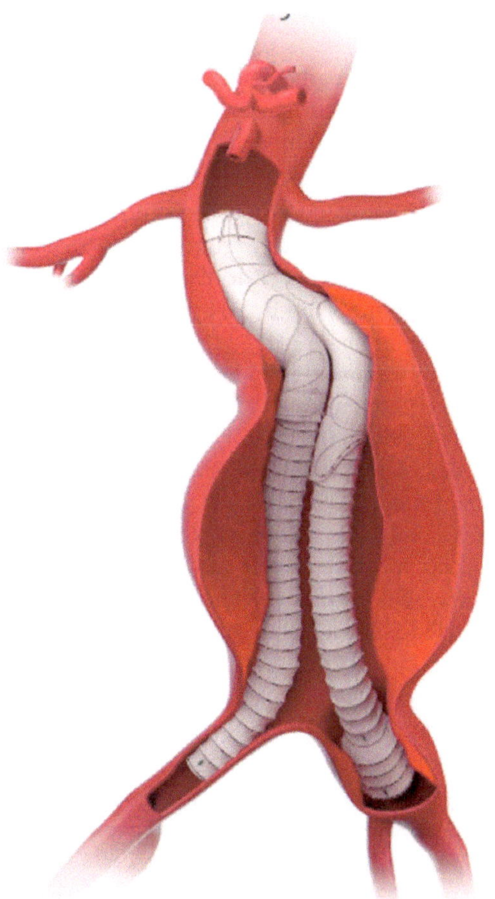

Figura 13.3. Endoprótese Anaconda (Terumo).

Aorfix

Aorfix (Lombard Medical), *stent* aórtico revestido bifurcado desenhado para utilização em aneurismas de aorta abdominal com colos muito angulados. Emprega como material enxerto de poliéster rodeado por anéis de nitinol, em vez de *stents* em Z. Isso permite ao dispositivo uma melhor conformação em aortas anguladas, sem colapsar. Há quatro pares de ganchos proximais à endoprótese, que estão localizados a 8 mm do primeiro anel de vedação, permitindo sua fixação. Após a implantação, os anéis da endoprótese são deformados para permitir o formato em "boca de peixe". Este formato permite o implante transrenal, quando a boca de peixe está alinhada com as artérias renais e seu ápice tem fixação suprarrenal[16].

O comprimento do corpo principal varia de 81 a 142 mm, com diâmetros que variam de 24 a 31 mm (22 Fr), combinados com ramos ilíacos variando em diâmetro de 10 a 20 mm (14 Fr) [17].

O estudo Pythagoras, multicêntrico e não randomizado, foi realizado para avaliar a eficácia e segurança da endoprótese Aorfix no tratamento de aneurismas de aorta abdominal, aortoilíacos e de ilíaca comum isolado, com anatomias incluindo angulações da aorta, angulação do aneurisma ou ambas entre 0 a 90 graus. É o primeiro estudo clínico desenhado para testar o uso do tratamento endovascular para colos proximais muito angulados, acima de 60 graus. Em 2017 foram publicados os resultados de 5 anos comparando os casos tratados com Aorfix com angulações de colo acima e abaixo de 60 graus (27,8% dos casos eram com colos acima de 90 graus). As taxas de mortalidade por todas as causas e mortalidade relacionada ao aneurisma foram semelhantes entre os grupos e a incidência de ruptura do saco aneurismático, vazamentos do tipo I e III, migração e reintervenção foi baixa, demonstrando resultados encorajadores na utilização do dispositivo no

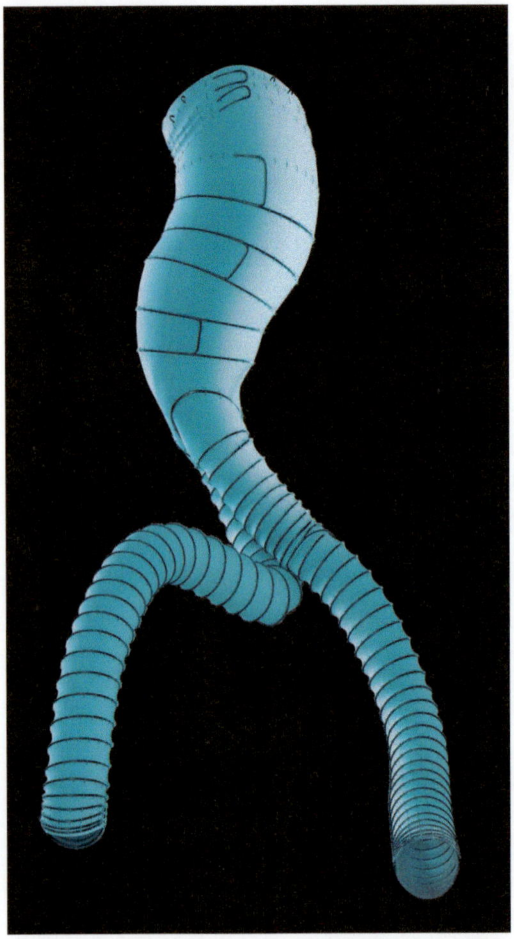

Figura 13.4. Endoprótese Aorfix (Lombard).

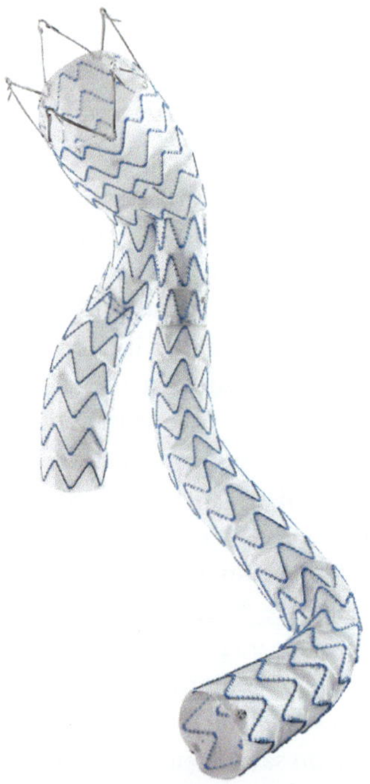

Figura 13.5. Endoprótese Endurant (Medtronic).

tratamento dos pacientes com colos muito angulados[16] (Figura 13.4).

Endurant

Endurant II (Medtronic), quarta geração de endopróteses abdominais da empresa (Talent e Endurant) de *design* bimodular, composta por dacron e *stents* de nitinol. Desenvolvida para expandir a aplicabilidade do tratamento endovascular em relação a anatomias desafiadoras, principalmente relacionadas ao colo proximal, e prevenir a reintervenção em longo prazo[18]. Os aspectos únicos do dispositivo são: formato sinusoidal em "M" dos *stents* individuais, pequena amplitude dos anéis dos *stents* revestidos, fixação ativa suprarrenal, controle na liberação do *stent* proximal e ausência de coluna lateral (presente na Talent)[19]. Estas características têm como objetivo promover um selamento adequado em colos curtos e angulados, por aumento da flexibilidade e prevenção da migração proximal[19]. A avaliação precoce e de médio prazo da *performance* do dispositivo revelou resultados encorajadores, mesmo em anatomias desafiadoras[19-22]. Um número grande de séries demonstrou eficácia precoce, mesmo nos casos fora das indicações de uso[20,23].

As instruções de uso são comprimento de colo proximal maior ou igual a 15 mm, com angulação infrarrenal menor ou igual a 75 graus ou comprimento maior ou igual a 10 mm e angulação menor ou igual a 60 graus[23].

Apresenta diâmetros de corpo principal de 23 a 36 mm (18 e 20 Fr) com comprimentos ipsilaterais de 124, 145 e 166 mm. A prótese de diâmetro 36 mm não apresenta o comprimento de 124 mm. Ramos ilíacos com diâmetros distais de 10 (14 Fr e 16 Fr nos comprimentos de 156 e 199 mm), 13 (14 Fr e 16 Fr nos comprimentos de 156 e 199 mm), 16 (14 Fr e 16 Fr nos comprimentos de 156 e 199 mm), 20 (16 Fr), 24 (16 Fr) e 28 mm (16 Fr), com comprimentos de 82, 93, 124, 156, 199 mm (comprimento revestido total). Extensões ilíacas de diâmetros de 10 a 28 mm, com comprimentos de 82 mm. *Cuffs* proximais de 23 a 36 mm, com comprimentos de 49 mm. No portfólio também estão presentes tubos retos abdominais e endopróteses monoilíacas (Figura 13.5).

Em 2012 foram publicados os resultados do estudo ENGAGE, um registro multicêntrico internacional que incluiu 1.263 pacientes, de 30 países e 79 instituições. Neste estudo foram incluídos pacientes com anatomias desafiadoras (17,8% dos pacientes encontravam-se fora das instruções de uso do material). Em 1 ano, as taxas estimadas de sobrevida geral e sobrevida relacionada ao aneurisma foram de 91,6% e 98,6%, respectivamente. Reintervenções foram realizadas em 4,6% dos pacientes[24].

Recentemente foi aprovada para uso em território nacional a Endurant IIs, versão trimodular da endoprótese.

E-vita

E-vita abdominal XT (Jotec), dispositivo de *design* bimodular, composto de *stents* autoexpansíveis de nitinol revestidos de poliéster. Endoprótese derivada do modelo torácico que está em uso desde 2004. A ausência de barras de conexão favorece a maior flexibilidade. Apresenta um corpo principal bifurcado, extensões ilíacas ipsi e contralaterais e extensões proximais. Há *stent* não revestido para a fixação suprarrenal.

Disponível nos diâmetros proximais de 24 a 34 mm (20 e 22 Fr), com comprimentos de corpo principal de 50 e 70 mm, ramo ipsolateral com diâmetros de 12 a 22 mm (16 e 18 Fr) e comprimentos de 150 e 170 mm. Ramos ipsilaterais com diâmetros de 12 a 24 mm e comprimentos de 50, 70, 90 e 105 mm. Extensões ilíacas com diâmetros de 14 a 26 mm e comprimentos de 50 mm. Extensões aórticas com diâmetros de 26 a 36 mm e comprimentos de 50 mm.

Excluder

A primeira geração da endoprótese Excluder (Gore) foi lançada na Europa em 1997. Desde então, modificações e melhorias no *design* foram realizadas no dispositivo. Para reduzir a endotensão, em 2004 o revestimento foi trocado por PTFE[25,26] .Para a melhora na acurácia durante a liberação proximal, em 2010 foi lançada a Excluder C3. Dispositivo com novo mecanismo de liberação que permite múltiplos reposicionamentos tanto no nível quanto na orientação (ramo contralateral), antes da implantação final da endoprótese[27-29]. Isso é de grande utilidade na precisão da implantação em posição infrarrenal e também em casos de cateterização contralateral difícil[27]. Fornece também uma terceira opção para reajuste do comprimento do ramo ipsolateral, permitindo uma maior segurança na prevenção da oclusão da artéria ilíaca interna[28-30]. Apresenta fixação infrarrenal através de farpas, com esqueleto de nitinol revestido de PTFE (Figura 13.6).

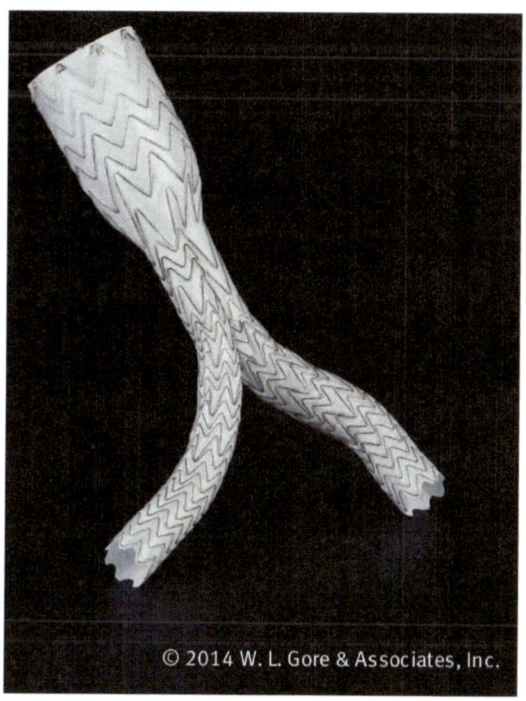

Figura 13.6. Endoprótese Excluder (Gore).

O mecanismo de liberação foi modificado para uma sequência de três passos, o que permite o reposicionamento da endoprótese até três vezes antes da liberação final do cateter de entrega. No primeiro passo, o corpo e o ramo contralateral abrem. Um loop de restrição ao redor do corpo principal permite recapturar e reposicionar o dispositivo tanto no nível quanto na orientação. Na segunda etapa, o fio de restrição é removido após posicionamento adequado do dispositivo. O ramo ipsolateral é liberado na terceira etapa[28].

Com *design* bimodular, é indicada preferencialmente para pacientes com comprimento do colo proximal maior ou igual a 15 mm, com angulação menor que 60 graus, diâmetro de aorta entre 19 e 32 mm e diâmetro ilíaco de 8 a 25 mm, com colo distal de no mínimo 10 mm.

O dispositivo apresenta diâmetros proximais de 23 a 35 mm, com comprimentos de 12 a 18 mm. Ramos ilíacos de diâmetros de 12 a 27 mm e comprimentos de 10 a 14 mm. Há extensões proximais e ilíacas.

Em 2014 foram publicados os resultados do módulo europeu do GREAT – *Gore's Global Registry for Endovascular Aortic Treatment*, estudo prospectivo, multicêntrico e de mercado. Entre agosto de 2010 e dezembro de 2012, 13 instituições europeias participaram deste registro, que incluiu 400 pacientes. Na tentativa de refletir a real *performance* do dispositivo, pacientes tratados fora das instruções de uso também foram incluídos. Desfechos precoces demonstraram baixa taxa de mortalidade e alto sucesso técnico. O reposicionamento do corpo principal foi realizado em quase metade dos pacientes, a maioria para permitir uma melhor acurácia no posicionamento infrarrenal. Isso resultou em uma implantação mais precisa, com baixas taxas de uso de extensões proximais (4,8%). Esta característica é de grande importância para usuários inexperientes e para anatomias desafiadoras. As instruções de uso recomendam no máximo dois reposicionamentos, porém o registro demonstrou segurança em número de

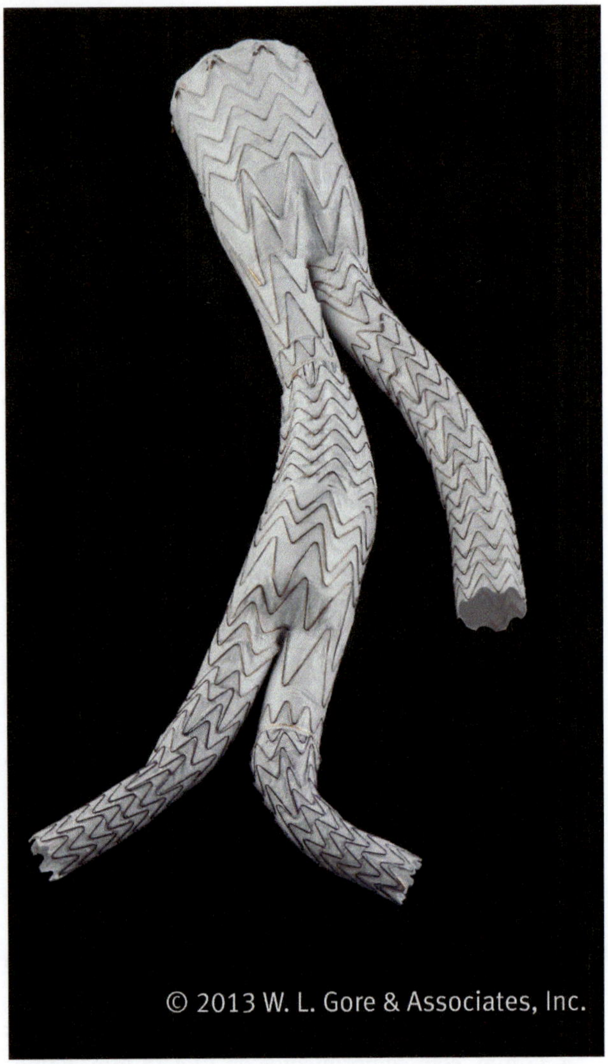

Figura 13.7. Endoprótese Excluder Iliac Branch Endoprosthesis (Gore) para preservação de artéria ilíaca interna.

reposicionamentos acima de quatro. Um total de 17% dos pacientes foram tratados fora das indicações de uso, sendo que isso não afetou o posicionamento e a implantação da endoprótese, porém dois vazamentos do tipo Ia foram encontrados precocemente e foram tratados de imediato. Taxa livre de intervenção em 1 ano foi de 95,2%[31].

Apresenta também um dispositivo com ramificação ilíaca utilizado para preservação das artérias ilíacas internas. As indicações de uso são ilíacas internas entre 6,5 e 13,5 mm em pacientes com ilíacas externas com diâmetro entre 6,5 e 25 mm. Esta endoprótese apresenta dois estágios de reposicionamento, ramo ilíaco pré-cateterizado, necessidade de acesso bifemoral e baixo perfil (16 Fr) (Figura 13.7).

Hercules B

Hercules B (Microport), dispositivo de *design* bimodular, de esqueleto de cromo-cobalto revestido por tecido de poliéster *terylene* de espessura fina. Apresenta *stent* não revestido proximal sem farpas para fixação. Apresenta também barra de conexão no corpo principal para evitar o encurtamento axial. Ramo curto do corpo principal com alargamento distal para facilitar a cateterização.

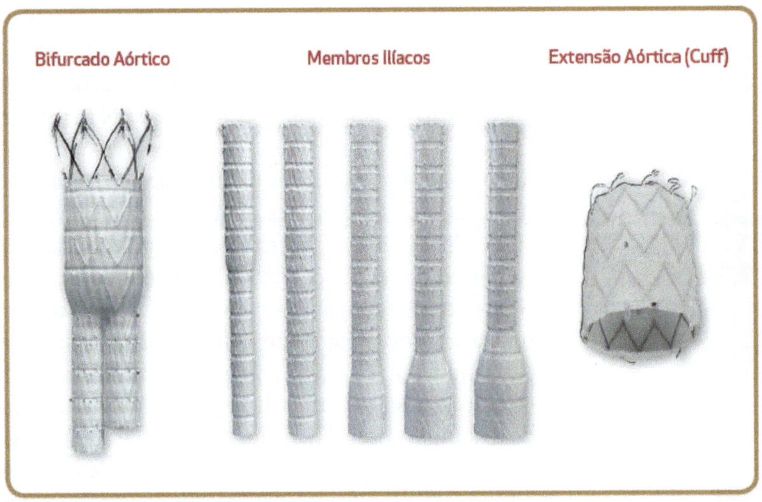

Figura 13.8. Endoprótese Incraft (Cordis).

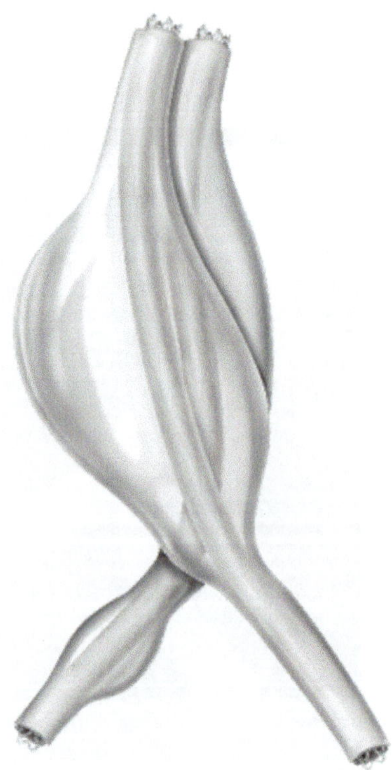

Figura 13.9. Endoprótese Nellix (Endologix).

Apresenta diâmetro de corpo principal de 20, 22, 24, 26, 28, 30, 32 e 34 mm, com comprimento de 130 a 170 mm. Extensões ilíacas com diâmetros distais de 12, 14, 16 e 18 mm e comprimento de 80, 100 e 120 mm. Sistema de entrega com 18, 20 e 22 Fr. Há também no portfólio, endopróteses monoilícas (Hercules AUI).

Incraft

Incraft (Cordis), sistema de nova geração de baixo perfil, *design* trimodular. Há duas variações do sistema de entrega: uma do corpo principal e outra dos ramos ilíacos. O sistema de entrega do corpo principal apresenta perfil de 14 a 16 Fr com um introdutor valvulado integrado. Já o sistema dos ramos ilíacos é muito semelhante, porém não apresenta introdutor[32,33]. O *stent* revestido é composto de dacron de baixa porosidade e *stent* de nitinol autoexpansível de baixo perfil[33]. Tem como característica uma fácil navegabilidade em anatomias difíceis, particularmente em artérias tortuosas e de fino calibre[34] (Figura 13.8).

Indicada para pacientes com extensão do colo proximal maior ou igual a 15 mm e em até 27 mm de diâmetro. No mínimo de 10 mm de zona de ancoragem nas ilíacas e entre 9 a 18 mm em diâmetro. Após liberação parcial, o dispositivo pode ser parcialmente reposicionado desde que o *stent* livre para fixação suprarrenal não esteja aberto[34].

Apresenta diâmetros de corpo principal de 22 a 34 mm (14 e 16 Fr). Ramos ilíacos com diâmetros de 10 a 24 mm (12 e 13 Fr) e comprimentos de 80 a 140 mm.

Em fevereiro de 2017 foi publicado o resultado de 4 anos do *Innovation Trial*, estudo prospectivo, multicêntrico, desenhado para avaliar a eficácia e segurança da endoprótese Incraft. Os pacientes realizaram uma avaliação clínica e angiotomografia anual por um período de 5 anos. Um total de 60 pacientes participou do trabalho e todos foram tratados com sucesso. A taxa de mortalidade no quarto ano foi de 17,6%, sem relação com aneurisma, dispositivo ou com o procedimento. Taxa de intervenção secundária no primeiro ano foi de 4,6%, principalmente como resultado da trombose dos *stents*. Em 4 anos, dez pacientes necessitaram de 13 reintervenções: dois para reparo de vazamento do tipo I, quatro para reparo de vazamento do tipo 2, um para trombose de *stent*, um para estenose renal, um para crescimento do saco aneurismático, dois para migração de ramo ilíaco e dois para estenose ou oclusão da prótese. Em 4 anos, 38/39 pacientes estavam livres de vazamentos dos tipos I e III[35].

Linus

Linus (Braile Biomédica), endoprótese de aorta abdominal confeccionada em nitinol com revestimento em poliéster. Disponível comercialmente em modelos bifurcada, aortoilíaca, extensão ilíaca e oclusores. Apresenta *design* bimodular, com *stent* não revestido proximal sem farpas de fixação. Seu dispositivo de liberação contém ponteira flexível e atraumática, sistema anti-*kinking*, que favorece a navegação, e sistema multiplicador de força para favorecimento da precisão.

Apresenta corpo principal de 24 a 36 mm e diâmetro distal de 14 mm, comprimento ipsolateral de 80 e 155 mm e contralateral de 75 mm (perfil de 18 e 20 Fr). Ramos ilíacos com diâmetros proximais de 14 mm e diâmetros distais de 12 a 22 mm, comprimentos de 40, 60, 80, 100, 120 e 140 mm, perfil de 16 Fr. Extensão aórtica de 24 a 36 mm com comprimento de 40 mm, perfil de 18 e 20 Fr. Aortomonoilíaca com diâmetros proximais de 24 a 36 mm e diâmetro distal de 14 mm, comprimentos de 90 e 150 mm, perfil de 18 e 20 Fr. Oclusores de 14-22 mm, comprimento de 20 mm e perfil de 16 Fr. Há também a possibilidade de customização de dispositivos.

Nellix

Nellix (Endologix), endoprótese desenvolvida com o reconhecimento de que uma grande parte das complicações relacionadas ao reparo endovascular do aneurisma de aorta abdominal parece estar relacionada ao inadequado isolamento da parede nativa aórtica do fluxo sanguíneo pressurizado[36]. A plataforma altamente diferenciada do dispositivo é composta por bolsas preenchidas por polímero de poliuretano, que circundam dois *stents*-balão expansíveis revestidos por PTFE. Sendo assim, há o preenchimento completo do saco aneurismático e estabilização do mesmo. Esta conformação tem potencial de permitir a diminuição dos vazamentos dos tipos I e II e migrações. O *design* de peça única do dispositivo elimina a possibilidade de separação dos componentes e vazamentos do tipo III[36] (Figura 13.9).

As bolsas promovem fixação anatômica não apenas nas zonas de ancoragem, mas sim no aneurisma por completo, estendendo as zonas de selamento à porção proximal da aorta e às ilíacas. Estas características parecem permitir o tratamento de aneurismas com morfologias mais complexas[37].

O preenchimento das bolsas é realizado por um polímero biocompatível à base de polietilenoglicol e que contém também contraste radiopaco. O dispositivo possui um console esterilizado que permite ao operador injetar o polímero e medir a pressão dentro das bolsas. Os cateteres são introduzidos por via femoral e apresentam diâmetro externo de 17 Fr. Os *stents*-balão expansíveis devem ser posicionados em localização infrarrenal e devem ser insuflados simultaneamente. O volume de polímero é estimado por angiotomografia computadorizada realizada antes do procedimento.

A infusão do polímero é realizada de maneira simultânea em ambas as bolsas para a exclusão completa do aneurisma, monitorando a pressão, que deve se manter entre 180 a 220 mmHg[36]. O polímero se solidifica em 3 a 5 minutos.

As instruções de uso da endoprótese são diâmetro do colo proximal entre 18 a 32 mm, comprimento maior ou igual a 10 mm e angulação menor ou igual a 60 graus. Diâmetro do aneurisma menor ou igual a 70 mm e diâmetros das artérias ilíacas entre 9 a 35 mm.

Em 2016, foram publicados os resultados de 1 ano do EVAS *Forward Global Registry*, estudo multicêntrico, de braço único, que avaliou os desfechos dos pacientes que realizaram o implante da endoprótese Nellix. Em um período de 1 ano, 300 pacientes foram incluídos no estudo em 18 centros participantes. Anatomias desafiadoras não foram excluídas, 17% dos pacientes tinham um comprimento de colo proximal menor que 10 mm e 20% dos pacientes apresentavam ilíacas com diâmetro maior que 25 mm. O principal resultado do estudo foi uma taxa global baixa de vazamentos: 0,7% de vazamento do tipo II persistente em 12 meses e 98% livres de vazamento do tipo II em 1 ano, o que é substancialmente inferior às taxas encontradas com outros dispositivos, que são em torno de 10%[37,38]. Oito pacientes com vazamento do tipo I foram identificados em 90 dias do procedimento, sendo considerados vazamentos relacionados à implementação inadequada do dispositivo, como posicionamento no colo proximal e preenchimento incompleto das bolsas. Sempre deve ser levado em conta o risco de ruptura do aneurisma durante a infusão do polímero, sendo assim, a observação rigorosa da pressão dentro das bolsas é algo de grande importância. Devido ao volume grande de material, há um risco de infecção. No estudo descrito, dois pacientes apresentaram necessidade de conversão devido à infecção do dispositivo[37]. Recentemente este dispositivo foi retirado do mercado e uma nova versão encontra-se em estudo.

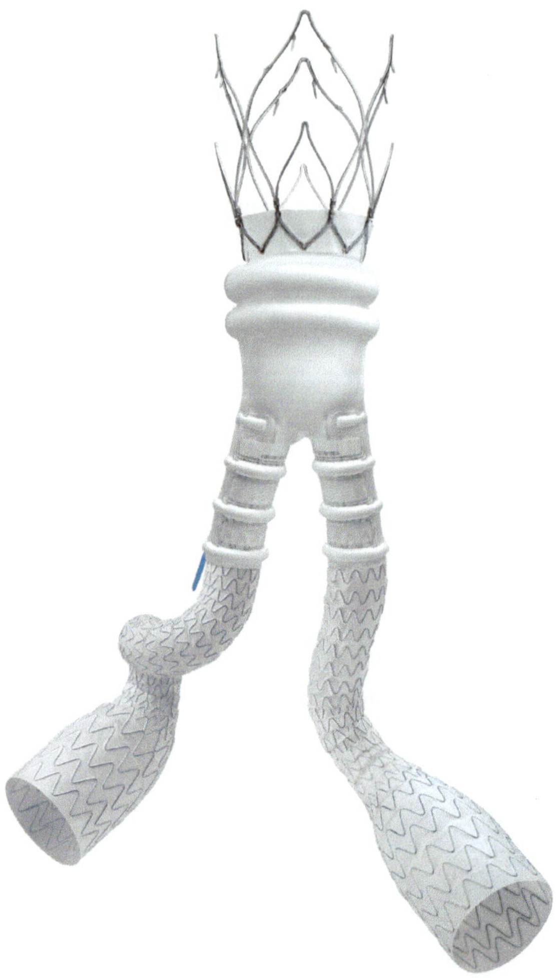

Figura 13.10. Endoprótese Ovation (Endologix).

Ovation

Ovation (Endologix), sistema de nova geração, de baixo perfil, de *design* trimodular com corpo principal de PTFE e ausência de nitinol, com perfil de 14 ou 15 Fr, ramos ilíacos e extensões também de PTFE, com perfil de 13 a 15 Fr. Indicada para o tratamento de pacientes com diâmetro de colo proximal de 16 a 30 mm, medindo 13 mm abaixo da artéria renal inferior, comprimentos maiores ou iguais a 7 mm e angulação menor ou igual a 60 graus. A zona de ancoragem distal deve ter um comprimento mínimo de 10 mm, com diâmetro do vaso entre 8 a 20 mm (Figura 13.10).

Apresenta diâmetros do corpo principal de 20 a 34 mm. Ramos ilíacos com diâmetros de 10 a 28 mm e comprimentos de 80 a 160 mm. Extensões ilíacas de 10 a 28 mm por 45 mm de comprimento.

Enquanto a grande maioria dos *stents* revestidos abdominais promove fixação ativa e vedação no colo proximal por utilização de força radial contínua, a endoprótese Ovation dissocia os mecanismos de fixação e vedação. Através de um longo *stent* de nitinol suprarrenal de 35 mm é capaz de promover a fixação adequada, e a vedação é possível através de dois anéis localizados no corpo do dispositivo, que são preenchidos por um polímero com base em polietilenoglicol de baixa viscosidade, radiopaco e gelificante *in situ*[39]. Este sistema promove uma acomodação gradual no colo proximal, o que permite uma liberalidade maior na utilização nos pacientes com colos cônicos, cônicos invertidos e preenchidos por cálcio ou trombo[40]. Sendo assim, este dispositivo aumenta a elegibilidade do tratamento dos aneurismas de aorta abdominal infrarrenal em aproximadamente 10%[41].

A ausência de força radial no colo proximal para a realização da vedação pode ser a chave para a prevenção de sua dilatação, que teria como consequência migração e vazamentos tardios do tipo Ia. Mais estudos são necessários nesta área, principalmente nos pacientes com colos proximais maiores ou iguais a 30 mm, que não tolerariam dilatação futura[42-44].

Recentemente foram publicados os resultados do tratamento endovascular do aneurisma de aorta com a endoprótese Ovation após 5 anos. Um total de 1.296 pacientes foram incluídos neste estudo retrospectivo, sendo que 50% deles apresentavam anatomia complexa. Seus principais resultados foram: taxas de ausência de *endoleak* tipo IA em 1, 3 e 5 anos de 97,6%, 97,1% e 95,8%, respectivamente; taxas de ausência de *endoleak* tipo I ou III em 1, 3 e 5 anos de 96,9%, 95,7% e 94%, respectivamente; taxas de ausência de reintervenção relacionada ao dispositivo em 1, 3 e 5 anos de 96,2%, 94,4% e 92,4%, respectivamente; em 5 anos, 99,3% livres de mortalidade relacionada ao aneurisma e 78,9% livres de mortalidade por todas as causas[45].

Treovance / Treo

Treovance (Terumo) endoprótese de aorta abdominal, de *design* trimodular composto de uma série de *stents* de nitinol autoexpansíveis, suturados em tecido de dacron. Há dois níveis de fixação, realizados através de farpas supra e infrarrenais localizadas no topo do *stent* livre e no final do *stent* proximal, que se encontra parcialmente recoberto pelo primeiro *stent* revestido[46]. Há possibilidade de reposicionamento caudal e cranial enquanto a fixação infrarrenal se encontrar escondida no primeiro *stent* recoberto. Além disso, um único mecanismo de trava formado por cinco farpas arredondadas é usado para assegurar a fixação modular e neutralizar as forças de deslocamento que poderiam predispor a migração dos ramos ilíacos e o vazamento do tipo III[46]. Há a possibilidade de ajuste dos ramos ilíacos no corpo principal de 10 mm no contralateral e 30 mm no ipsolateral, o que favorece a escolha mais adequada dos ramos e a resolução completa do aneurisma com a utilização menor de peças.

Indicada para pacientes com colo proximal de no mínimo 10 mm, com angulação menor que 60 graus e diâmetro entre 17 a 32 mm. Colo maior que 15 mm, com angulação entre 60 a 75 graus e diâmetro de 16 a 30 mm. Ilíacas de 8 a 13 mm de diâmetro com comprimento de no mínimo 10 mm e 13 a 20 mm de diâmetro e comprimento de no mínimo 15 mm.

Apresenta diâmetros do corpo principal de 20 a 36 mm (18 e 19 Fr), com comprimentos de 80 a 120 mm até a porção distal do ramo contralateral. Ramos ilíacos de 8 a 24 mm (15 e 16 Fr), com comprimentos de 80 a 160 mm nos diâmetros de 8 a 14 mm, 100, 120, 140 e 160 mm nos diâmetros de 17 a 24 mm. *Cuffs* proximais de diâmetros de 20 a 36 mm (18 e 19 Fr) e comprimento de 40, 55 e 70 mm.

O estudo europeu ADVANCE reportou os resultados em curto prazo (30 dias) de uma série de 30 pacientes tratados com o dispositivo Treovance. O procedimento foi completado em todos os pacientes e foi possível sua utilização mesmo em anatomias calcificadas e colos angulados. Um total de 18% dos pacientes apresentava artérias ilíacas com menos de 8 mm de diâmetro. Não foram reportadas mortes perioperatórias, eventos maiores relacionados ao dispositivo ou vazamentos dos tipos I ou III[47]. Há a possibilidade de customização de endopróteses com período de fabricação em torno de 3 semanas.

Recentemente, a endoprótese passou por uma atualização, passando a chamar-se TREO (Terumo), com modificação de seu sistema de entrega e tornando-se também disponível na configuração monoilíaca (Figura 13.11).

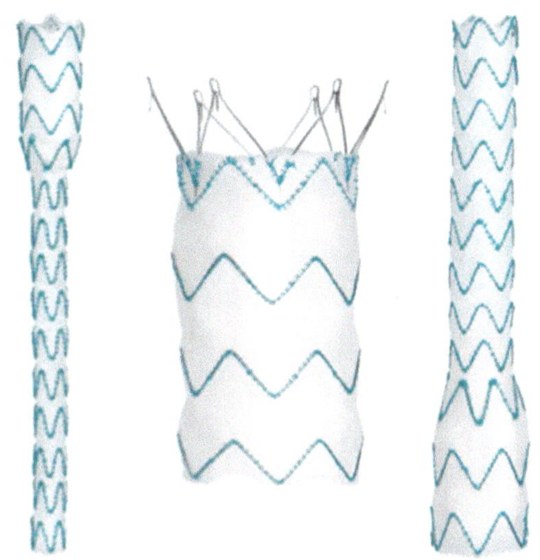

Figura 13.11. TREO (Terumo).

Zenith

Zenith (Cook), sistema de *design* trimodular composto de um corpo principal e dois ramos ilíacos. Todos os dispositivos apresentam *stents* autoexpansíveis de aço em formato de Z, suturados em um tecido de poliéster. Apresenta um *stent* não revestido proximal com farpas para fixação suprarrenal[48].

Recentemente foi lançado no mercado nacional a Zenith Alpha, dispositivo com *stents* de nitinol revestidos de poliéster e com menor perfil de corpo principal, 16 Fr. Não há mais a necessidade de captura da ogiva do sistema e o *stent* não revestido apresenta dois níveis de farpas para fixação suprarrenal.

As indicações de uso são comprimento do colo proximal maior que 15 mm, com diâmetro entre 18 a 32 mm. Comprimento de colo distal maior que 10 mm, com diâmetro entre 8 a 20 mm. Angulação menor que 60 graus.

A Zenith Alpha apresenta diâmetros de corpo principal de 20 a 36 mm (16 e 17 Fr), com comprimentos do ramo contralateral de 70, 84, 98, 108, 118 e 128 mm. Ramos ilíacos com diâmetro de 9 a 24 mm e comprimentos de 42 a 125 mm. Extensões proximais de 22 a 36 mm com comprimentos de 45 e 58 mm. Apresenta também ramos cônicos com diâmetros de 24 a 36 proximais e 12 mm distal. Os ramos ilíacos são de aço ou nitinol e revestidos com PTFE (Figura 13.12).

Verzini e cols. publicaram os resultados do acompanhamento de 610 pacientes que realizaram o implante da endoprótese Zenith no período de fevereiro de 2000 a dezembro de 2011 e observaram a necessidade de reintervenção em 5 anos de 12,1%, 25% em 10 anos e 30% em 14 anos[46,48].

Um estudo multicêntrico utilizando a endoprótese Zenith, com 739 pacientes, demonstrou em 5 anos bons resultados com adequada durabilidade do dispositivo e baixo risco de mortalidade relacionada ao aneurisma (2%), mesmo em pacientes de alto risco (4%)[49].

A endoprótese Zenith Branch (Cook) é um dispositivo com os mesmos materiais já descritos anteriormente, indicado para preservação da artéria ilíaca interna. As indicações de uso são artérias ilíacas externas não aneurismáticas, com comprimento maior ou igual a 20 mm e diâmetro entre 8 a 11 mm. Ilíacas internas não aneurismáticas, com comprimento de no mínimo 10 mm e de preferência entre 20-30 mm (20 Fr). Apresenta diâmetro proximal de 12 mm e distais de 10 e 12 mm, comprimentos do segmento ilíaco comum de 45 ou 61 mm e comprimentos do segmento ilíaco externo de 41 e 58 mm (Figura 13.12).

A Zenith Fenestrated (Cook) é um dispositivo indicado para pacientes com aneurismas de aorta sem colo adequado com as artérias renais. Apresenta fenestras para as artérias renais e scallop para a artéria mesentérica superior. Comprimento mínimo de colo até a artéria renal mais baixa deve ser de 4 mm (Figura 13.13).

Há ainda a possibilidade de customização de dispositivos quando o aneurisma envolve as artérias viscerais.

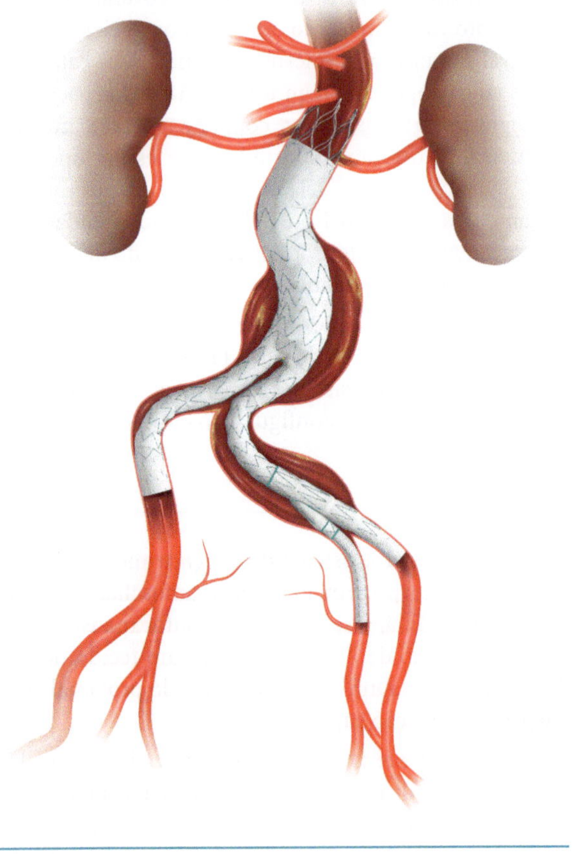

Figura 13.12. Endoprótese Zenith Alpha Abdominal (Cook) e Endoprótese Zenith Branch (Cook) para preservação de ilíaca interna.

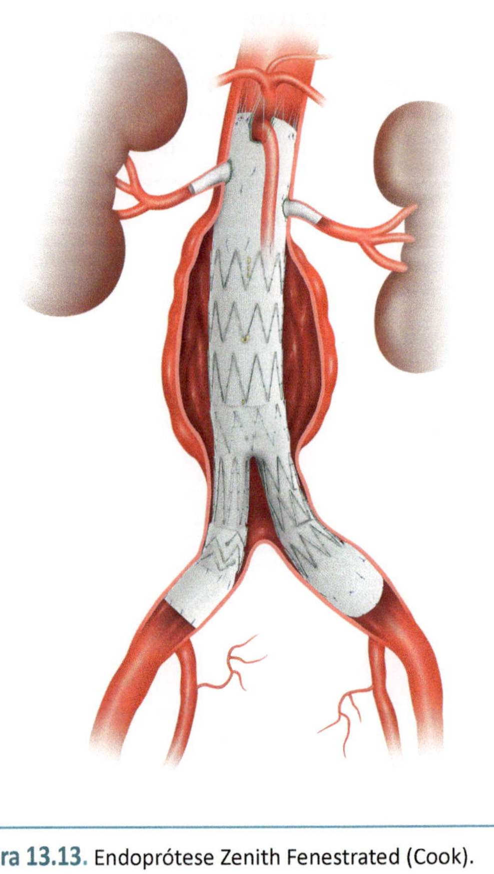

Figura 13.13. Endoprótese Zenith Fenestrated (Cook).

ENDOPRÓTESES DE AORTA TORÁCICA

Conformable Gore TAG (CTAG)

CTAG (Gore), dispositivo composto de *stents* autoexpansíveis de nitinol revestidos de PTFE, reforçado com película de ePTFE/FEP (polipropileno etileno fluorinado). Na extremidade proximal da endoprótese há a exposição do vértice dos *stents*, enquanto em sua porção distal o enxerto permanece em linha, sem exposição dos *stents*. Este sistema difere do modelo anterior Gore TAG devido ao aumento na conformabilidade para melhor adaptação em aortas tortuosas e anguladas. Isto foi possível graças à modificação no material do enxerto e na sua ligação com os *stents*. O dispositivo permite uma gama maior de superdimensionamento (6-33%) em comparação com a Gore TAG, permitindo o tratamento de aortas cônicas com dispositivos retos[50]. Quando posicionada em curvaturas, a endoprótese não tende a se retificar, o que permite a adoção de uma posição estável no arco aórtico após sua liberação[51] (Figura 13.14).

Apresenta diâmetros proximais e distais de 21 a 45 mm (20, 22 e 24 Fr), com comprimentos de 10, 15 e 20 cm. Indicada para tratamento das afecções da aorta torácica com colos proximais com a artéria carótida esquerda de no mínimo 20 mm e colo distal com o tronco celíaco com o mesmo comprimento.

Em 2015, foram publicados os resultados do estudo *Conformable Gore* TAG *Aneurysm Study*, prospectivo, multicêntrico e não randomizado, que avaliou os desfechos no tratamento de pacientes com aneurisma de aorta torácica descendente. O desfecho primário foi a ausência de evento maior relacionado ao dispositivo em 30 dias. Um total de 51 pacientes participou do estudo. Os autores observaram que 98% dos pacientes não tiveram nenhum evento maior relacionado com a implantação do dispositivo, com sucesso na exclusão do aneurisma. Em 2 anos foram encontrados 4,4% de vazamentos do tipo I, não houve fraturas, compressão ou oclusão do dispositivo[50].

Dominus

Dominus (Braile), dispositivo composto de *stents* autoexpansíveis de nitinol em formato em Z, revestidos de poliéster. Pode ser cônico ou reto, com *stent* proximal não revestido, revestido parcialmente (*Open Web*) e uma versão com a borda externa do *stent* não revestido protegida com uma fita de poliéster, limitando sua abertura completa.

Apresenta também dispositivo de liberação com ponteira flexível e atraumática, hidrofílica e com sistema multiplicador de força para favorecimento da precisão.

Endoprótese com diâmetro proximal de 24 a 46 mm (18 e 20 Fr), diâmetros distais de 14 a 46 mm e comprimentos de 90 a 190 mm. Em relação ao acabamento, *stent* não revestido de 20 e 25 mm e modelo *Open Web*.

E-vita

E-vita torácica 3G (Jotec), terceira geração de endoprótese torácica composta de *stents* autoexpansíveis de nitinol revestidos de poliéster de baixa porosidade. A grande flexibilidade da endoprótese permite uma adaptação adequada à parede da aorta torácica. Apresenta três configurações relativas a suas porções proximais e distais. Além disso, há um amplo portfólio de versões cônicas. Apresenta diâmetros de 24 a 44 mm e comprimentos de 130 a 230 mm (20 Fr).

O *stent* não revestido é liberado posteriormente à endoprótese, o que permite um adequado posicionamento. O mecanismo *squeeze-to-release* permite uma liberação contínua com esforço mínimo para aumento de precisão.

Hercules

Hercules (Microport), dispositivo com esqueleto de cromo-cobalto, revestido por tecido de poliéster *terylene* de espessura fina. Apresenta *stent* não revestido para fixação suprarrenal sem farpas e barra de conexão para evitar o encurtamento axial.

Apresenta diâmetros proximais e distais de 12 a 44 mm (16, 20, 22 e 24 Fr), com comprimentos de 40 a 160 mm.

Relay

Relay (Terumo), dispositivo modular composto de um *stent* autoexpansível de nitinol revestido por poliéster. Apresenta um fio de nitinol curvo em sua estrutura (barra em S) que fornece suporte longitudinal e grande

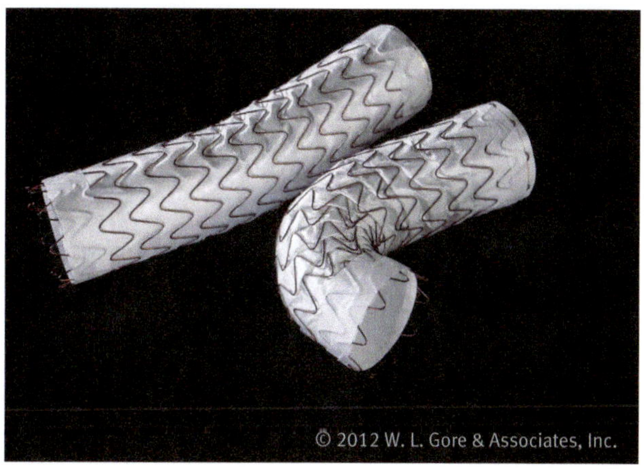

Figura 13.14. Endoprótese torácica Conformable Gore TAG (Gore).

flexibilidade, favorecendo uma melhor adaptação ao arco aórtico, principalmente em aortas anguladas e tortuosas. Suas barras de conexão não estão ligadas à configuração do *stent* de vedação proximal, promovendo fixação em múltiplos pontos[52,53]. A endoprótese pode ser reta ou cônica, com ou sem *stent* não revestido proximal (Relay NBS), com diâmetros de 22 a 46 mm e comprimentos de 90 a 250 mm[52].

Apresenta um sistema de entrega e liberação único, composto de um dispositivo de duas bainhas: bainha interna, que permite uma navegação e uma liberação precisa por meio da presença de um cateter interno pré-curvado de nitinol; e bainha externa hidrofílica, que estabiliza os vasos de acesso e permite um reposicionamento atraumático[52,53].

Há a possibilidade de confecção de endopróteses próprias para cada paciente, como dispositivos cônicos, diâmetros específicos, ramificações, fenestras, *scallops*.

Em 2016, foi publicado o estudo *The Bolton Relay Thoracic Pivotal Trial*, não randomizado, prospectivo, multicêntrico, com 133 pacientes tratados com a endoprótese Relay e 60 pacientes de controle cirúrgicos. Os principais achados foram mortalidade em 30 dias e significativamente menos eventos adversos maiores após a correção endovascular, em comparação com a cirurgia aberta[52].

Em 2017 foram divulgados os resultados do estudo RESTORE II, que realizou a coleta de informações de vigilância dos pacientes que foram tratados com a endoprótese Relay, reportando 173 pacientes. Foi demonstrado um sucesso técnico de 97,1%, com baixas taxas complicações relacionadas ao dispositivo (4,6%), sugerindo eficácia do dispositivo independentemente do tipo de lesão aórtica tratada (aneurisma ou dissecção)[53].

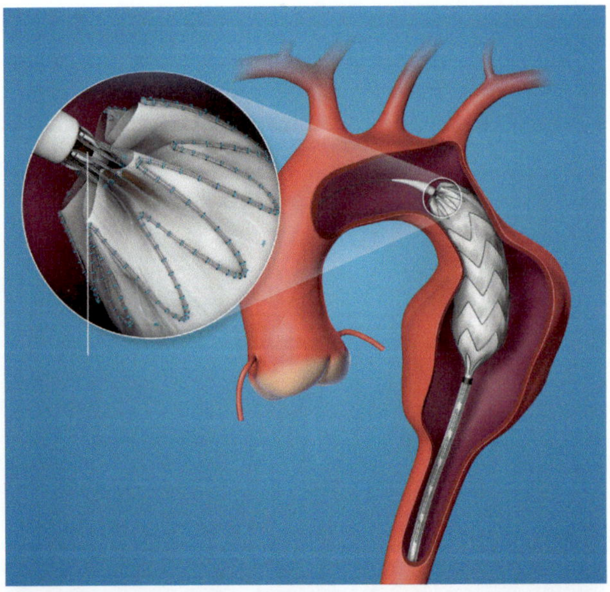

Figura 13.15. Endoprótese torácica Valiant Navion (Medtronic).

Valiant

Valiant (Medtronic), dispositivo composto de *stents* de nitinol autoexpansíveis revestidos de poliéster de baixa porosidade. Apresenta *stent* não revestido proximal composto de oito picos, desenhados para um melhor contato ao longo da zona de vedação proximal, através da distribuição da força radial nos pontos de contato locais. Sua construção em formato de empilhamento tubular permite uma adequada conformação na parede aórtica. O sistema de liberação permite uma melhor navegabilidade, facilitando o avanço da endoprótese até a aorta torácica, especialmente em vasos doentes e tortuosos[54]. Sistema de nova geração criado para melhorar o contato com a aorta, principalmente nas zonas de vedação proximal e distal. A liberação do *stent* não revestido é feita após a abertura da endoprótese, o que permite um controle maior durante seu posicionamento. Apresenta diâmetros de 22 a 46 mm (22, 24 e 25 Fr) e comprimentos de 100 a 200 mm (Figura 13.15).

Em 2017, foram publicados os resultados de 5 anos do Valor II *Trial* (160 pacientes), estudo multicêntrico, prospectivo, não randomizado, desenhado para avaliar a segurança e eficácia da endoprótese Valiant no tratamento de aneurismas da aorta torácica descendente. O estudo demonstrou uma baixa taxa de complicações relacionadas ao dispositivo, necessidade infrequente de reintervenção e uma proteção sustentada nos eventos relacionados ao aneurisma[54].

Recentemente foi lançada no mercado nacional a Valiant Navion (Medtronic), nova endoprótese da marca, de baixo perfil (18 a 22 Fr), composta de *stents* de nitinol autoexpansíveis revestidos de poliéster e disponível nas configurações *FreeFlo*, com *stent* livre não revestido proximal e *CoveredSeal*, com *stent* proximal revestido. A indicação de uso é para o tratamento das lesões de aorta descendente em pacientes com anatomia apropriada, o que inclui colo aórtico proximal e distal não aneurismático, medindo de 16 a 42 mm para aneurismas fusiformes e saculares e úlceras penetrantes, de 16 a 44 mm para lesões traumáticas contusas de aorta, de 19 a 45 mm para dissecções, extensão de colo proximal de pelo menos 20 mm para configuração FreeFlo e de pelo menos 25 mm para configuração *CoveredSeal* e extensão de colo distal de pelo menos 20 mm para ambas as configurações.

Valiant Mona LSA (Medtronic), dispositivo em desenvolvimento e ainda não disponível comercialmente, desenhado para a preservação da artéria subclávia esquerda na correção de aneurismas de aorta torácica descendente sem colo adequado. Sistema modular de dois componentes, compostos de um corpo principal e de um ramo formado por *stent* de nitinol e revestimento de poliéster. Corpo principal com diâmetros de 30 a 46 mm e ramo com diâmetro de 10 a 14 mm. As indicações de uso são: comprimento do colo proximal a partir da carótida comum esquerda maior ou igual a 20 mm; distância entre a carótida comum esquerda e a subclávia esquerda maior ou igual a 10 mm e distância entre a artéria subclávia esquerda e o início do aneurisma maior ou igual a 5 mm)[55].

Zenith

Zenith TX2 (Cook), dispositivo com ensaios clínicos desde 2001, com liberação para uso na Austrália em 2002, Europa em 2004 e EUA em 2008. Mais de 30.000 dispositivos implantados ao redor do mundo, com resultados excelentes em curto e longo prazos[56-59]. Em 2013 foi lançada a Zenith Alpha (Cook), endoprótese torácica de baixo perfil, inserida através de um introdutor hidrofílico de 16, 18 ou 20 Fr e composta de *stent* autoexpansível de nitinol revestido de poliéster (na Zenith TX2 o material dos *stents* era aço). Também foi desenhada com uma melhor conformabilidade, que permite acomodação mais adequada ao arco aórtico. A endoprótese é composta de dois componentes, proximal e distal[60] (Figura 13.16).

Apresenta diâmetros do componente proximal de 24 a 46 mm, com comprimentos de 105 a 233 mm. Componentes proximais cônicos de diâmetros de 30-26, 32-28, 34-30, 36-32, 38-34, 40-36, 42-38, 44-40 e 46 42 mm. Componentes distais com diâmetros de 28 a 46 mm. Extensões distais com diâmetro de 26 a 46 mm.

Em 2015, foram publicados os resultados de 1 ano de estudo clínico multicêntrico que avaliou a eficácia e segurança da utilização da endoprótese Zenith Alpha em comparação com os resultados encontrados no estudo da Zenith TX2. Um total de 110 pacientes foi incluído no estudo. A técnica percutânea foi utilizada em 36% dos casos, em comparação com 2,5% dos pacientes que utilizaram o dispositivo TX2. Foi identificada também baixa de taxa de eventos adversos significantes em 30 dias (4%) e 96% de sucesso em 1 ano. Os autores concluíram que a endoprótese pode ser utilizada no reparo de aneurismas de aorta torácica descendente e úlceras penetrantes de aorta com altas taxas de segurança e eficácia em 1 ano[60].

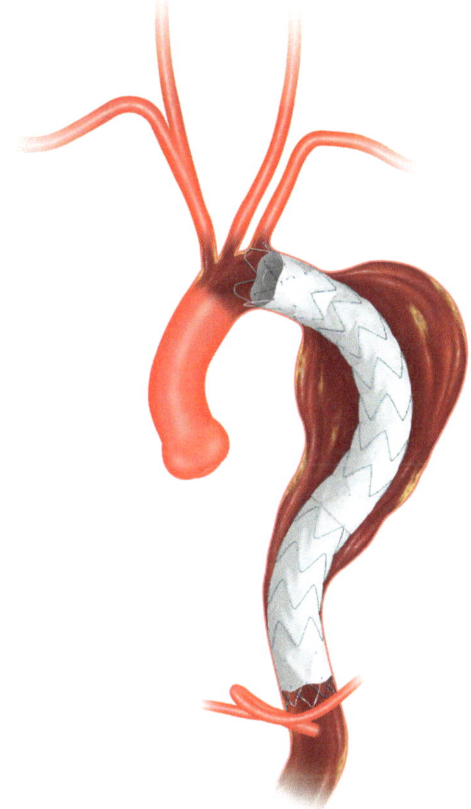

Figura 13.16. Endoprótese Zenith Alpha Torácica (Cook).

CONCLUSÃO

Devido à grande disponibilidade de dispositivos, iremos incluir um breve resumo das endopróteses disponíveis para tratamento do aneurisma de aorta abdominal (Tabela 13.1) e de endopróteses ramificadas de ilíaca interna (Tabela 13.2):

- endopróteses de fixação infrarrenal: Anaconda (Terumo), Excluder C3 (Gore) e Aorfix (Lombard). Todas as outras endopróteses abdominais citadas são de fixação suprarrenal;
- endopróteses de mais baixo perfil: Ovation, Incraft, Altura;
- endopróteses totalmente reposicionáveis: Anaconda, Excluder C3;
- endopróteses liberada para o uso em colos muito angulados acima de 60 graus: Aorfix e Anaconda;
- endoprótese com maior possibilidade de utilização em colos com trombo, calcificações, cônicos e cônicos invertidos: Ovation;
- endopróteses ramificadas/fenestradas ou com possibilidade de customização: TREO, Zenith, Anaconda, E-vita, Linus;
- endopróteses ramificadas para ilíaca interna: Zenith, E-vita, Excluder;
- endopróteses monoilícas: Endurant, Linus, Hercules AUI, TREO AUI.

Tabela 13.1. Endoprótese de aorta abdominal

Endoprótese	Fabricante	Material	Perfil do corpo principal	Perfil dos ramos ilíacos	Fixação	Design	Comprimento do colo	Diâmetro do colo	Angulação do colo	Fixação distal comprimento	Diâmetro da ilíaca
AFX	Endologix	PTFE	17 Fr	14 Fr	Suprarrenal	Corpo único	≥ 15 mm	18 a 32 mm	≤ 60º	≥ 15 mm	10 a 23 mm
ALTURA	Lombard	Poliéster	14 Fr (Baixo perfil)	-	Suprarrenal	Bimodular	≥ 15 mm	18 a 28 mm	≤ 60º	≥ 15 mm	8 a 18 mm
AORFIX	Lombard	Poliéster	22 Fr	14 Fr	Infrarrenal	Bimodular	≥ 15 mm	19 a 33 mm	≤ 90º	≥ 15 mm	9 a 19 mm
ANANCONDA	Terumo	Poliéster	20 / 23 Fr	18 Fr	Infrarrenal	Trimodular	≥ 15 mm	16 a 31 mm	≤ 90º	≥ 20 mm	8,5 a 21 mm
ENDURANT IIS	Medtronic	Poliéster	18 / 20 Fr	14 / 16 Fr	Suprarrenal	Trimodular	≥ 10 mm	19 a 32 mm	≤ 60º	≥ 15 mm	8 a 25 mm
E-VITA	Jotec	Poliéster	20 / 22 Fr	16 / 18 Fr	Suprarrenal	Bimodular	≥ 15 mm	19 a 29 mm	≤ 60º	≥ 15 mm	11 a 23 mm
C3 EXCLUDER	Gore	PTFE	16 / 18 Fr	12 Fr	Infrarrenal	Bimodular	≥ 15 mm	19 a 32 mm	≤ 60º	≥ 10 mm	8 a 25 mm
HERCULES B	Microport	Poliéster – Terylene	18 / 20 / 22 Fr	16 Fr	Suprarrenal	Bimodular	≥ 15 mm	16 a 30 mm	≤ 60º – Infrarrenal ≤ 45º – Suprarrenal	≥ 30 mm	10 a 22 mm
INCRAFT	Cordis	Poliéster	14 / 16 Fr (Baixo perfil)	12 / 13 Fr	Suprarrenal	Trimodular	≥ 10 mm	17 a 31 mm	≤ 60º	≥ 10 mm	7 a 22 mm
LINUS	Braile	Poliéster	18 / 20 Fr	16 Fr	Suprarrenal	Bimodular	≥ 15 mm	19 a 29 mm	≤ 60º	≥ 15 mm	9,5 a 18 mm
OVATION	Endologix	PTFE	14 / 15 Fr (Baixo perfil)	13 / 15 Fr	Suprarrenal	Trimodular	-	16 a 30 mm 13 mm abaixo das artérias renais	≤ 60º se colo ≥ 10 mm ≤ 45º se colo ≤ 10 mm	≥ 10 mm	8 a 20 mm
TREOVANCE / TREO	Terumo	Poliéster	18 / 19 Fr	15 / 16 Fr	Suprarrenal e infrarrenal	Trimodular	≥ 10 mm	17 a 32 mm para comprimento de colo ≥ 10 mm 16 a 30 mm para comprimento de colo ≥ 15 mm	≤ 60º se comprimento de colo entre 10 a 14 mm 60 a 75º se comprimento de colo ≥ 15 mm	≥ 10 mm com diâmetro entre 8 a 13 mm ≥ 15 mm com diâmetro entre 14 a 20 mm	8 a 13 mm se comprimento de ilíaca ≥ 10 mm 14 a 20 mm se comprimento de ilíaca ≥ 15 mm
ZENITH Alpha	Cook	Poliéster	16 / 17 Fr	12 / 14 / 16 Fr	Suprarrenal	Trimodular	≥ 15 mm	18 a 32 mm	≤ 60º– Infrarrenal ≤ 45º – Suprarrenal	≥ 10 mm	7,5 a 20 mm

Fr: French; mm: milímetros; º: ângulo.

Tabela 13.2. Endoprótese ramificada de ilíaca interna

Endoprótese	Fabricante	Material	Perfil	*Stent*	Ramo ilíaco interno	O dispositivo pode se estender acima da bifurcação aórtica	Artéria Ilíaca Externa	Artéria Ilíaca Interna	Diâmetro mínimo de artéria ilíaca comum	Comprimento mínimo de artéria ilíaca comum
Excluder Iliac Branch	Gore	PTFE	16 Fr	Nitinol sem conexões entre os *stents*	Dedicado	Sim	6,5 a 25 mm com 10 mm de comprimento	6,5 a 13,5 mm com 10 mm de comprimento	≥ 17 mm	
Zenith Branch	Cook	Poliéster	20 Fr	Aço inoxidável e nitinol configuração em Z	*Stent* revestido não específico	Não	8 a 11 mm com 20 mm de comprimento	Diâmetro adequado para selamento Comprimento mínimo de 10 mm (preferível entre 20-30 mm)	≥ 16 mm	50 mm
E-Iliac	Jotec	Poliéster	18 Fr	Nitinol de configuração assimétrica	*Stent* revestido não específico	Não	8 a 13 mm com 15 mm de comprimento Ângulo entre artéria ilíaca externa e interna ≤ 500 Bifurcação ilíaca ≥ 18 mm	Diâmetro adequado para selamento Comprimento de 15 mm	12 a 17 mm para uso isolado	20 mm

Fr: French; mm: milímetros; º: ângulo.

REFERÊNCIAS BIBLIOGRÁFICAS

1. Parodi JC, Palmaz JC, Barone HD. Transfemoral intraluminal graft implantation for abdominal aortic aneurysms. Ann Vasc Surg. 1991;5(6):491-9.
2. Park BD, Azefor NM, Huang CC, Ricotta JJ. Elective endovascular aneurysm repair in the elderly: trends and outcomes from the Nationwide Inpatient Sample. Ann Vasc Surg. 2014;28(4):798-807.
3. Greenhalgh RM, Brown LC, Powell JT, Thompson SG, Epstein D, Sculpher MJ, et al. Endovascular versus open repair of abdominal aortic aneurysm. N Engl J Med. 2010;362(20):1863-71.
4. Kouvelos GN, Nana P, Bouris V, Peroulis M, Drakou A, Rousas N, et al. Initial Clinical Experience with the Endologix A FrX Unibody Stent Graft System for Treating Patients with Abdominal Aortic Aneurysms: A Case Controlled Comparative Study. Vasc Specialist Int. 2017;33(1):16-21.
5. Diethrich EB. Novel sealing concept in the Endologix A FrX unibody stent-graft. J Cardiovasc Surg (Torino). 2014;55(1):93-102.
6. Melas N, Stavridis K, Saratzis A, Lazarides J, Gitas C, Saratzis N. Active proximal sealing in the endovascular repair of abdominal aortic aneurysms: early results with a new stent-graft. J Endovasc Ther. 2015;22(2):174-8.
7. Skibba AA, Evans JR, Greenfield DT, Yoon HR, Katras T, Ouriel K, et al. Management of late main-body aortic endograft component uncoupling and type IIIa endoleak encountered with the Endologix Powerlink and A FrX platforms. J Vasc Surg. 2015;62(4):868-75.
8. Welborn MB, McDaniel HB, Johnson RC, Kennedy RE, Knott A, Mundinger GH, et al. Clinical outcome of an extended proximal seal zone with the A FrX endovascular aortic aneurysm system. J Vasc Surg. 2014;60(4):876-83; discuss. 83-4.
9. Bewley BR, Servais AB, Salehi P. The evolution of stent grafts for endovascular repair of abdominal aortic aneurysms: how *design* changes affect clinical outcomes. Expert Rev Med Devices. 2019;16(11):965-80.

10. Krievins D, Krämer A, Savlovskis J, Oszkinis G, Debus ES, Oberhuber A, et al. Initial Clinical Experience Using the Low-Profile Altura Endograft System With Double D-Shaped Proximal Stents for Endovascular Aneurysm Repair. J Endovasc Ther. 2018;25(3):379-86.

11. Rödel SG, Geelkerken RH, Prescott RJ, Frlorek HJ, Kasprzak P, Brunkwall J, et al. The Anaconda AAA stent graft system: 2-year clinical and technical results of a multicentre clinical evaluation. Eur J Vasc Endovasc Surg. 2009;38(6):732-40.

12. Frreyrie A, Gargiulo M, Rossi C, Losinno Fr, Testi G, Mauro R, et al. Preliminary results of Anaconda aortic endografts: a single center study. Eur J Vasc Endovasc Surg. 2007;34(6):693-8.

13. Stehr A, Schnitzbauer AA, Steinbauer MG, Töpel I, Pfister K, Schlitt HJ, et al. Early experience shows rapid shrinking of abdominal aortic aneurysms after endovascular treatment with Anaconda device. Vasa. 2007;36(3):199-204.

14. Saratzis N, Melas N, Saratzis A, Lazarides J, Ktenidis K, Tsakiliotis S, et al. Anaconda aortic stent-graft: single-center experience of a new commercially available device for abdominal aortic aneurysms. J Endovasc Ther. 2008;15(1):33-41.

15. Frreyrie A, Gallitto E, Gargiulo M, Fraggioli G, Massoni CB, Mascoli C, et al. Results of the endovascular abdominal aortic aneurysm repair using the Anaconda aortic endograft. J Vasc Surg. 2014;60(5):1132-9.

16. Malas MB, Hicks CW, Jordan WD, Hodgson KJ, Mills JL, Makaroun MS, et al. Frive-year outcomes of the PYTHAGORAS U.S. clinical trial of the Aorfix endograft for endovascular aneurysm repair in patients with highly angulated aortic necks. J Vasc Surg. 2017;65(6):1598-607.

17. Perdikides T, Georgiadis GS, Avgerinos ED, Frotis T, Verikokos C, Hopkinson BR, et al. The Aorfix stent-graft to treat infrarenal abdominal aortic aneurysms with angulated necks and/or tortuous iliac arteries: midterm results. J Endovasc Ther. 2009;16(5):567-76.

18. Tang T, Sadat U, Walsh S, Hayes PD, Investigators E. Comparison of the endurant bifurcated endograft vs. aortouni-iliac stent-grafting in patients with abdominal aortic aneurysms: experience from the ENGAGE registry. J Endovasc Ther. 2013;20(2):172-81.

19. Troisi N, Torsello G, Donas KP, Austermann M. Endurant stent-graft: a 2-year, single-center experience with a new commercially available device for the treatment of abdominal aortic aneurysms. J Endovasc Ther. 2010;17(3):439-48.

20. Georgiadis GS, Trellopoulos G, Antoniou GA, Gallis K, Nikolopoulos ES, Kapoulas KC, et al. Early results of the Endurant endograft system in patients with friendly and hostile infrarenal abdominal aortic aneurysm anatomy. J Vasc Surg. 2011;54(3):616-27.

21. Bastos Gonçalves Fr, de Vries JP, van Keulen JW, Dekker H, Moll FrL, van Herwaarden JA, et al. Severe proximal aneurysm neck angulation: early results using the Endurant stentgraft system. Eur J Vasc Endovasc Surg. 2011;41(2):193-200.

22. Rouwet EV, Torsello G, de Vries JP, Cuypers P, van Herwaarden JA, Eckstein HH, et al. Frinal results of the prospective European trial of the Endurant stent graft for endovascular abdominal aortic aneurysm repair. Eur J Vasc Endovasc Surg. 2011;42(4):489-97.

23. Torsello G, Troisi N, Donas KP, Austermann M. Evaluation of the Endurant stent graft under instructions for use vs off-label conditions for endovascular aortic aneurysm repair. J Vasc Surg. 2011;54(2):300-6.

24. Stokmans RA, Teijink JA, Frorbes TL, Böckler D, Peeters PJ, Riambau V, et al. Early results from the ENGAGE registry: real-world performance of the Endurant Stent Graft for endovascular AAA repair in 1262 patients. Eur J Vasc Endovasc Surg. 2012;44(4):369-75.

25. Haider SE, Najjar S Fr, Cho JS, Rhee RY, Eskandari MK, Matsumura JS, et al. Sac behavior after aneurysm treatment with the Gore Excluder low-permeability aortic endoprosthesis: 12-month comparison to the original Excluder device. J Vasc Surg. 2006;44(4):694-700.

26. Tanski W, Frillinger M. Outcomes of original and low-permeability Gore Excluder endoprosthesis for endovascular abdominal aortic aneurysm repair. J Vasc Surg. 2007;45(2):243-9.

27. Verhoeven EL, Oikonomou K, Möhner B, Renner H, Ritter W, Participants ECGR. Frirst experience with the new repositionable C3 excluder stent-graft. J Cardiovasc Surg (Torino). 2011;52(5):637-42.

28. Katsargyris A, Mufty H, Wojs R, Utech G, Verhoeven EL. Single-centre experience with the Gore C3 Excluder stent-graft in 200 consecutive patients. J Cardiovasc Surg (Torino). 2016;57(4):485-90.

29. Katsargyris A, Botos B, Oikonomou K, Pedraza de Leistl M, Ritter W, Verhoeven EL. The new C3 Gore Excluder stent-graft: single--center experience with 100 patients. Eur J Vasc Endovasc Surg. 2014;47(4):342-8.

30. Katsargyris A, Oikonomou K, Bracale UM, Verhoeven EL. Unexpected complication with the new C3 excluder: cause and treatment. Cardiovasc Intervent Radiol. 2013;36(2):536-9.

31. Verhoeven EL, Katsargyris A, Bachoo P, Larzon T, Frisher R, Ettles D, et al. Real-world performance of the new C3 Gore Excluder stent-graft: 1-year results from the European C3 module of the Global Registry for Endovascular Aortic Treatment (GREAT). Eur J Vasc Endovasc Surg. 2014;48(2):131-7.

32. Torsello G, Scheinert D, Brunkwall JS, Chiesa R, Coppi G, Pratesi C. Safety and effectiveness of the INCRA FrT AAA Stent Graft for endovascular repair of abdominal aortic aneurysms. J Vasc Surg. 2015;61(1):1-8.

33. Bertoglio L, Logaldo D, Marone EM, Rinaldi E, Chiesa R. Technical features of the INCRA FrT™ AAA Stent Graft System. J Cardiovasc Surg (Torino). 2014;55(5):705-15.

34. Mazzaccaro D, Occhiuto MT, Stegher S, Righini P, Malacrida G, Nano G. Tips About the Cordis INCRA FrT Endograft. Ann Vasc Surg. 2016;30:205-10.

35. Pratesi G, Pratesi C, Chiesa R, Coppi G, Scheinert D, Brunkwall JS, et al. The INNOVATION Trial: four-year safety and effectiveness of the INCRA FrT® AAA Stent-Graft System for endovascular repair. J Cardiovasc Surg (Torino). 2017;58(5):650-7.

36. Böckler D, Holden A, Thompson M, Hayes P, Krievins D, de Vries JP, et al. Multicenter Nellix EndoVascular Aneurysm Sealing system experience in aneurysm sac sealing. J Vasc Surg. 2015;62(2):290-8.

37. Thompson MM, Heyligers JM, Hayes PD, Reijnen MM, Böckler D, Schelzig H, et al. Endovascular Aneurysm Sealing: Early and Midterm Results Frrom the EVAS FrORWARD Global Registry. J Endovasc Ther. 2016;23(5):685-92.

38. Sidloff DA, Stather PW, Choke E, Bown MJ, Sayers RD. Type II endoleak after endovascular aneurysm repair. Br J Surg. 2013;100(10):1262-70.

39. Georgakarakos E, Ioannou CV, Georgiadis GS, Storck M, Trellopoulos G, Koutsias S, et al. The ovation abdominal stent graft for the treatment of abdominal aortic aneurysms: current evidence and future perspectives. Expert Rev Med Devices. 2016;13(3):253-62.

40. Georgakarakos E, Souftas V. Commentary: Shortening of the Sealing Zone With the Ovation Endograft. J Endovasc Ther. 2017;24(2):198-200.

41. Sirignano P, Capoccia L, Menna D, Mansour W, Speziale Fr. Pushing forward the limits of EVAR: new therapeutic solutions for extremely challenging AAAs using the Ovation® stent-graft. J Cardiovasc Surg (Torino). 2016;57(6):839-45.

42. Savlovskis J, Krievins D, de Vries JP, Holden A, Kisis K, Gedins M, et al. Aortic neck enlargement after endovascular aneurysm repair using balloon-expandable versus self-expanding endografts. J Vasc Surg. 2015;62(3):541-9.

43. de Donato G, Setacci Fr, Bresadola L, Castelli P, Chiesa R, Mangialardi N, et al. Aortic neck evolution after endovascular repair with TriVascular Ovation stent graft. J Vasc Surg. 2016;63(1):8-15.

44. Malas MB, Ohki T, Veith FrJ, Chen T, Lipsitz EC, Shah AR, et al. Absence of proximal neck dilatation and graft migration after endovascular aneurysm repair with balloon-expandable stent-based endografts. J Vasc Surg. 2005;42(4):639-44.

45. Swerdlow NJ, Lyden SP, Verhagen HJM, Schermerhorn ML. Frive-year results of endovascular abdominal aortic aneurysm repair with the Ovation abdominal stent graft. J Vasc Surg. 2019.

46. Georgakarakos E, Georgiadis GS, Argyriou C, Schoretsanitis N, Antoniou GA, Lazarides MK. Preliminary Single-Center Experience with the Bolton Treovance Endograft in the Treatment of Abdominal Aortic Aneurysms. Ann Vasc Surg. 2016;34:68-74.

47. Chiesa R, Riambau V, Coppi G, Zipfel B, Llagostera S, Marone EM, et al. The Bolton Treovance abdominal stent-graft: European clinical trial *design*. J Cardiovasc Surg (Torino). 2012;53(5):595-604.

48. Verzini Fr, Romano L, Parlani G, Isernia G, Simonte G, Loschi D, et al. Frourteen-year outcomes of abdominal aortic endovascular repair with the Zenith stent graft. J Vasc Surg. 2017;65(2):318-29.

49. Iwakoshi S, Ichihashi S, Higashiura W, Itoh H, Sakaguchi S, Tabayashi N, et al. A decade of outcomes and predictors of sac enlargement after endovascular abdominal aortic aneurysm repair using zenith endografts in a Japanese population. J Vasc Interv Radiol. 2014;25(5):694-701.

50. Jordan WD, Rovin J, Moainie S, Bavaria J, Cambria R, Frillinger M, et al. Results of a prospective multicenter trial of CTAG thoracic endograft. J Vasc Surg. 2015;61(3):589-95.

51. Böckler D, Brunkwall J, Taylor PR, Mangialardi N, Hüsing J, Larzon T, et al. Thoracic Endovascular Aortic Repair of Aortic Arch Pathologies with the Conformable Thoracic Aortic Graft: Early and 2 year Results from a European Multicentre Registry. Eur J Vasc Endovasc Surg. 2016;51(6):791-800.

52. Frarber MA, Lee WA, Szeto WY, Panneton JM, Kwolek CJ. Initial and midterm results of the Bolton Relay Thoracic Aortic Endovascular Pivotal Trial. J Vasc Surg. 2017;65(6):1556-66.e1.

53. Zipfel B, Zaefferer P, Riambau V, Szeberin Z, Weigang E, Menéndez M, et al. Worldwide results from the RESTORE II on elective endografting of thoracic aneurysms and dissections. J Vasc Surg. 2016;63(6):1466-75.

54. Conrad M Fr, Tuchek J, Frreezor R, Bavaria J, White R, Frairman R. Results of the VALOR II trial of the Medtronic Valiant Thoracic Stent Graft. J Vasc Surg. 2017;66(2):335-42.

55. Roselli EE, Arko FrR, Thompson MM; Investigators VMLT. Results of the Valiant Mona LSA early feasibility study for descending thoracic aneurysms. J Vasc Surg. 2015;62(6):1465-71.e3.

56. Matsumura JS, Cambria RP, Dake MD, Moore RD, Svensson LG, Snyder S, et al. International controlled clinical trial of thoracic endovascular aneurysm repair with the Zenith TX2 endovascular graft: 1-year results. J Vasc Surg. 2008;47(2):247-57; discuss. 57.

57. Matsumura JS, Melissano G, Cambria RP, Dake MD, Mehta S, Svensson LG, et al. Frive-year results of thoracic endovascular aortic repair with the Zenith TX2. J Vasc Surg. 2014;60(1):1-10.

58. Greenberg RK, O'Neill S, Walker E, Haddad Fr, Lyden SP, Svensson LG, et al. Endovascular repair of thoracic aortic lesions with the Zenith TX1 and TX2 thoracic grafts: intermediate-term results. J Vasc Surg. 2005;41(4):589-96.

59. Morales JP, Greenberg RK, Morales CA, Cury M, Hernandez AV, Lyden SP, et al. Thoracic aortic lesions treated with the Zenith TX1 and TX2 thoracic devices: intermediate- and long-term outcomes. J Vasc Surg. 2008;48(1):54-63.

60. Illig KA, Ohki T, Hughes GC, Kato M, Shimizu H, Patel HJ, et al. One-year outcomes from the international multicenter study of the Zenith Alpha Thoracic Endovascular Graft for thoracic endovascular repair. J Vasc Surg. 2015;62(6):1485-94.e2.

Agentes Embolizantes

14

Bruna Ferreira Pilan
Aline Cristine Barbosa Santos Cavalcante
João Paulo Kawaoka Matushita Junior
Charles Edouard Zurstrassen

INTRODUÇÃO

A embolização terapêutica é a oclusão intencional de um vaso através do método endovascular. A escolha do agente embolizante depende de fatores relacionados com as propriedades e com o comportamento de cada agente[1]. De maneira geral, os agentes embólicos podem ser classificados com base nas suas propriedades físicas e biológicas (Tabela 14.1). De todos os atributos e características, os fatores mais importantes para definição do tipo de produto a ser utilizado estão relacionados ao nível de oclusão na árvore vascular e ao tempo de permanência da oclusão que são desejados na embolização[2]. De forma geral, todos os materiais irão provocar obstrução mecânica do vaso, lentificação do fluxo sanguíneo e, consequentemente, trombose[3]. Entretanto, um agente líquido ou uma partícula de tamanho pequeno podem navegar até o nível de vaso capilar, o que pode ser apropriado para embolização de um tumor hipervascular, mas não apropriado nos casos de hemorragia, pois pode causar isquemia em locais não alvo[2]. Assim, é indispensável estar familiarizado com as diferentes características de cada agente embolizante para se obter o resultado clínico desejado[1].

Nesse capítulo, abordaremos os principais agentes embolizantes e suas características.

Tabela 14.1. Classificação dos agentes embolizantes

Temporários	Permanentes	Líquidos	Sólidos
Gelfoam Trombina	Partículas Molas Liberação controlada Liberação não controlada Agentes líquidos Plugue vascular Amplatzer Balão destacável	Adesivos: • Acrilatos (N-butil-2 cianoacrilato) • Histoacryl / Glubran2 Não adesivos: • Copolímero de álcool vinil-etileno • EVOH • Onyx • Squid Citotóxicos: • Álcool 98% • Polidocanol	Gelfoam Partículas Microesferas Molas Balões destacáveis Plugue vascular

AGENTES EMBOLIZANTES

Gelfoam

Esponja de gelatina ou gelfoam é um agente hemostático não hidrossolúvel encontrado como placa estéril ou partículas de 40 a 60 µm[1]. As placas de gelfoam podem ser cortadas em tamanhos variáveis e injetadas como pequenos pedaços, pasta ou torpedos (para embolizações mais proximais). Esse agente embolizante não é radiopaco[4].

As propriedades hemostáticas ocorrem com a obstrução mecânica do vaso, a lentificação do fluxo sanguíneo e a indução de hemostasia através da aceleração do desenvolvimento e fornecimento de suporte ao trombo[1,2].

Histologicamente, é provocada uma arterite necrosante na parede da artéria, com edema local e rotura da camada elástica interna. Após 6 dias da embolização é observada reação inflamatória aguda e reação de corpo estranho, com formação de trombo e aparecimento de células gigantes[4]. Estudos apontam que a reabsorção do gelfoam ocorre geralmente entre 7 a 21 dias após a embolização[5]. Entretanto, em alguns casos pode ocorrer a oclusão permanente do vaso devido a resíduos de trombos organizados e/ou fibrose.

Dentre as vantagens do uso do gelfoam estão: baixo custo, versatilidade e extensa experiência clínica. Entretanto, há correlação entre infecção e este agente embolizante, devido ao aprisionamento de bolhas de ar[1].

Ser um agente embolizante considerado temporário pode ser uma vantagem ou uma desvantagem, a depender do objetivo do procedimento. Por ter uma ação temporária, é usado principalmente para embolização de sangramentos ou para desvascularizar de lesões pré-remoção cirúrgica[2].

Agentes particulados

Os agentes particulados são sólidos e permanentes, variando em tamanho, forma e composição do material. Uma vez injetado o agente particulado no vaso sanguíneo, ele navegará guiado pelo fluxo sanguíneo e irá parar no ponto em que as forças do sangue (pressão arterial), a compressibilidade do agente e a fricção entre o agente embólico e a parede do vaso sanguíneo atinjam um equilíbrio, ou melhor, neutralizem-se, fazendo com que o agente particulado pare e oclua o vaso sanguíneo. Por exemplo, agentes particulados com maior compressibilidade podem alcançar vasos mais distais do que agentes mais rígidos[6].

Partículas de Polivinil Álcool (PVA)

As partículas de PVA podem ser esféricas (Contour SE) ou não esféricas (Contour). As partículas não esféricas apresentam-se em tamanhos que variam de 100 a 1.100 µm[1] (Figura 14.1). Devido ao seu modo de preparação, essas partículas têm formato irregular e são filtradas através de peneiras. Sendo assim, tanto partículas menores podem passar por essa peneira, como também partículas com eixo longitudinal maior. Em geral, as partículas irão se alojar no menor vaso em que conseguirem se encaixar[1]. Entretanto, a irregularidade do formato e do tamanho promovem agregação, o que pode ocasionar oclusão dos vasos mais proximalmente do que o desejado ou programado, e obstrução dos microcateteres[2,4]. Essa característica de agregar-se é a maior desvantagem do PVA, que poderá ser prevenida com a maior diluição do agente embolizante, suspensão adequada e injeção lenta. Em caso de obstrução do microcateter, deve-se ter cuidado com embolização inadvertida de vasos não alvo ao se fazer uma injeção com maior pressão na tentativa de desobstrução[1].

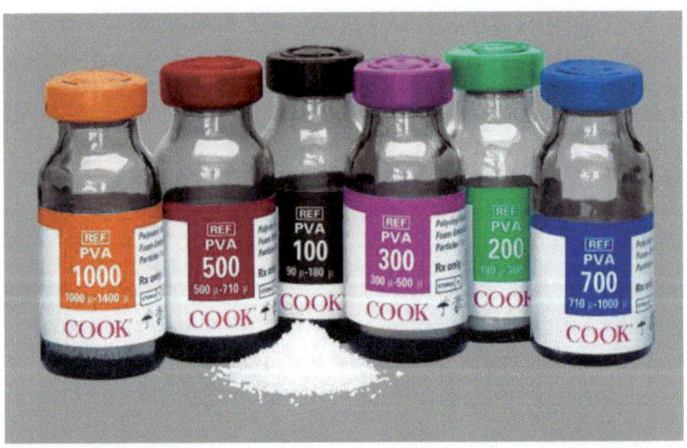

Figura 14.1. Partículas de PVA não esférico (COOK).

Histologicamente, as partículas de PVA aderem à parede do vaso e formam uma estrutura intravascular com espaços entre as partículas. Assim, a oclusão do vaso é complementada pela agregação plaquetária e formação de trombo nesses espaços deixados pelo PVA, causando estagnação do fluxo sanguíneo. Há reação inflamatória e angionecrose focal, além de reação de corpo estranho, resultando em fibrose do vaso mais tardiamente. A recanalização pode ocorrer por proliferação capilar dentro do trombo organizado, porém as partículas de PVA são consideradas um agente embólico permanente ou definitivo[1,4].

Para superar as limitações das partículas de PVA de formato irregular, foram desenvolvidos os agentes particulados esféricos de PVA (Contour SE), o que permite uma calibração do tamanho das micropartículas com uma menor variação. Além disso, a compressibilidade é maior e a tendência à formação de grumos é menor, facilitando a passagem pelo microcateter e permitindo que atinja o vaso-alvo mais distal correspondente ao seu tamanho[4]. Vale lembrar que atingir níveis mais distais de oclusão do vaso sanguíneo poderá aumentar o risco de necrose do órgão ou da estrutura embolizada. Assim, deve-se ficar atento na escolha do tamanho da partícula de PVA não esférica e da esférica, pois o tamanho efetivo das partículas não esféricas acaba sendo maior e a embolização atingida, mais proximal.

Microesferas

Microesferas de gelatina e trisacrilato são feitas de uma matriz de polímero acrílico (resina) impregnada com gelatina porcina. São partículas não absorvíveis, hidrofílicas e calibradas por tamanho que variam de 40 a 1.200 µm (Figura 14.2). Podem ser temporariamente comprimidas em 20 a 30% do seu tamanho original, permitindo navegação e oclusões mais distais, além de permitir o uso de microcateteres com lúmen menor do que o diâmetro máximo da esfera. Agregação ou fragmentação das microesferas e oclusão do microcateter são incomuns[1,7]. Por ser um agente particulado esférico e com tamanho calibrado, permite que a embolização seja mais controlada e a oclusão do vaso sanguíneo, mais completa e previsível[8]. No momento da escolha do tamanho da microesfera deve-se lembrar de que ela irá navegar mais distalmente nos vasos em comparação com a partícula não esférica de PVA do mesmo tamanho, o que pode causar isquemia não desejada em alguns leitos vasculares, como o cólon.

Histologicamente, além da oclusão vascular por acúmulo nos vasos sanguíneos, as microesferas incitam uma reação histológica semelhante ao que acontece com o uso das partículas de PVA. As microesferas são ainda identificadas tanto no intra como no extravascular, e sem identificação de degeneração após 4 semanas[1,7]. Ainda sobre o estudo histológico, uma única microesfera poderá ocupar completamente o lúmen do vaso sanguíneo embolizado, pois o diâmetro do vaso embolizado e do agente embolizante são correlativos[9].

As microesferas de polimetilmetacrilato revestidas com polifosfazeno (Polyzene-F) estão disponíveis com uma calibragem mais precisa e tamanho único na sua apresentação (40 a 1.300 µm), com diferentes cores para cada respectivo tamanho de microesfera. O revestimento com Polyzene-F tem a função de atuar como um material antitrombogênico e anti-inflamatório, o que pode ser visto como uma vantagem uma vez que as partículas permanecem no corpo por muito tempo, principalmente nos pacientes com condições benignas como mioma uterino, adenoma prostático e meningioma[4,10].

Desvantagens das microesferas incluem a necessidade de agitar de modo intermitente a seringa onde está a solução, a fim de prevenir sedimentação e manter a suspensão homogênea. E, ainda, reações alérgicas à gelatina de origem porcina[1].

Microesferas carregadoras de drogas

Estes agentes particulados, além da função de embolização, levam consigo um tipo específico de droga e conseguem liberar esse medicamento localmente no tecido-alvo por um tempo mais prolongado[4].

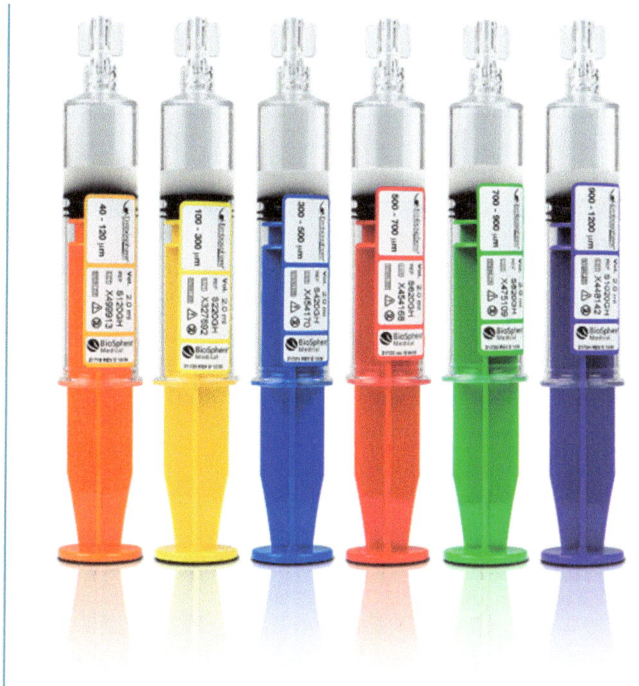

Figura 14.2. Microesferas, Embospheres® (Merit Medical). Reimpressa com permissão Merit Medical.

DCBead® (Biocompatibles) são microesferas de PVA modificadas pela adição de substâncias com carga negativa, o que permite que elas se carreguem com drogas com carga positiva, como doxorrubicina e irinotecano, através de troca iônica. Em 20 minutos, até 90% da droga ficam carregados (ou seja, penetram dentro da microesfera) e a dose máxima para doxorrubicina e irinotecano é de 37,5 e 50 mg/mL, respectivamente[11]. A DCBeads® apresenta-se nos tamanhos 100 a 300, 300 a 500, 500 a 700, e 700 a 900 µm e a DCBead M1® apresenta-se no tamanho de 70 a 150 µm[12].

HepaSphere® (Merit Medical) são microesferas de polímero superabsorvente composto por vinil-álcool e copolímero de acrilato de sódio. Essas partículas superabsorventes podem expandir seu tamanho em torno de quatro vezes o seu diâmetro original após 10 minutos de suspensão em solução salina ou contraste não iônico. Histologicamente, essas microesferas apresentam-se mais inchadas e deformadas, e com a conformação do lúmem do vaso, do que as microesferas de trisacrilato e gelatina[13]. O polímero da composição dessas microesferas é carregado negativamente, e assim, pode carregar-se com drogas ionicamente positivas como a doxorrubicina. Em 1 hora, 98% de 50 mg de solução de doxorrubicina são carregados em 25 mg de HepaSphere®. Esse agente embolizante pode absorver também outras drogas, como a cisplatina, porém estudos in vitro mostram que a liberação da droga ocorre rapidamente (em 24 h)[14]. Os tamanhos disponíveis em estado seco são 20 a 40, 30 a 60, 50 a 100, 100 a 150, e 150 a 200 µm (Figura 14.3), sendo o tamanho reconstituído aproximadamente quatro vezes maior[4].

Tandem Embozene® (Celonova/Boston Scientific) é capaz de carregar 100 mg de doxorrubicina ou irinotecano em apresentação de 2 mL ou 150 mg na apresentação de 3 mL. São micropartículas esféricas, não reabsorvíveis, com núcleo de hidrogel revestido com polímero inorgânico de Polyzene-F. Essas microesferas têm uma mudança no tamanho muito pequena quando absorvem a droga (< 5% do diâmetro original). Apresentam-se nos tamanhos 40 µm, 75 µm e 100 µm[15].

Mola

As molas são agentes embolizantes permanentes que se apresentam de várias formas e tamanhos[2]. Em geral, são de fácil visualização, controle e liberação. São usadas para ocluir vasos mais calibrosos (não capilares) e provocam oclusão completa, semelhante à "ligadura cirúrgica".

A oclusão do vaso ocorre pela indução de trombose – resultado da lentificação e parada do fluxo sanguíneo –, além da promoção de uma fase trombogênica e de dano na parede do vaso, que resulta em liberação de fatores trombogênicos. Como a embolização pela mola depende da habilidade do paciente em formar trombos, estados de coagulopatia como trombocitopenia, disfunção plaquetária e fatores de coagulação anormais podem dificultar a oclusão completa do vaso ou aumentar o tempo para que isso ocorra. O tempo de oclusão depende também do tipo de mola utilizada e do fluxo sanguíneo do vaso-alvo (mais lento ou mais rápido), ocorrendo usualmente em menos de 5 minutos após a liberação da mola. Com o passar do tempo, há indução de resposta inflamatória crônica com organização do trombo e subsequente formação de neoíntima e fibrose[1].

Molas geralmente são feitas de ligas metálicas, aço ou platina. Apesar de mais caras, as molas de platina são mais maleáveis e radiopacas, facilitando a identificação pela fluoroscopia, comparadas a molas de tamanho e formato semelhante em aço. Cateteres angiográficos padrão são usados para liberação das molas de 0,035" e 0,038". Já as micromolas ou molas de baixo perfil, de 0,012" a 0,018", são liberadas em microcateteres. Deve-se ter atenção com a compatibilidade do lúmen interno do microcateter e o diâmetro da micromola, evitando assim que a mola fique aprisionada dentro do microcateter. Os comprimentos das molas variam de 1 a 300 mm e o diâmetro, de 1 a 27 mm. Os formatos disponíveis incluem formato em J, em C, helicoidal, cônica, tornado, reta e complexa tridimensional. As molas podem ser não revestidas ou fibradas, revestidas com materiais como dacron, fibras de nylon, poliéster, lã, seda ou PVA incorporado dentro delas para aumentar a trombogenicidade[1-3] (Figura 14.4).

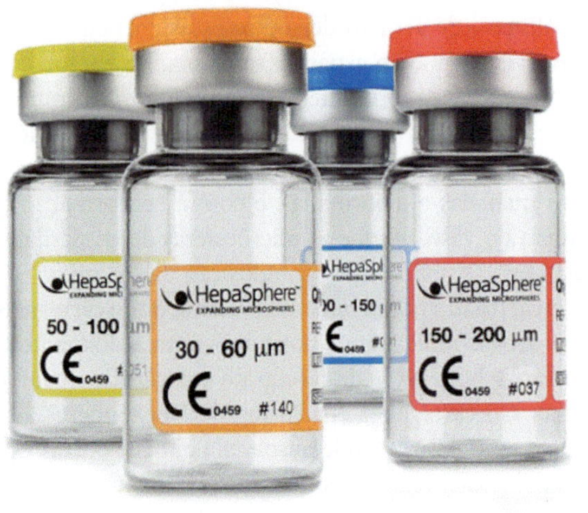

Figura 14.3. Microesferas carreadora de droga Hepasphere® (Merit Medical). Reimpressa com permissão Merit Medical.

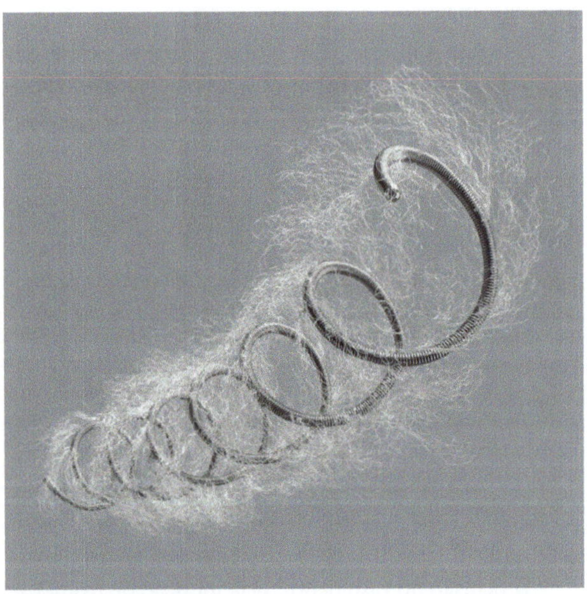

Figura 14.4. Mola de platina, fibrada, de liberação não controlada – Nester® (Cook).

Com essa vasta gama de tipos diferentes de molas, a escolha do material a ser usado vai depender do alvo (vaso, aneurisma, entre outros) e da situação clínica geral do paciente. Em geral, empacotar o vaso-alvo com densidade é a recomendação para atingir a embolização ou oclusão completa. O uso de cateteres-guias para suporte e microcateteres ajuda nesse empacotamento e evita compactação secundária da mola. Para que a trombose do vaso sanguíneo seja atingida, recomenda-se a oclusão transversal do vaso[1].

A estabilidade do cateter durante a liberação da mola é essencial para prevenção de migração e para evitar o mau posicionamento da mola. O efeito do tamanho da mola na sua estabilidade já foi estudado e sugere-se um *oversizing* (sobredimensionamento) para minimizar o risco de deslocamento ou migração. Entretanto, deve-se equilibrar o *oversizing* com o efeito negativo de alongamento e conformação incompleta da mola na hemostasia (quando se utiliza uma mola com diâmetro muito maior que o diâmetro do vaso, corre-se o risco da mola ficar alongada, em conformação diferente da qual foi projetada). Sugere-se, assim, um *oversizing* de 15% para as artérias e 30 a 50% para as veias. As molas de liberação controlada permitem que se teste a estabilidade do cateter e o comportamento em relação ao seu tamanho antes da liberação, além de poderem ser retraídas e reposicionadas se o posicionamento da mola estiver incorreto e, por isso, é ideal para as situações de maior risco[2,3].

As molas de liberação não controlada, uma vez liberadas, não podem ser retraídas ou recuperadas. Os modos de liberação incluem simplesmente empurrar com fio-guia ou injetar (empurrar injetando soro no cateter no qual a mola já está dentro). Inicialmente, deve-se inserir a mola dentro do cateter ou microcateter. Posteriormente, um fio-guia com ponta romba pode ser usado para, mecanicamente, empurrar a mola através do cateter até a posição desejada dentro do vaso. Deve-se ficar atento para não avançar o fio após a liberação da mola, pois esta pode ser empurrada mais distal, inadvertidamente. Outro ponto de atenção é quando há pouco espaço no vaso-alvo e/ou com o uso de mola de tamanho inadequado, a liberação da mola pode fazer com que o cateter recue, o que pode resultar na embolização inadvertida de vaso não alvo[1,3]. Um modo de verificar se o cateter irá recuar na liberação da mola é fazer um teste somente passando o fio que será usado na liberação (sem a mola) para checar o comportamento do cateter. Vale ressaltar que há possibilidade da mola ficar presa no cateter devido a curvas ou à incompatibilidade com o mesmo (lúmen interno do cateter e diâmetro da mola). Algumas molas podem ser liberadas através de injeção de solução salina com uma seringa conectada ao cateter. Molas maleáveis de 0,035" de diâmetro podem ser liberadas através de injeção salina, porém o mais comum é usar esse método em microcateteres com micromolas maleáveis de platina[1].

As molas de liberação controlada podem ser liberadas através de diversos mecanismos incluindo mecânico (Figura 14.5), por eletrólise e por via hidrostática. Apresentam-se em vários formatos como a mola tridimensional em forma de cesta e a bidimensional tipo helicoidal. As desvantagens das molas destacáveis incluem o alto custo e o maior tempo para liberação. A liberação mecânica inclui mecanismos de encaixe e desbloqueio de parafusos. O mecanismo de encaixe usa pequenas placas de metal, ou dobradiça, na ponta proximal da mola e no fim do fio. A mola é presa pela sobreposição dessas placas de metal. Dentro do cateter, a mola permanece presa, porém uma vez fora do cateter, as placas de metal se separam e a mola é liberada. A desvantagem desse sistema é que frequentemente há fricção entre a mola e o cateter e, quando a embolização é feita através de vasos tortuosos, essa fricção pode limitar a liberação. O mecanismo de liberação de parafuso conta com roscas em espiral que estão localizados na ponta proximal da mola e no fio (Figura 14.5). Um mandril é passado pelo fio e pela mola. Esta última é conectada pela rotação no sentido horário, de modo que, para liberá-la, o fio é girado no sentido anti-horário. A principal desvantagem deste sistema é que a mola pode girar e haver desprendimento inadvertido durante a manipulação do fio. A liberação eletrolítica proporciona a possibilidade de reposicionamento, de alteração da configuração ou até da remoção da mola antes do seu desprendimento. Além disso, a mola é destacada sem movimento, permitindo o posicionamento preciso e a liberação controlada, por isso uma excelente indicação ocorre nos casos de aneurismas cerebrais e malformações arteriovenosas (MAV), casos em que a implantação precisa é mandatória. Outras vantagens são a boa navegabilidade, a maleabilidade e a visibilidade sob fluoroscopia. As desvantagens são custo elevado, necessidade de experiência do operador e requerem uma configuração mais elaborada antes da liberação. A liberação hidrostática faz uso de balão. Uma micromola de platina fica acoplada no final de um microtubo de entrega. A ponta desse tubo tem um microbalão que segura a mola no lugar. Para liberar a mola, um insuflador é conectado e aplicada pressão de 700 psi, o microbalão é expandido e a mola liberada. A desvantagem é a possibilidade de movimentação da mola durante a liberação[1].

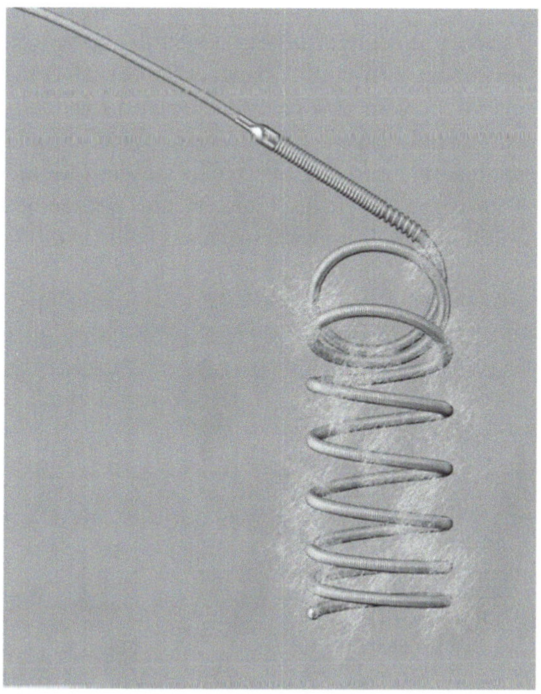

Figura 14.5. Mola de liberação controlada mecânica tipo parafuso, Retracta® (Cook).

Molas de hidrogel são molas de platina destacáveis recobertas com um polímero expansível (Azur-Terumo). Quando a mola é liberada no vaso, o polímero expande e o diâmetro da mola aumenta de 0,014" para 0,027", com aumento de até nove vezes do volume original. A expansão completa ocorre em 20 minutos. O aumento de volume ocorre através de reações químicas que quebram as cadeias de polímeros do hidrogel[16]. Essas molas promovem uma oclusão maior em termos de volume do que as outras molas e independem da formação de trombos, o que, teoricamente, pode melhorar o preenchimento de um aneurisma[1]. Esse tipo de mola não precisa de *oversizing*[2]. Há necessidade de uso de cateter compatível para a mola não ficar presa dentro.

Complicações em potencial na embolização com molas são a oclusão de vasos não alvos e migração da mola. Esta última pode resultar em embolia pulmonar, acidente vascular cerebral ou infarto do miocárdio, principalmente no tratamento de doenças de alto fluxo como MAV ou fístulas arteriovenosas. Outras complicações incluem dissecção do vaso, perfuração e rotura. Infecção e reação alérgica são incomuns[1].

Quando vasos não terminais mais calibrosos são embolizados com molas, artérias colaterais se formam com relativa rapidez, e o leito distal mantém-se perfundido, porém com menor pressão do que antes da embolização[2]. Esse recurso também pode ser usado para diminuir o fluxo de um compartimento específico de uma MAV (e facilitar, assim, o posterior tratamento com agente líquido), no planejamento pré-radioembolização ou em casos de embolização no trauma[3].

Balão destacável

Os balões são feitos de látex ou silicone. Os tamanhos disponíveis variam de 6 a 14 mm (látex) e de 4 a 10 mm (silicone). São ideais para tratamento de fístulas carótido-cavernosas, MAV pulmonares e oclusão de grandes vasos[1]. Também são utilizados para a embolização de fístula com comunicação única de origem traumática ou congênita, ou para o propósito de evitar refluxo na injeção de cola no tratamento de MAV[3]. Sua vantagem é a de ocluir vasos de grande calibre e a possibilidade de serem reposicionados ou removidos se a posição ou o tamanho forem inadequados. As desvantagens são o risco de rotura, possibilidade de desinsuflar, migração e liberação prematura[1,3].

Plugue Vascular - Amplatzer

Plugue vascular do tipo Amplatzer é uma família de dispositivos de oclusão vascular de malha de nitinol expansível que são derivados de oclusores septais comumente usados em cardiologia (Figura 14.6).

As desvantagens desses plugues incluem a necessidade de serem liberados em segmentos relativamente retilíneos e que não se estreitem. A trombose com o uso de Amplatzer não é instantânea e, principalmente em situações de alto fluxo, pode levar alguns minutos. Além disso, esse dispositivo não é fibrado e depende da habilidade do paciente em formar trombos, sendo limitado, assim, o seu uso em pacientes com coagulopatia[1]. Já foram descritos usos desses plugues em diversos vasos: artéria ilíaca interna (antes de colocação de endoprótese aortoilíaca para a prevenção de vazamentos), artérias mesentérica, renal, esplênica, pulmonar, veia porta e até em procedimentos como shunt transjugular portossistêmico intra-hepático (TIPS)[17,18]. Deste modo, são utilizados em situações de alto fluxo e de necessidade de embolização proximal[2].

Amplatzers devem ter *oversizing* de 30 a 50% em relação ao diâmetro do vaso a ser ocluído. Eles são pré-carregados em um dispositivo e acoplados em um fio de liberação. O dispositivo é inserido no cateter, cujo comprimento deve ser menor do que 100 cm (120 cm no caso do Amplatzer III). Quando o Amplatzer estiver na posição desejada, o cateter é recuado (*pull back*), permitindo a expansão do plugue. Se o posicionamento estiver correto, um rotor é acoplado ao fio de liberação para rotação anti-horária e liberação do Amplatzer. Contraste pode ser injetado pelo cateter-guia para confirmar a posição e este pode ser reencapado se for necessário antes da liberação[1] (Tabela 14.2).

Agentes líquidos

Em geral, agentes embolizantes líquidos permitem que uma área vascular seja preenchida homogeneamente. Isso significa que a recanalização da área embolizada raramente ocorrerá.

Acrilatos

Os acrilatos como Histoacryl (n-butil-2 cianoacrilato) e Glubran 2 (n-butil-2 cianoacrilato e metacrilosisolfolano), vulgarmente conhecidos como cola, polimerizam quando expostos a um meio iônico, como o sangue, água ou soro fisiológico[3,19]. Esses agentes são utilizados com um veículo, Lipiodol, que age promovendo radiopacidade e retardando a sua polimerização.

Tabela 14.2. Família de plugues tipo Amplatzer

Tipo	Características	Medidas disponíveis	Compatibilidade
Amplatzer I	Área de embolização curta Formado por um único lóbulo e com uma camada fina de nitinol, que proporciona maior força radial	Diâmetro 4 a 16 mm Comprimento: 7 e 8 mm	Cateter diagnóstico 4 a 6 Fr Cateteres-guia 5 a 8 Fr
Amplatzer II	Área de embolização variável Formado por múltiplas camadas de nitinol e múltiplos segmentos, reduzindo o tempo para oclusão	Diâmetro 3 a 22 mm Comprimento 6 a 18 mm	Cateter diagnóstico 4 a 7 Fr Cateteres-guia 5 a 9 Fr
Amplatzer III	Embolização de vasos de alto fluxo Formato retangular transversal, com múltiplas camadas de malhas de nitinol e orla estendida, proporciona a oclusão mais rápida de todos os plugues	Diâmetro 4 a 14 mm Comprimento 2 a 5 mm	Cateter diagnóstico 4 a 7 Fr Cateteres-guia 6 a 9 Fr
Amplatzer IV	Embolização com baixo perfil Formato bilobular com várias camadas de nitinol Melhor navegabilidade, pode ser utilizado em vasos mais tortuosos	Diâmetro 4 a 8 mm Comprimento 10 a 13,5 mm	Compatíveis com cateter diagnóstico padrão 0,038"

Sendo assim, a velocidade da polimerização vai variar de acordo com a concentração da mistura[1,3,20,21]. Outros fatores influenciam no controle do tempo e do local da polimerização, entre eles: o fluxo de sangue, calibre do vaso e a velocidade de injeção[2].

Para evitar a polimerização precoce da cola, o cateter deve ser infundido previamente com solução de glicose a 5%[1, 3,21]. A embolização pode ser realizada com um sistema de três vias acoplado ao cateter com uma seringa de solução de glicose e outra do acrilato. Pode-se estimar o volume de cola que será utilizado injetando-se contraste previamente. A localização do microcateter no vaso sanguíneo deverá ser o mais próxima possível do local a ser embolizado[2]. A cola faz um preenchimento permanente do vaso e causa oclusão independentemente da coagulação. Ela também induz reação inflamatória aguda da parede do vaso, que progride para inflamação crônica e fibrose[3,19]. A recanalização pode ocorrer se a embolização foi parcial ou quando a cola fica muito proximal na artéria aferente e não chegar a preencher o nidus de uma MAV, por exemplo[1,3]. O uso da cola muito diluída pode resultar no retardo de sua polimerização, aumentando o risco de embolizações de artérias mais distais ou de veias de drenagem[2]. Uma penetração mais distal e difusa da cola pode causar isquemia ou até mesmo infarto de tecidos vizinhos.

Vantagens desse agente embolizante incluem: a oclusão completa do vaso, o fato de ser um agente permanente e de funcionar instantaneamente. Desvantagens incluem: embolização mais distal do que o planejado, refluxo do agente embolizante para porção mais proximal do vaso ou vasos não alvos, e risco de o cateter ficar fixo (preso) no vaso embolizado. O aprisionamento do cateter é uma complicação que pode ocorrer com o refluxo da cola, com polimerização precoce ou com a demora na retração do microcateter após a injeção da cola, e pode ser amenizado com uso de cateteres com pontas hidrofílicas

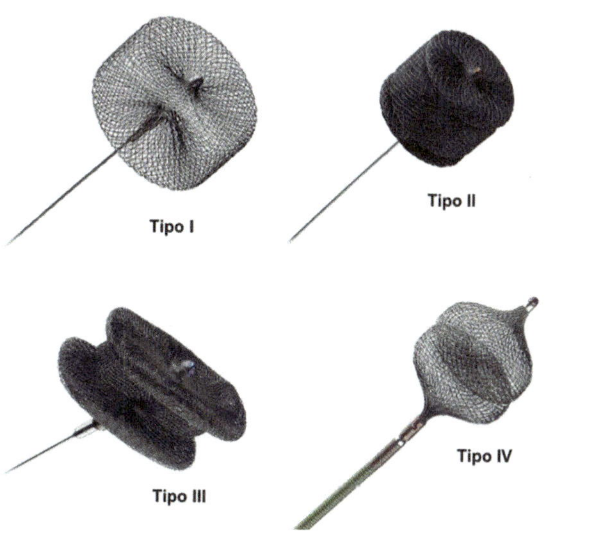

Figura 14.6. Plugues vasculares tipo Amplatzer.

ou com ponta destacável. Vale ressaltar que, uma vez que o cateter tem que ser retraído após a embolização, perde-se a sua localização, ou seja, perde-se a cateterização do vaso-alvo[1,2]. Sendo assim, este é um agente que requer experiência do operador para seu uso.

As principais utilidades dos acrilatos são nas embolizações de MAV, em aneurismas/pseudoaneurismas ou para hemostasia de sangramentos[20,21].

Copolímero de Etileno Vinil Álcool (EVOH)

O EVOH (Onyx®, Micro Therapeutics, Inc., Irvine, CA) é um copolímero de etileno vinil álcool preparado com dimetilsulfóxido (DMSO) como solvente em várias concentrações. Pó de tântalo micronizado é adicionado para radiopacidade[1-3]. Em contato com o sangue, o DMSO se difunde e permite a precipitação e a polimerização do EVOH, formando um material elástico, macio e não adesivo que preenche o vaso sanguíneo. Menor concentração de Onyx® resulta em menor viscosidade da solução, o que permite a injeção em vasos de menor calibre[1,2].

As apresentações principais são Onyx® 18, 20 e 34 (concentração de EVOH, 6%, 6,5% e 8%, respectivamente)[22]. Antes da sua utilização, deve permanecer por 20 minutos em um agitador próprio para a homogeneização com o tântalo. Assim como os acrilatos, o Onyx® é considerado um agente embolizante permanente, embora também possa ocorrer recanalização[3].

Para o procedimento, cateteres compatíveis com o DMSO devem ser usados. Uma vez que o cateter é posicionado no local desejado, uma pequena quantidade de DMSO é injetada para preencher o espaço morto dentro do cateter e impedir que o Onyx® polimerize dentro dele. Então, o agente embolizante é injetado sob fluoroscopia. A taxa de injeção segura é menor que 0,3 mL ao longo de 40 segundos. A dose máxima de uso com segurança em humanos é de 600 mg/kg1.

A maior vantagem do EVOH é sua não adesividade. Isso permite injeções mais longas e a possibilidade de suspender temporariamente a embolização e continuar com o procedimento após novas angiografias, se necessário. O Onyx® se solidifica lentamente, de fora para dentro, conforme o DMSO vai se dissipando. Além disso, se o Onyx® refluir ao redor da ponta do cateter, como o material não é adesivo, não irá causar aderência. Injeções repetidas na mesma artéria podem ser feitas, permitindo que o material seja empurrado mais distalmente. As desvantagens do EVOH incluem: a necessidade de materiais compatíveis com DMSO (cateteres, seringas), toxicidade do DMSO (a injeção rápida pode causar vasoespasmo e necrose) e o alto custo[1-3].

Squid® (Emboflu, Gland, Switzerland) é outro copolímero de EVOH disponível em quatro diferentes formulações: 18, 18LD, 12 e 12LD. A versão LD tem 30% a menos de tântalo, o que ajuda na visualização de estruturas posicionadas posteriormente ao material embólico. As partículas de tântalo são menores que no Onyx®, promovendo uma solução mais homogênea. Squid® 12, por ser menos viscoso, melhora a penetração em relação ao Onyx® 1823.

Líquido Hidrofóbico Precipitante (PHIL - Precipitating Hydrophobic Injectable Liquid)

PHIL® (MicroVention, Tustin, Califórnia) é um agente líquido não adesivo de um copolímero (hidroxietil metacrilato - PHEMA) dissolvido em DMSO. É utilizado através de injeção lenta e controlado através de um microcateter DMSO compatível. Um componente de iodo está ligado ao copolímero para garantir radiopacidade. Em contato com o sangue, o solvente DMSO se dissipa e causa a precipitação do copolímero *in situ*[24,25]. A distância que o agente embolizante consegue percorrer antes da sua solidificação depende do fluxo de sangue (velocidade, volume), da sua injeção e da sua viscosidade[25].

PHIL® está disponível nas formulações 25%, 30% e 35%. A menor concentração garante maior penetração e menor viscosidade, mas também menor radiopacidade[24]. Não há diferença técnica entre PHIL® e Onyx® em termos de controle de refluxo e prevenção de aprisionamento do cateter. Alguns estudos apontam algumas vantagens de PHIL® em relação aos agentes embolizantes com tântalo, são elas[24,25]:

- não há necessidade de preparo antes de sua utilização;
- devido à sua composição a base de iodo, não há risco de precipitação de tântalo (que é vista durante injeções prolongadas dos outros copolímeros) e há menor produção de artefatos em exames de imagem (tomografia computadorizada e ressonância magnética);
- Phil® é menos adesivo e, por isso, tem uma penetração um pouco melhor.

Álcool absoluto

O álcool 98% (álcool absoluto) é um agente embolizante muito efetivo. Pode ser usado através de punção direta da lesão ou por injeção endovascular[2]. Ele causa infarto tecidual através da indução de desnaturação de proteínas, resultando em trombose aguda e consequente fibrose. O uso de álcool absoluto é geralmente limitado a casos em que a embolização de vasos não alvos é improvável, como nos rins, por exemplo. Outra terapêutica importante com o uso do álcool absoluto são injeções percutâneas no tratamento de malformações venosas e linfáticas[1,3].

A desvantagen do álcool absoluto é a dificuldade de controle do local da embolização devido à pouca radiopacidade e à rápida diluição pelo fluxo de sangue. Há ainda risco adicional de danos a tecidos normais adjacentes à lesão-alvo, como pele, mucosa e nervos. O risco de toxicidade sistêmica aumenta para doses maiores que 1 mL/kg ou se o volume utilizado numa sessão for maior do que 60 mL. Os pacientes devem ser monitorados rigorosamente, sendo que alguns profissionais defendem inclusive o uso de monitoramento contínuo da pressão pulmonar durante o procedimento[1,2].

Polidocanol

A escleroterapia venosa com polidocanol é realizada em veias não sadias pela injeção do agente líquido ou em forma de espuma. O agente esclerosante destrói o endotélio venoso e, possivelmente, outras regiões da parede da veia. No longo prazo, a veia tratada por meio de escleroterapia se transforma em um cordão fibroso. Assim, o objetivo da escleroterapia não é a trombose do vaso (poderia haver recanalização da trombose no longo prazo), mas a transformação definitiva em um cordão fibroso[26].

O polidocanol é um agente detergente não iônico e um anestésico local, disponível em diferentes concentrações de 0,25 a 3%, em uma ampola de 2 mL. A dose de 2 mg de polidocanol/kg/dia não deve ser excedida. Para obter-se o polidocanol em forma de espuma, utiliza-se uma torneira de três vias e duas seringas, através do método de Tessari. Utiliza-se o ar ambiente como componente gasoso da mistura na proporção de 1:4 (líquido:gasoso), deixando a mistura homogênea e com bolhas finas. Pode-se aumentar a quantidade de líquido, diminuindo essa proporção, principalmente com concentrações baixas de polidocanol. O tempo entre a aplicação no vaso e a produção da espuma deve ser o mais curto possível. Recomenda-se que o volume de espuma injetado seja menor que 10 mL por sessão, pois o risco de complicações e efeitos adversos transitórios é maior com maiores volumes da espuma. Se o procedimento for ser realizado sob fluroscopia, acrescenta-se contraste à solução para permitir radiopacidade[26,27].

O uso da ultrassonografia com Doppler é importante para verificação de acessibilidade e profundidade, além de guiar a punção direta. Para o tratamento de malformações, a necessidade de anestesia para o procedimento depende da idade do paciente e da topografia da lesão. Pode-se utilizar um *scalp* 20 a 22 Gauge para a punção. A compressão do local após o tratamento pode ser ou não realizada. O paciente deve ficar em observação por 2 a 3 h após o procedimento[27].

CONSIDERAÇÕES FINAIS

Nas últimas décadas, com a melhora na qualidade e nos métodos de imagem, a importância da embolização vem aumentando. O refinamento de materiais já existentes e o surgimento de novos materiais ampliam ainda mais a variedade de tratamentos. O conhecimento desses materiais e suas características é a base para se conseguir atingir o objetivo desejado em um procedimento.

REFERÊNCIAS BIBLIOGRÁFICAS

1. Vaidya S, Tozer KR, Chen J. An overview of embolic agents. Semin Intervent Radiol. 2008;25(3):204-15.
2. Golzarian, J. An Overview of Embolics: How and when to use embolic agents for optimal clinical outcomes. Endovascular Today. 2009;37-41.
3. Brassel F, Meila D. Evolution of Embolic Agents in Interventional Neuroradiology. Clin Neuroradiol. 2015;25(Suppl 2):333-9.
4. Osuga K, Maeda N, Higashihara H, et al. Current status of embolic agents for liver tumor embolization. Int J Clin Oncol. 2012;17(4):306-15.
5. Siskin GP, Englander M, Stainken BF, Ahn J, Dowling K, Dolen EG. Embolic agents used for uterine fibroid embolization. AJR Am J Roentgenol. 2000;175(3):767-73.
6. Hidaka K, Nakamura M, Osuga K, et al. Elastic characteristics of microspherical embolic agents used for vascular interventional radiology. J Mech Behav Biomed Mater. 2010;3(7):497-503.
7. Spies JB, Cornell C, Worthington-Kirsch R, et al. Long-term outcome from uterine fibroid embolization with trisacryl gelatin microspheres: results of a multicenter study. J Vasc Interv Radiol. 2007;18(2):203-207.
8. Pelage JP, Laurent A, Wassef M, et al. Uterine artery embolization in sheep: comparison of acute effects with polyvinyl alcohol particles and calibrated microspheres. Radiology. 2002;224:436-445.
9. Laurent A, Wassef M, Chapot R, et al. Location of vessel occlusion of calibrated trisacryl gelatin microspheres for tumor and arteriovenous malformation embolization. J Vasc Interv Radiol. 2004;15(5):491-6.
10. Stampfl U, Radeleff B, Sommer C, Stampfl S, Dahlke A, Bellemann N, et al. Midterm results of uterine artery embolization using narrow-size calibrated embozene microspheres. Cardiovasc Intervent Radiol. 2011;34(2):295-305.
11. Liapi E, Lee KH, Georgiades CC, et al. Drug-eluting particles for interventional pharmacology. Tech Vasc Interv Radiol. 2007;10(4):261-9.
12. Lewis AL, Dreher MR, O'Byrne V, Grey D, Caine M, Dunn A, et al. DC BeadM1™: towards an optimal transcatheter hepatic tumour therapy. J Mater Sci Mater Med. 2016;27(1):13.
13. Khankan AA, Osuga K, Hori S, Morii E, Murakami T, Nakamura H. Embolic effects of superabsorbent polymer microspheres in rabbit renal model: comparison with tris-acryl gelatin microspheres and polyvinyl alcohol. Radiat Med. 2004;22(6):384-90.
14. Maeda N, Osuga K, Higashihara H, et al. In vitro characterization of cisplatin-loaded superabsorbent polymer microspheres designed for chemoembolization. J Vasc Interv Radiol. 2010;21(6):877-81.
15. Greco G, Cascella T, Facciorusso A, Nani R, Lanocita R, Morosi C, et al. Transarterial chemoembolization using 40 µm drug eluting beads for hepatocellular carcinoma. World J Radiol. 2017;9(5):245-252.
16. Ding YH, Dai D, Lewis DA, et al. Angiographic and histologic analysis of experimental aneurysms embolized with platinum coils, Matrix, and HydroCoil. Am J Neuroradiol. 2005;26(7):1757-1763.
17. Tuite DJ, Kessel DO, Nicholson AA, et al. Initial clinical experience using the Amplatzer Vascular Plug. Cardiovasc Intervent Radiol. 2007;30(4):650-654.
18. Ha CD, Calcagno D. Amplatzer Vascular Plug to occlude the internal iliac arteries in patients undergoing aortoiliac aneurysm repair. J Vasc Surg. 2005;42(6):1058-1062.
19. Pollak JS, White RI Jr. The use of cyanoacrylate adhesives in peripheral embolization. J Vasc Interv Radiol. 2001;12:907-913.
20. Yonemitsu T, Kawai N, Sato M, et al. Comparison of hemostatic durability between N-butyl cyanoacrylate and gelatin sponge particles in transcatheter arterial embolization for acute arterial hemorrhage in a coagulopathic condition in a swine model. Cardiovasc Intervent Radiol. 2010;33(6):1192-7.
21. Kawai N, Sato M, Minamiguchi H, et al. Basic study of a mixture of N-butyl cyanoacrylate, ethanol, and lipiodol as a new embolic material. J Vasc Interv Radiol. 2012;23(11):1516-21.
22. Panagiotopoulos V, Gizewski E, Asgari S, et al. Embolization of intracranial arteriovenous malformations with ethylene-vinyl alcohol copolymer (Onyx). Am J Neuroradiol. 2009;30(1):99-106.
23. Akmangit I, Daglioglu E, Kaya T, et al. Preliminary experience with squid: a new liquid embolizing agent for AVM, AV fistulas and tumors. Turk Neurosurg. 2014;24(4):565-70.
24. Lamin S, Chew HS, Chavda S, et al. Embolization of Intracranial Dural Arteriovenous Fistulas Using PHIL Liquid Embolic Agent in 26 Patients: A Multicenter Study. Am J Neuroradiol. 2017;38(1):127-131.
25. Helmy A, Shaida N. Treatment of Type II Endoleaks with a Novel Agent: Precipitating Hydrophobic Injectable Liquid (PHIL). Cardiovasc Intervent Radiol. 2017;40(7):1094-1098.
26. Rabe E, Breu FX, Cavezzi A, et al. European guidelines for sclerotherapy in chronic venous disorders. Phlebology. 2014;29(6):338-54.
27. Blaise S, Charavin-Cocuzza M, Riom H, Brix M, Seinturier C, Diamand JM, et al. Treatment of low-flow vascular malformations by ultrasound-guided sclerotherapy with polidocanol foam: 24 cases andliterature review. Eur J Vasc Endovasc Surg. 2011;41(3):412-7.

Dispositivo Hemostático

15

Bruna De Fina

INTRODUÇÃO

Os procedimentos vasculares percutâneos surgiram como uma opção minimamente invasiva de diagnóstico e tratamento e são cada vez mais realizados em múltiplas áreas de atuação. Com o aumento no número de procedimentos, as complicações relacionadas à punção arterial tornaram-se mais frequentes e foco de preocupação. A incidência destas complicações varia de 1,5 a 9% e as principais são: hematoma inguinal (5 a 23%), hematoma retroperitoneal (0,15 a 0,44%), fístula arteriovenosa (0,2 a 2,1%), infecção (0,1%) e pseudoaneurisma (0,5 a 6,3%)[1,2].

Alguns fatores preditores de complicações vasculares de sítio de punção são: idade maior que 70 anos, sexo feminino, área de superfície corporal maior que 1,6 kg/m2, insuficiência renal ou creatinina maior que 2 mg/dL, procedimentos de emergência e o uso de inibidores da glicoproteína IIb/IIIa periprocedimento[3].

Ao término destes procedimentos, o sítio de punção deve ser submetido a compressão manual após a retirada da bainha. Esta é a técnica mais utilizada para se alcançar a hemostasia, sendo o padrão ouro atual. Nesta, o operador mantém pressão controlada sobre a posição estimada da punção na artéria após a remoção da bainha vascular. Esta pressão é mantida e gradualmente vai sendo reduzida4. A duração da compressão varia conforme o tamanho da bainha – uma regra utilizada é para cada 1 French (Fr), manter pressão por 5 minutos – de 15 a 30 minutos e o paciente é mantido em repouso por aproximadamente 60 a 90 minutos. A pressão deve ser reduzida durante os últimos 5 minutos de compressão a 25% da pressão inicial. Uma vez obtida a hemostasia, o pulso distal é palpado para garantir que a perfusão adequada do membro não foi alterada. Se o paciente tem uma bainha arterial e uma bainha venosa, a arterial deve ser removida primeiro e a venosa, 5 minutos após, para evitar o risco de formação de fístulas arteriovenosas[5]. A incidência de complicações com este método é, em média, de 3,3%[2].

O aconselhamento sobre o tempo de repouso no leito depende do tamanho da bainha, historicamente um mínimo de 1 hora para cada French (Fr) é recomendado. Atualmente, 1 hora após a remoção de uma bainha de 5 Fr ou 1,5 hora após a remoção de uma bainha de 6 Fr foi demonstrado ser seguro[6,7].

As vantagens da compressão manual são: baixa taxa de complicações vasculares, simplicidade da técnica, a não utilização de dispositivos permanentes ou provisórios intra ou extra-arteriais; já as desvantagens são: desconforto, incapacidade de tolerar posição supina devido a comorbidades, maior tempo de compressão, maior tempo para a deambulação e até a alta hospitalar[5].

Visando a diminuição destas complicações, o conforto do paciente e sua rápida recuperação, surgiram há 2 décadas dispositivos de fechamento arterial (DFA), que auxiliam na hemostasia do sítio de punção por diferentes mecanismos e atualmente estes são utilizados em 30 a 50% dos procedimentos por via femoral[5,8].

INDICAÇÃO CLÍNICA

Os DFA são indicados para pacientes submetidos a procedimentos de cateterização diagnóstica ou intervencionista que utilizam a punção da artéria femoral comum.

CONTRAINDICAÇÃO

Não existem contraindicações absolutas ao seu uso, porém em algumas condições este não é recomendado, como punções abaixo da bifurcação das artérias femorais; na artéria femoral superficial ou profunda (pelo aumento no risco de complicações isquêmicas); punções acima do nível da emergência da artéria epigástrica inferior (aumentando em 2,8 vezes o risco de hemorragia retroperitoneal); presença de doença arterial periférica moderada ou grave; calibre arterial menor que 4 a 5 mm de diâmetro; em portadores de diabetes mellitus e outras imunodeficiências (por aumentar o risco de infecção) e em pacientes com alergia aos componentes dos dispositivos[5].

CLASSIFICAÇÃO

Estes dispositivos podem ser classificados conforme seu mecanismo de ação em algumas categorias[5]:

1. *ativos*, nos quais o dispositivo aproxima ativamente o local da arteriotomia, com o uso de, por exemplo, uma âncora e um tampão de colágeno; uma sutura ou um grampo de nitinol; e passivos, em que a arteriotomia é fechada utilizando um selante que facilita a formação de coágulos;
2. *internos*, por apresentarem um componente intra-arterial, e *externos*, que não apresentam mecanismo intra-arterial;
3. *presença de corpo estranho versus sem corpo-estranho*, com base na utilização de um corpo estranho (sutura, clipe, vedante, âncora);
4. *temporários*, em que o corpo estranho é absorvido durante um período de tempo, e *permanentes*, em que este permanece.

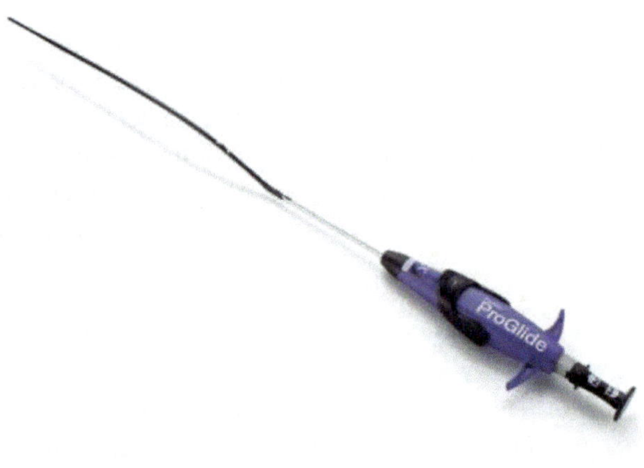

Figura 15.1. Dispositivo Perclose Proglide®.

Existem também disponíveis dispositivos que auxiliam na compressão manual e promovem auxílio à hemostasia de forma não invasive, sendo usados como adjuntos à compressão manual. Estes incluem mecanismos que aplicam compressão mecânica externa, como o FemoStop Gold® (St. Jude Medical, St. Paul, MN), que realiza compressão pneumática controlada e progressiva sobre o sítio de punção, ou agentes tópicos pró-coagulantes como o Chito-Seal (Abbott Vascular, Santa Clara, CA).

TIPOS DE DISPOSITIVOS

A seguir, discutiremos os DFA mais utilizados e suas principais características.

Perclose®

O dispositivo Perclose Proglide® (Abbott Vascular, Abbott Park, IL) desdobra uma sutura com um nó de polipropileno monofilamentado pré-formado, esta sutura apresenta resistência à tração e baixa resposta inflamatória, podendo ser usada para fechar arteriotomias de 5 a 21 Fr; para tamanhos superiores a 8 Fr são necessários pelo menos dois dispositivos e a utilização da técnica de Preclose[9] (Figura 15.1). Outro dispositivo semelhante é o Prostar XL® (Abbott Vascular, Abbott Park, IL) que promove o fechamento de arteriotomias de 8 a 10 Fr com o mesmo mecanismo, porém com dois nós[10]. Os dispositivos Proglide e Prostar XL correspondem a cerca de 20 a 40% do mercado de DFA nos Estados Unidos[2,7,11].

O implante do dispositivo Perclose Proglide é realizado ao término do procedimento e para aumentar sua taxa de sucesso, recomenda-se realizar uma incisão prévia na pele de 5 a 7 mm e dissecção romba do tecido celular subcutâneo no trajeto da punção. Através do introdutor é implantado um fio-guia 0,035" ou 0,038" e o introdutor é removido enquanto se aplica uma pressão leve sobre o local de punção para manter a hemostasia. Através deste fio-guia é inserido o dispositivo e seu conjunto é composto de três estruturas, corpo principal, disparador e empurrador do nó (*trimmer*).

O corpo do dispositivo hemostático é avançado até o orifício de saída do fio-guia estar logo acima da linha da pele. Este é então removido e o corpo avançando até que fluxo pulsátil de sangue seja evidente a partir do lúmen do marcador. A alavanca do dispositivo (marcada como número 1) e o logotipo devem estar voltados para cima (12 horas). O dispositivo é angulado a 45 graus e levemente retraído e a alavanca tracionada no corpo do dispositivo, abrindo as asas intra-arteriais. No próximo passo, mantendo a tração, empurra-se o conjunto do êmbolo (na direção da marcação número 2) até o final e a seguir separa-se o conjunto para trás (na direção assinalada com o número 3), retirando completamente o êmbolo e as agulhas do corpo do dispositivo. Os passos numerados 2 e 3 disparam as agulhas conectadas

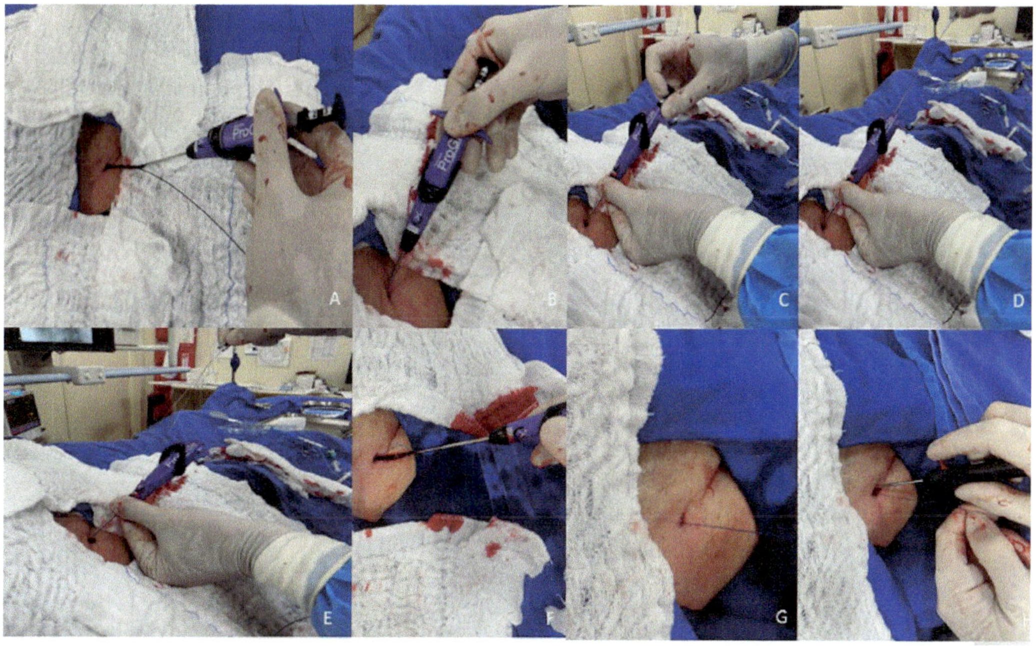

Figura 15.2. Passo a passo do implante do dispositivo Perclose®. A. Através do fio-guia é inserido o dispositivo e este é avançado até o orifício de saída do fio-guia. B. Este é então removido e o corpo avançado até saída de fluxo pulsátil de sangue. C. A alavanca do dispositivo é tracionada no corpo do dispositivo. D e E.- Após empurrar o conjunto do êmbolo, separa-se o conjunto para trás retirando-o com as agulhas do corpo do dispositivo e cortando seus fios. F. Após a retração das abas o corpo do dispositivo pode ser retirado deixando os dois fios do nó. G e H. Com o trimmer, ajusta-se o nó e os fios são seccionados.

ao fio de Prolene e ao nó já montado e estas perfuram as paredes laterais da arteriotomia, realizando o fechamento do orifício. No último passo (número 4) as abas são retraídas e o corpo do dispositivo pode ser retirado, deixando os dois fios do nó, que são tracionados e o operador, com a ajuda do *trimmer*, ajustava o nó e seccionava os fios (Figura 15.2).

Para arteriotomias de 8 Fr a 26 Fr, a técnica de Preclose é empregada e permite a realização de procedimentos como a correção percutânea de aneurismas e de doenças valvares[12]. Para esta técnica, dois dispositivos são implantados logo após o acesso inicial do vaso. O primeiro dispositivo é desdobrado e girado ligeiramente no sentido horário para 30 graus e um segundo dispositivo é implantado e girado ligeiramente no sentido anti-horário para 30 graus. Os nós são disparados, porém não são tracionados e mantêm-se reparados durante o procedimento (Figura 15.3). Ao término é realizada a tração e o ajuste dos nós, fechando a arteriotomia. O uso desta técnica no tratamento percutâneo dos aneurismas de aorta via endovascular vem demonstrando menor tempo de procedimento, menor tempo para hemostasia, bem como tendências para melhora da perda de sangue e diminuição da dor em comparação com a inguinotomia convencional[13-16].

Para a segurança e sucesso na utilização deste dispositivo, a seleção dos pacientes é fundamental, evitando

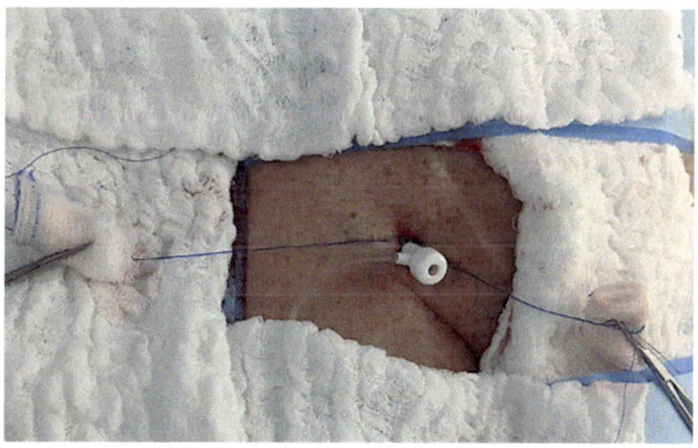

Figura 15.3. Técnica de Preclose: acesso femoral com presença dos fios do dispositivo Perclose Proglide já implantados e reparados. O procedimento é realizado e ao término os fios são tracionados e o introdutor retirado.

acessos em artérias muito calcificadas ou com pequeno diâmetro. Algumas vantagens deste dispositivo são a possibilidade de repetição do acesso imediatamente após seu uso e ausência de material de implante intraluminal ou extraluminal. Uma possível desvantagem é a possibilidade de complicações em artérias calcificadas, por fraturas de placa de ateroma levando a complicações isquêmicas e o segmento intra-arterial do dispositivo, mais longo, que avança e retrai durante o implante.

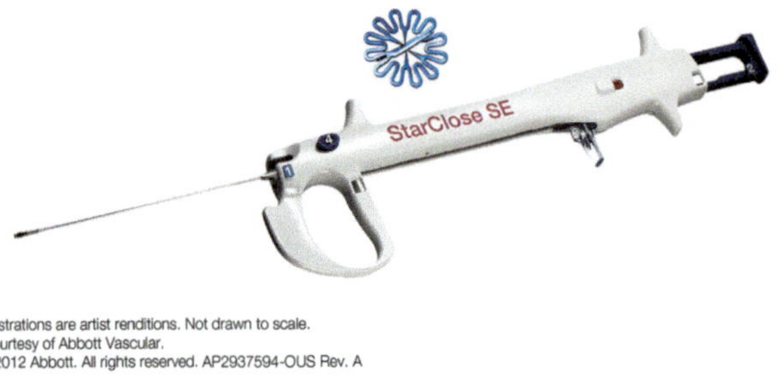

Figura 15.4. Dispositivo Starclose.

Starclose®

O dispositivo Starclose (Abbott Vascular, Santa Clara, CA) promove o fechamento de arteriotomias de até 8 Fr, ele consite em um aproximador ativo à base de um clipe de nitinol extraluminal de 4 mm. O dispositivo consiste no aplicador de clipes, na bainha de troca StarClose 6 Fr e em um fio-guia 0,035'' ponta em J. É recomendada a dissecção romba da pele de 5 a 7 mm, se possível antes da administração de anticoagulantes, o implante é realizado ao término do procedimento (Figura 15.4).

Através do introdutor utilizado é implantado o fio-guia e o introdutor é trocado pela bainha de troca StarClose, o fio e o dilatador são removidos e este sistema conecta-se ao aplicador de clipes. Deve-se retrair o dispositivo para fora do tecido 3 a 4 cm e pressionar firmemente o êmbolo com o polegar direito até o número 2 aparecer na janela, este passo libera as abas localizadoras (intra-arteriais) e com estas abertas, o sistema deve ser retraído, e são disparados os passos 3 e 4, Desta forma o clipe metálico é liberado e fixado na camada adventícia da artéria[17-19] (Figura 15.5).

Uma possível desvantagem deste dispositivo é a necessidade de troca de bainhas e a possibilidade de migração intra-arterial do clipe para dentro da artéria, levando a complicações isquêmicas[20-24].

Angio-Seal®

Aprovado em 1996 nos EUA, este é o DFA mais utilizado nos Estados Unidos, por apresentar uma curta curva de aprendizado e uma alta taxa de sucesso[2,25,26]. Ele pode ser usado para bainhas de 5 a 8 Fr, podendo chegar a 12 Fr[27] e promove a hemostasia do sitio de punção por aproximação ativa com o uso de uma âncora intravascular (reabsorvível em 30 dias) e um plugue de 18 mg de colágeno bovino de 1 mm x 2 mm x 10 mm[28].

O dispositivo Angio-Seal (Terumo, Japão) é disponível em dois tamanhos, 6 Fr ou 8 Fr, dependendo do tamanho do introdutor utilizado, e consiste em um dispositivo de distribuição (Dispositivo Angio-Seal)

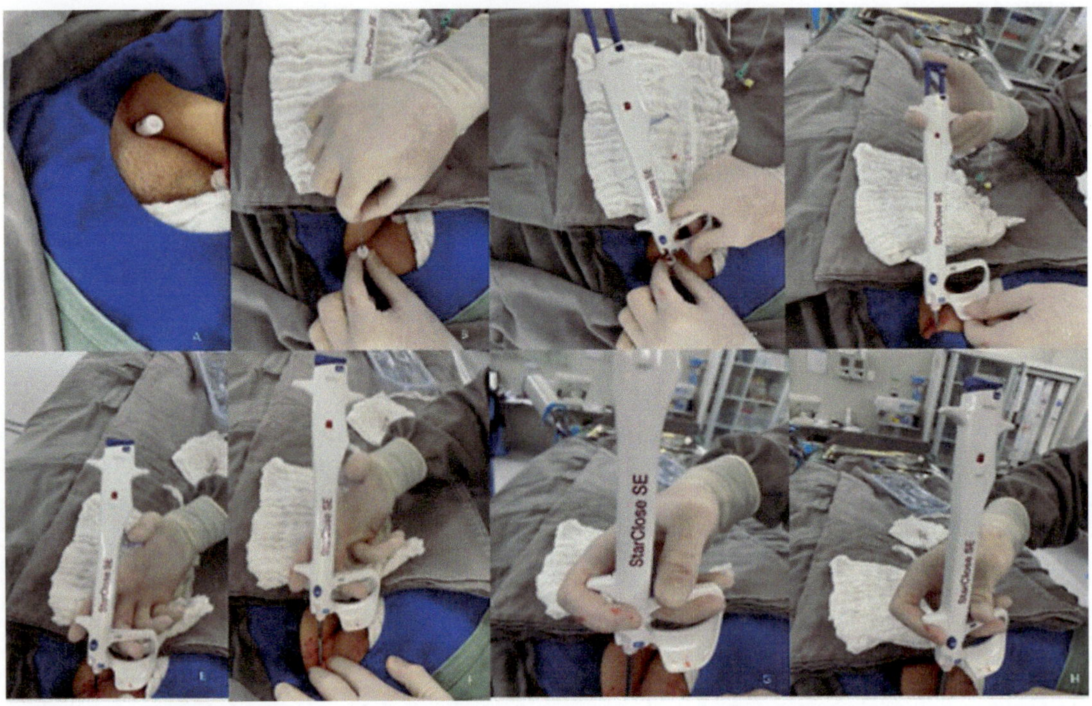

Figura 15.5. Passo a passo do implante do dispositivo Starclose®. A. Troca do introdutor pela bainha de troca StarClose. B e C. Conexão da bainha ao aplicador de clipes. D. Retração do dispositivo para fora do tecido 3 a 4 cm e pressão no êmbolo 2. E e F. Com o sistema retraído até leve resistência aplica-se passo 3. G e H. Pressão no botão 4 com término da liberação do clipe metálico.

composto de uma âncora biodegradável e um tampão de colágeno, uma bainha de inserção e um localizador de arteriotomia e um fio-guia ponta em J de 0,035 ou 0,038 polegada (Figura 15.6).

O fio-guia de ponta-J é inserido através da artéria após o término do procedimento e o introdutor é removido; sobre o fio-guia, o sistema localizador e a bainha são inseridos e a posição intra-arterial é confirmada pela saída de sangue através do localizador, este e o fio-guia são removidos, deixando apenas a bainha. A seguir é inserido o dispositivo Angio-Seal dentro da bainha até ouvir-se um clique. O conjunto é retrocedido e tracionado a 45 graus e o compactador é avançado até que a resistência seja percebida. Ao término o conjunto é retirado e o fio de sutura (que une a âncora ao tampão) é cortado.

O implante de um novo Angio-Seal pode ser realizado 90 dias após (para permitir que a âncora e a sutura sejam absorvidas), no entanto, uma nova punção pode ser realizada dentro de 90 dias com segurança a 1 cm de distância do sítio da arteriotomia anterior.

As desvantagens deste dispositivo são a presença da âncora intravascular, que pode causar complicações isquêmicas em pequenas artérias femorais ou casos raros de embolização da âncora e a possibilidade de infecção do conjunto até sua absorção[5,10].

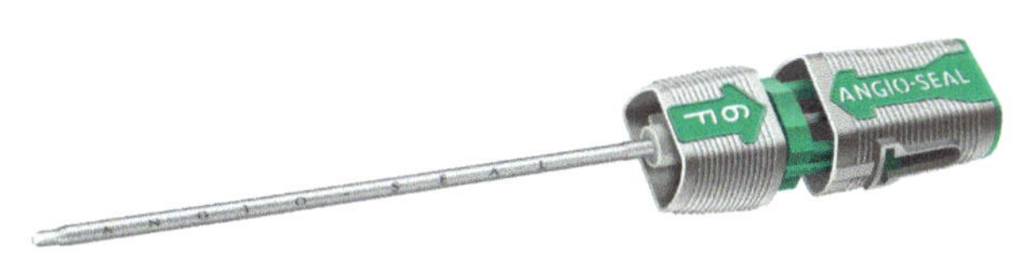

Figura 15.6. Angio-Seal VIP 6F. Registro ANVISA – 80012280198.

Exoseal®

O Exoseal (Cordis Corp., NJ, EUA) alcança a hemostasia através do implante de um plugue de ácido poliglicólico extravascular no trajeto da punção arterial (Figura 15.7).

A aplicação ocorre após o término do procedimento através do mesmo introdutor utilizado, se este menor que 12 cm e de 5 a 7 Fr. O aplicador do plugue é avançado até que seu posicionamento intra-arterial seja confirmado pela saída de sangue pelo orifício lateral, o introdutor é então tracionado até seu limite encontrar o dispositivo (o que expõe um fio espiral de nitinol intra-arterial), o conjunto é tracionado e as janelas de marcação do dispositivo mudam de cor, sinalizando que a espiral encontrou a parede arterial. Neste momento o botão de liberação pode ser acionado e este remove o fio de nitinol e libera o plugue de ácido poliglicólico no trajeto da punção. O conjunto (introdutor e dispositivo) pode ser removido após 2 segundos. O plugue é totalmente absorvível em 60 a 90 dias (Figura 15.8).

O Exoseal tem a vantagem de não ter componente intravascular e nao necessitar da troca de introdutores, diminuindo assim os riscos de estreitamento luminal relacionados a âncora, oclusão ou embolia[29].

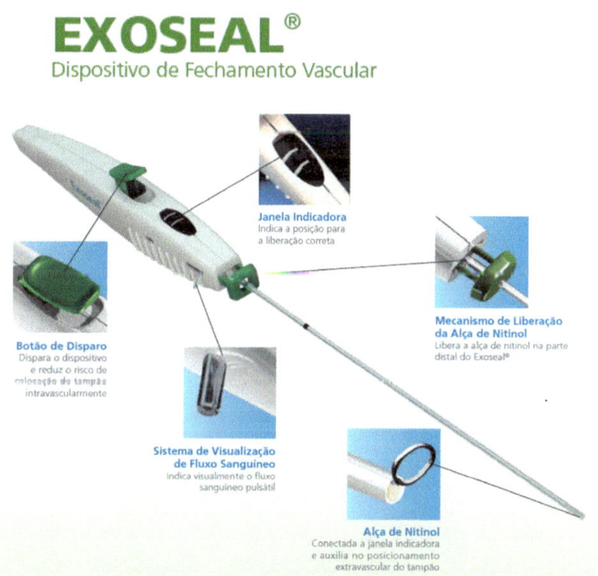

Figura 15.7. Exoseal – Tamanhos disponíveis em French: 5 Fr, 6 Fr e 7 Fr. Compatível com introdutores femorais convencionais de 5 Fr a 7 Fr, com até 12 cm de comprimento. Punção femoral retrógrada sendo a artéria femoral com no mínimo 5 mm de diâmetro. Totalmente extravascular, tampão de ácido poliglicólico, totalmente absorvido entre 60 a 90 dias. Permite a reabordagem após 30 dias, não necessita de nenhum preparo – pronto para uso. A colocação apropriada depende dos indicadores visuais. Não ocorrerá nenhuma mudança de tensão física indicando o momento do disparo. Vale ressaltar a importância de manter o dispositivo estabilizado no momento que se pressionar o botão de disparo, garantindo que nenhuma movimentação ocorra. A alça de nitinol se retrai para dentro da haste no momento do disparo, usando um lúmen dedicado, não havendo contato com o plugue.

DISCUSSÃO

Não existe consenso quanto à precisa indicação e superioridade dos DFA em relação à compressão manual (CM). Nos estudos realizados, a presença de complicações hemorrágicas apresenta-se similar à CM e é observado benefício em relação a redução do tempo de hemostasia, rápida mobilização e alta e mais conforto ao paciente1,[30-33]. Em recente revisão sistemática, não foram observadas diferenças entre as complicações maiores comparando aos DFA à compressão manual e ao comparar os DFA entre si, os baseados em clipes e sutura foram associados a um tempo reduzido de hemostasia, quando comparadoa com CM, sem diferença na eficácia ou segurança dos diferentes mecanismos de ação entre si[34].

Em relação à diferença de custo, mesmo ainda sem consenso, devido à alta complexidade e heterogeneidade destes procedimentos, estudos recentes apontam para uma redução de custo no grupo dos DFA[35,36].

Algumas medidas podem ser realizadas na tentativa de reduzir as complicações relacionadas ao acesso arterial, como a utilização do menor diâmetro de introdutor possível e sua retirada precoce; marcação da punção com parâmetros clínicos, anatômicos, radioscópicos e ultrassonografia Doppler, repetir este exame após a punção para avaliar intercorrências e a utilização de acessos alternativos. Atualmente o acesso pela artéria radial vem sendo utilizado e apresenta menor taxa de complicações locais; porém a falha em cateterizações seletivas, a restrita disponibilidade de cateteres específicos, as taxas de oclusão e estenose arterial,

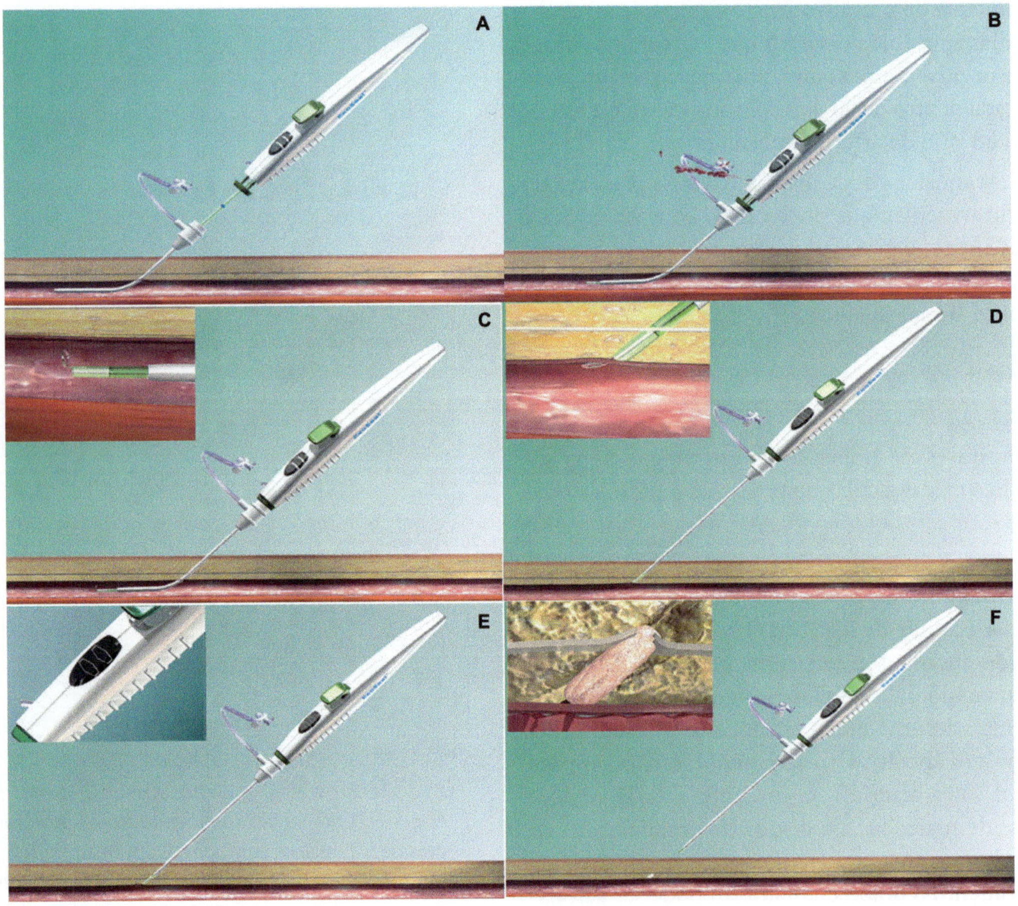

Figura 15.8. Passo a passo para utilização. A. Selecione o dispositivo de fechamento vascular Exoseal®, de acordo com o tamanho (Fr) do introdutor utilizado no procedimento. Insira Exoseal® pelo introdutor e avançe-o até o marcador preto localizado na haste. B. Comece a retrair o introdutor/bainha em direção ao dispositivo até verificar um fluxo sanguíneo. Observar se há fluxo pulsátil no Indicador Lateral de Fluxo Pulsátil. C. Retraia totalmente o introdutor, unindo-o ao dispositivo. Você ouvirá um "clique". Agora o introdutor está preso ao Exoseal® e a alça de nitinol foi liberada para dentro da artéria. D. Puxe o introdutor e o Exoseal® (retraia com a mão esquerda, mantenha o ângulo de 45º com a direita, mesma angulação da punção) – observe o indicador de fluxo pulsátil quanto a uma redução no fluxo sanguíneo. E. Quando o fluxo de sangue vindo do indicador reduzir, observe a janela indicadora ficar toda preta. Com sua mão dominante, estabilize o dispositivo e com a outra mão, pressione o botão de disparo para a liberação do tampão. F. Remova o Exoseal® e o introdutor. Mantenha uma leve pressão com a ponta de um dedo no lugar da punção por 2 minutos para que o tampão extravascular faça o seu papel.

a necessidade de punções repetidas e a ausência de perviedade do arco palmar ainda são preocupações em procedimentos realizados por este acesso[31,37].

POSSIBILIDADES DE USO

A utilização dos DFA em outros cenários clínicos além da punção retrógrada da artéria femoral comum é considerada fora da indicação de uso proposta inicialmente, porém com a necessidade de diminuir as complicações, o impacto dos acessos cirúrgicos convencionais, o tempo operatório e o tempo de internação, outras possibilidades surgiram como opção de uso para os DFA. Estes dispositivos no acesso anterógrado pela artéria femoral se mostraram seguros e efetivos, com altas taxas de sucesso e baixas taxas de complicações; em outros sítios arteriais como artéria braquial, axilar e poplítea também já foram utilizados e seu uso descrito em estudos iniciais, porém ainda apresentam resultados conflitantes[38,39].

Em todos os casos, antes do uso de um DFA é importante avaliar previamente a artéria que será utilizada como via de acesso, se possível com utilização de ultrassonografia Doppler, e observar as características da parede arterial, o calibre, a possibilidade do acesso cirúrgico no caso de falha no implante e qual o dispositivo que melhor se adapta ao uso[40,44].

CONSIDERAÇÕES FINAIS

Nos últimos 20 anos os DFA se modernizaram e ampliaram sua utilização, alcançando cada vez mais segurança e somando benefícios ao seu uso. Faltam ainda estudos que aprimorem sua precisa indicação e suas limitações, entretanto estes se mostraram capazes de reduzir consideravelmente o tempo de hemostasia e o tempo para a deambulação, além de revolucionarem a realização de procedimentos complexos, como o tratamento de aneurismas de aorta de forma percutânea, tornando-se importantes ferramentas na realização de procedimentos endovasculares.

REFERÊNCIAS BIBLIOGRÁFICAS

1. Schulz-Schüpke S, Helde S, Gewalt S, Ibrahim T, Linhardt M, Haas K, et al. Comparison of vascular closure devices vs manual compression after femoral artery puncture: the ISAR-CLOSURE randomized clinical trial. JAMA. 2014;312(19):1981-7.
2. Patel MR, Jneid H, Derdeyn CP, Klein LW, Levine GN, Lookstein RA, et al. Arteriotomy closure devices for cardiovascular procedures: a scientific statement from the American Heart Association. Circulation. 2010;122(18):1882-93.
3. Piper WD, Malenka DJ, Ryan TJ, Shubrooks SJ, O'Connor GT, Robb JF, et al. Predicting vascular complications in percutaneous coronary interventions. Am Heart J. 2003;145(6):1022-9.
4. Sheth RA, Walker TG, Saad WE, Dariushnia SR, Ganguli S, Hogan MJ, et al. Quality improvement guidelines for vascular access and closure device use. J Vasc Interv Radiol. 2014;25(1):73-84.
5. Bangalore S, Bhatt DL. Femoral arterial access and closure. Circulation. 2011;124(5):e147-56.
6. Chhatriwalla AK, Bhatt DL. Walk this way: early ambulation after cardiac catheterization--good for the patient and the health care system. Mayo Clin Proc. 2006;81(12):1535-6.
7. Doyle BJ, Konz BA, Lennon RJ, Bresnahan JF, Rihal CS, Ting HH. Ambulation 1 hour after diagnostic cardiac catheterization: a prospective study of 1009 procedures. Mayo Clin Proc. 2006;81(12):1537-40.
8. Dauerman HL, Applegate RJ, Cohen DJ. Vascular closure devices: the second decade. J Am Coll Cardiol. 2007;50(17):1617-26.
9. Hon LQ, Ganeshan A, Thomas SM, Warakaulle D, Jagdish J, Uberoi R. An overview of vascular closure devices: what every radiologist should know. Eur J Radiol. 2010;73(1):181-90.
10. Krishnasamy VP, Hagar MJ, Scher DJ, Sanogo ML, Gabriel GE, Sarin SN. Vascular Closure Devices: Technical Tips, Complications, and Management. Tech Vasc Interv Radiol. 2015;18(2):100-12.
11. Gerckens U, Cattelaens N, Lampe EG, Grube E. Management of arterial puncture site after catheterization procedures: evaluating a suture-mediated closure device. Am J Cardiol. 1999;83(12):1658-63.
12. Griese DP, Reents W, Diegeler A, Kerber S, Babin-Ebell J. Simple, effective and safe vascular access site closure with the double-ProGlide preclose technique in 162 patients receiving transfemoral transcatheter aortic valve implantation. Catheter Cardiovasc Interv. 2013;82(5):E734-41.
13. Lee WA, Brown MP, Nelson PR, Huber TS. Total percutaneous access for endovascular aortic aneurysm repair ("Preclose" technique). J Vasc Surg. 2007;45(6):1095-101.
14. Nelson PR, Kracjer Z, Kansal N, Rao V, Bianchi C, Hashemi H, et al. A multicenter, randomized, controlled trial of totally percutaneous access versus open femoral exposure for endovascular aortic aneurysm repair (the PEVAR trial). J Vasc Surg. 2014;59(5):1181-93.
15. Jaffan AA, Prince EA, Hampson CO, Murphy TP. The preclose technique in percutaneous endovascular aortic repair: a systematic literature review and meta-analysis. Cardiovasc Intervent Radiol. 2013;36(3):567-77.
16. Furlough CL, Desai SS, Azizzadeh A. Adjunctive technique for the use of ProGlide vascular closure device to improve hemostasis. J Vasc Surg. 2014;60(6):1693-4.

17. Schwartz BG, Burstein S, Economides C, Kloner RA, Shavelle DM, Mayeda GS. Review of vascular closure devices. J Invasive Cardiol. 2010;22(12):599-607.

18. Spiliopoulos S, Katsanos K, Karnabatidis D, Diamantopoulos A, Nikolaos C, Siablis D. Safety and efficacy of the StarClose vascular closure device in more than 1000 consecutive peripheral angioplasty procedures. J Endovasc Ther. 2011;18(3):435-43.

19. Hermiller JB, Simonton C, Hinohara T, Lee D, Cannon L, Mooney M, et al. The StarClose Vascular Closure System: interventional results from the CLIP study. Catheter Cardiovasc Interv. 2006;68(5):677-83.

20. Tay EL, Co M, Tai BC, Lee YP, Low A, Lim YT, et al. Clinical experience of StarClose vascular closure device in patients with first and recurrent femoral punctures. J Interv Cardiol. 2008;21(1):67-73.

21. Wang Z, Li X, Chen J, Shi H, Pan J, Zhang X, et al. Safety and effectiveness of repeat arterial closure using the StarClose vascular closure device in patients with hepatic malignancy. Clin Radiol. 2013;68(9):e498-501.

22. Chai DZ, Zhang HY. Acute Lower Extremity Ischemia Caused by the StarClose Vascular Closure Device. Eur J Vasc Endovasc Surg. 2016;51(5):705.

23. Dzieciuchowicz Ł, Zmysłowski M, Stefaniak K, Oszkinis G. Acute limb ischemia caused by incorrect deployment of a clip-based arterial closure device. Wideochir Inne Tech Maloinwazyjne. 2016;11(2):111-4.

24. Jaff MR, Hadley G, Hermiller JB, Simonton C, Hinohara T, Cannon L, et al. The safety and efficacy of the StarClose Vascular Closure System: the ultrasound substudy of the CLIP study. Catheter Cardiovasc Interv. 2006;68(5):684-9.

25. Kussmaul WG, Buchbinder M, Whitlow PL, Aker UT, Heuser RR, King SB, et al. Rapid arterial hemostasis and decreased access site complications after cardiac catheterization and angioplasty: results of a randomized trial of a novel hemostatic device. J Am Coll Cardiol. 1995;25(7):1685-92.

26. Chevalier B, Lancelin B, Koning R, Henry M, Gommeaux A, Pilliere R, et al. Effect of a closure device on complication rates in high-local--risk patients: results of a randomized multicenter trial. Catheter Cardiovasc Interv. 2003;58(3):285-91.

27. Sarin SN, Shah RK, Chun A, Akman A, Arora S, Rahbar R, et al. Use of the 8-F angio-seal vascular closure device in large-caliber arteriotomies. J Endovasc Ther. 2012;19(4):497-500.

28. Cox T, Blair L, Huntington C, Lincourt A, Sing R, Heniford BT. Systematic Review of Randomized Controlled Trials Comparing Manual Compression to Vascular Closure Devices for Diagnostic and Therapeutic Arterial Procedures. Surg Technol Int. 2015;27:32-44.

29. Wong SC, Bachinsky W, Cambier P, Stoler R, Aji J, Rogers JH, et al. A randomized comparison of a novel bioabsorbable vascular closure device versus manual compression in the achievement of hemostasis after percutaneous femoral procedures: the ECLIPSE (Ensure's Vascular Closure Device Speeds Hemostasis Trial). JACC Cardiovasc Interv. 2009;2(8):785-93.

30. Allen DS, Marso SP, Lindsey JB, Kennedy KF, Safley DM. Comparison of bleeding complications using arterial closure device versus manual compression by propensity matching in patients undergoing percutaneous coronary intervention. Am J Cardiol. 2011;107(11):1619-23.

31. Byrne RA, Cassese S, Linhardt M, Kastrati A. Vascular access and closure in coronary angiography and percutaneous intervention. Nat Rev Cardiol. 2013;10(1):27-40.

32. Maraj I, Budzikowski AS, Ali W, Mitre CA, Kassotis J. Use of vascular closure device is safe and effective in electrophysiological procedures. J Interv Card Electrophysiol. 2015.

33. Veasey RA, Large JK, Silberbauer J, Paul G, Taggu W, Ellery S, et al. A randomised controlled trial comparing StarClose and AngioSeal vascular closure devices in a district general hospital--the SCOAST study. Int J Clin Pract. 2008;62(6):912-8.

34. Robertson L, Andras A, Colgan F, Jackson R. Vascular closure devices for femoral arterial puncture site haemostasis. Cochrane Database Syst Rev. 2016;3:CD009541.

35. Rickli H, Unterweger M, Sütsch G, Brunner-La Rocca HP, Sagmeister M, Ammann P, et al. Comparison of costs and safety of a suture-mediated closure device with conventional manual compression after coronary artery interventions. Catheter Cardiovasc Interv. 2002;57(3):297-302.

36. Resnic FS, Arora N, Matheny M, Reynolds MR. A cost-minimization analysis of the angio-seal vascular closure device following percutaneous coronary intervention. Am J Cardiol. 2007;99(6):766-70.

37. Rao SV, Stone GW. Arterial access and arteriotomy site closure devices. Nat Rev Cardiol. 2016;13(11):641-50.

38. Pieper CC, Wilhelm KE, Schild HH, Meyer C. Feasibility of vascular access closure in arteries other than the common femoral artery using the ExoSeal vascular closure device. Cardiovasc Intervent Radiol. 2014;37(5):1352-7.

39. Sheth RA, Ganguli S. Closure of Alternative Vascular Sites, Including Axillary, Brachial, Popliteal, and Surgical Grafts. Tech Vasc Interv Radiol. 2015;18(2):113-21.

40. Puggioni A, Boesmans E, Deloose K, Peeters P, Bosiers M. Use of StarClose for brachial artery closure after percutaneous endovascular interventions. Vascular. 2008;16(2):85-90.

41. Kim A, Fusman B, Jolly N, Feldman T. Percutaneous suture closure for brachial artery puncture. J Interv Cardiol. 2002;15(4):277-80.

42. Bilecen D, Bongartz G, Ostheim-Dzerowycz W. Off-label use of Angio-Seal vascular closure device for brachial artery puncture closure-deployment modification and initial results after transbrachial PTA. Eur J Vasc Endovasc Surg. 2006;31(4):431-3.

43. Gutzeit A, van Schie B, Schoch E, Hergan K, Graf N, Binkert CA. Feasibility and safety of vascular closure devices in an antegrade approach to either the common femoral artery or the superficial femoral artery. Cardiovasc Intervent Radiol. 2012;35(5):1036-40.

44. Schmelter C, Liebl A, Poullos N, Ruppert V, Vorwerk D. Suitability of Exoseal vascular closure device for antegrade femoral artery puncture site closure. Cardiovasc Intervent Radiol. 2013;36(3):659-68.

Parte IV — TÉCNICAS INTERVENCIONISTAS

Acessos Vasculares e Técnicas de Punções

16

Francisco Leonardo Galastri
Rafael Califani
Ricardo Virgínio dos Santos

INTRODUÇÃO

A radiologia intervencionista utiliza tecnologias de imagem para executar procedimentos com finalidade diagnóstica e terapêutica em diversos órgãos-alvo à distância de seu sítio de acesso. Os procedimentos endovasculares são parte importante do que contempla a especialidade Radiologia Intervencionista e, para estes, o acesso à luz do sistema arterial ou venoso é obrigatório. Apesar de conceitualmente simples, o acesso vascular percutâneo representa o passo menos controlável da intervenção. Logo, um bom planejamento e o conhecimento da doença e anatomia, bem como das variações anatômicas e opções terapêuticas disponíveis são fundamentais para o sucesso do procedimento.

O primeiro método utilizado para a execução de uma arteriografia diagnóstica foi a punção direta do sistema arterial com uma agulha, seguido de injeção de meio de contraste, em 1927, por António Egas Moniz.

Em 1952, o radiologista sueco Sven Ivar Seldinger apresentou, pela primeira vez, no Congresso da Associação Médica Radiológica do Norte, em Helsinque (Finlândia), uma breve nota citando as vantagens do método que, até então, chamava de angiografia por cateter sobre o método de injeção do meio de contraste através de uma agulha. Dentre as vantagens citadas, a possibilidade de injetar o meio de contraste em qualquer nível do sistema vascular, de permitir a mobilização do paciente durante a realização do exame, a diminuição do risco de extravasamento do meio de contraste, além da capacidade de manter o cateter no sistema vascular, possibilitando a execução de novos exames[1].

Em 1953, Seldinger publica a descrição da técnica de acesso que ficaria eternizada por sua segurança, praticidade e funcionalidade e que, merecidamente, acabou por levar sua denominação. Na técnica de Seldinger, o sistema vascular ou uma cavidade é submetido à punção com uma agulha vazada, seguida da introdução de um fio-guia através do lúmen da agulha, sendo esta removida na sequência para dar lugar ao implante de um introdutor, cateter ou cânula, passado sobre o fio-guia através da cavidade ou vaso[1]. A técnica de Seldinger tem se mantido relativamente sem mudanças, desde então, com pequenas adaptações do método para o acesso percutâneo a quase todos os sistemas orgânicos.

A escolha do sítio de punção conta com o rigor em obedecer a critérios básicos para a segurança do procedimento. O vaso escolhido deve ter calibre adequado para abrigar dispositivos dentro do seu lúmen e a parede vascular, suficientemente saudável para cicatrizar após seu rompimento pelo dispositivo. O paciente deve ser posicionado na mesa de procedimento para permitir o acesso mais fácil ao local de punção planejado, e o material necessário para a punção deve estar facilmente disponível na sala de procedimento. A pele, no local de punção, deve ser íntegra, livre de infecções, de incisões cirúrgicas recentes ou retrações cicatriciais, evitando assim complicações locais. Nas punções vasculares diretas, pós-exposição cirúrgica em procedimentos híbridos, deve-se atentar para uma adequada fixação das bainhas e introdutores nos tecidos adjacentes, uma vez que a ausência da sustentação do tecido subcutâneo e da pele podem ocasionar mobilização exacerbada dos dispositivos e lesões vasculares inadvertidas nos vasos puncionados[2].

O principal objetivo deste capítulo é descrever orientações técnicas de execução, vantagens e desvantagens, além das principais complicações dos sítios de acesso vascular mais comumente utilizados pelo intervencionista endovascular, dado que, com o aprimoramento dos recursos tecnológicos, a punção vascular guiada por imagem pode ser alcançada, atualmente, para a maioria dos vasos arteriais e venosos – alguns que, até pouco tempo atrás, não eram acessados de forma percutânea.

PUNÇÃO ARTERIAL

A punção do sistema vascular arterial deve, preferencialmente, ser realizada em vasos mais superficiais que se situem sobre anteparos ósseos, a fim de facilitar a compressão manual da artéria após a remoção dos dispositivos (introdutor e/ou cateter). Fatores como a amplitude do pulso, local da doença a ser tratada, distúrbios do trajeto vascular até a lesão-alvo e a experiência do radiologista intervencionista podem influenciar na escolha do acesso arterial.

A técnica convencional para a punção arterial, também chamada de anatômica ou desarmada, pode ser realizada de maneira segura em vasos superficiais com pulsos palpáveis. A palpação bidigidal inequívoca do pulso arterial, com o dedo indicador e o dedo médio afastados, fornece uma linha imaginária sobre a projeção do vaso arterial a ser puncionado, linha esta que deve ser o alvo da agulha de punção, sempre em angulação < 60º com o eixo do vaso a ser puncionado. O auxílio da fluoroscopia é, nestes casos, bastante valoroso de forma a orientar a palpação do pulso, orientação da agulha e do trajeto até a artéria. O bisel da agulha deve estar voltado para cima, sendo possível identificar que a ponta da agulha penetrou a parede vascular pela presença de fluxo pulsátil em jato saindo através do lúmen posterior da agulha. Neste momento, mantém-se o dedo médio comprimindo gentilmente o subcutâneo sobre o pulso arterial e desloca-se o indicador e o polegar, de forma a executar uma pinça digital para preensão da agulha, liberando a outra mão para passagem do fio-guia através da agulha. A progressão do fio-guia e o seu comportamento (manutenção da conformação de sua ponta, sem resistências ou desvio do trajeto projetado) devem, preferencialmente, ser visibilizados através da fluoroscopia[3].

A técnica de punção arterial guiada por ultrassom, também chamada de ecoguiada, exige treinamento com este método de imagem, além de disponibilidade do aparelho de ultrassom. Diferente da técnica convencional, possibilita a punção de vasos arteriais profundos, com pulsos não palpáveis, com maior segurança e eficácia. A adequada insonação do vaso a ser puncionado, em modo B e com auxílio de ferramentas como o colordoppler, auxiliam a escolha do melhor segmento arterial a ser puncionado. Idealmente, quer seja na insonação em plano ou fora de plano, a ponta da agulha deve ser visibilizada em todo o seu trajeto, desde a entrada da pele até a parede da artéria, a fim de minimizar os riscos de lesões inadvertidas de estruturas no trajeto percorrido.

Em situações nas quais o procedimento já foi iniciado e algum acesso arterial já foi obtido, e na necessidade de acesso arterial adicional, pode-se utilizar o recurso de *roadmap* para visibilização do vaso-alvo a ser puncionado. Nesta situação, o angiógrafo deve conter este recurso tecnológico de modo a projetar um mapa do fluxo vascular do vaso-alvo que receberá a outra punção. Também dependente do recurso disponível no angiógrafo digital, a capacidade de realizar fusão de imagens axiais pré-executadas, permitindo que se realize uma punção vascular baseada na projeção do trajeto vascular obtida pela fusão.

Artéria Femoral Comum

Punção Retrógrada

A artéria femoral comum é o vaso arterial mais utilizado no acesso para procedimentos angiográficos, em virtude de características intrínsecas como a facilidade na identificação da mesma através da palpação de sua pulsação na região inguinal, o calibre adequado para receber a maioria dos dispositivos intravasculares e, também, pelo fato de poder ser comprimida efetivamente contra a superfície da cabeça do fêmur após a retirada dos dispositivos vasculares. A punção retrógrada e o implante de dispositivos no sentido contrário ao fluxo arterial diminuem o risco de dissecções sintomáticas e a progressão distal de possíveis dissecções ocasionadas.

A punção arterial neste sítio em pacientes obesos apresenta dificuldade adicional, dado o particular acúmulo fisiológico de gordura subcutânea nesta localidade, além do abdome em avental, sendo necessário, muitas vezes, mover e fixar o panículo adiposo cranialmente para permitir a exposição da região inguinal. Em situações como esta, bem como em pacientes que realizaram cirurgia de abdominoplastia e consecutiva tração cirúrgica do subcutâneo inguinal, pode-se ter maior dificuldade para acessar os vasos femorais, devido à maior dificuldade de localização, obstando a punção.

A artéria femoral comum dever ser acessada no ponto médio do ligamento inguinal, imediatamente lateral à cortical mais medial da cabeça do fêmur, observado pela fluoroscopia (Figura 16.1). Contudo, deve-se identificar o ponto onde o pulso é mais amplo na região inguinal. Em pacientes com pulso femoral menos amplo ou ausente, a orientação para punção pode ser obtida através das calcificações nas paredes da artéria, com auxílio do ultrassom ou com auxílio do *roadmap*. O ponto de punção na pele, preferencialmente, deve ser visibilizado através de imagem de fluoroscopia e marcado utilizando-se um objeto metálico de ponta romba sobre a pele do paciente (Figura 16.1A). Caso a punção arterial seja realizada mais cranial na artéria femoral comum (próxima à artéria ilíaca externa), pode ocorrer hematoma retroperitoneal, complicação grave e de difícil controle (Figura 16.1B). Caso a punção arterial seja realizada mais caudal na artéria femoral comum (próxima à artéria femoral superficial). podem ocorrer lesões na bifurcação da artéria femoral, na artéria femoral profunda ou origem da artéria femoral superficial, causando possíveis complicações como estenose, pseudoaneurismas e fístulas arteriovenosas (Figura 16.1C).

O sucesso técnico e as taxas de complicações da punção retrógrada ecoguiada da artéria femoral comum não se mostraram diferentes da punção guiada pela palpação e marcação radiológica. No entanto, é evidente que a orientação ultrassonográfica melhorou o sucesso da primeira punção, diminuindo o número de tentativas e o tempo médio para colocação da bainha vascular[4]. A marcação radiológica da punção da artéria femoral comum oferece parâmetros objetivos de segurança, além de praticidade na execução. Um método utilizado para diminuir as chances de complicações relacionadas à punção em sítio inadequado é a divisão da cabeça femoral no eixo vertical em quatro segmentos equidistantes. Esta divisão facilita a identificação do ponto a ser puncionado na projeção dos segmentos 2 e 3, imediatamente lateral à cortical medial da cabeça femoral identificada por marcação fluoroscópica com pinça cirúrgica (Figura 16.1A)[5,6].

Uma vez determinado o local desejado da punção, é realizada anestesia na pele com lidocaína a 2% sem vasoconstritor e no subcutâneo, tanto do plano superficial quanto profundo, alcançando o sítio perivascular. O local de incisão na pele é realizado com uma lâmina de bisturi número 11, de 1 a 2 centímetros caudal ao ponto de entrada da agulha na artéria, identificado previamente. Essa distância de 1 a 2 cm entre o local que a agulha atravessa a pele e onde sua ponta entra na artéria é necessária para permitir uma angulação ideal de 45° durante a punção. Caso haja intenção de utilizar algum dispositivo selador de punção ao término do procedimento, é necessário executar uma divulsão do subcutâneo até a artéria com uma pinça de dissecção com ponta romba (p. ex.: Kelly), antes da punção com a agulha. Existe uma forte relação entre a qualidade do fluxo através da agulha e a posição adequada de sua ponta dentro do vaso. Quando o fluxo pela agulha não é em jato, sua ponta pode estar parcialmente intraluminal, sobre uma placa, dentro de uma veia ou em algum ramo arterial próximo menos calibroso. Manobras delicadas neste momento, ou mesmo a remoção da agulha com compressão local, e repetição da punção, podem ser necessárias até identificar um fluxo que permita a continuidade do procedimento. Algumas vezes, pode-se realizar uma angiografia teste, com pequeno volume de contraste e baixa pressão, para assegurar que a posição da ponta da agulha está localizada adequadamente dentro da artéria[7].

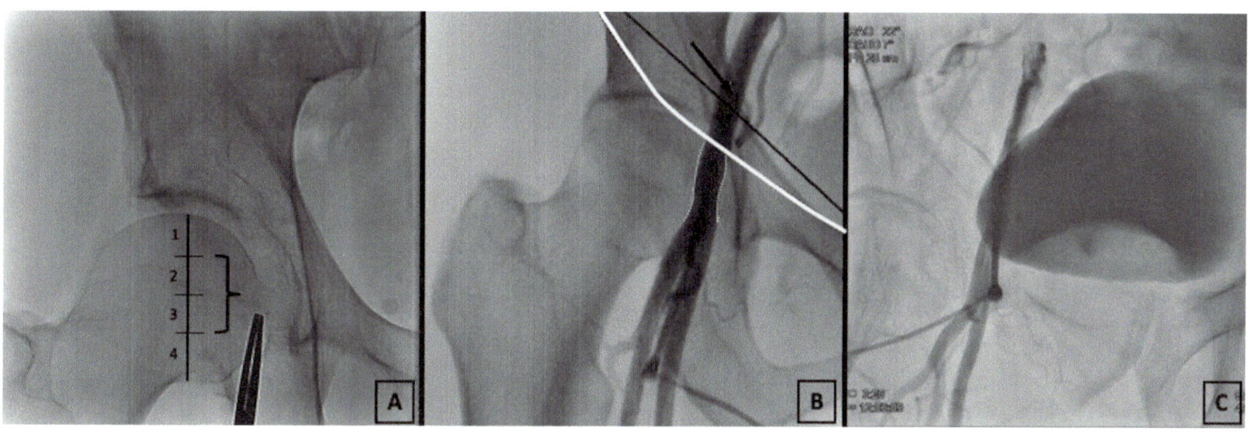

Figura 16.1. A. Marcação fluoroscópica com pinça hemostática em projeção de cortical medial de cabeça femoral direita em nível dos segmentos 2 e 3 (Colchete). B. Arteriografia femoral direita, controle pós-punção da artéria femoral comum direita, artéria epigástrica inferior direita (seta preta), projeção de ligamento inguinal direito (linha preta contínua), projeção de limite cortical superior da cabeça femoral (linha branca contínua). A linha branca pontilhada demonstra o segmento arterial desejável para punção da artéria femoral comum direita. C. Arteriografia femoral direita em oblíqua lateral direita demonstra a relação anatômica entre o sítio de punção arterial com a artéria femoral profunda direita. (Centro de Medicina Intervencionista – Hospital Israelita Albert Einstein).

Caso ocorra uma punção não desejada da veia femoral, pode-se deixar um fio-guia implantado na veia para marcar e redirecionar uma nova punção mais lateral. Complicações da punção da artéria femoral comum são decorrentes do trauma vascular e/ou deficiências da hemostasia. As principais complicações são: hematoma, oclusão arterial, formação de pseudoaneurisma, fístula arteriovenosa e, mais raramente, dissecções sintomáticas[8].

O momento mais arriscado do procedimento é quando todos os dispositivos são removidos do vaso e o sangramento arterial pode ocorrer. Para evitar que isso ocorra, antes da remoção do introdutor as pontas dos segundo, terceiro e quarto dedos devem estar posicionadas acima do ponto de punção arterial (local onde a agulha penetrou a artéria), permitindo a compressão proximal e distal ao orifício da artéria. Esta compressão manual deve ser realizada por, aproximadamente, 15 minutos com a pressão local dos dedos reduzida gradualmente ao longo desse tempo. Ao final desse tempo, observa-se se há sangramento ou não, e caso haja sangramento ativo ou formação de hematoma, realiza-se nova compressão manual até que haja hemostasia. Caso a opção seja pela utilização de um dispositivo selador de punção, é recomendado que se sigam as orientações do fabricante (cada selador de punção possui seu mecanismo próprio de selamento), bem como que se execute treinamento técnico com profissional habilitado.

Punção Anterógrada

A punção anterógrada da artéria femoral comum é tecnicamente mais difícil do que a retrógrada, devido à proximidade da origem da artéria femoral superficial e ao posicionamento da agulha, sendo associada a uma maior taxa de complicação. Esta técnica é mais utilizada para tratamento de lesões complexas das artérias femoral superficial e poplítea, bem como para tratamento das artérias infrapatelares. Devido à proximidade da bifurcação femoral, a punção na artéria femoral comum deve ser realizada 1 a 2 cm cranial ao ponto desejado – sempre penetrando na artéria abaixo do ligamento inguinal. Após a punção, a introdução do fio-guia deve ser realizada com delicadeza e idealmente acompanhada pela fluoroscopia, a fim de evitar seletivação inadvertida da artéria femoral profunda ou de outros ramos arteriais. Se houver dúvida, uma angiografia realizada pela agulha ou pela introdução de uma bainha 4 French (Fr), para identificação da origem do vaso e seu trajeto pode ser executada. Caso seja identificado que houve a seletivação da artéria femoral profunda, deve-se tracionar lentamente a bainha enquanto o fio-guia é direcionado medialmente para artéria femoral superficial. Um recurso auxiliar

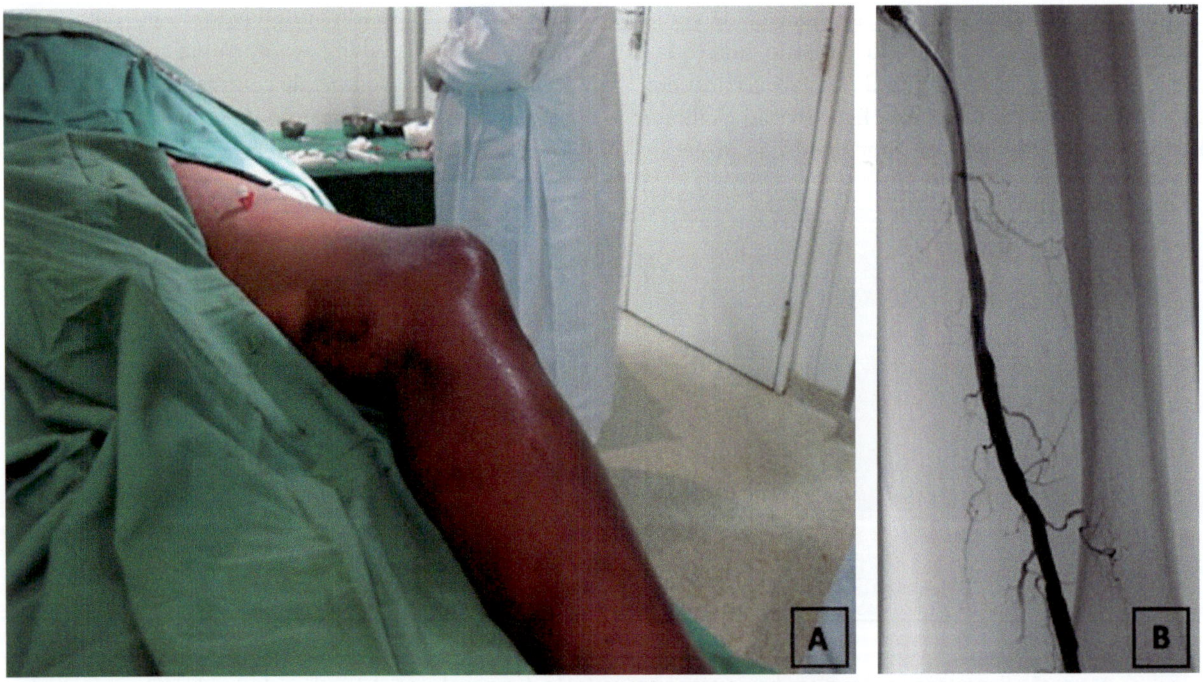

Figura 16.2. A. Paciente com obesidade mórbida em decúbito dorsal horizontal, exposição do membro inferior esquerdo e punção anterógrada da artéria femoral superficial esquerda com introdutor 4 French. **B.** Angiografia do membro inferior esquerdo pós-punção da artéria femoral superficial esquerda mostrando tortuosidade do introdutor em seu trajeto da pele até a artéria (Cortesia: Serviço de Cirurgia Vascular e Endovascular – Hospital Santa Marcelina).

importante para a punção e o direcionamento do fio-guia é a ultrassonografia.

Artéria Femoral Superficial

A punção anterógrada da artéria femoral superficial é uma opção importante, ocasionalmente nas situações de obstruções infrapatelares em que é necessário um suporte maior para a progressão dos cateteres, sobretudo em pacientes com infecções cutâneas crurais, manipulação cirúrgica prévia dos vasos femorais e em pacientes obesos, situações estas em que a abordagem anterógrada da artéria femoral comum deve ser desaconselhada. A abordagem é realizada no terço médio da coxa orientando-se pelas calcificações, guiada por ultrassom ou com auxílio do *roadmap*. Após a punção da artéria, o fio-guia é introduzido gentilmente sempre acompanhado pela fluoroscopia, e a bainha introdutora é implantada, seguida de uma angiografia confirmatória (Figura 16.2). Os inconvenientes dessa técnica incluem dificuldade da punção em pacientes que não apresentam cálcio no segmento arterial a ser puncionado, acotovelamento das bainhas e risco de hematoma na retirada dos dispositivos, devido à ausência de anteparo ósseo para suportar a compressão manual. As complicações hemorrágicas deste acesso permanecem comparáveis às do acesso da artéria femoral comum quando o introdutor utilizado é de até 6 Fr.

Artérias Poplítea e Distais

A punção retrógrada da artéria poplítea e das artérias infrapatelares tem sido aconselhada quando a abordagem na virilha esteja impossibilitada devido a infecção local, cirurgia recente ou alterações cicatriciais mas, principalmente, quando a transposição da lesão via anterógrada não se fez possível, ou após complicações ocasionadas pela tentativa da transposição anterógrada (Figura 16.3A). É importante salientar que a transposição de lesões arteriais no sentido caudocranial, na maioria das vezes, é de mais fácil execução do que no sentido craniocaudal[9].

A punção retrógrada da artéria poplítea, bem como das artérias distais, preferencialmente deve ser realizada com o auxílio do ultrassom, dada a localização anatômica profunda em que se encontram, minimizando assim os riscos de punções venosas ou de estruturas nervosas, inadvertidamente. A punção retrógrada destas artérias pode ser executada, também, com auxílio do *roadmap*, entretanto as taxas de complicações de trajeto e as falhas nas tentativas são potencialmente maiores.

Para punção da artéria poplítea, o paciente pode ser colocado em decúbito ventral e a artéria e veia poplíteas avaliadas e puncionadas com o auxílio de ultrassom. Outra tática possível para a punção retrógrada desta artéria é a semiflexão e abdução do membro a ser puncionado com o paciente em decúbito dorsal horizontal. A realização da punção retrógrada

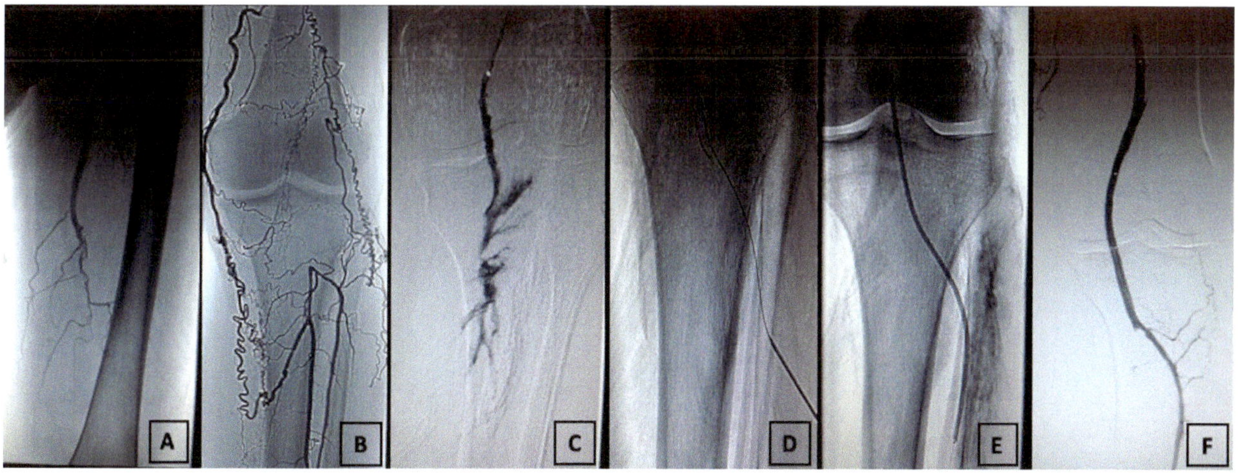

Figura 16.3. A. Arteriografia de membro inferior esquerdo mostrando oclusão da artéria femoral superficial e perviedade da artéria femoral profunda. B. Arteriografia de membro inferior esquerdo mostrando oclusão da artéria poplítea e reenchimento do tronco tibiofibular através de artérias colaterais, e perviedade da artéria tibial anterior esquerda. C. Arteriografia realizada por cateter de recanalização ao nível da artéria poplítea (durante tentativa de ultrapassagem da oclusão), mostrando extravasamento do meio de contraste compatível com ruptura arterial. D. Punção retrógrada da origem da artéria tibial anterior esquerda e implante de fio-guia 0,018". E. Angioplastia anterógrada com cateter-balão do segmento poplíteo-distal pós-recanalização e conversão anterógrada através de Técnica do Laço. F. Arteriografia de controle mostrando perviedade do segmento tratado (Cortesia: Dr. Breno Boueri Affonso).

no segmento poplíteo [1] (P1) da artéria poplítea através do auxílio de ultrassom pode ser uma opção atrativa para resolução de complicações advindas da recanalização anterógrada, sem que se necessite da mudança de posicionamento do paciente. As principais complicações desta punção são embolizações distais e fístulas arteriovenosas.

As artérias tibiais anterior e posterior, e a fibular, também podem ser acessadas como opção, quando da impossibilidade de transposição anterógrada de uma lesão no segmento femoropoplíteo distal, ou diante das complicações ocasionadas por esta tentativa. A recanalização anterógrada das lesões oclusivas infrapatelares apresenta insucesso de até 30% sendo, nestes casos, o acesso retrógrado infrapatelar um meio de aumentar as taxas de sucesso na recanalização destas lesões.

O método de punção ecoguiado, utilização do *kit* de micropunção e dispositivos de baixos perfis, até mesmo sem o uso de introdutores, parecem minimizar complicações destes acessos. Outra recomendação é utilizar o acesso retrógrado infrapatelar apenas para ultrapassar a lesão a ser tratada (Figura 16.3). Uma vez ultrapassada a lesão, converte-se o tratamento para via anterógrada através da técnica do laço, a fim de minimizar o tempo de permanência do dispositivo implantado via retrógrada e suas possíveis complicações (Figura 16.4). A retirada do dispositivo deve ser realizada seguida de consecutiva compressão digital do sítio de punção ou, quando no intraoperatório, com auxílio de manguito de esfigmomanômetro com pressão controlada, idealmente na pressão arterial média.

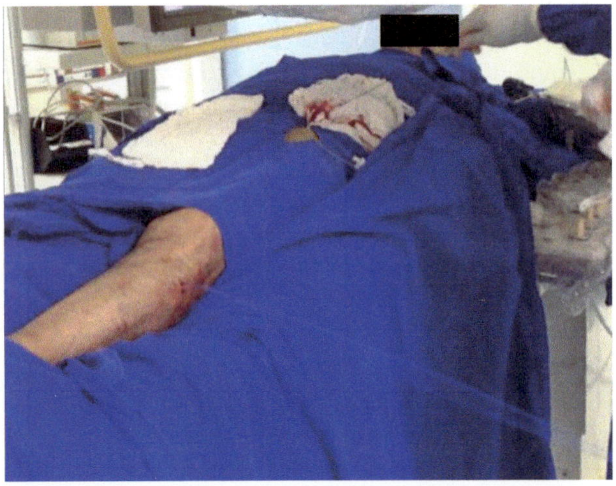

Figura 16.4. A. Aspecto do fio-guia de recanalização pós-conversão da punção retrógrada em anterógrada através da Técnica do Laço (Cortesia: Dr. Breno Boueri Affonso).

Artéria Axilar

O acesso arterial no membro superior é uma alternativa para os pacientes com diagnóstico de oclusões aortoilíacas, enxertos aortofemorais, no auxílio do tratamento de doenças da aorta, quando a abordagem anterógrada aos vasos viscerais é desejável,

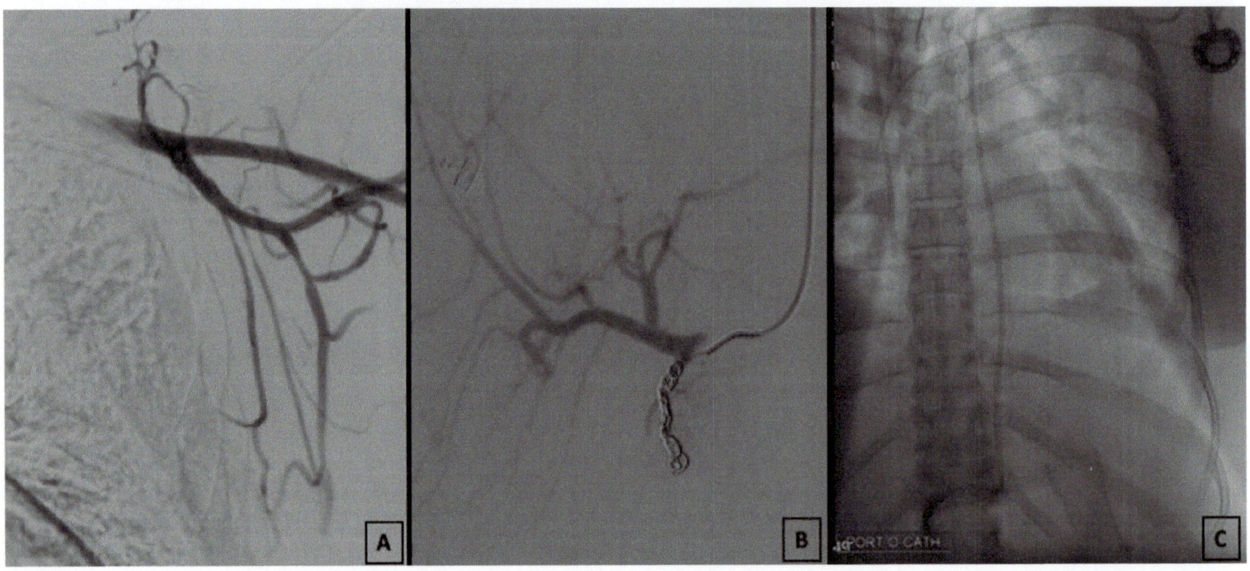

Figura 16.5. A. Arteriografia pós-punção ecoguiada da artéria axilar esquerda. B. Arteriografia hepática controle pós-embolização da artéria gastroduodenal. C. Fluoroscopia de controle após implante de cateter de *Port-a-Cath* intra-arterial hepático, via artéria axilar esquerda (Centro de Medicina Intervencionista – Hospital Israelita Albert Einstein).

em intervenções estruturais cardiológicas ou numa intervenção planejada no membro superior. A artéria axiliar, especialmente, é uma opção importante para realização de implante de cateter de *Port-a-Cath* intra-arterial hepático para execução de quimioinfusão hepática (Figura 16.5). Este acesso, em geral, é pouco utilizado devido a um pequeno risco de acidente vascular cerebral, quando ocorre atrito do cateter na origem de grandes artérias cervicais e, também, devido ao risco de lesão neurológica permanente no membro superior por trauma do plexo braquial ou hematomas axilares.

A menos que haja evidência de lesões das artérias subclávia e axilar, deve-se sempre que possível dar preferência para acessar as artérias do membro superior esquerdo, a fim de que o cateter cruze somente uma artéria que contribui para a irrigação cerebral, a artéria vertebral esquerda. Antes do procedimento, os pulsos dos membros superiores devem ser palpados e comparados com o do membro contralateral, em seguida a pressão arterial é comparada e anotada. Uma diferença de pressão maior que 10 a 20 mmHg sugere uma estenose proximal no membro em que for obtida a menor pressão e, assim, limita uma punção neste membro.

Uma avaliação mais pormenorizada deve ser realizada quando há necessidade da utilização de dispositivos calibrosos por esta via, que possam restringir o fluxo sanguíneo para as artérias vertebrais. Assim, o estudo das artérias vertebrais bilateralmente para identificação de possíveis estenoses, além da observação da competência da artéria vertebral direita em perfundir o hemisfério cerebelar esquerdo, é fundamental para minimizar complicações isquêmicas cerebelares (Figura 16.6).

O paciente dever ser posicionado na mesa de exame em decúbito dorsal com o membro superior em abdução. A artéria axilar é palpada na sua porção distal, abaixo da borda inferior do músculo peitoral menor, lateral ao sulco deltopeitoral. Devido a sua grande mobilidade, a punção costuma ser facilitada pela fixação da artéria manualmente. Preferencialmente, deve-se utilizar o ultrassom para a execução deste acesso vascular, dado que a punção inadvertida de outras estruturas do feixe vasculonervoso pode causar complicações de difícil manejo. Após a observação de fluxo arterial pulsátil, o fio-guia é avançado sob orientação fluoroscópica até a aorta descendente, minimizando os riscos de cateterismo seletivo da artéria vertebral durante a introdução da bainha introdutora.

A formação de hematoma na bainha axilar pode ocorrer sem evidência visível de sangramento, podendo causar compressão nervosa. Essa complicação requer diagnóstico imediato e descompressão cirúrgica para evitar a disfunção neurológica permanente. Assim, a retirada do introdutor axilar, ao final do procedimento, requer atenção especial, sendo preciso avaliação recorrente da função neurológica do membro superior durante o período perioperatório. Observa-se que a execução deste acesso vascular apresenta crescente utilização de introdutores de grosso calibre para a execução de procedimentos endovasculares aórticos complexos e cardiológicos estruturais[10].

Artéria Braquial

A artéria braquial é uma opção de acesso vascular para a execução de procedimentos cardiológicos, aórticos, viscerais, cerebrais e periféricos. Dentre as principais vantagens do acesso vascular no membro superior, temos a possibilidade de deambulação precoce após o procedimento, direção favorável para o tratamento de artérias viscerais e menor exposição à radiação do operador, dada a maior distância deste

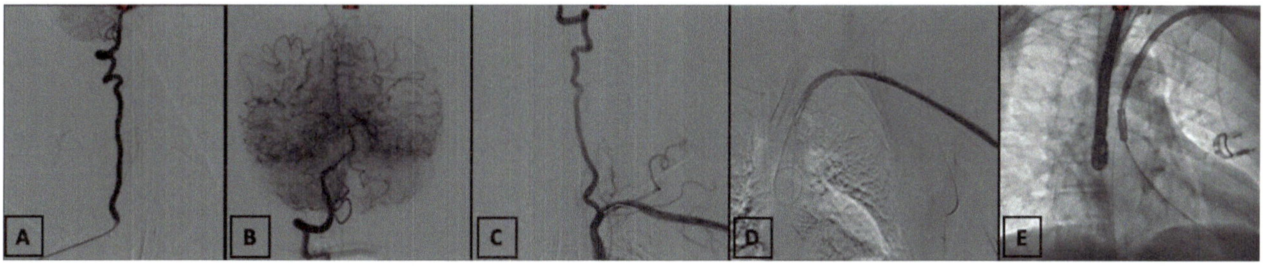

Figura 16.6. A. Arteriografia vertebral direita (Segmentos V1, V2 e V3) mostrando perviedade da artéria, sem estenose. B. Arteriografia vertebral direita (Segmento V4) mostrando perviedade, ausência de estenoses e enchimento adequado de parênquima cerebelar contralateral. C. Arteriografia vertebral esquerda (Segmentos V1, V2 e V3) mostrando perviedade da artéria, sem estenose. D. Acesso axilar esquerdo com introdutor longo 14 French, fio-guia 0,035" Safari (*Boston Scientific*) em aorta ascendente + acesso braquial esquerdo com introdutor curto 4 French e fio-guia 0,018" V18 (*Boston Scientific*) em aorta descendente. E. Posicionamento de válvula aórtica percutânea SAPIEN 3 26 (Edwards) (Centro de Medicina Intervencionista – Hospital Israelita Albert Einstein).

com a fonte emissora de raios X. O ponto mais utilizado na punção da artéria braquial é na sua porção mais superficial e fixa no cotovelo, acima da fáscia antecubital. A pele sobre a artéria é anestesiada, evitando sua infusão mais profunda para não bloquear o nervo mediano. O local de acesso é selecionado através da palpação do pulso ou guiado pelo ultrassom. É recomendada a utilização do *kit* de micropunção, dado o pequeno calibre desta artéria e o risco de transfixação, espasmo e dissecção da mesma quando utilizadas agulhas de maior calibre.

Realizada a remoção do introdutor e compressão adequada, o membro do paciente deve ser imobilizado por 6 horas. É preciso avaliação recorrente da função neurológica do membro durante esse período. Tal qual a orientação para a artéria axilar, os sintomas de parestesia, fraqueza ou alterações sensoriais devem ser imediatamente identificados e o membro superior abordado para a descompressão de hematoma.

Artéria Radial

O acesso radial foi descrito em 1989 por Campeau para abordagem de procedimentos diagnósticos e terapêuticos coronários e, atualmente, observa-se um número crescente de procedimentos sendo executados por este acesso, sendo preferência para procedimentos diversos em muitos centros de intervenção pelo mundo.

Comparada a artéria femoral, a artéria radial é facilmente acessível dada sua localização superficial, com consecutiva probabilidade de controle mais eficaz de possíveis sangramentos após a remoção do introdutor (Figura 16.7). As vantagens do acesso radial coincidem com as vantagens já descritas do acesso vascular no membro superior, a saber: possibilidade de deambulação precoce após o procedimento, direção favorável para o tratamento de artérias viscerais e menor exposição à radiação do operador, dada a maior distância deste para a fonte emissora de raios X. A orientação sobre este acesso ao paciente é fundamental, como para todo procedimento médico, dado que complicações graves, mesmo que percentualmente pouco frequentes, podem causar prejuízos às funções manuais e, assim, profissionais que se utilizem prioritariamente das mãos podem, consensualmente, desejar outro acesso[11,12].

Algumas táticas de posicionamento do membro superior e punho são descritas para a melhor execução desta punção. A abdução do braço em ângulo de 70 graus, com prancha de braço ao lado de forma a apoiar o membro superior, geralmente com um pequeno coxim sobre alguma superfície sob o punho para mantê-lo hiperextendido. Após adequado preparo do membro superior com substância antisséptica e campos esterilizados, é realizado anestesia local cutânea na projeção do pulso radial. Duas técnicas principais são descritas para puncionar a artéria radial: uso de agulha de micropunção ou de agulha sob cateter do tipo *angiocath*, sendo a escolha de uma das opções, geralmente, baseada em preferências pessoais. Em sequência, palpa-se o pulso radial com o indicador e o terceiro dedo, sendo a punção realizada entre estes dedos e a agulha avançada lentamente até o fluxo de sangue arterial exteriorizar pelo orifício da agulha, seguida da introdução de um fio-guia 0,018"

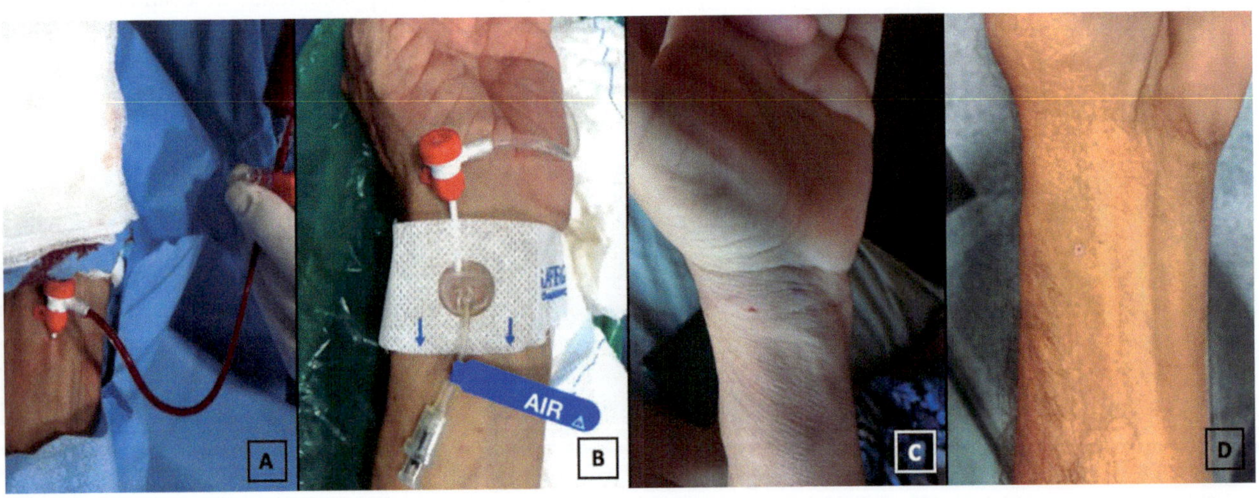

Figura 16.7. A. Introdutor valvulado 4 French em artéria radial esquerda imediatamente após punção. Realização de heparinização local e vasodilatador. **B.** Retirada do introdutor valvulado 4 French com auxílio de pulseira de compressão. **C.** Aspecto do sítio de punção radial após retirada do introdutor – presença de discreta equimose em face anterior do punho esquerdo. **D.** Aspecto do sítio de punção radial esquerdo após 7 dias (Cortesia: Dr. Gustavo Henrique Vieira de Andrade).

ou 0,021". Implantado o fio-guia, a agulha é retirada sob compressão proximal e distal do local de punção, e implantado o introdutor vascular 5 Fr ou 6 Fr após realizar uma pequena incisão na pele com bisturi lâmina 11, para facilitar seu avanço. Estabelecido o acesso, são infundidos 5.000 UI de heparina não fracionada para evitar oclusão da artéria radial e, segundo orientação prática de muitos autores, a infusão adicional de vasodilatadores arteriais como verapamil ou nitroglicerina em pequenas doses para evitar vasoespasmo.

A punção da artéria radial tem sido associada a uma pequena, mas consistente taxa de oclusão deste vaso, em torno de 3 a 6% dos casos e, por isso, é recomendada a realização de uma rigorosa avaliação da perviedade das artérias do punho a ser puncionado. Os testes de Allen ou o de Barbeau são exemplos de testes que avaliam o fluxo da artéria ulnar para o arco palmar. No teste de Allen, é solicitado ao paciente para manter a mão que se pretende fazer o acesso aberta. É observada a coloração de sua mão e, em seguida, são comprimidas simultaneamente as artérias ulnar e radial. Feita a compressão firme das artérias, o paciente deve realizar cinco movimentos de abrir e fechar a mão, com o intuito de esvaziar o leito venoso. Após o último movimento, a palma da mão deve ter coloração esbranquiçada. Nesse momento, é feita a descompressão da artéria ulnar e observado o tempo para retorno da coloração rosada da palma da mão, que deve ser entre 8 a 10 segundos, caso a artéria ulnar seja pérvia e suficiente. O teste de Barbeau usa, na prática, a oximetria de pulso para avaliar a perfusão das artérias do punho, sendo mais sensível que o teste de Allen. Usando o oxímetro de pulso no polegar ou dedo indicador, a onda de pulso é registrada com as duas artérias abertas. Em seguida, a artéria radial é comprimida e a onda de pulso do fluxo ulnar poderá ser observada. Se a onda de pulso não se alterar, esse resultado é classificado como Barbeau tipo A. Caso a onda de pulso diminua temporariamente em amplitude, mas volte a sua amplitude normal, é classificado como Barbeau tipo B. Se a onda de pulso ficar em linha plana, mas voltar com amplitude reduzida, é classificado como Barbeau tipo C. E, por fim, caso a onda de pulso fique em linha plana e não se observe retorno da onda após 2 minutos, isso é classificado como Barbeau tipo D. A punção da artéria radial poderá ser realizada com classificações de Barbeau tipo A, B e C, mas não deve ser feita na classificação tipo D ou quando o tempo de reenchimento capilar através do teste de Allen for maior que 10 segundos[13].

O acesso radial permite procedimentos diagnósticos e terapêuticos, preferencialmente no coração e abdome, mas também para intervenções pélvicas, nas extremidades superiores e inferiores. A despeito do local de interesse ficar, muitas vezes, distante do acesso, a limitação devida à extensão dos materiais tem sido solucionada pela evolução tecnológica com materiais dedicados ao uso do acesso radial. Após o procedimento, o introdutor é retirado e feita compressão manual local, ou pode-se usar pulseiras compressivas especialmente designadas para esse local, permitindo que o paciente deambule precocemente.

Artéria Carótida Comum

A punção direta da artéria carótida comum deve ser considerada uma alternativa de exceção na angioplastia de carótidas ou em procedimentos intracranianos, uma vez que a impossibilidade de cruzar os vasos da base tenha sido observada. Este acesso geralmente é indicado em situações de arcos aórticos complexos (arcos bovinos ou alongados) ou doença aterosclerótica na carótida comum proximal que impossibilite a cateterização dos vasos supra-aórticos.

O procedimento deve ser realizado com auxílio do ecodoppler, permitindo a escolha do ponto exato de punção e evitando, assim, áreas extremamente calcificadas e a transfixação da parede posterior do vaso, diminuindo o risco de hematomas. As principais complicações desta opção de acesso são a trombose, hemorragias e hematomas, dissecções, formação de pseudoaneurismas e embolização cerebral[14].

PUNÇÃO VENOSA

Ao contrário da punção arterial, em que o pulso expõe uma referência para guiar a direção da agulha, a punção de veias profundas precisa ser guiada pelo conhecimento técnico da anatomia humana de superfície e da relação do vaso com suas estruturas adjacentes. O ultrassom é um ótimo recurso para aumentar a precisão desse tipo de punção e minimizar os riscos de complicações. A associação de ultrassom com fluoroscopia é a combinação de técnicas que oferece maior chance de sucesso numa punção venosa profunda.

A avaliação ultrassonográfica do melhor sítio de acesso venoso necessita de treinamento do executor em identificar não somente a veia, mas também em diagnosticar trombos locais e tromboses crônicas. Assim, alterações de compressibilidade no modo B, bem como na fasicidade do fluxo venoso no modo Doppler podem indicar tromboses venosas e a necessidade de abandonar aquele sítio de acesso vascular.

O sistema venoso profundo tem paredes finas e elásticas, com diâmetros que podem variar devido a condições hemodinâmicas e respiratórias. A pressão venosa é baixa quando normal, o que diminui a chance de complicações hemorrágicas após a remoção de dispositivos calibrosos nesse sistema. O surgimento de hematomas ou sangramentos importantes é incomum quando não existem distúrbios de coagulação ou pressão venosa anormalmente elevada. As principais complicações da punção venosa profunda são trombose, lesão inadvertida de artérias ou estruturas adjacentes e, raramente, embolia aérea. O risco de desenvolvimento de trombose venosa profunda está diretamente relacionado ao calibre do cateter utilizado e ao tempo de permanência no vaso, quanto maiores forem estes fatores, maior será o risco.

Veia Femoral Comum

A veia femoral comum deve ser acessada acima da junção das veias femoral profunda e safena interna ou magna, na projeção da cabeça do fêmur. A veia femoral comum se localiza mais profunda e medial ao pulso da artéria femoral comum, e o ultrassom é ferramenta importante que torna possível guiar a agulha para essa região, principalmente em pacientes obesos, com histórico de manipulação cirúrgica local ou acessos venosos prévios deste local.

A técnica de punção da veia femoral comum é semelhante à usada para a punção da artéria. Uma opção para as punções venosas é usar uma agulha acoplada a uma seringa produzindo pressão negativa no êmbolo durante a progressão da agulha aos planos mais profundos. Ao progredir a agulha é importante, sempre com o segundo e terceiro dedos da mão contralateral, sentir a localização do pulso arterial para evitar uma punção inadvertida da artéria. Se, durante a punção, não ocorre refluxo de sangue para a seringa e a ponta da agulha toca a cabeça do fêmur, é mantida a pressão negativa no êmbolo e, agora, deve-se fazer o sentido inverso lentamente, como se estivesse removendo a agulha (volta-se lentamente, aspirando). Muitas vezes, pode ter ocorrido transfixação da parede venosa anterior, e durante a inversão do sentido da agulha, pode-se colocar novamente a ponta dentro do lúmen venoso. Caso não haja sucesso inicial, deve-se repetir a manobra mudando sutilmente a direção e o sentido da agulha, lembrando que a movimentação mais lateral da punção aumenta o risco de punção arterial.

A punção da veia femoral comum pode ser anterógrada ou retrógrada e tem a possibilidade de receber dispositivos calibrosos no seu interior. Após a remoção dos dispositivos é preciso uma compressão de 5 a 10 minutos no local de punção para hemostasia. A compressão manual deve ser leve o suficiente para não impedir o fluxo sanguíneo na veia femoral e, consecutivamente, não provocar trombose associada a compressão venosa. Procedimentos com introdutores mais calibrosos em pacientes anticoagulados precisam de um tempo maior de compressão e o membro inferior deve ficar imóvel por 3 a 4 horas após o procedimento[8,15].

A veia femoral comum é opção para uma ampla variedade de procedimentos diagnósticos, quer seja ilíaco-cavografia, venografias viscerais como das veias renais, hepáticas e cervicocefálicas, arteriografias pulmonares, além de medidas pressóricas viscerais e coletas hormonais. A utilização terapêutica deste acesso excede o uso convencional do implante de filtro de veia cava, angioplastias de veias ilíacas, veia cava inferior e superior, além dos procedimentos de trombectomia e trombólises pulmonares. Atualmente, a opção de acesso venoso femoral é fundamental para execução de procedimentos cardiológicos estruturais complexos, como o *Mitral-Clip*.

Veia Jugular

A veia jugular é uma ótima opção de acesso vascular, sendo a veia jugular interna direita o acesso mais direto para o átrio direito e a veia cava superior, e uma das principais opções para o implante de cateteres de hemodiálise e para doenças onco-hematológicas.

A punção convencional da veia jugular interna é guiada por referências da anatomia de superfície humana, e leva em consideração a orientação do trígono jugular formado pela face lateral do ventre medial do músculo esternocleidomastóideo, face medial do ventre lateral do mesmo músculo e face superior da clavícula. O paciente deve estar em posição de Trendelenburg com um coxim na região interescapular, expondo melhor, assim, a região de acesso e ajudando a aumentar o calibre venoso. O pescoço do paciente deve ser rotacionado contralateral à punção e a agulha deve atingir a pele na projeção do ápice deste triângulo, com uma angulação de aproximadamente 30 graus com a pele, com progressão da ponta desta agulha em direção ao mamilo ipsolateral. É recomendável que a agulha esteja conectada a uma seringa e que essa manobra seja feita com pressão negativa no êmbolo (aspiração). O refluxo de sangue venoso não pulsátil é sinal de sucesso na punção e o consecutivo implante do fio-guia com ponta "J" é, desejavelmente, realizado e posicionado na veia cava inferior para documentação fluoroscópica. A presença do fio-guia na veia cava inferior é sinal inequívoco da punção venosa e o passo consecutivo é a retirada da agulha de punção e o implante do introdutor valvulado por sobre o fio-guia.

Nos dias atuais, o recurso do ultrassom, quando disponível, para a punção jugular interna, é fundamental dada a diminuição dos riscos de punção arterial, pneumotórax e hemotórax. É importante que, antes da punção da veia jugular interna, se faça uma avaliação ultrassonográfica para verificar sua localização, relação com a artéria carótida, compressibilidade, variação de calibre com o ritmo respiratório e cardíaco, além de marcar na pele a região mais apropriada para sua punção. É importante também registrar a profundidade da veia jugular interna para evitar aprofundar inadvertidamente a ponta da agulha, mantendo um senso crítico durante o procedimento quando o insucesso nas tentativas iniciais acontece. Com o auxílio do ultrassom, é possível acompanhar a penetração da agulha através da parede anterior da veia jugular interna e, nesse momento, a seringa acoplada à agulha sob pressão negativa registra o refluxo de sangue, indicando o sucesso da manobra. O fio-guia com ponta em "J" deve avançar sem resistência e seu trajeto para o átrio direito pode ser acompanhado pela fluoroscopia[15,16].

Complicações da punção da veia jugular interna são baixas, sendo a mais frequente sua trombose, devido aos riscos já conhecidos. Entretanto, o risco mais letal é causar embolia aérea durante o manuseio de bainhas e cateteres calibrosos dentro da veia cava superior durante a inspiração do paciente. Uma pequena quantidade de ar introduzida no sistema nervoso central, devido a uma embolização paradoxal por um forame oval patente ou fístulas arteriovenosas pulmonares, é grave e pode causar um acidente vascular isquêmico e, adicionalmente, um volume de 20 a 30 mL de ar pode causar obstrução da artéria pulmonar e ter um desfecho fatal. Para evitar esse tipo de complicação, o paciente dever realizar manobra de Valsalva e estar em posição de Trendelenburg em alguns momentos durante o manuseio desses dispositivos sem válvula. Os sinais de embolia aérea são queda da pressão arterial, queda da saturação de oxigênio e dor torácica. Na presença desses sinais, o paciente dever ser observado por alguns minutos para verificar se o ar é reabsorvido e, preferencialmente, os pacientes que progridem para instabilidade devem ser colocados em decúbito dorsal lateral esquerdo para mover a bolha de ar para o átrio direito. Em casos graves, um cateter pode ser inserido rapidamente para tentar aspirar a bolha de ar e minimizar as possíveis complicações.

A veia jugular interna pode ser comprimida com o paciente com o dorso elevado e, idealmente, o paciente deve realizar manobra de Valsalva durante a remoção do cateter, além de aplicar uma compressão no local onde o cateter foi removido durante 5 a 10 minutos. Após 2 horas, o paciente pode andar e receber alta, caso não haja sinais de sangramento local.

Veia Subclávia

A punção da veia subclávia também é realizada convencionalmente buscando referências anatômicas e topográficas do relevo da região clavicular. A identificação dessas referências confere sucesso técnico desse tipo de punção entre 90 a 95%, mas a punção da artéria subclávia e pneumotórax podem ocorrer em até 5% dos pacientes. Com o uso do auxílio do ultrassom para guiar a punção da veia subclávia, as complicações diminuem para menos de 1%.

O sítio mais seguro para acessar a veia subclávia é o local onde ela cruza a superfície anterior da primeira costela, lateral à clavícula. O acesso da veia subclávia abaixo da clavícula, entre esse osso e a primeira costela, local em que se situa o ligamento costoclavicular, não deve ser realizado a fim de se evitar a compressão e o pinçamento de cateteres de longa duração durante o movimento do membro superior e da caixa torácica (*Pinch-off syndrome*)[17,18]. A punção ecoguiada da veia subclávia pode ser realizada, entretanto, devido aos limites ósseos dessa região pode ocorrer sombra acústica ao ultrassom, que dificulta a visibilização da imagem no segmento mais medial desta veia e, assim, prejudica a avaliação de perviedade deste segmento venoso. A punção da veia subclávia supraclavicular, imediatamente lateral à borda lateral do músculo esternocleidomastóideo, também pode ser realizada, sendo uma opção para quando não se dispõe de integridade cutânea infraclavicular ou quando o tórax superior seja alvo futuro de radioterapia. Tal qual a punção infraclavicular, a punção supraclavicular também se beneficia do auxílio ultrassonográfico, dado que as complicações relacionadas são menos frequentes[3,8,15-18].

Veia Axilar

A veia axilar pode ser puncionada como alternativa à veia subclávia, dado que o trajeto vascular é idêntico e, por isso, fornece o mesmo direcionamento dos dispositivos a serem introduzidos pela via subclávia, relativamente distante da reflexão pleural e consecutivamente com menor chance de pneumotórax e, ainda, mantendo uma distância similar à veia subclávia para alcançar o sítio-alvo, podendo ser utilizado com dispositivos de mesma extensão que os usados habitualmente para o acesso venoso subclávio. Obviamente, para o uso de cateteres implantáveis e semi-implantáveis, conta-se com o inconveniente de ser um acesso mais suscetível à mobilidade, devido à movimentação dos membros superiores, bem como da posição mais superficial e lateral, tornando a adaptação do paciente ao dispositivo mais difícil.

A punção da veia axilar preferencialmente deve ser realizada com o auxílio do ultrassom e/ou da flebografia, que pode ser feita com 10 a 15 mL de contraste iodado a 50% injetados através de um acesso venoso periférico no membro ipsolateral à veia axilar, através de método de subtração digital de imagem.

Assim como na punção da artéria axilar, a formação de hematoma na bainha axilar pode ocorrer sem evidência visível de sangramento, podendo causar compressão nervosa. Dessa forma, o reconhecimento imediato e a descompressão cirúrgica para evitar a disfunção neurológica permanente devem também ser realizados. Também neste caso, a retirada do introdutor axilar, ao final do procedimento, requer a mesma atenção especial da artéria axilar, sendo preciso avaliação recorrente da função neurológica do membro durante o período perioperatório.

Veia Cava Inferior

Os dispositivos vasculares para acesso venoso central de longa duração têm perviedades limitadas e são de difícil controle. Embora o acesso venoso preferencial seja através de veias cervicais ou torácicas, essa via pode ficar comprometida e impossibilitada, forçando que futuros procedimentos considerem locais de acessos vasculares alternativos. Uma alternativa geralmente reservada como recurso de exceção é o acesso translombar da veia cava inferior.

As condições de segurança necessárias descritas para a execução deste acesso vascular são a contagem de plaquetas > 40.000 x 103/μL e o INR < 1,5, além da ausência de outras discrasias sanguíneas conhecidas ou trombose da veia cava inferior.

Os métodos de punção já estão estabelecidos para esta técnica e envolvem colocar um alvo na veia cava inferior através da veia femoral, com o paciente em decúbito dorsal, com posterior mudança do paciente para decúbito ventral. Esta manobra, embora executada de maneira ordenada, tem potencial de danos, quer seja no acesso femoral recém-adquirido, quer no sistema de ventilação mecânica do paciente - se o paciente estiver em ventilação assistida. Assim, o método de direcionamento da punção translombar, utilizando a veia poplítea (em vez da veia femoral) se comporta de maneira mais segura, dado que o paciente permanece em posição prona em todo o período do procedimento.

O procedimento começa pela punção ecoguiada da veia poplítea no cavo poplíteo, seguida do implante de fio-guia na veia cava inferior para posterior orientação fluoroscópica para a punção da veia cava inferior, imediatamente acima da crista ilíaca, duas palmas laterais ao processo espinhoso. Uma pinça hemostática é colocada para marcação nesta posição e o detector de imagem é, então, rodado caudalmente e lateralmente até que a pinça se sobreponha ao alvo na projeção do espaço vertebral L2/L3 ou L3/L4. Uma agulha, então, pode ser avançada para o alvo e após confirmada a localização intravascular e perviedade do vaso, um fio-guia de suporte 0,035" deve ser avançado até o átrio direito. Segue-se a dilatação do trajeto e o implante de um introdutor apropriado para o tamanho do cateter[19].

A punção translombar é uma solução segura e relativamente duradoura para pacientes com acesso limitado. Embora este procedimento seja bem conhecido e estabelecido para um operador experiente, que pode certamente realizar esta punção através de marcos ósseos exclusivos, a técnica guiada fornece vantagens sobre as técnicas anteriores, com menor exposição a radiação e agilidade de execução. Obviamente, a depender da disponibilidade e estrutura, a execução da punção da veia cava inferior torna-se mais segura com o emprego de novas técnicas de navegação tridimensional, através de fusão de imagem e aquisição de tomografia intraoperatória de feixe cônico para a orientação desta punção[20].

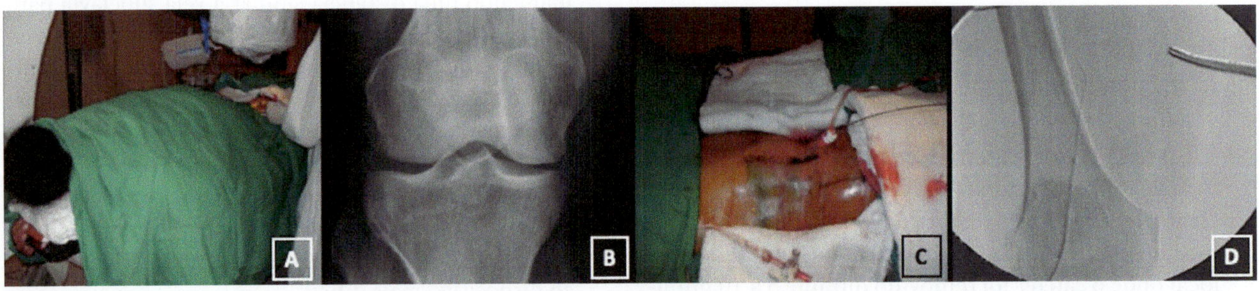

Figura 16.8. A. Paciente em decúbito ventral horizontal para execução de punção de veia poplítea. B. Marcação radiológica da projeção da veia poplítea esquerda. Linha 1 – cruza a prega poplítea; linha 2 - cruza o tubérculo intercondilar lateral verticalmente; e linha 3 – interseção de linhas 1 e 2. C. Marcação cutânea de projeção de veia poplítea esquerda e introdutor valvulado 4 French com fio-guia 0,035" após punção. D. Fluoroscopia em sítio de punção com introdutor valvulado e fio-guia 0,035" implantados (Cortesia: Serviço de Cirurgia Vascular e Endovascular – Hospital Santa Marcelina).

Veia Poplítea

A punção da veia poplítea, bem como do segmento distal da veia tibial posterior, oferece potenciais acessos para procedimentos terapêuticos das veias femoral superficial, comum e veias ilíacas. Geralmente, a transposição de lesões na veia femoral superficial é de difícil execução, quando realizada através da veia femoral comum contralateral, dada a presença de válvulas venosas que podem impedir a manipulação segura do cateter e fio-guia, além da perda de força linear de progressão do cateter devida ao acesso contralateral. Vale lembrar que, diante da necessidade de acesso venoso do membro inferior para estas situações, a veia safena parva geralmente pode ser uma opção superficial à punção profunda da veia poplítea.

A punção venosa poplítea é, geralmente, realizada sob orientação ultrassonográfica. A insonação da veia poplítea fornece informações valiosas em relação ao melhor trajeto, perviedade e estruturas adjacentes, possibilitando que este acesso seja realizado com baixo índice de complicações. Entretanto, muitos hospitais carecem deste recurso intraoperatório para orientar a punção e, para tais situações, o conhecimento da projeção da anatomia de superfície relacionada com a veia poplítea e a articulação do joelho é fundamental para o sucesso na aquisição segura deste acesso.

A técnica de punção da veia poplítea baseada na fluoroscopia e na anatomia exige que o membro afetado esteja em posição neutra, paralelo ao eixo vertical do corpo, em decúbito ventral. O tubérculo intercondilar lateral é claramente exibido sob fluoroscopia e, a partir dele, definimos duas linhas de acordo com marcadores ósseos. A linha 1, cruzando a prega poplítea e uma linha 2, cruzando o tubérculo intercondilar lateral, paralelo ao eixo vertical. O ponto de interseção de 1 e 2, chamado de 3, é o local de inserção da punção (Figura 16.8). Realiza-se anestesia local com uma agulha fina, seguida de posterior punção com agulha a 30 graus com o eixo do corpo. O retorno de sangue escuro ou coágulos sanguíneos aspirados para a seringa é sinal de que a veia poplítea foi alcançada. Neste momento, o fio-guia é inserido pela agulha sob fluoroscopia e observa-se sua progressão sem resistência para a veia femoral superficial. A agulha é removida e um introdutor 5 Fr é inserido sobre o fio-guia, sendo heparinizado posteriormente e uma venografia basal é realizada pelo introdutor[21].

Veia Hepática

A utilização crescente de cateteres venosos de longa permanência se relaciona com a evolução dos cuidados médicos intensivos obtida nas últimas décadas do século XX. O sítio de acesso venoso central mais utilizado para estes cateteres é a veia jugular interna, devido à sua facilidade técnica e menores índices de complicações[22]. A possibilidade de aumento de sobrevida de pacientes que anteriormente encontravam o desfecho fatal trouxe significativo aumento no número de pacientes crônicos com necessidades especiais e, dentre estas, a do acesso venoso permanente para realização de hemodiálise, quimioterapia, antibioticoterapia, nutrição parenteral e para procedimentos estruturais da cardiologia intervencionista.

Algumas das complicações mais frequentes relacionadas com a utilização dos cateteres são a oclusão e infecção e, para ambas, a necessidade de trocas do dispositivo e múltiplas manipulações acabam comprometendo as principais veias utilizadas mais frequentemente, quais sejam as veias jugular interna, subclávia e femoral. Diante da impossibilidade de utilização destas veias, outros acessos podem ser explorados, como a veia cava inferior, por meio dos acessos translombar e trans-hepático[22].

O acesso trans-hepático percutâneo foi descrito inicialmente para a administração de nutrição parenteral, mas em 1994, Po e cols. relataram um caso de utilização do mesmo acesso para a realização de hemodiálise. Em 2018, a abordagem da veia hepática através do acesso transparietal foi descrita como opção para o reparo percutâneo da válvula mitral com o sistema MitraClip (Abbott Vascular, Santa Clara, Califórnia) em paciente com anomalia congênita da veia cava inferior e impossibilidade de transposição do dispositivo através das veias femoral e cava inferior infrarrenal[23].

A descrição da técnica de acesso transparietal da veia hepática conta com a necessidade de monitoração cardiorrespiratória e anestesia geral, sob auxílio de fluoroscopia direta, quer seja através da técnica convencional ou com auxílio de ultrassom. A punção hepática é realizada com o *kit* NPAS-100 (Cook®) e agulha de Chiba 21 gauge (15 cm) no décimo espaço intercostal direito na linha axilar média, com o intuito de atingir a veia hepática direita. O acesso é confirmado por meio da injeção do meio de contraste e, em sequência, um fio-guia 0,018" é introduzido por meio da agulha e locado na veia cava inferior. Em seguida, um cateter coaxial é implantado sobre o fio-guia, e este último trocado por um fio-guia Stiff 0,035" (Amplatz, 260 cm, ponta J, Cook®) e posicionado no átrio direito. O trajeto trans-hepático é dilatado e, posteriormente, é implantada a bainha ou o introdutor para a sequência do trabalho[22] (Figura 16.9).

Há descrições de contraindicação absoluta para o implante do cateter transparietal através da veia hepática em pacientes com contagem de plaquetas menor que 50.000, INR > 1,5, ascite volumosa, infecção em atividade ou sepse. As complicações mais graves descritas em relação a este procedimento são as relacionadas à expulsão do cateter de hemodiálise e consecutiva hemorragia e choque hemodinâmico, além de complicações relacionadas às vias biliares e trombose da veia de acesso[22].

A atenção aos cuidados técnicos para execução deste acesso vascular deve ocorrer fundamentalmente também após o término do procedimento, durante a retirada dos dispositivos vasculares transparietais, a fim de prevenir hemorragia cavitária e suas graves consequências. Assim, a embolização do trajeto parenquimatoso com agentes embolizantes particulados (gelfoam), espiras metálicas, plugues vasculares ou agentes líquidos como cola ou Onix®, a depender da experiência do intervencionista e do calibre do dispositivo utilizado, deve ser realizada e verificada sua efetividade com auxílio de fluoroscopia e ultrassom.

SISTEMA PORTA-HEPÁTICO

O fluxo sanguíneo hepático total é de aproximadamente 2.000 mL/min, sendo que 80% deste são originários do sistema porta-hepático, e aproximadamente 20% originam-se da artéria hepática. O sistema porta-hepático é formado pelo fluxo das veias esplâncnicas que convergem das veias mesentérica superior e esplênica, e caracteriza-se por ter baixa pressão (5 mmHg).

A evolução da medicina, em especial no campo cirúrgico oncológico, trouxe consigo possibilidades crescentes de execução de procedimentos terapêuticos cada vez mais complexos no território hepatobiliopancreático. A necessidade de execução de grandes ressecções oncológicas, representadas também por hepatectomias ampliadas e trissetorectomias, com remanescente hepático funcional limítrofe, trouxe a necessidade de se criar e aprimorar técnicas de intervenção para acessar o sistema venoso portal, até então considerado inacessível por meios convencionais, para assim se utilizar de táticas terapêuticas com objetivo de proporcionar hipertrofia hepática e aumento do volume remanescente do fígado. Ainda, neste mesmo cenário, a necessidade de

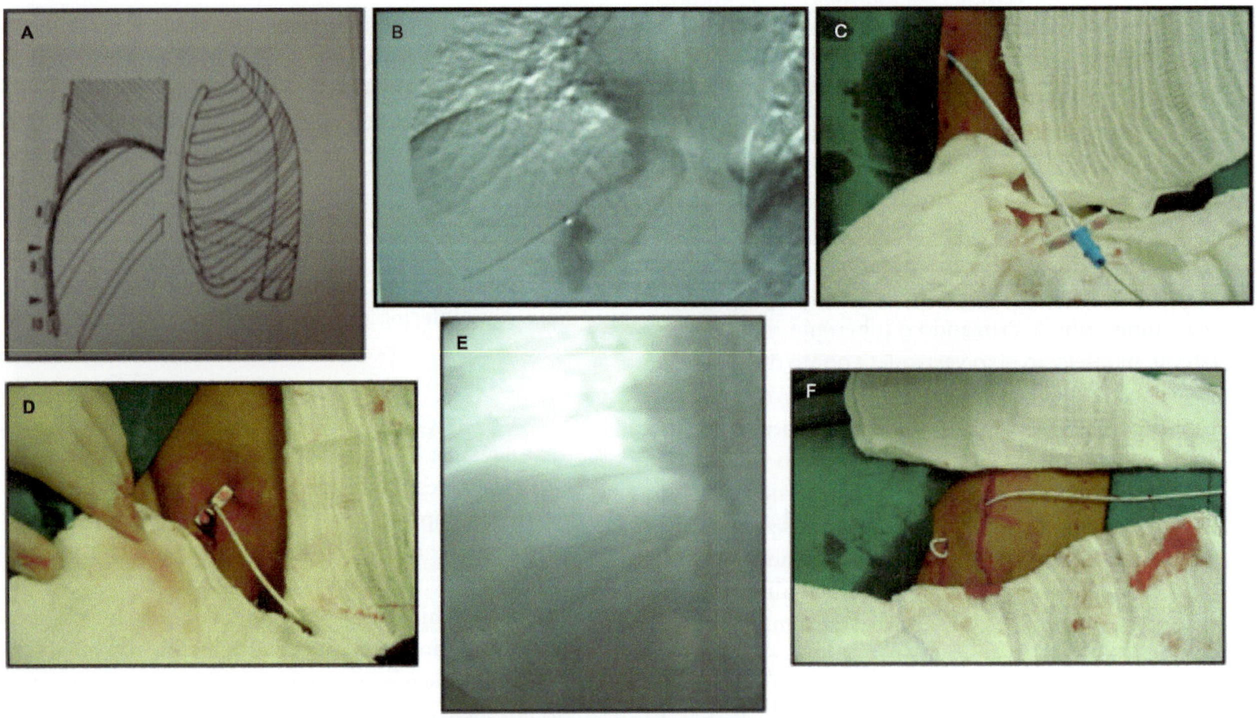

Figura 16.9. A. Ilustração de projeção do 9° e 10° arcos costais (vista lateral). B. Venografia hepática direita. C. Implante de Peel-away através de fio-guia no 9° espaço intercostal direito. D. Progressão de cateter Perm-Cath através de bainha Peel-away. E. Fluoroscopia de hemitórax direito e hipocôndrio direito mostrando trajeto do cateter em projeção da veia hepática direita (posição correta e pretendida). F. Tunelização de cateter de Perm-Cath em subcutâneo. (Cortesia: Serviço de Cirurgia Vascular e Endovascular – Hospital Santa Marcelina).

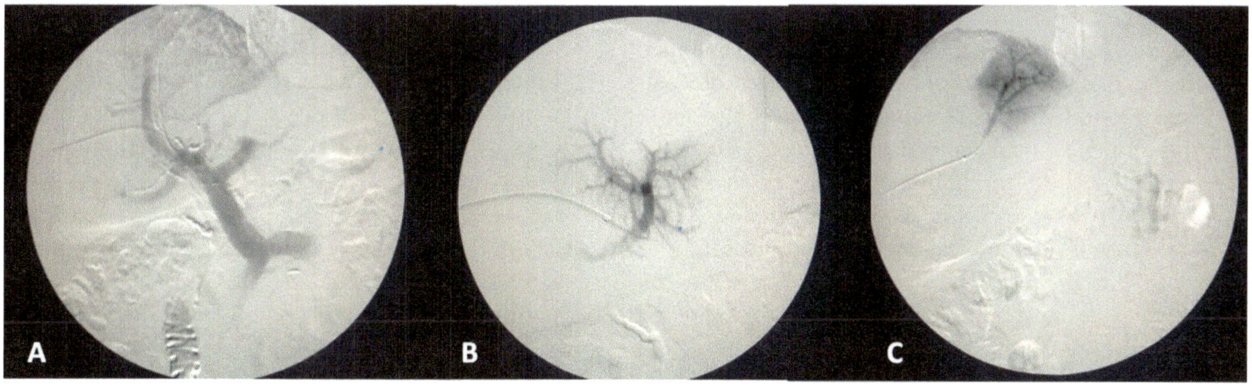

Figura 16.10. A. Portografia direta. B. Cateterismo superseletivo de ramo portal do segmento VIII. C. Quimioembolização transportal com DC-Bead M1 + irinotecano 100 mg (Cortesia: Centro de Intervenção Oncológica do IBCC).

tratar as complicações destas novas modalidades de grandes ressecções como: tromboses e estenoses do sistema venoso portal, de maneira minimamente invasiva, proporcionando resultados adequados e riscos aceitáveis, também alavancou a necessidade do aprimoramento técnico ao acesso do sistema portal de maneira segura e eficaz. Outra aplicabilidade para realização do acesso ao sistema portal decorre da necessidade de realização de procedimentos de exceção, como relatado em lesões tumorais com perfusão portal prioritária não passíveis de tratamento curativo, em que a quimioembolização e a radioembolização hepática transportal são executadas para controle da doença[24,25] (Figura 16.10).

O acesso ao sistema venoso portal pode ser realizado, tradicionalmente, através da punção transparietal trans-hepática de ramo portal direito ou esquerdo. Outros acessos ao sistema venoso portal são possíveis, a depender de necessidades especiais e contraindicações específicas, como coagulopatias que impossibilitem qualquer acesso transparietal seguro, ou devido à indisponibilidade de ramo portal intra-hepático suficiente para realização de uma punção segura. Assim, o acesso ao sistema portal através da punção transjugular, tradicionalmente realizado para o TIPS (*Transjugular Intra-hepatic Portosistemic Shunt*), é uma opção aceitável para os pacientes com risco hemorrágico proibitivo da punção transparietal[24,25]. Ainda, a depender das características da lesão a ser tratada, da tática operatória e do dispositivo a ser utilizado, a punção transesplênica da veia esplênica e o consecutivo acesso ao sistema portal têm ganhado adeptos devido à facilidade e vantagens relativas à disposição mais retilínea de trajeto do dispositivo até a lesão, possibilitando melhor suporte do sistema de trabalho[26]. Entretanto, a despeito de sua utilização crescente, não há estudos suficientes que possam considerar o acesso transesplênico como acesso de preferência ao sistema venoso portal, permanecendo a punção transparietal trans-hepática como a de escolha.

O acesso ao sistema portal, quer seja através da punção transparietal trans-hepática ou transesplênica, ou através da punção transjugular, deve ser realizado com suporte de anestesia geral e auxílio de fluoroscopia intraoperatória. A utilização de orientação ultrassonográfica para execução destas punções minimiza lesões de estruturas de trajeto e diminui o número de tentativas e o tempo do procedimento, sendo desejável quando em mãos habilitadas. A agulha de Chiba em associação com *kit* de micropunção deve ser utilizada para transformação segura de uma punção de baixo perfil em um perfil mais caloroso para trabalho. Tão logo o sucesso da punção do sistema portal seja obtido, o implante de um introdutor ou bainha de trabalho deve ser posicionado para segurança do procedimento, seguido de heparinização sistêmica do paciente com 60 UI/kg de heparina não fracionada, a fim de minimizar riscos de trombose dos ramos portais pela manipulação dos dispositivos[24-26].

Após o término do procedimento, cuidado adicional deve-se ter para a retirada dos dispositivos, a fim de se minimizar riscos de hemorragia cavitária. Assim, a embolização do trajeto parenquimatoso com espiras metálicas, gelfoam ou agentes líquidos como Histoacryl ou Ônix, a depender da experiência do operador e do calibre do dispositivo utilizado, deve ser realizada[24-26].

CONSIDERAÇÕES FINAIS

Após a descrição dos principais sítios de acesso vascular, a principal mensagem que se faz necessário salientar é que o local preferido para a execução do acesso vascular é, geralmente, aquele mais próximo à lesão a ser tratada, mas também levando em consideração o espaço de trabalho, conforto para completar o procedimento e qualidade do trajeto até a lesão-alvo. A experiência e segurança do operador em desempenhar procedimentos habituais com o método é, também, quesito fundamental para sucesso do procedimento. Entretanto, novos dispositivos e procedimentos, além de métodos mais modernos de navegação intraoperatória, parecem ser uma fronteira necessária a ser aceita pela especialidade, a fim de oferecer tratamentos cada vez mais eficazes e com menores taxas de complicações.

Não há um limite formal para a aquisição do acesso vascular, que já esteja estabelecido de forma a barrar a execução de um procedimento necessário, mas deve haver um conjunto de cuidados e planejamento suficiente para oferecer as terapias necessárias, independentemente da dificuldade do acesso.

REFERÊNCIAS BIBLIOGRÁFICAS

1. Seldinger SI. Catheter replacement of the needle in percutaneous arteriography: A new technique. Acta Radiol Suppl. 2008;434:47-52.
2. Dariushnia SR, Gill AE, Martin LG, Saad WE, Baskin KM, Caplin DM, et al. Quality Improvement Guidelines for Diagnostic Arteriography. J Vasc Interv Radiol. 2014;25(12):1873-1881.
3. Wilson SE, Jimenez JC, Veith FJ, Naylor AR, Buckels JAC. Vascular surgery: Principles and practice.. 4th ed. Boca Raton: CRC Press; 2017.
4. Gedikoglu M, Oguzkurt L, Gur S, Andic C, Sariturk C, Ozkan U. Comparison of ultrasound guidance with the traditional palpation and fluoroscopy method for the common femoral artery puncture. Catheter Cardiovasc Interv. 2013;82(7):1187-1192.
5. Yaganti V, Mejevoi N, Hasan O, Cohen M, Wasty N. Pitfalls associated with the use of current recommendations for fluoroscopy-guided common femoral artery access. Catheter Cardiovasc Interv. 2013;81(4):674-679.
6. Rajebi H, Rajebi MR. Optimizing Common Femoral Artery Access. Tech Vasc Interv Radiol. 2015;18(2):76-81.
7. Bechara CF, Annambhotla S, Lin PH. Access site management with vascular closure devices for percutaneous transarterial procedures. Journal of Vascular Surgery. 2010;52(6):1682-1696.
8. Komorowski DJ. Vascular and Interventional Radiology: The Requisites. J Vasc Interv Radiol. 2007.
9. Affonso BB, Golghetto Domingos FU, da Motta Leal Filho JM, Maciel MJS, Cavalcante RN, Bortolini E, et al. Retrograde Proximal Anterior Tibial Artery Access for Treating Femoropopliteal Segment Occlusion: A Novel Approach. Ann Vasc Surg. 2016;33:237-244.
10. Hallak A, Wei L, Berzingi C, Moreland J, Alkhouli M. Percutaneous axillary access for large-bore arteriotomy: A step-by-step guide. J Card Surg. 2018;33(5):270-273.
11. Andrade PB, Tebet MA, Andrade MV, Labrunie A, Mattos LA. Radial approach in percutaneous coronary interventions: Current status in Brazil. Arq Bras Cardiol. 2011;96(4):312-316.
12. Posham R, Biederman DM, Patel RS, Kim E, Tabori NE, Nowakowski FS, et al. Transradial Approach for Noncoronary Interventions: A Single-Center Review of Safety and Feasibility in the First 1,500 Cases. J Vasc Interv Radiol. 2016;27(2):159-166.
13. Barbeau GR, Arsenault F, Dugas L, Simard S, Larivière MM. Evaluation of the ulnopalmar arterial arches with pulse oximetry and plethysmography: Comparison with the Allen's test in 1010 patients. Am Heart J. 2004;147(3):489-493.
14. Feldtman RW, Buckley CJ, Bohannon WT. How I do it: cervical access for carotid artery stenting. Am J Surg. 2006;192(6):779-781.
15. Dietrich CF, Horn R, Morf S, Chiorean L, Dong Y, Cui XW, et al. Ultrasound-guided central vascular interventions, comments on the European Federation of Societies for Ultrasound in Medicine and Biology guidelines on interventional ultrasound. Journal of Thoracic Disease. 2016;8(9):E851-E868.
16. Dariushnia SR, Wallace MJ, Siddiqi NH, Towbin RB, Wojak JC, Kundu S, et al. Quality Improvement Guidelines for Central Venous Access. J Vasc Interv Radiol. 2010;21(7):976-981.
17. Motta-Leal-Filho, Carnevale FC, Cerri GG. Subclavian vein an unusual access for the removal of intravascular foreign bodies. Ann Vasc Surg. 2010;24(6):826.e1-4.
18. Motta-Leal-Filho, Carnevale FC, Nasser F, Santos AC, Sousa Junior W, Zurstrassen CE, et al. Endovascular techniques and procedures, methods for removal of intravascular foreign bodies. Rev Bras Cir Cardiovasc. 2010;25(2):202-8.
19. Kinney TB. Translumbar High Inferior Vena Cava Access Placement in Patients with Thrombosed Inferior Vena Cava Filters. J Vasc Interv Radiol. 2003;14(12):1563-1568.
20. Haire WD, Lieberman RP, Lund GB, Wieczorek BM, Armitage JO, Kessinger A. Translumbar inferior vena cava catheters: Experience with 58 catheters in peripheral stem cell collection and transplantation. Transfus Sci. 1990;11(2):195-200.

21. Che H, Zhang J, Sang G, Yong J, Li L, Yang M. Popliteal Vein Puncture Technique Based on Bony Landmark Positioning in Catheter-Directed Thrombolysis of Deep Venous Thrombosis: A Retrospective Review. Ann Vasc Surg. 2016;35:104-110.

22. Motta-Leal-Filho, Carnevale FC, Nasser F, Sousa Junior WO, Zurstrassen CE, Moreira AM, et al. Percutaneous transhepatic venous access for hemodialysis: an alternative route for patients with end-stage renal failure. J Vasc Bras. 2010;9(3):131-136.

23. Brito FS Jr, Nasser F, Gobbo R, Lemos P, Vieira M, Fischer C, et al. Percutaneous transhepatic mitral valve repair with the MitralClip System. JACC Cardiovascular Interv. 2018;11(14):e-109-e111.

24. Toskich BB, Tabriz DM, Zendejas I, Cabrera R, Geller B. Transportal Radioembolization as Salvage Hepatocellular Carcinoma Therapy to Maintain Liver Transplant Candidacy. J Vasc Interv Radiol. 2015;26(10):1479-1483.

25. Tasse JC, Sailer A, Jakate S, Arslan B. Transportal Chemoembolization as Salvage Hepatocellular Carcinoma Therapy to Maintain Liver Transplant Candidacy. J Vasc Interv Radiol. 2019;30(10):1651-1654.

26. Martins RB, Falsarella PM, Motta-Leal-Filho JM, Galastri FL, Affonso BB, Garcia RG, et al. Transesplenic access in the treatment of varicose gastrointestinal bleeding. Case and technical report. Einstein (São Paulo). 2020;18:eRC4934.

Princípios da Fibrinólise Dirigida por Cateter

17

Rubens Pierry Ferreira Lopes
Clarissa Campo Dall'Orto
Wilson de Oliveira Sousa Junior

INTRODUÇÃO

A terapia fibrinolítica é considerada uma importante modalidade terapêutica nos eventos tromboembólicos das mais variadas naturezas e, durante a sua evolução histórica, a administração do agente fibrinolítico (AF), que era feita predominantemente por via sistêmica em uma veia periférica, por várias razões passou a incorporar as infusões seletivas na denominada fibrinólise dirigida por cateter (FDC)[1,2], cujas técnicas vêm sendo desenvolvidas e aperfeiçoadas, de modo que atualmente são consideradas como estratégias terapêuticas iniciais de primeira linha em vários cenários clínicos.

A FDC consiste na administração seletiva do agente fibrinolítico diretamente no sítio-alvo do tratamento através de técnicas minimamente invasivas, a fim de obter concentrações locais elevadas do fármaco e permitir a dissolução e redução da carga trombótica no sítio da obstrução e na microcirculação, a restauração do fluxo sanguíneo e viabilizar o tratamento de condições clínicas subjacentes. As potenciais vantagens e os benefícios dessa modalidade terapêutica incluem, quando comparados com as infusões não seletivas por via sistêmica, uma maior eficácia da ação fibrinolítica com o uso de doses totais menores do fármaco, a redução na duração de tempo da fibrinólise, uma maior segurança principalmente pelo menor risco de complicações hemorrágicas clinicamente significativas e a possibilidade de associações com técnicas endovasculares adjuntas, como os dispositivos de fragmentação e/ou aspiração de trombos[3] (terapia fibrinolítica associada a trombectomia mecânica).

AGENTES FIBRINOLÍTICOS

As drogas fibrinolíticas atualmente existentes para o uso clínico são ativadoras do plasminogênio com elevada especificidade, convertendo-o em plasmina e ativando o complexo sistema fibrinolítico. Elas podem derivar de culturas celulares ou ser produtos de biotecnologia de DNA recombinante.

A fibrinólise periférica estabeleceu-se como uma adjunta no manejo das doenças tromboembólicas arteriais e venosas, sendo particularmente útil nos casos com menos de 2 semanas de evolução. Ressalta-se que, dentre os vários AF que receberam aprovação para uso clínico, nenhum deles foi especificamente aprovado para a FDC. Há uma ampla literatura sobre técnicas e agentes fibrinolíticos, porém os dados a partir de *trials* randomizados são bastante limitados e relativamente poucos deles consideraram especificamente qual seria o agente ideal para fibrinólise periférica. De fato, não há superioridade estabelecida de qualquer agente ou regime de administração sobre os demais, sendo a evidência científica atualmente limitada a poucos e pequenos *trials* randomizados que comparam um agente com outro em cenários clínicos específicos[4], de modo que os critérios de escolha do agente fibrinolítico periférico ainda são fundamentalmente dependentes da disponibilidade do fármaco no mercado regional, dos protocolos terapêuticos adotados nas instituições e da opção do médico intervencionista. Entretanto, é digno de nota que as evidências disponíveis sugerem que períodos de duração da infusão menores do que 2 horas estejam associados a dissolução mais rápida do trombo e a menores taxas de sangramento do que com as infusões prolongadas (períodos superiores ou iguais a 12 horas)[5].

Estreptoquinase

A estreptoquinase (EQ) é um polipeptídeo de cadeia simples derivado a partir de culturas de estreptococos beta-hemolíticos do grupo C de Lancefield que se liga ao plasminogênio, formando um complexo intermediário que se torna uma enzima ativa e cliva ligações peptídicas em outras moléculas de plasminogênio, gerando plasmina[6]. Essa ativação também ocorre sobre o plasminogênio circulante e pode induzir a fibrinólise sistêmica. Foi o primeiro agente fibrinolítico utilizado nos vasos periféricos[1,2] e é o AF mais amplamente usado no mundo, considerando todas as suas aplicações clínicas, devido a sua ampla disponibilidade, ao seu relativo baixo custo em relação aos outros fármacos e sua boa relação entre eficácia e segurança.

A EQ é antigênica e pode desenvolver reações imunológicas de hipersensibilidade, sobretudo após administrações repetidas. Felizmente, são raras as reações alérgicas graves, ocorrendo anafilaxia em menos de 0,5% dos casos. A manifestação dessas reações não reduz a sua eficácia biológica. Porém, a presença de anticorpos antiestreptoquinase pode permanecer elevada por vários anos após o tratamento, sugerindo que uma resposta subótima ou uma reação alérgica poderiam ocorrer com o retratamento, mesmo muitos anos após a primeira exposição[7]. Pode ocorrer hipotensão durante a administração, principalmente com taxas de infusão maiores do que 500 U/kg/min, mas que respondem prontamente à administração de cristaloides e à redução da taxa ou interrupção da infusão[6].

No Brasil, está disponível como soluções injetáveis em frascos-ampolas com 250.000 UI, 750.000 UI e 1.500.000 UI e tem aprovação para a administração local na trombose aguda, subaguda e crônica, bem como na embolia de veias e artérias periféricas. A diluição é feita em solução de cloreto de sódio a 0,9% (NaCl 0,9%), Ringer lactato ou solução glicosada a 5% (SG 5%) em uma concentração de 500 UI/mL. Na FDC nas artérias periféricas, administram-se doses de 1.000 a 2.000 UI em intervalos de 3 a 5 minutos, sendo que a duração do tratamento depende do sucesso terapêutico e a dose total não deve exceder 120.000 UI num período de 3 horas. Alternativamente, utilizam-se infusões de 5.000 a 10.000 UI/hora[8].

Alteplase

A alteplase (rtPA) é um ativador do plasminogênio do tipo tecidual produzido por técnica de DNA recombinante. O rtPA possui ação direta e é fibrina-específico, tendo uma ação limitada na conversão do plasminogênio em plasmina na ausência de fibrina[6]. Sua meia-vida é de aproximadamente 3 a 4 minutos, o *clearance* é hepático, não está associado a hipotensão ou reações alérgicas, bem como a depleção do fibrinogênio é menos acentuada em comparação com a estreptoquinase. Recomenda-se a administração simultânea de heparina não fracionada (HNF) intravenosa, assim como sua manutenção por pelo menos 24 horas[9]. Os sangramentos são as complicações mais frequentes e graves, incluindo os relacionados aos procedimentos, como nos sítios de punção (2%); e os espontâneos, como os gastrointestinais (1,8%)[10] e a hemorragia intracraniana (0,7%), esta última com uma taxa de mortalidade de aproximadamente 40%[11].

No Brasil, está disponível como soluções injetáveis em frascos-ampolas com 10 mg, 20 mg e 50 mg e tem aprovação para o tratamento fibrinolítico do infarto agudo do miocárdio (IAM), da embolia pulmonar aguda maciça com instabilidade hemodinâmica e do acidente vascular encefálico isquêmico (AVEI) agudo. A reconstituição é feita com água para injeção estéril para uma concentração de 1 mg/mL e, posteriormente, diluída com solução de NaCl a 0,9% até uma concentração mínima de 0,2 mg/mL[12]. Na FDC utiliza-se uma dose inicial em *bolus* de 1,0 a 5,0 mg, seguida pela infusão contínua de 0,5 a 1,0 mg/hora[13].

Tenecteplase

A tenecteplase (TNK-tPA) é um ativador do plasminogênio do tipo tecidual produzido e geneticamente modificado por múltiplos pontos de mutação através de técnicas de DNA recombinante, tendo especificidade 14 vezes maior pela fibrina, maior resistência ao fator inibidor da ativação do plasminogênio (IAP-1) e uma meia-vida plasmática mais longa em relação à alteplase, além de não ser antigênico[14]. Recentemente, tem sido amplamente adotado na prática clínica pela facilidade de administração, visto que sua meia-vida prolongada permite dose única em *bolus* e é tão efetiva e segura quanto a alteplase, inclusive com uma tendência estatística de menores taxas de sangramentos não cerebrais[15].

No Brasil está disponível como soluções injetáveis em frascos-ampolas com 40 mg e 50 mg e tem aprovação para o tratamento fibrinolítico do IAM. A reconstituição é feita com uma seringa fornecida pré-carregada com água para injeção e a solução final tem concentração de 5 mg/mL. A administração para a indicação aprovada no Brasil deve ser feita durante 5 a 10 segundos em um acesso venoso, ressaltando-se que a TNK-tPA é incompatível com soluções glicosadas e a dose preconizada é dependente do peso corpóreo[16]. Para a FDC há protocolos com *bolus* inicial opcional de 1,0 a 5,0 mg (0,25 mg/mL) e infusões de 0,125 mg/h a 0,25 mg/h (0,005 mg/mL a 0,0125 mg/mL)[17,18]; e outros com infusões contínuas de 0,25 mg/h a 0,50 mg/h[19].

Outros Agentes Fibrinolíticos

A uroquinase é um AF derivado de culturas de células renais neonatais humanas que dispõe de ampla literatura a seu favor. Entretanto, tem sido substituída pelos AF de gerações mais recentes, principalmente pela falta de sua disponibilidade em vários mercados, períodos de infusões prolongados e custo mais elevado em relação aos AF recombinantes.

A reteplase é um ativador do plasminogênio recombinante menos fibrinoespecífico e com uma meia-vida maior em relação à alteplase. Tem resultados de eficácia e segurança similares aos da alteplase[20]. A lanoteplase tem uso clínico limitado pelo risco aumentado de hemorragia intracraniana[21].

INDICAÇÕES CLÍNICAS

Isquemia dos Membros

A isquemia aguda por oclusões trombóticas ou embólicas de vasos nativos ou próteses vasculares é uma das mais comuns indicações da FDC, especialmente nos quadros com duração dos sintomas menor que 2 semanas, podendo ser considerada uma estratégia inicial de primeira linha pela sua eficácia e menor invasividade[3], embora não haja evidências de superioridade em relação ao tratamento cirúrgico inicial em termos de salvamento de membro e óbito em 1 ano[22]. A seleção do paciente ideal considera a padronização clínica do grau de isquemia[23], sendo usualmente indicado para as categorias I e IIA, bem como para casos individualizados da IIB, não sendo, por outro lado, indicado para a categoria III (Tabela 17.1)[24]. Durante a FDC pode ocorrer uma piora temporária dos sintomas isquêmicos devido à embolização distal, mas que tendem a melhorar com a continuidade do tratamento. Porém, a persistência do agravamento dos sintomas, bem como o surgimento de complicações hemorrágicas podem levar à interrupção da FDC[3]. Após a dissolução do trombo e restauração do fluxo, um estudo angiográfico completo está indicado a fim de identificar e tratar eventuais lesões subjacentes que tenham sido a causa da trombose[23].

Tromboembolismo Venoso

A FDC é uma opção terapêutica importante para a trombose venosa profunda (TVP) ileofemoral e *phlegmasia cerulea dolens*, pois estes quadros associam-se a sintomatologia intensa, alto risco de TVP recorrente, síndrome pós-trombótica (SPT), limitação funcional tardia e, também, a risco de perda do membro quando tratados exclusivamente com anticoagulação. O tratamento endovascular proporciona o alívio imediato dos sintomas e permite o tratamento das estenoses subjacentes. Pacientes com trombose da veia cava inferior também são bons candidatos a um tratamento agressivo em função dos sintomas intensos, do risco elevado de embolia pulmonar e, eventualmente, pelo risco de comprometimento renal e hepático[25].

A única indicação amplamente aceita para a terapia fibrinolítica na embolia pulmonar aguda maciça confirmada é a presença de hipotensão arterial persistente ou choque (pressão arterial sistólica (PAS) < 90 mmHg ou redução da PAS basal ≥ 40 mmHg), sendo a via sistêmica a preferida pela facilidade e rapidez na administração[26]. Os *guidelines* sugerem que a FDC pode ser considerada, especialmente em centros com a adequada *expertise*, para os pacientes com instabilidade hemodinâmica persistente a despeito da fibrinólise sistêmica ou com elevado risco de morte antes da mesma se tornar efetiva, e naqueles com alto risco de sangramento, pois neste cenário, além da redução no risco de sangramento pelo uso de doses mais baixas do AF, há a possibilidade de se utilizar intervenções mecânicas adjuntas (trombectomia mecânica), como a fibrinólise ultrassom-assistida, fragmentação e/ou aspiração do trombo[27-29].

Condições Específicas

As oclusões agudas das fístulas arteriovenosas para hemodiálise podem ser tratadas por métodos dirigidos por cateter, com ou sem fibrinólise associada. É fundamental a identificação e o imediato tratamento da

Tabela 17.1. Categorias clínicas da isquemia aguda dos membros

Categoria	Prognóstico	Déficit sensitivo	Déficit motor	Doppler	
				Arterial	Venoso
I- Viável	Sem ameaça imediata	Nenhum	Nenhum	Audível	Audível
IIA- marginalmente ameaçado	Viável, se tratado imediatamente	Mínimo (dedos) ou nenhum	Nenhum	Audível ou Inaudível	Audível
IIB- imediatamente ameaçado	Viável, se revascularizado imediatamente	Mais do que dedos e dor em repouso	Leve ou moderado	Audível ou Inaudível	Audível
III- irreversível	Perda tecidual maior ou lesão neurológica permanente	Profundo, anestesia	Profundo, paralisia (rigor muscular)	Inaudível	Inaudível

causa subjacente da falha do acesso, comumente através da associação de técnicas. As oclusões dos cateteres de acesso central podem ser tratadas com a utilização de um "selo" intracateter com baixas doses do AF.

As oclusões agudas das artérias de outros territórios, incluindo as artérias renais, viscerais e cerebrais, também são passíveis de abordagens dirigidas por cateter. Porém, a seleção dos pacientes e das técnicas utilizadas devem ser individualizadas, em função das peculiaridades inerentes a cada território e da relativa pouca disponibilidade de evidências científicas que suportem as indicações.

CONTRAINDICAÇÕES CLÍNICAS

A decisão de administrar um AF é fortemente influenciada por fatores clínicos individuais e, como as complicações hemorrágicas são as mais frequentes e potencialmente graves, uma avaliação cautelosa do risco de sangramento deve ser sempre feita caso a caso[30], sendo importante assegurar ao paciente e a seus familiares a plena compreensão da natureza de sua condição clínica e dos benefícios e riscos individuais da terapia proposta, bem como obter um consentimento informado por escrito.

As contraindicações absolutas para a FDC incluem as contraindicações absolutas para anticoagulação, sangramento interno ativo, eventos cerebrovasculares recentes (ataque isquêmico transitório e acidente vascular encefálico), neurocirurgia (espinal e intracraniana) ou trauma intracraniano nos últimos 3 meses. Dentre as contraindicações relativas podem ser citadas as neoplasias ou outras lesões intracranianas; cirurgia ou trauma maior, ressuscitação cardiopulmonar, biópsia de órgão, parto ou cirurgia de catarata nos últimos 10 dias; hemorragia gastrointestinal maior recente ou cirurgia ocular nos últimos 3 meses; hipertensão arterial não controlada (PAS > 180 mmHg ou pressão arterial diastólica > 110 mmHg); reações alérgicas graves ao meio de contraste, fibrinolítico ou anticoagulante; suspeita de trombo infectado, endocardite bacteriana ou trombocitopenia grave; comunicações cardíacas intracavitárias, *shunt* pulmonar ou trombo nas câmaras cardíacas esquerdas; retinopatia diabética hemorrágica, disfunção hepática grave e gravidez ou lactação[25].

TÉCNICAS

Aspectos Gerais

Todos os pacientes que serão submetidos a terapia fibrinolítica devem ser minuciosamente avaliados previamente ao início do tratamento, pesquisando-se sobretudo a existência de contraindicações ao procedimento e/ou agentes fibrinolíticos. Além disso, realiza-se uma investigação clínica completa e laboratorial básica, a fim de estabelecer a função renal, hematócrito e perfil de coagulação basais. Ainda, revisam-se detalhadamente os exames de imagem para confirmar o diagnóstico e elaborar a estratégia terapêutica mais adequada. Todo o processo de avaliação e decisão inicial deve ser preferencialmente multidisciplinar.

Durante o curso da FDC os pacientes devem permanecer de preferência em unidades de terapia intensiva, monitorando-se regularmente a pressão arterial, a perfusão distal dos membros e o eventual surgimento de sangramentos, bem como realizando avaliações laboratoriais seriadas com hemograma completo e tempo de tromboplastina parcial ativada (se em uso de HNF) para garantir uma anticoagulação adequada e detectar uma possível hemorragia oculta. A dosagem prévia e a monitoração dos níveis séricos de fibrinogênio durante a FDC são comumente usadas como preditores de sangramentos quando em níveis abaixo de 100 mg/dL e há recomendação de consenso para realizar esta monitoração, porém isto ainda não está plenamente estabelecido. A infusão do AF é interrompida quando se obtém o sucesso terapêutico, confirmado pelos controles angiográficos a cada 3 a 12 horas, ou com o surgimento de complicações hemorrágicas[31]. Uma vez concluído o procedimento com sucesso, o introdutor vascular é mantido e somente retirado após normalizado o *status* da coagulação. Devem ser evitados ao máximo procedimentos invasivos desnecessários durante a infusão do AF, incluindo sondagens vesicais, injeções intramusculares, punções venosas centrais ou arteriais, bem como devem ser evitados traumas, especialmente o trauma cranioencefálico, que pode ocorrer, por exemplo, em pacientes hipotensos.

A administração simultânea de anticoagulantes durante a fibrinólise não é consenso, havendo atualmente um significativo número de *trials* em que a terapia anticoagulante é descontinuada ou reduzida durante a infusão do AF[31], sendo que o potencial risco de sangramento com a anticoagulação continuada e o risco de embolia recorrente durante a sua descontinuação permanecem desconhecidos[26].

Existem vários protocolos e abordagens possíveis, aplicados isoladamente ou em conjunto, havendo diferenças a depender do território tratado, como descrito a seguir.

Território Arterial

O local de punção, que deve proporcionar o acesso mais direto possível ao sítio do tratamento, geralmente é nas artérias femorais comuns com as abordagens retrógrada (mais comum) e anterógrada. A punção deve ser menos traumática possível, preferencialmente com a técnica de parede simples (anterior) e utilizando-se um introdutor vascular de baixo perfil (quando possível). Opcionalmente, a punção pode ser assistida por ultrassom (Figura 17.1).

Inicialmente é feito o teste de passagem do fio-guia, onde se tenta atravessar toda a extensão do trombo com um fio-guia antes de se iniciar a infusão do AF. Considera-se que, quando há êxito nesta manobra, é mais provável se obter sucesso com a FDC nos casos agudos (< 7 dias). Por outro lado, embora a falha em passar o fio-guia não seja uma contraindicação absoluta para a FDC, é um preditor de insucesso técnico[31]. Para a FDC pode ser utilizado um cateter padrão 5 Fr ou menor isoladamente, dois cateteres em técnica coaxial ou, ainda, cateteres dedicados com segmentos de diferentes comprimentos com múltiplos orifícios laterais (multiperfurado) - com ou sem oclusor distal (Figura 17.2).

As técnicas de infusão do AF no sistema arterial podem ser sumariamente descritas, a saber: a) infusão intratrombo: o AF é injetado no interior do trombo através de um cateter com múltiplos orifícios laterais ou pelos poros de um cateter-balão de baixa pressão posicionados no interior do trombo; b) infusão passo a passo: a ponta do cateter é posicionada dentro do trombo proximal e é infundida uma dose fixa do AF em curto período de tempo, sendo o cateter avançado à medida que o trombo se dissolve; c) infusão contínua: taxa de infusão contínua constante; d) infusão graduada: infusão de doses mais elevadas nas primeiras horas da terapia, e redução posteriormente; e) infusão periódica forçada (*pulse spray*): infusão vigorosa do AF intratrombo para fragmentá-lo ou criar fissuras e aumentar a superfície de contato para a ação do AF; e, f) fibrinólise farmacomecânica: combinação da fragmentação mecânica do trombo com o uso de um dispositivo dedicado com a ação farmacológica do AF[31].

O sucesso clínico do tratamento após a remoção do trombo e realização dos procedimentos adjuntos é definido como o alívio dos sintomas isquêmicos agudos e pelo retorno do paciente, no mínimo, a sua condição clínica basal prévia ao evento oclusivo. É sugerido por um consenso um valor limite de 80% como aceitável para a prática clínica[31].

Território Venoso

Durante a última década houve uma significativa evolução dos métodos intervencionistas para o tratamento da TVP, desenvolvendo-se inúmeras modalidades e dispositivos, que podem ser associados ou não à terapia fibrinolítica.

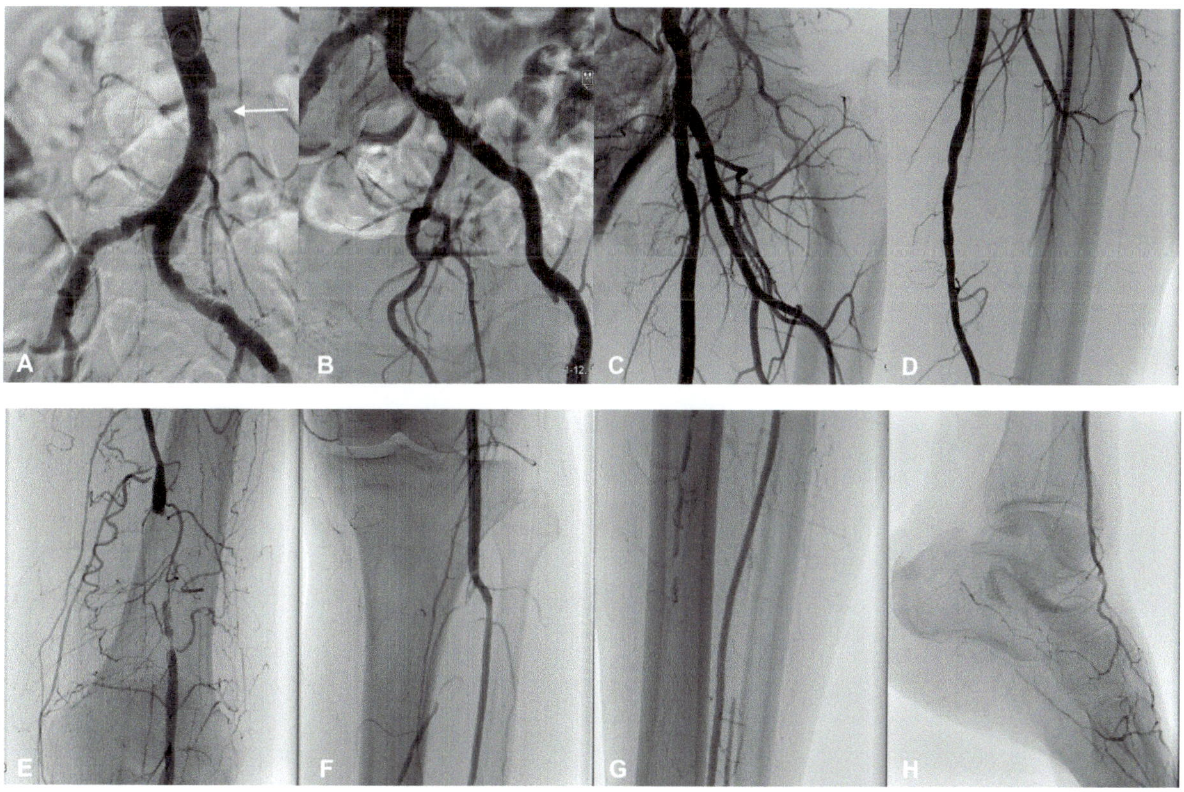

Figura 17.1. Oclusão arterial aguda do membro inferior esquerdo. A a H - Angiografia com subtração digital (ASD) por acesso radial evidencia oclusões segmentares em múltiplos níveis com circulação colateral moderadamente desenvolvida, compatível com quadro embólico associado a doença aterosclerótica avançada subjacente, sendo uma placa da aorta infrarrenal a provável fonte emboligênica (seta branca).

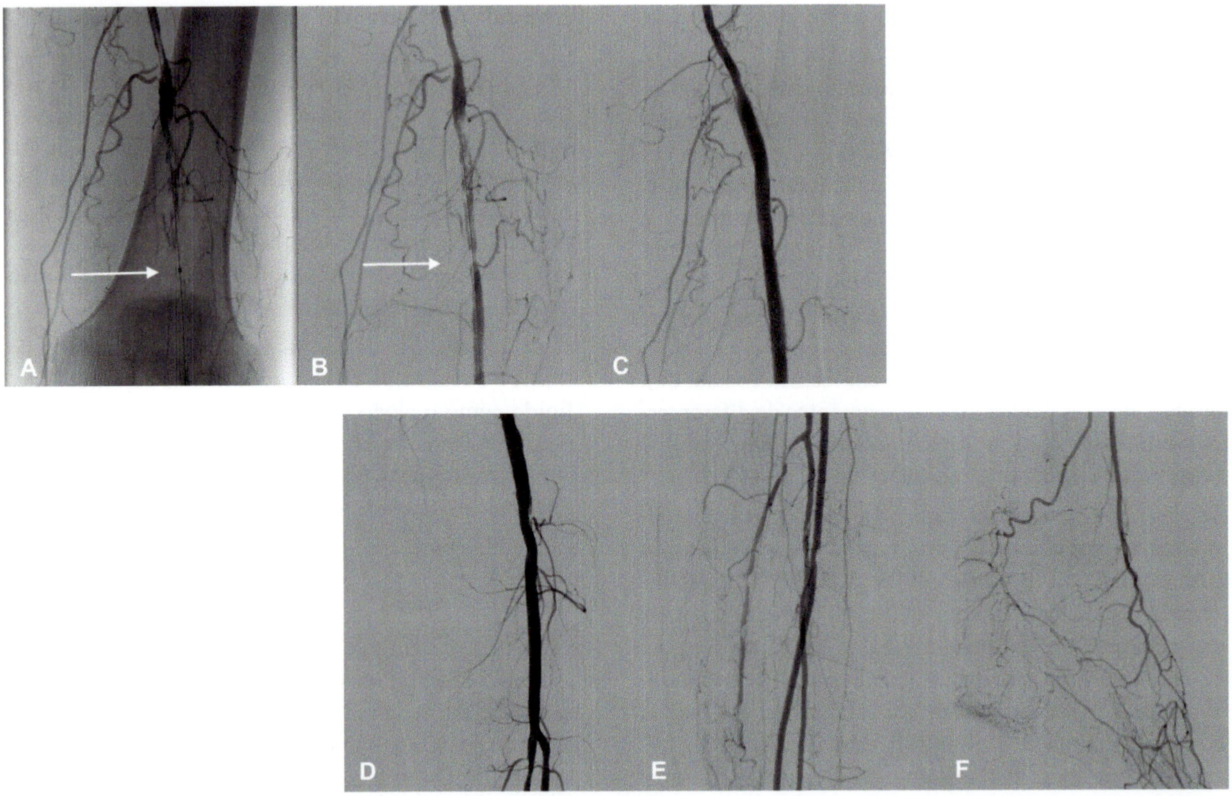

Figura 17.2. Fibrinólise digirida por cateter (FDC) da oclusão arterial aguda do membro inferior (mesmo caso da Figura 17.1). Acesso pela artéria femoral comum direita, contralateral, e uso de bainha introdutora 6 Fr. A. Realizado o teste de passagem do fio-guia com sucesso utilizando-se um microguia 0,018", posicionado um cateter multiperfurado no interior do trombo (seta branca) e realizada a fibrinólise pela técnica *pulse spray*. B. Arteriografia com subtração digital (ASD) de controle após 6 horas evidencia uma redução significativa dos trombos difusamente e uma estenose subjacente de alto grau no segmento acima do joelho da artéria poplítea – seta branca. C. Realizada a angioplastia transluminal com implante de *stent* autoexpansível devido a dissecção arterial com restrição de fluxo após a angioplastia com cateter-balão. D. A ASD final revela recuperação total da luz vascular da artéria poplítea e um bom padrão de perfusão do arco plantar (E e F).

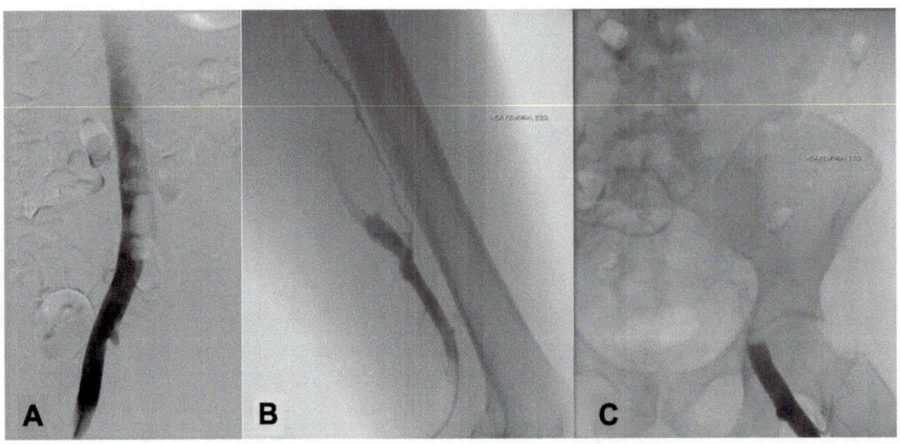

Figura 17.3. Trombose venosa profunda iliofemoral esquerda com sintomatologia intensa. A. Angiografia com subtração digital (ASD) através de punção da veia femoral comum direita evidencia veias ilíacas à direita pérvias e veia cava inferior com falhas de enchimento intraluminal no terço distal sugestivas de trombo. B. Punção da veia poplítea esquerda assistida por ultrassom objetivando o tratamento endovascular da trombose venosa profunda, demonstra que a veia femoral superficial esquerda está pérvia. C. Flebografia anterógrada com ausência de fluxo no território venoso ilíaco esquerdo. Cortesia do Dr. Guilherme Centofanti, Brasil.

Os resultados do tratamento endovascular da TVP publicados na literatura são bastante heterogêneos, inclusive em relação ao sucesso anatômico, que tem sido definido na maioria dos estudos como um percentual da remoção do trombo. Na prática clínica, tem-se sugerido como limite uma taxa de eficácia maior que 80%, numa eliminação superior a 50% do trombo com restauração do fluxo venoso iliofemoral e num período livre de retrombose precoce no segmento tratado (menor ou igual a 1 a 3 meses)[25] (Figura 17.3).

As intervenções para o tratamento da TVP podem ser: a) fibrinólise sistêmica: infusão do AF em uma veia periférica distante da extremidade afetada; b) flibrinólise direcionada pelo fluxo: infusão do AF em uma veia na extremidade do membro afetado, com ou sem a aplicação de torniquete, a fim de direcionar o fluxo sanguíneo para o sistema venoso profundo; c) fibrinólise dirigida por cateter intratrombo; e, d) fibrinólise farmacomecânica: associação do AF com trombectomia mecânica percutânea feita através de dispositivos mecânicos baseados em cateteres, que contribuem para a remoção do trombo via fragmentação, maceração e/ou aspiração[25] (Figura 17.4).

COMPLICAÇÕES

As complicações podem ser classificadas, pela gravidade, em maiores ou menores (Tabela 17.2)[31]. O sangramento é a complicação mais frequente da FDC, sendo o do sítio de punção o mais comum. Alguns cuidados podem ser adotados a fim de reduzir o risco de sangramentos, como realizar punções vasculares

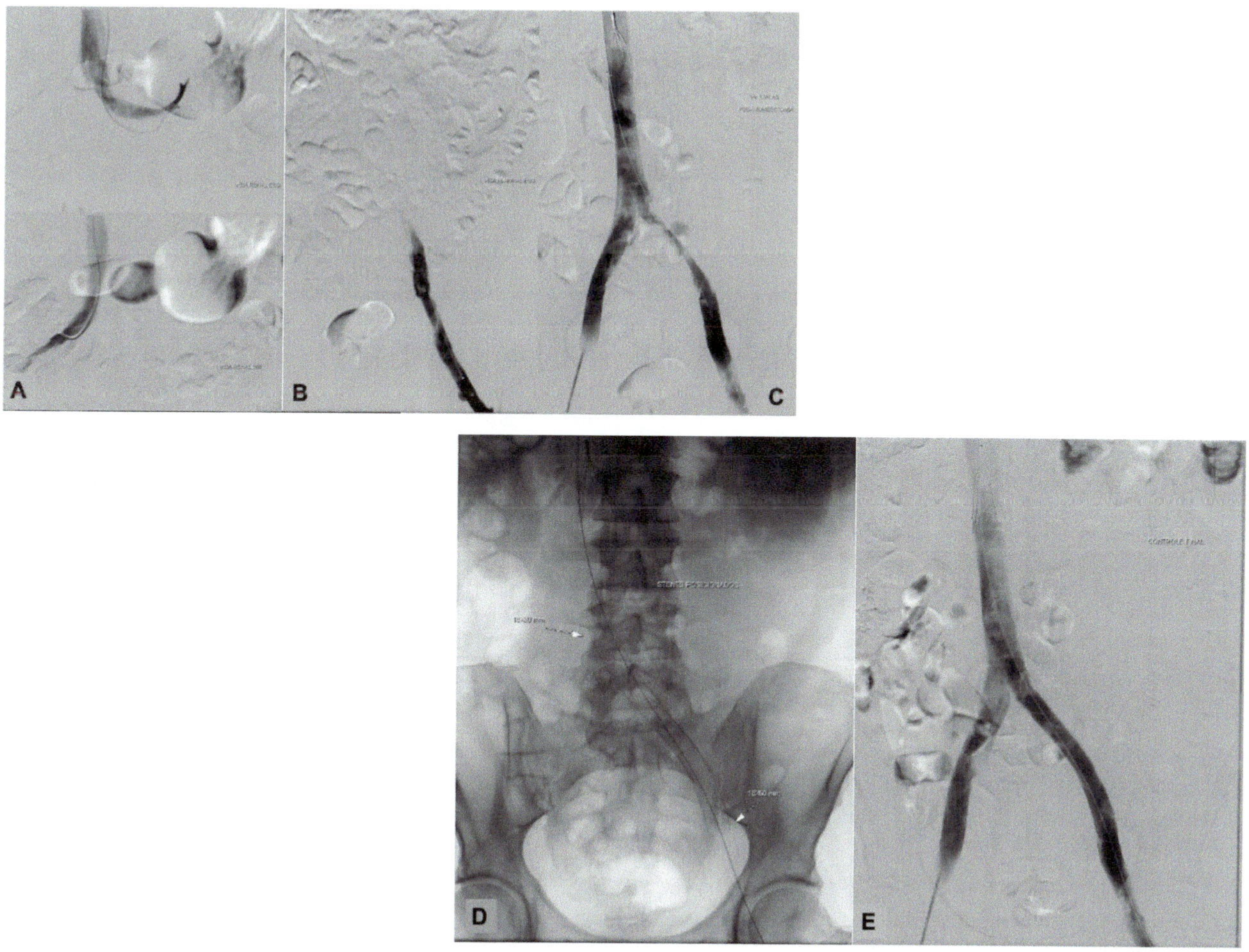

Figura 17.4. Tratamento endovascular da trombose venosa profunda iliofemoral (mesmo caso da Figura 17.3). A. Punção da veia jugular interna direita, verificação da altura das veias renais direita e esquerda e implante de filtro de veia cava inferior em posição infrarrenal. B. Realizado o teste de passagem de fio-guia 0,035" com sucesso. C. Realizada fibrinólise farmacomecânica através da associação de alteplase com a fragmentação e remoção da carga trombótica com auxílio de um dispositivo de trombectomia, evidenciando uma estenose de alto grau subjacente na veia ilíaca comum esquerda. D. Angioplastia com balão e implante de dois *stents* autoexpansíveis no território ilíaco-caval esquerdo. E. Restauração da luz vascular e do fluxo sanguíneo. Cortesia do Dr. Guilherme Centofanti, Brasil.

assistidas por ultrassom, manter o paciente em repouso no leito com imobilização do membro puncionado e do cateter, utilizar a dose e duração de infusão recomendadas dos agentes fibrinolíticos, monitorações clínica e laboratorial rigorosas e controle angiográfico seriado durante o curso da fibrinólise, a fim de interromper a infusão do AF assim que possível[25].

Embora as complicações sejam indesejáveis, é virtualmente impossível eliminar completamente o risco de sua ocorrência. Assim, são sugeridos valores-limites aceitáveis das complicações para as aplicações venosas (Tabela 17.3)[25] e arteriais (Tabela 17.4)[31].

CONSIDERAÇÕES FINAIS

A FDC é uma modalidade que incrementa significativamente o arsenal terapêutico do radiologista intervencionista, podendo ser utilizada como estratégia de primeira linha isoladamente ou em combinação com várias técnicas intervencionistas ou cirúrgicas. Embora seja um método efetivo e seguro, não é isento de risco de complicações graves, de modo que sua indicação e realização devem ser reservadas aos centros que detenham a estrutura e *expertise* necessárias, bem como respeitar rigorosamente as contraindicações e limitações do método.

Embora exista uma vasta literatura publicada sobre fibrinólise intravascular, o nível de evidência científica atualmente disponível para várias aplicações clínicas ainda é baixo, havendo bastante espaço para pesquisa e desenvolvimento nesta área.

Tabela 17.2. Classificação das complicações pelo resultado

Complicações menores	Complicações maiores
Sem necessidade de terapia ou consequência Terapia mínima e sem consequência (inclui internação por uma noite para observação)	Requer terapia, hospitalização < 48 h Requer terapia maior, aumento não planejado do nível de cuidado, internação > 48 h Sequelas adversas permanentes Morte

Tabela 17.3. Taxas de complicações para tratamento endovascular da TVP

Complicação	Dados publicados	Limites sugeridos
Complicações maiores gerais	3,9%	< 10%
Sangramento maior	2,8%	< 7%
Embolia pulmonar sintomática	0,5%	< 2%
Sangramento intracraniano	0	< 1%

TVP: Trombose venosa profunda.

Tabela 17.4. Taxas de complicações maiores para FDC no território arterial (membros)

Complicação	Dados publicados	Limites sugeridos
Sangramento intracraniano	0 a 2,5%	2%
Sangramento maior necessitando de transfusão e/ou cirurgia	1 a 20%	10%
Síndrome compartimental	1 a 10%	4%
Embolização distal não corrigida com FDC	1 a 5%	5%

FDC: Fibrinólise dirigida por cateter.

REFERÊNCIAS BIBLIOGRÁFICAS

1. Amery A, Dellof W, Vermylen J. Outcome of recente thromboembolic occlusions if limb arteries whit streptokinase. BMJ. 1970;4:639-644.
2. Dotter CT, Rösch J, Seaman AJ. Selective clot lysis using low-dose streptokinase. Radiology. 1974;11:31-37.
3. Korean-Smith L, Wängberg M, Montán C. Safety of intra-arterial catheter directed thrombolysis: does level of care matter? Eur J Vasc Surg. 2016;51(5):718-723.
4. Robertson I, Kessel DO, Berridge DC. Fibrinolytic agents for peripheral arterial occlusion. Cochrane of Systematic Reviews. 2013;12:CD001099.
5. Kearon C, Akl EA, Comerota AJ, et al. Antithrombotic therapy for VTE disease: antithrombotic therapy and prevention of thrombosis. 9th ed. American College of Chest Physiscians Evidence-Based Clinical Practice Guidelines. Chest. 2012;141: e419.
6. Anderson HV, Willerson JT. Thrombolysis in acute myocardial infarction. N Engl J Med. 1993;329:703-709.
7. Squire IB, Lawley W, Fletcher S, et al. Humoral and cellular immune responses up to 7.5 years after administration of streptokinase for acute myocardial infarction. Eur Heart J. 1999;20:1245.

8. Streptase®. CSL Behring do Brasil. Dezembro, 2014. Disponível em: http://www.anvisa.gov.br/datavisa/fila_bula/frmVisualizarBula.asp?pNuTransacao=295462015&pIdAnexo=2396735. Acesso em: 27 jan. 2017.
9. GISSI-2: a factorial randomised trial of alteplase versus streptokinase and heparin versus no heparin among 12,490 patients with acute myocardial infarction. Gruppo Italiano per lo Studio della Sopravvivenza nell'Infarto Miocardico. Lancet. 1990;336:65.
10. Berkowitz SD, Granger CB, Pieper KS, et al. Incidence and predictors of bleeding after contemporary thrombolytic therapy for myocardial infarction. The Global Utilization of Streptokinase and Tissue Plasminogen activator for Occluded coronary arteries (GUSTO) I Investigators. Circulation. 1997;95:2508.
11. Gore JM, Granger CB, Simoons ML, et al. Stroke after thrombolysis. Mortality and functional outcomes in the GUSTO-I trial. Global Use of Strategies to Open Occluded Coronary Arteries. Circulation. 1995;92:2811.
12. Actilyse®. Boehringer Ingelheim do Brasil. Maio 2017. Disponível em: http://www.anvisa.gov.br/datavisa/fila_bula/frmVisualizarBula.asp?pNuTransacao=8962362017&pIdAnexo=6619394. Acesso em: 27 jan. 2017.
13. Semba CP, Sugimoto K, Razaki MK. Alteplase and tenecteplase: applications in the peripheral circulation. Tech Vasc Intervent Radiol. 2001;4:99-106.
14. Keyt BA, Paoni NF, Refino CJ, et al. A faster-acting and more potent form of tissue plasminogen activator. Proc Natl Acad Sci U S A. 1994;91:3670.
15. Assessment of the Safety and Efficacy of a New Thrombolytic (ASSENT-2) Investigators, Van De Werf F, Adgey J, et al. Single-bolus tenecteplase compared with front-loaded alteplase in acute myocardial infarction: the ASSENT-2 double-blind randomised trial. Lancet. 1999;354:716.
16. Metalyse®. Boehringer Ingelheim do Brasil. Fevereiro 2015. Disponível em: http://www.anvisa.gov.br/datavisa/fila_bula/frmVisualizarBula.asp?pNuTransacao=987412015&pIdAnexo=2435177. Acesso em: 28 jan. 2017.
17. Jeffrey EH, Mary KH, James AU, et al. Tenecteplase in acute lower-leg ischemia: efficacy, dose, and adverse events. J Vasc Interv Radiol. 2006;17(4):629-636.
18. Burkat DJ, Borsa JJ, Anthony JP, et al. Thrombolysis of acute peripheral arterial and venous occlusions with tenecteplase and eptifibatide: a pilot Study. J Vasc Interv Radiol. 2003;14:729-733.
19. Razavi MK, Wong H, Kee ST, et al. Initial clinilca results of tenecteplase (TNK) in catheter-derected thrombotic therapy. J Endovasc Ther. 2002;9:593-598.
20. Topol EJ, Ohman EM, Armstrong PW, et al. Survival outcomes 1 year after reperfusion therapy with either alteplase or reteplase for acute myocardial infarction: results from the Global Utilization of Streptokinase and t-PA for Occluded Coronary Arteries (GUSTO) III Trial. Circulation. 2000;102:1761.
21. InTIME-II Investigators. Intravenous NPA for the treatment of infarcting myocardium early; InTIME-II, a double-blind comparison of single-bolus lanoteplase vs accelerated alteplase for the treatment of patients with acute myocardial infarction. Eur Heart J. 2000;21:2005.
22. Berridge DC, Kessel DO, Robertson I. Surgery versus thrombolysis for initial management of acute limb ischaemia. Cochrane of Systematic Reviews. 2013;issue 6:CD002784.
23. Patel N, Sacks D, Patel RI, et al. SIR reporting standards for the treatment of acute limb ischemia with use of transluminal removal of arterial thrombus. J Vasc Interv Radiol. 2003;14:S453-s465.
24. Rutherford RB. Clinical staging of acute limb ischemia as the basis for choice of revascularization method: when and how to intervene. Semin Vasc Surg. 2009;22:5.
25. Vedantham S, Sista AK, Klein SJ, et al. Quality improvement guidelines for the treatment of lower-extremity deep vein thrombosis with use of endovascular thrombus removal. J Vasc Interv Radiol. 2014;25:1317-1325.
26. Kearon C, Akl EA, Ornelas J, et al. Antithrombotic Therapy for VTE Disease: CHEST Guideline and Expert Panel Report. Chest. 2016;149:315.
27. Piazza G, Hohlfelder B, Jaff MR, et al. A Prospective, Single-Arm, Multicenter Trial of Ultrasound- Facilitated, Catheter-Directed, Low-Dose Fibrinolysis for Acute Massive and Submassive Pulmonary Embolism. The SEATTLE II Study. J Am Coll Cardiol Intv. 2015;8:1382.
28. Akin H, Al-Jubouri M, Assi Z, et al. Catheter-directed thrombolytic intervention is effective for patients with massive and submassive pulmonary embolism. Ann Vasc Surg. 2014;28:1589.
29. McCabe JM, Huang PH, Riedl L, et al. Usefulness and safety of ultrasound-assisted catheter-directed thrombolysis for submassive pulmonary emboli. Am J Cardiol. 2015;115:821.
30. Papanikolaou J, Spathoulas K, Makris D, Zakynthinos E. Thrombolysis for Massive Pulmonary Embolism in a Patient with Hemorrhagic Shock. Am J Respir Crit Care Med. 2016;194:e15.
31. Patel NH, Krishnamurthy VN, Kim S, et al. Quality improvement guidelines for percutaneous management of acute lower-extremity ischemia. J Vasc Interv Radiol. 2013;24:3-15.

Princípios da Angioplastia Vascular Periférica

18

Edgar Bortolini
Rafael Gustavo Gomide Alcântara

INTRODUÇÃO

O início da história da angioplastia periférica se confunde com o nascimento da radiologia intervencionista, quando Charles Dotter e seu assistente Melvin Judkins, em 1964, pela primeira vez realizaram com sucesso a dilatação percutânea transluminal de uma obstrução segmentar da artéria femoral superficial, em uma paciente de 82 anos que sofria de isquemia crítica do membro inferior esquerdo e que se recusava a ter o membro amputado. Utilizou-se um sistema coaxial de cateteres dilatadores graduados de teflon de 8 e 12 French (Fr) de diâmetro para o tratamento da obstrução. A paciente evoluiu com a cicatrização das feridas e com a preservação do membro[1,2]. O procedimento foi batizado, anos depois, pelo próprio Dotter, como angioplastia transluminal percutânea (ATP). Em 1974, Andreas Grüntzig utilizou um sistema de cateter-balão de duplo lúmen, muito semelhante aos modelos que conhecemos hoje, para a dilatação de uma obstrução da artéria ilíaca. Conseguiu-se, com isso, reduzir o perfil do material utilizado para ATP, quando comparado ao sistema de cateteres dilatadores utilizados por Dotter, diminuindo, por consequência, as complicações relacionadas à via de acesso[3]. Atribui-se também a Dotter a invenção do primeiro *stent* em 1969, quando ele introduziu um tubo metálico não expansível por via percutânea em modelos caninos[4]. Desde então, o procedimento vem experimentando constante aprimoramento, tanto nos materiais utilizados, quanto na técnica de aplicação do método.

MECANISMOS DA ANGIOPLASTIA TRANSLUMINAL PERCUTÂNEA

A angioplastia por balão causa a ruptura da placa ateromatosa e promove a fragmentação da camada íntima, que se desprende parcialmente da camada média. Livres da restrição exercida pela placa ateromatosa sobre a parede arterial, as camadas média e adventícia se distendem, e o fluxo sanguíneo garante o ganho luminal da artéria após a ATP. Pode ocorrer a rotura longitudinal ou circunferencial da lâmina elástica interna e da camada média. Por sua vez, a camada adventícia deverá permanecer íntegra, caso contrário a rotura arterial ocorrerá[5-7]. As estenoses concêntricas respondem melhor à angioplastia por que há a rotura e distensão homogênea da placa e da parede arterial em toda a sua circunferência. Ao contrário, a ATP das estenoses excêntricas causa a distensão preferencial da porção da parede livre de doença, sem a fratura da placa, limitando o ganho luminal[8].

INTRODUÇÃO À DOENÇA ARTERIAL PERIFÉRICA

A doença arterial periférica (DAP) é uma importante manifestação da aterosclerose sistêmica, e está associada a um risco aumentado de eventos cardiovasculares, com elevada morbidade e mortalidade[9]. Em 5 anos, 30 a 50% dos pacientes diagnosticados com DAP sofrerão um evento coronariano agudo ou acidente vascular cerebral[10]. O risco torna-se proporcionalmente maior com a progressão da doença. Pacientes com isquemia crítica do membro (IC), o estágio mais avançado da DAP, têm um risco de mortalidade anual de 25%[11].

A prevalência da DAP na população é de 3 a 10%, aumentando para cerca de 15 a 20% nas pessoas acima dos 70 anos de idade[12]. Estima-se que mais de 200 milhões de pessoas sofram da doença no mundo, com tendência de aumento nas próximas décadas por consequência do envelhecimento da população e do aumento da incidência do diabetes *mellitus*[13].

Existem três grandes grupos de doentes, a saber: os assintomáticos, os sintomáticos com claudicação intermitente (CI), e os sintomáticos com IC. A maioria dos pacientes que sofrem de DAP é assintomática e não sabe que tem a doença. A proporção estimada de sintomáticos para assintomáticos é de 1:3 a 1:4. A claudicação intermitente se caracteriza por desconforto muscular nos membros inferiores induzida pelo exercício, que é aliviada por um curto repouso. Os doentes com isquemia crítica apresentam dor nos membros inferiores ao repouso ou úlceras e necrose tecidual das extremidades. A divisão é importante porque a história natural e o tratamento diferem para cada grupo. O diagnóstico de DAP é dado pela medição do índice pressórico sistólico tornozelo-braço (ITB), que é um exame simples, realizado em consultório ou na beira do leito com a ajuda de um esfigmomanômetro e um Doppler vascular. O ITB no repouso menor ou igual a 0,9 faz o diagnóstico da doença. O ITB entre 0,91 e 0,99 é considerado limítrofe, enquanto o índice de 1,00 a 1,40 é considerado normal[14]. O grau de isquemia pode ser graduado clinicamente pelos escores de Rutherford-Becker e Fontaine (Tabela 18.1).

Apenas uma pequena parcela dos pacientes acometidos pela DAP sofrerá a perda do membro. Os pacientes assintomáticos, quando controlados os fatores de risco, raramente evoluirão com sintomas. Dos pacientes claudicantes, cerca de 1/4 irá progredir com isquemia crítica do membro. Estes, por sua vez, possuem evolução sombria: cerca de 40% dos pacientes terão os seus membros amputados e 20% irão morrer em 6 meses[11,12].

Os pacientes com o diagnóstico de DAP devem ter os fatores de risco da doença controlados, tais como a cessação do tabagismo e o tratamento da hipertensão arterial, dislipidemia e do diabetes *mellitus*. A hiper-hemocisteinemia é um fator de risco conhecido, entretanto não se recomenda o seu tratamento medicamentoso. Os doentes devem fazer uso de estatinas e antiagregantes plaquetários, salvo contraindicações. Os pacientes com claudicação intermitente beneficiam-se de programas de exercício físico estruturados e do uso de celostazol para aumentar a capacidade de deambulação. A revascularização do membro, seja através de pontes cirúrgicas ou de técnicas endovasculares, está reservada para os pacientes com diagnostico de IC e, ainda, para os pacientes com claudicação severa refratários ao tratamento clínico que tenham a sua qualidade de vida prejudicada pela doença[12,14].

Tabela 18.1. Classificação de Rutherford-Becker e Fontaine

Classificação de Fontaine	Classificação de Rutherford-Becker	Descrição Clínica
I	0	Assintomático e sem doença
IIa	1	Claudicação leve
IIb	2	Claudicação moderada
IIb	3	Claudicação limitante
III	4	Dor isquêmica em repouso
IV	5	Perda tecidual menor (úlcera ou necrose pequena)
IV	6	Perda tecidual maior (úlcera ou necrose extensa)

AVALIAÇÃO CLÍNICA ANTES DO PROCEDIMENTO

A história clínica detalhada da doença vascular deve ser obtida. O tempo do início dos sintomas fornece informações importantes quanto à possível causa da obstrução arterial. Fatores de risco para doença arterial e as comorbidades associadas são checados, assim como os medicamentos em uso, e se há história de alergias. Atentar para o uso de anticoagulantes. O exame físico direcionado com a palpação dos pulsos e a inspeção da localização e extensão das feridas quando presentes é realizado. Averiguar os exames laboratoriais, como o hemograma, o coagulograma e a função renal. Para as punções arteriais recomenda-se TTPA (tempo de tromboplastina parcial ativado) e INR (*International Normalized Ratio*) menores que 1,5 e plaquetas superiores a 50.000/mm^3 [15]. Pacientes alérgicos aos meios de contraste iodados ou com alteração da função renal deverão seguir os protocolos de segurança sugeridos pelos *guidelines* específicos[16,17]. Os exames de imagem prévios, como o ultrassom Doppler, a angiotomografia, a angiorressonância ou a arteriografia diagnóstica, localizam a doença a ser tratada e permitem, juntamente com o exame físico, planejar a via de acesso ao sistema arterial. O jejum de 8 horas e uma boa hidratação antes do procedimento devem ser respeitados. Um acesso venoso periférico dever ser garantido e a bexiga do paciente deve estar vazia. O uso do ácido acetilsalicílico (AAS) na dose de 75 a 325 mg deverá ser iniciado por no mínimo 24 horas antes do procedimento, e deverá ser administrado no dia do procedimento, e mantido após de forma perene, salvo contraindicações[12,18,19]. Recomenda-se uma dose de ataque com 300 mg de clopidogrel pelo menos 2 horas antes do procedimento[18,19]. O termo de consentimento para o procedimento deverá ser aplicado e assinado.

TÉCNICA

1. O paciente é posicionado em decúbito dorsal horizontal, e deverá ser monitorado com cardioscópio e aferição não invasiva da pressão arterial. Procede-se com a assepsia da região a ser puncionada e o paciente é coberto com campos estéreis. O procedimento geralmente é realizado sob anestesia local com lidocaína a 2% sem vasoconstritor, com ou sem sedação. A anestesia geral pode ser necessária nos pacientes que não toleram o decúbito.
2. A via de acesso mais utilizada nos procedimentos endovasculares é a artéria femoral comum. No geral, os procedimentos que envolvem as artérias acima do ligamento inguinal são acessados retrogradamente, ou seja, contra o fluxo sanguíneo, e as artérias abaixo do ligamento inguinal são mais bem tratadas pelo acesso anterógrado, a favor do fluxo sanguíneo. As lesões na origem e no terço proximal da artéria femoral superficial, e as lesões distais da artéria ilíaca externa são mais bem tratadas através do acesso femoral contralateral. As artérias radial, braquial, axilar e tibiais constituem-se em acessos alternativos, e o intervencionista dever estar familiarizado com eles.
3. Deve-se inserir uma bainha introdutora na via de acesso compatível com o material a ser utilizado e compatível com o diâmetro da artéria acessada. As bainhas introdutoras mais utilizadas são as de 4 a 6 Fr.
4. Procede-se com a arteriografia diagnóstica com subtração digital do vaso a ser tratado. Sempre devemos incluir na arteriografia a circulação arterial distal à lesão com o objetivo de se documentar o deságue arterial e afastar possíveis complicações após o procedimento.

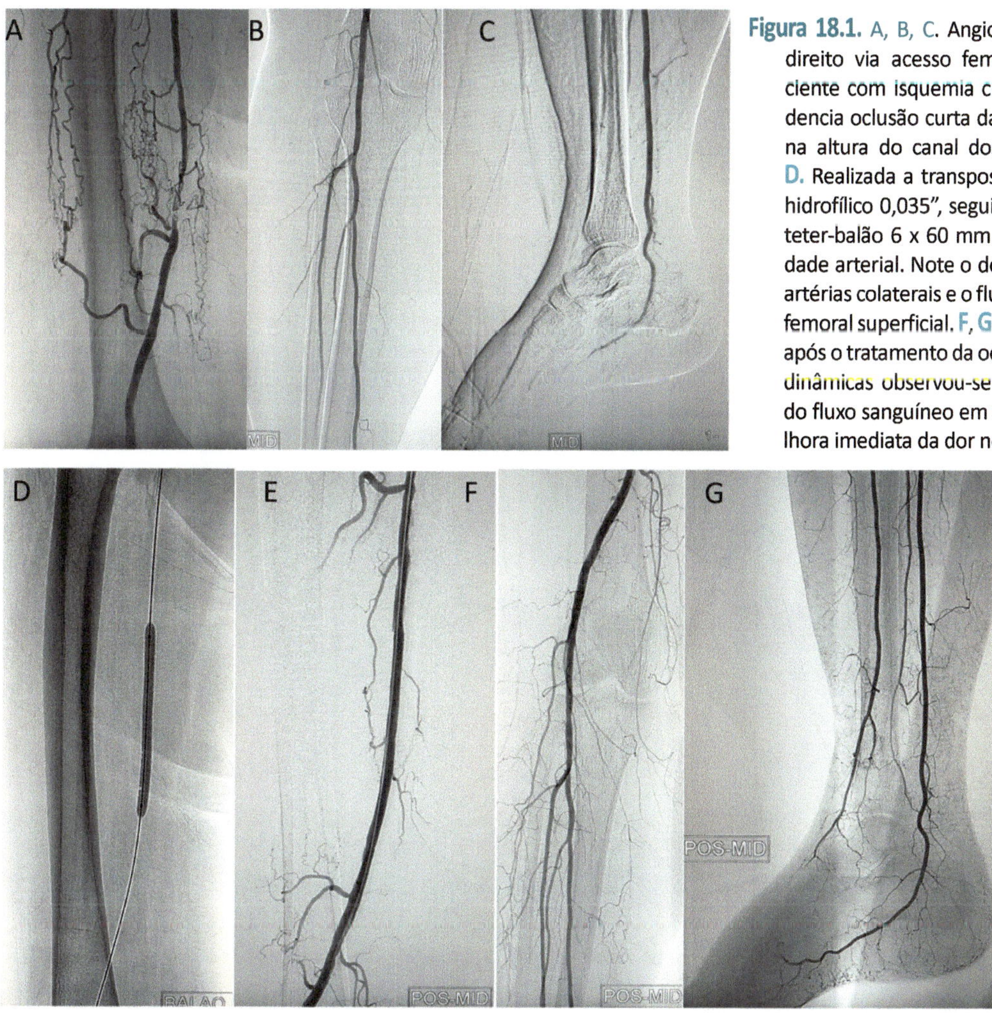

Figura 18.1. A, B, C. Angiografia de membro inferior direito via acesso femoral anterógrado, em paciente com isquemia crítica do membro, que evidencia oclusão curta da artéria femoral superficial na altura do canal dos adutores (seta amarela). D. Realizada a transposição da lesão com fio-guia hidrofílico 0,035", seguida de angioplastia com cateter-balão 6 x 60 mm. E. Restauração da perviedade arterial. Note o desaparecimento da rede de artérias colaterais e o fluxo preferencial pela artéria femoral superficial. F, G. Melhora do deságue distal após o tratamento da oclusão arterial. Nas imagens dinâmicas observou-se o aumento da velocidade do fluxo sanguíneo em todos os segmentos, e melhora imediata da dor no membro da paciente.

5. O doente é anticoagulado com heparina não fracionada na dose de 50-70 unidades/kg, de modo a se atingir um tempo de coagulação ativada (TCA) em torno de 250 a 300 segundos[20].

6. Uma vez identificada a lesão-alvo a ser tratada, com o auxílio da técnica de *roadmap*, atravessa-se a lesão, preferencialmente por via intraluminal, com um fio-guia hidrofílico de ponta angulada com o suporte de um cateter de ponta angulada ou reta. A via subintimal deverá ser reservada para os casos de insucesso da recanalização pela via intraluminal.

7. Transposta a lesão com o fio-guia, desliza-se o cateter sobro o fio até ultrapassar a região a ser tratada, retira-se o fio-guia e, através da aspiração de sangue e injeção de contraste, o adequado posicionamento intraluminal do cateter é confirmado. Um fio-guia longo de pelo menos 260 cm teflonado ou hidrofílico dever ser reintroduzido pelo cateter, e a seguir um cateter-balão de diâmetro e comprimento adequados é posicionado. O comprimento do balão deverá englobar toda a extensão da lesão sem envolver os segmentos saudáveis, e o diâmetro deverá ser

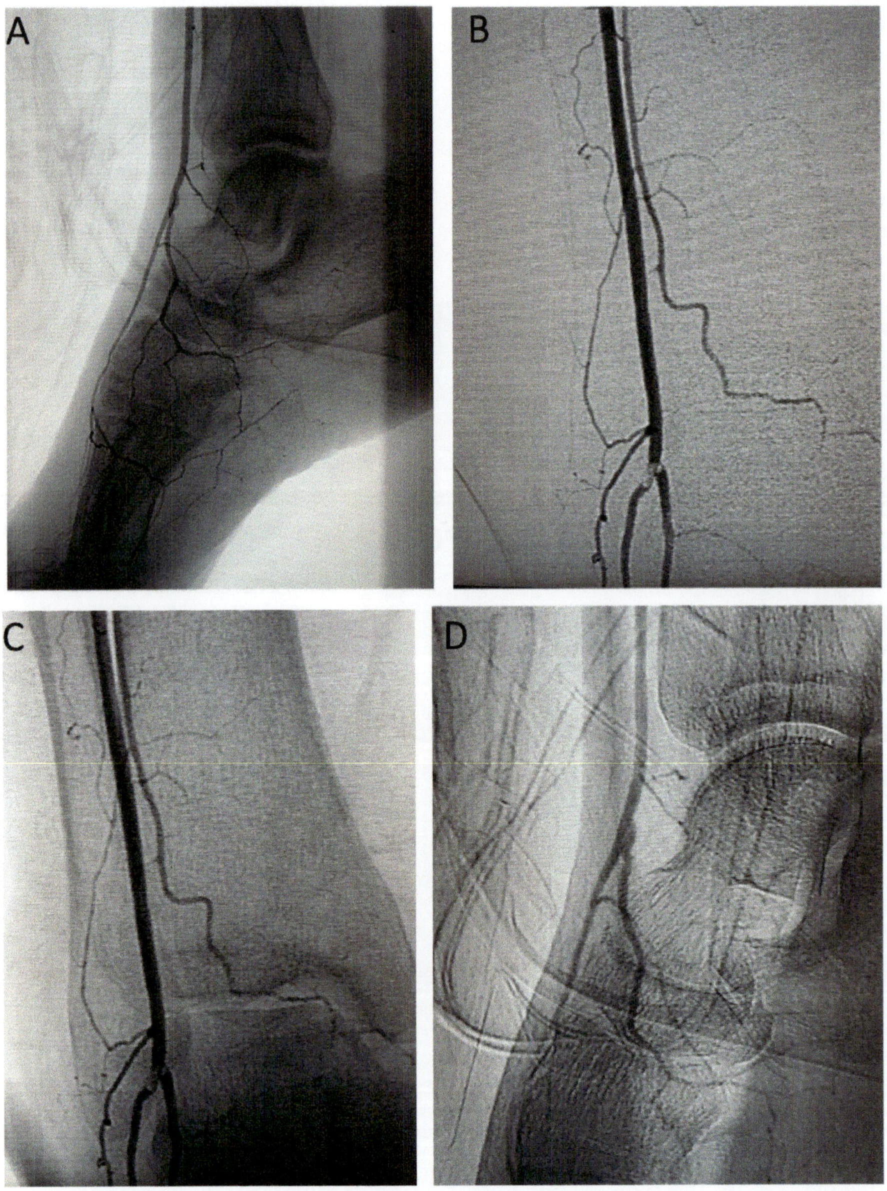

Figura 18.2. Embolização distal após a angioplastia proximal de artéria poplítea com balão. **A.** Angiografia do pé direito antes da angioplastia. **B**, **C.** Embolização distal de debris para a artéria tibial anterior, na bifurcação entre a artéria pediosa e a artéria társica (seta vermelha). **D.** Angiografia de controle após a aspiração dos êmbolos com cateter diagnóstico vertebral 5 Fr.

o correspondente à artéria nativa que se deseja tratar. O cateter-balão deverá ser insuflado por uma seringa com manômetro de pressão, contendo uma mistura a 50% de contraste iodado e soro fisiológico, até a pressão nominal do balão ou até a abertura completa do balão. A pressão de ruptura do balão não deverá ser ultrapassada. O tempo de insuflação do balão varia de 1 a 2 minutos (Figura 18.1).

8. Após o término da angioplastia, o cateter-balão é retirado sobre o fio-guia, que deverá ser mantido posicionado através da área tratada. É importante ter o cuidado de não se puxar o fio-guia juntamente com o balão porque, no caso de uma angioplastia insatisfatória ou em casos de complicações, como em uma dissecção, o fio-guia garantirá o trilho necessário para o manejo adequado da situação.
9. Os *stents* são indicados como salvamento de uma angioplastia por balão não satisfatória, definida como estenose residual maior que 30% ou dissecção com limitação do fluxo. Também são indicados como primeira opção (*stent* primário) nas oclusões longas do território aortoilíaco e femoropoplíteo, por apresentarem uma maior patência em médio e longo prazos, quando comparados à angioplastia por balão[21-24]. O diâmetro do *stent* utilizado deverá ser igual ou exceder em 1 mm o diâmetro da artéria tratada. O comprimento do *stent* deverá cobrir toda a lesão e englobar pelo menos 1 cm de artéria sem doença. Se for necessário o uso de mais de um *stent*, estes deverão ter uma área de sobreposição de pelo menos 1 cm.
10. Terminado o procedimento, uma angiografia de controle é realizada para averiguar o resultado do tratamento e afastar complicações. O fluxo rápido preferencial pelo vaso tratado, e o desaparecimento da rede de colaterais pré e pós-estenose, são indicadores do sucesso da terapia. Nos casos de dúvida, principalmente em território aortoilíaco, pode-se fazer a medida do gradiente de pressão. O gradiente maior ou igual a 10 mmHg indica lesão residual[25].
11. Retira-se a bainha introdutora e aplica-se a compressão manual do sítio de punção por 15 minutos ou faz-se o uso preferencial de dispositivos de fechamento arterial. Não fazemos a reversão da heparina com a protamina de rotina.
12. O paciente é observado por cerca de 2 horas após o procedimento em sala de recuperação equipada com monitor cardíaco e mensuração da pressão arterial, e é liberado para o leito.
13. A dupla antiagregação plaquetária deverá ser mantida por 1 a 3 meses. O uso de AAS é mantido de forma contínua.

Complicações

As complicações mais frequentes são aquelas relacionadas ao sítio de acesso, e podem acontecer em 3,5 a 11% dos procedimentos vasculares intervencionistas[26,27]. O hematoma inguinal é a complicação mais frequente, e pode estar associado à formação de pseudoaneurismas ou fístulas arteriovenosas. Cerca de 75% das complicações de sítio de acesso são benignas e não necessitam de tratamento. Menos de 1% dos procedimentos intervencionistas evoluirão com uma complicação do sítio de acesso que necessite de transfusão sanguínea, injeção de trombina ou de cirurgia[26]. Os pseudoaneurismas, quando recentes, são tratados na sua quase totalidade pela compressão acompanhada por ultrassonografia e, quando tardios ou recentes que não se resolvem com a compressão ultrassonográfica, a injeção de trombina é opção terapêutica, guiada por ultrassonografia. As fístulas arteriovenosas são mais bem tratadas por cirurgia. Outras complicações relacionadas ao acesso vascular são a infecção, oclusão vascular, embolização distal, perfuração e dissecção.

O sangramento de retroperitônio, seja pela rotura ou punção da artéria ilíaca acima do ligamento inguinal, é a complicação mais temida e dever ser prontamente diagnosticado e tratado. Deve ser suspeitado nos pacientes que desenvolvem sinais de choque hipovolêmico nas primeiras horas após o procedimento. O ultrassom de abdome e a tomografia sem contraste podem auxiliar no diagnóstico. Durante a angiografia, a compressão da bexiga repleta de contraste é um sinal indicativo de hematoma do retroperitônio.

A embolização distal é um risco potencial de todos os procedimentos endovasculares (Figura 18.2), pois não há o controle do fluxo proximal à lesão a ser tratada durante a angioplastia. Estima-se que algum grau de embolização ocorra na maioria das angioplastias, entretanto apenas 1 a 5% dos episódios são significativos e necessitam de tratamento[28,29]. Os fatores de risco conhecidos para a embolização são as recanalizações de oclusões longas, o uso de dispositivos de aterectomia e a presença de trombos recentes[28]. O tratamento pode ser realizado através de dispositivos de aspiração e fibrinólise.

As dissecções que limitam o fluxo sanguíneo e a rotura arterial podem ser tratadas inicialmente através da insuflação prolongada do balão de angioplastia. Caso não ocorra a resolução da disseção, *stents* não recobertos devem ser implantados, enquanto *stents* recobertos são usados nas roturas[26].

REFERÊNCIAS BIBLIOGRÁFICAS

1. Dotter CT, Judkins MP. Transluminal Treatment of Arteriosclerotic Obstruction. Description of a New Technic and a Preliminary Report of its Application. Circulation. 1964;30:654-70.
2. Rösch J, Keller FS, Kaufman JA. The Birth, Early Years, and Future of Interventional Radiology. J Vasc Interv Radiol. 2003;14(7):841-53.
3. Grüntzig A, Hopff H. Percutaneous Recanalization After Chronic Arterial Occlusion with a New Dilator-Catheter (Modification of the Dotter Technique). Dtsch Med Wochenschr. 1974;99(49):2502-10.
4. Dotter CT. Transluminally-placed Coilspring Endarterial Tube Grafts. Long-term Patency in Canine Popliteal Artery. Invest Radiol. 1969;4(5):329-32.
5. Block PC, Baughman KL, Pasternak RC, Fallon JT. Transluminal Angioplasty: Correlation of Morphologic and Angiographic Findings in an Experimental Model. Circulation. 1980;61(4):778-85.
6. Block PC, Myler RK, Stertzer S, Fallon JT. Morphology After Transluminal Angioplasty in Human Beings. N Engl J Med. 1981;305(7):382-285.
7. Castaneda-Zuniga WR, Formanek A, Tadavarthy M, Vlodaver Z, Edwards JE, Zollikofer C, et al. The Mechanism of Balloon Angioplasty. Radiology. 1980;135(3):565-71.
8. Faxon DP, Sanborn TA, Haudenschild CC. Mechanism of Angioplasty and Its Relation to Restenosis. Am J Cardiol. 1987;60(3):5B-9B.
9. Criqui MH, Langer RD, Fronek A, Feigelson HS, Klauber MR, McCann TJ, et al. Mortality Over a Period of 10 Years in Patients With Peripheral Arterial Disease. N Engl J Med. 1992;326(6):381-6.
10. Kinlay S. Management of Critical Limb Ischemia. Circ Cardiovasc Interv. 2016;9(2):e001946.
11. Dormandy J, Heeck L, Vig S. The Fate of Patients With Critical Leg Ischemia. Semin Vasc Surg. 1999;12(2):142-7.
12. Norgren L, Hiatt WR, Dormandy JA, Nehler MR, Harris KA, Fowkes FGR, et al. Inter-Society Consensus for the Management of Peripheral Arterial Disease (TASC II). J Vasc Surg. 2007;45 Suppl S:S5-67.
13. Fowkes FGR, Rudan D, Rudan I, Aboyans V, Denenberg JO, McDermott MM, et al. Comparison of Global Estimates of Prevalence and Risk Factors for Peripheral Artery Disease in 2000 and 2010: A Systematic Review and Analysis. Lancet. 2013;382(9901):1329-40.
14. Gerhard-Herman MD, Gornik HL, Barrett C, Barshes NR, Corriere MA, Drachman DE, et al. 2016 AHA/ACC Guideline on the Management of Patients With Lower Extremity Peripheral Artery Disease: Executive Summary: A Report of the American College of Cardiology/American Heart Association Task Force on Clinical Practice Guidelines. Circulation. 2017;135(12):e686-725.
15. Patel IJ, Davidson JC, Nikolic B, Salazar GM, Schwartzberg MS, Walker TG, et al. Consensus Guidelines for Periprocedural Management of Coagulation Status and Hemostasis Risk in Percutaneous Image-Guided Interventions. J Vasc Interv Radiol. 2012;23(6):727-36.
16. Stacul F, van der Molen AJ, Reimer P, Webb JAW, Thomsen HS, Morcos SK, et al. Contrast Induced Nephropathy: Updated ESUR Contrast Media Safety Committee Guidelines. Eur Radiol. 2011;21(12):2527-41.
17. ACR Committee on Drugs and Contrast Media. Manual on Contrast Media of the American College of Radiology (ACR). 2020.
18. Altenburg A, Haage P. Antiplatelet and Anticoagulant Drugs in Interventional Radiology. Cardiovasc Interv Radiol. 2012;35(1):30-42.
19. Rossi M, Iezzi R. Cardiovascular and Interventional Radiological Society of Europe Guidelines on Endovascular Treatment in Aortoiliac Arterial Disease. Cardiovasc Interv Radiol. 2014;37(1):13-25.
20. Donovan RJ, Ha J, Sumption KF, Dardik A, Jovin IS. Adjunctive Anticoagulation During Peripheral Vascular Intervention. Am Hear J. 2016;172:106-14.
21. Goode SD, Cleveland TJ, Gaines PA; STAG Trial collaborators. Randomized Clinical Trial of Stents Versus Angioplasty for the Treatment of Iliac Artery Occlusions (STAG Trial). Br J Surg. 2013;100(9):1148-53.
22. Schillinger M, Sabeti S, Loewe C, Dick P, Amighi J, Mlekusch W, et al. Balloon Angioplasty Versus Implantation of Nitinol Stents in the Superficial Femoral Artery. N Engl J Med. 2006;354(18):1879-88.
23. Schillinger M, Sabeti S, Dick P, Amighi J, Mlekusch W, Schlager O, et al. Sustained Benefit at 2 Years of Primary Femoropopliteal Stenting Compared With Balloon Angioplasty With Optional Stenting. Circulation. 2007;115(21):2745-9.
24. Laird JR, Katzen BT, Scheinert D, Lammer J, Carpenter J, Buchbinder M, et al. Nitinol Stent Implantation Versus Balloon Angioplasty for Lesions in the Superficial Femoral Artery and Proximal Popliteal Artery: Twelve-Month Results From the RESILIENT Randomized Trial. Circ Cardiovasc Interv. 2010;3(3):267-76.
25. Kinney TB, Rose SC. Intraarterial Pressure Measurements During Angiographic Evaluation of Peripheral Vascular Disease: Techniques, Interpretation, Applications, and Limitations. AJR Am J Roentgenol. 1996;166(2):277-84.
26. Shishehbor MH, Jaff MR. Percutaneous Therapies for Peripheral Artery Disease. Circulation. 2016;134(24):2008-27.
27. Ortiz D, Jahangir A, Singh M, Allaqaband S, Bajwa TK, Mewissen MW. Access Site Complications After Peripheral Vascular Interventions: Incidence, Predictors, and Outcomes. Circ Cardiovasc Interv. 2014;7(6):821-8.
28. Shrikhande GV, Khan SZ, Hussain HG, Dayal R, McKinsey JF, Morrissey N. Lesion Types and Device Characteristics That Predict Distal Embolization During Percutaneous Lower Extremity Interventions. J Vasc Surg. 2011;53(2):347-52.
29. Mendes BC, Oderich GS, Fleming MD, Misra S, Duncan AA, Kalra M, et al. Clinical Significance of Embolic Events in Patients Undergoing Endovascular Femoropopliteal Interventions with or without Embolic Protection Devices. J Vasc Surg. 2014;59(2):359-367.e1.

Parte V — ESTENOSES E OCLUSÕES DA AORTA E SEUS RAMOS

Artérias Carótidas

19

Luís Henrique de Castro Afonso
Dimitrius Nikolaos Jaconi Stamoulis
Guilherme Seizem Nakiri
Marco Túlio Salles Rezende
Daniel Giansante Abud

ATEROSCLEROSE CAROTÍDEA: HISTÓRIA, DEFINIÇÕES E EPIDEMIOLOGIA

A associação entre a aterosclerose carotídea e o acidente vascular cerebral isquêmico (AVC) data de 1856, quando Virchow descreveu uma trombose carotídea associada a perda visual súbita ipsolateral, em que as artérias oftálmica e retiniana estavam patentes[1]. Em 1905, Chiari e cols. publicam uma importante série anatomopatológica correlacionando a doença carotídea ao AVC[2]. Antes desta data são encontrados relatos esporádicos quanto à associação entre trombose carotídea e AVC[3]. A partir de 1905 outros trabalhos anatomopatológicos e também com avaliação angiográfica reforçaram a associação entre a doença carotídea e o AVC isquêmico[4-6]. Em 1927, Egas Muniz descreve a angiografia cerebral, técnica que foi fundamental para o diagnóstico *in vivo* das estenoses carotídeas[7]. Porém a associação causal definitiva entre a aterosclerose carotídea e a isquemia cerebral é creditada a Charles Miller Fisher, a partir de uma série de publicações sobre o tema que se iniciaram em 1951[8].

A formação da placa aterosclerótica carotídea ocorre principalmente na região envolvendo a bifurcação da carótida comum e segmentos iniciais das carótidas externa e interna, local onde ocorre maior estresse hemodinâmico. A etiologia da placa carotídea não difere das demais placas ateroscleróticas de outros territórios arteriais, cujos mecanismos etiopatogênicos, moleculares, celulares e hemodinâmicos são amplamente estudados[9,10].

Um estudo recente com múmias de quatro populações pré-industriais revelou uma prevalência de 34% de aterosclerose carotídea, sugerindo que possam existir outros fatores de risco mais básicos para a aterosclerose[11], contradizendo a hipótese de que a aterosclerose seja uma patologia da idade moderna, porque diversos fatores de risco cardiovasculares que contribuem para a aterogênese estão associados ao estilo de vida das populações ocidentais atuais, como sedentarismo, obesidade, hipertensão arterial sistêmica, dietas com alto teor de lipídios e açúcares.

A aterosclerose carotídea tem como sua principal consequência a isquemia cerebral, e seu mecanismo compreende os seguintes eventos: (I) crescimento da placa aterosclerótica causando estenose progressiva do lúmen arterial e hipofluxo cerebral; (II) dissecção arterial ou hematoma subintimal, levando a estenose ou oclusão carotídea e hipofluxo cerebral; (III) ruptura da placa aterosclerótica com formação de trombo, oclusão carotídea com, ou sem embolia cerebral de fragmentos de trombo ou debris ateroscleróticos; (IV) ruptura da placa aterosclerótica, formação de trombo sem causar oclusão carotídea, com embolia cerebral de fragmentos de trombo ou debris ateroscleróticos[12,13].

A doença aterosclerótica carotídea pode se apresentar de forma assintomática ou sintomática. Os sintomas típicos relacionados com a estenose carotídea são o AVC isquêmico não lacunar, o ataque isquêmico transitório (AIT) e a isquemia da retina. Os sintomas atípicos são amnésia global transitória, síncope, lipotimia, astenia, vertigem, tontura não rotacional, sintomas sensitivos puros ou estereotipias epileptiformes. Os pacientes com oclusão carotídea podem apresentar déficits neurológicos transitórios e inespecíficos devido ao hipofluxo cerebral do território suprido pela carótida ocluída ou territórios de fronteira vascular[10]. A ocorrência destes sintomas de hipofluxo dependerá de diversos fatores relacionados à dinâmica circulatória arterial cerebral, como níveis de pressão arterial sistêmica, patência das artérias cervicais e cerebrais, patência de colaterais intracranianas (polígono de Willis, colaterais leptomeníngeas ou colaterais profundas) e extracranianas (comunicações entre carótidas interna e externa e sistema vertebrobasilar).

Além dos sintomas típicos relacionados à isquemia cerebral mencionados anteriormente, linhas de pesquisa atuais têm investigado a relação entre a estenose carotídea e a *performance* cognitiva, demência, reserva cerebrovascular e risco de AVC associado. Evidências recentes têm apontado que a estenose carotídea possa estar relacionada à doença de Alzheimer[14], à baixa *performance* ou ao declínio cognitivo[15-19] e à baixa reserva cerebrovascular e risco aumentado de AVC[20].

A prevalência da estenose carotídea assintomática ≥ 50% é de 4,8% dos homens e 2,2% das mulheres com < 70 anos de idade. Já na população com ≥ 70 anos de idade, estas taxas são de 12,5% dos homens e 6,9% das mulheres. Em relação à estenose carotídea assintomática ≥ 70%, observa-se uma prevalência de até 3,1% na população geral[10,20-22].

O diagnóstico da lesão carotídea pode ser realizado por diversos exames de imagem, como ultrassonografia-Doppler (USG), angiotomografia (ângio-TC), angiorressonância arterial (ângio-RM) e angiografia digital. O USG é um bom método de rastreio por ser rápido, não invasivo e não necessitar de uso de meio de contraste. Entretanto, o USG é operador-dependente e tem uma importante limitação quanto à janela cervical, que não permite a visualização de todo o trajeto carotídeo do arco aórtico até os segmentos da carótida interna distal. A ângio-TC e a ângio-RM permitem a visualização de todo a carótida. A ângio-TC oferece melhor definição de contornos arteriais do que a ângio-RM porém a ângio-TC pode superestimar lesões ateroscleróticas na presença de placas calcificadas. A ângio-RM não superestima lesões calcificadas, podem ser utilizadas sequências para estudar a parede da artéria carótida e melhor avaliar dissecções arteriais ou lesões mistas, como placas ateroscleróticas dissecadas ou ulceradas. Entretanto, a ângio-RM tem menor nitidez dos contornos arteriais quando comparada à ângio-TC, e é um exame mais longo que exige imobilidade do paciente. Atualmente, recomenda-se a investigação da lesão carotídea para pacientes que apresentaram sintomas típicos (vide acima), utilizando dois métodos: USG e ângio-TC. Na presença de contraindicação à ângio-TC, a ângio-RM arterial cervical pode ser realizada. A angiografia digital como método diagnóstico para lesões carotídeas está indicada se houver dúvida do diagnóstico após realizados USG e ângio-TC/ângio-RM, ou ainda para pacientes com a função renal ruim (*clearance* de creatinina estimado < 30 mL/min), quando podem ser utilizados apenas 10-20 mL de contraste iodado para uma angiografia direcionada e única da carótida em investigação. A angiografia digital atualmente é realizada na grande maioria das vezes com intuito terapêutico, no momento do tratamento endovascular[10].

TRATAMENTO CLÍNICO

O tratamento clínico das estenoses carotídeas está indicado para todos os pacientes diagnosticados e consiste no controle rigoroso dos fatores de risco cardiocerebrovasculares[10]. São recomendados níveis pressóricos < 140 x 90 mmHg; interrupção do tabagismo, manutenção do LDL colesterol < 100 mg/dL ou < 70 mg/dL para pacientes diabéticos; controle glicêmico; controle da obesidade e síndrome metabólica; prática de atividades físicas e dieta. As recomendações para terapia antitrombótica são, (I) aspirina (75 a 325 mg/dia) ou clopidogrel (75 mg/dia) ou aspirina + dipiridamol de liberação prolongada (25 + 200 mg, de 12 em 12 horas) para pacientes com aterosclerose carotídea sintomática; (II) aspirina (75 a 325 mg/dia) para pacientes com aterosclerose carotídea assintomática visando a prevenção de infarto do miocárdio ou eventos isquêmicos cardiovasculares, pois ainda não há benefício demonstrado na prevenção de AVC; (III) a ticlopidina (250 mg, 12 em 12 horas) ou clopidogrel (75 mg/dia) podem substituir a aspirina em caso de alergia ou intolerância gástrica; (IV) está contraindicada a anticoagulação com heparina, varfarina ou outros anticoagulantes[10]. Alguns casos podem ter benefício da associação entre aspirina e clopidogrel ou aspirina e outro antiagregante na prevenção secundária de AVC.

TRATAMENTO CIRÚRGICO

Inspirado pelos trabalhos de Charles Miller Fisher[8], DeBakey realizou a primeira endarterectomia com sucesso em 1953, porém o relato foi publicado somente em 1975[23]. A técnica de endarterectomia utilizada por DeBakey, foi descrita por Dos Santos em 1947, a partir de uma cirurgia da artéria femoral[24].

Em 1991, cerca de 38 anos após a primeira endarterectomia, foram publicados os resultados do estudo NASCET (*North American Symptomatic Carotid Endarterectomy Trial*), que estabeleceu a endarterectomia carotídea como tratamento de primeira escolha para estenoses carotídeas sintomáticas acima de 70% em pacientes de baixo risco cirúrgico. Dos pacientes com estenose carotídea sintomática > 70%, 328 pacientes do braço cirúrgico apresentaram um risco cumulativo de AVC ipsolateral em 2 anos de 9%, enquanto dos 331 pacientes do braço medicamentoso este risco foi de 26% revelando, portanto, uma redução do risco absoluto de AVC ipsolateral em 2 anos de 17% a favor da endarterectomia. Dos pacientes com estenose sintomática entre 50 e 69%, o risco de AVC ipsolateral em 5 anos de seguimento foi de 15,7% no braço cirúrgico e 22% no braço medicamentoso, revelando uma redução absoluta de risco de 6,3% a favor da endarterectomia[28]. Após o estudo NASCET, uma série de outros grandes estudos foram realizados comparando a endarterectomia ao tratamento clínico. Estes estudos foram o ECST (*European Carotid Surgery Trial*), VACS (*Veterans Affairs Cooperative Study*), ACAS (*Asymptomatic Carotid Atherosclerosis Study*) e ACST (*Asymptomatic Carotid Surgery Trial*). Os resultados destes estudos em conjunto revelaram que a endarterectomia teve um claro benefício para pacientes sintomáticos com estenoses > 70%, porém um benefício menor para pacientes sintomáticos com estenose > 50% ou assintomáticos com estenose ≥ 60%[25-29]. Baseado nos resultados destes estudos, um comitê de múltiplas sociedades dos EUA estabeleceu suas diretrizes para o manejo da estenose carotídea, publicadas em 2011[10]. Segundo estas diretrizes, está indicada a endarterectomia carotídea para pacientes com estenose sintomática > 50%, se a taxa de complicação do procedimento (AVC, IAM e morte) for ≤ 6%, e para pacientes com estenose assintomática > 70% se a taxa de complicação do procedimento (AVC, IAM e morte) for ≤ 3%. Para os pacientes assintomáticos recomenda-se ainda que, antes de indicar a endarterectomia, devam ser levados em consideração comorbidades clínicas, expectativa de vida, risco cirúrgico e preferência dos pacientes. Salvo raras exceções, está contraindicada a endarterectomia nos casos de pacientes com sequelas graves pós-AVC, nas oclusões carotídeas e nas estenoses < 50%[10].

Apesar da evolução técnica da endarterectomia com resultados positivos demonstrados em grandes estudos clínicos, algumas variáveis clínicas e anatômicas aumentam os riscos da revascularização cirúrgica, e levaram à exclusão de grande número de pacientes dos grandes estudos que validaram os benefícios da endarterectomia.

Os fatores clínicos relacionados a um maior risco de complicações durante a endarterectomia são: pacientes com estenose carotídea sintomática, sintomas de isquemia cerebral - mas não isquemia retiniana - pacientes submetidos a endarterectomia de urgência (< 30 dias do início dos sintomas), reoperação, idade avançada, insuficiência cardíaca (IC) (classe III ou IV, pela escala da NYHA - *New York Heart Association*), angina instável, doença arterial coronariana (DAC), fração de ejeção ventricular esquerda < 30%, IAM nos últimos 30 dias, doença pulmonar obstrutiva crônica grave (DPOC), insuficiência renal grave (IRC), doenças pulmonares, particularmente com necessidade de suplementação de oxigênio[10].

Os fatores anatômicos relacionados a um maior risco de complicações durante a endarterectomia são: bifurcação carotídea alta, placa aterosclerótica com extensão além da área de exposição do campo cirúrgico, lesão carotídea acima do nível da segunda vértebra cervical ou abaixo da clavícula, cirurgia ou irradiação cervical prévia, pacientes traqueostomizados, oclusão carotídea contralateral, restenose pós-endarterectomia prévia, paralisia do nervo laríngeo recorrente contralateral[10].

As complicações mais frequentes após endarterectomia são AVC isquêmico, AIT, hemorragia cerebral, síndrome de hiperperfusão, morte, IAM, angina *pectoris*, oclusão arterial aguda, dissecção carotídea, hematoma local, hemorragia, tromboembolismo venoso, infecção da ferida cirúrgica, hipertensão ou hipotensão arterial sistêmica, reestenose carotídea, paralisia de nervo cervical (hipoglosso, mandibular marginal, laríngeo recorrente, acessório espinhal e síndrome de Horner).

TRATAMENTO ENDOVASCULAR E O PAPEL DOS STENTS

O tratamento endovascular teve seu início a partir dos trabalhos de Charles Dotter e Andreas Grüntzig[30,31], porém a aplicação de procedimentos endovasculares em artérias carótidas foi inicialmente descrita por Klaus Mathias, que publicou em 1977 um estudo em modelo animal de angioplastia carotídea percutânea[32] e, em 1981 e 1983, os primeiros estudos do tratamento endovascular da estenose carotídea em humanos[33,34].

A partir de 1981 foram descritos relatos de angioplastia carotídea para causas não ateroscleróticas de estenose, como displasia fibromuscular[35], vasculite[36,37], reestenose pós-endarterectomia[38], estenose pós-radioterapia[39] e estenose aterosclerótica da carótida externa[40]. Até que, em 1984, inspirado pelos trabalhos do russo Serbinenko com uso de balão endovascular, Jacques Théron realizou as primeiras angioplastias carotídeas sob oclusão por balão da carótida interna distal à estenose, visando a proteção cerebral de potenciais debris desprendidos da placa durante a angioplastia, resultando em um trabalho que foi publicado em 1986[41]. Em 1989, Théron realizou angioplastias carotídeas utilizando uma técnica de proteção embólica a partir da oclusão das carótidas comum e externa, levando à reversão do fluxo da carótida interna durante a angioplastia. Esta técnica, atualmente conhecida como proteção proximal por reversão de fluxo, foi abandonada pelo próprio Théron, que acreditava ser uma alternativa mais complexa e de difícil execução quando comparada à proteção pelo balão distal[41]. Em 2000, Juan Parodi e cols. publicam esta técnica de reversão de fluxo para proteção cerebral na ACS[43].

Em 1990, Théron realiza o primeiro implante de *stent* carotídeo. Segundo o próprio autor, a angioplastia carotídea apenas com balão sem o implante de *stent* estava associada ao risco de cerca de 5% de dissecção arterial e 10% de reestenose, o que o motivou a utilizar *stents* para evitar tais complicações[44]. Os *stents* expansíveis por balão foram utilizados no passado, porém não continuaram a ser empregados pelo risco de deformação e fratura da malha do *stent*[45]. A evolução dos dispositivos e materiais levou à criação de *stents* autoexpansíveis de nitinol (liga de níquel e titânio) e de aço inoxidável (liga de cobalto)[46,47]. Além do material que os constituem, os *stents* são classificados a partir da configuração de suas malhas metálicas em *stents* de células fechadas e *stents* de células abertas. Os *stents* de células fechadas têm anéis de metal conectados entre si por junções, enquanto os *stents* de células abertas têm pouca ou nenhuma conexão entre os anéis[48]. Alguns estudos sugerem que os *stents* de células fechadas, por terem maior cobertura metálica ou mesmo os *stents* recobertos, estão associados a menor incidência de complicações embólicas que os *stents* de células abertas[49-53]. Porém, o significado clínico desta hipótese ainda é controverso e necessita de mais estudos para sua validação científica[54]. Os *stents* recobertos já foram utilizados para o tratamento da aterosclerose carotídea, mas os resultados foram desanimadores, revelando altas taxas de reestenose (20 ~ 40%). Novos *stents* têm sido desenvolvidos, apresentando uma segunda malha (*mesh stents*) que aumenta a superfície de cobertura do *stent*, com o objetivo de prevenir o prolapso de placas ou a embolização de debris durante a ACT. A Tabela 19.1 resume os principais *stents* carotídeos disponíveis.

A ACS tem sido indicada como uma alternativa à endarterectomia[55], devido a potenciais vantagens como evitar incisão cirúrgica, tratar pacientes com anatomia desfavorável à cirurgia, reduzir riscos de infecção ou lesão de nervos cervicais, ser realizada sob anestesia local, permitindo avaliação neurológica instantânea e alta hospitalar precoce. Além disso, a ACS foi idealizada como uma opção terapêutica para os pacientes de alto risco cirúrgico, ou seja, que apresentam fatores de risco clínicos ou anatômicos. Os pacientes de alto risco são comumente avaliados na prática assistencial diária, porém em grande parte foram excluídos dos grandes estudos clínicos que validaram a revascularização carotídea cirúrgica no passado[10,25-29].

TRATAMENTO CIRÚRGICO VERSUS ENDOVASCULAR

Passados 38 anos da primeira endarterectomia realizada em 1953, o seu benefício clínico foi inequivocamente demonstrado somente em 1991, com a publicação do estudo NASCET. Por outro lado, após 20 anos do primeiro implante de *stent* carotídeo em 1990,

Tabela 19.1. Stents carotídeos

Tipo de malha	Material	Área da célula	Nome	Fabricante
Células fechadas	Elgiloy	1,08 mm²	Wallstent	Boston Scientific
	Nitinol	4,07 mm²	NexStent	Endotex
	Nitinol	-	Nirtinol	Medinol
Células híbridas	Nitinol	1,02 mm²	Cristallo Ideale	Invatec
	Nitinol	2,74 mm²	Xact	Abbott Vascular
Células abertas	Nitinol	11,48 mm²	Acculink	Guidant
	Nitinol	6,51	Expoent	Medtronic
	Nitinol	-	Vivexx	Bard
	Nitinol	10,71 mm²	Protegé	ev3
	Nitinol	5,89 mm²	Precise	Cordis
Malha dupla (*mesh stents*)	Nitinol / Nitinol	500 µm	Casper/Roadsaver	Microvention/Terumo
	Nitinol / PTFE	500 µm	GORE stent	WL GORE
	Nitinol / PET	150-180 µm	CGUARD	InspireMD

o estudo CREST, publicado em 2010, demostrou a não inferioridade entre as modalidades endovascular e cirúrgica[56]. Nos próximos parágrafos serão descritos, em ordem cronológica, o resumo dos principais estudos que marcaram a evolução da ACS, até o estudo CREST, que estabeleceu a ACS como alternativa segura e eficaz à endarterectomia, resultando em um aumento significativo do número de indicações do tratamento endovascular em todo o mundo[10].

O estudo CAVATAS (*Carotid And Vertebral Artery Transluminal Angioplasty Study*), publicado em 2001[57], comparou randomicamente ACS e endarterectomia. Foram incluídos 504 pacientes, sendo 251 para ACS e 253 para endarterectomia. Os pacientes de alto risco foram excluídos e 90% de todos os pacientes incluídos eram sintomáticos. Os procedimentos de angioplastia carotídea não utilizaram dispositivos de proteção embólica cerebral (DPEC) e o *stent* foi utilizado em apenas 26% dos casos. As taxas de AVC ou morte em 30 dias foram de 10% e 9,9% para angioplastia e cirurgia, respectivamente, sugerindo equivalência entre os grupos. Entre 30 dias do tratamento e 8 anos de seguimento, a taxa de qualquer AVC foi superior no grupo endovascular, 21,1% contra 15,4% no grupo cirúrgico, mas as taxas de AVC ipsolateral foram de 11,3% e 8,6%, respectivamente, sem representar diferença estatisticamente significativa, sugerindo equivalência entre os dois tratamentos[58].

O SAPPHIRE (*Stenting and Angioplasty with Protection in Patients at High Risk for Endarterectomy*) foi um estudo randomizado que comparou a ACS e a endarterectomia entre pacientes de alto risco[62]. De 334 pacientes, 30% apenas eram sintomáticos, 167 pacientes foram alocados para ACS e 167 para endarterectomia. Foram utilizados DPEC e *stent* para todos os pacientes tratados por ACS. As taxas de AVC ipsolateral ou morte em 3 anos de seguimento foram de 25,1% para ACS e de 26,3% para endarterectomia, sendo demonstrada a não inferioridade entre os grupos[59,60].

O estudo EVA3S (*Endarterectomy Versus Angioplasty in Patients with Severe Symptomatic Carotid Stenosis*) randomizou pacientes sintomáticos, após 120 dias do sintoma relacionado. Foram incluídos 527 pacientes, sendo 261 para ACS e 259 para endarterectomia. Os problemas metodológicos do estudo foram que a antiagregação plaquetária não foi obrigatória e, portanto, utilizada em 82,9% dos pacientes do grupo endovascular, e os intervencionistas do grupo endovascular eram relativamente inexperientes. O estudo foi interrompido prematuramente em 2005, por revelar taxas de AVC ou morte de 9,6% com a ACS e 3,9% com a endarterectomia (p = 0,01). Esta diferença se deveu à taxa de AVC não incapacitante, que foi superior no grupo endovascular. Os resultados do seguimento de 4 anos deste estudo revelaram que as diferenças entre os grupos ocorreram apenas no período pós-operatório, após este período o risco de AVC ou morte entre os grupos não diferiu significativamente[61].

O estudo SPACE (*Stent-Protected Angioplasty versus Carotid Endarterectomy*), randomizou pacientes de risco normal, sintomáticos, após 180 dias do início dos sintomas[62,63]. As críticas metodológicas foram o uso de dupla antiagregação plaquetária em 79% dos pacientes do grupo endovascular, os intervencionistas eram inexperientes e os DPEC foram utilizados em apenas 27% dos pacientes. Os resultados não revelaram diferenças significativas na incidência de AVC ipsolateral ou morte em 30 dias entre os grupos (6,8% para ACS *versus* 6,3% para endarterectomia), mas o estudo foi considerado falho por não ter sido demonstrada a não inferioridade da ACS em relação à endarterectomia. No seguimento de 2 anos as taxas de AVC ou morte foram de 9,5% para ACS e 8,8% para endarterectomia (p = 0,7).

O ICSS (*International Carotid Stenting Study*) foi um estudo randomizado comparando a ACS e a endarterectomia, publicado em 2010[64]. Foram incluídos pacientes sintomáticos de risco normal, sendo 855 alocados para a ACS e 858 para endarterectomia. As críticas metodológicas foram que os intervencionistas eram inexperientes e os DPEC foram utilizados em 72% dos casos. Este estudo não mostrou diferenças significativas das taxas de AVC incapacitante ou morte entre a ACS e a endarterectomia (4% e 3,2%, respectivamente). Entretanto, a ACS esteve associada a maior incidência de qualquer AVC, IAM ou morte que a endarterectomia (8,5% e 5,2%, respectivamente; p = 0,006).

O CREST (*Carotid Revascularization Endarterectomy Versus Stenting Trial*), publicado em 2010[56], foi um estudo randomizado, multicêntrico, comparando ACS e endarterectomia. Os pacientes incluídos eram de risco normal, sintomáticos ou assintomáticos. Os pacientes do grupo endovascular receberam ACS sob uso de DPEC e um regime de dupla antiagregação plaquetária foi utilizado em 97,7% dos casos. Neste estudo os operadores eram experientes em relação ao procedimento de ACS e aos dispositivos utilizados. Entre 2.502 pacientes incluídos, as taxas de AVC, IAM ou morte não tiveram diferença significativa entre a ACS e a endarterectomia (7,2% *vs.* 6,8% respectivamente, p = 0,51). No seguimento de 4 anos, a taxas de AVC ou morte foram de 4,7% e 6,4% (p = 0,03) para ACS e endarterectomia, respectivamente. Portanto, a conclusão do estudo foi que entre os pacientes com estenose carotídea, sintomática ou assintomática, o risco de um desfecho composto por AVC, IAM ou óbito, não diferiu significativamente entre o grupo da ACS e o grupo da endarterectomia. Os dois grupos apresentaram resultados aceitáveis de segurança aos 30 dias, pois as taxas de AVC, IAM ou morte entre os pacientes sintomáticos foram de 5,2% para ACS e 4,5% para endarterectomia (p = 0,38) e, entre os pacientes assintomáticos, de 2,5% para ACS e 2,3% para endarterectomia. No seguimento além de 30 dias dos procedimentos, as taxas de AVC ipsolateral entre os grupos de ACS e endarterecomia foram de 2,0% e 2,4% (p = 0,85), respectivamente. As diferenças encontradas neste estudo foram, no período perioperatório, um maior risco de AVC não incapacitante no grupo endovascular (4,1% *vs.* 2,3%, p = 0,01), e um maior risco de IAM no grupo cirúrgico (2,3% *vs.* 1,1%, p = 0,03). Além disso, o estudo revelou que a ACS resultou em menor risco para pacientes abaixo de 70 anos, e a endarterectomia resultou em menor risco para pacientes acima de 70 anos (p = 0,02)[56].

TRATAMENTO ENDOVASCULAR: ACESSO VASCULAR

O tratamento endovascular é comumente realizado por punção percutânea da artéria femoral utilizando a técnica descrita por Seldinger[65], e atualmente, por agulhas de punção com perfuração apenas da parede anterior da artéria. A inserção de um introdutor valvulado na artéria femoral permite que cateteres e guias sejam utilizados para a cateterização da artéria carótida a ser tratada. Entretanto, algumas configurações anatômicas dificultam e aumentam os riscos da cateterização carotídea. Algumas situações que podem dificultar a cateterização carotídea são quando as artérias carótidas, ou o tronco braquiocefálico, apresentam-se muito tortuosos ou formando ângulos agudos em relação ao arco aórtico, quando a carótida comum esquerda se origina junto ao tronco braquiocefálico, ou quando o tronco braquiocefálico emerge abaixo de uma linha horizontal imaginária que passa pela curva interna do arco aórtico, classificados com o arcos do tipo III[10].

Além destas disposições anatômicas, outros complicadores são as estenoses ou tortuosidades no território iliofemoral, ou aórticas, que podem dificultar a navegação e o torque do cateter, ou uma aterosclerose severa no trajeto do arco aórtico até a carótida, que pode representar um alto risco de embolia cerebral durante a cateterização ou mesmo a retirada do cateter. As artérias carótidas podem se apresentar muito tortuosas, formando laços (*loopings*), acotovelamentos (*kinkings*), dilatações ou estenoses[10]. As apresentações anatômicas citadas acima são mais frequentes entre os idosos, o que em parte explica os piores resultados da ACS neste grupo de pacientes[56].

Para transpor estas dificuldades anatômicas, outras vias de acesso têm sido descritas, como os acessos radial[66-68], braquial[69], axilar[70] e o cervical[71,72]. O uso destas vias de acesso permite a cateterização e o tratamento da grande maioria dos pacientes. Entretanto, os benefícios destes acessos vasculares, assim como seus riscos, ainda não foram sistematicamente avaliados em grandes estudos[73]. Alguns trabalhos recentes têm sugerido que a ACS por acesso cervical está associada a melhores resultados[74,75], porém o acesso cervical é uma prática ainda realizada por raros centros, e que dificilmente será difundida, uma vez que os acessos femoral e radial são muito mais fáceis e práticos de serem realizados e apresentam baixas taxas de complicações, e os novos sistemas de cateteres coaxiais (p. ex.: Neuron-Select e NeuronMax - Penumbra California, USA) permitem obter o acesso via femoral ou radial na maiorias das vezes.

TRATAMENTO ENDOVASCULAR: PROTEÇÃO CEREBRAL

As estratégias de proteção embólica cerebral têm o objetivo de evitar a passagem para o encéfalo de material embólico durante a ACS, o que causaria isquemia cerebral. Dividimos as estratégias de proteção embólica em proteção distal e proximal. A estratégia de proteção distal é realizada utilizando-se um filtro, ou um balão, que é passado pela estenose carotídea e posicionado na carótida interna, distal à estenose, com o objetivo de conter o material embólico liberado no momento da angioplastia[76-78].

A técnica de proteção distal por balão consiste no implante do *stent* carotídeo cobrindo a estenose, em seguida o balão de proteção é insuflado na porção distal intra-*stent* e a angioplastia é realizada por um balão de alta pressão no segmento estenosado. Então o balão de angioplastia é retirado e o cateter-guia levado até as proximidades do balão de proteção, onde é realizada a injeção de solução fisiológica para lavagem dos debris, seguida da aspiração das partículas. Ao final, o balão de proteção é desinsuflado e os dispositivos retirados[76-78]. As vantagens do uso do balão distal são a fácil navegabilidade do dispositivo, pode ser utilizado em virtualmente qualquer paciente, pois é insuflado intra-*stent*; e permite a aspiração de todo tipo e tamanho de material embólico. As desvantagens são a impossibilidade de realizar angiografia durante o tratamento; o risco de deslizamento do balão para a carótida distal ao *stent* com lesão endotelial; manter o fluxo bloqueado na carótida interna, o que não é tolerado por cerca de 5 a 10% dos pacientes; risco de embolização de trombos formados na coluna de sangue estacionada abaixo do balão.

A técnica de proteção distal por filtro consiste na passagem de um filtro pela estenose, que é aberto no segmento cervical da carótida interna distal à lesão. Após a abertura do filtro, um *stent* é implantado cobrindo o segmento estenótico. A angioplastia é então realizada por um balão de alta pressão intra-*stent*. O filtro é capturado por um dispositivo próprio, ou pelo cateter-guia, e então removido. As vantagens do uso do filtro são a não interrupção do fluxo cerebral e a possibilidade de se obter séries angiográficas durante o tratamento. As desvantagens são a dificuldade de posicionar corretamente o filtro em carótidas muito tortuosas; risco de vasoespasmo ou lesão endotelial pelo filtro; o risco de embolização na passagem do filtro pela lesão; a incapacidade de reter pequenos debris que podem passar pelos poros ou especialmente pelas laterais do filtro; e o risco de embolização no momento da captura do filtro[76-78].

As estratégias de proteção proximal consistem na passagem de um cateter-guia contendo um balão no seu segmento distal e de um outro balão para oclusão da carótida externa. Os dois balões são insuflados ocluindo as carótidas comum e externa, o que leva a interrupção, ou à reversão, do fluxo da carótida interna. Se o cateter-guia tiver uma saída lateral para conexão a um acesso venoso, o fluxo carotídeo será revertido devido ao gradiente de pressão arteriovenoso, caso contrário o fluxo permanecerá interrompido e somente será revertido momentaneamente se o cateter-guia for aspirado por um seringa. Uma vez estabelecida a proteção cerebral, um *stent* é implantado cobrindo a estenose, seguido de angioplastia por balão de alta pressão. Ao final, o cateter-guia é aspirado e então os balões são desinsuflados, restabelecendo a circulação normal[78-85]. A proteção proximal tem como vantagem estabelecer a proteção antes de manipular a lesão carotídea e permite o tratamento de lesões carotídeas relacionadas a carótidas internas tortuosas que não poderiam ser tratadas com o uso de filtro. As desvantagens são o maior perfil do introdutor e cateter-guia; a impossibilidade de fazer angiografia durante o procedimento; o bloqueio ou reversão do fluxo carotídeo não são tolerados por cerca de 10% dos pacientes, e nestes casos geralmente é necessário o restabelecimento do fluxo durante o procedimento, com risco de embolização; dissecção da carótida comum no segmento de ocluído; embolização cerebral no momento do restabelecimento do fluxo carotídeo a partir de trombos formados na coluna de sangue estagnada na carótida comum abaixo do balão ou a partir de partículas, formadas no momento da angioplastia, que ficaram retidas entre a placa fraturada e a malha do *stent*.

Uma técnica híbrida que utiliza a proteção proximal e um filtro distal também já foi descrita[81,82], sendo mais complexa que as anteriores por utilizar dois dispositivos simultaneamente, porém tem as vantagens teóricas de permitir que o fluxo carotídeo seja restabelecido durante o procedimento em caso de intolerância do paciente, enquanto o filtro mantém a proteção cerebral. Além disso, o filtro poderia reter as potenciais partículas embólicas desprendidas no momento do restabelecimento do fluxo carotídeo ao final do procedimento.

Estudos de revisão sistemática e metanálise revelam que a proteção cerebral reduz o risco de isquemia cerebral pela metade, durante a ACT[86-88]. Estudos recentes têm sugerido que a estratégia de proteção proximal seja mais eficaz na redução de eventos isquêmicos durante a ACT, comparada à estratégia de proteção

Tabela 19.2. Dispositivos de proteção embólica cerebral

Técnica	Dispositivo	Diâmetro poros (μm)	Nome	Fabricante
Proteção distal	Balão	-	GuardWire	Medtronic
	Filtro	110	Filterwire EZ	Boston Scientific
	Filtro	167- 209	Spider	ev3
	Filtro	100	AngioGuard	Cordis
	Filtro	150	Accunet	Guidant
	Filtro	140	Emboshield	Abbott
	Filtro	100	Interceptor	Medtronic
	Filtro	100	Gore Filter	GORE
	Filtro	100	Rubicon	Boston Scientific
	Filtro	< 40	FiberNet	Medtronic
Proteção proximal	Bloqueio de fluxo	-	Mo.Ma	Medtronic Invatec
	Reversão de fluxo	-	GORE system	GORE
	Reversão de fluxo	-	MICHI	Silk Road

distal. Entretanto, esta hipótese tem sido questionada e o melhor método e dispositivo de proteção ainda não foram absolutamente elucidados[89-92].

Em relação aos *stents*, os de malha fechada e com maior cobertura de superfície têm sido relacionados a um menor risco de eventos isquêmicos pós-ACT, porém o seu impacto clínico é controverso e ainda não foi absolutamente comprovado[49-54]. Os novos *stents* de malha dupla (*mesh stents*) contêm uma segunda malha de microfilamentos, capaz de aumentar a superfície de cobertura dos *stents*, e foram desenvolvidos recentemente com a proposta de reduzir o risco de embolização precoce e tardia pós-ACT. Estudos utilizando tomografia de coerência óptica endovascular pós-ACT, que compararam *stents* de células abertas, fechadas e os *stents* de malha dupla, revelaram uma taxa de prolapso de material aterosclerótico pela malha dos *stents* de 65% com *stents* de células abertas, 35% com *stents* de células fechadas e 10% com os *mesh stents*, porém o significado clínico destas diferenças ainda não foi demonstrado[93,94].

Além das vias de acesso vascular, dos tipos de *stents* e dos dispositivos de proteção, diferentes esquemas de antiagregação e o uso de estatinas previamente aos procedimentos de ACT têm sido relacionados a uma menor incidência de eventos isquêmicos[95].

Outro fator fortemente relacionado aos bons resultados pós-ACT são o alto volume de procedimentos de um serviço e a maior experiência dos médicos que realizam os procedimentos[95-97].

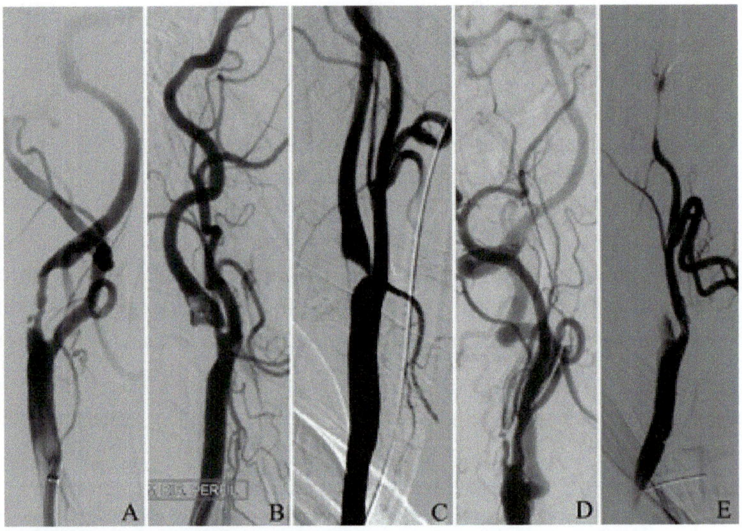

Figura 19.1. Exemplos de lesões ateroscleróticas carotídeas. **A.** Lesão com grau de estenose não tão acentuado (cerca de 60%), porém apresentando úlcera, contornos irregulares e envolvendo o bulbo e o segmento proximal de C2. **B.** Lesão causando estenose focal do bulbo carotídeo com sinais de trombo aderido à placa. **C.** Estenose focal crítica (90%) na origem da carótida interna com fluxo distal preservado. **D.** Estenose focal crítica suboclusiva do bulbo carotídeo, levando a hipofluxo carotídeo distal. **E.** Oclusão aguda da placa aterosclerótica do bulbo carotídeo. As lesões descritas estão apontadas por setas vermelhas.

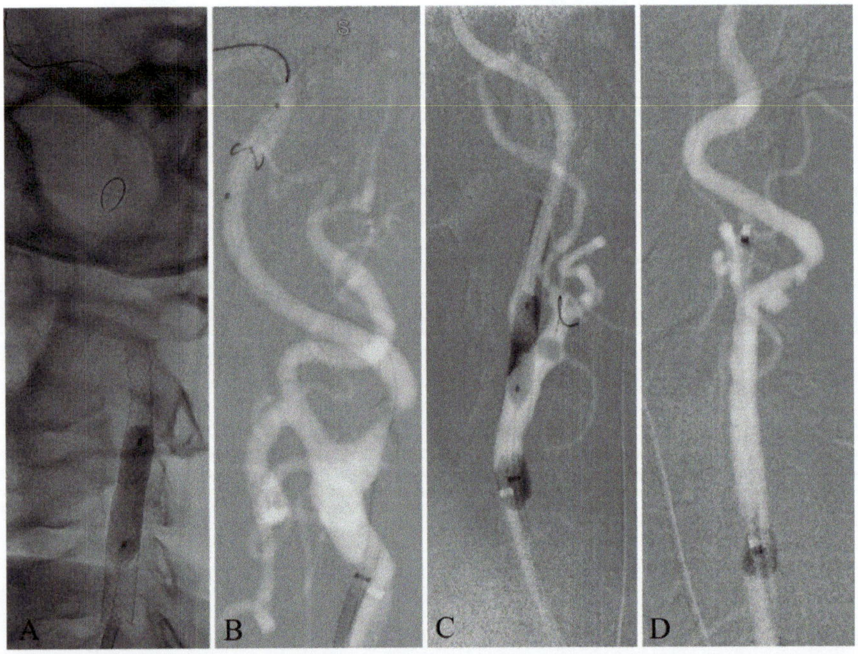

Figura 19.2. Exemplos angiográficos de alguns sistemas de proteção embólica cerebral. **A.** Filtro EZ (Boston Scientific) aberto no segmento C2 distal da carótida interna cervical durante a angioplastia. **B.** Filtro Emboshield (Abbott). **C.** Sistema GORE de reversão de fluxo (GORE). **D.** Sistema Mo.Ma de bloqueio de fluxo proximal (Medtronic).

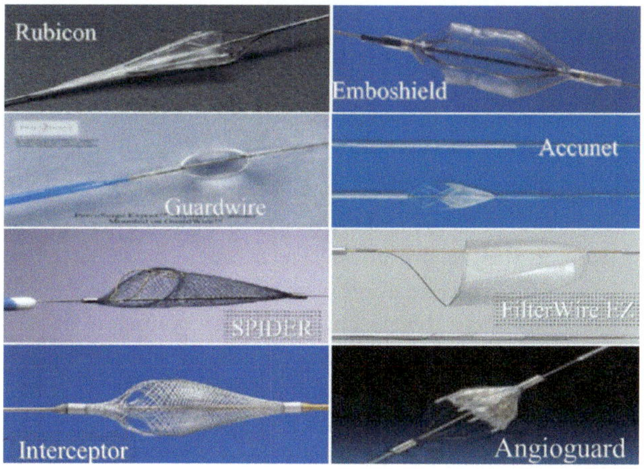

Figura 19.3. Exemplos de filtros de proteção embólica cerebral.

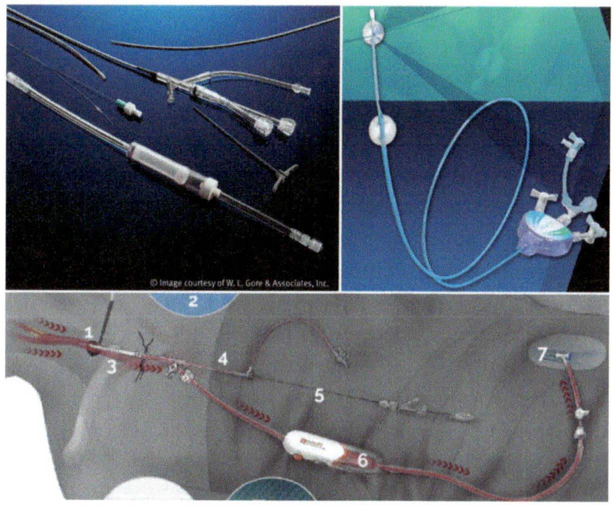

Figura 19.4. Dispositivos de proteção embólica proximal, Sistemas GORE *Flow Reversal System* (GORE), Mo.Ma (Medtronic) e MICHI-ENROUT *Neuroprotection System* (Silkroad Medical).

A Tabela 19.2 resume alguns exemplos dos dispositivos de proteção disponíveis. A Figura 19.1 mostra diferentes tipos de lesões carotídeas e as Figuras 19.2 a 19.4 mostram exemplos de diferentes métodos e dispositivos de proteção embólica cerebral.

TRATAMENTO ENDOVASCULAR: INDICAÇÕES

As indicações para a revascularização carotídea estão inertes e pouco modificaram desde o estudo NASCET, e desde a década de 1990 até hoje indica-se a revascularização carotídea com base primordialmente nos sintomas e no grau da estenose. Os pacientes com estenose > 70% relacionada a sintomas isquêmicos têm benefício bem definido de revascularização carotídea. Após um sintoma isquêmico relacionado a uma lesão carotídea, o risco de recorrência do sintoma é alto, em torno de 30% em 30 dias. Nestes casos há indicação precisa de se fazer o procedimento de revascularização carotídea dentro de 14 dias dos sintomas, e preferencialmente dentro de 7 dias. Em caso de pacientes com complicações clínicas graves como infecções, tromboembolismo pulmonar ou IAM agudo ou AVC isquêmico extenso, recomenda-se postergar o procedimento de revascularização carotídea até a estabilização ou melhora clínica[10,98,99]. Os demais perfis de pacientes apresentam possível benefício de revascularização, porém o benefício é menor do que para os pacientes sintomáticos com estenose carotídea acima de 70%. Esses pacientes são aqueles que apresentam estenose sintomática entre 50 e 69%, e pacientes com estenoses assintomáticas > 60-80%.

Atualmente, pesquisas têm investigando o papel da revascularização carotídea para pacientes com estenoses assintomáticas, pois se advoga que as terapias atuais antitrombóticas, anti-hipertensivas, hipolipemiantes e antidiabéticas atuais são muito mais efetivas que os tratamentos medicamentosos utilizados nos estudos clínicos do passado (vide anteriormente as seções Tratamento Cirúrgico e Tratamento Cirúrgico *versus* Endovascular).

As principais contraindicações para a revascularização carotídea são oclusão carotídea crônica, pacientes com estenoses < 50%, pacientes com síndrome demencial prévia, AVC isquêmicos extensos ou com perda funcional definida pela escala de Rankin modificada 4 ou 5, expectativa de vida menor que 5 anos, impossibilidade do uso de dupla antiagregação plaquetária, insuficiência renal pré-dialítica (*clearance* de creatinina estimado < 30 mL/min).

Além das pesquisas sobre os benefícios da revascularização carotídea para as estenoses carotídeas assintomáticas, outro campo de pesquisa de grande importância atual estuda as lesões ateroscleróticas e suas características intrínsecas, e não apenas o grau de estenose luminal que provocam. A importância em se estudar as características intrínsecas das lesões carotídeas surge quando se pesquisam as causas de AVC isquêmico em todos os pacientes. São observadas taxas de cerca de 10 até 50% de AVCi de causa indeterminada, e quanto mais jovem o paciente, maior a prevalência de AVCi de causa indeterminada. Dos AVCi de causa indeterminada estima-se que cerca de 30% dos casos sejam causados por lesões ateroscleróticas carotídeas não estenóticas, ou seja, placas "instáveis" com estenoses inferiores a 50%. Diversos estudos têm utilizado métodos como USG-Doppler, USG endovascular, tomografia por coerência óptica, ângio-TC e RM de parede arterial para avaliar as características das placas carotídeas que estariam relacionadas a maior risco de provocar sintomas. Estes estudos têm sugerido que as placas instáveis, ou perigosas, são aquelas que apresentam alto teor lipídico, focos de hemorragia, úlceras ou ruptura da cápsula, e presença de trombos em suas superfícies. Entretanto, o uso de métodos diagnósticos e a análise das características intrínsecas das lesões carotídeas encontra-se no campo da pesquisa e ainda não foram validados para se indicar a revascularização carotídea na prática clínica.

A indicação da revascularização carotídea deve ser individualizada utilizando-se como referência e guia terapêutico os estudos clínicos disponíveis (vide anteriormente as seções Tratamento Cirúrgico e Tratamento Cirúrgico *versus* Endovascular). Recomenda-se que os tratamentos de lesões carotídeas, tanto por endarterectomia quando por angioplastia, sejam registrados e os resultados clínicos monitorados. As taxas de complicações graves como AVC, infarto do miocárdio, complicação vascular ou morte, desde o tratamento até o período de 30 dias devem ser inferiores a 3% para as lesões carotídeas assintomáticas e 6% para as lesões sintomáticas[10,98-100]. Quanto aos procedimentos de angioplastia, recomenda-se que sejam realizados em serviços de alto volume de procedimentos, em que os médicos tenham treinamento e certificação adequada para a sua realização. O treinamento e a certificação variam de acordo com o país e com a sociedade de especialidade[100]. Nos EUA recomenda-se treinamento específico em que o médico realize no mínimo 100 angiografias diagnósticas e 25 procedimentos de angioplastia carotídea, sendo que pelo menos a metade dos procedimentos tenha sido como primeiro cirurgião. Após o treinamento, recomenda-se a participação do médico em programas de educação continuada[100]. Estudos observacionais têm apontado que o médico deveria realizar ao menos cinco procedimentos de angioplastia carotídea anualmente para manter a *expertise* suficiente para se ter bons resultados clínicos. Cursos teóricos de curta duração utilizando simuladores apenas não garantem a proficiência necessária para a boa prática em angioplastia carotídea.

TRATAMENTO ENDOVASCULAR: CUIDADOS PRÉ-ANGIOPLASTIA, ASPECTOS TÉCNICOS DO PROCEDIMENTO COM FILTRO, CUIDADOS PÓS-ANGIOPLASTIA E COMPLICAÇÕES

Os pacientes devem preferencialmente passar por avaliação pré-anestésica e cardiológica antes do procedimento de angioplastia, quando são realizados exames laboratoriais, coagulograma, contagem de plaquetas, dosagens de ureia, creatinina, glicose, hemograma e perfil lipídico, além de radiografia de tórax, eletrocardiograma e ecocardiograma. Os pacientes devem passar por avaliação neurológica antes da angioplastia, de preferência com a aplicação e o registro do seu *status* neurológico pelas escalas de NIHSS e Rankin modificada[10,100]. A avaliação por imagem com USG Doppler de cartótidas, tomografia ou ressonância de crânio e ângio-TC ou ângio-RM são fundamentais para se determinar o grau, as dimensões e características morfológicas da lesão carotídea, diagnosticar outras lesões estenóticas concomitantes, tipo de arco aórtico, tortuosidades das artérias cervicais, avaliar a circulação intracraniana e colaterais pelo polígono de Willis, avaliar as possíveis lesões cerebrais isquêmicas ou hemorrágicas e suas dimensões. Esta avaliação auxiliará na decisão e no planejamento terapêutico[10,98-100].

Antes do procedimento o paciente deverá fazer uso de Aspirina 100-300 mg/dia via oral e Clopidogrel 75 mg/dia via oral durante pelo menos 4 dias antes da angioplastia. Caso o paciente tenha contraindicação a aspirina ou ao clopidogrel podem ser indicados como substitutos: o Cilostazol 100 mg 12/12 h, Ticlopidina 250 mg 12/12 h, Ticagrelor 90 mg 12/12 h ou Plasugrel 5-10 mg/dia. Recomenda-se o uso de uma estatina (p. ex., sinvastatina, atorvastatina ou rosuvastatina) pelo menos 4 dias antes da angioplastia.

No dia do procedimento o paciente deve ser mantido hidratado, recomenda-se preferencialmente a realização de sedação consciente. Entretanto, para alguns casos a sedação profunda ou anestesia geral estão indicadas conforme avaliação da equipe anestésica. O paciente deve ter ao menos dois acessos venosos calibrosos, monitoração contínua do ritmo cardíaco, pressão arterial a cada 5 minutos, saturação periférica de O2 e capnografia quando necessário. O uso de pressão arterial invasiva e sondagem urinária não são absolutamente necessários, ficando sua indicação a critério da equipe que realizará o procedimento.

O acesso femoral é a primeira escolha, sendo que a indicação dos acessos radial, braquial ou cervical deve ser individualizada. Após a punção femoral deve ser infundida heparina não fracionada na dose de 40-60 UI/kg em *bolus* objetivando um tempo de coágulo ativado (TCA) entre 250-300 segundos. Em geral, como a grande maioria das angioplastias carotídeas é realizada em até 30 minutos desde a punção arterial até a angiografia controle, os autores deste capítulo utilizam apenas o *bolus* de heparina inicial. Para procedimentos com duração superior a 30 minutos recomenda-se o uso de anticoagulação com heparina em bomba de infusão contínua e monitoração do TCA (250-300 s).

O tratamento utilizando o filtro de proteção resume-se nos seguintes passos: colocação de um cateter-guia 6 ou 7 Fr na carótida comum sob perfusão contínua com salina a 0,9% em bolsa pressurizada (250-300 mmHg). Neste momento são realizadas séries angiográficas da carótida cervical nas incidências oblíqua ipsolateral e lateral, e do crânio em incidências frontal, oblíqua ipsolateral e lateral. Após o estudo angiográfico inicial o filtro de proteção é passado pela estenose até o segmento cervical distal da carótida interna, onde o filtro deve ser aberto, passagem e liberação do *stent* carotídeo que fica posicionado desde a carótida interna até a carótida comum, cobrindo toda a lesão, e o ponto de maior estenose deve idealmente ficar equidistante às extremidades do *stent*. Apesar de infrequente, eventualmente são necessários dois *stents* telescopados para cobrir toda a lesão. Após a liberação do *stent*, um balão de alta pressão (balão de angioplastia) de 5-7 mm de diâmetro deve ser passado por dentro do *stent* sobre o fio do filtro e insuflado no ponto de maior estenose. A dilatação deve ser realizada com a pressão suficiente para causar a abertura da estenose, o que geralmente ocorre entre 4 e 8 Bar, mas eventualmente placas com alto teor de cálcio requerem pressões até 12-14 Bar. Uma segunda dilatação por balão somente é indicada se não for obtida a abertura completa da lesão, o que ocorre geralmente em lesões longas. Após obtida a abertura da estenose não são recomendadas dilatações adicionais, pois podem aumentar o risco de embolização distal. Utiliza-se atropina 0,25 a 0,5 mg em *bolus* endovenoso minutos antes da angioplastia ou após a angioplastia se houver bradicardia; ainda não há evidência de que o uso preventivo da atropina seja superior ao uso se necessário, ficando sua indicação a critério da equipe. O tempo em que se mantém o balão dilatado é variável, devendo ao menos se aguardar a abertura da estenose e então já desinsuflar o balão. Os autores deste capítulo não recomendam que se mantenha o balão dilatado apenas até o momento da abertura da estenose, não ultrapassando 15 segundos. Após este passo, o balão é retirado e o recapturador do filtro é passado para a retirada do mesmo. Após a retirada do filtro são realizadas angiografias da carótida (incidências de trabalho, oblíqua ipsolateral a lateral) e cerebral (frontal, oblíqua ipsolateral e lateral).

Nos casos de estenose carotídea crítica em que não é possível passar o filtro de proteção, pode-se realizar a pré-dilatação da estenose com balão 2,5 ou 3 mm sobre microguia 0.014". Após este passo o filtro pode ser passado pela lesão. Após o término do procedimento o cateter-guia deve ser retirado de maneira cuidadosa, sem movimentos bruscos, para se evitar a ruptura de placas ateroscleróticas ao longo do arco aórtico e carótida comum. O introdutor pode ser retirado e colocado um selador hemostático (p. ex., Angioseal, Starclose, Proglide) ou pode ser mantido fixado na pele do paciente para ser retirado após a reversão espontânea da heparina (até TCA < 150 s) ou empiricamente após 6 horas do *bolus* da infusão da heparina). Não recomendamos o uso de protamina para se retirar o introdutor.

Em casos de estenose bilateral de carótida, nunca se deve fazer a angioplastia bilateral em um mesmo tempo, pois existe alto risco de instabilidade hemodinâmica por reflexo vasovagal que pode durar vários dias, em que o paciente fica dependente de infusões repetidas de atropina endovenosa. Recomendamos que se aguarde ao menos 30 dias para a angioplastia do lado contralateral.

O paciente deve permanecer em leito monitorado durante 24 horas. A dieta oral estará liberada após o período de recuperação da sedação ou anestesia geral, que em média varia de 3 até 6 horas. Após a retirada do introdutor o paciente deverá permanecer com o membro inferior em repouso durante 6 horas. Após o período de 24 horas o paciente poderá ser transferido para um leito hospitalar sem monitoração contínua, onde deverá permanecer por mais 24 horas para receber alta hospitalar. Alguns pacientes que não apresentem qualquer complicação ou sintoma poderão receber alta após 24 horas da angioplastia a critério médico. Embora infrequente, a realização de eletrocardiograma e dosagem de enzimas cardíacas após a angioplastia é útil para monitorar possíveis eventos isquêmicos cardíacos[10,100].

A Figura 19.5 mostra um exemplo de angioplastia utilizando cateter-guia 8 Fr (Softip, Boston Scientific), filtro de proteção (Filterwire EZ, Boston Scientific) e dois *stents* telescopados (Wallstent, Boston Scientific). O exemplo trata de um caso de estenose sintomática em uma paciente de alto risco cirúrgico apresentando uma lesão carotídea de alto grau, muito tortuosa e bifurcação carotídea alta de difícil acesso para endarterectomia. Este é um tipo de lesão de alta dificuldade técnica, revelando que é possível hoje o tratamento por angioplastia de praticamente qualquer lesão carotídea.

As complicações da angioplastia carotídea mais comuns e suas incidências são: bradicardia ou assistolia temporária (5-10%), hipotensão arterial (5-10%), infarto agudo do miocárdio (< 1%), dissecção carotídea (< 1%), trombose aguda do *stent* (< 1%), perfuração arterial (< 1%), estenose ou oclusão da artéria carótida externa ipsolateral (5-10%), vasoespasmo transitório (10-15%), reestenose (3-5%), AIT (1-2%), AVC isquêmico (2-3%), AVC hemorrágico (< 1%), síndrome de hiperperfusão (< 1%), crise epiléptica (< 1%), hematoma de punção (5%), transfusão sanguínea (2-3%), nefropatia por contraste (2%), reações ao contraste (1%), morte (< 1%)[100].

Devido ao risco não desprezível de AVC isquêmico durante a angioplastia carotídea, recomenda-se que os procedimentos de angioplastia sejam realizados em serviços que contam com equipe de atendimento ao AVC incluindo neurorradiologistas com treinamento para realização de trombectomia para o AVC.

TRATAMENTO ENDOVASCULAR: SEGUIMENTO DOS PACIENTES E MANEJO DA RESTENOSE

Após a angioplastia o paciente deverá passar por nova avalição neurológica (escalas NIHSS e Rankin modificada), novos os exames laboratoriais deverão ser realizados e o paciente deverá manter o uso de aspirina 100-300 mg ao dia indefinidamente. Recomendamos a redução da dose da aspirina para 100 mg ao dia para uso contínuo. O clopidogrel, ou outro antiagregante que for utilizado, deverá ser mantido pelo menos durante 30 dias após o procedimento, que é o tempo estimado para a endotelização completa do *stent*. Como muitos dos pacientes apresentam fatores de risco para aterosclerose não completamente controlados ou mesmo mantêm uso de tabaco, recomendamos manter o clopidogrel durante 3 meses após o procedimento. Assim como a aspirina, a estatina deverá ser mantida indefinidamente, mas com redução gradual de dosagem.

Após a alta hospitalar o paciente deverá ser monitorado por USG Doppler de carótidas apenas, não há indicação de acompanhamento utilizando ângio-TC, ângio-RM ou angiografia. Recomenda-se realizar exames de USG-Doppler em 1, 3, 6 e 12 meses e então anualmente até 3 anos do tratamento, quando o paciente poderá receber alta definitiva.

A reestenose carotídea após a revascularização tem sido descrita em incidências que variam de 5 até 20% dependendo do critério de reestenose utilizado. A reestenose é causada por acúmulo de tecido neointimal e formação de nova placa aterosclerótica. No estudo CREST, a incidência de reestenose da carótida em um grau ≥ 70% em 2 anos de seguimento foi de cerca 6% entre pacientes submetidos a revascularização carotídea tanto cirúrgica quanto endovascular, e a incidência de reestenose não diferiu entre as técnicas de tratamento. Neste estudo, um pico de velocidade sistólica ≥ 3,0 m/s foi utilizado como ponto de corte para definição de reestenose ≥ 70%. Os únicos fatores de risco associados à ocorrência de reestenose

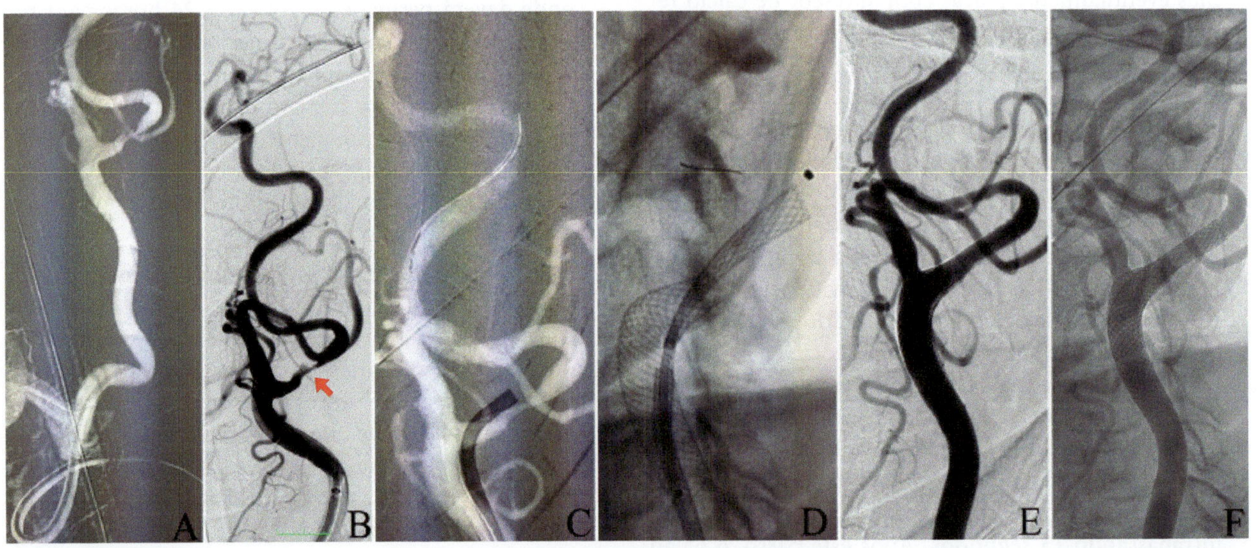

Figura 19.5. A. Artéria carótida comum direita originando-se do tronco braquiocefálico, apresentando grande tortuosidade. **B.** Angiografia da carótida comum direita mostra estenose crítica (seta vermelha) na origem da carótida interna associada a grande tortuosidade e ângulos agudos entre os eixos carotídeos. **C.** *Roadmap* mostra um cateter-guia Softip 8 Fr (Boston Scientific) na origem da carótida interna direita. **D.** Liberação dos *stents* Wallstent (Boston Scientific) telescopados cobrindo a lesão e um filtro EZ distal (Boston Scientific). **E, F.** Angiografia final com subtração (**E**) e sem subtração (**F**) revelando a recanalização da estenose após a angioplastia.

foram sexo feminino, diabetes e hiperlipidemia para pacientes submetidos a tanto à angioplastia quanto à endarterectomia, e o tabagismo esteve associado a maior risco de reestenose após endarterectomia, mas não após a angioplastia. Os pacientes com reestenose ≥ 70% tiveram um risco relativo de evento isquêmico ipsolateral em 2 anos de seguimento 4,37 vezes maior que os pacientes que não apresentavam reestenose, e a maioria recebeu novo tratamento, seja por angioplastia com balão apenas, nova angioplastia com *stent* ou nova endarterectomia[101].

Uma vez identificada uma reestenose abaixo de 70% assintomática, recomenda-se utilizar altas doses de estatina (p. ex., atorvastatina 80 mg/dia) e repetir o USG Doppler em 1 a 3 meses. Se houver uma estabilização ou até redução do grau da reestenose, a dose da estatina pode ser reduzida para dose de manutenção (p. ex., atorvastatina 10-40 mg/dia). Na presença de reestenose sintomática ou reestenose significativa (≥ 70%) o tratamento pode ser realizado apenas por angioplastia com balão se a reestenose apresentar características de hiperplasia neointimal, o que pode ser visualizado por USG e angiografia digital[101]. Por outro lado, na presença de componentes de nova placa aterosclerótica está indicada nova angioplastia com *stent*[101,102].

REFERÊNCIAS BIBLIOGRÁFICAS

1. Gurdjian ES. History of occlusive cerebrovascular disease I. from Wepfer to Moniz. Arch Neurol. 1979;36(6):340-3.
2. Chiari H. Ueber das verhalten des teilungswinkels der carotis communis bei der endarteriitis chronica deformans. Verh Dtsch Ges Pathol. 1905;9:326-332.
3. Hunt JR. The role of the carotid arteries in the causation of vascular lesions of the brain, with remarks on certain special features of the symptomology. Am J Med Sci. 1914;147:704-13.
4. Sjøqvist O. Uber intrakranielle aneurysmen der arteria carotis und deren beziehung zur ophthalmoplegischen migrane. Nervenarzt. 1936;9:233-241.
5. Moniz E, Lima A, de Lacerda R. Par thrombose de la carotide interne. Presse Med. 1937;45:977.
6. Hultquist GT, Jena GF. Uber Thrombose und Embolie der Arteria Carotis und hierbei vorkommende Gehirnstorungen. Quoted in Fisher CM, Adams RD. Observations on brain embolism with special reference to the mechanism of hemorrhagic infarction. J Neuropathol Exp Neurol. 1951;10:92-93.
7. Moniz E. L'encephalographie arteriolle, son importance dans la licalisation des tumeurs cerebrales. Rev Neurol. 1927;2:72-90.
8. Fisher CM. Occlusion of the internal carotid artery. Arch Neurol Psychiatry. 1951;65:346-77.
9. Libby P, Theroux P. Pathophysiology of coronary artery disease. Circulation. 2005;111:3481-8.
10. Brott TG, Halperin JL, Abbara S, Bacharach JM, Barr JD, Bush RL, et al.; American College of Cardiology Foundation/American Heart Association Task Force on Practice Guidelines; American Stroke Assocation; American Association of Neuroscience Nurses; American Association of Neurological Surgeons; American College of Radiology; American Society of Neuroradiology; Congress of Neurolgocial Surgeons; Society of Atherosclerosis Imaging and Prevention; Society for Cardiovascular Angiography and Interventions; Society of Interventional Radiology; Society of NeuroInterventional Surgery; Society for Vascular Medicine; Society for Vascular Surgery; American Academy of Neurology and Society of Cardiovascular Computed Tomography. Stroke. 2011;42:464-540.
11. Thompson RC, Allam AH, Lombardi GP, Wann LS, Sutherland ML, Sutherland JD, et al. Atheroscleosis across 4000 years of human history: the Horus study of four ancient populations. Lancet 2013;381(9873):1211-22.
12. Caplan LR. Carotid-artery disease. N Engl J Med. 1986;315:886-8.
13. Caplan LR, Hennerici M. Impaired clearance of emboli (washout) is an important link between hypoperfusion, embolism, and ischemic stroke. Arch Neurol. 1998;55:1475-82.
14. Wendell CR, Waldstein SR, Ferrucci L, O'Brien RJ, Strait JB, Zonderman AB. Carotid atherosclerosis and prospective risk of dementia. Stroke. 2012;3319-24.
15. Scherr M, Trinka E, McCoy M, Krenn Y, Staffen W, Kirschner M, et al. Cerebral hypoperfusion during carotid artery stenosis can lead to cognitive deficits that may be independent of white matter lesion load. Curr Neurovasc Res. 2012;9:193-9.
16. Balucani C, Viticchi G, Falsetti L, Silvestrini M. Cerebral hemodynamics and cognitive performance in bilateral asymptomatic carotid stenosis. Neurology. 2012;79:1788-95.
17. Mendiz OA, Sposato LA, Fabbro N, Lev GA, Calle A, Valdivieso LR, et al. Improvement in executive function after unilateral carotid artery stenting for severe asymptomatic stenosis. J Neurosurg. 2012;116:179-84.
18. Demarin V, Zavoreo I, Kes VB. Carotid artery disease and cognitive impairment. Neurol Sci. 2012;322:107-11.
19. Oka F, Ishihara H, Kato S, Higashi M, Suzuki M. Cerebral hemodynamic benefits after contralateral carotid artery stenting in patients with internal carotid artery occlusion. AJNR Am J Neuroradiol. 2013;34:616-21.

20. Gupta A, Chazen JL, Hartman M, Delgado D, Anumula N, Shao H, et al. Cerebrovascular reserve and stroke risk in patients with carotid stenosis or occlusion: a systematic review and meta-analysis. Stroke. 2012;43:2884-91.

21. de Weerd M, Greving JP, Hedblad B, Lorenz MW, Mathiesen EB, O'Leary DH, et al. Prevalence of asymptomatic carotid artery stenosis in the general population: an individual participant data meta-analysis. Stroke. 2010;41:1294-1297.

22. de Weerd M, Greving JP, de Jong AW, Buskens E, Bots ML. Prevalence of asymptomatic carotid artery stenosis according to age and sex: systematic review and metaregression analysis. Stroke. 2009;40:1105-1113.

23. DeBakey ME. Successful carotid endarterectomy for cerebrovascular insufficiency: nineteen-year follow-up. JAMA. 1975;233:1083-1085.

24. Dos Santos JC. Sur la des obstruction des thrombus arteri- elles anciennes. Mem Acad Chir (Paris). 1947;73:409-411.

25. North American Symptomatic Carotid Endarterectomy Trial. Methods, patient characteristics, and progress. Stroke. 1991;22:711-20.

26. Endarterectomy for asymptomatic carotid artery stenosis. Executive committee for the asymptomatic carotid atherosclerosis study. JAMA 1995;273:1421-1428.

27. Mayberg MR, Wilson SE, Yatsu F, et al. Veterans Affairs Cooperative Studies Program 309 Trialist Group. Carotid endarterectomy and prevention of cerebral ischemia in symptomatic carotid stenosis. JAMA. 1991;266:3289 -94.

28. Halliday A, Mansfield A, Marro J, Peto C, Peto R, Potter J, et al.; MRC Asymptomatic Carotid Surgery Trial (ACST) Collaborative Group. Prevention of disabling and fatal strokes by successful carotid endarterectomy in patients without recent neurological symptoms: randomised controlled trial. Lancet. 2004;363:1491-1502.

29. Hobson RW, Weiss DG, Fields WS, et al. Efficacy of carotid endarterectomy for asymptomatic carotid stenosis: the Veterans Affairs Cooperative Study Group. N Engl J Med. 1993;328:221-7.

30. Dotter CT, Judkins MP. Transluminal treatment of arteriosclerotic obstruction: Description of a new technique and a preliminary report of its applications. Circulation. 1964;30:654-670.

31. Grüntzig A, Hopf H. Perkutane Rekanalisation chronischer arterieller verschlüsse mit einem neuen katheter: Modifikation der Dottrer-technik. Deutsch Med Wochenschr. 1974;99:2502-2505.

32. Mathias K. A new catheter system for percutaneous transluminal angioplasty (PTA) of carotid artery stenoses. Fortschr Med. 1977;95(15):1007-11.

33. Mathias K. Perkutane transluminale Katheterbehhandlung supraaortaler Arterienobstruktionen. Angiology. 1981;3:47-50.

34. Bockenheimer SA, Mathias K. Percutaneous transluminal angioplasty in arteriosclerotic internal carotid stenosis. Am J Neuroradiol. 1983;4:791-792.

35. Hasso AN, Bird CR, Zinke DE, Thomson JR. Fibromuscular dysplasia of the internal carotid artery: Percutaneous transluminal angioplasty. Am J Radiol. 1981;136:955-960.

36. Hodgins GW, Dutton JW. Subclavian and carotid angioplasties for Takayazshu's arteritis. J Can Assoc Radiol. 1982;33:205-207.

37. Théron J, Tyler JL. Takayasu's arteritis of the aortic arch: Endovascular treatment and correlation with positron emission tomography. Am J Neuroradiol. 1987;8:621-626.

38. Théron J, Raymond J, Casasco A, Courtheoux F. Percutaneous angioplasty of atherosclerotic and post-surgical stenosis of carotid arteries. Am J Neuroradiol. 1987;8:495-500.

39. Guthaner DF, Schmidt L. Percutaneous transluminal angioplasty of radiation induced arterial stenoses. Radiology. 1982;144:77-78.

40. Vitek JJ, Morawetz RB. Percutaneous transluminal angioplasty of the external carotid artery: Preliminary report. Am J Neuroradiol. 1982;3:541-546.

41. Théron J, Cosgrove R, Melançon D, Ethier R. Embolization with temporary balloon occlusion of the internal carotid and vertebral arteries. Neuroradiology. 1986;28:246-253.

42. Théron J. My history of carotid angioplasty and stenting. J Invasive Cardiol. 2008 Apr;20(4):E102-8.

43. Parodi JC, La Mura R, Ferreira LM, Mendez MV, Cersósimo H, Schönholz C, et al. Initial evaluation of carotid angioplasty and stenting with three different cerebral protection devices. J Vasc Surg. 2000;32(6):1127-36.

44. Théron J. Angioplasty of brachiocephalic vessels. In: Interventional Neuroradiology: Endovascular Therapy of the Central Nervous System. Vinuela F, et al., eds. Raven Press: New York; 1992.

45. Mathur A, Dorros G, Iyer SS, Vitek JJ, Yadav SS, Roubin GS. Palmaz stent compression in patients following carotid artery stenting. Cathet Cardiovasc Diagn. 1997;41(2):137-40.

46. Mukherjee D, Kalahasti V, Roffi M, Bhatt DL, Kapadia SR, Bajzer C, et al. Self-expanding stents for carotid interventions: comparison of nitinol versus stainless-steel stents. J Invasive Cardiol. 2001;13(11):732-5.

47. Whitlow PL, Lylyk P, Londero H, Mendiz OA, Mathias K, Jaeger H, et al. Carotid artery stenting protected with an emboli containment system. Stroke. 2002;33(5):1308-14.

48. Bosiers M, de Donato G, Deloose K, Verbist J, Peeters P, Castriota F, et al. Does free cell area influence the outcome in carotid artery stenting? Eur J Vasc Endovasc Surg. 2007;33(2):135-41; discuss. 42-3.

49. Schnaudigel S, Groschel K, Pilgram SM, Kastrup A. New brain lesions after carotid stenting versus carotid endarterectomy: a systematic review of the literature. Stroke. 2008;39(6):1911-9.
50. Timaran CH, Rosero EB, Higuera A, Ilarraza A, Modrall JG, Clagett GP. Randomized clinical trial of open-cell vs closed-cell stents for carotid stenting and effects of stent design on cerebral embolization. J Vasc Surg. 2011;54(5):1310-1316.
51. Schillinger M, Gschwendtner M, Reimers B, Trenkler J, Stockx L, Mair J, et al. Does carotid stent cell design matter? Stroke. 2008;39(3):905-9.
52. Tietke MW, Kerby T, Alfke K, Riedel C, Rohr A, Jensen U, et al. Complication rate in unprotected carotid artery stenting with closed-cell stents. Neuroradiology. 2010;52(7):611-8.
53. Szólics A, Sztriha LK, Szikra P, Szólics M, Palkó A, Vörös E. The use of covered stents for the endovascular treatment of extracranial internal carotid artery stenosis: a prospective study with a 5-year follow-up. Eur Radiol. 2010;20(7):1772-6.
54. Jim J, Ruin BG, Landis GS, Kenwood CT, Siami FS, Sicard GA; SVS Outcomes Committee. Society for Vascular Surgery Vascular Registry evaluation of stent cell design on carotid artery stenting outcomes. J Vasc Surg. 2011;54(1):71-9.
55. Roubin GS, New G, Iyer SS, Vitek JJ, Al-Mubarak N, Liu MW, et al. Immediate and late clinical outcomes of carotid artery stenting in patients with symptomatic and asymptomatic carotid artery stenosis: a 5-year prospective analysis. Circulation. 2001;103(4):532-7.
56. Brott TG, Hobson RW 2nd, Howard G, Roubin GS, Clark WM, Brooks W, et al. Stenting versus endarterectomy for treatment of carotid-artery stenosis. N Engl J Med. 2010;363(1):11-23.
57. Endovascular versus surgical treatment in patients with carotid stenosis in the Carotid and Vertebral Artery Transluminal Angioplasty Study (CAVATAS): a randomised trial. Lancet. 2001;357(9270):1729-37.
58. Ederle J, Bonati LH, Dobson J, Featherstone RL, Gaines PA, Beard JD, et al.; CAVATAS Investigators. Endovascular treatment with angioplasty or stenting versus endarterectomy in patients with carotid artery stenosis in the Carotid and Vertebral Artery Transluminal Angioplasty Study (CAVATAS): long-term follow-up of a randomised trial. Lancet Neurol. 2009;8(10):898-907.
59. Mas JL, Chatellier G, Beyssen B, et al. Endarterectomy versus stenting in patients with symptomatic severe carotid stenosis. N Engl J Med. 2006;355:1660 -71.
60. Gurm HS, Yadav JS, Fayad P, et al. Long-term results of carotid stenting versus endarterectomy in high-risk patients. N Engl J Med. 2008;358:1572-9.
61. Mas JL, Trinquart L, Leys D, et al. Endarterectomy Versus Angioplasty in Patients with Symptomatic Severe Carotid Stenosis (EVA-3S) trial: results up to 4 years from a randomised, multicentre trial. Lancet Neurol. 2008;7:885-92.
62. Ringleb PA, Allenberg J, Bruckmann H, et al. 30 day results from the SPACE trial of stent-protected angioplasty versus carotid endarterectomy in symptomatic patients: a randomised non-inferiority trial. Lancet. 2006;368:1239-47.
63. Eckstein HH, Ringleb P, Allenberg JR, et al. Results of the Stent-Protected Angioplasty versus Carotid Endarterectomy (SPACE) study to treat symptomatic stenoses at 2 years: a multinational, prospective, randomized trial. Lancet Neurol. 2008;7:893-902.
64. Ederle J, Dobson J, Featherstone RL, Bonati LH, van der Worp HB, de Borst GJ, et al. Carotid artery stenting compared with endarterectomy in patients with symptomatic carotid stenosis (International Carotid Stenting Study): an interim analysis of a randomised controlled trial. Lancet. 2010;375(9719):985-97.
65. Seldinger SI. Catheter replacement of the needle in percutaneous arteriography; a new technique. Acta radiol. 1953;39(5):368-76.
66. Folmar J, Sachar R, Mann T. Transradial approach for carotid artery stenting: a feasibility study. Catheter Cardiovasc Interv. 2007;69(3):355-61.
67. Patel T, Shah S, Ranjan A, Malhotra H, Pancholy S, Coppola J. Contralateral transradial approach for carotid artery stenting: a feasibility study. Catheter Cardiovasc Interv. 2010;75(2):268-75.
68. Trani C, Burzotta F, Coroleu SF. Transradial carotid artery stenting with proximal embolic protection. Catheter Cardiovasc Interv. 2009;74(2):267-72.
69. Al-Mubarak N, Vitek JJ, Iyer SS, New G, Roubin GS. Carotid stenting with distal-balloon protection via the transbrachial approach. J Endovasc Ther. 2001;8(6):571-5.
70. Wang H, Swischuk JL, Fraser K, Alvernia J, Lanzino G. Transaxillary carotid stenting: technical case report. Neurosurgery. 2005;56(2 Suppl):E441; discuss. E441.
71. Criado E, Doblas M, Fontcuberta J, Orgaz A, Flores A. Transcervical carotid artery angioplasty and stenting with flow reversal: surgical technique. Ann Vasc Surg. 2004;18(2):257-61.
72. Chang DW, Schubart PJ, Veith FJ, Zarins CK. A new approach to carotid angioplasty and stenting with transcervical occlusion and protective shunting: Why it may be a better carotid artery intervention. J Vasc Surg. 2004;39(5):994-1002.
73. Kelso R, Clair DG. Flow reversal for cerebral protection in carotid artery stenting: a review. Perspect Vasc Surg Endovasc Ther. 2008;20(3):282-90.
74. Leal I, Orgaz A, Flores Á, Gil J, Rodríguez R, Peinado J, et al. A diffusion-weighted magnetic resonance imaging-based study of transcervical carotid stenting with flow reversal versus transfemoral filter protection. J Vasc Surg. 2012;56:1585-90.

75. Pinter L, Ribo M, Loh C, Lane B, Roberts T, Chou TM, et al. Safety and feasibility of a novel transcervical access neuroprotection system for carotid artery stenting in the PROOF Study. J Vasc Surg. 2011;54(5):1317-23.

76. Bates ER, Babb JD, Casey DE Jr, Cates CU, Duckwiler GR, Feldman TE, et al.; American College of Cardiology Foundation; American Society of Interventional & Therapeutic Neuroradiology; Society for Cardiovascular Angiography and Interventions; Society for Vascular Medicine and Biology; Society of Interventional Radiology. ACCF/SCAI/SVMB/SIR/ASITN 2007 clinical expert consensus document on carotid stenting: a report of the American College of Cardiology Foundation Task Force on Clinical Expert Consensus Documents (ACCF/SCAI/SVMB/SIR/ASITN Clinical Expert Consensus Document Committee on Carotid Stenting). J Am Coll Cardiol. 2007;49(1):126-70.

77. Mousa AY, Campbell JE, Aburahma AF, Bates MC. Current update of cerebral embolic protection devices. J Vasc Surg. 2012;56(5):1429-37.

78. Rapp JH, Zhu L, Hollenbeck K, Sarkar R, Velez PM, Reilly LM, et al. Distal filtration versus flow reversal: An ex vivo assessment of the choices for carotid embolic protection. J Vasc Surg. 2009;49(5):1181-8.

79. Castro-Afonso LH, Abud LG, Rolo JG, Santos AC, Oliveira LD, Barreira CM, et al. Flow reversal versus filter protection: a pilot carotid artery stenting randomized trial. Circ Cardiovasc Interv. 2013;6(5):552-9.

80. Castro-Afonso LH, Nakiri GS, Monsignore LM, Santos AC, Leite JP, Fábio SR, et al. Early versus late carotid artery stenting for symptomatic carotid stenosis. J Neuroradiol. 2015;42(3):169-75.

81. Parodi JC, Schönholz C, Ferreira LM, Mendaro E, Ohki T. "Seat belt and air bag" technique for cerebral protection during carotid stenting. J Endovasc Ther. 2002;9(1):20-4.

82. Harada K, Kakumoto K, Morioka J, Saito T, Fukuyama K. Combination of flow reversal and distal filter for cerebral protection during carotid artery stenting. Ann Vasc Surg. 2014;28:651-658.

83. Montorsi P, Caputi L, Galli S, Ciceri E, Ballerini G, Agrifoglio M, et al. Microembolization during carotid artery stenting in patients with high-risk, lipid-rich plaque. A randomized trial of proximal versus distal cerebral protection. J Am Coll Cardiol. 2011;58:1656-63.

84. Bijuklic K, Wandler A, Hazizi F, Schofer J. The PROFI study (Prevention of Cerebral Embolization by Proximal Balloon Occlusion Compared to Filter Protection During Carotid Artery Stenting): a prospective randomized trial. J Am Coll Cardiol. 2012;59:1383-9.

85. Cano MN, Kambara AM, de Cano SJ, Pezzi Portela LA, Paes ÂT, Costa JR Jr, et al. Randomized comparison of distal and proximal cerebral protection during carotid artery stenting. JACC Cardiovasc Interv. 2013;6(11):1203-9.

86. Kastrup A, Gröschel K, Krapf H, Brehm BR, Dichgans J, Schulz JB. Early outcome of carotid angioplasty and stenting with and without cerebral protection devices: a systematic review of the literature. Stroke. 2003;34:813-9.

87. Wholey MH, Al-Mubarek N, Wholey MH. Updated review of the global carotid artery stent registry. Catheter Cardiovasc Interv. 2003;60:259-66.

88. Garg N, Karagiorgos N, Pisimisis GT, Sohal DP, Longo GM, Johanning JM, et al. Cerebral protection devices reduce periprocedural strokes during carotid angioplasty and stenting: a systematic review of the current literature. J Endovasc Ther. 2009;16:412-27.

89. Giri J, Parikh SA, Kennedy KF, Weinberg I, Donaldson C, Hawkins BM, et al. Proximal versus distal embolic protection for carotid artery stenting: a national cardiovascular data registry analysis. JACC Cardiovasc Interv. 2015;8(4):609-15

90. Cassese S, Ndrepepa G, King LA, Nerad M, Schunkert H, Kastrati A, et al. Proximal occlusion versus distal filter for cerebral protection during carotid stenting: up dated meta-analysis of randomised and observational MRI studies. Euro Intervention. 2015;11(2):238-46.

91. Stabile E, Sannino A, Schiattarella GG, Gargiulo G, Toscano E, Brevetti L, et al. Cerebral embolic lesions detected with diffusion--weighted magnetic resonance imaging following carotid artery stenting: a meta-analysis of 8 studies comparing filter cerebral protection and proximal balloon occlusion. JACC Cardiovasc Interv. 2014;7(10):1177-83.

92. Goode SD, Hoggard N, MacDonald S, Evans DH, Cleveland TJ, Gaines PA. Assessment of reverse flow as a means of cerebral protection during carotid artery stent placement with diffusion-weighted and transcranial Doppler imaging. J Vasc Interv Radiol. 2013;24(4):528-33.

93. Reimers B, Nikas D, Stabile E, Favero L, Saccà S, Cremonesi A, et al. Preliminary experience with optical coherence tomography imaging to evaluate carotid artery stents: safety, feasibility and techniques. EuroIntervention. 2011;7(1):98-105.

94. Stabile E, Giugliano G, Cremonesi A, Bosiers M, Reimers B, Setacci C, et al. Impact on outcome of different types of carotid stent: results from the European Registry of Carotid Artery Stenting. EuroIntervention. 2016;12(2):e265-70.

95. Patti G, Tomai F, Melfi R, Ricottini E, Macrì M, Sedati P, et al. Strategies of clopidogrel load and atorvastatin reload to prevent ischemic cerebral events in patients undergoing protected carotid stenting results of the randomized ARMYDA-9 CAROTID Study. J Am Coll Cardiol. 2013;61:1379-1387.

96. Nallamothu BK, Gurm HS, Ting HH, Goodney PP, Rogers MA, Curtis JP, et al. Operator experience and carotid stenting outcomes in Medicare beneficiaries. JAMA. 2011;306:1338-43.

97. Stabile E, Garg P, Cremonesi A, Bosiers M, Reimers B, Setacci C, et al. European Registry of Carotid Artery Stenting: results from a prospective registry of eight high volume EUROPEAN institutions. Catheter Cardiovasc Interv. 2012;80:329-34.

98. Castro-Afonso LH, Nakiri GS, Monsignore LM, Santos AC, Leite JP, Fábio SR, et al. Early versus late carotid artery stenting for symptomatic carotid stenosis. J Neuroradiol. 2015;42(3):169-75.

99. Castro-Afonso LH, Nakiri GS, Monsignore LM, Santos DD, Camilo MR, Dias FA, et al. Outcomes of carotid artery stenting at a high-volume Brazilian interventional neuroradiology center. Clinics (São Paulo). 2015;70(3):180-4.

100. American College of Cardiology Foundation; American Society of Interventional & Therapeutic Neuroradiology; Society for Cardiovascular Angiography and Interventions; Society for Vascular Medicine and Biology; Society of Interventional Radiology. ACCF/SCAI/SVMB/SIR/ASITN 2007 clinical expert consensus document on carotid stenting: a report of the American College of Cardiology Foundation Task Force on Clinical Expert Consensus Documents (ACCF/SCAI/SVMB/SIR/ASITN Clinical Expert Consensus Document Committee on Carotid Stenting). J Am Coll Cardiol. 2007;49:126-70.

101. Lal BK, Beach KW, Roubin GS, Lutsep HL, Moore WS, Malas MB, et al.; CREST Investigators. Restenosis after carotid artery stenting and endarterectomy: a secondary analysis of CREST, a randomised controlled trial. Lancet Neurol. 2012;11(9):755-63.

102. Pohlmann C, Höltje J, Zeile M, Bonk F, Urban PP, Brüning R. Recurrent stenosis following carotid artery stenting treated with a drug-eluting balloon: a single-center retrospective analysis. Neuroradiology. 2018;60(1):81-87.

Artérias Subclávias e Vertebrais

20

Guilherme Brasileiro de Aguiar
José Guilherme Mendes Pereira Caldas

FUNDAMENTOS

- Doença aterosclerótica de artéria subclávia e artéria vertebral é comumente encontrada em pacientes com coronariopatias ou comprometimento vascular periférico.
- O tratamento das estenoses e oclusão das artérias subclávias e vertebrais envolve mudanças de estilo de vida, tratamento medicamentoso e intervenção cirúrgica ou endovascular.
- Pacientes com sintomatologia de insuficiência vertebrobasilar, alterações tróficas de membro superior ou angina em revascularização do miocárdio com artéria mamária interna têm indicação de tratamento endovascular.

INTRODUÇÃO

Doença aterosclerótica de artéria subclávia e artéria vertebral é comumente encontrada em pacientes com coronariopatias ou comprometimento vascular periférico. Em pacientes assintomáticos com histórico de doença aterosclerótica, a incidência de lesões na artéria vertebral e/ou subclávia é de cerca de 10%. Embora a maioria dos acometidos sejam assintomáticos – associado ao fato de ser uma doença subdiagnosticada – sintomas diversos podem ser decorrentes das estenoses e oclusões subclávias e vertebrais[1]. Cerca de 20% de todos os AVC de fossa posterior podem ser atribuídos à doença aterosclerótica vertebral[2,3], assim como casos de isquemia sintomática de membros superiores e síndrome de roubo da subclávia estão diretamente associados às doenças oclusivas da artéria subclávia.

O tratamento das estenoses e oclusão das artérias subclávias e vertebrais envolve medidas de mudanças de estilo de vida, tratamento medicamentoso agressivo e intervenção cirúrgica ou endovascular. No entanto, não há evidências científicas robustas que suportem quando o tratamento intervencionista deve obrigatoriamente ser aplicado[1].

PREVALÊNCIA E ETIOLOGIA

Embora apresente alta prevalência, as taxas reais de doença oclusiva subclávia e vertebral são de difícil determinação. A maioria dos estudos tem por base o diagnóstico feito por Doppler ou angiorressonância, e isso pode causar uma redução da acurácia, tendo em vista a grande quantidade de falso-positivos, associado ao fato de que a grande maioria dos pacientes é assintomática.

Não há dados numéricos confiáveis sobre os fatores de risco envolvidos na etiologia das doenças oclusivas das subclávias e vertebrais, porém há uma associação bem estabelecida com hipertensão arterial, doença coronariana, diabetes *mellitus*, hiperlipidemia e tabagismo[4]. Cerca de 20% dos pacientes com doença vascular periférica têm também acometimento da artéria vertebral ou subclávia[5].

A artéria subclávia esquerda, que tem origem diretamente do arco aórtico, é afetada com frequência três vezes maior que a direita (que se origina do tronco braquiocefálico). As doenças ateroscleróticas envolvem, na maioria das vezes, os segmentos iniciais da artéria subclávia, podendo algumas vezes se estender à origem da artéria vertebral correspondente[6]. Em relação às artérias vertebrais, há dominância do lado esquerdo na grande maioria dos casos, embora isso não implique obrigatoriamente em uma grande variabilidade do quadro clinico associado.

A doença aterosclerótica é responsável pela maioria das afecções acometendo as artérias subclávias e vertebrais, podendo ocasionar graus variáveis de estenoses ou mesmo oclusão[5]. Outras afecções como vasculites, displasia fibromuscular, disseções, tromboembolismos ou traumas adjacentes podem causar estreitamentos e oclusões nessas artérias.

Dentre as principais vasculites que acometem os grandes vasos, a arterite de Takayasu (AT) é, sem dúvidas, a mais frequente. A AT é uma vasculite crônica que afeta artérias de médio e grande calibres, sendo acompanhada de alta morbidade decorrente da redução do fluxo sanguíneo para os membros. Essa doença é rara e acomete predominantemente mulheres adultas jovens de origem asiática. Seus principais sintomas incluem febre, astenia e perda de peso, além de sintomas neurológicos, musculoesqueléticos, hipertensão arterial e redução de pulsos periféricos[7,8].

QUADRO CLÍNICO

Os principais sintomas das estenoses e oclusões subclávias e vertebrais manifestam-se pela redução do fluxo ou de embolia arterial para o leito vascular distal. Dessa forma, a presença dos sintomas está diretamente dependente da colateralização vascular, e podem se manifestar de forma aguda ou cronicamente.

Esses sintomas incluem claudicação, fadiga muscular de membro superior, dor quando em posição de repouso, e por vezes necrose nos dedos decorrente de embolia[5]. Como na maioria das vezes a artéria vertebral tem origem no terço proximal da artéria subclávia, quando há estenose ou oclusão proximal desta podem ocorrer também sintomas neurológicos que coincidem com aqueles decorrentes da estenose vertebral propriamente dita. Assim, alterações visuais, diplopia, vertigem, síncope, ataxia, disfasia, disartria, nistagmo, tinido, perda auditiva e mesmo déficits na sensibilidade facial podem estar presentes tanto em pacientes com comprometimento da subclávia quanto da artéria vertebral. Tais sintomas podem ser exacerbados em situações que exigem um aumento do fluxo distal nos braços, como quando da realização de certas manobras ou exercícios físicos[5].

A redução do fluxo ou mesmo oclusão da artéria vertebral extracraniana não deveria, por si, levar ao surgimento de déficits neurológicos, tendo em vista a existência de duas artérias vertebrais que se unem na artéria basilar e a ampla colateralização intracraniana decorrente dos vasos do polígono de Willis. Esse fato corrobora a ideia de que a maioria dos indivíduos acometidos é assintomática. No entanto, embolias arterioarteriais vindas de estenoses nos óstios das artérias vertebrais ou menos frequentemente redução ou bloqueio do fluxo nas próprias artérias vertebrais podem se manifestar como acidentes vasculares isquêmicos, com déficits neurológicos permanentes ou como ataques isquêmicos transitórios. Embora com menor frequência, a hemorragia intraparenquimatosa pode ocorrer como consequência da isquemia cerebral com transformação hemorrágica.

A síndrome do roubo da artéria subclávia (SRAS), outra manifestação da oclusão proximal – ou estenose grave – da artéria subclávia, constitui o fenômeno hemodinâmico da reversão do sentido de fluxo da artéria vertebral (Figura 20.1). Com a limitação do fluxo sanguíneo ao membro superior em decorrência da oclusão (ou estenose grave) da artéria subclávia, há redução da perfusão arterial distal no braço, levando ao surgimento de um gradiente de pressão e consequente inversão de fluxo da artéria vertebral, que passa efetivamente a ser responsável pela irrigação do membro superior acometido. A prevalência SRAS

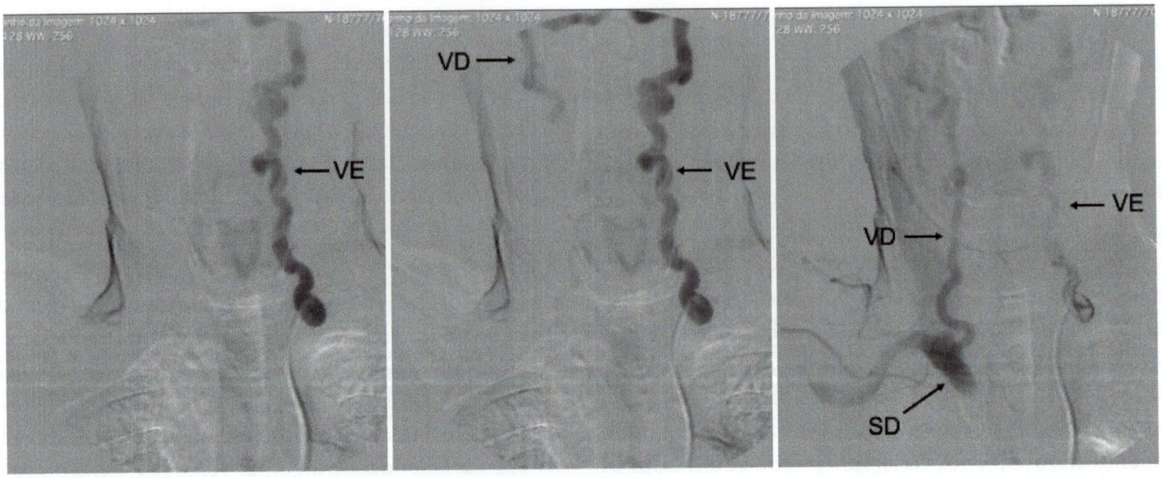

Figura 20. 1. **Angiografia vertebral esquerda (VE), em incidência frontal. Observa-se que há refluxo para a artéria vertebral direita (VD) e, a partir desta, opacificação da artéria subclávia direita (SD), caracterizando a síndrome do roubo da artéria subclávia.**

é de até 4%[9] e seus principais sintomas são decorrentes da insuficiência vertebrobasilar. O quadro neurológico pode ser exacerbado durante a realização de atividades físicas com envolvimento dos membros superiores.

Outra complicação ainda mais incomum da estenose da artéria subclávia é a síndrome do roubo da artéria coronária. Ela ocorre em pacientes submetidos a revascularização do miocárdio com utilização da artéria mamária interna, ramo da artéria subclávia. Havendo estenose proximal da artéria subclávia, pode ocorrer hipofluxo para a artéria mamária e consequente angina. Em casos mais graves ainda, e de forma semelhante à SRAS, pode haver inversão de fluxo da artéria mamária para artéria braquial, com angina acentuada, constituindo a síndrome do roubo da artéria coronária.

O exame físico, com palpação dos pulsos arteriais nos membros superiores (axilar, braquial, distais), deve ser realizado. A presença de sopros ou frêmitos na topografia das artérias subclávias sugere a presença de estenose proximal, assim como a ausência de pulsos palpáveis pode ser indicativa de oclusão arterial. Também, a diferença das pressões arteriais aferidas nos braços sugere a presença de oclusão ou estenose subclávia grave, e quando essa diferença é maior que 10 mmHg, há um valor preditivo positivo de 13%. A inspeção das mãos pode revelar cianose, lesões ulceradas e livedo reticular, que podem ser decorrentes de embolia[5,6].

DIAGNÓSTICO

Embora a suspeita das estenoses e oclusões arteriais possa surgir a partir da história clínica, corroborada pelo exame físico, os exames de imagem são fundamentais para o diagnóstico e caracterização dessas lesões.

O ultrassom com Doppler colorido é a modalidade de imagem não invasiva mais utilizada. Com ele, podemos observar o formato das ondas sonográficas, que podem traduzir, por exemplo, um fluxo turbulento, aumento da velocidade de fluxo, ou mesmo reversão deste, como ocorre na síndrome do roubo da subclávia [5].

A tomografia (TC) e a ressonância magnética (RM), mesmo sem uso de contraste, podem fornecer informações fundamentais e são cada vez mais empregadas. Além de avaliarem os segmentos arteriais acometidos, são métodos utilizados para obtenção de imagens intracranianas que podem sugerir o comprometimento do parênquima cerebral em decorrência dos fenômenos tromboembólicos provocados pela obstrução vertebral ou mesmo da artéria subclávia.

A utilização de contraste venoso aumenta a sensibilidade da tomografia e ressonância magnética na detecção de estenoses e oclusões arteriais. Em algumas publicações, atribui-se sensibilidade próxima de 100% na detecção das estenoses arteriais pela TC e RM contrastada[4]. No entanto, a ângio-TC e a ângio-RM apresentam diversas limitações, especialmente quando utilizadas para avaliação de vasos menores, e para caracterização de estenoses menores que 50%. Ainda, esses métodos não invasivos representam opções menos vantajosas em situações de vasos hipoplásicos e na presença de variações anatômicas.

Uma crítica constante aos métodos não invasivos consiste na pouca capacidade de fornecer informações consistentes sobre a colateralização dos vasos, tendo em vista que estenoses e oclusões arteriais provocam retardo na opacificação dos segmentos distais[4]. Para tal, a realização de arteriografia por subtração digital representa o método mais adequado e, apesar dos avanços constantes nas diversas modalidades dos exames de imagem, a angiografia ainda representa o padrão ouro para diagnóstico e caracterização das estenoses e oclusões das artérias subclávia e vertebral.

TRATAMENTO

De forma geral, está recomendada instituição de terapia medicamentosa agressiva para pacientes com doença aterosclerótica carotídea e subclávia. Diante do alto risco de AVC recorrente em pacientes com doença estenótica vertebral, seu tratamento é considerado, assim, uma medida efetiva de prevenção secundária[10]. Isso envolve o uso de antiagregantes plaquetários, estatinas e medicações anti-hipertensivas. Além disso, mudanças nos fatores de risco, como melhora controle da glicemia e cessação do tabagismo, quanto for o caso, são medidas amplamente recomendadas[5]. Para os pacientes com sintomas mais pronunciados, geralmente está indicado algum tipo de intervenção terapêutica[1] (Tabela 20.1).

Tabela 20.1. Principais indicações de tratamento cirurgia/endovascular das estenoses das artérias subclávia e vertebrais

Principais indicações de tratamento cirurgia/endovascular das estenoses/oclusões das artérias subclávia e vertebrais
Isquemia no membro superior
Claudicação no membro superior
Dor em repouso no membro superior
Embolização distal nos dedos
Insuficiência vertebrobasilar (na presença ou não de síndrome do roubo da subclávia)
Sintomas de angina na síndrome do roubo coronariano
Isquemia em fossa posterior
Sintomas vertebrobasilares como sincope, ataxia, vertigem

Embora o resultado do estudo *Stenting and Aggressive Medical Management for Preventing Recurrent stroke in Intracranial Stenosis* (SAMMPRIS), que envolveu somente pacientes com estenoses intracranianas, tenha sido desencorajador para o manejo endovascular das estenoses vertebrais intracranianas[3,11], sabe-se que o comportamento das estenoses e oclusões das artérias subclávia e vertebral extracraniana têm um padrão diferenciado, com baixas taxas de complicações periprocedimento[10].

Em relação às estenoses vertebrais extracranianas, há autores que indicam tratamento intervencionista mesmo em pacientes assintomáticos, quando há estenose maior que 70%, ou em situações nas quais se deseja a preservação do fluxo colateral nos casos de oclusão da artéria carótida ou da artéria vertebral contralateral[6].

Em 1951, Shimizu e Sano[12] relataram o primeiro reparo cirúrgico da trombose de subclávia, e desde então o tratamento das doenças ateroscleróticas dos troncos supra-aórticos tem evoluído constantemente. Embora não haja evidência classe I que recomende quando deve ser realizado o tratamento endovascular ou a técnica aberta convencional[1], para a maioria dos autores a intervenção endovascular representa o padrão ouro para o tratamento das doenças obstrutivas vertebral e subclávia[5]. Além disso, a cirurgia convencional para acesso às artérias vertebral proximal e subclávia é de extrema dificuldade técnica e não é considerada em muitos serviços[10].

Embora seja de amplo conhecimento que o tratamento intervencionista possa aumentar as taxas de complicações cerebrovasculares agudas, há, por outro lado, redução nas chances de recorrência de AVC isquêmicos futuros[10]. Assim, sugere-se que o tratamento, quando tiver que ser instituído, deve ser realizado o mais precocemente possível[10].

Tradicionalmente, o tratamento cirúrgico convencional é empregado em pacientes com baixo risco cirúrgico ou naqueles candidatos a revascularização coronariana, e está associado a maiores índices de patência do vaso em longo prazo. Contudo, as técnicas endovasculares têm ganhado papel nas últimas décadas, especialmente por apresentarem altas taxas de sucesso, com baixa porcentagem de complicações (Tabela 20.2) e boas taxas de patência arterial tardia[1,9].

Em relação à modalidade de tratamento endovascular empregada, pode-se utilizar a angioplastia com balão somente, ou ainda com a utilização de *stents*. A angioplastia isolada, sem emprego de *stent*, para tratamento das estenoses de vasos supra-aórticos foi introduzida na década de 1980[13], e está associada a menores taxas de recanalização, assim como a menor período de patência do vaso tratado. Por outro lado, exigem a manutenção de antiagregação prolongada.

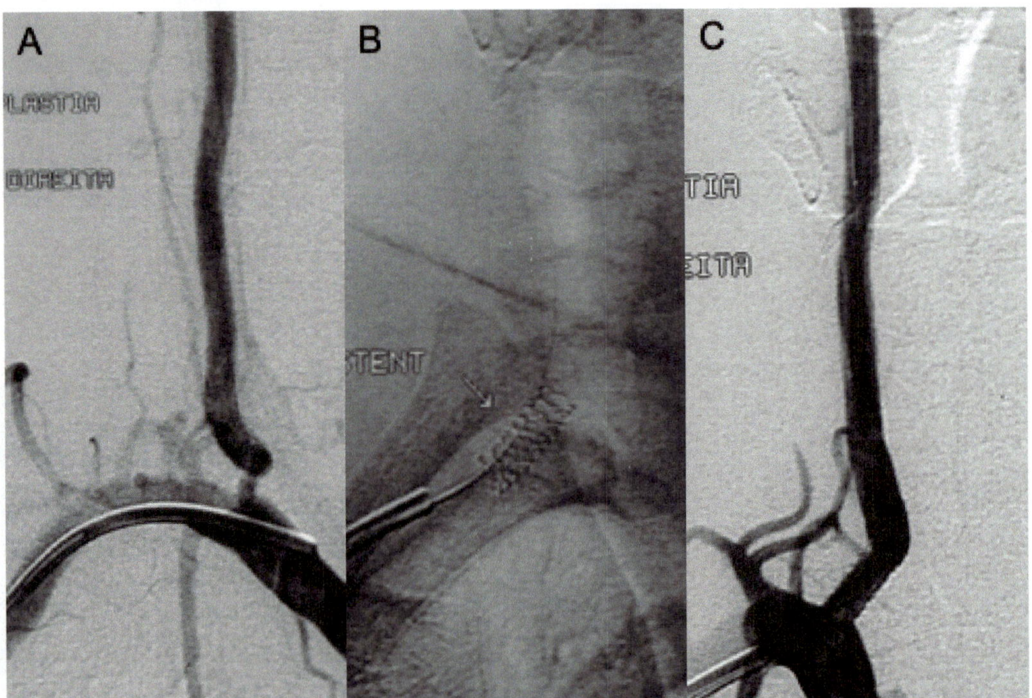

Figura 20.2. Angioplastia de origem de artéria vertebral direita, realizada por via radal. A. angiografia inicial em incidência frontal; B. stent liberado; C. angiografia final, em incidência frontal.

A angioplastia com *stent*, sejam eles autoexpansíveis ou montados em balão, propicia melhor porcentagem de recanalização, com manutenção mais duradoura da patência da artéria tratada[13], embora exija, na maioria das vezes, maior habilidade técnica para sua realização. O desenvolvimento de novos materiais – como os *stents* recobertos com drogas – vem contribuindo para a melhoria dos resultados[1].

A intervenção endovascular é a melhora alternativa para tratamento da doença aterosclerótica sintomática da artéria subclávia e do óstio da artéria vertebral[1,5,6,9]. A presença de calcificação ou a oclusão de um longo segmento arterial podem contribuir para a falha no emprego da técnica[13].

TRATAMENTO ENDOVASCULAR

Preparo do Paciente

Uma vez definida a necessidade de realização da angioplastia do óstio da artéria vertebral ou da artéria subclávia, o paciente é antiagregado duplamente. Preferencialmente, a antiagregação é iniciada 5 dias antes da intervenção, devendo ser feita com uma dose diária de ácido acetilsalicílico 100 mg e clopidogrel 75 mg. Diante da necessidade de realizar a angioplastia sem tempo hábil para a antiagregação, 300 mg de clopidogrel devem ser feitos 4 a 5 horas antes da intervenção. Em pacientes resistentes ao clopidogrel e sem contraindicações, alguns serviços estão utilizando o ticagrelor 90 mg, na dose de um comprimido de 12/12 horas. Esse último antiagregante pode ser administrado no dia anterior (dois comprimidos) em dose única. Sempre levar em consideração que tem rápido consumo, exigindo adesão do paciente para tomar duas vezes ao dia e com um preço relativamente elevado.

Tabela 20.2. Principais complicações do tratamento endovascular das estenoses e oclusões das artérias subclávias e vertebrais

Peri-procedimento	Pós procedimento
Hematoma no sítio da punção	Re-estenose
Trombose arterial	Oclusão do vaso
Embolia	Infeção no sítio de punção
Dissecções arteriais	Deslocamento do stent
Rotura arterial	
AVC ou AIT	

Um exame físico e neurológico básico é realizado e documentado imediatamente antes do procedimento.

O paciente deverá ter um estudo dos troncos supra-aórticos por métodos não invasivos – ângio-RM e/ou ângio-TC – analisando a anatomia vascular e permitindo decidir a estratégia do tratamento, vias de acesso e o material a ser utilizado.

Todos os procedimentos são acompanhados por anestesista.

Angioplastia do Óstio da Artéria Vertebral

A análise dos exames de imagem não invasivos permite decidir sobre a via de acesso. A via radial deve ser aplicada nos casos em que a origem da artéria vertebral aponta lateralmente, quando esta origem se encontra após a curva externa da artéria subclávia esquerda e na maioria das artérias vertebrais direitas, evitando a passagem pelo tronco braquiocefálico e a carótida comum (Figura 20.2). A via femoral é reservada às origens de artérias vertebrais retas, apontando inferiormente e sem obstáculos no trajeto da artéria femoral até a artéria em questão. Os *stents* montados em balão recobertos com droga são preferidos, com diâmetro e comprimento adequados ao vaso a ser tratado, levando em consideração que após o trajeto livre inicial a artéria vertebral entra no canal vertebral e se o *stent* for muito longo, poderá causar *kinking* nesta região. Não existe necessidade de filtros de proteção e o procedimento deve ser interrompido se houver evidências de trombos flutuantes. A preferência dos autores é pela anestesia geral, que permite realizar a angioplastia com o paciente em apneia e sob *roadmap*, permitindo um perfeito posicionamento do *stent*, que deverá ficar em torno de 0,5-1 mm, emergindo na artéria subclávia. Heparinização plena, controlada por tempo de coagulação ativado (TCA), é aplicada durante todo o procedimento, que deve ser realizado sequencialmente com duração entre 20-30 minutos. Um exame angiográfico extra e intracraniano deverá ser realizado antes e após a angioplastia. Os cuidados pós-angioplastia incluem utilização de selante hemostático no local da punção, se esta for femoral, e cuidados com a antiagregação, que deverá perdurar por 3 meses em dupla antiagregação e após monoterapia, normalmente para o resto da vida.

Angioplastia de Artéria Subclávia

A angioplastia de artéria subclávia tem basicamente duas indicações: estenose grave ou oclusão proximal à artéria vertebral. A via de acesso é preferencial pela artéria femoral, devido ao diâmetro dos *stents* (8 mm em média) e consequente elevado calibre dos sistemas de entrega (cateter-guia 8 Fr ou bainha longa 6 Fr). Os autores preferem os *stents* montados em balão, e no caso das estenoses graves efetua-se uma angioplastia convencional calculando o diâmetro e comprimento, para não cobrir a artéria vertebral. Quando a estenose envolve a artéria vertebral, há que proteger o óstio desta com um guia ou balão de angioplastia para que não oclua durante a dilatação da subclávia. Um acesso duplo femoral e radial pode ser necessário para efetuar a manobra descrita.

No caso de oclusões, a técnica exige a passagem da oclusão com um fio-guia hidrofílico 0,035 Stiff, normalmente por via femoral (somente por via radial quando a origem da artéria está totalmente ocluída). Quando o fio passa distalmente na luz verdadeira, progride-se um cateter (tipo vertebral) e ultrapassa-se a estenose, trocando o fio-guia hidrofílico por um fio-guia de troca rígido (tipo Amplatz) e avança-se diretamente o *stent* montado em balão sobre este fio, sendo possível ultrapassar a oclusão na maioria dos casos. Por vezes, é necessário pré-dilatar com balão de baixo perfil antes da introdução do *stent* (Figura 20.3).

Numa série de 27 casos não publicados pelos autores, a taxa de sucesso em ultrapassar as lesões foi de 70% sendo que em três casos houve necessidade de acesso duplo – radial e femoral.

Um exame angiográfico extra e intracraniano deverá ser realizado antes e após a angioplastia. Os cuidados pós-angioplastia incluem a utilização de selante hemostático no local da punção, se esta for femoral, e cuidados com a antiagregação, que deverá perdurar por 3 meses em dupla antiagregação e após em monoterapia, normalmente para o resto da vida.

Ressalta-se que casos particulares de estenoses provocadas por vasculite deverão ser avaliados individualmente, e de uma forma geral só devem ser tratadas com angioplastia em fases de remissão da doença.

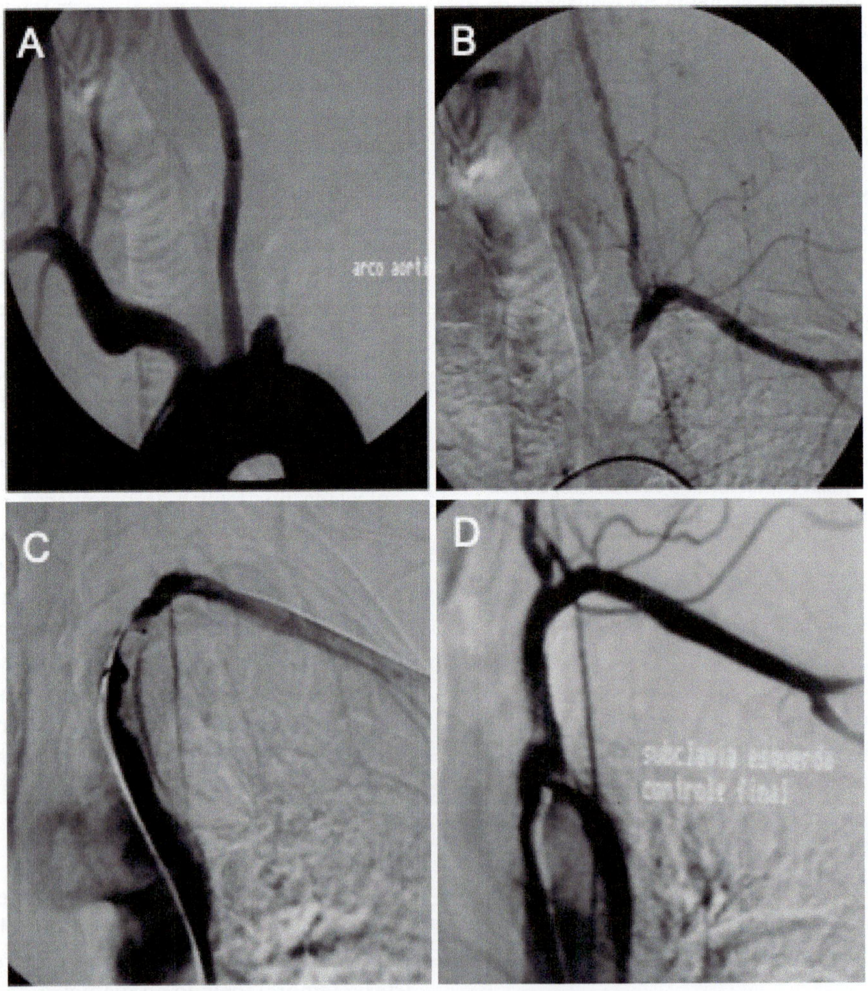

Figura 20.3. Angioglastia de artéria subclávia esquerda. A. Angiografia de arco aórtico, em incidência oblíqua, mostrando oclusão da artéria subclávia esquerda logo após sua origem; B. Opacificação da artéria subclávia esquerda via artéria vertebral esquerda, que está com seu sentido de fluxo invertido; C. Passagem de fio-guia e cateter pelo segmento ocluído; D. Angiografia final, mostrando a liberação do stent e a patência do segmento inicial da artéria subclávia esquerda.

REFERÊNCIAS BIBLIOGRÁFICAS

1. Galyfos GC, Kakisis I, Maltezos C, Geroulakos G. Open versus endovascular treatment of subclavian artery atherosclerotic disease. J Vasc Surg. 2019;69 (1):269-279. doi: 10.1016/j.jvs.2018.07.028.
2. Wei M, Ma Y, Yin L. Endovascular treatment for atherosclerotic stenosis within V3 segment of a hypoplastic vertebral artery – Case report. Medicine (Baltimore). 2018;97(42):e12048. doi: 10.1097/MD.0000000000012048.
3. Markus HS, Larsson SC, Kuker W, Schulz UG, Ford I, Rothwell PM, et al.; VIST Investigators. Stenting for symptomatic vertebral artery stenosis: The Vertebral Artery Ischaemia Stenting Trial. Neurology. 2017;19;89(12):1229-1236. doi: 10.1212/WNL.0000000000004385.
4. Qureshi AI, Babar S, Saeed O, Saleem MA, Wallery SS. Vertebral Artery Occlusive Disease: Data from the Angiographically Confirmed Vertebral Artery Disease Registry. J Stroke Cerebrovasc Dis. 2018;27(11):3294-3300. doi: 10.1016/j.jstrokecerebrovasdis.2018.07.026.
5. Mubarik A, Iqbal AM. Subclavian Artery Thrombosis. StatPearls [Internet]. Treasure Island (FL): StatPearls Publishing; 2019.
6. Neser A, Jesus Silva SG, Tonial TP. Doença oclusiva das artérias subclávias e vertebrais extracranianas. Cirurgia Endovascular. 2ª ed. Armando de Carvalho Lobato; 2010. p. 897-914.
7. Clemente G, Hilário MO, Len C, Silva CA, Sallum AM, Campos LM, et al. Brazilian multicenter study of 71 patients with juvenile-onset Takayasu's arteritis: clinical and angiographic features. Rev Bras Reumatol Engl Ed. 2016;56(2):145-151. doi: 10.1016/j.rbre.2016.01.004.
8. Duque Neves B, Raimundo A, Appleton Figueira T, Pereira Machado F, Roquette J, Sá J. Takayasu arteritis revisited. Rev Port Cardiol. 2015;34(3):215.e1-4. doi: 10.1016/j.repc.2014.11.002.
9. Kargiotis O, Siahos S, Safouris A, Feleskouras A, Magoufis G, Tsivgoulis G. Subclavian Steal Syndrome with or without Arterial Stenosis: A Review. J Neuroimaging. 2016;26(5):473-480. doi: 10.1111/jon.12371.
10. Lattanzi S, Brigo F, Di Napoli M, Cagnetti C, Corradetti T, Silvestrini M. Endovascular treatment of symptomatic vertebral artery stenosis: A systematic review and meta-analysis. J Neurol Sci. 2018;15;391:48-53. doi: 10.1016/j.jns.2018.05.024.
11. Derdeyn CP, Chimowitz MI, Lynn MJ, Fiorella D, Turan TN, Janis LS, et al. Stenting and Aggressive Medical Management for Preventing Recurrent Stroke in Intracranial Stenosis Trial Investigators. Aggressive medical treatment with or without stenting in high-risk patients with intracranial artery stenosis (SAMMPRIS): the final results of a randomised trial. Lancet. 2014;383:333-341.
12. Shimizu K, Sano K. Pulseless disease. J Neuropathol Clin Neurol. 1951;1(1):37-47.
13. Akif Cakar M, Tatli E, Tokatli A, Kilic H, Gunduz H, Akdemir R. Percutaneous endovascular therapy for symptomatic chronic total occlusion of the left subclavian artery. Singapore Med J. 2018;59(10):534-538. doi: 10.11622/smedj.2018023.

Artérias Mesentéricas e Tronco Celíaco

21

Rubens Pierry Ferreira Lopes
Wilson de Oliveira Sousa Junior
Joaquim Maurício da Motta Leal Filho

INTRODUÇÃO

A isquemia mesentérica (IM) é uma entidade clínica de grande importância, pelas significativas morbidade e mortalidade associadas quando não tratada. Entretanto, em função da sua sintomatologia pouco comum e inespecífica, esta condição frequentemente é subestimada e subdiagnosticada. Assim, um elevado grau de suspeição clínica é indispensável para que o diagnóstico seja firmado. O termo "isquemia mesentérica" tem sido atualmente adotado para uniformizar a nomenclatura dos eventos isquêmicos ou necróticos, arteriais ou venosos, relacionados às ocorrências vasculares na circulação esplâncnica. Quando a origem da IM é arterial, os vasos envolvidos podem ser o tronco celíaco e as artérias mesentéricas superior e inferior[1].

A IM pode se apresentar de forma aguda, crônica ou, ainda, uma agudização de uma forma crônica. A isquemia mesentérica aguda (IMA) decorre de uma interrupção abrupta do fluxo sanguíneo mesentérico e geralmente se manifesta como uma dor abdominal de início súbito ou rapidamente progressiva e com uma intensidade desproporcional aos achados pouco expressivos do exame físico abdominal, na sua fase inicial[2]. A incidência de IMA aumenta com a idade e pode corresponder a até 10% dos casos de abdome agudo em pacientes com mais de 70 anos. Recentemente, relatou-se uma incidência de 7,3 casos por 100.000 habitantes, sendo as causas 65% arteriais, 28% venosas e 7% não oclusivas[3].

A isquemia mesentérica crônica (IMC) deve-se ao fluxo sanguíneo mesentérico insuficiente, sobretudo nos momentos de demanda metabólica aumentada após a ingesta alimentar, gerando sintomas como dor abdominal pós-prandial ("claudicação intestinal"), aversão a alimentação, perda ponderal e diarreia inexplicada com pelo menos 3 meses de duração. Os pacientes portadores de IMC podem evoluir com um agravamento agudamente progressivo dos sintomas crônicos prévios, passando a apresentar dor abdominal mais intensa e prolongada, dor abdominal não relacionada a alimentação, diarreia e anorexia[1]. A incidência de IMC não está bem estabelecida, visto que a maioria dos casos decorre de doença aterosclerótica e é assintomática, podendo levar meses a anos para se tornar clinicamente aparente[1].

ANATOMIA VASCULAR MESENTÉRICA E FISIOPATOLOGIA

Do ponto de vista anatômico, a IM pode ser causada pela obstrução de artérias e/ou veias, ou ainda por isquemia mesentérica não oclusiva (IMNO)[4]. Por definição, os ramos arteriais mesentéricos incluem o tronco celíaco (TC), a artéria mesentérica superior (AMS) e a artéria mesentérica inferior (AMI), sendo muito frequentes as variações anatômicas, especialmente do TC[1].

O TC e a AMS originam-se na face anterior da aorta abdominal superior, sendo o TC imediatamente distal ao hiato aórtico do diafragma (na altura da 12ª vértebra torácica) e a AMS, imediatamente distal ao TC (na altura da 1ª vértebra lombar), ambos distando entre si aproximadamente 1,0 a 2,5 centímetros. Suas paredes são relativamente delgadas, quando comparadas com as artérias dos membros, e suas porções proximais estão envoltas por tecido conectivo que contém plexos linfáticos e tecido neurológico. A AMI emerge da face anterolateral esquerda da porção média da aorta infrarrenal (na altura da 3ª vértebra lombar)[5].

Genericamente, com base nos territórios irrigados pelas artérias mesentéricas, são quatro as grandes áreas contíguas de suprimento arterial mesentérico, a saber: a) do esôfago distal ao duodeno periampular, irrigados pelo TC; b) do duodeno periampular até a flexura esplênica do cólon, irrigados pela AMS; c) da flexura esplênica do cólon até o cólon sigmoide distal e os 2/3 superiores do reto, irrigados pela AMI; e, d) parte do reto (terço inferior) e ânus, irrigados pelas artérias retais média e inferior, que são ramos das artérias ilíacas internas. Esses territórios não se encontram isolados, visto que os vasos mesentéricos possuem anastomoses macroscópicas regulares entre si. Essas anastomoses têm uma capacidade variável de suprir o fluxo sanguíneo adequado para áreas intestinais adjacentes no caso de oclusões agudas, assim como na IMC a perfusão adequada de todo o território mesentérico pode ser feita apenas através de um único vaso mesentérico pérvio ou das artérias ilíacas internas[5].

O TC e a AMS conectam-se através das artérias pancreaticoduodenais superiores (ramos provenientes do TC) e inferiores (ramos provenientes da AMS) descritas por Rio Branco e Burler. A artéria gastroduodenal, ramo do TC, por meio das artérias pancreaticoduodenais superiores conecta-se com ramos das artérias pancreaticoduodenais inferiores, ramos da AMS. A artéria pancreática dorsal, um ramo da artéria esplênica, anastomosa-se com as arcadas pancreaticoduodenais anterior e posterior através de um ramo transversal da artéria pancreática dorsal[5].

A AMS e AMI conectam-se num nível central mesentérico pelas arcadas de Riolan e Villemin, e perifericamente pela arcada marginal de Drummond[1]. Além disso, existem anastomoses microscópicas no nível da rede capilar dos vilos e microvilos responsáveis pelo "mecanismo contracorrente" nas áreas com fluxo sanguíneo comprometido, reduzindo o fluxo da mucosa e mantendo a perfusão das camadas muscular e serosa, preservando assim a integridade do intestino. A rede de anastomoses entre as três artérias é tão rica que, diz-se, para que haja IM é necessário o acometimento significativo de pelo menos duas das três artérias[1].

O fluxo mesentérico total representa aproximadamente 10 a 35% do débito cardíaco em repouso e pode aumentar em até 200% no período pós-prandial, iniciando-se 10 a 30 minutos após a refeição, atinge o pico em torno de 1 hora e se mantém elevado por até 3 horas[1,5]. O fluxo microcirculatório intestinal dá-se através de um complexo sistema composto por uma série de fatores que se autorregulam, incluindo fatores neurológicos autonômicos, metabólicos e hormônios locais e hemodinâmicos[1]. O intestino tolera reduções significativas da perfusão sanguínea, mais do que muitos outros órgãos. Porém, isquemias prolongadas produzem reações inflamatórias que podem romper a barreira da mucosa intestinal e permitir a translocação bacteriana, bem como a evolução para a necrose intestinal pode gerar peritonite e síndrome da resposta inflamatória sistêmica[5].

A dor da IM é vaga e diretamente decorrente da isquemia intestinal, sendo projetada na parede abdominal anterior, mais comumente no mesogástrio e no epigástrio. Na IMA, a dor tem início súbito, é intensa e constante, não aumenta com a palpação e não está associada a rigidez da parede abdominal ou sinais de irritação peritoneal nas fases iniciais[5]. Por outro lado, na IMC a dor é pós-prandial, inicia-se cerca de 20 a 30 minutos após a alimentação e pode durar de 1 a 2 horas[1].

ISQUEMIA MESENTÉRICA AGUDA

Apresentação Clínica

A IMA deve-se principalmente à oclusão tromboembólica aguda da AMS, visto que as oclusões agudas sintomáticas do TC ou da AMI são raras e menos frequentemente geram infarto intestinal, em função da ampla rede colateral suprida por uma AMS patente[1]. Acredita-se que a predileção da embolia na AMS deva-se ao seu calibre e ângulo de origem na aorta[5]. As principais causas das IMA são a embolia (40 a 50%), trombose arterial (25%), dissecção aórtica (5%) e IMNO (20 a 30%)[2]. As embolias cardiogênicas são as mais comuns e antecedentes de fibrilação atrial (FA) crônica, infarto agudo do miocárdio (IAM) recente, insuficiência cardíaca ou evento embólico prévio reforçam a hipótese diagnóstica de IMA embólica. Por outro lado, havendo antecedentes de doença aterosclerótica conhecida em qualquer outro território, sintomas compatíveis com IMC, distúrbios de hipercoagulabilidade e uso de vasopressores estão relacionados com IMA trombótica[2].

A tríade clínica clássica da IMA por embolia, que inclui dor abdominal de início súbito com intensidade desproporcional aos achados do exame físico na fase inicial, esvaziamento intestinal (vômitos e diarreia) e fonte emboligênica documentada (principalmente FA crônica e IAM recente) está presente em 80% dos casos[6], sendo que sintomas sincrônicos de isquemia em outros territórios, como cerebral, renal ou membros estão presentes em até 20% dos casos[1,2]. Tipicamente, o êmbolo encontra-se impactado nos poucos centímetros distalmente à origem da AMS, poupando os ramos jejunais proximais e, portanto, permitindo preservar o jejuno proximal[1].

Já a IMA trombótica, que geralmente decorre da trombose aguda em áreas de aterosclerose avançada na aorta e nas origens da AMS e TC, pode ter o seu início mais difícil de caracterizar, já que é frequente o relato de sintomas prévios de IMC não diagnosticada e a presença de circulação colateral bem desenvolvida, que pode, pelo menos parcialmente, limitar a severidade e extensão da isquemia, disfarçando os sintomas. Reforçam a hipótese de IMA trombótica a presença de doença aterosclerótica coronária, cerebrovascular ou periférica, bem como de fatores que contribuam para a trombose, como desidratação, débito cardíaco baixo e estados de hipercoagulabilidade.

Exames Complementares

O D-dímero tem sido consistentemente usado como um marcador precoce na IMA, pois tem uma sensibilidade de aproximadamente 100%, tornando-o um excelente teste de exclusão. Assim, recomenda-se sua mensuração na admissão, visto que um D-dímero normal praticamente exclui uma oclusão aguda da AMS[1]. Não existem outros marcadores acurados para o diagnóstico da IMA. O lactato sérico pode ser normal ou alto, não sendo recomendada a sua medida para excluir ou diagnosticar IMA. Elevações espúrias da troponina I e da amilase pancreática podem ocorrer e confundir o diagnóstico[1].

O ultrassom com Doppler (USD) não é considerado um método apropriado para avaliar oclusões agudas das artérias mesentéricas, pois embora permita avaliar as porções proximais, pode não identificar as oclusões distais dos vasos, principalmente num quadro de íleo adinâmico e distensão abdominal[1].

A angiotomografia computadorizada (ATC) de alta resolução, realizada em equipamentos helicoidais com múltiplos canais com um protocolo trifásico (uma fase sem contraste e as fases arterial e venosa com contraste) é atualmente recomendada como o exame de imagem de primeira linha para todos os pacientes, com um elevado grau de suspeição de IMA, tendo sensibilidade de 73 a 100%, e especificidade de 90 a 100%. A ATC identifica as oclusões vasculares, dá subsídios para diferenciar entre as causas embólica e trombótica através da demonstração de aterosclerose na aorta ou nas artérias mesentéricas e mostra eventuais embolias sincrônicas, além de permitir a avaliação simultânea dos demais órgãos abdominais e, inclusive, avaliar a possibilidade de necrose intestinal instalada (presença de gás na parede intestinal ou no sistema portomesentérico)[1,4].

A angiorressonância magnética (ARM) possui limitações na avaliação da doença de pequenos vasos e é inferior à ATC para delinear alterações intestinais, além da sua realização ser mais demorada e aumentar a complexidade do monitoramento de pacientes graves durante o exame, tornando-o menos útil do que a ATC na avaliação da IMA[2].

A angiografia com subtração digital (ASD) continua o método padrão ouro na IMA, embora raramente seja usado apenas com fins diagnósticos, sendo sua utilização reservada para quando se antecipa a necessidade uma intervenção endovascular[2].

Tratamento

A revascularização intestinal é necessária na maioria dos casos de oclusão aguda da AMS e deve ser preferencialmente realizada antes de qualquer cirurgia intestinal[1]. O objetivo primário é o imediato restabelecimento do fluxo nos segmentos arteriais proximais. A laparotomia exploradora está indicada se houver sinais de peritonite ou suspeita de necrose intestinal, a fim de avaliar a severidade e extensão da isquemia intestinal e a perviedade dos vasos mesentéricos, assim como para ressecar os segmentos intestinais claramente necróticos, reservando as reconstruções intestinais para um segundo tempo[1]. Recomenda-se o uso liberal de relaparotomias em função da elevada frequência de novas ressecções intestinais numa segunda abordagem[7]. A laparoscopia tem papel limitado nesta avaliação, em função da distensão e friabilidade das alças neste quadro agudo, que aumentam significativamente o risco de perfuração intestinal[8].

Tratamento Intervencionista

A abordagem intervencionista endovascular da IMA é feita habitualmente via artéria femoral, sendo o acesso pelo membro superior reservado para os casos de doença aterosclerótica aortoilíaca avançada, quando o óstio da AMS é calcificado ou o ângulo entre a origem da AMS e a aorta é muito agudo inferiormente. Também é possível uma abordagem retrógrada através da exposição da AMS durante uma laparotomia e acesso endoluminal por arteriotomia, sendo a lesão ostial atravessada retrogradamente e o fio-guia capturado na aorta, permitindo converter o procedimento para uma via endovascular anterógrada[9].

O aortograma em projeção anteroposterior permite uma avaliação global do padrão de fluxo arterial mesentérico, bem como a presença e extensão de doença distal, enquanto uma projeção lateral permite avaliar o comprometimento ostial da artéria estudada. Para seletivação da AMS ou TC, utiliza-se um cateter diagnóstico de curva adequada para a via de acesso escolhida, sendo as curvas Cobra II e Simmons II as mais comumente utilizadas pela via femoral. Ultrapassa-se a lesão (oclusão ou estenose) com um fio-guia hidrofílico 0,035"; avança-se o cateter diagnóstico sobre o fio-guia hidrofílico posicionando-o no ramo ileocólico; substitui-se o fio-guia hidrofílico por um fio-guia rígido de suporte; e cateteriza-se de modo estável a AMS com uma bainha introdutora longa apropriada para os dispositivos que serão utilizados na sequência do procedimento.

Pode-se realizar a aspiração do êmbolo através do avanço seletivo da bainha, de um cateter-guia em técnica coaxial ou mesmo de um cateter aspirador de trombos[10]. Caso a aspiração tenha sido incompleta ou haja embolização distal e, na ausência de contraindicações absolutas, pode-se iniciar a fibrinólise intra-arterial nos pacientes portadores de isquemia, sem necrose intestinal ou programação de laparotomia. A infusão do agente fibrinolítico (AF), de preferência, deve ser seletiva no interior do trombo, preferencialmente através de um cateter multipurpose com múltiplos orifícios laterais. A alteplase (ativador do plasminogênio tissular) em uma taxa de infusão de 0,5 a 1,0 mg/h (dose total 4 a 12 mg) é o AF mais utilizado e os controles angiográficos devem ser realizados a cada 12 a 24 horas[11].

Os dispositivos de trombectomia reolíticos podem complementar a aspiração quando a fibrinólise estiver contraindicada. As lesões ateroscleróticas estenóticas/oclusivas subjacentes reveladas após a aspiração e/ou fibrinólise devem ser tratadas preferencialmente no mesmo procedimento através da angioplastia por balão e/ou implante de *stent*. Em lesões severamente calcificadas, a fim de proteger o *stent* no trajeto até o sítio do implante, recomenda-se, se possível, cruzar a lesão totalmente com a bainha, avançar um *stent* balão-expansível por dentro da bainha até o nível da lesão, recuar a bainha expondo o *stent*, e implantar o *stent*[9]. Para isso, pode ser necessária uma pré-dilatação da lesão com um balão menor, de 2,0 a 4,0 mm de diâmetro, bem como utilizar fios e balões em plataformas de 0,014" e 0,018", nas fases iniciais, para garantir o sucesso no cruzamento das estenoses suboclusivas e oclusões[2]. Dá-se preferência para utilização do *stent* balão-expansível devido à lesão ser tipicamente curta (na maioria das vezes) e se desejar uma maior precisão durante a sua liberação. Nos casos de angulações desfavoráveis da artéria ou risco potencial de dissecção arterial na extremidade distal do *stent*, é possível estender a área tratada na AMS com um *stent* autoexpansível[1]. Após o restabelecimento do fluxo proximal, realiza-se um angiograma mesentérico seletivo para avaliar a circulação a jusante.

Recomenda-se a anticoagulação plena, preferencialmente com heparina não fracionada durante a fase aguda, em função da maior meia-vida da heparina de baixo peso molecular, e antibioticoterapia de amplo espectro para aqueles pacientes submetidos a ressecção intestinal.

A dissecção de aorta (DA) causando IMA tem taxas de mortalidade operatória de 90%. O tratamento endovascular da DA com implante de endoprótese pode proporcionar o alívio da IMA pela despressurização da falsa luz. Entretanto, medidas adicionais como o implante de *stent* no óstio da AMS ou técnicas de fenestrações do septo podem ser úteis em casos selecionados.

A IMA por dissecção isolada do TC ou AMS é uma condição rara que tem sido diagnosticada com frequência crescente em função da maior disponibilidade de exames de imagem de alta resolução. Devido à raridade desta condição e à ausência de ensaios clínicos randomizados sobre este tema, o nível de evidência científica e o grau de recomendação sobre o tratamento são baixos e derivam sobretudo de séries de relatos de casos e estudos retrospectivos[12]. Uma revisão sistemática[13] e os *guidelines* de prática clínica[1], ambos recentemente publicados, oferecem-nos os melhores dados sobre o assunto. Os pacientes sintomáticos frequentemente são homens, hipertensos e se apresentam com dor abdominal como o sintoma mais comum[1,12,13]. A maioria dos pacientes (75%) pode ser tratada conservadoramente com jejum, controle da dor e da pressão arterial, terapia antiagregante plaquetária e anticoagulação plena com heparina não fracionada ou de baixo peso molecular até a resolução dos sintomas (Figura 21.1), reservando-se a revascularização endovascular para os pacientes sintomáticos que não responderam ao tratamento clínico ou diante da suspeita de isquemia intestinal (Figura 21.2). As taxas

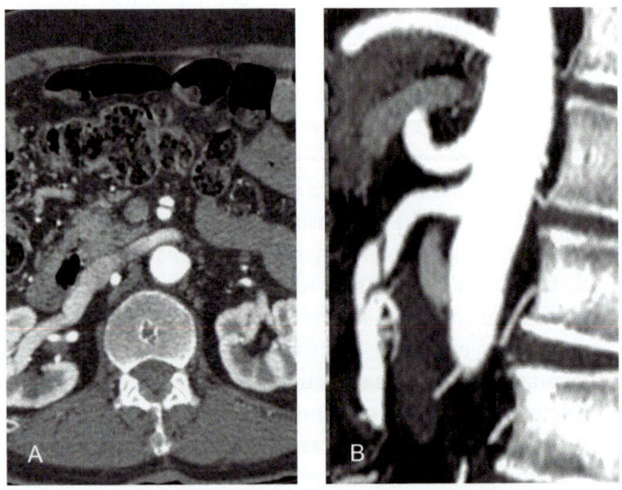

Figura 21.1. Dissecção aguda espontânea, isolada e sintomática da artéria mesentérica superior (AMS), conduzida satisfatoriamente com tratamento clínico. Angiotomografia computadorizada de alta resolução evidenciando dissecção do segmento proximal da AMS nos cortes axial (A) e sagital (B) com fluxo em ambas as luzes (verdadeira e falsa) e sem restrições significativas ao fluxo sanguíneo anterógrado.

de ressecção intestinal e mortalidade hospitalar relatadas são de, respectivamente, 1,3% e 0,6%[1].

Resultados e Seguimento

A sobrevida em 5 anos após tratamento da IMA varia de 30 a 40%, sendo a idade avançada e a síndrome do intestino curto fatores de risco independentes para redução da sobrevida. Em pacientes com IMA por oclusão trombótica da AMS, a terapia endovascular deve ser considerada como terapia de primeira linha devido a menores mortalidade, taxa de ressecção intestinal e necessidade de nutrição parenteral total, além de internações mais curtas, quando comparadas com a cirurgia. Por outro lado, essas vantagens não estão tão bem documentadas para a IMA embólica[1,14].

Durante o seguimento regular após o procedimento devem ser implementados os controles das comorbidades associadas, sobretudo das cardiopatias, a cessação do tabagismo, a antiagregação plaquetária e/ou anticoagulação oral e a terapia com estatinas, bem como incluir um USD ou ATC dentro de 6 a 12 meses para avaliar eventuais estenoses intra-*stent*[1].

ISQUEMIA MESENTÉRICA CRÔNICA

Apresentação Clínica

A IMC é caracterizada por uma dor abdominal pós-prandial que, quando intensa, pode gerar aversão a alimentação, perda ponderal significativa e diarreia inexplicada. A dor é tipicamente mesogástrica ou epigástrica, inicia-se cerca de 20 a 30 minutos após a alimentação e dura por 1 a 2 horas. Nas fases mais avançadas da IMC, a dor pode ser persistente e não associada a alimentação[15].

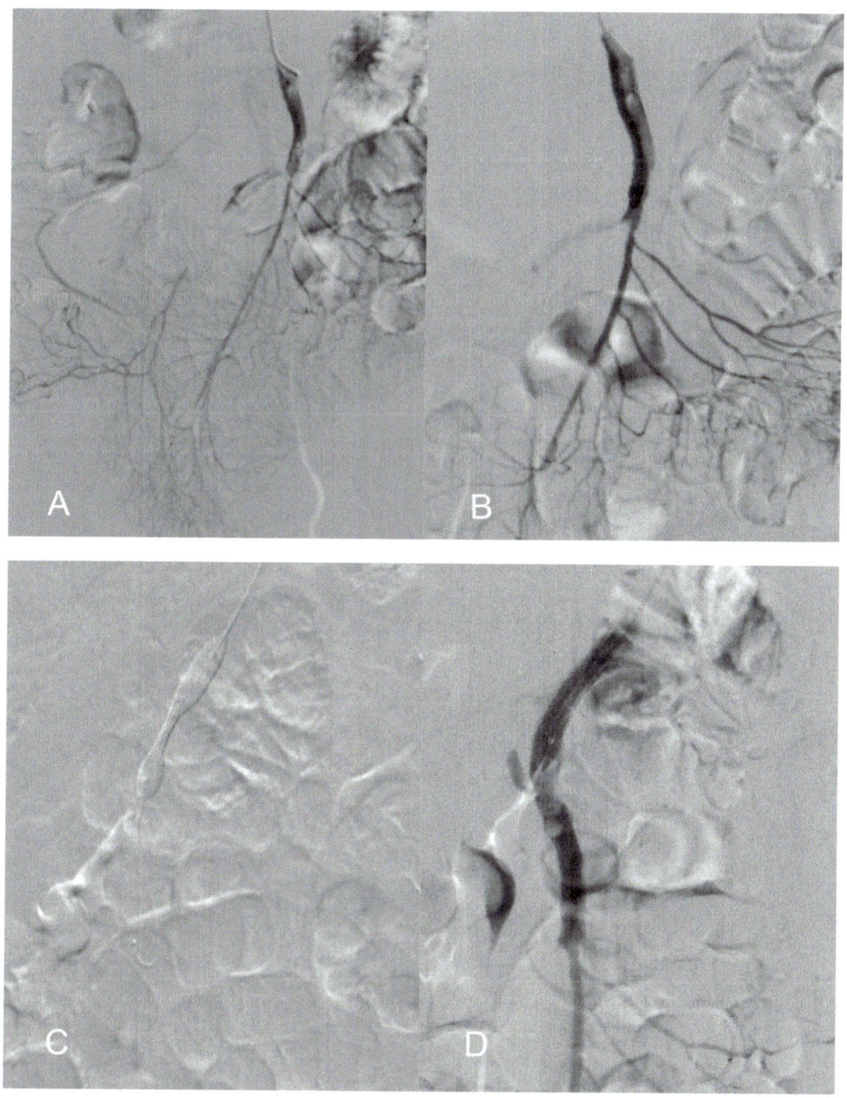

Figura 21.2. Dissecção aguda espontânea e isolada da artéria mesentérica superior (AMS) com sintomas refratários ao tratamento clínico. Arteriografia seletiva com subtração digital da AMS, por acesso braquial, evidenciando dissecção do segmento proximal da AMS e restrição ao fluxo sanguíneo anterógrado (A e B). Implante de *stent* expansível por balão (C) e recuperação da luz verdadeira da AMS proximal e melhora do padrão do fluxo distal (D). Alívio dos sintomas após o procedimento e sem necessidade de ressecções intestinais. Cortesia das Dra. Natália Bezerra e Dra. Susyanne Cosme, Brasil.

A aterosclerose é a principal etiologia e, contrastando com a maioria das doenças ateroscleróticas em outros territórios, que são mais comuns nos homens, a IMC é mais frequente nas mulheres, provavelmente pelos fatores anatômicos locais descritos anteriormente. É comumente aceito o conceito de que os sintomas de isquemia não surgirão até que pelo menos dois dos três vasos mesentéricos estejam significantemente estenosados ou ocluídos, embora ocasionalmente o comprometimento de um único vaso possa levar o paciente a ter sintoma[15].

Exames Complementares

O USD está indicado como exame de primeira linha nos pacientes com suspeita de IMC, pois pode fornecer dados anatômicos e, também, fisiológicos ao comparar o comportamento do fluxo sanguíneo nos estados de jejum e pós-prandial. Os critérios de interpretação no USD ainda não estão plenamente estabelecidos e variam entre os diversos estudos, e isso é especialmente válido para o diagnóstico de estenose intra-*stent* após o tratamento inicial. Comparada com a ASD, tem uma acurácia de 85 a 90% na detecção de estenoses maiores do que 70% da luz. Além disso, a utilização de meio de contraste ultrassonográfico (microbolhas) pode aumentar a sensibilidade para 94%[1].

A ATC é considerada o método de imagem inicial de escolha na IMC, tendo elevadas sensibilidade e especificidade no diagnóstico de estenoses de alto grau e oclusões, permite o planejamento terapêutico minucioso e a avaliação dos demais órgãos abdominais. Utiliza-se a aquisição inicial de uma série não contrastada, que permite avaliar a presença de calcificações, clipes cirúrgicos, *stents*, dentre outros; seguida de uma fase de contrastação arterial e, tardiamente, uma terceira fase, que permite avaliar a vascularização venosa e demais órgãos. Não é recomendado o uso de contraste oral positivo neste protocolo, em virtude dos artefatos que podem ser gerados. Uma série de avanços técnicos recentes, como as projeções de máxima intensidade e as reformatações multiplanares e

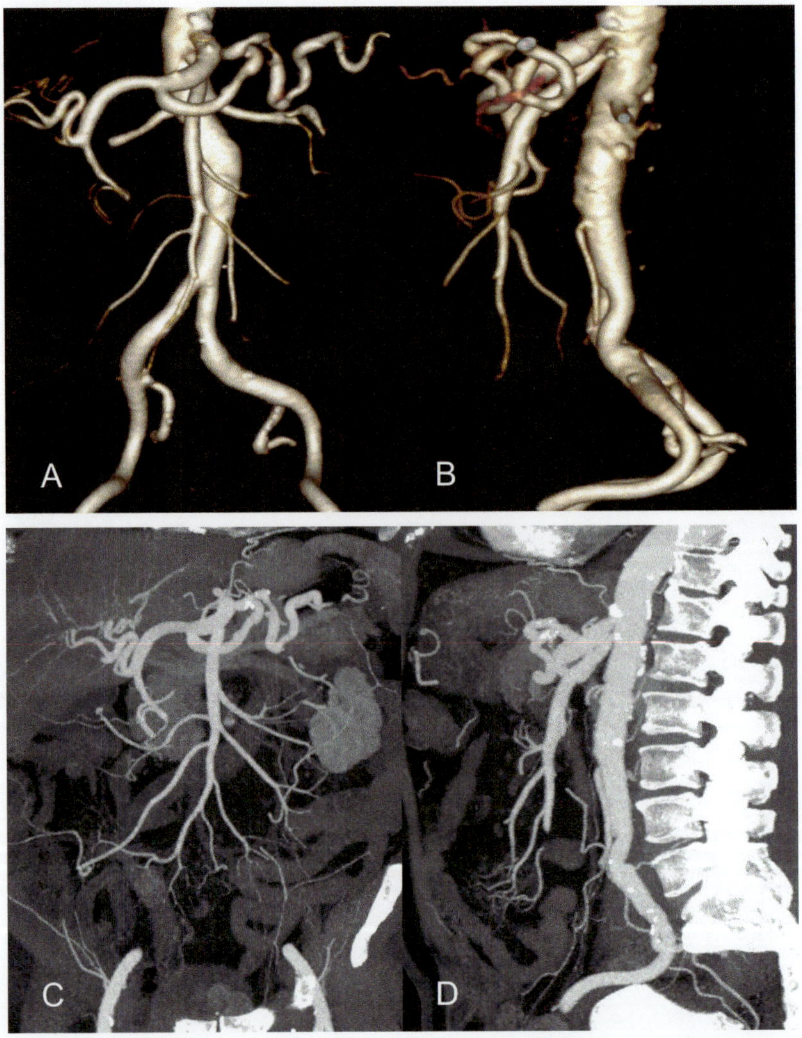

Figura 21.3. Angiotomografia computadorizada de alta resolução na avaliação da IMC. As técnicas de reformatações volumétricas (A e B) e projeções de máxima intensidade (C e D) mostrando detalhes da anatomia mesentérica, incluindo calcificações na aorta envolvendo os óstios do tronco celíaco e artéria mesentérica superior, assim como a avaliação da vasculatura distal e os padrões de circulação colateral.

volumétricas, tem um impacto significativo na quantidade e qualidade das informações fornecidas pela ATC, de modo que ela tem substituído amplamente a ASD na modalidade diagnóstica (Figura 21.3). Além disso, a ATC tem-se mostrado mais acurada e completa em relação à ARM na avaliação global da IMC[1].

A ASD permanece como o padrão ouro no diagnóstico da IMC, pelas suas elevadas resoluções temporal e espacial, sensibilidade e especificidade. Entretanto, pelo acima exposto, tem papel atualmente limitado, sendo utilizada para esclarecer achados equívocos dos métodos de imagem não invasivos ou quando uma intervenção endovascular terapêutica for indicada como parte da estratégia global do tratamento.

Uma avaliação funcional, ou prova de isquemia, que corrobore com o diagnóstico de IMC e ajude a diferenciar de outras enfermidades com sintomas semelhantes não está amplamente disponível e validada[1].

Tratamento Intervencionista

Os pacientes com doença oclusiva de múltiplos vasos que desenvolvam sintomas inequívocos de IMC devem ser tratados, não havendo espaço para protelar a intervenção ou mesmo indicar uma abordagem não intervencionista, visto que o retardo ou a não indicação da revascularização podem se associar a deterioração clínica e suas graves complicações. Em pacientes com doença oclusiva de apenas um vaso e sintomas de IMC, o tratamento pode ser considerado em casos seletos, embora não esteja claro quais pacientes serão beneficiados. Os objetivos do tratamento são o alívio dos sintomas, melhora da qualidade de vida, recuperação ponderal e aumento da sobrevida, por prevenir a necrose intestinal[1].

A intervenção endovascular tem sido adotada como estratégia terapêutica de primeira linha para a IMC, sendo a revascularização cirúrgica reservada aos pacientes que não são candidatos ou naqueles onde houve falha na terapia endovascular. Embora a revascularização cirúrgica ofereça uma maior perviedade e menores taxas de recorrência de sintomas e reintervenções em longo prazo, deve-se pesar nestes pacientes, com várias comorbidades clinicamente significativas que podem aumentar sobremaneira o risco operatório, a possibilidade de se obter uma revascularização efetiva através de um método minimamente invasivo com elevada taxa de sucesso técnico e com menores tempos de internação e recuperação, morbidade e mortalidade[1].

A revascularização da AMS é o objetivo principal a ser atingido, preconizando-se o implante primário de *stent* sempre que tecnicamente factível. Quando isso não for exequível ou houver falha, o TC e a AMI também podem ser abordados[16], embora as taxas de reestenoses no TC sejam mais elevadas e o benefício da indicação da angioplastia da AMI seja incerto[17]. Também não há evidências científicas suficientes que estabeleçam o benefício ou suportem o tratamento simultâneo de mais de um vaso[16]. A decisão sobre em qual lesão será necessário intervir pode ser auxiliada pela medida do gradiente do pico de pressão sistólica translesional, critério que tem sido adaptado do tratamento da hipertensão renovascular. A combinação de uma lesão com estenose maior do que 60% do diâmetro da luz ou redução de 70 a 80% da área de secção transversal do vaso com a presença de um gradiente translesional de pelo menos 20 mmHg em repouso, sem manobras provocativas, é considerada uma indicação para tratamento. Gradientes translesionais menores que 10 mmHg não são significativos, enquanto gradientes entre 10 e 20 mmHg são limítrofes e devem ser correlacionados com a presença e natureza dos sintomas[15]. A medida do gradiente translesional deve ser efetuada preferencialmente através de um fio-guia de pressão, visto que as medidas dos gradientes que são efetuadas através de cateteres podem estar falsamente elevadas apenas pela presença do cateter através da lesão.

As características da AMS que influenciam no tratamento incluem o diâmetro do vaso, a extensão da estenose ou oclusão, estenoses sequenciais, grau de calcificação e a extensão da circulação colateral. Os resultados de angioplastias e implantes de *stents* são mais efetivos para as lesões relativamente curtas e com pouca ou, no máximo, moderada calcificação[18].

As angioplastias e os implantes de *stents* das estenoses curtas do TC têm taxas mais elevadas de reestenoses, quando comparados à AMS, e não devem ser realizados na vigência de uma compressão extrínseca (síndrome do ligamento arqueado mediano) em virtude da elevada probabilidade de reestenose por deformação ou fratura do *stent*, condição que é mais bem tratada pela descompressão cirúrgica do ligamento arqueado mediano por videolaparoscopia, pois permite descomprimir simultaneamente a artéria, o gânglio celíaco e o plexo neural[19].

A abordagem técnica endovascular da IMC é semelhante à utilizada na IMA trombótica. Entretanto, na vigência de aterosclerose mesentérica avançada, alguns fatores anatômicos, como a calcificação severa e excêntrica e as lesões longas da AMS, podem aumentar a dificuldade técnica e o risco de complicações, reduzir a taxa de sucesso técnico e aumentar a taxa de reestenose[20]. Neste contexto, recomenda-se priorizar *stents* e balões montados em plataformas de 0,035", em função da sua maior durabilidade, quando comparadas com as plataformas 0,014"e 0,018". Além disso, um detalhe técnico importante é, após o implante do *stent*, uma pós-dilatação cuidadosamente controlada da sua extremidade proximal (no óstio) com um balão não complacente de diâmetro maior que o do *stent*, a fim de se obter o diâmetro nominal, estabilizar o *stent* e otimizar o fluxo hemodinâmico (Figura 21.4)[15].

As utilizações dos balões e *stents* eluidores de fármacos ou dos *stents* recobertos (SR) na IMC ainda não estão plenamente estabelecidas. Os SR têm sido usados com frequência nos casos de placas "moles", artérias com diâmetro menor do que 6,0 milímetros e no tratamento da reestenose intra-*stent*, e têm sido associados a menores taxas de reestenose, recorrência clínica e reintervenções, quando comparados com os *stents* metálicos convencionais[21].

Resultados e Seguimento

O sucesso técnico do tratamento de IMC é de aproximadamente 97%. Numa revisão da literatura, identificou-se uma maior taxa de sucesso técnico, de alívio imediato e tardio dos sintomas e maiores taxas de perviedades primária e secundária do tratamento cirúrgico, quando comparado com o endovascular, assim como menores taxas de reestenoses e reintervenções. Não houve diferença significativa na taxa de mortalidade em 30 dias, embora a taxa de morbidade tenha sido mais elevada para a cirurgia aberta[18]. Destaque-se que a avaliação comparativa dos resultados de longo prazo do tratamento da IMC é limitada pela escassez de dados com evidência científica robusta. Além disso, a melhora progressiva dos resultados da intervenção endovascular na última década a torna uma opção segura, efetiva e duradoura na terapia da IMC.

Durante o seguimento, busca-se identificar clinicamente a recorrência dos sintomas. Por outro lado, não há consenso se existem benefícios com o controle regular da perviedade vascular através de métodos de

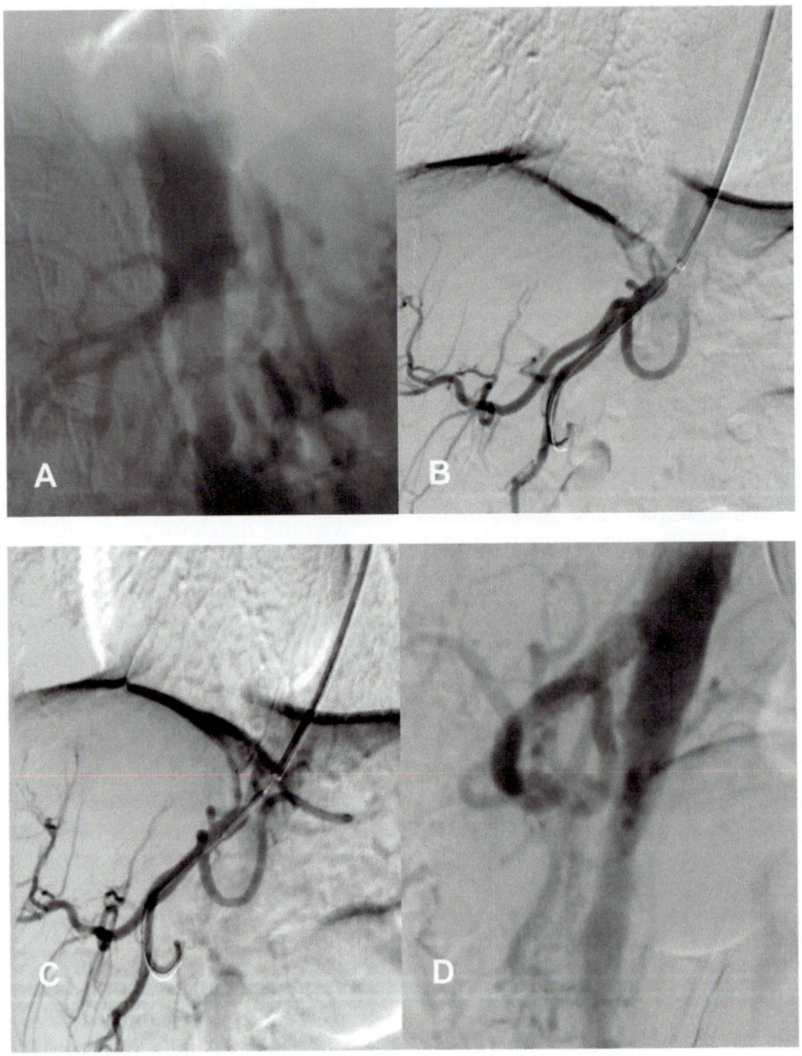

Figura 21.4. Aortograma em incidência oblíqua evidenciando estenose suboclusiva ostial do tronco celíaco (A). Realizada angioplastia com implante primário de *stent* expansível por balão em plataforma 0,035' através de acesso pelo membro superior (B e C) e com posicionamento preciso do *stent* para tratar a placa ostial (D). Cortesia do Dr. Rodrigo Oliveira, Brasil.

imagem, bem como não é conhecida a melhor abordagem para uma reestenose assintomática detectada em um exame de imagem[1].

CONSIDERAÇÕES GERAIS

A abordagem intervencionista endovascular vem avançando rapidamente e é atualmente considerada estratégia de primeira linha no tratamento da IM, visto que o desenvolvimento e aperfeiçoamento contínuos de técnicas e dispositivos, incluindo aqueles para abordagem por acesso radial, têm melhorado significativamente os resultados nos últimos anos. Esta abordagem permite tratar com efetividade e segurança condições clínicas potencialmente graves em pacientes com riscos operatórios habitualmente elevados, reservando a cirurgia aberta para um número cada vez menor de casos, especialmente para aqueles em que houve falha da terapia endovascular – aqui se aplica o conceito de *endovascular treatment first*. Entretanto, o nível de evidência que suporta os *guidelines* atuais é baixo e ainda há vários pontos que precisam ser mais bem estabelecidos com dados científicos de maior confiabilidade, como por exemplo a determinação da rotina de vigilância e tratamento das reestenoses assintomáticas após o tratamento da IMC.

REFERÊNCIAS BIBLIOGRÁFICAS

1. Björck M, Koelemay M, Acosta S, et al. Management of the Diseases of Mesenteric Arteries and Veins: Clinical Practice Guidelines of the European Society of Vascular Surgery (ESVS). Eur J Vasc Endovasc Surg. 2017;53(4):460-510.
2. Stone JR, Wilkins LR. Acute Mesenteric Ischemia. Tech Vasc Intervent Radiol. 2015;18:24-30.
3. Karkkainen JM, Lehtimaki TT, Manninen H, et al. Acute Mesenteric Ischemia is a More Common Cause than Expected of Acute Abdomen in the Elderly. J Gastrointest Surg. 2015;19(8):1407-1414.
4. Motta-Leal-Filho JM, Sousa-Junior WO, Carnevale FC, et al. Infusion of Recombinant Human Tissue Plasminogen Activactor Through the superior Mesenteric Artery in the Treatment of Acute Mesenteric Venous Thrombosis. Ann Vasc Surg. 2011;25(6):840.e1-4.
5. Sise MJ. Acute Mesenteric Ischemia. Surg Clin N Am. 2014;94:165-181.
6. Acosta S, Björck M. Acute Thrombo-embolic Occlusion of the Mesenteric Artery: a Prospective Study in a Well Defined Population. Eur J Vasc Endovasc Surg. 2003;26(2):179-183.
7. Ryer EJ, Kalra K, Oderich GS, et al. Revascularization for Acute Mesenteric Ischemia. J Vasc Surg. 2012;55(6):1682-1689.
8. Oldenburg WA, Lau LL, Rodenberg TL, et al. Acute Mesenteric Ischemia. Arch Intern Med. 2004;164:1054-1062.
9. Acosta S, Sonesson B, Resch T. Endovascular Therapeutic Approaches for Acute Superior Mesenteric Artery Occlucion. Cardiovasc Interv Radiol. 2009;32(5):896-905.
10. Kawasaki R, Miyamoto N, Oki H, et al. Aspiration Therapy for Acute Mesenteric Artery Embolism with an Angled Guiding Sheath and Guiding Catheter. J Vasc Intervent Radiol. 2014;25(4):635-639.
11. Bjornsson S, Bjorck M, Block T, et al. Thrombolysis for Acute Occlusion of the Superior Mesenteric Artery. J Vasc Surg. 2011;54(6):1734-1742.
12. Galastri FL, Cavalcante RN, Motta-Leal-Filho JM et al. Evaluation and management of symptomatic isolated spontaneous celiac trunk dissection. Vasc Med. 2015;20(4):358-363.
13. Cavalcante RN, Motta-Leal-Filho JM, De Fina B et al. Systematic literature review on evaluation and management of isolated spontaneous celiac trunk dissection. Ann Vasc Surg. 2016;34:274-279.
14. Beaulieu RJ, Arnaoutakis KD, Abularrage CJ, et al. Comparison of Open and Endovascular Treatment of Acute Mesenteric Ischemia. J Vasc Surg. 2014;59:159-164.
15. Wilkins LR, Stone JR. Chronic Mesenteric Ischemia. Tech Vasc Interv Radiol. 2015;18:31-37.
16. Wohlauer M, Kobeiter H, Desgranges P, et al. Inferior Mesenteric Artery Stenting as a Novel Treatment for Chronic Mesenteric Ischemia in Patients with an Occluded Superior Mesenteric Artery and Celiac Trunk. Eur J Vasc Endovasc Surg. 2014;27(3):e21-23.
17. Sarac TP, Altinel O, Kashyap V, et al. Endovascular Treatment of Stenotic and Occluded Visceral Arteries for Chronic Mesenteric Ischemia. J Vasc Surg. 2008;47(3):485-491.
18. Assar AN, Abilez OJ, Zarins CK. Outcome of Open versus Endovascular Revascularization for Chronic Mesenteric Ischemia: Review of Comparative Studies. J Cardiovasc Surg. 2009;50(4):509-514.
19. Kohn GP, Bitar RS, Farber ME, et al. Treatment Options and Outcomes for Celiac Artery Compresion Syndrome. Surg Innov. 2011;18:338-343.
20. Oderich GS, Tallarita T, Gloviczki P, et al. Mesenteric Artery Complications during Angioplasty and Stent Placement for Atherosclerotic Chronic Mesenteric Ischemia. J Vasc Surg. 2012;55(4):1063-1071.
21. Oderich GS, Erdoes LS, Lesar C, et al. Comparison of Covered Stents versus Bare Metal Stents for Treatment of Chronic Atherosclerotic Mesenteric Arterial Disease. J Vasc Surg. 2013;58(5):1316-1323.

Artérias Renais

22

Wilson de Oliveira Sousa Júnior
Rubens Pierry Ferreira Lopes
Joaquim Maurício da Motta Leal Filho

INTRODUÇÃO

A estenose da artéria renal é uma condição frequentemente diagnosticada em pacientes idosos com hipertensão arterial sistêmica (HAS) primária, sendo reconhecida como um fator de risco para insuficiência renal e, ainda, preditora independente de mortalidade[1]. Em certas circunstâncias, pode ser a causa de hipertensão renovascular, figurando como a principal causa de HAS secundária.

Pode ser classificada como unilateral ou bilateral, a depender se acomete apenas uma artéria – estando a outra artéria livre de doença – ou se há o acometimento simultâneo de ambas as artérias renais principais. Há, ainda, a possibilidade do comprometimento da artéria renal principal de um único rim funcional. Essa classificação é muito importante, visto que, assim como ocorre em relação à etiologia, tem reflexos na história natural, no diagnóstico e tratamento da doença[2].

ETIOLOGIA

As causas mais frequentes de estenoses das artérias renais são[3]:

- aterosclerose (60 a 90%): geralmente acomete homens a partir da quinta década de vida com múltiplos fatores de risco para aterosclerose e, comumente, apresenta doença documentada em outros territórios, sobretudo nas artérias coronárias, carótidas e dos membros inferiores. Anatomicamente, a estenose costuma acometer o óstio na aorta e o segmento proximal da artéria renal principal;
- displasia fibromuscular (DFM) (10 a 30%): contrastando com a aterosclerose, acomete principalmente mulheres com menos de 50 anos de idade e, tipicamente, a estenose envolve o segmento distal da artéria renal principal e/ou os seus ramos segmentares ou intrarrenais;
- outras causas (menos de 10%): dissecção espontânea da artéria renal, dissecção da aorta envolvendo a artéria renal, fibrose retroperitoneal, neurofibromatose do tipo I, doença de *Takayasu*, poliarterite nodosa e tromboangeíte obliterante (doença de *Buerger*). Destaca-se, ainda, o crescente número de casos de estenoses e/ou oclusões decorrentes dos implantes de *stent grafts* para o tratamento das enfermidades da aorta.

PREVALÊNCIA

Estima-se que cerca de 7% da população geral acima de 65 anos apresente estenose de artéria renal, quando avaliada através de ultrassom *Doppler* (USD), sobretudo de natureza aterosclerótica, podendo atingir uma prevalência de até 40% em alguns subgrupos populacionais, como naqueles que incluem pacientes com fatores de risco cardiovasculares, especialmente naqueles com HAS de início recente, severa ou refratária[4]. Em uma análise multivariada destacaram-se os seguintes fatores de risco: a) idade, com incrementos a cada 5 anos (OR 1,34, IC 95% 1,03-1,73); b) baixos níveis de HDL-C (OR 2,63, IC 95% 1,40-4,93); e, c) pressão arterial sistêmica elevada (OR 1,44, IC 95% 1,10-1,87)[4].

FISIOPATOLOGIA

A compreensão adequada das alterações hemodinâmicas secundárias à estenose da artéria renal se inicia com os estudos experimentais em cães de Harry Goldblatt e cols., em 1934, através dos modelos "um rim e um clampe" e "dois rins e um clampe"[5]. O parênquima renal isquêmico passa a sofrer adaptações, como a formação de circulação colateral e a ativação do sistema renina-angiotensina-aldosterona. A angiotensina II possui um potente efeito vasoconstritor arteriolar, além de estimular a liberação de aldosterona no córtex renal, resultando na retenção renal de sódio e água e, consequentemente, numa expansão do volume extracelular. Nas estenoses bilaterais das artérias renais, assim como na estenose em um rim único funcionante, por envolver toda a massa renal, estes efeitos hemodinâmicos podem ser mais relevantes, evoluindo para insuficiência cardíaca congestiva, assim como se associar a perda progressiva da função renal.

CLÍNICA

A HAS de origem renovascular nem sempre é facilmente diferenciada da HAS primária. Os principais achados que tornam mais sugestiva a existência de uma estenose da artéria renal e que justificam oferecer uma investigação diagnóstica aprofundada com exames complementares encontram-se listados no Quadro 22.1.

Os pacientes que não se enquadram nas condições listadas nesse quadro não são elegíveis para investigação, por serem considerados de baixo risco para HAS renovascular[6].

Quadro 22.1. Achados que sugerem HAS secundária renovascular

HAS iniciada antes dos 30 ou após os 50 anos de idade
HAS moderada ou severa associada a episódios recorrentes de edema agudo pulmonar
HAS de início recente, acelerada ou de difícil controle mesmo com várias drogas
HAS moderada ou severa em paciente com aterosclerose difusa, rim pequeno unilateralmente ou assimetria renal maior do que 1,5 cm que não pode ser explicada por outra razão
Azotemia após o início de drogas IECA ou BRA (elevação aguda de pelo menos 30% da creatinina sérica basal)
Presença de sopro abdominal
Retinopatia hipertensiva graus III-IV

Quadro 22.1. HAS: hipertensão arterial sistêmica; IECA: inibidores da enzima conversora da angiotensina; BRA: bloqueadores dos receptores da angiotensina.

A HAS severa de início recente ou rapidamente progressiva é o achado mais sugestivo de HAS renovascular e é o mais importante preditor de boa resposta após a intervenção de revascularização. Ressalta-se, ainda, que a rápida piora da HAS associada com súbita insuficiência ventricular esquerda é mais comum na doença bilateral em comparação com a unilateral, pois esta condição associa-se a resistência diurética e ativação adrenérgica simpática[7].

DIAGNÓSTICO

Diante da suspeita clínica de estenose da artéria renal é imprescindível a sua avaliação anatômica e funcional com exames complementares.

Exames para avaliação anatômica

Ultrassom com Doppler colorido

Trata-se de uma modalidade não invasiva, sem exposição a radiação ionizante ou uso de contraste radiológico iodado, que é frequentemente utilizado como exame inicial da investigação. Possibilita a avaliação anatômica com a mensuração dos tamanhos dos rins, sendo que uma assimetria entre os rins maior do que 1,5 cm sugere hipotrofia isquêmica[6,8]. O USD possibilita, também, uma avaliação hemodinâmica, basicamente através da medida da velocidade de pico sistólico (VPS) na artéria renal e na aorta. Uma VPS maior do que 200 cm/s na artéria renal sugere uma estenose maior que 60%. Utiliza-se, ainda, o índice da VPS da artéria renal com a da aorta maior do que 3,5 para indicar uma estenose com significância hemodinâmica[8]. Na impossibilidade de aferir as velocidades no segmento proximal da artéria renal principal, a avaliação dos segmentos intraparenquimatosos é de grande importância na detecção de estenoses, em especial a identificação de uma onda com aspecto amortecido (*tardus parvus*) e um tempo de aceleração prolongado (estenoses proximais), assim como um elevado índice de resistividade.

Angiotomografia computadorizada (ATC)

A ATC possibilita avaliações semelhantes às da angiografia por subtração digital (ASD), com sensibilidade e especificidade de aproximadamente 88% e 98%, respectivamente, e uma acurácia próxima a 100%, possibilitando um planejamento intervencionista adequado. Realizada com administração de 100 a 150 mL de contraste iodado endovenoso a 4 mL/s em bomba injetora, as imagens são pós-processadas na estação de trabalho usando as técnicas de manipulação MIP (*maximum intensity projection*), MPR (*multiplanar reformation*) e/ou VR (*volume rendering*)[9,10] (Figura 22.1). Na ATC, assim como na angiorressonância magnética (ARM), uma estenose maior que 75% em uma ou

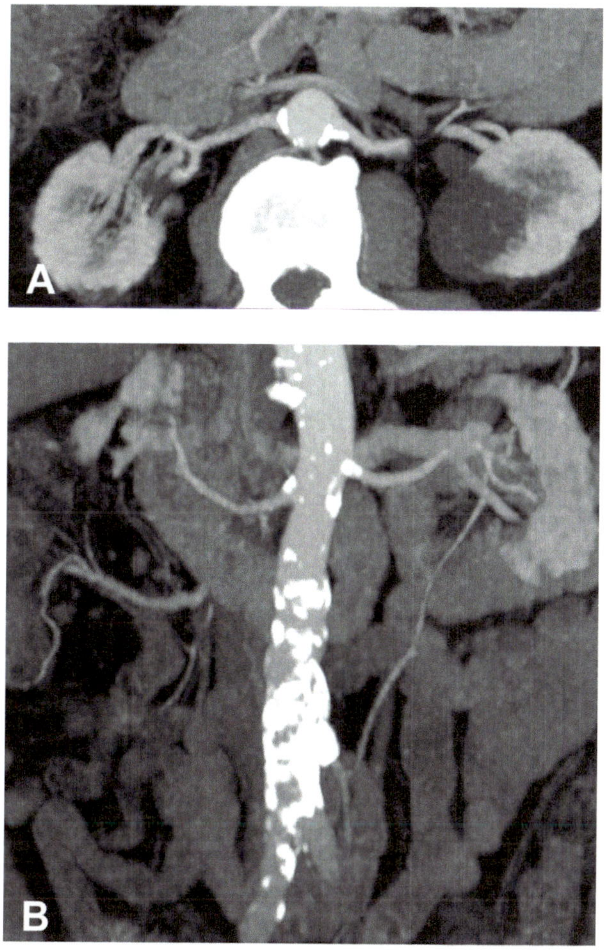

Figura 22.1. Angiotomografia computadorizada de alta resolução com reformatação *maximum intensity projection* (MIP) nos cortes axial (A) e coronal (B) evidenciando calcificações parietais avançadas na aorta abdominal envolvendo os óstios das artérias renais.

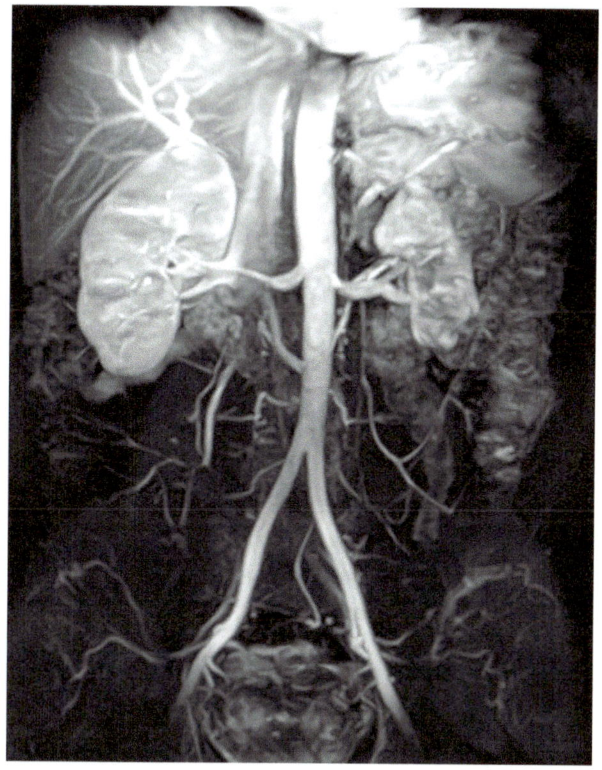

Figura 22.2. Angiorressonância magnética demonstrando uma estenose grave no óstio da artéria renal esquerda e redução do volume renal esquerdo secundária à nefropatia isquêmica.

ambas as artérias renais ou uma estenose de 50% com uma dilatação pós-estenótica sugerem que a lesão possa produzir reduções hemodinamicamente significativas no fluxo sanguíneo e na pressão de perfusão renais. A ATC possui como desvantagens a necessidade de utilizar contraste iodado, que limita a sua indicação para os pacientes alérgicos ao iodo e os com função renal diminuída, a exposição à radiação ionizante e o fato de não fornecer informações funcionais[8].

Angiorressonância magnética

A ARM apresenta resultados semelhantes aos da ATC, com a vantagem de não utilizar radiação ionizante ou contraste iodado, sendo uma opção para os pacientes com alergia ao iodo (Figura 22.2). A maior desvantagem é o risco da fibrose sistêmica nefrogênica relacionada ao uso do gadolínio, em especial nos pacientes com *clearance* de creatinina reduzido[11]. Outras desvantagens são a geração de artefatos nas imagens e/ou interferências nos dispositivos metálicos implantados (marca-passos cardíacos, *stents*, clipes cirúrgicos, filtros de veia cava, entre outros) e a claustrofobia.

Angiografia por subtração digital

A ASD ainda é considerada o padrão ouro no diagnóstico da estenose da artéria renal, sendo realizada através dos cateterismos da aorta e seletivo das artérias renais com realce pela injeção de contraste iodado ou gás carbônico. O aspecto clássico da estenose da artéria renal depende da etiologia, sendo ostial e/ou no segmento proximal da artéria renal principal na doença aterosclerótica, e no segmento distal da artéria principal, nos ramos segmentares ou intrarrenais na displasia fibromuscular[12]. Possibilita, além do dado anatômico, uma avaliação hemodinâmica através de medidas de gradientes pressóricos translesionais com o uso de um fio-guia de pressão, sendo os gradientes maiores que 10 a 20 mmHg ou 20% em relação à aorta considerados significativos[10].

Exames de avaliação funcional

Cintilografia renal

A avaliação funcional baseia-se em parâmetros de tempo e concentração do radiofármaco (Tecnécio^{99}) após infusão endovenosa na dose em torno de 150 µCi/kg. Obtidos os parâmetros basais, repete-se a injeção após 60 minutos da administração de captopril. A interpretação do exame compreende a marcação do tempo de trânsito do radiofármaco da aorta abdominal até os rins, cujo valor normal é de até 6 segundos. Outros parâmetros aferidos são o tempo de acúmulo do indicador nos rins, que reflete a taxa de filtração glomerular, cujo normal é, habitualmente, entre 3 a 5 minutos, seguido da fase de excreção que, em geral, fica ao redor de 20 a 30 minutos[13].

Dosagem seletiva de renina na veia renal

Realizada através do cateterismo seletivo das veias renais e da coleta de amostra de sangue para dosagem da renina sérica, bem como na veia cava inferior (VCI) infrarrenal, a fim de obter o índice de renina. Índices superiores a 1,5 são positivos e sugerem uma estenose da artéria renal no lado com a maior secreção de renina. Outro método para avaliar é através da fórmula proposta por Vaughan e cols.[14], a saber: (renina veia renal – renina VCI)/renina VCI. Valores superiores a 0,48 sugerem estenose de artéria renal[10].

TRATAMENTO

Os pacientes com doença renovascular aterosclerótica têm uma alta prevalência de aterosclerose sistêmica e, consequentemente, têm um risco global aumentado para desfechos cardiovasculares adversos.

Uma vez estabelecido o diagnóstico de estenose hemodinamicamente significativa da artéria renal, seja unilateral ou bilateral, especialmente quando de etiologia aterosclerótica, impõem-se considerações a respeito das alternativas terapêuticas. Resumidamente, o tratamento clínico está indicado para todos os pacientes. Por outro lado, a revascularização da artéria renal por método endovascular ou cirúrgico está indicada em alguns cenários específicos.

TRATAMENTO CLÍNICO

Está indicado para todos os pacientes e pode ser a única modalidade necessária em boa parte deles, especialmente naqueles com estenose unilateral. Entretanto, um seguimento rigoroso pode ajudar a identificar grupos de risco suscetíveis a nefropatia isquêmica progressiva e lesões de órgãos-alvo que podem se beneficiar da revascularização da artéria renal[15].

O melhor tratamento clínico envolve o controle dos fatores de risco modificáveis para a aterosclerose, seguindo as mesmas diretrizes para a doença aterosclerótica coronária e periférica, incluindo mudança de hábitos de vida como adequações higieno-dietéticas, atividade física regular, cessação do tabagismo, otimização do controle dos níveis pressóricos, da glicemia e da dislipidemia, além do uso de agentes antiagregantes plaquetários[16].

O controle satisfatório da HAS é obtido na maioria dos pacientes com um tratamento anti-hipertensivo otimizado, sendo os agentes inibidores da enzima conversora da angiotensina (IECA) e os bloqueadores dos receptores da angiotensina II (BRA) as drogas de primeira linha. Nos casos de estenose da artéria renal bilateral, em que tais drogas isoladamente podem não controlar de forma adequada a HAS, pode-se associar um diurético, de preferência a clortalidona ou indapamida, um bloqueador do canal de cálcio de longa ação, um antagonista do receptor mineralocorticoide ou um betabloqueador[16].

O uso das estatinas deriva de avaliações clínicas e estudos sobre os benefícios cardiovasculares no grupo de pacientes com coronariopatias[15]. A terapia com estatinas esteve presente no grupo de tratamento clínico da maioria dos estudos recentes de tratamento da estenose da artéria renal[17-19].

Embora a progressão para a doença renal de estágio final seja incomum quando adotado apenas o tratamento clínico para a estenose unilateral da artéria renal, a doença renal progressiva de menor magnitude é comum, e é possível ainda haver progressão da estenose para uma oclusão da artéria, com mínima ou nenhuma repercussão sobre os níveis de creatinina sérica. Por outro lado, a nefropatia isquêmica progressiva é mais provável de ocorrer na estenose bilateral da artéria renal ou na estenose unilateral em um rim único funcional, visto envolver a massa renal total[18].

Tratamento cirúrgico

A abordagem cirúrgica foi por muito tempo a única terapia disponível de revascularização, e realizada seja através da endarterectomia aórtica e/ou renal, do autotransplante renal, dos enxertos de derivação arteriais aortorrenais ou a partir das artérias viscerais (artérias hepática e esplênica) e, ainda, da nefrectomia de um pequeno rim atrófico com estenose suboclusiva. Os dados históricos de centros de referência com alto volume desses procedimentos demonstram que, após 10 anos, cerca de 12% dos pacientes operados estavam curados de sua hipertensão e 73% com melhora dos níveis pressóricos.

Considerando-se os dados derivados das estatísticas dos grandes centros de referência que, pelo menos em tese, podem não ser rotineiramente reprodutíveis em hospitais com menor volume, o grande porte cirúrgico desses procedimentos, o risco operatório cardiovascular elevado da maioria dos pacientes e o potencial de complicações perioperatórias graves, a abordagem minimamente invasiva passou a ser adotada para a maioria dos pacientes que apresentam indicação de revascularização da artéria renal, sendo a cirurgia aberta atualmente reservada para os casos de falha no tratamento endovascular primário, na repetição da estenose intra-*stent*, na anatomia vascular complexa (múltiplas pequenas artérias e ramo primário precoce da artéria renal principal) ou nas reconstruções da aorta próximas das artérias renais, como nos reparos de aneurismas ou da doença aortoilíaca oclusiva[20,21].

Tratamento intervencionista

Considerações gerais

Atualmente a angioplastia transluminal percutânea com ou sem o implante de *stent* para o tratamento da estenose de artéria renal é considerada, como já exposto, a opção terapêutica de primeira escolha para a maioria dos pacientes, visto que tem resultados similares aos da cirurgia em relação ao controle da HAS e à preservação da função renal, através de um procedimento com menores porte e morbimortalidade[22,23].

Uma metanálise de oito *trials* randomizados que compararam a angioplastia com ou sem implante de *stent* associada ao tratamento clínico com o tratamento clínico isolado não demonstrou benefícios da angioplastia em relação ao controle da HAS, eventos cardiovasculares adversos, doença renal de estágio final e mortalidade[24]. Entretanto, uma análise minuciosa desses *trials* revela consideráveis vieses de seleção, de modo que os pacientes arrolados não apresentavam as características clínicas que tornassem mais provável o benefício com a intervenção, enquanto os pacientes em condições classificadas como de "alto risco", que provavelmente seriam os mais beneficiados com a intervenção, foram excluídos[25-27]. Digno de nota, portanto, é a falta atual de evidência científica robusta que defina quem são os melhores candidatos à revascularização.

Neste contexto, é imprescindível que, dentre os pacientes com estenose unilateral ou bilateral com significância hemodinâmica da artéria renal, sejam selecionados aqueles que possuam uma ou mais das condições clínicas específicas que apresentam uma maior probabilidade de obter benefício com a revascularização, a saber:

a. curta duração entre o início e o diagnóstico da HAS renovascular, visto que este é o mais importante preditor clínico de queda dos níveis pressóricos após a revascularização;

b. falha do tratamento clínico otimizado em controlar a HAS (três ou mais classes de anti-hipertensivos, incluindo um IECA ou BRA e um diurético);

c. intolerância com o tratamento clínico otimizado (deterioração da função renal com a terapia anti-hipertensiva);

d. insuficiência cardíaca refratária ou edema pulmonar agudo recorrente;

e. insuficiência renal progressiva sem outra causa identificável (para estenose bilateral ou rim único funcionante).

Os pacientes que não apresentem pelo menos um desses critérios têm baixa probabilidade de obter benefício clínico com a revascularização e, em condições habituais, são candidatos ao tratamento clínico como única modalidade terapêutica[25-27].

Tratando-se especificamente da estenose da artéria renal por DFM, a indicação primária é o controle da HAS[28], visto que a probabilidade de progressão é baixa, a oclusão total é rara e a perda renal progressiva é incomum em pacientes adultos. Entretanto, a perda da função renal é mais comum em crianças com DFM classificada tipicamente como intimal ou perimedial, que estão associadas com alto risco de doença renal progressiva[28].

Aspectos técnicos

O preparo para o procedimento inclui a dupla antiagregação plaquetária prévia adequada, geralmente aspirina 100 mg/dia e clopidogrel 75 mg/dia, por um período mínimo de 3 dias. Recomenda-se o jejum, o uso dos anti-hipertensivos de uso habitual e manter um grau adequado de hidratação, a fim de evitar hipotensão após o procedimento, em função da possível queda dos níveis de angiotensina II. Neste contexto, alguns intervencionistas orientam a suspensão dos diuréticos no dia do procedimento[29].

A angioplastia transluminal percutânea (ATP) é comumente realizada sob anestesia local com acesso pela artéria femoral comum, reservando-se o acesso pelo membro superior, via artérias braquial ou radial, para o tratamento de artérias renais com orientação caudalmente acentuada, doença aterosclerótica aortoilíaca avançada e/ou oclusiva ou na presença de *stent grafts* aórticos com fixação suprarrenal. Após obtido e assegurado o acesso vascular através de um introdutor valvulado – 5 a 7 French (Fr) –, mantém-se a anticoagulação plena durante todo o procedimento, habitualmente com a administração de heparina não fracionada na dose sistêmica de 50-100 UI/kg e com o controle do tempo de coagulação ativado de pelo menos 300 segundos.

A aortografia inicial com cateter não seletivo multiperfurado pode ser dispensada quando a caracterização anatômica completa da vasculatura renal tenha sido feita por estudo de imagem prévio, especialmente uma ATC ou ARM. São dados importantes para avaliar o número, orientações, ramificações e medidas das artérias renais, localizações e padrões das lesões estenóticas, bem como a identificação de eventuais outras condições associadas.

A seletivação da artéria a ser tratada pode ser feita com um cateter diagnóstico 4 Fr ou 5 Fr de curva adequada (como o RDC - *Renal Double Curve*, IMA - *Internal Mammary Artery*, ou *Simmons* 1 ou 2) que, posteriormente, poderá ser trocado sobre um fio-guia de 0,035" de suporte por um cateter-guia compatível com os dispositivos (cateter-balão e/ou *stent*) que serão utilizados. Alternativamente, em especial nas estenoses ostiais de alto grau e em aortas com aterosclerose avançada, pode-se utilizar a técnica *no touch*, onde um cateter-guia é mantido com um fio-guia 0,035" exteriorizado por pelo menos 10 cm após a ponta do cateter, a fim de evitar o contato direto da mesma com a parede aórtica, enquanto a estenose é seguramente ultrapassada com um fio-guia 0,014", ocasião na qual o fio-guia 0,035" é finalmente retirado. Os benefícios teóricos dessa abordagem seriam limitar o ateroembolismo a partir das placas aórticas e ostiais, bem como diminuir a probabilidade de complicações potenciais da cateterização de estenoses de alto grau nestas circunstâncias, como a dissecção ostial e a

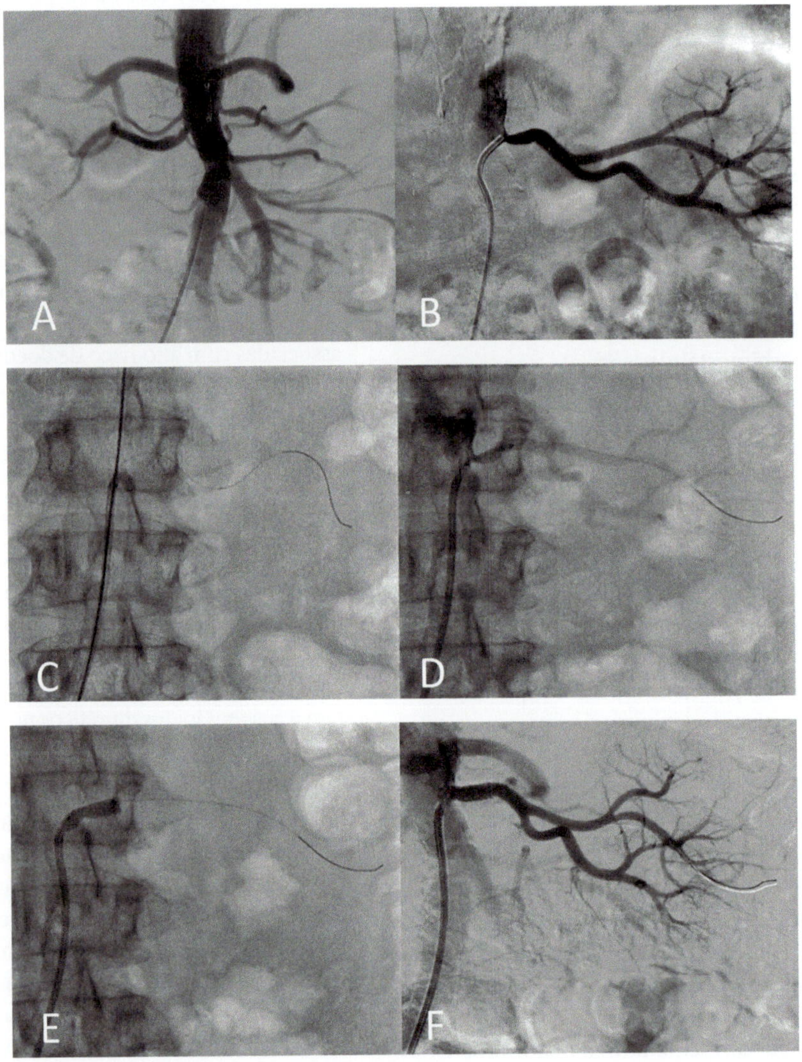

Figura 22.3. Paciente do sexo feminino com hipertensão renovascular refratária ao tratamento anti-hipertensivo otimizado e com dois episódios prévios de edema pulmonar agudo hipertensivo. Arteriografia diagnóstica com técnica de subtração digital via femoral com aortografia abdominal através de um cateter *pigtail* (A) e cateterismo seletivo da artéria renal principal esquerda com um cateter RDC (*Renal Double Curve*), evidenciando uma estenose ostial de alto grau por placa aórtica calcificada (B). Procedimento terapêutico realizado num segundo tempo através da seletivação da artéria renal principal esquerda com um cateter guia IMA (*Internal Mammary Artery*), técnica *no touch* e transposição da estenose com um fio-guia 0,014" (C). Posicionamento preciso do *stent* balão-expansível 5,0 x 12 mm no óstio da artéria renal esquerda e alguns milímetros dentro da luz da aorta suficientes para cobrir adequadamente a placa aórtica (D) e pós-dilatação em *flaring* com balão não complacente 5,0 x 12 mm (E). Angiografia demonstrando o aspecto final (F).

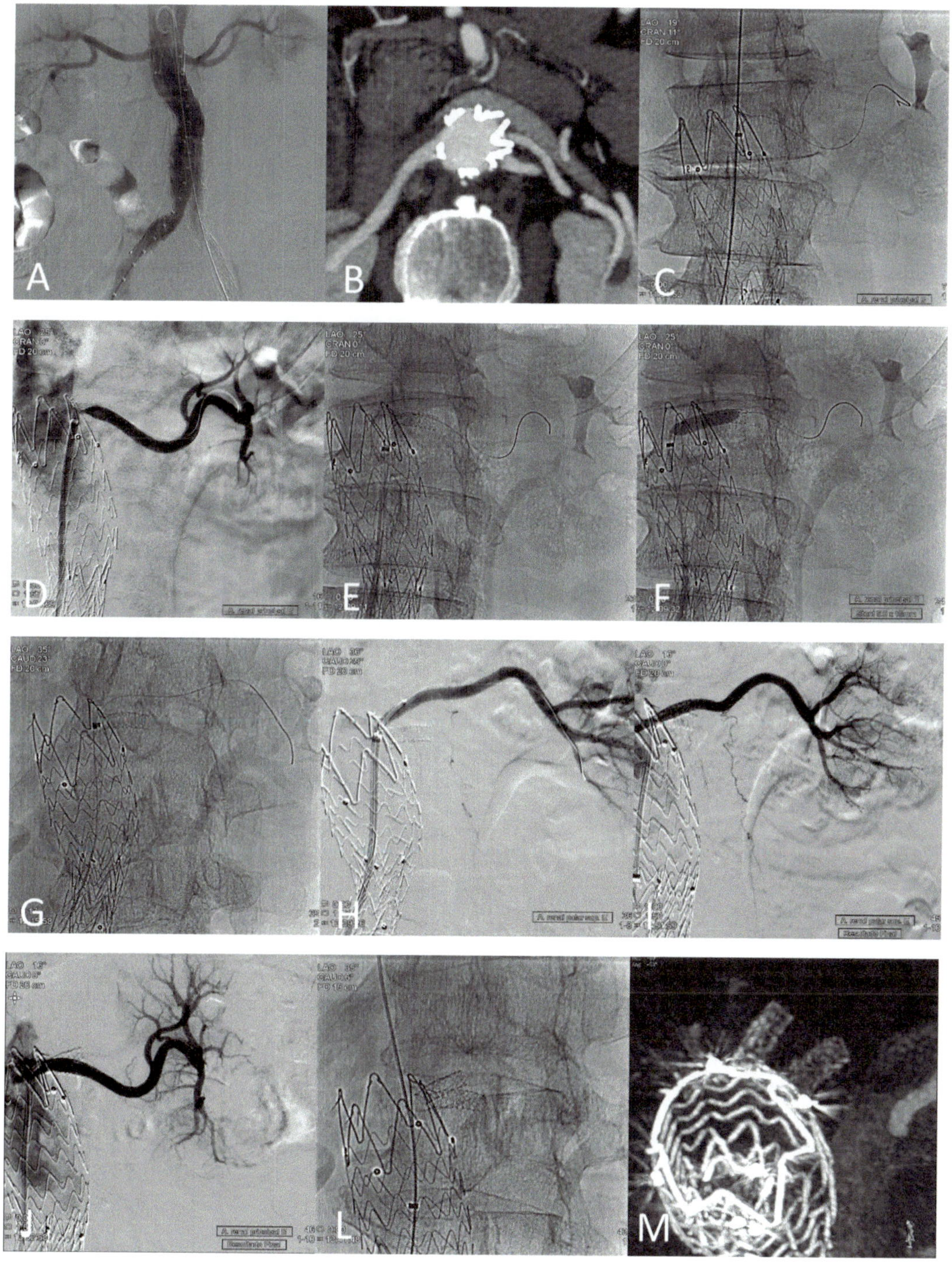

Figura 22.4. Angiografia com subtração digital demonstrando correção endovascular de um aneurisma de aorta abdominal com *stent graft* bifurcado de fixação suprarrenal – procedimento inicial (A). Três anos após, evoluiu com nefropatia isquêmica crônica, perda parcial de massa renal esquerda e diagnóstico de estenose de alto grau da artéria renal esquerda ao *duplex scan*. Angiotomografia computadorizada mostrando uma artéria renal principal e uma artéria polar com óstios bem separados (B), diferentemente da sobreposição dos vasos na angiografia (A), dado muito relevante no planejamento terapêutico. Seletivação da artéria renal principal esquerda com uma bainha-guia ANL1 de 70 cm, técnica *no touch* e transposição da estenose com um fio-guia 0,014" (C e D). Implante de um *stent* balão-expansível 5,0 x 15 mm e pós-dilatação do *stent* em *flaring* com um balão não complacente 5,0 x 12 mm (E e F). Angioplastia do óstio da artéria renal polar superior esquerda com os mesmos passos previamente descritos (G e H) e resultados finais das angioplastias (I e J). Radiografia final dos *stents* implantados dando a impressão de um *kissing stent* (L) e a mesma imagem angiográfica tridimensional intraprocedimento evidenciando os *stents* implantados distantes entre si (M), descartando a necessidade de um *kissing ballon* final.

oclusão da artéria renal (Figura 22.3). Nas duas técnicas descritas, também é possível utilizar bainhas-guias com curvas apropriadas à anatomia.

A ATP da estenose aterosclerótica da artéria renal é feita preferencialmente através do implante primário de *stents* expansíveis por balão, em função da sua liberação precisa e elevada força radial, características importantes para o tratamento das lesões ostiais e com calcificação avançada que lhe são inerentes. A pré-dilatação das estenoses reserva-se aos casos de lesões suboclusivas ou severamente calcificadas que dificultem ou impeçam o avanço do *stent* e o seu implante primário. A maioria dos dispositivos atualmente disponíveis para a ATP da artéria renal consiste em plataformas 0,014". Ressalta-se a importância do planejamento prévio e a otimização da escolha das dimensões do *stent*, adequando o seu diâmetro ao tamanho do vaso tratado, a fim de obter a melhor aposição possível do *stent* com a parede do vaso e obter a maior área seccional possível de luz vascular, que são critérios importantes para limitar a evolução para a reestenose intra-*stent*.

O diâmetro da luz vascular pode ser definido nos exames prévios (ATC ou ARM) ou com uma angiografia quantitativa intraprocedimento. Um cuidado a ser lembrado é não utilizar o diâmetro de uma dilatação pós-estenótica como vaso de referência (desta forma o *stent* ficaria superdimensionado). O comprimento do *stent* deve ser suficiente para cobrir toda a extensão da lesão e, quando a mesma for ostial, o *stent* deve se estender por 1 ou 2 mm para dentro da aorta a fim de garantir a cobertura da placa aórtica. Nesta circunstância, após o implante do *stent* pode-se utilizar um balão não complacente para novamente dilatar o *stent* ao nível do óstio da aorta (*flaring*) e, se necessário, na porção da dilatação pós-estenótica (Figura 22.3). Durante o implante do *stent* e pós-dilatação, um leve desconforto abdominal pode ser relatado pelo paciente, cessando rapidamente após a deflação do balão. A monitoração desse desconforto pelo intervencionista é importante, pois o ajuda a controlar a pressão aplicada ao balão e, no caso de persistência ou forte intensidade, pode sugerir uma ruptura do vaso. Digno de nota, também, é evitar ao máximo a cobertura de ramos segmentares da artéria principal, pela possibilidade de HAS renovascular decorrente da estenose desses ramos.

Em casos complexos, onde se prevê a possibilidade de cobertura dos óstios dos ramos, especialmente nos casos de ramificação precoce, recomenda-se a utilização das técnicas de tratamento de bifurcações, muito bem descritas para o território coronário. Existem inúmeras variações técnicas nas abordagens das bifurcações. Porém, o princípio básico é seletivar individualmente cada um dos ramos envolvidos antes do implante de qualquer *stent* e posteriormente, caso necessário, "recruzar" os fios: mantendo o fio-guia previamente posicionado no ramo lateral, seletiva-se novamente o óstio do ramo lateral – com o fio-guia que foi utilizado para implantar o *stent* no vaso-alvo – através da "malha" do *stent* que foi implantado na artéria principal e, uma vez conseguido este passo, retirar o primeiro fio-guia posicionado no ramo lateral e seletivar novamente a artéria onde foi implantado o *stent* e realizar uma pós-dilatação simultânea do *stent* e do óstio do ramo lateral (*kissing ballon*).

É possível, também, quando necessário, implantar um *stent* no ramo lateral da bifurcação, caso persista uma estenose ostial de alto grau após concluída a estratégia do *kissing ballon* previamente descrita. Por outro lado, nos casos em que as intervenções endovasculares não forem factíveis ou tenham elevada probabilidade de falha, deve-se avaliar o referenciamento para a cirurgia aberta. Durante a angioplastia para o tratamento da estenose renal é possível, também, implementar técnicas para abordar outras condições associadas, como as angioplastias das artérias renais na presença de *stent graft* com fixação suprarrenal para o tratamento de aneurismas da aorta (Figura 22.4) e o tratamento simultâneo dos aneurismas das artérias renais (Figura 22.5).

Embora existam vários trabalhos sugerindo que a microembolização renal relacionada aos mais variados procedimentos, principalmente o ateroembolismo, possa prejudicar a função renal no longo prazo e, em tese, limitar o benefício da ATP renal, não há evidências que suportem o uso rotineiro de dispositivos de proteção embólica e não há dispositivos disponíveis que sejam dedicados para este território[29].

A ATP para o tratamento da estenose da artéria renal por DFM normalmente segue os mesmos passos do procedimento para as estenoses ateroscleróticas, exceto pelo fato de que não há indicação formal para o implante de *stent*, que deve ser reservado para as situações de exceção, como um resultado insatisfatório com a angioplastia apenas por balão (estenose residual maior que 30%) ou complicações (dissecção arterial com restrição ao fluxo ou perfurações). Devido à retração elástica característica das estenoses da DFM e à baixa acurácia da estimativa visual do resultado angiográfico do tratamento, idealmente está indicado o uso de um fio-guia de pressão para medir o gradiente translesional e confirmar o sucesso da intervenção, considerando-se um gradiente menor que 5 mmHg um resultado satisfatório[28].

A taxa de sucesso técnico (angiográfico) da ATP é de aproximadamente 88% no tratamento das estenoses ateroscleróticas e de 83 a 100% nas por displasia fibromuscular. A resposta clínica após o tratamento da estenose unilateral aterosclerótica da artéria renal inclui a resolução completa da HAS em até 20% dos casos, um melhor controle pressórico em até 50 a 60% e a falha do tratamento em 20 a 30%[30]. A elevada taxa de falha é um dado bastante relevante e deve ser discutido com os pacientes antes do procedimento. A resposta anti-hipertensiva máxima geralmente ocorre nas primeiras 48 horas após a ATP e ajustes nas doses dos medicamentos anti-hipertensivos costumam ser necessários durantes algumas semanas[31]. A melhora da função renal relatada é de 50 a 75%. A taxa de complicações do procedimento varia de 5 a 15% e é em sua maioria relacionada ao sítio de punção arterial e conduzida conservadoramente. Complicações maiores, como dissecções ou perfurações arteriais ou lesão renal aguda ocorrem em 4 a 5% dos casos e a taxa de mortalidade é menor que 1%[32].

CONSIDERAÇÕES FINAIS

A angioplastia transluminal percutânea é atualmente considerada a estratégia de primeira linha no tratamento das estenoses das artérias renais, pelo seu elevado sucesso técnico e baixa morbimortalidade, sobretudo quando se considera o elevado risco cirúrgico relacionado aos pacientes – habitualmente idosos e com comorbidades e antecedentes médicos

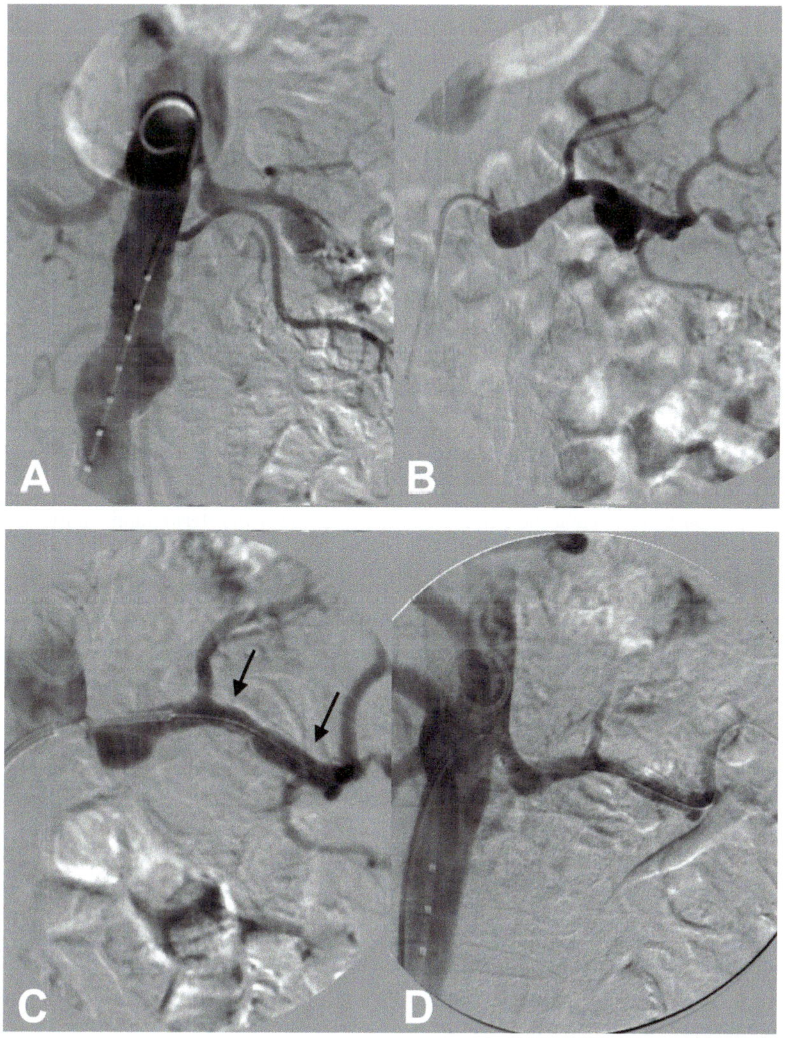

Figura 22.5. Arteriografia não seletiva com um cateter *pigtail* centimetrado e técnica de subtração digital revelando doença complexa da artéria renal esquerda (ARE): artéria com uma angulação caudalmente acentuada, uma estenose de alto grau no óstio associada a uma dilatação pós-estenótica e a um aneurisma sacular localizado no seu segmento médio entre as origens de ramos segmentares primários (A). Arteriografia seletiva da ARE com um cateter angiográfico IMA (*internal mammary artery*) (B). Arteriografia para o posicionamento do *stent* balão-expansível na placa aterosclerótica aórtica do óstio da ARE. Atentar, neste momento, para o *stent* autoexpansível revestido já implantado (extremidades proximal e distal delimitadas pelas setas pretas) para o tratamento do aneurisma sacular, preservando os ramos arteriais segmentares (C). Angiografia final (D). Agradecimentos ao Dr. Edson Nakamura, Brasil.

clinicamente relevantes – e o grande porte das cirurgias abertas de revascularização renal. Após a instituição e garantia da plena adesão ao tratamento clínico otimizado, o foco da estratégia para a tomada da decisão deve ser, essencialmente, a seleção adequada dos pacientes que apresentem as características clínicas que mais provavelmente se relacionam com o benefício clínico após a revascularização renal, previamente descritas, visto que a realização indiscriminada de angioplastia, baseada unicamente no dado anatômico da presença da estenose renal, é comprovadamente a maior fonte de resultados clínicos insatisfatórios descritos na literatura recente.

REFERÊNCIAS BIBLIOGRÁFICAS

1. Conlon PJ, Little MA, Pieper K, Mark DB. Severity of renal vascular disease predicts mortality in patients undergoing coronary angiography. Kidney Int. 2001;60:1490-7.
2. Tafur JD, White CJ. Renal Artery Stenosis: When to Revascularize in 2017, Current Problems in Cardiology. 2017;42(4):110-135. ISSN 0146-2806. doi: https://doi.org/10.1016/j.cpcardiol.2017.01.004. Disponível em: http://www.sciencedirect.com/science/article/pii/S0146280617300142. Acesso em:
3. Bokhari M, Bokhari SR. Renal Artery Stenosis. [Updated 2017 Apr 28]. In: StatPearls [Internet]. Treasure Island (FL): StatPearls Publishing. 2017 Jun. Disponível em: https://www.ncbi.nlm.nih.gov/books/NBK430718/. Acesso em:
4. Hansen KJ, Edwards MS, Craven TE, et al. Prevalence of renovascular disease in the elderly: a population-based study. J Vasc Surg. 2002;36(3):443-451.
5. Goldblatt H, Lynch J, Hanzel RF, et al. Studies on experimental hypertension I: the production of persistent elevation of systolic blood pressure by means of renal ischemia. J Exp Med. 1934;59:347e379.
6. Krishna A, Kumar O, Singh MK. Renovascular hypertension: A review article, Clinical Queries: Nephrology. 2013;2(1):38-43. ISSN: 2211-9477. doi: http://dx.doi.org/10.1016/j.cqn.2013.01.001.
7. Messerli FH, Bangalore S, Makani H, et al. Flash pulmonary oedema and bilateral renal artery stenosis: the Pickering syndrome. Eur Heart J 2011;32:2231.
8. Smith A, Gaba RC, Bui JT, et al. Management of Renovascular Hypertension, Techniques in Vascular and Interventional Radiology. 2016;19(3):211-217. ISSN: 1089-2516. doi: http://dx.doi.org/10.1053/j.tvir.2016.06.006.
9. Beregi JP, Elkohen M, Deklunder G, et al. Helical CT angiography compared with arteriography in the detection of renal artery stenosis. AJR. 1996;167(2):495e501.
10. Lal H, Mohan BM, Neyaz Z, et al. Imaging in renovascular hypertension, Clinical Queries: Nephrology. 2013;2(1):29-32.
11. Sadowski EA, Bennett LK, Chan MR, et al. Nephrogenic systemic fibrosis: risk factors and incidence estimation. Radiology. 2007;243:148-57.
12. Lao D, Parasher PS, Cho KC, et al. Atherosclerotic renal artery stenosis—Diagnosis and treatment. Mayo Clin Proc. 2011;86:649-657.
13. Safian RD, Madder RD. Refining the approach to renal artery revascularization. JACC Cardiovasc Interv. 2009;2:161e174.
14. Vaughan Jr ED. Renin sampling: collection and interpretation. N Engl J Med. 1974;290(21):1195.
15. Bavishi C, Leeuw PW, Messerli FH. Atherosclerotic Renal Artery Stenosis and Hypertension: Pragmatism, Pitfalls and Perspectives. The American Journal of Medicine. 2016;129(6):635.e5-635.e14.
16. Cooper CJ, Murphy TP, Cutlip DE, et al. Stenting and medical therapy for atherosclerotic renal-artery stenosis. N Engl J Med 2014;370:13-22.
17. Bax L, Woittiez AJJ, Kouwenberg HJ, et al. Stent Placement in Patients With Atherosclerotic Renal Artery Stenosis and Impaired Renal Function: A Randomized Trial. Ann Intern Med. 2009;150:840-848. doi: 10.7326/0003-4819-150-12-200906160-00119.
18. Wheatley K, Ives N, Gray R, et al. ASTRAL Investigators. Revascularization versus medical therapy for renal-artery stenosis. N Engl J Med. 2009;361(20):1953-62. doi: 10.1056/NEJMoa0905368.
19. Cooper CJ, Murphy TP, Cutlip DE, et al. CORAL Investigators. Stenting and medical therapy for atherosclerotic renal-artery stenosis. N Engl J Med. 2014;370(1):13-22. doi: 10.1056/NEJMoa1310753. Epub 2013 Nov 18.
20. Tafur JD, White CJ. Renal Artery Stenosis: When to Revascularize in 2017. Curr Probl Cardiol. 2017;42(4):110-135. doi: 10.1016/j.cpcardiol.2017.01.004. Epub 2017 Jan 20.
21. Hirsch AT, Haskal ZJ, Hertzer NR, et al. ACC/AHA 2005 Practice Guidelines for the management of patients with peripheral arterial disease (lower extremity, renal, mesenteric, and abdominal aortic): a collaborative report from the American Association for Vascular Surgery/Society for Vascular Surgery, Society for Cardiovascular Angiography and Interventions, Society for Vascular Medicine and Biology, Society of Interventional Radiology, and the ACC/AHA Task Force on Practice Guidelines (Writing Committee to

Develop Guidelines for the Management of Patients With Peripheral Arterial Disease): endorsed by the American Association of Cardiovascular and Pulmonary Rehabilitation; National Heart, Lung, and Blood Institute; Society for Vascular Nursing; TransAtlantic Inter-Society Consensus; and Vascular Disease Foundation. Circulation 2006; 113:e463.

22. Dworkin LD, Cooper CJ. Clinical practice. Renal-artery stenosis. N Engl J Med. 2009;361:1972.

23. Modrall JG, Rosero EB, Smith ST, et al. Operative mortality for renal artery bypass in the United States: Results from the National Inpatient Sample. J Vasc Surg. 2008;48:317.

24. Raman G, Adam GP, Halladay CW, et al. Comparative Effectiveness of Management Strategies for Renal Artery Stenosis: An Updated Systematic Review. Ann Intern Med. 2016;165:635.

25. Kalra PA, Chrysochou C, Green D, et al. The benefit of renal artery stenting in patients with atheromatous renovascular disease and advanced chronic kidney disease. Catheter Cardiovasc Interv. 2010;75:1.

26. Ritchie J, Green D, Chrysochou C, et al. High-risk clinical presentations in atherosclerotic renovascular disease: prognosis and response to renal artery revascularization. Am J Kidney Dis. 2014;63:186.

27. Gray BH, Olin JW, Childs MB, et al. Clinical benefit of renal artery angioplasty with stenting for the control of recurrent and refractory congestive heart failure. Vasc Med. 2002;7:275.

28. Olin JW, Gornik HL, Bacharach JM, et al. Fibromuscular dysplasia: state of the science and critical unanswered questions: a scientific statement from the American Heart Association. Circulation. 2014;129:1048.

29. Thomas MC, Saher SS, Ulku CT, et al. Stenting for Atherosclerotic Renal Artery Stenosis. Tech Vasc Interventional Rad. 2010;13:134-145.

30. Beck AW, Nolan BW, De Martino R, et al. Predicting blood pressure response after renal artery stenting. J Vasc Surg. 2010;51:380.

31. Van Brussel PM, Van de Hoef TP, de Winter RJ, et al. Hemodynamic Measurements for the Selection of Patients with Renal Artery Stenosis: A Systematic Review. JACC Cardiovasc Interv. 2017;10:973.

32. Raman G, Adam GP, Halladay CW, et al. Comparative Effectiveness of Management Strategies for Renal Artery Stenosis: An Updated Systematic Review. Ann Intern Med. 2016;165:635.

Território Aortoilíaco

23

Adib Koury Junior

INTRODUÇÃO

Doença arterial obstrutiva periférica (DAOP) é definida como o estreitamento ou a obstrução do fluxo anterógrado de uma artéria sistêmica, com exceção das circulações cerebral e coronariana. A causa mais comum da doença arterial periférica é a aterosclerose. Entretanto, existem várias outras causas, como vasculites, displasia fibromuscular, condições degenerativas, trombose e tromboembolismo.[1]

A DAOP pode acometer os segmentos arteriais aortoilíaco, femoropoplíteo e distais (artérias de pernas), de maneira focal ou difusa.

O acometimento da aorta e das artérias ilíacas pode não resultar no aparecimento de sintomas quando o comprometimento do fluxo não for significativo ou quando ocorre o desenvolvimento de circulação colateral suficiente para evitar isquemia. Porém, quando a aterosclerose proporciona uma estenose significativa ou oclusão arterial, os sintomas podem variar desde claudicação intermitente até dor em repouso e isquemia crítica, com risco de perda do membro comprometido.

Durante muitos anos a reconstrução cirúrgica foi considerada o tratamento de escolha para pacientes com oclusões aortoilíacas extensas através de pontes vasculares ou endarterectomias, com excelentes resultados de longo prazo.[2,3]

O tratamento endovascular da DAOP aortoilíaca através de técnicas minimamente invasivas tem demonstrado ser uma excelente alternativa ao tratamento cirúrgico convencional, com bons resultados e menor agressão cirúrgica, o que favorece muito pacientes com risco cirúrgico elevado.

O desenvolvimento das técnicas endovasculares, assim como a melhora progressiva da qualidade e inovações tecnológicas dos materiais utilizados têm levado a um aumento da frequência destes procedimentos, tornando-os como primeira escolha de tratamento em muitos casos de DAOP aortoilíaca.

EPIDEMIOLOGIA

A importância global da DAOP vem aumentado devido ao número de indivíduos que convivem com esta condição estar crescendo nas últimas décadas. As causas deste crescimento incluem o envelhecimento da população e o aumento de exposição aos fatores de risco.[4]

O número de pessoas com DAOP no mundo aumentou em 23,5%, passou de 164 milhões em 2000 para 202 milhões em 2010. Esse aumento proporcional foi maior nos países de baixa renda, quando comparados com países desenvolvidos.[4]

A prevalência da doença baseada em testes objetivos pode variar de 3 a 10%, de acordo com os estudos epidemiológicos, aumentando para 15 a 20% em pessoas acima de 70 anos.[5]

Dados do estudo de Framingham mostraram que a incidência anual de claudicação intermitente aumenta de 0,4/1.000 em homens de 35 a 45 anos para 6/1.000 com idade acima de 65 anos. Em mulheres, a incidência de claudicação intermitente é aproximadamente a metade dos homens, porém os índices em homens e mulheres são similares em idades entres 65 a 74 anos.[6]

A prevalência da DAOP pode ser maior do que a evidenciada nos estudos, uma vez que a estenose arterial causada pela aterosclerose é um processo progressivo, e os sintomas podem demorar a surgir.

FATORES DE RISCO

Os fatores de risco cardiovasculares tradicionais e outras variáveis metabólicas e inflamatórias têm sido estudados amplamente em relação ao desenvolvimento de doença arterial dos membros inferiores.[7]

Dentre os principais fatores, podemos destacar:

- idade: o aumento da incidência e prevalência da DAOP é maior em indivíduos com idade mais avançada, principalmente após a sexta década de vida;
- sexo: a prevalência da DAOP é maior no sexo masculino. Entretanto, a partir dos 65 anos essa diferença entre gêneros tende a diminuir;
- raça: alguns estudos mostram uma incidência maior de DAOP em indivíduos afrodescendentes, quando comparados com asiáticos e hispânicos;
- tabagismo: considerado o fator de risco mais importante para DAOP. Numerosos estudos mostram uma associação constante entre tabagismo e todas as categorias de DAOP. Alguns estudos evidenciam que o tabagismo aumenta mais o risco de doença arterial periférica do que para doença coronariana[8];
- diabete: o diabetes *mellitus* está associado com maior risco para DAOP tanto assintomático como sintomático. O risco de claudicação intermitente é duas vezes maior em pacientes diabéticos do que em não diabéticos. O risco para doença periférica aumenta com a gravidade do diabete;
- dislipidemia: os níveis elevados de colesterol total estão associados com aterosclerose e isquemia dos membros inferiores em análises multivariadas em muitos estudos, assim como os níveis baixos de HDL-colesterol;
- hipertensão: está associada a todas as formas de doenças cardiovasculares. Entretanto, o risco relativo de desenvolvimento de DAOP é menor para hipertensão do que tabagismo e diabete;
- hiper-homocisteinemia: está associada a doença arterial dos membros inferiores, apesar de que estudos populacionais mostram uma associação modesta;
- inflamação: fibrinogênio plasmático e proteína C-reativa são dois marcadores inflamatórios associados a DAOP sintomática e assintomática;
- obesidade: evidências da relação entre obesidade e risco para DAOP ainda são conflitantes;
- pobreza: assim como outras doenças cardiovasculares, a DAOP pode ser identificada mais comumente em indivíduos com níveis socioeconômicos mais baixos;
- outros: alguns outros fatores podem ser considerados, como industrialização, insuficiência renal crônica, infecções por HIV, tuberculose e malária.[7]

DIAGNÓSTICO

Quadro Clínico

O desenvolvimento de sintomas depende, principalmente, do comprometimento do fluxo arterial, da velocidade do processo de aterosclerose e do desenvolvimento de circulação colateral.

Desta forma, os pacientes com DAOP podem apresentar-se assintomáticos ou evoluir com claudicação intermitente, até quadros de isquemia crítica com dor isquêmica de repouso e surgimento de lesões tróficas.

A manifestação clínica clássica da DAOP é a claudicação intermitente, caracterizada por dor, fadiga ou câimbra no membro inferior acometido, associada a caminhada, e que melhora com o repouso[9]. A dor é resultante do menor aporte de sangue (oxigênio) para o membro em exercício. Com a caminhada, o membro necessita de maior aporte sanguíneo. Uma vez que o fluxo de sangue para aquele território encontra-se diminuído pela estenose ou oclusão, ocorre a formação de um meio ácido devido ao acúmulo de ácido lático na musculatura pela respiração anaeróbia, resultando em dor.

A localização da claudicação está intimamente relacionada ao nível da oclusão arterial. Quando há oclusão unilateral das artérias ilíacas, a claudicação é referida somente no membro comprometido. Entretanto,

Tabela 23.1. Classificação de Fontaine

Estágio	Descrição clínica
1	Assintomático
2 2A 2B	Claudicação intermitente (CI) CI limitante CI incapacitante
3	Dor isquêmica de repouso
4	Lesão trófica

Tabela 23.2. Classificação de Rutherford-Becker

Categoria	Descrição Clínica	Critério Objetivo
0	Assintomático	Testes de esteira e hiperemia reativa normais
1	CI leve	Completa o teste de esteira Pressão de tornozelo > 50 mmHg, porém 25 mmHg menor que a pressão braquial
2	CI moderada	Entre as categorias 1 e 3
3	CI severa	Teste de esteira não pode ser realizado e pressão de tornozelo < 50 mmHg, ao término do teste
4	Dor isquêmica de repouso	Pressão no tornozelo em repouso < 40 mmHg, com registro de volume de pulso de tornozelo ou metatarso liso ou fraco Pressão pediosa < 30 mmHg
5	Pequena perda tecidual Ex: Úlcera não cicatrizada, gangrena focal com isquemia difusa do pé	Pressão no tornozelo em repouso < 60 mmHg, registro de volume de pulso, tornozelo ou metatarso liso ou fraco Pressão pediosa < 40 mmHg
6	Grande perda tecidual Comprometimento estendendo-se abaixo do nível transmetatarsiano, função do pé não mais recuperável	A mesma da categoria 5

CI: Claudicação Intermitente.

quando há comprometimento difuso do segmento aortoilíaco, os sintomas são referidos nas nádegas, coxas e panturrilhas bilateralmente.

Normalmente esses pacientes não apresentam pulsos femorais ao exame físico.

Quando não tratados, alguns pacientes podem evoluir com piora dos sintomas, com diminuição progressiva da distância livre de dor até dor isquêmica de repouso e perda da integridade tecidual do membro comprometido.

De acordo com os sintomas e sinais, os pacientes com DAOP podem ser enquadrados conforme as classificações de Fontaine (Tabela 23.1) e Rutherford (Tabela 23.2).

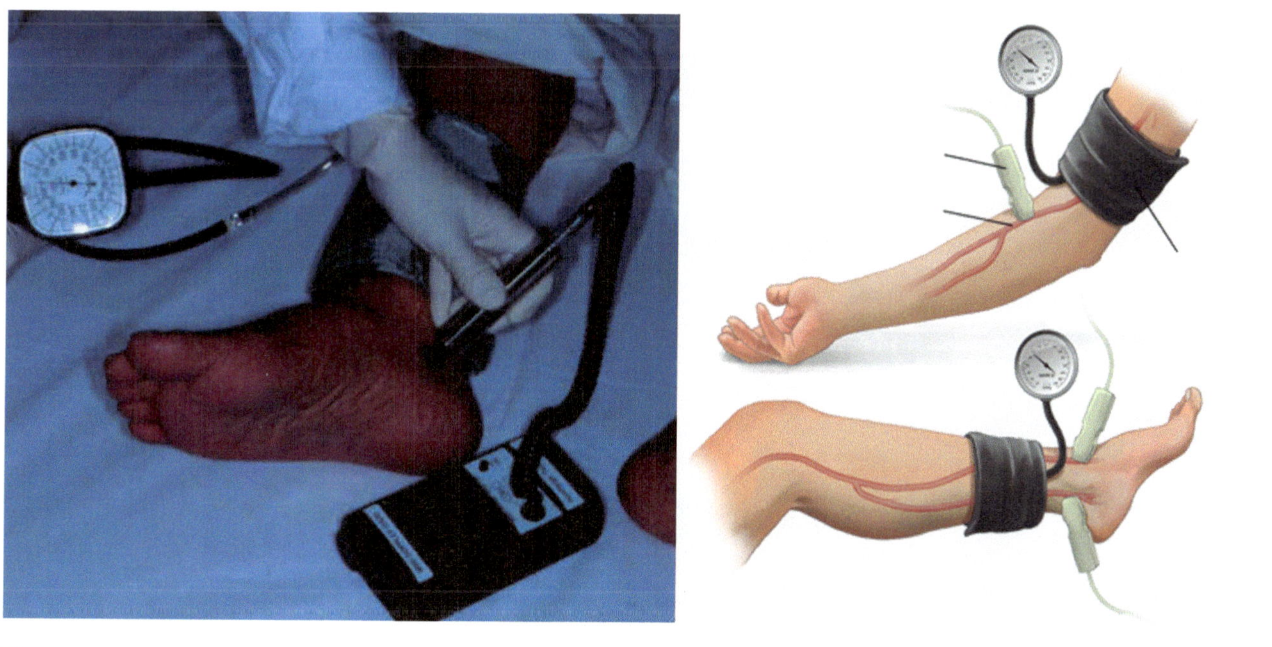

Figura 23.1. Medida do índice de pressão tornozelo-braço.

Exames Complementares não invasivos

Apesar de a história clínica e o exame físico vascular, através da palpação dos pulsos, serem considerados de grande utilidade para um diagnóstico inicial da DAOP e do segmento acometido, a avaliação complementar não invasiva pode conduzir a um diagnóstico mais preciso. Dentre esses métodos, podemos considerar:

Doppler com medida do Índice tornozelo-braço: é um método simples, barato e de fácil realização. É um teste diagnóstico com indicador importante para aterosclerose sistêmica e doença vascular periférica e um forte preditor para morte de causas cardiovasculares. O valor normal do índice de pressão está em torno da unidade, e seu limite inferior é 0,90. Quando há estenose ou obstrução proximal ao local de medida da pressão, o valor do índice poderá estar abaixo desse valor. O valor do índice caracteriza o grau de isquemia do membro. Em casos de claudicação intermitente, o valor do índice de pressão tornozelo-braço se situa em torno de 0,60. Pacientes com dor em repouso têm índice perto de 0,25 e, nos casos mais graves, o índice é próximo de zero (Figura 23.1).

Pletismografia: a pletismografia avalia e quantifica o acúmulo do fluxo sanguíneo do membro estudado através de alterações de volume e pressão. Alterações no fluxo sanguíneo podem evidenciar hiperemia ativa (exercício) ou hiperemia reativa (isquemia)[10].

Oximetria transcutânea: permite a aquisição de dados relacionados à área periférica do membro, como tecidos próximos de áreas isquêmicas.[11]

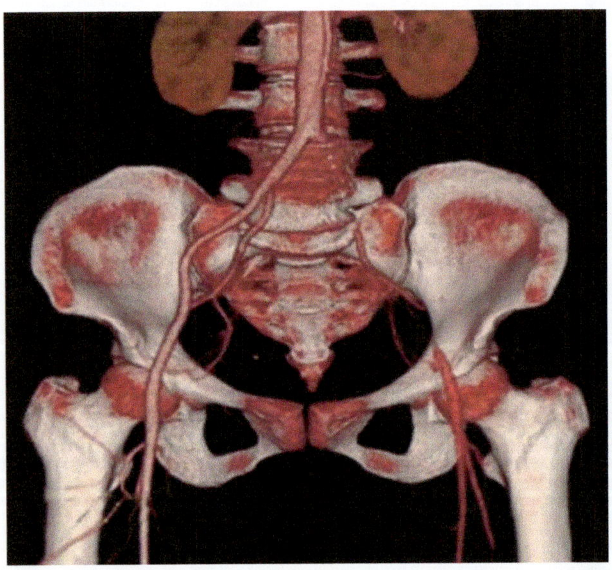

Figura 23.2. Reconstrução em 3D de angiotomografia computadorizada do segmento aortoilíaco evidenciando oclusão das artérias ilíacas comum e externa à esquerda.

Exames Complementares de imagem

Ultrassonografia Doppler (USD): é um método barato, rápido e eficiente no estudo das DAOP. Através deste exame podemos avaliar a localização da lesão, quantificar e confirmar o diagnóstico, além da possibilidade de propor estratégias de tratamento. Na realização do método a árvore arterial do membro inferior é examinada de maneira segmentar com medidas de análise espectral. Os principais parâmetros mensurados são velocidade sistólica de pico (VSP), o índice de pulsatilidade (IP) e o índice de resistência (IR), além do tipo de onda de velocidade de fluxo. [12,13]

Angiotomografia computadorizada (ângio-TC): método de imagem bastante importante na avaliação e no acompanhamento dos pacientes com DAOP. A tomografia computadorizada pode proporcionar detalhes da vascularização do membro para confirmação diagnóstica da doença, assim como avaliar a localização exata e o grau da estenose[14] (Figuras 23.2 e 23.3).

Angiorressonância Magnética (ângio-RM): angiorressonância é um excelente método de diagnóstico na localização anatômica e na determinação do grau da

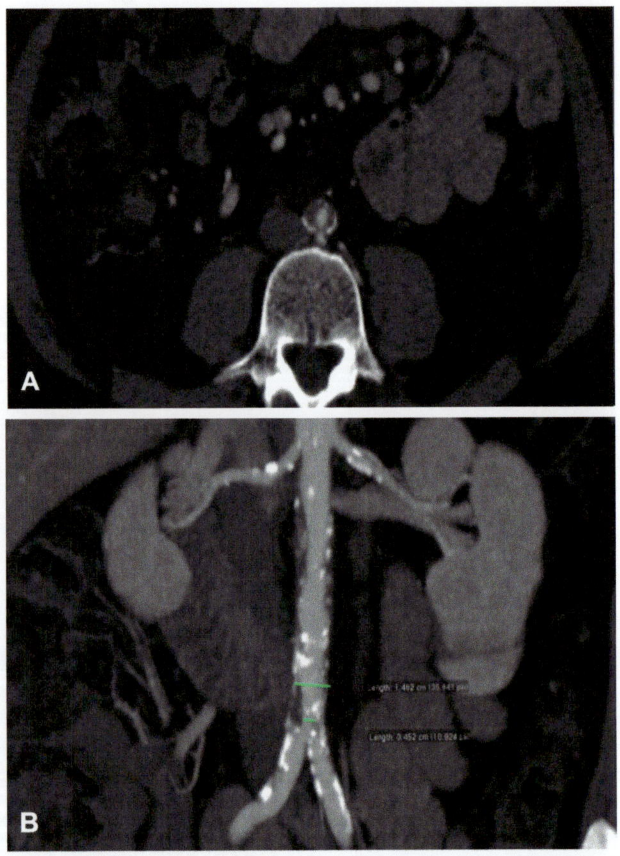

Figura 23.3. Angiotomografia de aorta abdominal e artérias ilíacas. A. Corte axial demonstrando estenose significativa do segmento da aorta. B. Reconstrução com visão anteroposterior com as medidas transversais.

estenose nos pacientes com DAOP. A desvantagem do método é a necessidade de uso de gadolínio como meio de contraste, por estar associado a fibrose sistêmica em pacientes com doença renal crônica estágios IV ou V. [15]

Arteriografia com Subtração Digital (ASD): a arteriografia é considerada o exame de imagem padrão ouro no diagnóstico da DAOP. O diagnóstico angiográfico das patologias vasculares foi inicialmente definido nas décadas de 1940 e 1950. A ASD é realizada através da injeção de meio de contraste nos segmentos arteriais em estudo. O acesso é obtido pela técnica de Seldinger utilizando agulha, fio-guia e cateter/introdutor (Figura 23.4).

Com a evolução tecnológica e melhora da qualidade das imagens da tomografia computadorizada e da ressonância magnética, além da maior disponibilidade destes métodos, a arteriografia está sendo realizada com menor frequência com o objetivo puramente diagnóstico, ficando sua realização principalmente durante o procedimento terapêutico.

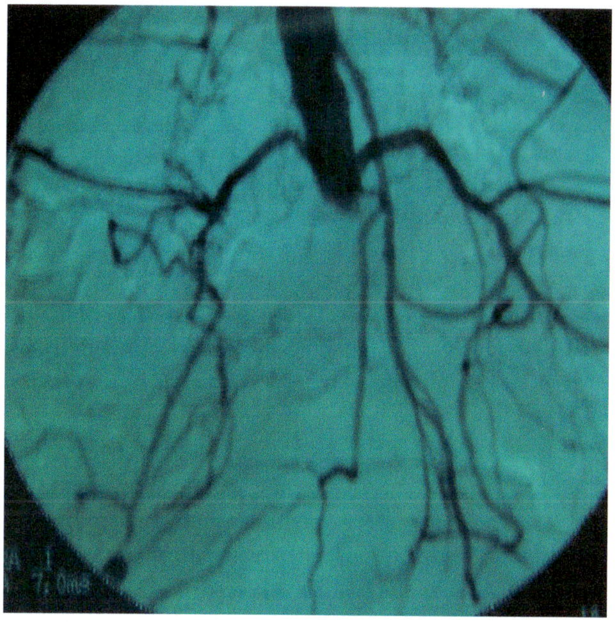

Figura 23.4. Arteriografia com subtração digital demostra oclusão do segmento distal da aorta abdominal e ilíacas comuns.

TRATAMENTO

Tratamento Clínico

O principal objetivo do tratamento clínico dos pacientes com DAOP é a melhora da qualidade de vida, com aumento da distância de caminhada, diminuindo assim suas limitações para atividades funcionais.

Para os pacientes com claudicação intermitente, a prática de atividade física com caminhadas regulares e orientadas é de fundamental importância para a melhora dos sintomas. Inicialmente essa prática deve ser realizada por 3 meses, em conjunto com outas medidas clínicas como tratamento medicamentoso e reversão dos fatores de risco. Após esse período o paciente será reavaliado, com atenção para os sintomas apresentados e exame físico.

A modificação dos fatores de risco é essencial no tratamento dos pacientes. A interrupção do tabagismo, o controle da hipertensão arterial e da dislipidemia, assim como o tratamento da diabete consistem em uma parte importante na melhoria da qualidade de vida desses pacientes.

O tratamento medicamentoso consiste em controlar os fatores de risco para aterosclerose e no alívio dos sintomas de claudicação. O uso do ácido acetilsalicílico e estatinas têm mostrado ser benéficos para pacientes com DAOP. Estudos evidenciaram que o ácido acetilsalicílico é capaz de bloquear a trombose arterial, uma vez que seus achados mostraram redução da taxa de mortalidade no infarto agudo do miocárdio com o emprego desse fármaco[16]. A recomendação de que todos os pacientes com DAOP deveriam fazer uso de estatinas foi baseada no estudo que demonstrou uma redução de 22% no risco relativo de evento vascular maior em pacientes com DAOP em uso de estatinas, quando comparada com placebo[17].

No tratamento farmacológico da claudicação intermitente, o cilostazol foi a droga que mostrou uma melhora na distância de caminhada. É um vasodilatador que inibe a fosfodiesterase III, inibindo assim a proliferação das células musculares lisas da artéria e previne a agregação plaquetária. O mecanismo de ação na melhora da claudicação parece ser multifatorial[18].

Tratamento Cirúrgico

As indicações do tratamento cirúrgico em pacientes com DAOP aortoilíaca são isquemia crítica do membro inferior quando há dor isquêmica de repouso ou lesão trófica isquêmica, ainda, quando há claudicação intermitente limitante sem melhora após o início do tratamento clínico. Esta última indicação é questionada por alguns autores.

Os principais métodos de tratamento cirúrgico das lesões oclusivas aortoilíacas são a endarterectomia, pontes aortoilíacas e aortofemorais e iliacofemoral, que mostram ter uma boa durabilidade, porém com uma alta taxa de morbidade e mortalidade[19].

A endarterectomia é realizada quando há comprometimento arterial focal.

As pontes aortoilíacas e aortofemorais são indicadas nos casos de lesões oclusivas da aorta distal e ilíacas, podendo ser unilaterais ou bilaterais.

A ponte iliacofemoral é indicada no comprometimento unilateral das artérias ilíacas.

Em determinadas situações, como infecções, risco cirúrgico elevado e locais hostis para procedimento cirúrgico, a revascularização não pode ser realizada com técnicas de pontes anatômicas (aortoilíacas, aortofemorais e iliacofemoral). Nesses casos, a revascularização é feita por pontes extra-anatômicas, como enxertos axilofemoral e femorofemoral cruzado.

A indicação do procedimento deve ser individualizada, sempre levando em consideração idade, sintomas e risco cirúrgico do paciente.

Tratamento Endovascular

Com o desenvolvimento das técnicas e materiais endovasculares, o tratamento minimamente invasivo das estenoses e oclusões aortoilíacas tornou-se cada vez mais frequente e com resultados melhores.

Em 1953, Seldinger desenvolveu um método de acesso para as arteriografias baseado no conjunto agulha/fio-guia/cateter, o que melhorou em muito o diagnóstico das doenças arteriais periféricas.

Em 1964, Dotter publicou seu caso de tratamento de lesão femoropoplítea através de angioplastia com cateteres coaxiais. Posteriormente, na década de 1970, essas angioplastias passaram a ser realizadas com cateter-balão idealizado por Grüntzig.

As indicações para o tratamento endovascular são as mesmas para o tratamento cirúrgico convencional, ou seja, para pacientes com claudicação intermitente limitante, dor isquêmica de repouso e na presença de lesão trófica isquêmica.

O *Trans-Atlantic Inter-Society Consensus* II (TASC II) recomenda o tratamento endovascular para lesões tipo A e tratamento cirúrgico convencional para lesões tipo D. O tratamento endovascular é preferido para lesões tipo B e cirurgia convencional para lesões tipo C em pacientes com bom risco cirúrgico (Tabela 23.3).

Apesar de o TASC II recomendar o procedimento endovascular como tratamento primário para lesões mais focais e a cirurgia convencional para lesões mais difusas, o desenvolvimento em tecnologia e técnicas endovasculares tem levado o tratamento endovascular a tomar o lugar da cirurgia convencional como o tratamento primário, tanto em lesões focais como difusas em muitos casos de doença aortoilíaca (é o chamado *Endovascular Treatment First*). Nos casos de angioplastia com *stent*, os resultados de longo prazo podem ser comparados aos da cirurgia convencional. Outras técnicas, incluindo dispositivos de cruzamento de oclusões totais em segmentos longos, *stents* recobertos e procedimentos híbridos combinando angioplastia ilíaca com endarterectomia femoral, são alternativas às reconstruções cirúrgicas aortoilíacas em muitos casos.[19]

Tabela 23.3. Classificação TASC II das lesões aortoilíacas

TASC A Estenose unilateral ou bilateral da AIC Estenose única, curta (≤ 3 cm), unilateral ou bilateral da AIE	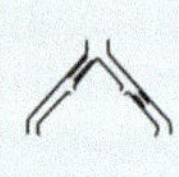
TASC B Estenose curta (≤ 3 cm) da aorta infrarrenal Oclusão unilateral da AIC Estenoses únicas ou múltiplas, totalizando de 3 a 10 cm de extensão, comprometendo a AIE, sem envolver a AFC Oclusão unilateral da AIE sem envolver a origem da AII e a AFC	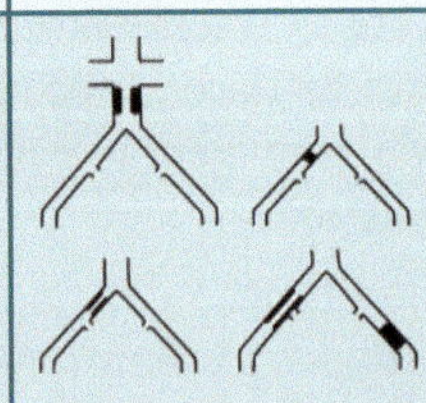
TASC C Oclusão bilateral da AIC Estenose bilateral da AIE, totalizando 3 a 10 cm de extensão e sem envolvimento da AFC Estenose unilateral da AIE envolvendo a AFC Oclusão unilateral da AIE que envolve a origem da AII e/ou AFC Oclusão unilateral da AIE, extensamente calcificada, com ou sem envolvimento da origem da AIE e/ou AFC	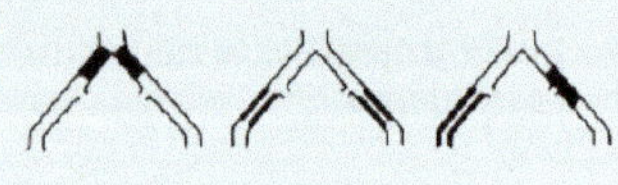
TASC D Oclusão aortoilíaca infrarrenal Doença difusa envolvendo a aorta e ambas as artérias ilíacas Múltiplas estenoses difusas, envolvendo AIC, AIE e AFC unilateralmente Oclusão unilateral das AIC e AIE Oclusão bilateral de AIE Estenoses ilíacas em pacientes com AAA que requer tratamento e sem possibilidade de implante de endoprótese ou outras lesões que requerem cirurgia aberta da aorta ou artérias ilíacas	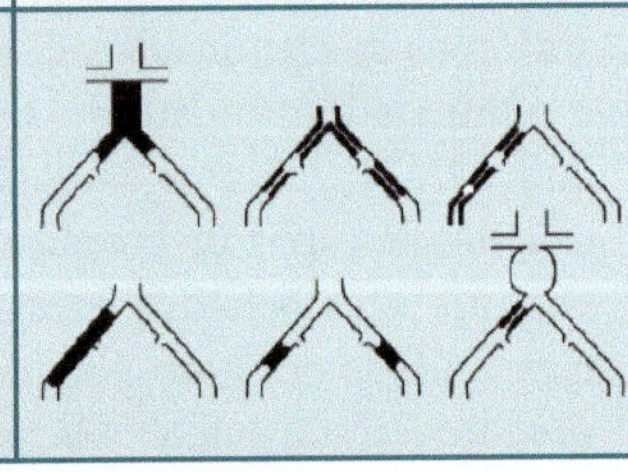

AIC: Artéria Ilíaca Comum; AIE: Artéria Ilíaca Externa; AII: Artéria Ilíaca Interna; AFC: Artéria Femoral Comum; AAA: Aneurisma de Aorta Abdominal.

Atualmente a cirurgia convencional está reservada para pacientes com doença tão extensa na qual o tratamento endovascular seja impossível ou não aconselhado, em pacientes com doença severa e associada a aneurisma de aorta, e nos casos de falha do tratamento endovascular.[19]

ANGIOPLASTIA TRANSLUMINAL PERCUTÂNEA E IMPLANTE DE STENT

Apesar de a cirurgia convencional para doença oclusiva aortoilíaca ser considerada o tratamento *gold standard*, não há dúvidas de que a incidência de intervenções aórticas e ilíacas esteja crescendo, e que essas terapias intervencionistas estejam se tornando mais comuns no tratamento desta condição[20].

A taxa de sucesso técnico primário para intervenção endovascular varia de 90 a 100%[21]. Nas lesões que atingem as artérias ilíacas, as taxas de sucesso técnico diminuem quando o comprometimento é muito extenso. A perviedade primária em 1 ano é de 75 a 100% e em 4 anos, de 60 a 80%. A perviedade secundária pode ser mantida através de procedimentos intervencionistas repetidos, com taxas de 90 a 100% em 1 ano e 60 a 100% em 5 anos[22,23].

Oclusões longas que atingem as artérias ilíacas externas, particularmente em mulheres ou pacientes com vasos de calibre menor ou calcificação circunferencial, apresentam uma limitação importante na duração da perviedade[24]. A taxa de mortalidade nas intervenções endovasculares na aorta varia de 1 a 3%, e a morbidade, de 5 a 20%, com possibilidade de rotura de aorta[22,23].

A angioplastia permanece como o tratamento para doença ilíaca, porém vem sendo largamente suplantada pelo implante primário de *stent*. Geralmente, quanto mais extensa e complexa for a lesão oclusiva, mais o uso do *stent* primário estará indicado e irá aumentar a perviedade. Por esta razão, excepcionalmente em lesão muito focal, o uso de *stent* primário para doença ilíaca oclusiva oferece melhores resultados de perviedade no longo prazo.[21]

Estudos mostraram que o uso de *stent* primário tem benefícios significativamente maiores, quando comparado com angioplastia com balão para as lesões classificadas como TASC C e D. Em estudo não randomizado com 151 pacientes, foi observada perviedade superior em pacientes submetidos a implante primário de *stent* sobre aqueles tratados apenas com angioplastia com balão[25].

Estudos recentes não mostraram diferença nas taxas de perviedade entre *stent* primário e *stent* provisional, apesar de algumas complicações, como embolização distal, serem mais frequentes no grupo de *stent* primário[26].

Não existem estudos clínicos randomizados que auxiliem na escolha entre *stents* autoexpansíveis ou *stents* expansíveis por balão para o segmento aortoilíaco. Ambos apresentam propriedades distintas. *Stents* expansíveis por balão apresentam uma maior força radial e podem ser implantados com maior acurácia e precisão devido ao seu mecanismo de liberação. *Stents* autoexpansíveis são constituídos por uma liga metálica que permite recuperar sua forma original, mesmo após serem submetidos a forças externas de deformação. Geralmente apresentam maior flexibilidade, permitindo um melhor posicionamento em vasos tortuosos e com diferença de calibres.[27]

Desta forma, parece justificável o uso de *stents* balão-expansíveis em lesões mais rígidas, curtas, calcificadas e quando a precisão é mandatória, como em configuração de *kissing stents*. *Stents* autoexpansíveis podem ser mais apropriados em vasos propícios a deformidades durante o movimento, como artéria ilíaca externa distal, ou quando a flexibilidade é necessária, como na ultrapassagem da bifurcação aórtica.[27]

Os *stents* recobertos foram originalmente desenhados para tratamento de roturas arteriais, fístulas arteriovenosas e aneurismas. Entretanto, na última década eles têm sido utilizados rotineiramente nas lesões ateroscleróticas, por prevenir a reestenose. Alguns mecanismos podem estar relacionados nesta redução após seu implante, quando comparados com *stents* metálicos. O uso de *stents* recobertos também permite uma dilatação mais agressiva nas lesões muito calcificadas, por tratar imediatamente possíveis roturas arteriais inadvertidas. Além disso, *stents* recobertos parecem alterar o fluxo após sua implantação, permitindo um fluxo mais laminar.[26]

Os pacientes candidatos ao tratamento endovascular das lesões oclusivas aortoilíacas devem ser submetidos a uma avaliação cardiopulmonar adequada e individualizada, no sentido do controle das possíveis comorbidades e dos fatores de risco, além de exames laboratoriais e de imagem complementares. A avaliação clínica dos sintomas apresentados e exame físico detalhado são fundamentais para uma abordagem segura e eficaz.

Esses pacientes devem fazer uso de ácido acetilsalicílico 100 mg ao dia associado ao clopidogrel 75 mg ao dia, iniciando 7 dias antes do procedimento.

O procedimento é realizado por técnica asséptica, com uso de campos cirúrgicos estéreis e tricotomia prévia na região inguinal. O uso profilático de antibiótico pode ser feito, geralmente cefalosporina de segunda geração. O tipo de anestesia deve variar de acordo com o quadro apresentado pelo paciente e com sua condição clínica, podendo ser através de anestesia local no sítio da punção com ou sem sedação endovenosa, bloqueio medular ou anestesia geral.

O acesso vascular poder ser obtido através de punção da artéria femoral comum, radial ou braquial. Nos casos de oclusão ilíaca unilateral, geralmente iniciamos o procedimento através de punção da artéria femoral contralateral à artéria ocluída. A abordagem das artérias radial e braquial pode ser feita quando as artérias femorais não apresentam pulsos palpáveis, como na oclusão ilíaca bilateral ou da aorta distal. A punção dos acessos pode ser facilitada quando guiada por ultrassonografia. Após a obtenção do acesso, introdutores compatíveis são utilizados e, posteriormente, inicia-se o estudo angiográfico da aorta distal e das artérias ilíacas através de cateter tipo *Pigtail*, com incidência anteroposterior e oblíquas direita e esquerda (Figuras 23.5A, 23.6A e B, e 23.7A).

Após a avaliação angiográfica inicial completa dos segmentos de interesse, realiza-se a punção da artéria femoral comum do lado comprometido. Esse acesso pode ser realizado com ajuda da técnica de *road map* ou ultrassonografia. Recomenda-se heparinização endovenosa plena na dose de 50 a 100 UI/kg, assim que o acesso do lado da artéria ocluída for obtido.

A área de estenose ou oclusão é ultrapassada com uso de fio-guia hidrofílico, avançando até um segmento arterial livre de lesão. Posteriormente, segue-se com cateter diagnóstico sobre o fio-guia e a arteriografia é realizada para confirmar que o cateter se encontra na luz verdadeira do vaso (Figuras 23.5B e C, e 23.6C).

Após a recanalização da lesão, realiza-se o implante do *stent* adequado para o calibre do vaso e extensão da lesão. A sua liberação pode ser realizada sob a técnica de *road map* para uma avaliação mais precisa do trajeto a ser tratado (Figuras 23.5D e E, e 23.8B).

Realiza-se angioplastia intra-*stent* com cateter-balão para sua acomodação no vaso. Deve-se ter atenção para realizar a dilatação somente no segmento do *stent*, para que não haja lesão de placa adjacente e possível dissecção.

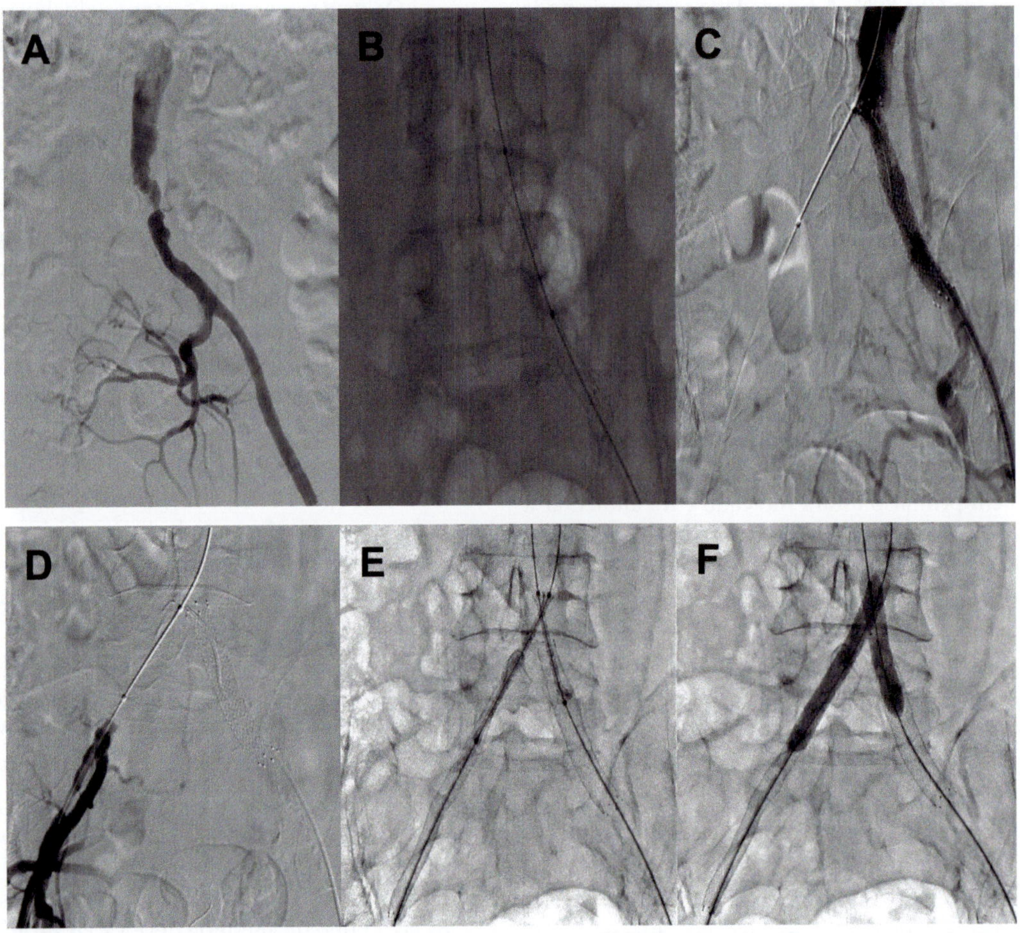

Figura 23.5. A. Arteriografia com subtração digital do território aortoilíaco demonstrando oclusão da artéria ilíaca comum direita e estenose da artéria ilíaca comum esquerda. **B.** Implante de *stent* na artéria ilíaca comum esquerda. **C, D** e **E.** Recanalização da artéria ilíaca comum direita e implante de *stent*. **F.** Angioplastia das artérias ilíacas comuns direita e esquerda pela técnica de *kissing balloon*.

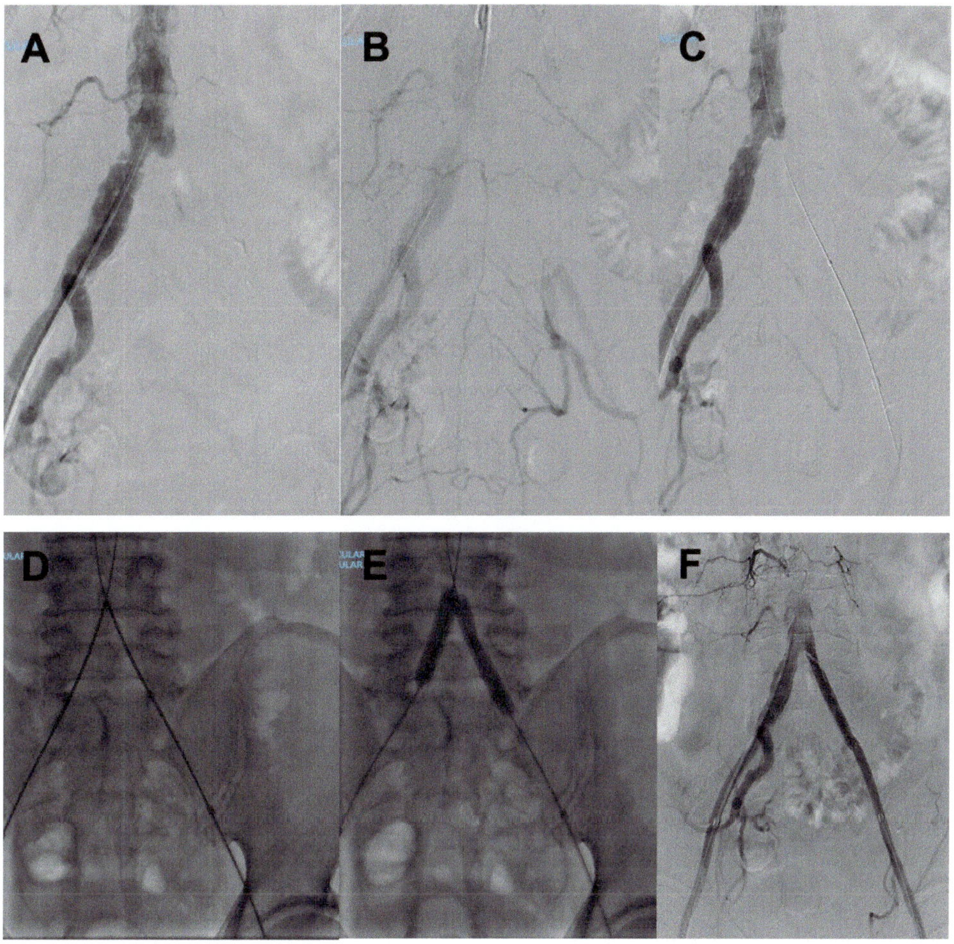

Figura 23.6. A e B. Arteriografia com subtração digital do segmento aortoilíaco evidenciando oclusão da artéria ilíaca comum esquerda. C. Recanalização retrógrada da artéria ilíaca comum esquerda. D. Implante de *stent* na artéria ilíaca comum esquerda. E. Angioplastia das artérias ilíacas comuns pela técnica de *kissing balloon*. F. Arteriografia de controle final.

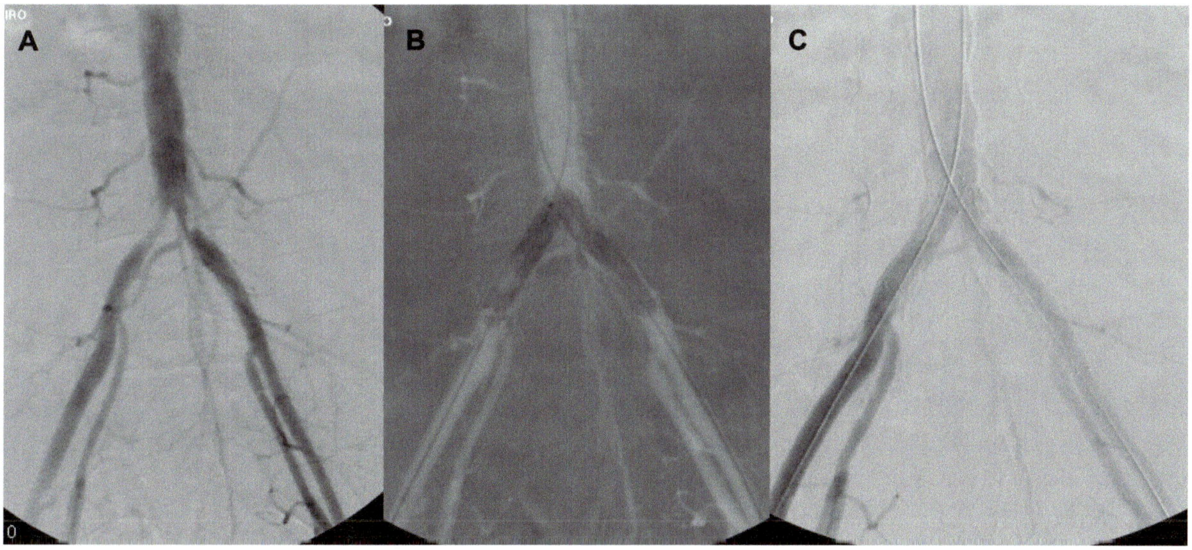

Figura 23.7. A. Arteriografia com subtração digital evidenciando estenose ostial das artérias ilíacas comuns. B. Angioplastia pela técnica de *kissing balloon*. C. Controle após angioplastia com implante de *stents*.

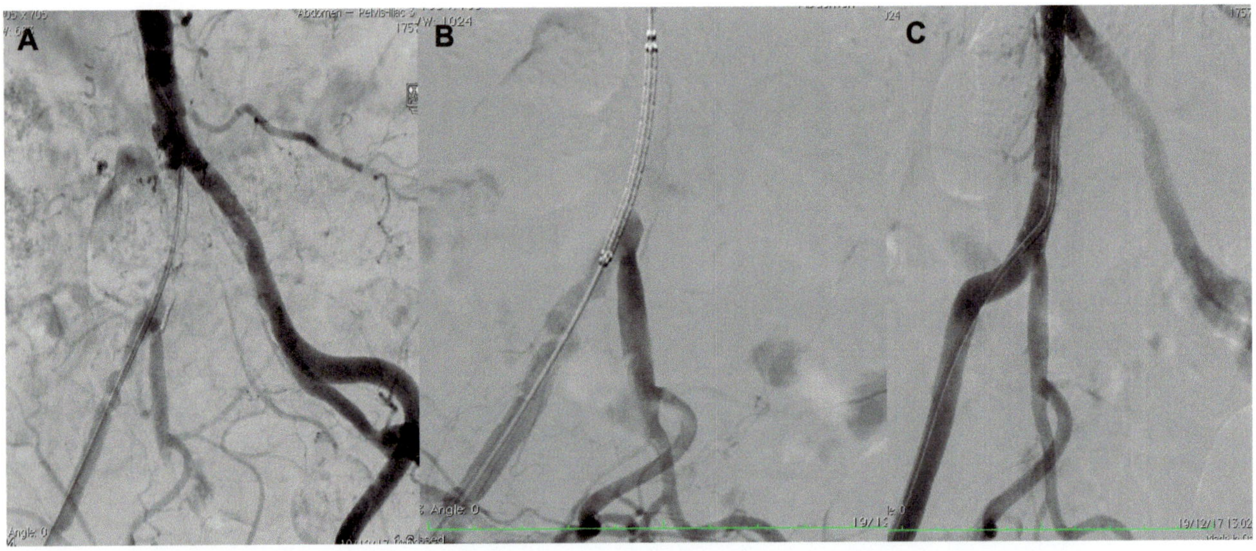

Figura 23.8. A. Arteriografia com subtração digital demonstrando oclusão da artéria ilíaca comum direita. Nota-se recanalização. B - Implante de *stent*. C - Controle com arteriografia final.

Nos casos em que não for possível a recanalização retrógrada da oclusão através da artéria femoral ipsolateral, pode-se realizar a recanalização anterógrada através do acesso femoral contralateral pela técnica de *crossover*, ou através de acesso do membro superior (Figura 23.9).

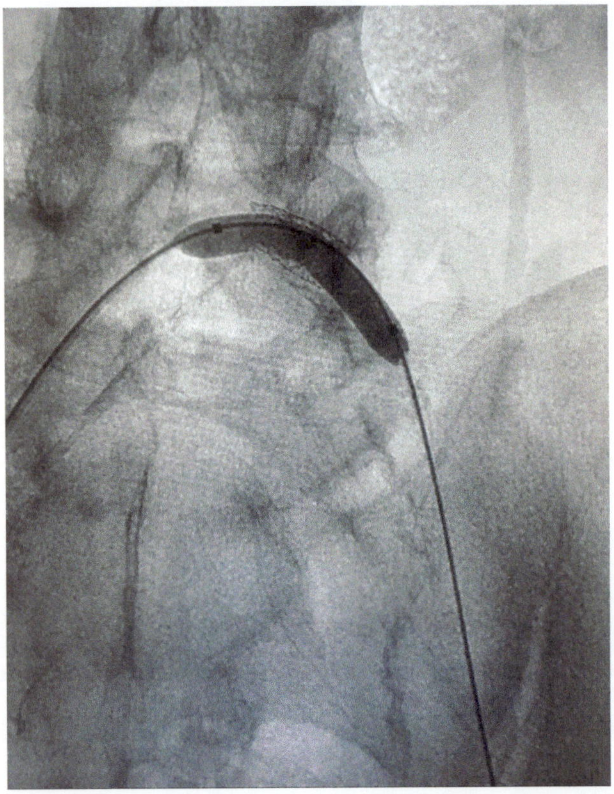

Figura 23.9. Angioplastia intra-*stent* da artéria ilíaca comum esquerda pela técnica de *crossover*.

Nos casos de comprometimento ostial das artérias ilíacas, utiliza-se a técnica de *kissing balloon* com o objetivo de evitar o deslocamento de placas que possam

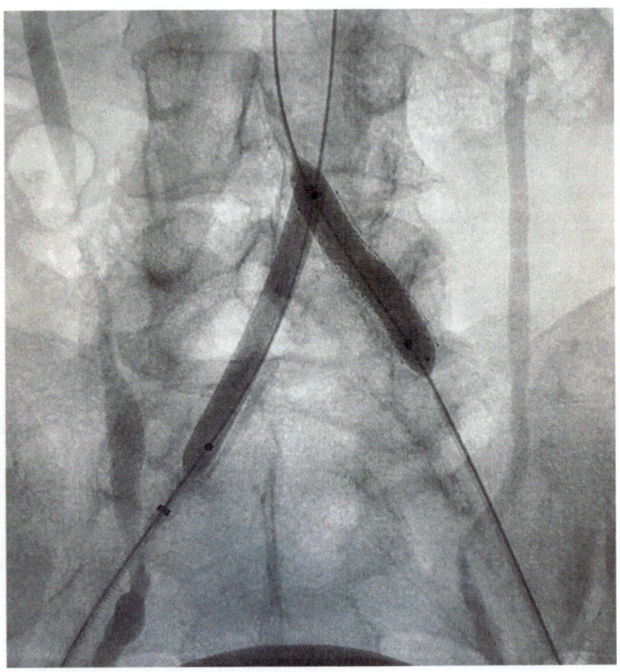

Figura 23.10. Dilatação do *stent* pela técnica de *kissing balloon*.

ocluir a artéria contralateral (Figuras 23.5F, 23.6E, 23.7B e 23.10).

Após o adequado posicionamento do *stent*, arteriografia de controle é realizada para avaliação dos segmentos arteriais tratados e de possíveis complicações (Figuras 23.6F, 23.7C e 23.8C).

Com a retirada dos cateteres, fios-guia e introdutores, sugere-se a realização da hemostasia do sítio de punção com dispositivos seladores de punção.

Nos casos em que há comprometimento tanto das artérias ilíacas como das artérias femorais comuns, técnicas híbridas podem ser realizadas através de abordagem cirúrgica convencional com endarterectomia femoral associada a procedimento minimamente invasivo do território ilíaco (Figura 23.11).

Materiais utilizados:

- agulha de punção 18 G;
- introdutores valvulados curtos e contralaterais;
- fios-guia hidrofílicos 0,035";
- fios-guia rígidos, tipo Amplatz 0,035";
- cateteres diagnósticos tipo *Pigtail*, Vertebral, Cobra, Simmons;
- *stents* expansíveis por balão e/ou autoexpansíveis compatíveis com tamanho e diâmetro da(s) lesão(ões);
- *stents* recobertos compatíveis com tamanho e diâmetro da(s) lesão(ões);
- cateteres-balões compatíveis com tamanho e diâmetro da(s) lesão(ões);
- dispositivo de insuflação (seringa de angioplastia com manômetro);
- dispositivos seladores de punção.

COMPLICAÇÕES

As complicações mais frequentes são:

- Hematomas no sítio de punção (4 a 17%), embolização distal (1 a 11%), dissecção arterial (2 a 5%), pseudoaneurisma (0,5 a 3%) e rotura arterial (0,5 a 3%).

A maioria dos casos pode ser tratada através de técnicas intervencionistas não invasivas[2].

ACOMPANHAMENTO PÓS-OPERATÓRIO

Os pacientes submetidos a procedimentos endovasculares do território aortoilíaco devem manter uso de ácido acetilsalicílico 100 mg ao dia associado ao clopidogrel 75 mg ao dia por 90 dias (mínimo recomendado). Após este período, o paciente deve manter uso do ácido acetilsalicílico por tempo indeterminado.

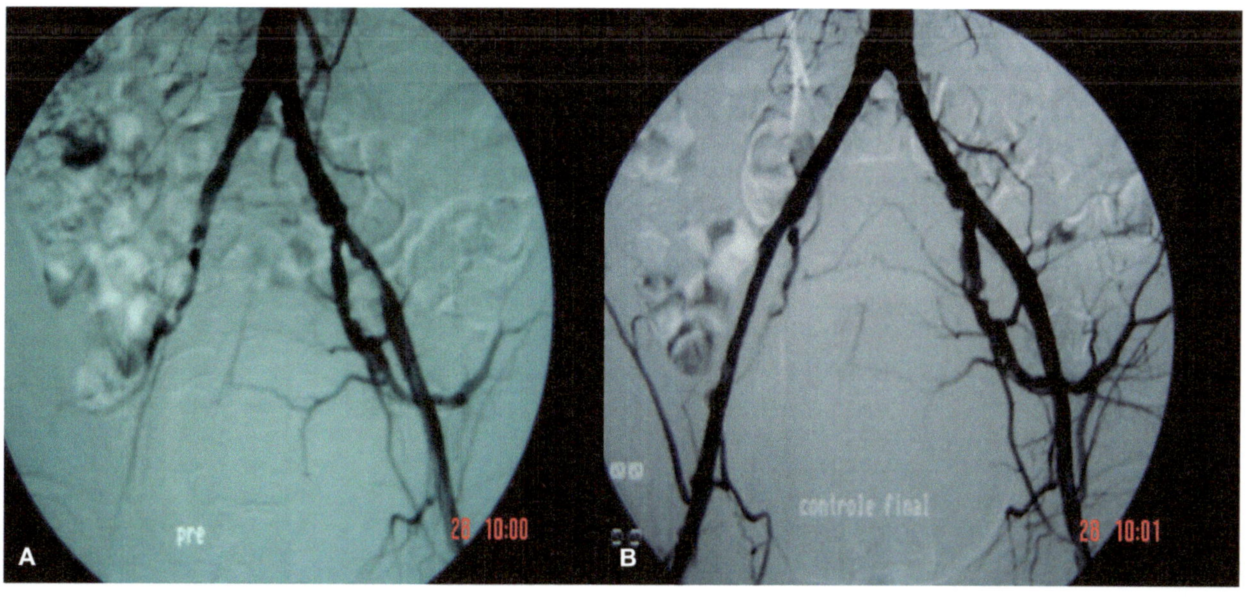

Figura 23.11. A. Arteriografia com subtração digital demonstrando oclusão da artéria ilíaca externa direita e estenose da artéria ilíaca esquerda. B. Resultado após recanalização da artéria ilíaca externa direita com implante de *stent* e implante de *stent* na artéria ilíaca externa direita.

Esses pacientes serão acompanhados ambulatorialmente com exame físico e medidas de índice tornozelo-braço. Ultrassom Doppler arterial será realizado aos 30 dias, terceiro, sexto e 12° meses após o procedimento. Quando existir suspeita de comprometimento dos segmentos tratados, exames radiológicos complementares podem ser realizados, como ângio-TC e arteriografia.

]REFERÊNCIAS BIBLIOGRÁFICAS

1. Conte SM, Vale PR. Peripheral arterial disease. Heart Lung Circ. 2018;27(4):427-432.
2. Jongkind V, Akkersdijk GJM, Yeung KK, Wisselink W. A systematic review of endovascular 224 treatment of extensive aortoiliac occlusive disease. J Vasc Surg. 2010;52:1376-83.
3. Rzucidlo EM, Powell RJ, Zwolak RM, Fillinger MF, Walsh DB, Schermerhorn ML, et al. Early results of stent-grafting to treat diffuse aortoiliac occlusive disease. J Vasc Surg. 2003;37:1175-80.
4. Sampson UKA, Fowkes FGR, Naidoo NG, Criqui MH. Peripheral artery disease. In: Cardiovascular, Respiratory, and Related Disorders. 3rd ed. Disease Control Priorities. Vol. 5. 2017.
5. Norgren L, Hiatt WR, Dormandy JA, et al. Inter-society consensus for the management of peripheral arterial disease (TASC II). J Vasc Surg. 2007;45:S5A-S67A.
6. Kannel WB, McGee DL. Update on some epidemiologic features of intermittent claudication: the Framingham Study. J Am Geriatr Soc. 1985;33:13-18.
7. Fowkes FGF, Aboyans V, Fowkes FJI, et al. Peripheral artery disease: epidemiology and global perspectives. Nat Rev Cardiol. 2017;14(3):156-170.
8. Fowkes FG, Housley E, Riemersma RA, et al. Smoking, lipids, glucose intolerance, and blood pressure as risk factors for peripheral atherosclerosis compared with ischemic heart disease in the Edinburgh Artery Study. Am J Epidemiol. 1992;135:331-340.
9. Criqui MH, Aboyans V. Epidemiology of peripheral artery disease. Circ Res. 2015;116(9):1509-26.
10. Salisbury DL, Brown RJ, Bronas UG, Kirk LN, Treat-Jacobson D. Measurement of peripheral blood flow in patients with peripheral artery disease: Methods and considerations. Vasc Med. 2018;23(2):163-171.
11. Modesti PA, Boddi M, Poggesi L, Gensini GF, Neri Serneri GG. Transcutaneous oximetry in evaluation of the initial peripheral artery disease in diabetics. Angiology. 1987;38(6):457-62.
12. Ascher E, Mazzariol F, Hingorani A, Salles-Cunha S, Gade P. The use of duplex ultrasound arterial mapping as an alternative to conventional arteriography for primary and secondary infrapopliteal bypasses. Am J Surg. 1999;178(2):162-5.
13. Morais Filho D, Miranda F Jr, Del Carmen Janeiro Peres M, Barros N Jr, Buriham E, Salles-Cunha SX. Segmental waveform analysis in the diagnosis of peripheral arterial occlusive diseases. Ann Vasc Surg. 2004;18(6):714-24.
14. Horehledova B, Mihl C, Milanese G, Brans R, Eijsvoogel NG, Hendriks BMF, et al. CT Angiography in the Lower Extremity Peripheral Artery Disease Feasibility of an Ultra-Low Volume Contrast Media Protocol. Cardiovasc Intervent Radiol. 2018;41(11):1751-64.
15. Mathew RC, Kramer CM. Recent advances in magnetic resonance imaging for peripheral artery disease. Vasc Med. 2018;23(2):143-152.
16. Fox CS, Coady S, Sorlie PD, et al. Randomised trial of intravenous streptokinase, oral aspirin, both, or neither among 17.187 cases of suspected acute myocardial infarction: ISIS-2. ISIS-2 (Second International Study of Infarct Survival) Collaborative Group. Lancet. 1988;2:349-60.
17. Heart Protection Study Collaborative Group. Randomized trial of the effects of cholesterol-lowering with simvastatin on peripheral vascular and other major vascular outcomes in 20,536 people with peripheral arterial disease and other high-risk conditions. J Vasc Surg. 2007;45:645-54.e1.
18. Ratchford EV. Medical management of claudication. J Vasc Surg. 2017;66(1):275-280.
19. Conte MS, Pomposelli FB, Clair DG, et al.; Society for Vascular Surgery Lower Extremity Guidelines Writing Group; Society for Vascular Surgery practice guidelines for atherosclerotic occlusive disease of the lower extremities. Management of asymptomatic disease and claudication. J Vasc Surg. 2015;61:2S-41S.
20. Upchurch GR, Dimick JB, Wainess RM, Eliason JL, Henke PK, Cowan JA, et al. Diffusion of new technology in health care: the case of aorto-iliac occlusive disease. Surgery. 2004;136:812-8.
21. Feugier P, Toursarkissian B, Chevalier JM, Favre JP. Endovascular treatment of isolated atherosclerotic stenosis of the infrarenal abdominal aorta: long-term outcome. Ann Vasc Surg. 2003;17:375-85.
22. Moise MA, Alvarez-Tostado JA, Clair DG, Greenberg RK, Lyden SP, Srivastava SD, et al. Endovascular management of chronic infrarenal aortic occlusion. J Endovasc Ther. 2009;16:84-92.
23. Bosch JL, Hunink MG. Meta-analysis of the results of percutaneous transluminal angioplasty and stent placement for aortoiliac occlusive disease. Radiology. 1997;204:87-96.

24. Galaria II, Davies MG. Percutaneous transluminal revascularization for iliac occlusive disease: long-term outcomes in Trans- Atlantic Inter-Society Consensus A and B lesions. Ann Vasc Surg. 2005;19:352-60.

25. AbuRahma AF, Hayes JD, Flaherty SK, Peery W. Primary iliac stenting versus transluminal angioplasty with selective stenting. J Vasc Surg. 2007;46:965-70.

26. Bekken JA, Jongsma H, Fioole B. The use of covered stents in aortoiliac obstructions: a systematic review and meta-analysis. J Cardiovasc Surg. 2018;59(1):14-25.

27. Bekken JA, Vos JA, Aarts RA, De Vries JP, Fioole B. DISCOVER: Dutch Iliac Stent Trial: COVERed balloon-expandable versus uncov- ered balloon-expandable stents in the common iliac artery: study protocol for a randomized controlled trial. Trials. 2012;13:215.

Território Femoropoplíteo

24

Cleoni Pedron
Arno von Ristow

INTRODUÇÃO

A artéria femoral superficial (AFS), a mais longa artéria do corpo humano, é sujeita a constante torsão, dobras e compressão[1]. A prevalência da DAOP (doença arterial obstrutiva periférica) nesse segmento arterial é de cerca de 18,5% em pacientes acima de 75 anos[2]. Devido a esses fatores, é natural que seja o tendão de Aquiles do tratamento endovascular, com altas taxas de reestenose e oclusões intra-*stent*[1]. As modalidades de tratamento da DAOP na artéria femoral superficial incluem endarterectomias e pontes cirúrgicas, para excluir o segmento doente do vaso e promover uma adequada perfusão distal. Também as intervenções endovasculares promovem esse efeito, com técnicas minimamente invasivas, porém, em médio prazo, acima de 60% dos pacientes tratados com as intervenções percutâneas irão falhar devido a reestenose causada por remodelamento plástico negativo (*recoil*) do vaso e hiperplasia neointimal[3].

As principais modalidades de tratamento endovascular do setor femoropoplíteo (SFP) são: angioplastia com cateter-balão convencional, angioplastia com balão revestido com paclitaxel, implante de *stent* não revestido de nitinol, implante de *stent* revestido com PTFE, implante *stent* revestido com paclitaxel, dispositivos de aterectomia (rotacional, orbital, direcional ou com *laser*) e as associações entre eles.

Angioplastia com cateter-balão

Dotter foi quem primeiro realizou uma angioplastia com balão, usando um dispositivo de látex complacente e, provavelmente por isso, seu método não era reprodutível. Em 1974, Grüntzig foi o primeiro a utilizar um cateter-balão não complacente para tratar uma estenose severa na artéria femoral. Desde 2005, é o tratamento mais prevalente. O mecanismo envolve inflação do balão no local da lesão do vaso e compressão/compactação da placa de ateroma. Essa técnica é temporariamente hábil para restaurar o fluxo sanguíneo. Mas tem múltiplos problemas, como oclusão aguda do vaso ou dissecção, especialmente com lesões muito calcificadas e nas oclusões crônicas. Em longo prazo é alta a taxa de reestenose no local tratado. As taxas de sucesso, de reestenose, mortalidade e os resultados serão demonstrados posteriormente, quando os estudos randomizados forem comparados com outras modalidades de tratamento[3].

Stent de nitinol autoexpansível

O *stent* autoexpansível de nitinol é implantado sem cateter-balão e é o *stent* mais frequentemente usado no SFP. Seu implante é simples, através da retração da bainha que o recobre. A grande maioria tem precisão relativa em seu implante. Porém, cuidados devem ser tomados para sua liberação terminal próximo às bifurcações. A utilização de *stent* de nitinol no SFP tem risco de fratura devido às propriedades biomecânicas nessa localização[4]. Os principais estudos randomizados comparando o uso de *stent* de nitinol com angioplastia são o FAST, o ABSOLUTE e o RESILIENT[5-7]. O estudo FAST[5] selecionou pacientes com lesões menores que 10 cm e não demonstrou benefício em utilizar *stent* nestas lesões curtas. O ABSOLUTE *Trial* avaliou lesões maiores que 10 cm. As taxas de reestenose foram menores com uso de *stent*, assim como o aumento da distância de marcha[2]. Essas conclusões foram confirmadas pelo RESILIENT *Trial*[6,7].

Stents revestidos

Os *stents* revestidos utilizados na AFS, à semelhança dos *stents* autoexpansíveis em geral, utilizam o nitinol com metal, porém são recobertos por politetrafluoroetileno expandido (PTFE). Teoricamente, a vantagem do *stent* recoberto é impedir que a placa de ateroma invada a luz arterial através das células do *stent* de nitinol convencional, e que se desenvolva hiperplasia miointimal dentro do *stent*, o que levaria à reestenose intra-*stent*. A maior desvantagem dessa tecnologia é que há exclusão dos ramos cobertos pelo tecido e, consequentemente, dos vasos que formam a circulação colateral - quando ocorre uma falha - estenose grave ou trombose do *stent*, o grau de isquemia pode ser severo, necessitando de revascularização urgente. A grande maioria dos estudos sobre o uso de *stents* autoexpansíveis revestidos com PTFE foi realizada com uso do Viabahn (W.L. Gore, Flagstaff, AZ, EUA). Também detalharemos posteriormente os principais estudos sobre essa tecnologia[3].

Stent autoexpansível revestido com paclitaxel

Nessa tecnologia, à semelhança dos cateteres-balão recobertos com droga antiproliferativa, a indústria associou essas duas formas de terapia: *stent* e o paclitaxel, com o objetivo de prevenir a proliferação celular. Foram realizados alguns estudos randomizados comparando o uso desses *stents* com outras terapias, que serão oportunamente discutidos[3].

Aterectomia

O mecanismo primário dos dispositivos de aterectomia é desobstruir a luz da artéria com a retirada mecânica da placa de ateroma, promovendo um aumento do lúmen arterial sem a necessidade de colocar um corpo estranho (*stent*) no vaso. Porém, um risco potencial é a embolização de fragmentos das placas de ateroma e de trombos, causando isquemia distal. Os dispositivos de aterectomia são divididos em quatro categorias: direcional, rotacional, orbital e *laser*. O *aterótomo direcional* corta a placa na sua ponta, no sentido longitudinal. Ele requer múltiplas passagens. As vantagens incluem a eficiência nas placas severamente calcificadas e excêntricas. Entre as desvantagens podemos destacar a maior possibilidade de lesão traumática do vaso, longo tempo de procedimento, devido à necessidade de várias passagens, e o risco de embolização distal com necessidade de uso de filtro de proteção e aumento do custo. O *aterótomo rotacional* funciona em rotação em um eixo e quando ativado e avançado sobre a lesão, roda no seu eixo e corta a placa. Alguns dispositivos fazem aspiração simultânea. É de fácil e rápido uso, mas também tem risco de embolização. No *aterótomo orbital* o funcionamento é semelhante ao sistema rotacional. Ele funciona nos dois sentidos (avanço e retração). A diferença em relação ao anterior é que quando aumenta a rotação gera uma "órbita" e aumenta o ganho luminal. Tem a desvantagem de não ser adequado nas reestenoses intra-*stent* e existe o risco de barotrauma. O *aterótomo a laser* promove a ablação da placa de ateroma através de radiação ultravioleta. Tem a capacidade de destruir trombos, quando presentes, e pode ser utilizado em longos segmentos, porém com aumento do tempo de procedimento. Seu equipamento é fixo e os cateteres, dispendiosos, como aliás todos os demais[3].

Os pilares do tratamento endovascular das lesões obstrutivas do SFP por DAOP, envolvem atualmente de preferência a utilização de *stents* e cateteres-balões recobertos com paclitaxel e/ou *stents* biomiméticos.

Um dos conceitos que melhorou muito os resultados do tratamento endovascular do SFP é o adequado preparo do vaso para receber um *stent*: precedendo a terapia definitiva, na grande maioria das lesões, há necessidade de adequada preparação do vaso, para obter o melhor resultado. Para esse essencial passo, dispomos dos dispositivos de aterectomia, dos sistemas de

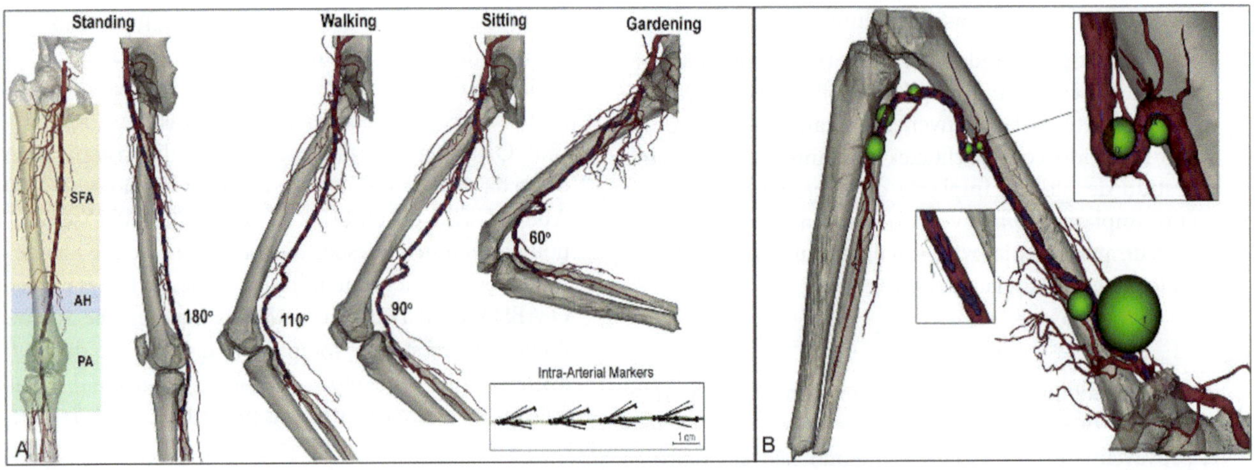

Figura 24.1. A e B. Estudo em membros de cadáveres com marcadores e angiotomografia computadorizada, demonstrando as deformidades da AFS em vários níveis de flexão.

modulação de placa (cateteres balões de alta pressão, *scoring balloons*, *cutting ballons* e *flex scoring*) e da emergente litrotripsia.

CARACTERÍSTICAS PECULIARES DA ANATOMIA DA AFS

A artéria femoral superficial (AFS) é uma artéria que tem modificações de sua estrutura durante a flexão ou durante a caminhada. Ocorre alongamento, encurtamento, torsões em vários planos e flexões, que podem chegar a 180°! Vários estudos demonstram as forças exercidas sobre a AFS, que têm implicações direta na taxa de reestenose e também na fratura dos *stents*[8-11]. Essas modificações dinâmicas da AFS não apresentavam grande interesse no passado, pois as revascularizações eram realizadas cirurgicamente por via extra-anatômica ou com endarterectomias localizadas, e não com o implante de um *stent* no interior da artéria. As modificações da anatomia da AFS podem levar a fraturas e oclusões dos dispositivos (*stents*), determinando resultados inferiores às revascularizações cirúrgicas.

Os estudos mais recentes sobre essas mudanças foram muito bem demonstrados no artigo publicado por Poulson e cols. no ano de 2018. Eles demonstraram as deformidades do segmento femoropoplíteo em membros de cadáveres, com a utilização de marcadores em tomografia computadorizada, com os membros de cadáveres frescos, em extensão e flexão de 180°, 110°, 90° e 60°, simulando, nos últimos três, respectivamente caminhada, posição sentada e agachado[12] (Figura 24.1). Esses novos conhecimentos permitiram o melhor entendimento da fisiopatologia da reestenose e das oclusões dos *stents*. Também auxiliaram no entendimento da necessidade de implante de *stents* mais longos e em locais que evitem os acotovelamentos (*kinkings*) e oclusões das porções proximais e distais dos *stents* (Figura 24.2).

ACESSOS

As punções de todos os acessos são realizadas com orientação de ecoDoppler colorido (eDc). Essa abordagem diminui as taxas de complicações, como os pseudoaneurismas pós-punção, assim como os hematomas, dissecções intimais e outras lesões iatrogênicas. Essa técnica permite visibilizar o local adequado da punção (geralmente a AFC) e evitar locais com placas de ateroma extensas e sobretudo calcificadas. Os acessos para tratamento da AFS podem ser retrógrados (contralateral) ou anterógrados (ipsolateral).

A via contralateral como canal de trabalho é a mais comumente utilizada. É mais ergonômica, tem menores taxas de complicações, como pseudoaneurismas, hematomas, e é menor a exposição do operador à radiação.

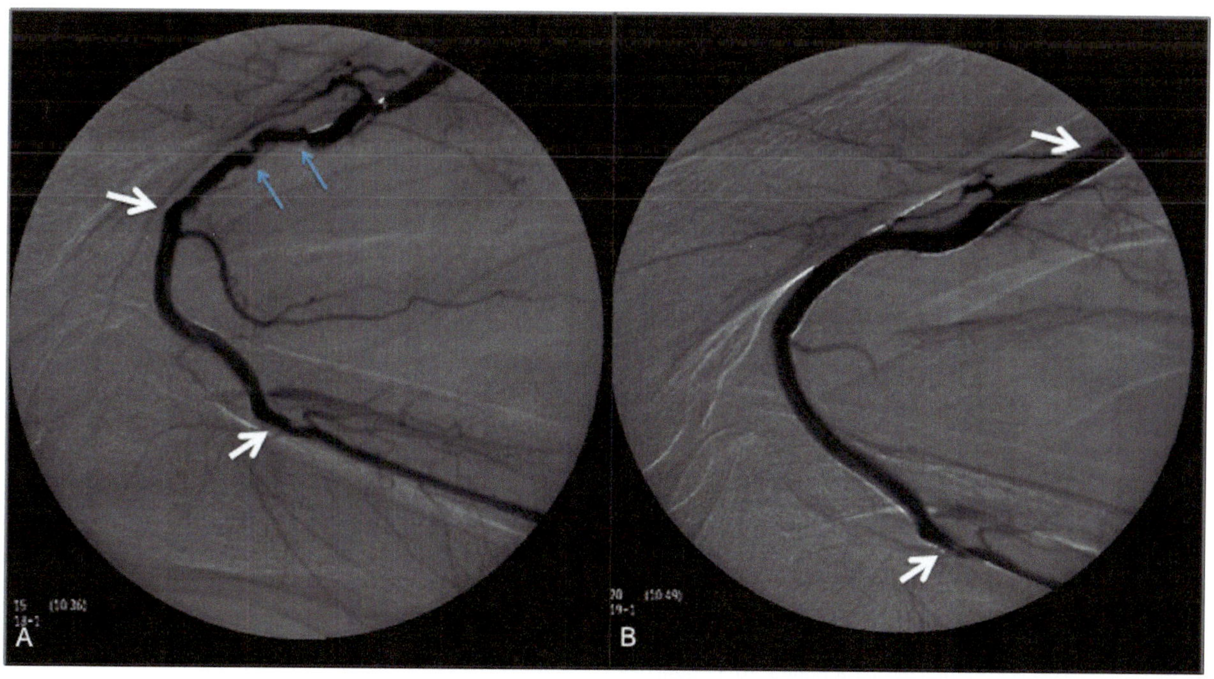

Figura 24.2. A. Arteriografia em flexão do membro inferior após tratamento de oclusão da AFS distal e artéria poplítea (P1 e P2) com implante de *stent* biomimético. Observa-se a presença de várias estenoses críticas na AFS distal (setas). Setas brancas indicam onde inicia e termina o *stent*. B. Arteriografia em flexão do mesmo membro; estenoses críticas eliminadas com implante de segundo *stent* biomimético na porção proximal. Setas brancas indicam onde iniciam e terminam o primeiro *stent* e o suplementar.

Nesse acesso há necessidade de uso de bainhas longas. Estas permitem uma grande estabilidade, porém podem diminuir o *torque* que é necessário para ultrapassar lesões longas, sobretudo se associadas a lesões distais. O acesso ipsolateral oferece maior torque, mas tem um potencial maior de complicações e uma desvantagem, que é a dificuldade de tratar lesões proximais da AFS.

RECANALIZAÇÃO

As recanalizações das lesões complexas, assim como as estenoses segmentares, são tratadas inicialmente no sentido anterógrado. Em alguns casos é impossível ultrapassar as lesões ou, utilizando a técnica subintimal, é impossível reentrar na luz verdadeira. O mesmo ocorre nas lesões ostiais da AFS ou em situações como pontes com anastomose proximal na AFC. Para essas situações, podemos utilizar os acessos distais, ou seja, punções das artérias infrapatelares ou da poplítea. Essa técnica é mais uma opção para tratamento de pacientes com isquemia crítica, nos quais a revascularização é mandatória. Qualquer uma das artérias citadas pode ser utilizada como acesso, dependendo da sua disponibilidade; preferencialmente devemos evitar a artéria responsável pelo deságue, por razões óbvias.

As punções distais são realizadas com *kit* de micropunções e utilizando eDc; podemos também associar a radioscopia em artérias altamente calcificadas ou utilizar o recurso de *road-mapping*. Também em casos extremos, podemos acessar os segmentos médio e distais da AFS e também puncionar diretamente nos *stents* eventualmente implantados previamente nessa localização. Utilizamos uma associação de anestésico local e nitroglicerina para evitar espasmos das artérias distais. A posição do paciente é em decúbito dorsal horizontal com flexão do joelho e lateralização do membro inferior para as punções das artérias poplítea e tibial posterior. Os outros acessos são realizados com extensão do membro. Todos os acessos são demonstrados nas figuras abaixo, fornecidas gentilmente pelo Dr. Mateus Picada (Figura 24.3).

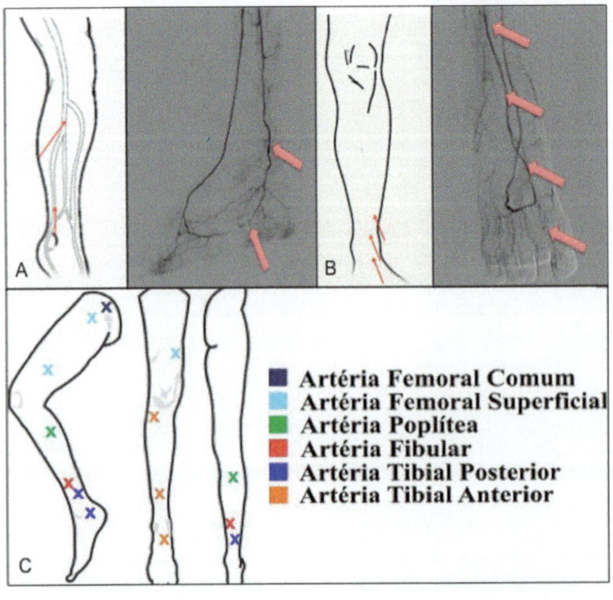

Figura 24.3. A. Locais preferenciais para realização de punções ecoguiadas na artéria poplítea (segmentos P2 ou P3) e na artéria tibial posterior. Membro inferior com leve flexão e rotação lateral. B. Locais preferenciais para realização de punções ecoguiadas na artéria pediosa e na artéria tibial anterior. Membro inferior em extensão. C. Locais preferenciais para realização de punções ecoguiadas no membro inferior.

Técnica de recanalização – intraluminal e subintimal

Para o tratamento das lesões da AFS, rotineiramente preferimos a via intraluminal. A via subintimal, descrita em 1990 por A. Bolia[13], é a técnica utilizada na qual criamos uma nova luz dentro da parede da artéria. Ela é muito útil nas lesões longas, oclusivas e altamente calcificadas. As desvantagens dessa técnica são a necessidade de reentrada na luz verdadeira e os resultados de patência são inferiores, quando comparada com a via luminal. A reentrada na luz verdadeira geralmente é fácil. Devemos chamar a atenção para evitar estender a dissecção distal da via subintimal para além do segmento ocluído e causar com isso perda geográfica de segmento sadio, piorando a isquemia ou dificultando e/ou inviabilizando tratamento futuro, seja endovascular ou cirúrgico.

Temos dispositivos apropriados para realizar essa reentrada, como os cateteres Outback (Cordis Corp., Mianmi Lakes, Fla), Pionner (Medtronic Cardio Vascular, Santa Rosa, Calif.) e OffRoad (Boston Scientific, Natick, MA, EUA) – estes dois últimos não disponíveis no Brasil, e ainda podemos seccionar um cateter angulado (Vert ou DAV), deixando-o mais pontiagudo. Existem ainda algumas técnicas, que demonstraremos a seguir, para realizar a reentrada. Podemos associar acessos retrógrados e anterógrados e criar dois canais subintimais e realizar insuflação simultânea de cateteres-balões e assim romper a lâmina intimal e criar a reentrada – técnica CART (*Controlled Antegrade Retrograde Subintimal Tracking*) (Figura 24.4). O fio-guia é progredido distalmente e o procedimento de revascularização é completado.

Outra técnica, chamada SAFARI (*Subintimal Arterial Flossing with Antegrade-Retrograde Intervention*) realiza os mesmos passos do CART, porém não utiliza dilatação com cateter-balão e o fio-guia distal é progredido e capturado com uma alça (*snare*) proximal ou distalmente e até, eventualmente, com cateterização direta da bainha.

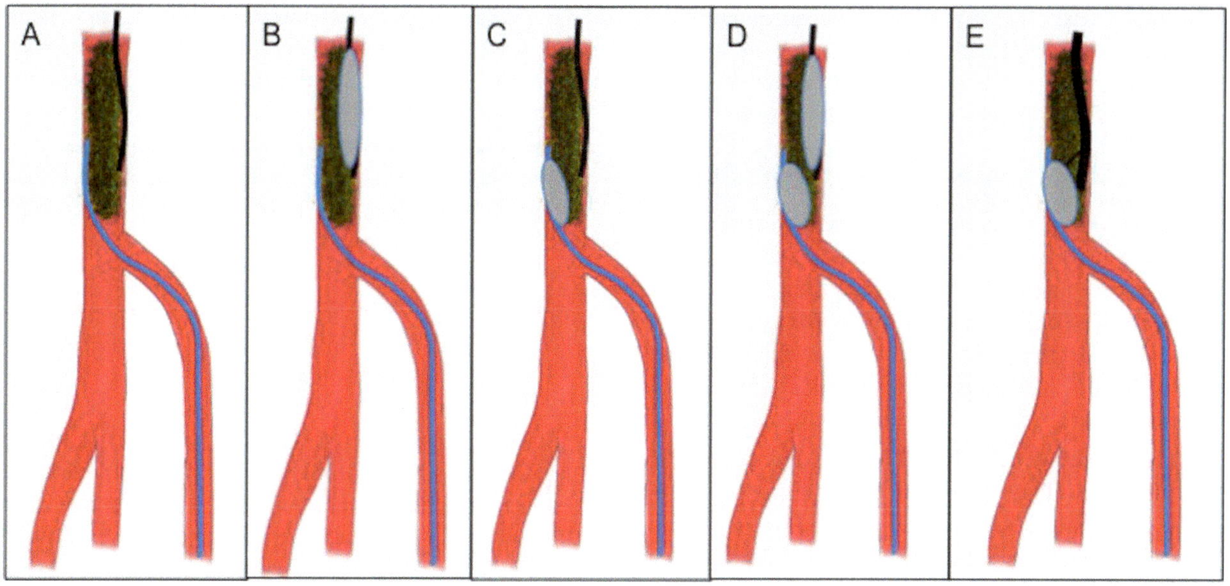

Figura 24.4. Técnica CART para recanalizações utilizando simultaneamente acesso anterógrado e retrógrado, conforme descrito no texto.

PREPARAÇÃO DO VASO

Há indicativos que lesões não calcificadas ou lesões estenóticas ou oclusivas curtas (TASC A ou B) não necessitam de qualquer preparação do leito vascular antes do tratamento final, pois não há alterações nos resultados em longo prazo, assim como na taxa de implante de *stent* de salvamento.

A experiência nos mostrou que, nos casos TASC C e D, há necessidade de um preparo específico, visando obter melhores resultados. Na terapia endovascular do segmento femoropoplíteo o primeiro passo é cruzar a lesão, seguido de preparo do vaso, para então realizar a terapia definitiva. Na grande maioria das lesões há a necessidade de adequada preparação do vaso para melhorar os resultados das terapias anteriormente descritas. A adequada preparação do vaso é um componente crucial para o sucesso dos procedimentos endovasculares, pois a modificação da placa é importante e reduz a incidência de reestenose.

A ótima preparação do vaso é ainda mais importante nas lesões longas, oclusões crônicas e calcificadas. A preparação do vaso minimiza o risco de dissecção, maximiza o ganho luminal (objetivando estenose residual menor que 30%) e prepara a parede para receber o tratamento definitivo. Tecnicamente, a preparação de vaso é realizada com angioplastia simples, respeitando a dilatação do diâmetro luminal na proporção de 1:1, com insuflação com baixa pressão. Se necessário, podem ser utilizados dispositivos de aterectomia, sistemas de modulação de placa (cateteres-balões de alta pressão, *scoring balloons, cutting balloons* e *flex scoring baloons*) e a emergente litotripsia. Além, também, de dispositivos de remoção de trombos, no caso de trombose sobre placas ateroscleróticas, com dispositivos de trombectomia e/ou aterectomia, com sistema de aspiração associado (*Jetstream*).

Angioplastia Transluminal Percutânea da AFS –

O primeiro tratamento endovascular das lesões estenóticas foi a angioplastia transluminal percutânea (ATP) da AFS. No início da era endovascular, os resultados da ATP foram comparados com os do tratamento cirúrgico. Em 2001 foi publicado um estudo sobre ATP na isquemia crítica, onde foram tratados 92 pacientes. Os pacientes com lesões mais longas que 10 cm ou oclusões maiores que 5 cm foram retirados do ramo endovascular. Cerca de 75% dos pacientes tinham úlcera ou gangrena. Todas as punções foram ipsilaterais. Foi utilizada enoxaparina 4 a 6 horas após o procedimento e 160 mg/dia de ácido acetilsalicílico (AAS). Em 60 meses a perviedade foi de 27% e a perviedade primária assistida global foi de 34%; nas lesões estenóticas restritas à AFS, esta foi de 53%[14].

Nessa linha, outro estudo foi publicado em 1996 por pesquisadores na Austrália, para avaliar os resultados da angioplastia em pacientes com claudicação e isquemia crítica nos membros inferiores. Foram incluídos todos os pacientes submetidos a ATP do segmento femoropoplíteo. Os dados de acompanhamento foram obtidos em 176 pacientes. Houve 13 falhas técnicas e 41 falhas em 24 horas. Os acessos foram ipsilaterais e a angioplastia era realizada com tempo de insuflação de 30 segundos e repetida por três vezes. Após, era realizada angiografia. Terapia trombolítica ou anticoagulação era utilizada caso complicações trombóticas ou embólicas fossem evidentes. Na alta, os pacientes eram antiagregados com 325 mg de aspirina. As taxas de perviedade primária foram de 58% em 1 ano e 26% em 5 anos[15].

Stent de nitinol autoexpansível convencional

Formam a segunda linha para o tratamento das lesões estenóticas da AFS. São muito utilizados até o presente momento. O implante é simples, realizado pela retração da bainha que cobre o *stent* e consequente liberação e expansão do *stent*. A seguir, apresentaremos os dados dos mais importantes estudos sobre esse dispositivo, num total de três estudos randomizados.

O primeiro é o RESILIENT *Trial*, com resultados em 12 meses. Avaliou o *stent Lifestent Self-Expanding Stent* (Bard Peripheral Vascular, Tempe, AZ, USA) em comparação com ATP. Foram randomizados 134 pacientes no ramo do *stent* e 72 pacientes no ramo da ATP, com claudicação intermitente (categorias 1-3 de Rutherford). O comprimento médio da lesão foi de 70,5 mm no grupo do *stent* e 64,4 mm no grupo da ATP. Desse grupo, 40,3% receberam *stent* devido a dissecção fluxo limitante ou estenose residual maior que 30%. As lesões que necessitaram *stent* foram as mais longas e moderada ou severamente calcificadas. A taxa de evento livre da TLR em 12 meses foi de 87,3% no grupo do *stent versus* 45,1% no grupo ATP – $p < 0{,}0001$. A perviedade primária foi 81,3% do grupo *stent versus* 36,7% do grupo ATP – $p < 0{,}0001$. A perviedade primária foi melhor com *stent* primário do que com *stent* provisional, porém sem significância estatística. Não houve diferença entre os grupos em relação aos eventos adversos maiores[7].

Outro estudo nessa linha foi o DURABILITY I, multicêntrico, prospectivo, não randomizado, que utilizou o *stent* PROTÉGÉ Everflex (ev3 Inc., Plymouth, MN, EUA). A antiagregação dupla foi mantida por 30 dias. Foram incluídos 151 pacientes e 55% tinham categoria 3 na classificação de Rutherford. O comprimento médio da lesão foi 96,4 mm. As oclusões estavam presentes em 40%. Nenhuma morte ou amputação em 30 dias. Houve uma reintervenção por oclusão aguda do *stent* atribuída à descontinuidade do clopidogrel. A taxa livre de reintervenção na TLR em 12 meses foi de 79,1%. Em 12 meses ocorreram 8% de fraturas[16].

O FAST (*Femoral Artery Stenting Trial*) foi um estudo multicêntrico, randomizado publicado em 2007, que comparou os resultados de 1 ano do implante de *stent versus* ATP na AFS. Foram selecionados 244 pacientes tratados em 11 centros europeus. Pacientes com classe 2 ou mais de Rutherford. O *stent* utilizado foi o Luminexx 3 (C.R. Bard, Inc, Murray Hill, NJ). Todos os pacientes receberam 100 mg/dia de aspirina pelo menos 10 dias antes do procedimento e após indefinidamente, e 300 mg de clopidogrel 1 hora após o procedimento nos pacientes que receberam *stent* e 75 mg diários por pelo menos 4 semanas. No grupo da ATP com estenose residual ou dissecção fluxo-limitante, foi realizada mais uma insuflação por pelo menos 5 minutos. Foram 121 pacientes no grupo da ATP e 123 no grupo do *stent*. A maioria (95%) tinha categorias 2 e 3 de Rutherford. O comprimento médio da lesão foi 45 mm. No acompanhamento de 12 meses foram avaliados 101 pacientes em cada grupo. A taxa de oclusão foi de 36,6% no grupo de *stent* e 24,8% no grupo ATP. A taxa de fratura foi de 12%. Não houve diferença significativa nas taxas de evento livre da TLR[5].

Guillaumon & Geiger publicaram no Jornal Vascular Brasileiro uma análise de dados em 24 meses do implante primário de *stent* no SFP. Foi uma análise retrospectiva. Foram avaliados pacientes com classe Rutherford 3-6. Foram utilizados os *stents* S.M.A.R.T Control (Cordis, Miami Lakes, FL, EUA) e Astron Pulsar (BiotroniK AG, Buelach, Suíça). Foram selecionados 92 pacientes e incluídos 64 casos. A grande maioria (81%) dos pacientes tinha classes 5 e 6 de Rutherford e 62,5% apresentavam lesões oclusivas. A perviedade primária foi de 57,9% em 24 meses. A taxa de salvamento de membro nesse período foi de 94,3%[17].

Stents recobertos com drogas – DES

Na atualidade, um dos pilares do tratamento da DAOP do SFP é a utilização de *stents* revestidos com drogas antiproliferativas, para evitar ou diminuir a reestenose. O mais empregado é o paclitaxel, um fármaco que inibe a proliferação das células musculares lisas, a secreção da matriz extracelular e a migração destas células para a luz do vaso, recoberta pelo *stent*[4]. Ele é um alcaloide diterpeno natural. É altamente lipofílico, com baixa solubilidade em água, alta taxa de ligação com proteínas e interfere nas estruturas da parte interna da membrana celular. Por estabilizar os polímeros de microtubulina, o paclitaxel interrompe o ciclo reprodutivo celular e induz a apoptose – morte celular[18]. Os primeiros estudos foram publicados no ano de 2011, demonstrando a segurança e efetividade do *stent* Zilver PTX (Cook Medical, Bloomington, IN, EUA). Nessa publicação, que foi análise de um ramo do estudo, foram arrolados 787 pacientes. O comprimento médio da lesão foi de 99,5 mm. Cerca de 22% das lesões foram mais longas que 150 mm e 38% eram oclusões. As taxas de fraturas dos *stents* foram de 1,2% em 6 meses e 1,5% em 12 meses. A mortalidade em 30 dias foi de quatro pacientes – 0,5% – devido a embolia pulmonar, IAM, isquemia cardíaca e IRA. Nenhum evento adverso foi relacionado ao uso de paclitaxel. A taxa de reoperação das lesões-alvo (TLR) foi de 90,5% e a patência primária, de 83% em 12 meses[19].

Em 2013 foram publicados os resultados de 2 anos de acompanhamento dos estudos clínicos do Zilver

PTX, randomizado e de braço único[18]. Neste, os resultados de implante do *stent* Zilver PTX foram comparados com angioplastia transluminal percutânea simples (ATP), seguida de implante de *stent* não recoberto (BMS) por necessidade, para tratamento de DAOP sintomática no SFP, proximal ao joelho. O estudo randomizado incluiu 238 pacientes no ramo da ATP e 236 no implante primário de Zilver PTX. Dos pacientes do ramo da ATP, receberam Zilver PTX 61 pacientes e 59 pacientes foram tratados com BMS de necessidade. O estudo clínico de braço único incluiu 787 pacientes. A terapia antiagregante com clopidogrel 75 mg foi iniciada 24 h antes da intervenção ou 300 mg no momento do procedimento e mantida por 60 dias, associada a aspirina por tempo indeterminado (pelo resto da vida).

O acompanhamento de 2 anos foi realizado em 781 pacientes dos 1.261 incluídos em ambos os estudos. O tamanho médio da lesão foi aproximadamente 65 ± 40 mm no estudo randomizado e 99,5 ± 82,1 mm no braço único.

No estudo randomizado, a sobrevida livre de eventos (SLE) em 2 anos foi significativamente maior que do grupo da ATP (86,6% *vs.* 77,9%). No braço único, a SLE foi 79,3%[20].

A taxa livre de reintervenção da lesão-alvo – internacionalmente referida como TLR (*Target Lesion Revascularization*) – em 2 anos de acompanhamento, no estudo randomizado foi de 86,6% e 80,5% no grupo do braço único.

A taxa de patência primária em 2 anos, no estudo randomizado, foi de 74,8% no grupo do implante primário do Zilver PTX, comparada com 53,4% nas ATP consideradas ótimas e somente 26,5% no grupo geral da ATP. No grupo com ATP ótima e BMS de necessidade após falência da ATP, a taxa foi de 57,3%. Também foi superior (64,3%) quando comparado com o grupo de ATP ótima e implante de provisional BMS ou Zilver PTX[20].

Em 2016 foram publicados os dados de 5 anos do Estudo Zilver PTX randomizado, realizando as mesmas comparações do estudo de 2 anos. No grupo da ATP foram incluídos 238 pacientes e no grupo do implante primário de Zilver PTX foram incluídos 241 pacientes. Cento e vinte pacientes do grupo da ATP foram randomizados para o grupo do Zilver PTX ou BMS de necessidade[21].

A SLE em 5 anos foi significativamente maior no grupo do Zilver PTX quando comparado com ATP, 81,4% x 70,1%. O evento mais comum na SLE foram reintervenções (TLR), que ocorreram em 16,1% no implante primário de *stents* revestidos e em 28% no grupo da ATP. Analisando comparativamente os dados de perviedade nesse período, houve uma grande diferença significativa a favor do *stent* recoberto com droga (*Drug Eluting Stent* – DES) – o grupo Zilver PTX. As taxas foram 64,9% *vs.* 19%. Não houve diferença na mortalidade entre os dois grupos. A taxa de fratura de Zilver simples e de Zilver PTX foi de 1,9% no acumulado de 5 anos, o que comprova que a estrutura do *stent* é adequada ao tratamento deste segmento, dentro das limitações do estudo[21].

Outro *stent* autoexpansível recoberto com paclitaxel foi introduzido recentemente para uso na DAOP da artéria femoral superficial. O *stent* Eluvia (Boston Scientific, Marlborough, MA, EUA) foi desenvolvido na plataforma do *stent* Innova, do mesmo fabricante. O primeiro estudo foi publicado em 2016: um estudo prospectivo, de ramo único e multinacional, em pacientes adultos, com isquemia crônica nas categorias 2 a 4 de Rutherford[22] e lesões estenóticas (> 70% na avaliação visual angiográfica) ou reestenoses (realizadas apenas angioplastias com balão convencional) ou lesões oclusivas, com comprimento maior que 30 mm e menor que 110 mm, localizadas na AFS ou no segmento proximal da artéria poplítea (P1)[22]. Foi empregada antiagregação plaquetária dupla com pelo menos 75 mg de clopidogrel por 60 dias após o procedimento e pelo menos 75 mg de aspirina, por um período mínimo de 3 anos. Foram incluídos 57 pacientes. Foram realizadas pré-dilatações em 93% dos casos e pós-dilatações em 95% dos casos. A patência primária observada em 12 meses foi de 96%, associados a uma taxa de eventos adversos maiores de 4%[23].

Em 2017 foram publicados os dados de 3 anos do MAJESTIC *Trial*, que utilizou o *stent* Eluvia. Foram acompanhados os 57 pacientes com as características descritas anteriormente. O tamanho médio da lesão foi de 70,9 ± 28,1 mm e cerca de 46% tinham lesões oclusivas. Quanto à classificação TASC, 90% dos pacientes eram classificados como A ou B. O *follow-up* de 3 anos foi completo em 54 pacientes. Nenhuma fratura foi identificada por radiografias. A TLR, nesse período, foi de 85,3%. Os dados analisados de 2 anos estimam uma patência primária de 83,5%[24].

O estudo IMPERIAL, randomizado, prospectivo, de não inferioridade, comparando Eluvia e Zilver PTX em lesões maiores que 140 mm, foi publicado no ano de 2018. Os critérios de inclusão são semelhantes aos dos estudos MAJESTIC. A monoterapia antiagregante foi mantida por 5 anos, pois os pacientes serão seguidos nesse período para análise posterior. O acompanhamento de 12 meses foi completado por 281 pacientes com uso de Eluvia e 142 pacientes do grupo do Zilver PTX. A patência primária em 12 meses do grupo Eluvia foi de 87% e 82% do Zilver PTX. No grupo Eluvia, 95% dos pacientes não tiveram eventos adversos maiores, muito semelhantes aos 91% de pacientes do grupo Zilver PTX – sem diferença estatística. Nesse estudo, o índice de trombose de *stent* foi 0,3% no Eluvia e 4% no

Zilver PTX, também sem diferença estatística significativa. Houve uma fratura de *stent* no grupo Eluvia e nenhuma no grupo do Zilver PTX. Nenhuma formação aneurismática foi relatada[25].

Cateteres-balões Revestidos com Paclitaxel

Os cateteres-balões revestidos em paclitaxel (DEB) são uma terapia emergente para o tratamento das lesões do SFP. O conceito de DEB é baseado na aplicação local de droga no sítio tratado. As vantagens dessa tecnologia são a possibilidade de transferência homogênea da droga, além de permitir o tratamento nas bifurcações, e também o fato de que a não utilização de *stents* não inviabiliza a realização de revascularizações cirúrgicas futuras, se necessário. Com a não utilização de *stents* no setor femoropoplíteo, obviamente não há fratura de *stents* e, consequentemente, pelo menos em teoria, uma redução da taxa de reestenose. Além disso, ocorre uma liberação imediata, não há polímeros para a fixação da droga (como nos *stents*) e permanece aberta a opção de implante de *stent*.

O paclitaxel é uma substância natural, obtida da casca de uma árvore da costa do Oceano Pacífico, que também é sintetizada e empregada como droga antineoplásica. Conforme explicitamos acima, ela é altamente lipofílica e tem ação citotóxica, impedindo a divisão celular, visando prevenir a hiperplasia intimal. O paclitaxel é um potente inibidor da proliferação e migração das células musculares lisas e da formação da matriz extracelular. Ele apresenta-se em duas formas: amorfa e cristalina. A amorfa tem pouca taxa de embolização e baixa toxicidade vascular. A entrega no tecido da droga antiproliferativa é em torno de 10% do total aplicado no cateter. Várias substâncias para carreamento da droga são utilizadas pelos diferentes fabricantes: ureia, iopromide, polissorbato e sorbitol, ácido seloico e leurítico, BTHC (citrato de butil-tri-hexil) e por último, o glicolpolietileno[26].

Aspectos técnicos

A técnica de uso dos cateteres-balões recobertos com paclitaxel é similar à utilização de outros balões sem drogas, com algumas peculiaridades que abordaremos à frente. Antes da terapia definitiva - a aplicação/expansão do cateter-balão com paclitaxel - devemos realizar a preparação do vaso para tal, respeitando a extensão da lesão e também o diâmetro do vaso a ser tratado. Uma pré-dilatação com um cateter-balão convencional é a mais utilizada, para que haja uma distribuição uniforme da droga através da parede do vaso[26]. O tempo de duração da insuflação dos cateteres-balão é ainda um pouco controversa. Alguns estudos demonstram que o tempo de insuflação maior que 3 minutos diminui a taxa de dissecção, que necessita ser tratada com implante de *stent*[27,28]. Porém, uma publicação conduzida em três centros europeus, com uso de cateteres com DEB Stellarex, no qual o produto foi aplicado com ou sem pré-dilatação, mostrou-se efetivo e seguro, sem superioridade de uma das técnicas. Porém, este estudo tem poucas oclusões totais do SFP na amostra[29]. As lesões calcificadas devem ter uma atenção especial, pois essa representa uma barreira para distribuição circunferencial do paclitaxel e é um fator que influencia negativamente nos resultados[30]. A presença de cálcio nas lesões foi estudada e classificada em alguns estudos. As classificações mais utilizadas são as de Rocha-Singh e Fanelli[31,32].

A partir desses estudos podemos estratificar e selecionar o tratamento mais adequado para cada lesão. Entre as opções de tratamento de lesões altamente calcificadas está a aterectomia, com utilização de vários aterótomos (rotacional, *laser* e direcional), devendo ser selecionado o tipo mais adequado para o tipo de placa, visando a excisão da placa e posterior angioplastia com cateter-balão com droga. Para outras lesões calcificadas temos opções terapêuticas como os dispositivos moduladores de placa (*scoring baloon*, *cutting baloon*, balões de alta pressão e *flex baloon*) e, mais recentemente, a litotripsia[4].

Considera-se como adequada a preparação do vaso, obtendo-se um ganho luminal com estenose residual menor que 30%, sem sinais de dissecção, estando assim o leito do vaso preparado para receber a terapia definitiva.

É importante atentar para o tratamento de lesões que excedem o comprimento do balão recoberto com paclitaxel. O DEB deve cobrir toda a área estenótica obstrutiva e ela deve ser preparada em sua integridade para receber o paclitaxel. Um cateter-balão adicional pode ser necessário para cobrir toda a extensão da lesão tratada, pois cerca de 80% da droga são liberados na primeira insuflação. Assim, desinsuflar, reposicionar o DEB e reinsuflá-lo não irá aplicar droga suficiente neste novo segmento do vaso. Estudos em animais demonstraram que o aumento da dose local por superposição de cateteres DEB não aumenta as reações adversas e não influencia na redução da eficácia da proliferação neointimal[33]. Devemos marcar o local da primeira insuflação através de *road-mapping* ou com marcadores externos, para não deixar nenhuma área sem cobertura do paclitaxel[26].

Agora apresentaremos os resultados dos principais estudos randomizados seguidos dos estudos de vida real, e finalmente com outras tecnologias associadas a aterectomia e *stents*.

O primeiro estudo randomizado que apresentaremos é o estudo IN.PACT SFA, multicêntrico, com seus resultados de 1, 2 e 3 anos. Nesse estudo foram randomizados 331 pacientes com 207 casos no braço utilizando o cateter-balão com paclitaxel IN.PACT Admiral DCB (MEDTRONIC) e 107 pacientes com angioplastia simples. Todos os pacientes foram antiagregados utilizando aspirina 300 mg ou 325 mg e clopidogrel na dose de 300 mg 24 horas antes ou 2 horas após o procedimento. A falência da angioplastia foi definida como uma estenose residual igual ou maior que 50% ou uma dissecção fluxo limitante maior (≥ grau D)[34]. Em ambos os braços a anticoagulação dupla foi mantida com utilização de aspirina na dose entre 81 e 325 mg/dia durante um período mínimo de 6 meses e clopidogrel 75 mg/dia durante 30 dias e por 3 meses, caso fosse implantado o *stent*.

A patência primária em 12 meses foi de 82,2% no braço da angioplastia com paclitaxel e 52,4% no braço da angioplastia simples, com $P < 0,001$. A perda de TLR foi de 2,4% nos pacientes tratados com cateter-balão com paclitaxel, *versus* 20,6% nos pacientes tratados com angioplastia. A utilização de *stent* de necessidade foi semelhante em ambos os grupos. A mortalidade foi de 1,9% nos pacientes com uso de paclitaxel e zero no grupo da angioplastia ($P = 0,93$)[35]. A grande maioria desses pacientes estava nas categorias 2 e 3 de Rutherford e a média do comprimento das lesões foi de 80 mm.

Os resultados do seguimento de 2 anos desse estudo foram publicados em 2015. Permaneceram no estudo para avaliação de 24 meses 170 pacientes com uso de paclitaxel e 94 pacientes no braço da angioplastia simples. A perviedade primária dos grupos foi 78,9% *versus* 50,1%, comparando respectivamente os tratados com balão com paclitaxel e os com angioplastia simples (P < 0,0001), a perda de TLR foi de 9,1% *vs.* 28,3% na mesma comparação. Esses dados de perviedade foram analisados em pacientes diabéticos (73,3% *vs.* 45,8%), em mulheres (76,6% *vs.* 42,3%), comparando respectivamente aqueles tratados com DCB com paclitaxel e com angioplastia simples. Quanto à avaliação livre de eventos adversos maiores compostos (morte, amputação maior e TLR), foi respectivamente 87,4% no grupo do paclitaxel *versus* 69,8% no grupo da angioplastia (P < 0,0001)[36].

Em 2018 foi publicado o seguimento dos pacientes com resultados de 3 anos. Permaneceram 173 pacientes no grupo de angioplastia com uso de balão com paclitaxel e 99 pacientes no grupo de angioplastia simples. A perviedade primária foi significativamente maior no grupo onde foi utilizado cateter-balão com paclitaxel (69,5% *vs.* 45,1%), com (P < 0,0001). A TLR foi de 84,5% *vs.* 70,4% (P < 0,0001), comparando uso de cateter-balão com paclitaxel e angioplastia simples, respectivamente[37].

Já em 2019, em um estudo realizado no Japão, no qual foram randomizados 100 pacientes e os resultados avaliados após 2 anos de acompanhamento, a perviedade primária foi de 79,8% no braço do IN.PACT Admiral DCB *versus* 46,9% no braço da angioplastia[38].

Os resultados de 5 anos do IN.PACT SFA, publicados em 2019, dos 155 pacientes randomizados no grupo do IN.PACT Admiral DCB no início do estudo ao término dos 5 anos, foram avaliados tardiamente 147 e no grupo da angioplastia, dos 88 pacientes iniciais, 85 foram estudados em 5 anos. Não foi avaliada a perviedade nesse período. A TLR foi significativamente maior no grupo IN.PACT (74,5%), do que no grupo da angioplastia simples (65,3%), com P = 0,020. Não houve diferença significativa na mortalidade entre os grupos (15,8% - IN.PACT *vs.* 9,6% - angioplastia), assim como trombose do vaso tratado (2,2% - IN.PACT *vs.* 4,85% - angioplastia)[39].

Outro estudo randomizado, multicêntrico e prospectivo sobre o tratamento do SFP com uso de DCB foi o LEVANT I, que utilizou o cateter-balão Lutonix (BARD) comparado com angioplastia simples. Além das lesões primárias, foram incluídas lesões reestenóticas, sem *stent*, entre 4 e 15 cm, com estenose maior que 70% e nas categorias Rutherford entre 2 a 5. O Lutonix DCB contém 2 $\mu g/mm^2$ de paclitaxel. O tempo mínimo das insuflações foi de 3 minutos. *Stent* de necessidade foi utilizado nos grupos de dissecção grau C ou maior ou em complicações oclusivas. Foi utilizada anticoagulação dupla com uso de aspirina (100 a 325 mg por dia indefinidamente) e clopidogrel 75 mg por 30 dias e por 3 meses, quando utilizado *stent*. Foram incluídos 101 pacientes, sendo 49 no grupo Lutonix e 52 no grupo da angioplastia. O índice de dissecções foi semelhante nos dois grupos, assim como o uso de *stent* de necessidade. No acompanhamento de 6 meses, foram avaliados 39 pacientes no grupo Lutonix e 36 no grupo da angioplastia. A perviedade primária em 6 meses foi de 72% *vs.* 49%, em 12 meses 67% *vs.* 55% e em 24 meses 57% *vs.* 40% nos grupos do Lutonix e angioplastia simples, respectivamente[40].

No LEVANT 2, publicado em 2015, é um estudo randomizado que incluiu 476 pacientes. Com critérios de inclusão e exclusão foram semelhantes ao LEVANT I. A taxa de perviedade primária em 12 meses analisada na curva de Kaplan-Meier, teve uma diferença significativa em favor do cateter-balão Lutonix (73,5% *vs.* 56,8%, com P < 0,001)[41].

O ILLUMENATE *Pivotal Study* foi um estudo multicêntrico randomizado utilizando o cateter-balão Stellarex DCB (Spectranectis Corp, Colorado Springs, CO), comparando com angioplastia com cateter-balão convencional. Foram incluídos pacientes mais graves, com categoria Rutherford classes 2 a 4, com estenose angiográfica entre 70 e 99% ou oclusão crônica com comprimento de lesão entre 30 e 180 mm na AFS e poplítea (P1 e P2). Os pacientes utilizaram aspirina durante todo o estudo e clopidogrel ou ticlopidina durante 30 dias após o procedimento. Foi considerada falha da angioplastia quando o controle angiográfico demonstrasse dissecção fluxo limitante ou uma estenose residual maior que 70%, sendo estes casos excluídos do estudo. Entre junho de 2013 e julho de 2015 foram incluídos 300 pacientes: 200 utilizaram Stellarex e 100, angioplastia convencional. A utilização de *stent* foi necessária em 6% dos pacientes. As taxas de eventos adversos maiores foram semelhantes em ambos os grupos. As taxas de perviedade estimada pela curva de Kaplan-Meyer em 12 meses foi de 82,3% *versus* 70,9% comparando Stellarex com balão convencional (P = 0,003)[42].

Outro estudo randomizado de avaliação do uso de cateter-balão recoberto com paclitaxel foi o ILLUMENATE *European Randomized Clinical Trial.* Nesse estudo realizado na Europa, foi utilizado o cateter-balão Stellarex DCB, comparado com cateter-balão convencional. Participaram 18 centros na Alemanha e Áustria. Os pacientes incluídos no estudo eram da classe de 2 a 4 de Rutherford, com estenose angiográfica maior que 70% na AFS e poplítea proximal, com uma ou duas lesões primárias ou lesões reestenóticas, com um comprimento cumulativo de 30 a 200 mm e diâmetro de referência de vaso entre 4 e 6 mm. Pacientes que necessitaram de *stent* após pré-dilatação não foram randomizados no estudo. Todas as imagens foram analisadas por um laboratório independente (*Core Lab*). Os pacientes receberam terapia antiagregante dupla utilizando AAS durante o estudo e clopidogrel por 30 dias. O tempo de insuflação do cateter-balão foi igual ou maior a 1 minuto. No braço do Stellarex foram randomizados 222 pacientes e no da angioplastia, 72 pacientes. No final de 12 meses, no braço do Stellarex foram analisados os dados de 198 pacientes e no braço da angioplastia 61 pacientes completaram a avaliação. A patência primária em 12 meses foi de 89% *vs.* 65% (P < 0,001) para o grupo Stellarex *vs.* angioplastia convencional. Não houve diferença estatística no braço do cateter-balão com paclitaxel entre pacientes diabéticos ou não diabéticos e entre homens e mulheres[43].

Em 2018, foram publicados os resultados de 24 meses do estudo AcoArt I (estudo randomizado, prospectivo, em 200 pacientes chineses com lesões femoropoplíteas severas comparando o uso do cateter-balão recoberto com paclitaxel Orchid (Acotec Scientific, Beijing, China) e cateter-balão convencional Admiral Xtreme (Medtronic, Minneapolis, Minnesota). Foram tratados pacientes com classe Rutherford 2 a 5 e lesões ≤ 40 cm. Foi utilizada antiagregação dupla por 6 meses. O comprimento médio das lesões foi 147 mm no grupo do cateter-balão com paclitaxel e 152 mm no grupo da angioplastia. A patência primária em 24 meses foi maior no grupo do cateter-balão com paclitaxel: 64,6% *vs.* 31,4% (P < 0,001). Assim como a TLR foi de 86,5% *versus* 58,9% (P < 0,001). Todavia, na análise de subgrupos, pacientes com lesões longas (maiores que 20 cm) tiveram uma patência primária de somente 27,6%, sem diferença estatística significativa em relação à angioplastia convencional (12,9%)[44].

Recentemente foi publicado o primeiro estudo randomizado utilizando um cateter-balão revestido com paclitaxel, o Ranger (Boston Scientific, Marlborough, MA, EUA). Foram incluídos pacientes com categoria Rutherford 2, 3 e 4, com lesões estenóticas maiores ou iguais a 70%, com extensão entre 20 e 150 mm e TASC A ou B. Foram incluídos no estudo 71 pacientes no grupo do Ranger e, no grupo-controle, 34. Na avaliação de 12 meses, restaram 28 pacientes no grupo-controle e 59 no grupo Ranger. Um terço dos pacientes tinha oclusões e *stents* de resgate foram utilizados em 12% no grupo-controle e 21% no grupo Ranger. O resultado, estimado em curva de Kaplan-Meier, foi significativamente melhor no grupo Ranger (86,4% *vs.* 56,5% - P < 0,001). Quanto à TLR livre de eventos, foi de 91,2% *vs.* 69,9%, comparando o grupo Ranger com o controle, respectivamente[45].

As revisões sobre os estudos randomizados utilizando cateteres-balão revestidos com paclitaxel concluem que essa tecnologia é segura, e demonstram que em curto prazo eles inibem a reestenose, porém não previnem a progressão da doença aterosclerótica e não influenciam nas propriedades biomecânicas da AFS[25]. Uma metanálise sobre os estudos randomizados desses dispositivos permite concluir até o presente momento que, quando comparados com a angioplastia convencional no setor femoropoplíteo, eles apresentam taxas significativas menores de reestenose e perda de lúmen arterial, mas não diferença estatisticamente significativa entre a taxa de mortalidade e de amputações entre os dois tipos de tratamento[46].

A seguir, abordaremos a utilização dos cateteres-balões revestidos com paclitaxel em situações mais comuns no dia a dia dos médicos envolvidos no tratamento da patologia arterial.

AbuRahma e cols. analisaram dados incluindo um grupo maior de pacientes com claudicação intermitente (CI) e isquemia crítica (IC), sendo que 60% desses pacientes tinham IC. Os *stents* foram utilizados em caso de reestenose residual maior que 30% ou dissecção fluxo limitante. Antiagregação dupla foi utilizada por 6 a 8 semanas, seguida de antiagregação com AAS indefinidamente. O estudo analisou 228 pacientes tratados com cateter-balão Lutonix. O comprimento médio das lesões foi de 20,2 cm e 88% das lesões eram TASC C ou D; 98% eram lesões primárias. Em 30 dias a mortalidade foi de 0,9% e a taxa de amputação de 7,5%, sendo 11,7% no grupo com isquemia crítica. Nos dados analisados em 12 meses, 20 pacientes não tiveram acompanhamento. Dos 208 pacientes restantes, 91 (44%) tiveram falha no tratamento. Destes, 51 pacientes tiveram reestenose ou trombose do local tratado e foram manejados com várias outras modalidades de terapia. A média da extensão das lesões que falharam foi 25,1 cm *vs.* 16,7 cm nas que se mantinham pérvias (P < 0,001). Pacientes com CI tiveram menos complicações perioperatórias (4% *vs.* 19% - P = 1/4.001). Melhora dos sintomas ocorreu em 76% nos claudicantes e em 49% com isquemia crítica. Amputações maiores não ocorreram nos claudicantes, contra 13% nos tratados por IC (P < ,001). As taxas de perviedade primária em 1 e 2 anos foram de 59% e 41% na CI *vs.* 54% e 37% na IC (P 1.437). A taxas de perviedade primária assistida em 1 e 2 anos foram de 72% e 53%, respectivamente para CI e de 64% e 46% para IC (P 1/ 4.223). Perviedade primária em 1 e 2 anos foi de 82% e 71% em TASC A a C *vs.* 29% e 14% para lesões TASC D (P < 0,001). Salvamento de membros em 1 e 2 anos foi de 100% e 100% para claudicantes *vs.* 85% e 74% para IC (P < 0,001). Os autores concluem que os cateteres-balões revestidos com paclitaxel devem ser utilizados seletivamente em lesoes femoropoplíteas curtas[47].

Um registro publicado em 2016 na revista JACC: *Cardiovascular Interventions*, com avaliação de resultados de 2 anos com utilização de cateter-balão revestido com paclitaxel (DEB) – o IN.PACT ADMIRAL *Trial*, foi uma análise retrospectiva em pacientes com lesões ateroscleróticas iguais ou maiores que 10 cm de extensão ou reestenose após tratamento endovascular de lesões novas. A terapia definitiva (uso do IN.PACT) foi realizada após adequada preparação do vaso. Foram utilizados cateteres-balão convencionais ou aterectomia/trombectomia. Nos casos em que houve dissecção fluxo-limitante ou estenose residual maior que 30%, uma dilatação prolongada, acima de 5 minutos, foi realizada e *stent* autoexpansível foi implantado caso não houvesse resolução das complicações anteriormente citadas. A dupla antiagregação foi mantida por 1 mês e posteriormente convertida em monoterapia. Antes da alta hospitalar, os pacientes foram submetidos a exame físico, mensuração do ITB e eDc arterial, para determinar o sucesso da intervenção. Foram selecionados 260 pacientes e 288 membros tratados. A maioria das lesões (63,5%) eram restritas à AFS. Em 51,7% dos casos, tratava-se de lesões primárias. O tamanho médio da lesão foi de 24 cm e 65,3% eram oclusões. Dois terços das lesões tratadas eram TASC D. A preparação do vaso foi realizada com aterectomia/trombectomia em 28,8% dos membros e *cutting* ou *scoring balloons* em 6,3% dos vasos. As dissecções de grau D a F foram observadas em 20,5%. Implante de *stent* foi realizado em 23,3%. A taxa de amputação foi de 1,4% em 1 ano e 2,1% em 2 anos. A patência primária foi de 79,2% em 1 ano e 53,7% em 2 anos. A taxa de reestenose foi significativamente menor em lesões até 14,4 cm, quando comparadas com lesões com 24 cm – p < 0,0005. A TLR foi de 85,4% em 1 ano e 68,6% em 2 anos[48].

Stent Biomimético

Como já mencionamos anteriormente, a doença aterosclerótica, conjuntamente com as características biomecânicas da AFS, conspira para que os resultados do tratamento endovascular se situem aquém do esperado. O implante de um *stent* (tubo de metal) numa artéria que sofre compressão externa, torções e é submetida a outras forças, pode ser uma das causas da perda de perviedade. Devido a isso, foi desenvolvido um *stent* que mimetize a natureza, capaz de adaptar-se às modificações biométricas impostas a esta artéria – o *stent* Supera (Abbott Vascular, Santa Clara, CA, EUA). O *stent* é construído com o entrelaçamento de seis fios de nitinol. A preparação ótima do vaso antes do implante do *stent* é mandatória para o implante ser bem-sucedido e os resultados serem adequados[49].

Técnica do implante

Após cruzar a lesão, de preferência intraluminarmente, há necessidade de realizar o preparo do vaso com as técnicas referidas acima. Na grande maioria dos casos é utilizada angioplastia com cateter-balão não complacente. Nessa técnica há necessidade de completa expansão do balão e ganho luminal completo, mesmo com alguma irregularidade leve. Caso isso não ocorra, há necessidade de emprego de outro dispositivo para realizar a adequada preparação do vaso e prosseguir com o implante do *stent*. O diâmetro do *stent* escolhido para o implante, assim como o do cateter-balão, é baseado nas mensurações da parede externa da artéria, e ambos os diâmetros devem ser iguais; em suma a angioplastia deve ser 1:1. Os diâmetros disponíveis do *stent* Supera no Brasil são 4,5, 5,5 e 6,5 mm. O implante deve ser realizado com magnificação da imagem para se ter precisão e é operador-dependente. Há necessidade de implante nominal, pois tanto o alongamento quanto o encurtamento diminuem as taxas de perviedade. A determinação de onde o *stent* irá terminar proximalmente, no implante anterógrado é imprecisa. Devido a isso, não é recomendado o implante do *stent* Supera nas situações em que o seu término está próximo ao óstio da AFS, pelo risco de extensão para a AFC e oclusão da AFP. Quando houver necessidade de implante no óstio, há necessidade de acesso distal e de se realizar o implante por essa via – técnica PRESTO[50]. Por recomendação do fabricante, não está indicada uma pós-dilatação. Instruções de uso do fabricante.

O SUPERA SFA *Registry* foi uma análise retrospectiva do tratamento de lesões femoropoplíteas complexas do mundo real, em 24 meses. Foram realizados implantes em 107 pacientes. A grande maioria foi para o tratamento da AFS e 82,2% eram de claudicantes severos (Rutherford categoria 3). O comprimento médio da lesão foi de 9 cm. A decisão do implante foi do operador, com indicação de implante após falha da ATP, incluindo estenose residual severa, dissecção fluxo-limitante ou remodelamento plástico negativo (*recoil*). Antiagregação dupla foi empregada por 4 semanas e recomendado uso de aspirina por 12 meses. Foram avaliados ao final do estudo 79 pacientes. As mortes no período não foram relacionadas ao procedimento. As perviedades primária, primária assistida e secundária foram de 76,1%, 89,2% e 91,9%, respectivamente. Não houve fratura dos *stents* nesse período, mesmo nos oito *stents* ocluídos[51].

O registro prospectivo SUPERA 500 foi realizado em um único centro (Leipzig), publicado em 2014, onde foram tratados 527 membros em 470 pacientes. A decisão do implante foi semelhante à do anterior. Antiagregação dupla por 4 semanas e recomendação de uso de aspirina indefinidamente. A perda de acompanhamento no período analisado foi de 23 pacientes, correspondendo a 27 membros. O tamanho médio das lesões tratadas foi de 126 mm. Mais de 50% dos pacientes tinham classificação Rutherford 3, sendo que acima de 80% das lesões estavam localizadas na porção distal da AFS ou segmento poplíteo (P1 e P2). Metade dos pacientes apresentava oclusões do segmento tratado. O acompanhamento foi concluído em 93,4% dos pacientes. Durante esse período as taxas de amputação foram 0,9% de amputação maior e 1,5% de amputação menor. A taxa livre de amputação em 2 anos foi de 74,5% nos pacientes com isquemia crítica. Em 2 anos a perviedade primária, secundária e a TLR foi de 72,8%, 92% e 79%, respectivamente[52].

Os resultados de 12 meses do SUPERB *Trial* foram publicados em 2015. Foi um estudo multicêntrico, prospectivo com braço único, para tratamento de pacientes sintomáticos com lesões *de novo* ou reestenóticas na AFS. Os resultados foram comparados com os de ATP previamente publicados. Foram incluídos pacientes com Rutherford entre 2 a 4 e lesões maiores que 60% e com comprimento entre 40 e 140 mm. Todas as lesões tratadas distavam mais de 2 cm da origem da AFP e mais de 3 cm proximais à dobra do joelho. Foram selecionados 325 pacientes em 46 centros nos Estados Unidos. Destes, 243 pacientes terminaram o acompanhamento em 12 meses. A média da extensão da lesão tratada foi de 82,8 mm. Nesse período a perviedade foi de 86,3%, com significância estatística a favor do *stent* biomimético. A TLR foi de 88,9%. Não foram evidenciadas fraturas. A taxa de eventos adversos em 30 dias foi de 1,2%[53].

O resultado do seguimento desses pacientes em 3 anos foi publicado em 2017. Os dados de acompanhamento de 177 pacientes estavam disponíveis para análise. Cerca de 90% dos pacientes tinham classificação TASC A ou B e nenhum com TASC D. A TLR foi de 82%. Quando foi analisada a perviedade primária com comparação em relação ao implante comprimido, nominal e alongado obtiveram-se 73,7%, 74,4% e 57,7%, respectivamente. Um Centro teve uma fratura de *stent* após várias aterectomias para tratamento de reestenose[54].

Um estudo de experiência de vida real, na avaliação retrospectiva de 12 meses, onde foram tratados 111 membros em 97 pacientes, foi publicado em 2016. As indicações da intervenção incluíram 56% de pacientes claudicantes (Rutherford 1 a 3), 19% com categoria 4 e 25% com perda tecidual (Rutherford 5 a 6). A extensão média da lesão foi 151 mm e 43% com oclusão crônica. O implante do *stent* foi determinado pelo operador. Todas as lesões foram pré-dilatadas. Houve duas amputações maiores – um paciente com diagnóstico posterior de calcifilaxia e outro, em que foi realizado implante na AFS proximal, e não foi conseguido revascularizar o leito distal devido à oclusão da artéria poplítea. A perviedade primária foi de 78,9% e a taxa livre de eventos (TLR) foi 87,6% em 12 meses[55].

Stent revestido com politetrafluoroetileno expandido (PTFE)

Outra opção do tratamento endovascular da doença oclusiva no setor femoropoplíteo é a utilização de *stent* autoexpansível revestido com PTFE. Os estudos foram realizados com a utilização do dispositivo Viabahn (WL Gore, Flagstaff, AZ, EUA), inicialmente sem revestimento interno com heparina e posteriormente com a utilização dessa.

O VIASTAR foi um estudo europeu prospectivo, randomizado e multicêntrico comparando os resultados do Viabahn impregnado com heparina e *stent* convencional (Life-Stent (BARD Peripheral Vascular, Inc., Tempe, AZ, EUA), Protégé EverFlex Stent (ev3 Inc., Plymouth, MN, EUA) e SMART-Control Stent (Cordis Corporation, Johnson & Johnson, Warren, MA, EUA), avaliando os eventos adversos em 30 dias e a taxa de perviedade em 12 meses. Foram incluídos pacientes com classificação Rutherford com classes 2 a 5 e TASC B, C e D. Os pacientes foram antiagregados com aspirina por toda a vida e clopidogrel 75 mg por pelo menos 6 meses. Foram incluídos 141 pacientes. O tamanho médio da lesão foi de 19 cm no grupo do Viabahn e 17,3 cm no grupo dos *stents*. Eventos adversos foram de um paciente em cada grupo: no grupo do Viabahn, um pseudoaneurisma necessitou de tratamento cirúrgico e no grupo do *stent* convencional, um implante inadequado necessitou de remoção cirúrgica, seguido de ponte distal. A taxa de perviedade primária em 12 meses foi de 78,1% *versus* 53,1% entre grupo do Viabahn e do *stent* convencional, respectivamente, com p = 0,009. A taxa de TLR foi de 84,6% no grupo Viabahn e 77% no grupo do *stent*. A perviedade secundária foi de 89,9% no grupo Viabahn e 75,2% no grupo dos *stents*. As lesões longas, iguais ou maiores que 20 cm, tiveram um resultado melhor com uso de Viabahn (71,3%) *versus stent* convencional (36,8%) com p = 0,01. Também em 12 meses, em relação às lesões menores que 20 cm, não houve diferença significativa entre os grupos[56].

Os resultados de 2 anos do VIASTAR *Trial* foram publicados em 2015, com o acompanhamento completo de 72 pacientes no grupo do Viabahn e 69 pacientes no grupo do *stent* convencional. A taxa de perviedade primária foi de 69,4% no grupo Viabahn *versus* 40% com *stent* convencional (p = 0,004). Em lesões com extensão maior que 20 cm a taxa de perviedade primária do Viabahn foi de 65,2% e do *stent* convencional, de 26,7% (p = 0,004). A taxa de perviedade secundária foi de 89% no grupo Viabahn *versus* 91,5% no *stent* convencional[57].

Um estudo randomizado, multicêntrico, comparou o uso de Viabahn (sem impregnação com heparina) com ATP na AFS. Foram incluídos 241 pacientes em 25 centros nos Estados Unidos, sendo randomizados 197 pacientes: 100 para o grupo ATP e 97 para o grupo Viabahn. A maioria dos pacientes de ambos os grupos eram claudicantes: 88% no grupo da ATP e 91% no grupo do Viabahn. Todos os pacientes selecionados tinham lesões com extensão maior que 13 cm. Antiagregação realizada com aspirina e ticlopidina. A perviedade em 12 meses foi de 65% no grupo do Viabahn *vs.* 40% no grupo da ATP, com P = 0,0003[58].

Aterectomia

A aterectomia endovascular remove o tecido ateromatoso por corte, raspagem (*shaving*), perfuração ou pulverização, resultando em um ganho luminal. Os diferentes sistemas de aterectomia foram citados anteriormente. A aterectomia direcional, representada no Brasil pelo dispositivo Hawk-One (Medtronic), que secciona, remove e captura a placa para dentro de um recipiente em cada movimento de avanço; há necessidade de retornar e mudar de direção para realizar a aterectomia em todos os ângulos da circunferência do vaso. Há necessidade de uso de filtro de proteção para prevenção de embolização distal[59]. O DEFINITIVE-LE foi um estudo prospectivo realizado com o sistema SilverHawk, com inclusão de 800 pacientes. A perviedade primária foi de 78% em claudicantes. Os eventos adversos mais comuns foram embolização, perfuração e oclusão, com necessidade de implante de *stent* de salvamento em 3,2%[60].

A aterectomia orbital, representada pelo Diamondback Orbital (Cardiovascular Systems) roda 360° de maneira excêntrica, retira a placa sem extrair o tecido normal, realiza ablação de todos os detritos e é utilizado com infusão de solução fria para evitar injúria térmica das paredes do vaso. Um dos estudos desse dispositivo foram os CONFIRM I, II e III. As séries CONFIRM trataram 3.135 pacientes com DAOP dos membros inferiores. As lesões severamente calcificadas foram facilmente removidas quando comparadas com placas não calcificadas. Não necessita de sistema de proteção embólica.

O outro tipo de aterectomia utiliza o *laser* – Excimer Laser (Spectranetics) que emprega luz ultravioleta para reduzir a massa ateromatosa (*debulking*) ou vaporizar a placa aterosclerótica. Ele libera pequenas descargas (125 ns) de energia direcionada, promovendo uma fotoablação da placa, sem causar dano ao tecido ao redor. A geração de detritos é em nível subcelular: < 10 μm. Pode ser utilizado em lesões estenóticas novas, reestenoses e oclusões crônicas que ainda não tenham sido cruzadas com um fio-guia. O estudo PELA, utilizando o Excimer Laser, comparou os dados de *laser* associado a ATP e ATP isolada na AFS, com oclusões maiores que 10 cm. Não houve diferença entre os grupos em termos de sucesso técnico, perviedade e necessidade de reintervenção em 12 meses[59].

A aterectomia rotacional usa um sistema com lâminas rotacionais com alta rotação, que corta, pulveriza e aspira a placa de ateroma e preserva a lâmina elástica (Figura 24.5). No Brasil temos disponível o Rotablator e o Jetstream, ambos da Boston Scientific. O Jetstream demonstrou um aumento real da área luminal e de

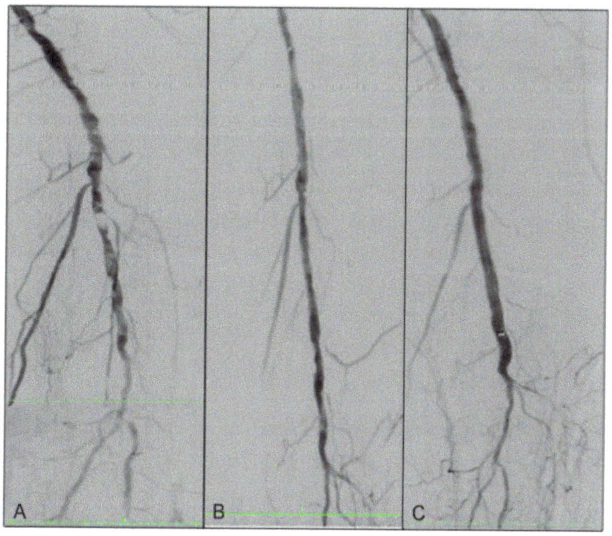

Figura 24.5. Angiografias peroperatórias de estenoses/oclusões de artéria poplítea altamente calcificadas. A. Angiografia pré-procedimento evidenciando ateromas calcificados na poplítea média e distal. B. Angiografia após aterectomia rotacional (leito recanalizado, mas irregular). C. Angiografia após implante de *stent* biomimético em território femoropoplíteo.

volume em lesões altamente calcificadas no SFP[59]. No JET Registry, em que foram tratados 241 pacientes com lesões no SFP com extensão maior que 4 cm, houve três embolizações distais, sem amputações ou mortes no período de 30 dias. Em 12 meses a taxa de TLR foi de 81,7%[62].

LESÕES LONGAS E CALCIFICADAS

Os resultados do tratamento endovascular de lesões longas e calcificadas do SFP, como anteriormente citado, tem os piores resultados de perviedade. Realizaremos a análise de alguns estudos sobre esses subgrupos com os mais diferentes tratamentos endovasculares.

Stent Revestido com Paclitaxel

Escores de classificação PACSS 3 e 4 (classificação da calcificação nas paredes do vaso) são preditores de reestenose, assim como o são lesões longas e o não uso de cilostazol[63,31].

Os resultados de análise da perviedade do Zilver PTX em um único centro, onde foram tratados e analisados 89 pacientes e comparadas lesões com mais de 20 cm de extensão e lesões com menos ou iguais a 20 cm, evidenciaram uma taxa de reestenose de 33% nas lesões longas e 12% na lesões curtas em 24 meses, porém sem diferença estatisticamente significativa ($p = 0{,}019$)[64]. Calcificação não referida no estudo era para avaliar lesões longas.

Stent Biomimético

A utilização de *stent* Supera foi avaliada em 48 pacientes e 54 membros, com uma média de comprimento de lesão de 24 cm. A perviedade primária foi de 76,7% em 36 meses e a perviedade secundária, de 89,3% nesse período. Não houve diferença significativa entre as perviedades primária, primária assistida e secundária, comparando lesões maiores que 30 cm, entre 15 e 30 cm e menores que 15 cm[65].

Stent revestido com PTFE

Alguns estudos foram realizados para avaliar os resultados do uso de Viabahn em lesões longas. Lin e cols. publicaram, em 2019, um estudo com lesões maiores que 15 cm de extensão, com uma média de 22 cm de comprimento, com uma taxa de perviedade primária em 2 anos de 63,6% e secundária em 2 anos de 85,5%[66]. Também em 2019 foi publicado um estudo avaliando os resultados de tratamento de lesões longas, maiores ou iguais a 25 cm de extensão, utilizando Viabahn. O tempo médio de acompanhamento foi 38 meses. A perviedade primária foi de 61,1% em 1 ano e 38,5% em 5 anos[67]. Perviedade primária semelhante (67% em 12 meses) foi encontrada em estudo que avaliou lesões mais longas que 25 cm[68].

Em lesões altamente calcificadas, foi descrita e avaliada a técnica *Pave-and-Crack* (recubra e fragmente: realiza ATP, seguida de implante Viabahn e após, implante de Supera); 92% das lesões eram PACSS graus 3 e 4. As taxas de perviedade primária e secundária estimadas foram de 79% e 91%, respectivamente, em 12 meses[69].

Balões recobertos com drogas – DEB

Analisaremos alguns estudos dos resultados dos cateteres-balão revestidos por paclitaxel nas lesões longas ou calcificadas. Um estudo de vida real utilizando o cateter-balão IN.PACT encontrou uma perviedade primária em 2 anos de 54,3% em lesões menores que 240 mm e 52,9% em lesões maiores que 240 mm, sem significância estatística. Nesse mesmo estudo, em relação à perviedade primária em 24 meses, dividindo as lesões em altamente calcificadas e em moderadas ou levemente calcificadas, os resultados foram de 36,3% *versus* 56,4%, com $p = 0{,}023$[48].

Outro estudo avaliou os resultados da terapia com DCB com ênfase no cálcio e foi verificada uma perda de lúmen maior, sendo mais pronunciada nas lesões moderadas e severas do que nas lesões com calcificações leves ($p = 0{,}014$)[70].

O estudo DEFINITIVE AR *Study*, multicêntrico e randomizado, comparou o uso de cateter-balão com paclitaxel e aterectomia direcional SilverHawk ou TurboHawk (Medtronic plc, formerly Covidien/ev3, Plymouth, MN) seguida de angioplastia com cateter-balão com paclitaxel. Foram incluídos 48 pacientes no grupo do AR e 54 do grupo da ATP. Em cerca de 70% de ambos os ramos havia lesões calcificadas. No grupo do cateter-balão ocorreram mais dissecções do tipo C/D (18%), comparado com 2,1% no grupo da A/D, sendo $p = 0{,}01$. A perviedade angiográfica em 12 meses foi de 82,4% no grupo AR e 71,8 % no grupo do cateter-balão, sem significância estatística[71].

Estudo do tratamento combinado de lesões altamente calcificadas utilizando aterectomia direcional (TurboHawk), mais cateter-balão revestido com paclitaxel, mostrou que em um grupo de 30 pacientes, com comprimento médio das lesões de 115 mm, os resultados de perviedade primária em 1 ano foram de 90%[72].

Alguns investigadores compararam diferentes tecnologias, cotejando os resultados do tratamento das lesões femoropoplíteas com uso de *stent* revestido com paclitaxel *versus* cateter-balão revestido com paclitaxel. Foi um estudo multicêntrico, randomizado, com envolvimento de 150 pacientes. As extensões das lesões foram estratificadas em $\leq$ 10 cm, > 10 cm, $\leq$ 20 cm, > 20 cm e $\leq$ 30 cm. Apenas 13% dos pacientes tinham categoria 4 ou 5 de Rutherford e mais de 50% tinham lesões oclusivas. A perviedade primária em 12 meses foi semelhante em ambos os grupos. No grupo do cateter-balão, foi de 79,9% e de 79,3% no do *stent*. Porém, os resultados divergiram em 3 anos: o grupo de *stent* teve uma perviedade primária de 56,7% e o grupo do cateter-balão, de 42,4% (p = 0,17). Em lesões curtas, de até 10 cm, houve boa perviedade em 3 anos nos dois grupos, de 63,8% no grupo do cateter-balão e de 76,5% no grupo do *stent*. E a taxa de perviedade primária em 3 anos das lesões maiores foi de 33,3% no grupo do cateter-balão e 45,2% no grupo do *stent*, sem significância estatística[73].

Outros dois estudos comparando os resultados do uso de *stent* Supera com *stent* Zilver PTX, demonstram também semelhança nas taxas de perviedade, mesmo em lesões calcificadas.

Uma metanálise avaliou estudos publicados entre 2006 e 2013 utilizando *stent* convencional de nitinol, *stent* Supera e cateter-balão revestido com paclitaxel. Analisando os dados de perviedade primária entre Supera e cateteres-balão revestidos com paclitaxel, houve diferença estatística significativa a favor do *stent* no período de 3 anos e não houve diferença estatística na perviedade primária na análise entre *stent* convencional e cateter-balão revestido com paclitaxel[76].

COMENTÁRIOS – OPINIÃO ATUALIZADA DOS AUTORES SOBRE O TRATAMENTO DA DOENÇA ARTERIAL DO SEGMENTO FEMOROPOPLÍTEO

Analisando o colossal volume de informações revistas acima, com base nos conhecimentos atuais, podemos recomendar qual é o melhor tratamento para portadores de doença aterosclerótica sintomática do segmento femoropoplíteo. Devemos individualizar o tratamento para cada paciente, considerando as características da lesão, suas comorbidades, expectativa de vida, severidade da isquemia, níveis afetados pela doença e o conjunto de ferramentas disponíveis em nosso centro de tratamento. Idealmente, nossas equipes devem ter material humano com competência no tratamento dessa patologia, utilizando todas as formas conhecidas e disponíveis. Além dos fatores anteriormente citados, é necessário estar atento aos custos para os serviços de saúde, sejam públicos ou privados, certamente avaliando o custo social das sequelas de um tratamento malsucedido ou inadequado, assim como prejuízos advindos de procrastinação do óbvio.

Indiscutível é que todos os pacientes recebam um tratamento clínico e farmacológico otimizado: antiagregantes plaquetários, antilipemiantes e hipotensores e hipoglicemiantes, se indicados. Uma concomitante modificação dos hábitos de vida que contribuem para a DAP, principalmente o tabagismo, mas também o sedentarismo, que devem ser combatidos.

Nos pacientes com indicação de tratamento direto da DAP, várias condutas devem ser consideradas e serão apresentadas a seguir, baseadas em nossa análise da literatura disponível e em nossa casuística pessoal. Os autores têm longa e extensa experiência no tratamento da DAP. O primeiro autor acumula 4.500 procedimentos em 2 décadas e o autor sênior, mais de 9.000 procedimentos para tratamento de DAP dos membros inferiores, sendo 6.221 para tratamento de isquemia crítica, em 4 décadas.

Um dos temas que ganhou relevância nos últimos anos é o preparo adequado da artéria para receber o tratamento final. É ainda mais importante no SFP. O preparo da área a ser tratada melhorou muito os resultados nas séries recentes, e deve ser realizado sempre. Todos os DEB e implantes de *stents* devem ser precedidos de uma adequada restauração do lúmen vascular. O DEB ou o *stent*, somente irão finalizar o tratamento endovascular.

Em nossa opinião, devemos utilizar o tratamento mais simples para pacientes com expectativa de vida curta e com múltiplas comorbidades. Em lesões curtas e sem calcificação grave, a preferência cai na angioplastia simples, com ou sem DEB. Um *stent* convencional seria implantado se houver complicações, como uma medida de resgate.

Em pacientes com maior expectativa de vida, sugerimos proceder das maneiras dispostas a seguir: nas lesões curtas e sem calcificações ou calcificações leves, a utilização de cateteres-balão revestidos com paclitaxel, seguida do implante de *stent* convencional nas situações de remodelamento negativo da placa é uma alternativa terapêutica muito adequada. A utilização de *stent* revestido com paclitaxel como primeira opção, sem uso prévio de DEB, está plenamente justificada.

Em pacientes com lesões curtas e médias, altamente calcificadas, está indicado o uso de aterectomia, seguida de cateter-balão recoberto com paclitaxel ou de *stent* biomimético.

Nos pacientes com lesões longas e sem ou com pouca calcificação (especialmente nas recanalizações subintimais), recomendamos preferencialmente o uso de *stent* biomimético.

Nas lesões longas é sempre salutar uma discussão aprofundada sobre a utilização de revascularizações cirúrgicas, sobretudo se o conduto autógeno estiver disponível. Os resultados das pontes com veia safena são inigualáveis neste cenário.

Nas lesões longas e altamente calcificadas, as alternativas endovasculares a serem consideradas são a utilização de aterectomia, especialmente a rotacional, seguida de *stent* biomimético. A utilização de *stent* revestido, com implante de *stent* biomimético em seu lúmen, ficaria reservada para situações de ruptura dessas lesões cálcicas.

Na presença de lesão ostial da AFS, recomendamos inicialmente o uso de cateter-balão revestido por paclitaxel (DEB), associado a um *stent* convencional ou implante primário de *stent* revestido com paclitaxel. Se houver indicação do implante de um *stent* biomimético – como é impossível prever onde este dispositivo irá terminar no final de sua liberação (pelo menos com os dispositivos atuais) – a melhor opção é realizar o implante através de um acesso retrógrado, pela própria AFS ou pela poplítea. Nos segmentos P2 e P3 da artéria poplítea, recomendamos uso de cateter-balão revestido com paclitaxel, seguido ou não de *stent* biomimético. Se houver cálcio, utilizar aterectomia, seguida de uma das duas opções acima.

Os pacientes com maior risco de reestenose são aqueles com isquemia crítica, diabéticos, insuficiência renal terminal e leito distal ruim e as características das lesões que têm maior incidência de reestenose são as lesões longas, vasos com diâmetros pequenos e oclusões. Pacientes com essas características necessitam ter um acompanhamento rigoroso, assim como um ótimo tratamento medicamentoso associado a hábitos saudáveis.

CONCLUSÃO

O fluxograma abaixo sumariza as condutas preconizadas atualmente, para o tratamento da doença arterial periférica do segmento femoropoplíteo (Figura 24.6).

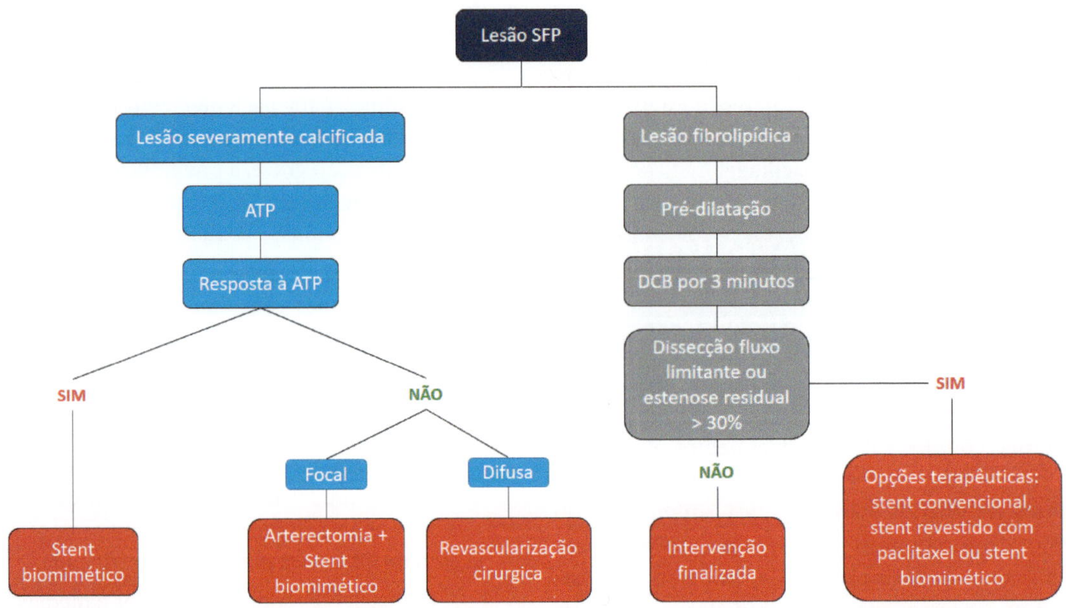

Figura 24.6. Conduta atual no tratamento da DAP do segmento femoropoplíteo.

REFERÊNCIAS BIBLIOGRÁFICAS

1. 1 –Sobieszczyk P. In-stent restenosis after femoropopliteal interventions with drug-eluting stents. Same but different? JACC Cardiovascular Interventions. 2016;9(8):835-37.
2. Kalbaugh CA, Kucharska-Newton A, Wruck L, et al. Peripheral Artery Disease Prevalence and Incidence estimated from both Outpatient and Inpatient settings among Medicare Fee-for-Service Beneficiaries in the Atherosclerosis Risk in Communities (ARIC) Study. Journal of the American Heart Association. 2017;6(5):e003796. 3.
3. Rocha-Singh KJ, Jaff MR, Crabtree TR, et al. Performance goals and endpoint assessments for clinical trials of femoropopliteal bare nitinol stents in patients with symptomatic peripheral arterial disease. Catheterization and Cardiovascular Interventions. 2007;69(6):910-919.

4. Maleckis K, Anttila E, Aylward P, et al. Nitinol Stents in the Femoropopliteal Artery: A Mechanical Perspective on Material, Design, and Performance. Ann Biomed Eng. 2018;46(5):684-704.
5. Krankenberg H, Schüter M, Steinkamp HJ, et al. Nitinol Stent implantation versus percutaneous transluminal angioplasty in superficial femoral artery lesions up to 10 cm in length: the femoral artery stenting trial(FAST). Circulation. 2007;116(3):285-292.
6. Schillinger M, Sabeti S, Dick P, et al. Sustained benefit at 2 years of primary femoropopliteal stenting compared with balloon angioplasty with optimal stenting. Circulation. 2007;115(21):2745-2749.
7. Lair JR, Katzen BT, Scheinert D, et al. Nitinol stent implantation versus balloon angioplasty for lesions in the superficial femoral artery and proximal popliteal artery: twelve-month results from the RESILIENT randomized trial. Circ Cardiovsc Interv. 2010;3(3):267-276.
8. Klein AJ, Chen SJ, Messenger JC, et al. Quantitative Assessment of the Conformational Change in the Femoropopliteal Artery with Leg Movement. Catheterization and Cardiovascular Interventions. 2009;74:787-789.
9. Jonker FHW, Schlösser FJV, Moll FL, et al. Dynamic Forces in SFA & Popliteal Artery During Knee Flexion. Endovascular Today. Buyer's Guide. 2009:54-59.
10. Cheng CP, Wilson NM, Hallett RL, et al. In Vivo MRA Quantification of Axial/Twisting Deformations of the SFA Resulting from Maximum Hip and Knee Flexion. J Vasc Interv Radiol. 2006:17(6):979-987.
11. Nikanorov A, Schillinger M, Zhao H, et al. Assessment of Self Expanding Nitinol Stent Deformation After Chronic Implantation in the SFA. J Vasc Surg. 2008;48(2):435-440.
12. Poulson W, Kamenskly A, Seas A, et al. Limb flexion-induced axial compression and bending in human femoropopliteal artery segments. J Vasc Surg. 2018;67:607-13.
13. Bolia A, Miles KA, Brenan J, et al. Percutaneous Transluminal Angioplasty of Oclusionos of the SFA by Subintimal Dissection. Cardiovasc Interven Radiol. 1990;13:357-63.
14. Löfberg, A-M, Karacagil S, Ljungman C, et al. Percutaneous transluminal angioplasty of the femorpopliteal arteries in limbs with chronic critical lower limb ischemia. J Vasc Surg. 2001;34:114-21.
15. Stanley B, Teague B, Raptis S, Taylor DJ, Berce M. Efficacy of balloon angioplasty of the superficial femoral artery and popliteal artery in the relief of leg ischemia. J Vasc Surg. 1996;23:679-85.
16. Bosiers M, Torsello G, Gibler HM, et al. Nitinol Stent Implantation in Long Superficial femoral Artery Lesions: 12-Month Results of the DURABILITY I Study. J Endovasc Ther. 2009;16:261-269.
17. Geiger MA, Guillaumon AT. Tratamento da doença arterial obstrutiva periférica em território femoropoplíteo com stent primário: análise em até 24 meses. J Vasc Bras. 2019;18:e20160104.
18. Zhang D, Yang R, Wang S, Dong Z. Paclitaxel: new uses for an old drug. Drug, Design, Development and Therapy. 2014;8: 279-284.
19. Dake MD, Scheinert D, Zilver AJ, et al. PTX Single-Arm Study Investigators. Nitinol Stents with Polymer-Free Paclitaxel Coating for Lesions in the Superficial femoral and Popliteal arteries Above the Knee: Twelve-Month Safety and Effectiveness Results from the Zilver PTX Single-Arm Clinical Study. J Endovasc Ther. 2011;18:613-623.
20. Dake MD, Ansel GM, Jaff MR, et al. Sustained Safety and Effectiveness of Paclitaxel-Eluting Stents for Femoropopliteal Lesions 2-Year Follow-Up From the Zilver PTX Randomized and Single-Arm Clinical Studies. Journal of The American College of Cardiology. 2013;61(24): 2417-27.
21. Dake MD, Ansel G, Jaff MR, on behalf of the Zilver PTX Investigators. Durable Clinical Effectiveness With Paclitaxel-Eluting Stents in the Femoropopliteal Artery 5-Year Results of the Zilver PTX Randomized Trial. Circulation. 2016;133:1472-1483.
22. Rutherford RB, Baker JD, Ernst C, et al. Recommended standards for reports dealing with lower extremity ischemia: revised version. J Vasc Surg. 1997;26:517-38.
23. Muller-Hülsbeck S, Keiser K, Zeller T, et al. Twelve-Month Results from the MAJESTIC Trial of the Eluvia Paclitaxel-Eluting Stent for Treatment of Obstructive Femoropopliteal Disease. Journal of Endovascular Therapy. 2016;23(5):701-707.
24. Muller-Hülsbeck S, Keiser K, Zeller T, et al. Long-Term Results from the MAJESTIC Trial of the Eluvia Paclitaxel-Eluting Stent for Femoropopliteal Treatment: 3-Year Follow-up. Cardiovasc Intervent Radiol. 2017;40:1832-1838.
25. Gray WA, Keirse K, Soga Y; on behalf of the IMPERIAL investigators. A polymer-coated, paclitaxel-eluting stent (Eluvia) versus a plymer-free, paclitaxel-coated stent(Zilver PTX) for endovascular femoropopliteal intervention (IMPERIAL): a randomized, no-inferiority trial. Lancet. 2018;392:1541-51.
26. JC van den Berg. Drug-eluting balloons for treatment of SFA and popliteal disease. European Journal of Radiology. 2017;91:106-115.
27. Horie K, Tanaka A, Taguri M, Kato S, Inoue N. Impact of Prolonged Inflation Times During Plain Balloon Angioplasty on Angiographic Dissection in Femoropopliteal Lesions. Journal of Endovascular Therapy. 2018;25(6):683-691.
28. Zorger N, Manke C, Lenhart M, et al. Peripheral arterial balloon angioplasty: effect of short versus long balloon inflation times on the morphologic results. J Vasc Interv Radiol. 2002;13:355-359.
29. Schroeder H, Meyer D-R, Lux B, Ruecker R, Martorana M, Miller LE, et al. A Pilot Study of Femoropopliteal Artery Revascularisation with a Low Dose Paclitaxel Coated Balloon: Is pre dilatation Necessary? Eur J Vasc Endovasc Surg. 2017;54:348-355.

30. Tepe G, Beschorner U, Ruether C, Fischer I, Pfaffinger P, Noory E, et al. Drug-Eluting Balloon Therapy for Femoropopliteal Occlusive Disease: Predictors of Outcome with a Special Emphasis on Calcium. Journal of Endovascular Therapy. 2015;22(5):727-733.
31. Rocha-Singh KJ, Zeller T, Jaff MR. Peripheral arterial calcification: prevalence, mechanism, detection, and clinical implications. Catheterization Cardiovasc Interv. 2014;83:E212-E220.
32. Fanelli F, Cannavale A, Gazzetti M, et al. Calcium Burden Assessment and Impact on Drug-Eluting Ballons in Peripheral Arterial Disease. Cardiovasc Intervent Radiol. 2014;37:898-907.
33. Cremers B, Speck U, Kaufels N, Mahnkopf D, Kuhler M, Bom M, et al. Drug-Eluting Balloon: Very Short-Term Exposure and Overlapping. Thromb Haemost. 2009;1:201-206.
34. Fujihara M, Takahara M, Sasaki S, et al. Angiographic Dissection Patterns and Patency Outcomes After Balloon Angioplasty for Superficial Femoral Artery Disease. Journal of Endovascular Therapy. 2017;24(3):267-375.
35. Tepe G, Laird JR, Schneider P; for the IN.PACT SFA Trial Investigators. Drug-Coated Balloon Versus Standard Percutaneous Transluminal Angioplasty for the Treatment of Superficial Femoral and Popliteal Peripheral Artery Disease. Circulation. 2015;131:495-502.
36. Laird JR, Schneider P, Tepe G, et al.; for the IN.PACT SFA Trial Investigators. Durability of Treatment Effect Using a Drug-Coated Balloon for Femoropopliteal Lesions – 24 –Month Results of IN.PACT SFA Journal of The American College of Cardiology. 2015;66(21):2329-38.
37. Schneider PA, Laird JR, Tepe G, et al.; for the IN.PACT SFA Trial Investigators. Treatment Effect of Drug-Coated Balloons Is Durable to 3 Years in the Femoropopliteal Arteries – Long-term Results of the IN.PACT SFA Randomized Trial. Circ Cardiovasc Interv. 2018;e005891.
38. Lida O, Soga Y, Urasawa K; On behalf of the MDT-2113 SFA Japan Investigators. Drug-coated balloon versus uncoated percutaneous transluminal angioplasty for the treatment of atherosclerotic lesions in the superficial femoral and proximal popliteal artery: 2-year results of the MDT-2113 SFA Japan randomized trial. Catheter Cardiovasc Interv. 2019;93:664-672.
39. Lair JA, Schneider PA, Jaff MR, et al. Long-Term Clinical Effectiveness of a Drug-Coated Balloon for the Treatment of Femoropopliteal Lesions – Five-Year Outcomes From the IN.PACT SFA Randomized Trial. Circ Cardiovasc Interv. 2019;12:e007702.
40. Scheinert D, Duda S, Zeller T, et al. The LEVANT I (Lutonix Paclitaxel-Coated Balloon for the Prevention of Femoropopliteal Restenosis) Trial for Femoropopliteal Revascularization – First-in-Human Randomized Trial of Low-Dose Drug-Coated Balloon Versus Uncoated Balloon Angioplasty. JACC: Cardiovascular Interventions. 2014;7(1):10-9.
41. Rosenfield K, Jaff MR, Rocha-Singh K, et al. for the LEVANT 2 Investigators. Trial of Paclitaxel-Coated Balloon for Femoropopliteal Artery Disease. N Engl J Med. 2015;373(2):145-53.
42. Krishman P, Faries P, Niazi K, et al. Stellarex Drug-Coated Balloon for Treatment of Femoropoplieal Disease – Twelve-Month Outcomes from the Ramdomized ILLUMENATE Pivotal and Pharmacokinetic studies. Circulation. 2017;136:1102-1113.
43. Schroeder H, Werner M, Meyer D-R; for the ILUMENATE EU RCT Investigators. Low-Dose Paclitaxel-Coated Versus Uncoated Percutaneous Transluminal Balloon Angioplasty for Femoropopliteal Peripheral Artery Disease. One-Year Results of the ILLUMENATE European Randomized Clinical Trial. Circulation. 2017;135:2227-2236.
44. Xu Y, Jia X, Zhang J, et al. Drug-Coated Balloon Angioplasty Compared With Uncoated Balloons in the Treatment of 200 Chinese Patients With Severe Femoropopliteal Lesions - 24-Month Results of AcoArt I. JACC: Cardiovasc Interventions. 2018;11(23):2347-53.
45. Steiner S, Willfort-Ehringer A, Sievert H, et al.; on behalf of the RANGER SFA Investigators. 12-Month Results from the First-in-Human Randomized Study of the Ranger Paclitaxel-Coated Balloon for Femoropopliteal Treatment. JACC: Cardiovascular Interventions. 2018;11(10):934-41.
46. Anantha-Narayanan M, Shah SM, Jelani Q, et al. Drug-coated balloon versus plain old balloon angioplasty in femoropopliteal disease: An updated meta-analysis of randomized controlled trials. Catheter Cardiovasc Interv. 2019;94:139-148.
47. AbuRahma AF, AbuRahma ZT, Scott G, et al. Clinical outcome of drug-coated ballon angioplasty in patients with femoropopliteal disease: A real-world single-center experience. J vasc Surg. 2019;70:1950-9.
48. Schmidt A, Piorkowski M, Görner H, et al. Drug-Coated Balloons for complex Femoropopliteal Lesions – 2-year results of a Real-World Registry. J Am Coll Cardiol Intv. 2016;9:715-24.
49. Bhatt H, Kovach R, Janzer S, George JC. Supera stent outcomes in Above-the-Knee IntervEntions: effects of COMPression and Elongation (SAKE-COMPEL) Sub-study. Cardiovascular Revascularization Medicine. 2018;19:512-515.
50. Palena LM, Diaz-Sandoval LJ, Rajal LM, Morelli L, Manzi M. Precise Retrograde Supera Stenting of the Ostium (PRESTO) of the Superficial Femoral Artery for Complex Femoropopliteal Occlusions: The PRESTO Technique. J Endovasc Ther. 2018;25(5):588-591.
51. Scheinert D, Grummt L, Piorkowski M, et al. A Novel Self-Expanding Interwoven Nitinol Stent for Complex Femoropopliteal Lesions:24-Month Results of the SUPERA SFA Registry. J Endovasc Ther. 2011;18:745-752.
52. Werner M, Paetzold A, Banning-Eichebseer U, et al. Treatment of complex atherosclerotic femoropopliteal artery disease with a self-expanding interwoven nitinol stent: midterm results from the Leipzig SUPERA 500 registry. EuroIntervention. 2014;10:861-868.
53. Garcia L, Jaff MR, Metzger C; the SUPERB Trial Investigators. Wire-Interwoven Nitinol Stent Outcome in the Superficial Femoral and Proximal Popliteal Arteries – Twelve-Month Results of the SUPERB Trial. Circ Cardiovasc Interv. 2015;8:e000937.

54. Garcia LA, Rosenfield KR, Metzger CD; on behalf of the SUPERB investigators. SUPERB Final 3-Year Outcomes Using Interwoven Nitinol Biomimetic Supera Stent. Catheterization and Cardiovascular Interventions. 2017;89:1259-1267.

55. Myint M, Schouten O, Bourke V, et al. A Real-World Experience with the Supera Interwoven Nitinol Stent in Femoropopliteal Arteries: Midterm Patency Results and Failure Analysis. Journal of Endovascular therapy. 2016;23(3):433-41.

56. Lammer J, Zeller T, Hausegger, KA, et al. Heparin-Bonded Covered Stents Versus Stents for Complex Femoropopliteal Artery Lesions – The Randomized VIASTAR Trial (Viabahn Endoprothesis with PROPATEN Bioactive Surface (VIA) Versus Bare Nitinol Stent in the Treatment of Long Lesions in Superficial Femoral Artery Occlusive Disease. Journal of the American College of Cardiology. 2013;62:1320-7.

57. Lammer J, Zeller T, Hausegger, KA, et al. Sustained Benefit at 2 Years for Covered Stents Versus Bare-Metal Stents in long SFA Lesions: The VIASTAR Trial. Cardiovasc Intervent Radiol. 2015;38:25-32.

58. Saxon RR, Dake MD, Volgelzang RL, Katzen BT, Becker GJ. Randomized, Multicenter Study Comparing Expanded Polytetrafluoroethylene-covered Endoprosthesis Placement with Percutaneous Transluminal Angioplasty in the Treatment of Superficial Femoral Artery Occlusive Disease. J Vasc Interv Radiol. 2008;19:823-832.

59. Bhat TM, Afari ME, Garcia LW. Atherectomy in Peripheral Artery Disease: A Review. J Invasive Cardiol. 2017;29(4):135-144.

60. McKinsey JF, Zeller T, Rocha-Singh KJ, Jaff MR, Garcia LA; DEFINITIVE LE Investigators. Lower-extremity revascularization using directional atherectomy:12-month prospective results of the DEFINITIVE-LE study. JACC Cariovasc Interv. 2014;7:923-933.

61. Das T, Mustapha J, Indes J, et al. Tecnique optimization of orbital atherectomy in calcified peripheral lesions of the lower extremities: the CONFIRM series, a prospective multicenter registry. Catheter Cardiovasc Interv. 2009;73:406-412.

62. Gray WA, Garcia LA, Amin A, Shammas NW; JET Registry Investigators. Jetstream Atherectomy System Treatment of Femoropopliteal Arteries: Results of the Post-market JET Registry. Cardiovasc Revasc Med. 2018;5:506-511.

63. Ichihashi S, Shibata T, Fujimura N, et al. Calcification as a Risck Factor for I-Stent Restenosis in Complex Femoropopliteal Lesion After Zilver PTX Paclitaxel-Coated Stent Placement. Journal of Endovascular Therapy. 2019;26(5):613-620.

64. Pillips JA, Falls A, Kolluri R, et al. Full Drug-Eluting Stent Jacket: Two-Year Results of a Single-Center Experience with Zilver Ptx Stenting fo Long lesions in the Femoropopliteal Arteries. Journal of Endovascular Therapy. 2018;25(3):295-301.

65. Brescia AA, Wickers BM, Correa JC, Smeds MR, Jacobs DA. Stenting of femoropopliteal lesions using interwoven nitinol stents. J Vasc Surg. 2015;61:1472-8.

66. Lin T-C, Chen P-L, Lee C-Y, Shih C-C, Chen I-M. Covered stent versus bare-metal stents for chronic total occluded long complicated femoropopliteal lesions: A 2-year single center review. Journal of Chinese Medical Association. 2019;82:44-49.

67. Uhl C, Adras A, Reichmann F, et al. Long-term results of the heparina-bonded Viabahn stent graft in femoropopliteal TASC C and D lesions with a covered stent length of minimum 25 cm. Vascular. 2019;27(5):553-559.

68. Zeller T, Peeters P, Bosiers M, et al. Heparin-Bonded Stent-Graft for the Treatment of TASC II C and D Femoropopliteal Lesion: The Viabahn-25 cm Trial. J Endovasc Ther. 2014;21:765-774.

69. Dias-Neto M, Matschuck M, Bausback Y, et al. Endovascular treatment of Severely Calcified Femoropopliteal Lesions Using the "Pave-and-Crack" technique: technical description and 12-Month Results. J Endovasc Ther. 2018;25(3):334-342.

70. Tepe G, Beschorner U, Ruether C, et al. Drug-Eluting Balloon Therapy for Femoropopliteal Oclusive Disease: Predictors of Outcome With a Special Emphasis on Calcium. J Endovasc Ther. 2015;22(5):727-733.

71. Zeller T, Langhoff R, Rocha-Singh KJ, et al. Direcional Atherectomy Followed by a Paclitaxel-Coated Balloon to Inhibit Restenosis and Maintain Vessel Patency – Twelve-Month Results of the DEFINITVE AR Study. Circ Cardiovasc Interv. 2017;10:e004848.

72. Cioppa A, Stabile E, Popusoi G, et al. Combined Treatment of Heavy Calcified Femoro-Popliteal Lesion Using Directional Atherectomy and a Paclitaxel Coated Balloon: One-Year Single Centre Clinical Results. Cardiovascular Revascularization Medicine. 2012;12:219-223.

73. Bausback Y, Wittig T, Schmidt A, et al. Drug-Eluting Stent Versus Drug-Coated Balloon Revascularization in Patients with Femoropopliteal Arterial Disease. J Am Coll Cardiol. 2019;73:667-79.

74. Saratzis A, Rudarakanchana N, Patel S, et al. Interwoven Nitinol Stents versus Drug Elutin Stents in the Femoro-Popliteal Segment: A Propensity matched Analysis. Eur J Vasc Endovasc Surg. 2019;58:719-727.

75. Haine A, Schmid MJ, Schindewolf M, et al. Comparison Between Interwoven Nitinol and Drug Eluting Stents for Endovascular Treatment of Femoropopliteal Artery Disease. Eur J Vasc Endovasc Surg. 2019;58:865-873.

76. Steiner S, Schmidt A, Bausback Y, et al. Midterm Patency After Femoropopliteal Intervention: A Comparison of Standard and Interwoven Nitinol Stents and Drug-Coated Balloons in a Single-Center, Propensity Score-Matched Analysis. J Endovasc Therapy. 2016;4:347-355.

Território Infrapoplíteo

25

Rodrigo Bruno Biagioni
Marcelo Calil Burihan

INTRODUÇÃO

O tratamento endovascular do território arterial infrapoplíteo (IP) tem sido descrito desde os anos 1990[1] e foi se tornando a modalidade terapêutica de primeira escolha com o advento de novos materiais e melhoria da técnica. É um setor que teve grande destaque recente, pelo crescente aumento da população de pacientes mais idosos e com mais fatores de risco. Dessa forma, entre 2003 a 2006 o número de tratamentos endovasculares neste território superou o tratamento aberto nos Estados Unidos[2,3].

A principal causa de estenoses e oclusões no setor IP é a aterosclerose. Em alguns raros casos, entretanto, a tromboangeíte obliterante pode causar lesões principalmente em artérias mais distais em pacientes mais jovens e tabagistas[4]. Os fatores de risco para a estenose de artérias IP são os mesmos para a doença arterial coronária: sexo masculino, hipertensão arterial, tabagismo, diabetes, dislipidemia e idade[5]. Em comparação com os outros setores, os pacientes com doença exclusiva no território IP são mais velhos, com maior prevalência do sexo masculino, de renais crônicos e diabéticos[6]. Além disso, a sobrevida livre de amputação é menor e a recorrência de feridas isquêmicas é maior[7]. Em trabalhos recentes, foi identificado que no território IP há menos placas com calcificação e mais trombos, se comparado com o território femoropoplíteo[8].

INDICAÇÃO

A revascularização do território IP é quase que exclusiva para tratamento de isquemia crítica (dor em repouso e lesão trófica)[9]. Mas admite-se o tratamento para claudicantes incapacitantes em algumas situações[9]. Para que ocorra uma ferida isquêmica, geralmente a doença acomete todas as artérias de perna (artéria tibial anterior, artéria tibial posterior e artéria fibular)[5,9]. Sendo assim, o índice tornozelo-braço (ITB) geralmente está abaixo de 0,3. Em pacientes com risco cirúrgico alto e com ITB maior que 0,7 e/ou tensão parcial de oxigênio (TcPO2) maior que 40 mmHg, podemos considerar manter o tratamento clínico e aguardar uma possível cicatrização[10,11]. Especialmente quando se trata de feridas superficiais, não espontâneas, pequenas, sem exposição óssea ou do tendão ou próximo das articulações, e em pacientes que podem manter um acompanhamento ambulatorial frequente.

Preferencialmente, recomenda-se realizar angioplastia transluminal percutânea e, 14 dias após, realizar a cirurgia definitiva (desbridamento mais minucioso ou reconstrução com possível retalho). A TcPO2 aumenta progressivamente após a revascularização, com aumento expressivo até a segunda semana, atingindo seu ápice após 4 semanas[12]. Esse aumento é ainda mais expressivo quanto mais grave for a isquemia[12].

Quando há evidente infecção local e/ou sistêmica, considera-se realizar amputação ou desbridamento da ferida isquêmica antes da angioplastia. Nesse caso, realiza-se somente uma cirurgia higiênica, com retirada da fonte de infecção. A abordagem da ferida antes da revascularização apresenta grande probabilidade de formação de necrose de bordas da ferida. Por isso, deve-se evitar.

Em termos práticos, o tratamento preferencial para o segmento IP é o endovascular[9]. Apesar disso, inúmeros fatores contribuem para a decisão do método e cada caso deve ser avaliado individualmente: complexidade da lesão, risco cirúrgico, presença de substituto adequado, extensão da ferida isquêmica, experiência do serviço em cada método, área de exposição para acesso adequado etc.[9]. Em casos de oclusões longas, expectativa de vida de mais de 2 anos e com substitutos venosos adequados, considera-se a cirurgia convencional (ponte de safena, preferencialmente) como uma adequada opção com melhor perviedade e menor necessidade de reintervenções[13-16].

O tratamento aberto para a revascularização infrainguinal apresenta uma maior morbimortalidade quando comparado com o endovascular. Os estudos BASIL[13] e PREVENT III[17], apesar de desenhados para todo o segmento infrainguinal e não específicos para o IP, apresentaram uma mortalidade em 30 dias de 5,5% e 2,7%, respectivamente, para os tratamentos aberto e endovascular. Infarto agudo do miocárdio ocorreu em 7% e 4,7%; acidente vascular cerebral (AVC) em 1,5% e 1,4% e complicações de feridas operatórias em 22% e 8%, respectivamente para o tratamento aberto e o endovascular.

O tratamento endovascular do setor IP necessita de mais reintervenções e apresenta uma perviedade primária baixa, se comparada com os outros setores, variando de 37,1% a 69,7%[18-24]. Entretanto, nos estudos recentes e de metanálise, a angioplastia IP apresenta salvamento de membro comparável com a cirurgia convencional[5,25-28].

Dois grandes ensaios clínicos randomizados (BEST-CLI[29] e BASIL 2[30]) estão atualmente em fase de recrutamento e, em breve, teremos mais dados para ajudar na decisão terapêutica do setor IP.

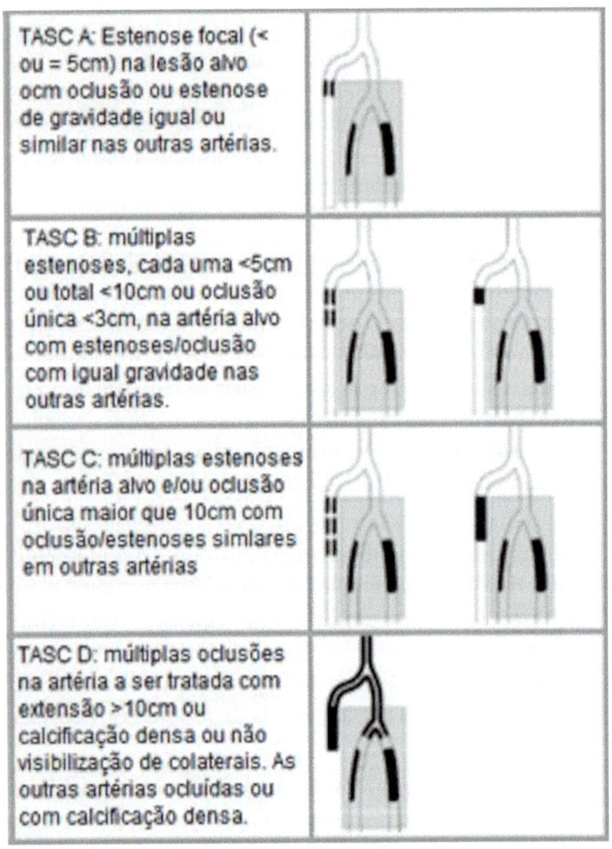
TASC A: Estenose focal (< ou = 5cm) na lesão alvo ocm oclusão ou estenose de gravidade igual ou similar nas outras artérias.
TASC B: múltiplas estenoses, cada uma <5cm ou total <10cm ou oclusão única <3cm, na artéria alvo com estenoses/oclusão com igual gravidade nas outras artérias.
TASC C: múltiplas estenoses na artéria alvo e/ou oclusão única maior que 10cm com oclusão/estenoses simlares em outras artérias
TASC D: múltiplas oclusões na artéria a ser tratada com extensão >10cm ou calcificação densa ou não visibilização de colaterais. As outras artérias ocluídas ou com calcificação densa.

Figura 25.1. *Trans-Atlantic Inter-Society Consensus* (TASC) II Infrapoplíteo modificado.

DIAGNÓSTICO

Clínico

O diagnóstico é clínico, na maioria das vezes. No exame físico, identificamos pulsos femoral e poplíteo e ausência de pulsos pedioso e tibial posterior. Em casos de lesão concomitante em setor IP e femoropoplíteo, há também ausência ou diminuição do pulso poplíteo. A lesão simultânea nos dois territórios ocorre em torno de 2/3 dos pacientes[31]. Quando o paciente se apresenta com lesão isquêmica, o ITB está geralmente abaixo de 0,3. Em casos de calcificação da artéria de perna, o índice é falsamente aumentado (acima de 1,4) ou incompressível. Nesses casos, podemos utilizar outros parâmetros de perfusão, como o índice dedo-braço ou a medida da TcPO2 [22] para uma avaliação mais objetiva.

Imagem

Pode-se realizar a angiotomografia (ângio-TC), a angiorressonância (ângio-RM), o ultrassom *duplex scan* e a angiografia digital por subtração. A escolha de cada método deve ser individualizada ao caso e conforme a disponibilidade do serviço. Mas, de preferência, indica-se um método de imagem não invasivo e depois a arteriografia para confirmação do diagnóstico e tratamento. O exame de imagem prévio (p. ex., o *duplex scan*) auxilia também na solicitação de materiais e na escolha do acesso antes do procedimento invasivo. Em pacientes com insuficiência renal avançada, recomenda-se evitar o uso de contraste iodado. Nesses casos, utiliza-se o *duplex scan* para mapeamento e, para o procedimento, o uso de CO2 combinado com ultrassom e contraste em menor quantidade (preferencialmente iso-osmolar). Para a angioplastia IP há uma certa limitação com o uso do CO2. Pela difusão fácil do CO2 nas artérias colaterais, as oclusões podem simular serem mais longas e com maior dificuldade de visibilizar o reenchimento distal[32].

Recentemente, passou-se a utilizar com maior frequência a ângio-TC e ângio-RM. Especialmente por serem métodos de imagem reprodutíveis e não operadores-dependentes. Apesar disso, seu uso tem certa limitação para o território IP, devido ao pequeno diâmetro dos vasos e à calcificação frequente das artérias. A ângio-TC tem melhor acurácia que a ângio-RM na estratificação da doença do segmento IP e na avaliação do comprometimento das artérias de escoamento[33].

Manifestações da ferida – W ("Wound")		
Úlcera	Gangrena	Grau
Sem ferida	Sem gangrena	0
Descrição: dor isquêmica de repouso (requer sintomas típicos e isquemia (I) grau 3). Sem feridas		
Pequena, ferida rasa na parte distal de perna ou pé, sem exposição óssea a não ser limitada a falange distal.	Sem gangrena	1
Descrição: perda de tecido pequena, membro salvo com simples amputação (1 ou 2 dedos) cobrindo com pele.		
Ferida mais profunda com exposição óssea, articulação ou tendão; geralmente não envolvendo calcanhar, ferida rasa em calcanhar, sem envolvimento osso calcâneo	Gangrena limitada aos dedos	2
Descrição: salvamento de membro com amputação de mais de 3 dedos ou amputação transmetatársica.		
Lesão extensa envolvendo o antepé ou mediopé, ferida profunda do calcâneo com envolvimento do osso.	Grangrena extensa envolvendo antepé e/ou médiopé, necrose de todo calcâneo/envolvendo calcâneo	3
Descrição: Necessária a reconstrução não usual e complexa (Chopart ou Lisfranc), Necessária a cobertura de pele ou cuidado de pele complexo.		

Manifestações de isquemia – I ("Ischemia")			
ITB	Pressão de pulso no tornozelo (mmHg)	TcPO2	Grau
> ou = 0,80	> 100	> ou igual 60	0
0,6-0,79	70-100	40-59	1
0,4-0,59	50-70	30-39	2
< ou = 0,39	<50	<30	3

Manifestações de Infecção – fI ("Foot Infection").	Grau
Ferida sem pus ou qualquer outra manifestação de inflamação	0
Infecção presente com duas ou mais das seguintes: edema ou enduração local, eritema >0,5 a <2cm ao redor da úlcera, amolecimento or dor local, aumento de temperatura local, secreção purulenta.	1
Infecção (como acima descrito) com celulite extendendo mais que 2 cm, ou envolvendo estruturas mais profundas que a pele e subcutâneo (ex. Abecesso, osteomielite, srtrite séptica, fasceíte, etc). Mas sem sinais de reação inflamatória sistêmica (SIRS).	2
Infecção em um paciente com sinais sistêmicos de toxicidade com dois ou mais dos seguintes: temperatura acima de 38 graus ou menor que 36 graus Celsius. Frequência cardíaca acima de 90 batimentos por minuto. Frequência respiratória acima de 20 ou PaCO2 menor que 32mmHg. Leucócitos acima de 12.000 ou menor que 4000 ou com mais de 10% de formas imaturas.	3

Figura 25.2. Classificação WIfI para doença arterial obstrutiva periférica (DAOP).

Classificações TASC e WIfI

A classificação TASC II avalia a gravidade da doença do ponto de vista arteriográfico (Figura 25.1). A nova classificação TASC II para o território IP modificou-se recentemente para incorporar o conceito da natureza de doença disseminada para todas as artérias da perna – o que ocorre mais geralmente. Nesse novo esquema de classificação, considera-se o segmento IP como um todo e não especificamente para cada artéria de perna. Avalia-se a artéria de perna a ser tratada como foco principal e as outras após. No exemplo da Figura 25.1 temos a artéria tibial anterior como alvo[5].

Recentemente, a *Society of Vascular Surgery* (SVS) recomendou a utilização da classificação WIfI[34] para a estratificação de lesões tróficas[35] (Figura 25.2), não somente para o território IP. É importante para comparação de feridas e desfechos, uma vez que incorpora dados da extensão da lesão, grau de isquemia e infecção. Através dela é possível avaliar a gravidade do caso e o benefício de uma revascularização. Essa classificação é baseada em três componentes: W: *wound*, análise da ferida, I: *ischaemia*, presença de isquemia e fI: *foot infection*, com a gradação da infecção. Funciona, similarmente, como a classificação de tumores TNM. Por exemplo: uma lesão isquêmica em segundo pododáctilo (em falange distal), sem sinais de infecção e com ITB de 0,2 seria classificada como WIfI 1,0,3 (risco de amputação moderado e alto benefício da revascularização).

PROCEDIMENTO

Para a anestesia geralmente se utiliza anestesia local com ou sem sedação. Em casos de necessidade de desbridamento ou amputação no mesmo ato, opta-se pelo bloqueio espinal ou anestesia geral. Utiliza-se heparina sistêmica após a punção arterial na dose de 100 U/kg, a fim de manter o tempo de coagulação ativada (TCA) acima de 300 segundos. Para a angioplastia IP utilizam-se vasodilatadores com frequência (principalmente papaverina 10 a 30 mg ou nitroglicerina 0,2 a 1 mg intra-arterial), sobretudo quando a pressão arterial sistêmica está acima de 100 mmHg e em casos de dissecção arterial, recolhimento elástico (*recoil*) e vasoespasmo[32,36-38]. Trombolíticos e dispositivos de tromboaspiração são utilizados de maneira seletiva quando há história clínica sugestiva de trombose recente e sinais arteriográficos compatíveis.

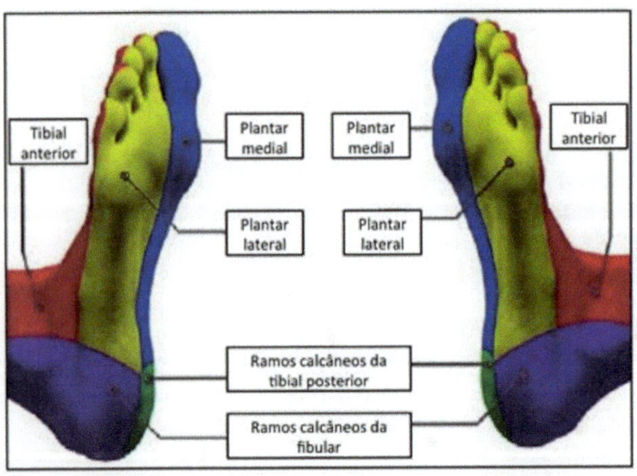

Figura 25.3. Angiossoma. Áreas de irrigação sanguínea conforme as áreas topográficas do pé. Descrição dos ramos arteriais.

Seleção da artéria a ser tratada

Angiossoma e conceito de volume de perfusão

A seleção da artéria ou das artérias a serem tratadas ainda é um tema controverso na literatura, e baseia-se no conceito do angiossoma e no conceito de volume de perfusão. A maioria dos estudos publicados é controversa e com resultados conflitantes, além de muitos serem retrospectivos e apresentarem metodologias diferentes[23,39-42]. Ademais, além da revascularização, muitos fatores estão associados à cicatrização da ferida, como o cuidado, a localização, a ausência de sensibilidade, deformidades ósseas, infecção etc.[23,39-42].

Apesar disso, recomenda-se tratar aquela artéria que apresenta melhor deságue no arco plantar e que tecnicamente seja mais factível (menor extensão da oclusão, melhor calibre no reenchimento e menos calcificação). Também, recomenda-se que a artéria a ser revascularizada seja aquela que irriga a área correspondente à ferida isquêmica (angiossoma, ou revascularização direta)[14].

Tratamento uniarterial ou multiarterial

Outro aspecto a se considerar é o possível benefício de tratar mais de uma artéria, simultaneamente, no território IP, sobretudo em lesões tróficas mais extensas ou com alto risco de amputação, como em áreas próximas a articulações, proeminências ósseas, calcâneo, que possuam osteomielite associada, etc.[42-44]. Em um ensaio clínico randomizado recente, demonstrou-se que a revascularização de mais de uma artéria IP poderia aumentar a taxa de cicatrização da ferida isquêmica (conceito de volume de perfusão)[44].

Revascularização do arco plantar

Quanto à revascularização do arco plantar, deve-se recanalizar artérias em casos de pacientes com lesões tróficas extensas, com o intuito de manter um fluxo sanguíneo direto para o pé. Pode-se considerar nos casos em que não se observa deságue na arteriografia diagnóstica e nos casos de má evolução após revascularização indireta (RI) – quando inicialmente não se tratou a artéria correspondente à lesão trófica (como em casos do “fenômeno do calcanhar órfão”)[45]. Alguns pacientes, em especial os renais crônicos, não apresentam comunicação entre os territórios de irrigação do pé (angiossoma) devido à oclusão das artérias que fazem essa comunicação (*choke arteries*)[22], sendo assim, mesmo irrigando uma região do pé, a outra pode se manter isquêmica. Há alguns trabalhos demonstrando a correlação da revascularização do arco plantar com maior cicatrização de feridas[46,47] e sucesso clínco[47], porém não há evidência científica suficiente para a utilização dessa prática como rotina.

Angiossoma

O angiossoma[48] é uma unidade anatômica tridimensional de tecido (pele, subcutâneo, fáscia, músculo e osso) irrigada por uma artéria específica e drenada por uma veia específica. O pé e o tornozelo possuem um mapa topográfico irrigado por seis territórios (angiossomas) (Figura 25.3).

A artéria tibial posterior e seus ramos irrigam três territórios: o calcâneo medial (irrigado por ramos arteriais calcâneos), a face plantar medial (irrigada pelos ramos da artéria plantar medial) e a face plantar lateral (irrigada por ramos da artéria plantar lateral).

A artéria fibular e seus ramos irrigam dois angiossomas: a face lateral do calcâneo (irrigada pelo ramo arterial calcâneo lateral) e a face anterior do tornozelo (irrigada pelo ramo arterial comunicante anterior).

A artéria tibial anterior irriga somente um angiossoma: o dorso do pé (irrigado pela artéria dorsal do pé)[48].

Considerando esse conceito, há inúmeros trabalhos com resultados a favor[23,39-42,49] e inconclusivos sobre a revascularização direta (RD)[46,50], ou seja, à escolha da artéria que diretamente irriga a área isquêmica. Numa metanálise recente de 2014 sugere-se, com ressalvas pelo nível de evidência baixo, que possa haver uma correlação do angiossoma com maior cicatrização e maior salvamento de membro[51,52].

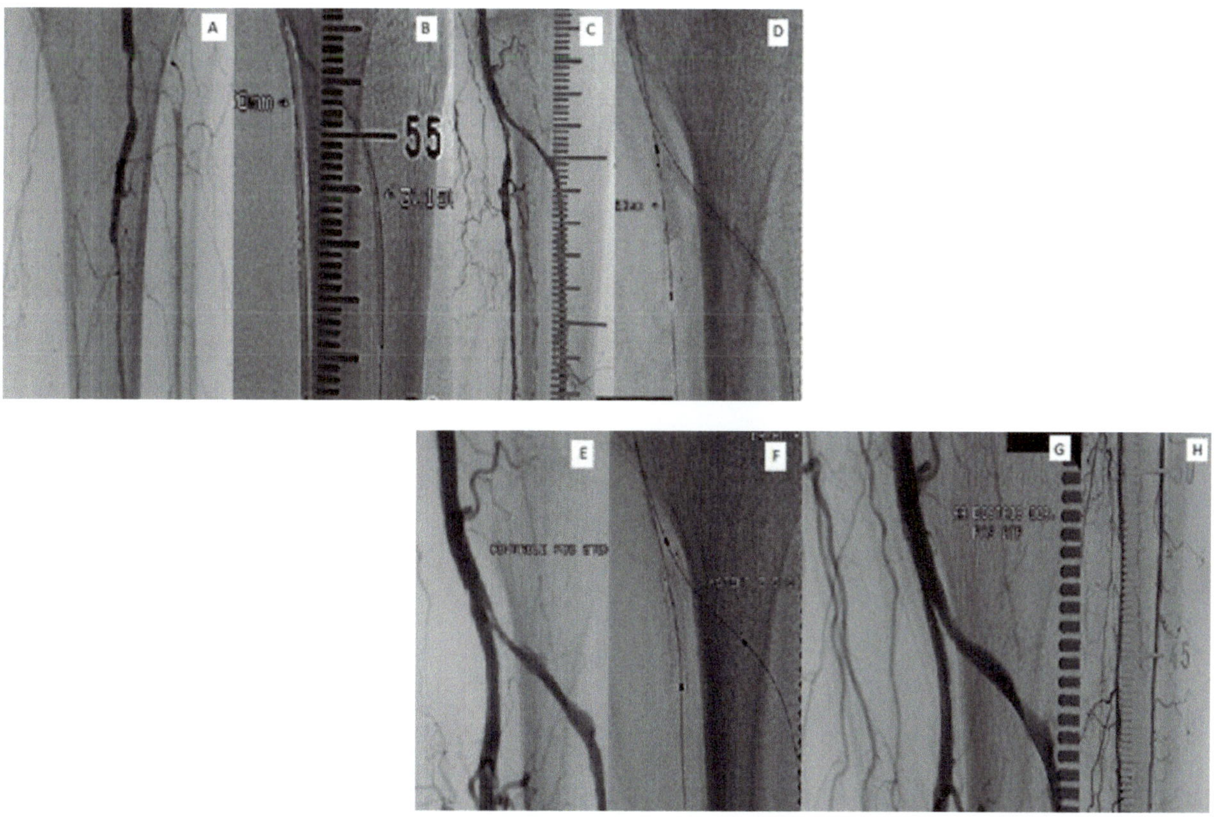

Figura 25.4. Angioplastia de tronco tibiofibular (TTF) e artéria tibial anterior (ATA). A. Arteriografia digital com subtração digital de perna demonstrando estenose no tronco tibiofibular e oclusão da artéria tibial anterior (comprometimento do óstio de duas artérias). B. Técnica de *kissing-balloon,* angioplastia com cateter-balão 3 x 150 mm no TTF e na ATA, simultaneamente. Pressão de insuflação 4 ATM mantida por 3 minutos. C. Angiografia de controle demonstra dissecção do TTF. D. Implante de *stent* balão-expansível em ATA. E. Angiografia demonstrando dissecção da origem da ATA. F. Implante de um segundo *stent* em ATA. G e H. Arteriografia final.

Acesso e descrição do procedimento

Escolha do acesso

Para o acesso no tratamento do território IP, prioriza-se o acesso anterógrado (AA) pela artéria femoral comum (AFC) ou artéria femoral superficial (AFS). O acesso contralateral na AFC é utilizado menos frequentemente no tratamento exclusivo IP, devido à perda de força linear e dificuldade de acessar o terço médio e distal das artérias IP, com cateteres de tamanhos convencionais.

Acesso anterógrado

O acesso anterógrado pela AFC é o mais frequente, deixando a AFS para os casos de virilha hostil (obesidade, cirurgia anterior, infecção, radiação prévia etc.). O acesso pela AFS mostrou-se seguro, com as mesmas taxas de complicações, se comparado com a AFC anterógrada[53]. Além disso, a preferência do AA ocorre pela maior facilidade de transferência de força linear do operador à ponta do sistema (*pushability*). Com o AA há menos perda de força, pela manutenção de um vetor de força num mesmo sentido, promovendo, assim, maior facilidade para transposição das lesões.

Em alguns casos nos quais o intervencionista decide tratar mais de uma artéria ou quando há comprometimento do óstio de duas artérias simultaneamente (entre a artéria tibial anterior e o tronco tibiofibular, e entre a artéria fibular e a artéria tibial posterior) pode-se utilizar o método de *kissing-balloon*[54] (Figura 25.4). Utiliza-se um introdutor de 7 a 8 French (Fr) ou dois acessos de 4 a 5 Fr para passagem de dois fios-guias e dois cateteres-balões para serem insuflados simultaneamente. Essa técnica é realizada para evitar dissecções arteriais e "desabamento" de placas durante o tratamento de lesões ostiais[54].

Acesso retrógrado

Técnicas de acesso retrógrado (AR). O uso do AR é reconhecido principalmente quando da falha do AA (até 20% dos casos)[17,55,56]. Ele é realizado por qualquer uma das artérias infrapoplíteas e pode ser utilizado unicamente como acesso ou em associação com o anterógrado[56]. É um método auxiliar que aumentou a taxa de sucesso técnico, especialmente em casos mais complexos[56].

Pelo AR pode-se passar o cateter-balão e realizar a angioplastia diretamente, ou somente utilizar o acesso para transposição da lesão[37,56]. Na primeira situação, não há a necessidade de laçar o fio-guia pelo acesso proximal (anterógrado) e o uso de introdutores é recomendável. Na segunda, após a transposição da lesão, avança-se o fio-guia em direção proximal (anterógrada), laça-se o fio-guia ou negocia-se o mesmo para dentro do cateter diagnóstico após a transposição da lesão e cria-se, a partir disso, um "varal" (comunicando os dois acessos, anterógrado e retrógrado – manobra essa mais conhecida

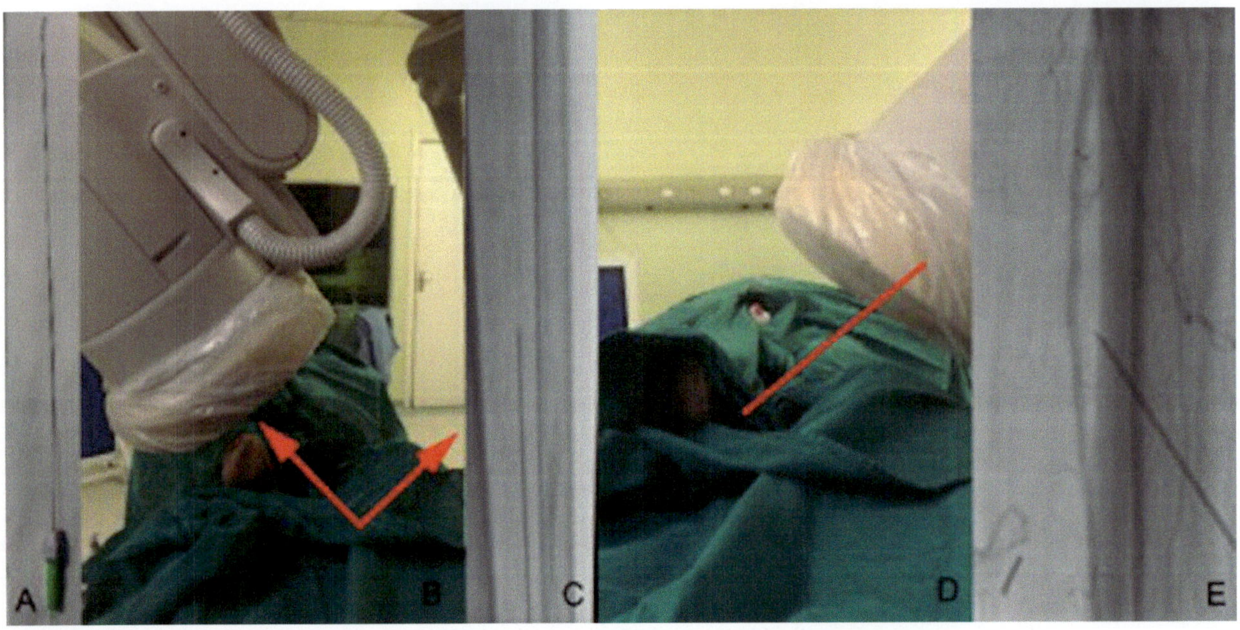

Figura 25.5. Preparação para a punção da artéria tibial anterior. A. Fio-guia HT Conect 0,018" com rotor já montado e com curva leve na ponta. B. Posição do arco C para punção. C. Agulha 21 G em projeção da artéria tibial anterior. D. Mudança do plano do arco C em 90 graus. E. Visibilização da distância da ponta da agulha para alcançar a artéria.

como *rendez-vous*)[57-59]. A partir desse "varal", avança-se o balão por via anterógrada e segue-se com a angioplastia.

Atualmente temos introdutores dedicados a esse acesso retrógrado, como o Micro 14 (Cook Medical). Não se deve utilizar introdutores convencionais. Através do introdutor, pode-se realizar arteriografias e infundir medicamentos. Além disso, o introdutor facilita a troca de cateteres sem o risco de perder o acesso e danificar a artéria puncionada.

Uma adequada arteriografia deve ser realizada para a escolha da área da artéria a ser puncionada. Geralmente, deixa-se um cateter na região da linha articular para a aquisição de imagem após o uso de vasodilatador[37]. Considera-se que todas as artérias de perna são puncionáveis em qualquer segmento. Porém, a punção mais distal na artéria diminui o risco de síndrome compartimental e, por outro lado, uma punção muito distal eventualmente pode comprometer a rede de colateralização. Sendo assim, recomenda-se puncionar o mais distalmente possível, mas ainda mantendo a colateralização intacta e ainda mantendo uma possível área para anastomose distal cirúrgica no caso de falha do tratamento endovascular.

Utiliza-se a fluoroscopia ou o ultrassom para a realização da punção. A fluoroscopia tem a vantagem de ser mais prática já que, no momento da decisão do AR, a mesma já está sendo usada só havendo necessidade de mudar a posição do arco C para a punção (Figura 25.5).

No caso do ultrassom, não há exposição à radiação e facilita a punção pela possibilidade de seguir a agulha em todo o seu trajeto até atingir o vaso. Isso faz com que seja possível puncionar a parede anterior mais sadia da artéria e evitam-se punções venosas. Utiliza-se a anestesia local com lidocaína a 1% e adição de nitroglicerina a 0,2 a 0,3 mg para evitar o vasoespasmo[37]. Deve-se puncionar sempre com agulha de micropunção (21 gauge) (Figura 25.6) e passa-se um fio-guia de bom suporte 0,014" ou 0,018" associado ao cateter-balão diretamente ou ao cateter de suporte (p. ex., QuickCross - Spectranetics, Seeker - Bard, CXI - Cook). Para a hemostasia do sítio de punção, após a passagem do fio-guia por via anterógrada, insufla-se um cateter-balão do mesmo diâmetro da artéria com 3 a 4 atm (por 4 a 5 minutos) associado a compressão manual externa. A taxa de sucesso da punção varia de 69 a 93%[37,57-59]. A complicação mais frequente é o vasoespasmo (15%)[37]. A trombose, oclusão do vaso e embolização ocorrem entre 0,5 a 0,9% dos casos[57-59].

O acesso transmetatarsal é uma exceção e realizado em poucos centros. É ainda mais distal e está especialmente indicado quando ocorre falhas dos acessos anterógrado e retrógrado usuais. Nesse caso, com a ajuda da fluoroscopia ou de um transdutor *hockey stick* (taco

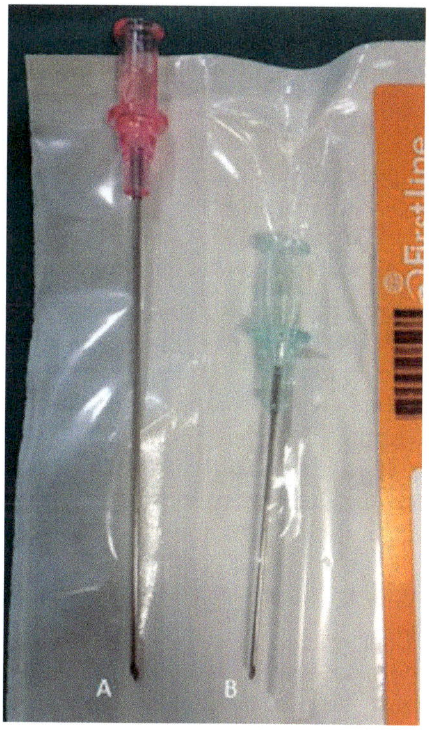

Figura 25.6. Agulhas de punção. A. Agulha 18 Gauge. B. Agulha 21 G (para acesso retrógrado).

de hóquei) do ultrassom, punciona-se o ramo dorsal da primeira metatarsal acessando o arco plantar e assim podendo realizar a técnica *rendez-vous*. E assim, seguindo com a angioplastia usual por via anterógrada[10].

Materiais

Para a angioplastia de artérias IP houve uma revolução recente em relação aos materiais. Inúmeros dispositivos foram testados, como: balões eluídos em drogas, crioplastia, balões especiais tipo *scoring* ou de "marcação" (*cutting-balloon*, *angiosculp*, "chocolate"), *stents* bioabsorvíveis, aterótomos, *laser*, braquiterapia, *stents* dedicados ao setor, entre outros[23,60-65]. Nenhum desses tratamentos, porém, demonstrou, até hoje, alguma evidência clara de melhor evolução clínica e angiográfica que justificasse seu uso de rotina ou como primeira escolha[23,60-65], com ressalvas aos *stents* balão-expansíveis com drogas em lesões curtas, com melhor evolução com relação à restenose[23,66-71]. Sendo assim, com base em evidências científicas, recomenda-se a realização do tratamento da angioplastia com cateter-balão dedicado ao setor, e o uso de *stent* com droga eluído para casos selecionados.

Cateter

A recanalização é feita através de um cateter usual diagnóstico 4 Fr ou 5 Fr (de preferência 4 Fr), um cateter-balão *over-the-wire* (OTW) ou um cateter de suporte (já mencionados anteriormente). Prefere-se o uso de cateter diagnóstico com curva leve e curta, como o vertebral (especialmente na seletivação da origem da artéria tibial anterior). Em casos de estenoses ou oclusões curtas, utiliza-se o cateter-balão para diminuir o tempo da troca de cateter[44]. O cateter-balão deve ser prioritariamente OTW, tanto pela maior força linear, quanto pela possibilidade da realização de angiografia de controle ao final da recanalização para confirmação da transposição da lesão e correta posição do cateter na luz arterial verdadeira[44].

O uso de cateteres de suporte geralmente se faz necessário em casos de oclusões longas, nos quais os cateteres usuais não progridem após a passagem do fio-guia. Para a região IP utilizam-se os cateteres de suporte compatíveis com fios 0,018" e 0,014" [44]. São cateteres retos rígidos e com a ponta afilada, permitindo a transposição da lesão com mais facilidade, pela grande força linear que proporcionam.

Técnica de recanalização

Com relação à técnica de recanalização, opta-se pela técnica intraluminal e na falha desta, a técnica subintimal. A técnica intraluminal tem a vantagem de ser mais anatomicamente adequada, preserva ramos arteriais e diminui o risco de estender a lesão (aumentar a área a ser tratada). Todavia, é mais demorada e necessita geralmente de mais materiais (fios-guia, cateteres etc.). Na técnica subintimal, a mesma é mais rápida e barata. Porém, necessita de uma curva de aprendizado maior para o intervencionista, pode ocluir ramos arteriais e possui o risco de aumentar a área lesada distalmente (aumentar a área a ser tratada), pela dificuldade de reentrar na luz verdadeira (Figura 25.7).

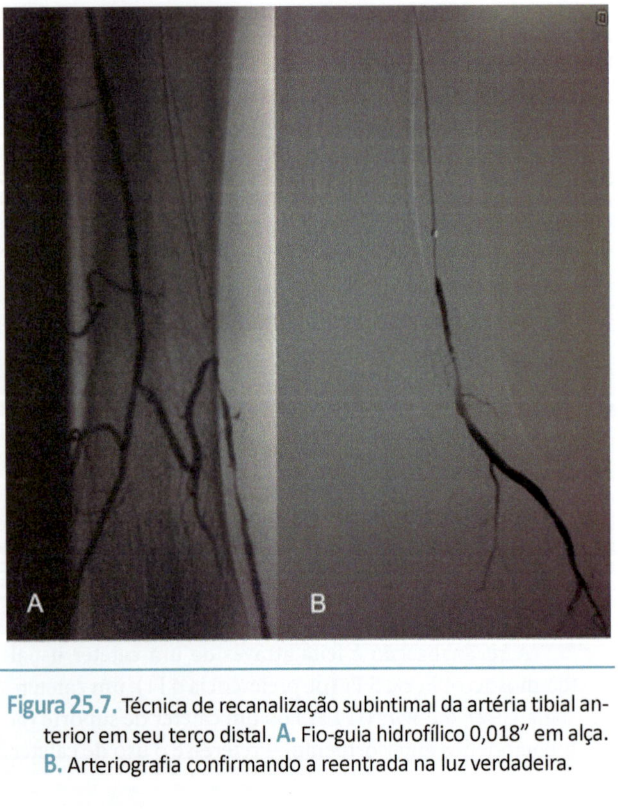

Figura 25.7. Técnica de recanalização subintimal da artéria tibial anterior em seu terço distal. A. Fio-guia hidrofílico 0,018" em alça. B. Arteriografia confirmando a reentrada na luz verdadeira.

Fio-guia

São recomendados para o território IP os fios-guias de perfil 0,014" ou 0,018". Alguns autores recomendam o uso de fios 0,035", justificando melhor suporte e *pushability*[72], mas considera-se que o calibre é desproporcional para o diâmetro dessas artérias. Geralmente se utiliza um fio-guia com ponta hidrofílica, sem peso e com corpo mais rígido, como primeira tentativa em casos de estenose ou oclusão curta. Esses fios são chamados de "usuais" ou *workhorse*. São exemplos desses fios: PT2 (Cook), V18 (Boston), HT Command-14 (Abbott), Connect (Abbott). Utilizam-se esses fios com ponta reta ou em curva leve (Figura 25.8A e B).

A técnica usada para o uso desses fios é chamada de "deslizamento" ou *slipping* onde o fio é confrontado à área de oclusão e desliza de maneira intraluminal. Quando ocorre insucesso, utilizam-se os fios-guias especiais com ponta de alta densidade, dedicados à oclusão crônica total. Esses fios são geralmente utilizados girando com a ajuda de um rotor à medida que são projetados em direção à área ocluída (como uma broca). Utiliza-se geralmente uma ou duas curvas na ponta do fio para melhor ação (Figura 25.8C e D).

A técnica é chamada de "perfuração", *drilling*. Utilizam-se pontas com maior densidade e ponta mais fina em áreas de oclusões retilíneas e mais calcificadas[73]. E pontas com menor densidade e núcleo de transição maior para áreas mais curvas. Deve-se ter cuidado ao utilizar esses fios, devido ao maior risco de perfuração arterial. Em casos de insucesso, utilizam-se fios-guias para a recanalização subintimal. Na técnica subintimal, é importante que esses fios promovam bom suporte e que tenham grande resistência à deformação da ponta hidrofílica. Como exemplo, temos o fio-guia hidrofílico Terumo 0,018". Utiliza-se o fio-guia em alça até alcançar a área de reentrada na luz arterial verdadeira e diminui-se a alça para a reentrada o mais proximal possível (Figura 25.7).

Cateter-balão

Os cateteres-balão para o território IP são de perfis baixos (4 Fr) e dedicados ao setor. São para o uso de fios-guia 0,014" ou 0,018". Utilizam-se, preferencialmente, balões longos que cubram toda a área de lesão a ser tratada. Isso permite uma distribuição melhor da pressão exercida pelo balão ao longo da área ocluída, diminuindo o risco de dissecção. O diâmetro do cateter-balão é o mesmo da artéria, ou seja, de 1,5 a 2 mm para o arco plantar; 2,5 mm para a artéria de perna em terços médio e distal; 3 mm para o terço proximal e 3,5 mm para o tronco tibiofibular. Se houver dúvida do diâmetro da artéria no momento do tratamento, opte sempre pelo menor diâmetro do cateter-balão. Se, após a angioplastia, o resultado ficar inadequado, utiliza-se um cateter-balão de diâmetro maior. Insufla-se na pressão suficiente para desfazer todas as cinturas (estenoses) e mantém-se por um tempo igual ou maior que 3 minutos, corrigindo a pressão de tal maneira que se mantenha naquela que desfez todas as cinturas. Alguns trabalhos sugerem que manter mais tempo insuflado (mais que 3 minutos) diminuiria dissecções e recolhimento elástico (muito comum no setor IP)[74,75].

Stent

O uso de maneira primária dos *stents* foi testado em diversos estudos[23,76-79] e em recente metanálise, não houve diferença na taxa de cicatrização de lesões e salvamento de membro[23]. O uso de *stents* bioabsorvíveis também não demonstrou, ainda, melhores desfechos[23]. Os estudos com *stents* eluídos com drogas imunossupressoras demonstraram menores taxas de estenoses binárias intra-*stents*[23,66-71], porém sem melhora na taxa de mortalidade e salvamento de membro em relação à angioplastia convencional com cateter-balão. Foram, ainda, utilizados nos estudos *stents* curtos, o que não é compatível com a maioria das lesões encontradas.

Sendo assim, preconiza-se o uso desses materiais de maneira seletiva, ou seja, em casos de recolhimento elástico maior que 30% e dissecção arterial que limite o fluxo sanguíneo após a angioplastia com cateter-balão. Nestas situações, utilizam-se geralmente *stents* balões-expansíveis para lesões curtas e de óstio, principalmente (nesse caso, preferencialmente eluídos com drogas), e *stents* de nitinol para lesões mais longas e mais distais. A fratura dos *stents* nesse território é rara e acontece em sua maioria nos terços distais das artérias tibiais anterior e posterior[80]. Acredita-se que seja pela compressão dos músculos extensor longo dos dedos e extensor longo do hálux[80].

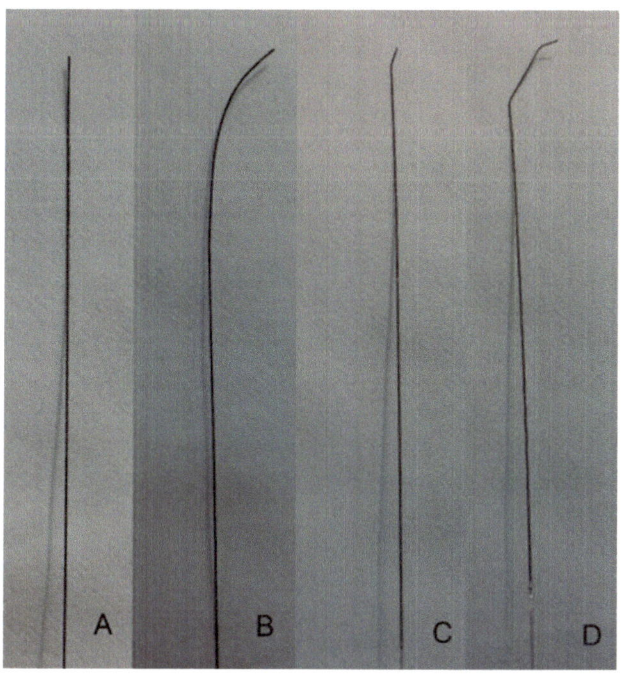

Figura 25.8. Formato das pontas dos fios-guia para recanalização infrapoplítea. Fio-guia HT Command 0,014" (Abbott) com ponta reta (A) e ponta curva (B). Fio-guia HT Connect 250T 0,018" (Abbott) com uma curva (C) e duas curvas (D).

COMPLICAÇÕES

As causas mais comuns de complicações após a angioplastia do território IP não estão diretamente associadas ao procedimento. Em até 30 dias, a insuficiência renal é descrita de 2 a 8,1%; complicações respiratórias em 5,1% e cardíacas em 1 a 3,2% dos casos[81,82].

As complicações mais comuns relacionadas ao procedimento são: dissecção, embolização distal, trombose, perfuração e hematomas (no acesso). A dissecção limitante do fluxo ocorre em 0,2 a 15%, o espasmo, em 6%, a lesão de acesso/hematoma, em 2,7 a 4%, a embolização, em 2,9%, a trombose da artéria, em 4% e a perfuração, em 0,002% a 3% dos casos[81,83,84].

SEGUIMENTO

Apesar de não haver consenso, utiliza-se, geralmente, uma combinação de ácido acetilsalicílico (AAS) 100 mg associado ao uso de clopidogrel 75 mg por pelo menos 1 a 3 meses após o tratamento e depois somente o AAS. Utiliza-se tal combinação considerando o risco de trombose nos primeiros 30 dias após o tratamento, pela exposição da camada média (subendotélio) após a angioplastia e o papel da agregação plaquetária nessa fase[85]. A dupla antiagregação plaquetária com aspirina e clopidogrel é largamente utilizada após angioplastia coronária, e o que usamos na angioplastia infrapoplítea deriva desses estudos[85]. Não há, todavia, em angioplastia periférica, resultados consistentes para essa prática. Considerando alguns consensos previamente publicados, os dados suportam o uso de aspirina em pacientes com doença arterial periférica, independentemente de ter realizado angioplastia, e no caso de alergia desse a sua substituição por clopidogrel[85-89]. As novas tienopiridinas, apesar de aparentemente mais efetivas, ainda não foram estudadas para o uso em angioplastia no território infrapoplíteo[35].

A anticoagulação com warfarina é descrita somente em casos de enxerto aberto para artérias de perna. Considerando a terapia endovascular, não há consenso pela falta de estudos dedicados a essa questão[86-89].

Trombolíticos (como a uroquinase e a alteplase) são usados principalmente em casos de embolização, mas há muito pouca evidência do uso de rotina[90].

Na avaliação após o procedimento, considera-se imperativo que se realize um exame de imagem para comprovar a perviedade da área tratada e o seguimento: geralmente o *duplex scan*, mas também: ângio-TC, ângio-RM ou arteriografia[35]. Consideram-se, ainda que com menor evidência, sinais de perviedade: presença de pulso quando da ausência antes do procedimento, aumento do ITB de 0,15, do índice dedo-braço de 0,10 e aumento da pressão de pulso em 50%[35].

Na prática, recomenda-se realizar um d*uplex scan* de 7 a 30 dias depois do procedimento, e depois a cada 3 meses até completar 1 ano[35]. Após isso, a cada 6 meses a 1 ano ou se houver mudança de sintomas ou qualquer outra evidência clínica de restenose. No *duplex scan*, apesar de nenhum consenso específico para o território IP, considera-se reestenose acima de 50% quando a velocidade de pico sistólico na lesão está duas vezes maior que na artéria sadia proximal e de 70% se acima de 3[35]. As áreas das feridas isquêmicas devem ser medidas com métodos objetivos para que se possa ter um dado claro da evolução[35] (*Imito measure, Visitrak*) (Figura 25.9).

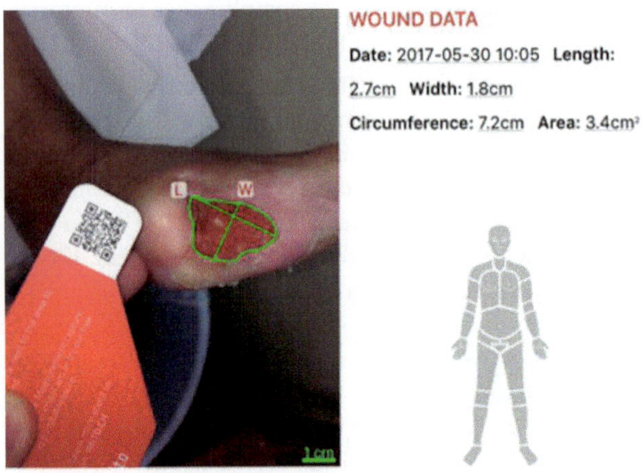

Figura 25.9. Medida de área, diâmetros e circunferência da ferida isquêmica com o método *Imito Measure*.

Apesar de ainda sem consenso, geralmente se considera reintervir no setor IP geralmente guiado pela clínica e não somente por parâmetros de reestenose. Ou seja, quando queda do ITB em 0,15 e quando identificada estenose no *duplex scan* em feridas que não cicatrizaram. Também nos casos em que as feridas pararam de cicatrizar (6 semanas) ou aumentaram sua área[11]. Em alguns casos, a perfusão se mantém e a ferida permanece por outros fatores. Nesse caso devemos observar como está sendo feita a terapia do curativo e liberação de cargas (em pacientes diabéticos neuropáticos ou acamados). Além disso, em alguns casos, mesmo sem evidência de estenoses, devemos rever a possibilidade de recanalizar mais uma artéria infrapoplítea (geralmente a artéria do angiossoma correspondente)[35].

CONSIDERAÇÕES FINAIS

O tratamento endovascular do setor IP apresenta detalhes específicos devido às características peculiares das artérias infrapoplíteas. O conhecimento das técnicas e dos materiais dedicados ao setor é de extrema importância para atingir os melhores resultados em curto e longo prazos.

REFERÊNCIAS BIBLIOGRÁFICAS

1. Iyer SS, Dorros G, Zaitoun R, et al. Retrograde recanalization of an occluded posterior tibial artery by using a posterior tibial cutdown: two case reports. Cathet Cardiovasc Diagn. 1990;20:251-253.
2. Ferraresi R, Centola M, Ferlini M, et al. Long-term outcomes after angioplasty of isolated, below-the-knee arteries in diabetic patients with critical limb ischaemia. Eur J Vasc Endovasc Surg. 2009;37(3):336-42. Epub 2008 Dec 27.
3. Tsetis D, Belli A-M. The role of infrapopliteal angioplasty. The British Journal of Radiology. 2004;77:1007-1015.
4. Li FQ, Li L, He XW, et al. Percutaneous transluminal angioplasty combined with intra-arterial thrombolysis to treat lower-extremity arterial occlusion in thromboangitis. Int Angiol. 2016; 35(5):440-5.
5. Jaff MR, White CJ, Hiatt WR, et al.; TASC Steering Committee. An Update on Methods for Revascularization and Expansion of the TASC Lesion Classification to Include Below-the-Knee Arteries: A Supplement to the Inter-Society Consensus for the Management of Peripheral Arterial Disease (TASC II). J Endovasc Ther. 2015;22(5):663-77.
6. Ozkan U, Oguzkurt L, Tercan F. Atherosclerotic Risk Factors and Segmental Distribution in Symptomatic Peripheral Artery Disease. J Vasc Interv Radiol. 2009;20(4):437-441.
7. Iida O, Nakamura M, Yamauchi Y, et al. OLIVE Investigators. 3-Year Outcomes of the OLIVE Registry, a Prospective Multicenter Study of Patients With Critical Limb Ischemia: A Prospective, Multi-Center, Three-Year Follow-Up Study on Endovascular Treatment for Infra-Inguinal Vessel in Patients With Critical Limb Ischemia. JACC Cardiovasc Interv. 2015;8(11):1493-502.
8. Narula N, Dannenberg AJ, Olin JW, et al. Pathology of Peripheral Artery Disease in Patients With Critical Limb Ischemia. J Am Coll Cardiol. 2018;72(18):2152-2163.
9. Jaff MR, White CJ, Hiatt WR, et al.; TASC Steering Committee. An Update on Methods for Revascularization and Expansion of the TASC Lesion Classification to Include Below-the-Knee Arteries: A Supplement to the Inter-Society Consensus for the Management of Peripheral Arterial Disease (TASC II). Vasc Med. 2015;20(5):465-78.

10. Palena LM, Manzi M. Extreme bellow-the-knee interventions: retrograde transmetatarsal or plansplantar arch access for foot salvage in challenging cases of critical limb ischemia. J Endovasc Ther. 2012;19:805-811.

11. Elgzyri T, Larsson J, Thörne J, Eriksson KF, Apelqvist J. Outcome of ischemic foot ulcer in diabetic patients who had no invasive vascular intervention. Eur J Vasc Endovasc Surg. 2013;46(1):110-7.

12. Namgoong S, Yang J-P, Yoo K-H, Han S-K, Rha S-W, Lee Y-N. Comparison of perfusion values after percutaneous transluminal angioplasty according to the severity of ischaemia in the diabetic foot. Int Wound J. 2019;16(1):176-182.

13. Adam DJ, Beard JD, Cleveland T, et al. Bypass versus angioplasty in severe ischaemia of the leg (BASIL): multicentre, randomised controlled trial. Lancet. 2005;366:1925-34.

14. Aboyans V, Ricco JB, Bartelink M-LEL, et al. Editor's Choice - 2017 ESC Guidelines on the Diagnosis and Treatment of Peripheral Arterial Diseases, in collaboration with the European Society for Vascular Surgery (ESVS). Eur J Vasc Endovasc Surg. 2018;55(3):305-368.

15. Saqib NU, Domenick N, Cho, JS, et al. Predictors and outcomes of restenosis following tibial artery endovascular interventions for critical limb ischemia. J Vasc Surg. 2013;57:692-9.

16. Attinger CE, Evans KK, Bulan E, et al. Angiossomes of the foot and ankle and clinical implications for limb salvage: reconstruction, incisions and revascularization. Plast Reconstr Surg. 2006;117(suppl):261S-93S.

17. Conte MS, Lorenz TJ, Bandyk DF, et al. Design and rationale of the PREVENT III clinical trial: edifoligide for the prevention of infrainguinal vein graft failure. Vasc Endovascular Surg. 2005;39(1):15-23.

18. Ozkan U, Oguzkurt L, Tercan F. Atherosclerotic Risk Factors and Segmental Distribution in Symptomatic Peripheral Artery Disease. J Vasc Interv Radiol. 2009;20(4):437-441.

19. Bolia A, Brennan J, Bell PR. Recanalisation of femoro-popliteal occlusions: improving success rate by subintimal recanalisation. Clin Radiol. 1989;40:325.

20. Dormandy JA, Rutherford RB. Management of peripheral arterial disease (PAD). TASC Working Group. TransAtlantic Inter-Society Consensus (TASC). J Vasc Surg. 2000;31:S1-296.

21. Kawarada O, Yokoi Y, Higashimori A, et al. Stent-assisted below-the-ankle angioplasty for limb salvage. J Endovasc Ther. 2011;18(1):32-42.

22. Kawarada O, Yasuda S, Nishimura K, et al. Effect of single tibial artery revascularization on microcirculation in the setting of critical limb ischemia. Circ Cardiovasc Interv. 2014;7(5):684-91.

23. Jens S, Conijn AP, Koelemay MJW, et al. Randomized trials for endovascular treatment of infrainguinal arterial disease: systematic review and meta-analysis (Part 2: Below the knee) Eur J Vasc Endovasc Surg. 2014;47:536-544.

24. Shammas AN, Jeon-Slaughter H, Tsai S, et al. Major Limb Outcomes Following Lower Extremity Endovascular Revascularization in Patients with and without Diabetes Mellitus. J Endovasc Ther. 2017;24(3):376-382.

25. Romiti M, Albers M, Brochado-Neto FC, et al. Meta-analysis of infrapopliteal angioplasty for chronic critical limb ischemia. J Vasc Surg. 2008;47:975-981.

26. Albers M, Romiti M, Pereira CA, et al. Meta-analysis of allograft bypass grafting to infrapopliteal arteries. Eur J Vasc Endovasc Surg. 2004;28:462-472.

27. Patel SD, Biasi L, Paraskevopoulos I, et al. Comparison of angioplasty and bypass surgery for critical limb ischaemia in patients with infra-popliteal peripheral artery disease. Br J Surg. 2016;103(13):1815-1822.

28. Mustapha JA, Diaz-Sandoval LJ, Adams G, et al. Lack of Association Between Limb Hemodynamics and Response to Infrapopliteal Endovascular Therapy in Patients with Critical Limb Ischemia. J Invasive Cardiol. 2017;29(5):175-180.

29. Farber A, Rosenfield K, Menard M. The BEST-CLI trial: a multidisciplinary effort to assess which therapy is best for patients with critical limb ischemia. Tech Vasc Interv Radiol. 2014;17:221-224.

30. University of Birmingham Clinical Trials Unit. BASIL-2 trial. Disponível em: http://www.birmingham.ac.uk/research/activity/mds/trials/bctu/trials/portfolio-v/Basil-2/index.aspx. Acesso em: 07 mai. 2017.

31. Gray B, Grant AA, Kallbaugh CA, et al. The impact of isolated tibial disease on outcomes in the critical limb ischemic population. Ann Vasc Surg. 2010;24:349-359.

32. Christenson BM, Rochon P, Gipson M, Gupta R, Smith MT. Treatment of Infrapopliteal Arterial Occlusive Disease in Critical Limb Ischemia. Seminars in Interventional Radiology. 2014;31(4):370-374.

33. Cina A, Di Stasi C, Semeraro V, et al. Comparison of CT and MR angiography in evaluation of peripheral arterial disease before endovascular intervention. Acta Radiol. 2016;57(5):547-56.

34. Mills JLS, Conte MS, Armstrong DG, et al. The Society for Vascular Surgery Lower Extremity Threatened Limb Classification System: risk stratification based on wound, ischemia, and foot infection (WIfI). J Vasc Surg. 2014;59:220-234.e1-2.

35. Stoner MC, Calligaro KD, Chaer RA, Dietzek AM, Farber A, Guzman RJ, et al. Reporting standards of the Society for Vascular Surgery for endovascular treatment of chronic lower extremity peripheral artery disease. J Vasc Surg. 2016;64(1):e1-e21.

36. Singh GD, Armstrong EJ, Yeo K-K, et al. Endovascular recanalization of infrapopliteal occlusions in patients with critical limb ischemia. J Vasc Surg. 2014;59(5):1300-1307.

37. Schmidt A, Bakker OJ, Bausback Y, et al. The tibiopedal retrograde vascular access for challenging popliteal and below-the-knee chronic total occlusions: literature review and description of the technique. J Cardiovasc Surg (Torino). 2017;58(3):371-382.

38. Baumann F, Fust J, Engelberger RP, et al. Early recoil after balloon angioplasty of tibial artery obstructions in patients with critical limb ischemia. J Endovasc Ther. 2014;21(1):44-51.
39. Kret MR, Cheng D, Azarbal AF, et al. Utility of direct angiosome revascularization and runoff scores in predicting outcomes in patients undergoing revascularization for critical limb ischemia. J Vasc Surg. 2014;59:121-8.
40. Kabra A, Suresh KR, Vivekanand V, et al. Outcomes of angiosome and non-angiosome target revascularization in critical lower limb ischemia. J Vasc Surg. 2013;57:44-9.
41. Soderstrom M, Alback A, Biancari F, et al. Angiosome-targeted infrapopliteal endovascular revascularization for treatment of diabetic foot ulcer. J Vasc Surg. 2013;57:427-35.
42. Ambler GK, Stimpson AL, Wardle BG, et al. Infrapopliteal angioplasty using a combined angiosomal reperfusion strategy. PLoS One. 2017;12(2):e0172023.
43. Peregrin JH, Koznar B, Kovác J, et al. PTA of infrapopliteal arteries: long-term clinical follow-up and analysis of factors influencing clinical outcome. Cardiovasc Intervent Radiol. 2010;33:720-5.
44. Biagioni RB, Biagioni LC, Nasser F, et al. Infrapopliteal Angioplasty of One or More than One Artery for Critical Limb Ischaemia: A Randomised Clinical Trial. Eur J Vasc Endovasc Surg. 2018;55:518-527.
45. Taylor Z. The diagnostic triad of orphan heel syndrome: posterior tibial and peroneal artery occlusive disease, poorly controled diabetes and renal failure. J Vasc Surg. 2013;58:565.
46. Rashid H, Slim H, Zayed H, et al. The impact of arterial pedal arch quality and angiossome revascularization on foot tissue loss healing and infrapopliteal by-pass outcome. J Vasc Surg. 2013;57:1219-26.
47. Bargellini I, Piaggesi A, Cicorelli A, et al. Predictive value of angiographic scores for the integrated management of the ischemic diabetic foot. J Vasc Surg. 2013;57(5):1204-12.
48. Taylor GI, Pan WR. Angiosomes of the leg: anatomic study and clinical implications. Plast Reconstr Surg. 1998;102(3):599-616; discuss. 617-8.
49. Jeon EY, Cho YK, Yoon DY, et al. Clinical outcome of angiosome-oriented infrapopliteal percutaneous transluminal angioplasty for isolated infrapopliteal lesions in patients with critical limb ischemia. Diagn Interv Radiol. 2016;22(1):52-58.
50. Neville R, Attinger CE, Bulan EJ, et al. Revascularization of a specific angiossome for limb salvage: does the target artery matter? Ann Avs Surg. 2009;23:367-373.
51. Bosanquet DC, Glasbey JC, Williams IM, et al. Systematic review and meta-analysis of direct versus indirect angiosomal revascularisation of infrapopliteal arteries. Eur J Vasc Endovasc Surg. 2014;48(1):88-97.
52. Spillerova K, Biancari F, Leppäniemi A, et al. Differential impact of bypass surgery and angioplasty on angiosome-targeted infrapopliteal revascularization. Eur J Vasc Endovasc Surg. 2015;49:412-9.
53. Gutzeit A, Schoch E, Sautter T, et al. Antegrade access to the superficial femoral artery with ultrasound guidance: feasibility and safety. J Vasc Interv Radiol. 2010;21(10):1495-500.
54. Gargiulo M, Maioli F, Faggioli GL, et al. Kissing-balloon technique for angioplasty of popliteal and tibio-peronal arteries bifurcation. Eur J Vasc Surg. 2008;36:197-201.
55. Walker CM, Mustapha J, Zeller T, et al. Tibiopedal Access for Crossing of Infrainguinal Artery Occlusions: A Prospective Multicenter Observational Study. J Endovasc Ther. 2016;23(6):839-846.
56. Spreen MI, Martens JM, Knippenberg B, et al. Follow-up of the PADI Trial: Percutaneous Transluminal Angioplasty Versus Drug-Eluting Stents for Infrapopliteal Lesions in Critical Limb Ischemia. J Am Heart Assoc. 2017;6(4).
57. Welling RHA, Bakker OJ, Scheinert D, Moll FL, Hazenberg CE, Mustapha JA, et al. Below-the-Knee Retrograde Access for Peripheral Interventions: A Systematic Review. J Endovasc Ther. 2018;25(3):345-52.
58. Sabri SS, Hendricks N, Stone J, et al. Retrograde pedal access technique for revascularization of infrainguinal arterial occlusive disease. J Vasc Interv Radiol. 2015;26(1):29-38.
59. Bazan HA, Le L, Donovan M, et al. Retrograde pedal access for patients with critical limb ischemia. J Vasc Surg. 2014;60(2):375-81.
60. Abdelsalam H, Markose G, Bolia A. Revascularization strategies in below the knee interventions. J Cardiovasc Surg (Torino). 2008;49(2):187-91.
61. Bosiers M, Deloose K, Verbist J, et al. Will absorbable metal stent technology change our practice? J Cardiovasc Surg (Torino). 2006;47:393-7.
62. Waksman R. Update on bioabsorbable stents: From bench to clinical. J Interv Cardiol. 2006;19:414-421.
63. Rand T, Basile A, Cejna M, et al. PTA versus carbofilm-coated stents in infrapopliteal arteries: pilot study. Cardiovasc Intervent Radiol. 2006;29:29-38.
64. Shishehbor MH, Hammad TA, Zeller T, et al. An analysis of IN.PACT DEEP randomized trial on the limitations of the societal guidelines--recommended hemodynamic parameters to diagnose critical limb ischemia. J Vasc Surg. 2016;63(5):1311-7.
65. Seedial SM, Ghosh S, Saunders RS, et al. Local drug delivery to prevent restenosis. J Vasc Surg. 2013;57:1403-14.
66. Bosiers M, Deloose K, Verbist J, et al. Percutaneous transluminal angioplasty for treatment of "below-the-knee" critical limb ischemia: Early outcomes following the use of sirolimus-eluting stents. J Cardiovasc Surg (Torino). 2006;47:171-176.

67. Scheinert D, Ulrich M, Scheinert S, et al. Comparison of sirolimus-eluting vs. bare-metal stents for the treatment of infrapopliteal obstructions. Euro Intervention. 2006;2:169-174.

68. Siablis D, Karnabatidis D, Katsanos K, et al. Sirolimus-eluting versus bare stents after suboptimal infrapopliteal angioplasty for critical limb ischemia: Enduring 1-year angiographic and clinical benefit. J Endovasc Ther. 2007;14:241-250.

69. Siablis D, Karnabatidis D, Katsanos K, et al. Infrapopliteal application of paclitaxel-eluting stents for critical limb ischemia: Midterm angiographic and clinical results. J Vasc Interv Radiol. 2007;18:1351-1361.

70. Siablis D, Kraniotis P, Karnabatidis D, Kagadis GC, Katsanos K, Tsolakis J. Sirolimus-eluting versus bare stents for bailout after suboptimal infrapopliteal angioplasty for critical limb ischemia: 6-month angiographic results from a nonrandomized prospective single-center study. J Endovasc Ther. 2005;12(6):685-95.

71. Siablis D, Karnabatidis D, Katsanos K, Kagadis GC, Kraniotis P, Diamantopoulos A, et al. Sirolimus-eluting versus bare stents after suboptimal infrapopliteal angioplasty for critical limb ischemia: enduring 1-year angiographic and clinical benefit. J Endovasc Ther. 2007;14(2):241-50.

72. Lyden SP. Techniques and outcomes for endovascular treatment in the tibial arteries. J Vasc Surg. 2009;50:1219-23.

73. Lorenzoni R, Ferraresi R, Manzi M, et al. Guidewires for lower extremity artery angioplasty: a review. Euro Intervention. 2015;11(7):799-807.

74. Zorger N, Manke C, Lenhart M, et al. Peripheral arterial balloon angioplasty: effect of short versus long balloon inflation times on the morphologic results. J Vasc Interv Radiol. 2002;13(4):355-9.

75. Giordano A, Peruzzi M, Frati G, et al. Commentary: Identifying the Best Device for Infrapopliteal Revascularization Through Quantitative Evidence Synthesis. J Endovasc Ther. 2016;23(6):864-866. Epub 2016 Oct 5.

76. Siablis D, Kraniotis P, Karnabatidis D, et al. Sirolimus-eluting versus bare stents for bailout after suboptimal infrapopliteal angioplasty for critical limb ischemia: 6-month angiographic results from a nonrandomized prospective single-center study. J Endovasc Ther. 2005;12:685-695.

77. Bosiers M, Lioupis C, Deloose K, et al. Two-year outcome after xpert stent implantation for treating below the knee lesions in critical limb ischemia. Vascular. 2009;17(1):1-8.

78. Feiring AJ, Wesolowski AA, Lade S. Primary stent-supported angioplasty for treatment of below-knee critical limb ischemia and severe claudication: Early and one-year outcomes. Am Coll Cardiol. 2004;44:2307-2314.

79. Katsanos K, Diamantopoulos A, Spiliopoulos S, et al. Below-the-ankle angioplasty and stenting for limb salvage: anatomical considerations and long-term outcomes. Cardiovasc Intervent Radiol. 2013;36(4):926-35.

80. Karnabatidis D, Katsanos K, Spiliopoulos S, et al. Incidence, anatomical location, and clinical significance of compressions and fractures in infrapopliteal balloon-expandable metal stents. J Endovasc Ther 2009;16(1):15-22.

81. Lo RC, Darling J, Bensley RP, et al. Long-term outcomes following infrapopliteal angioplasty for critical limb ischemia. J Vasc Surg. 2013;57(6):1455-1464.

82. Vogel TR, Dombrovskiy VY, Carson JL, et al. In-hospital and 30-day outcomes after tibioperoneal interventions in the US Medicare population with critical limb ischemia. J Vasc Surg. 2011;54:109-114.

83. Mathur K, Ayyappan MK, Hodson J, et al. Factors Affecting Medium-Term Outcomes After Crural Angioplasty in Critically Ischemic Legs. Vasc Endovascular Surg. 2015;49(3-4):63-8.

84. Singh GD, Brinza EK, Hildebrand J, et al. Midterm Outcomes After Infrapopliteal Interventions in Patients with Critical Limb Ischemia Based on the TASC II Classification of Below-the-Knee Arteries. J Endovasc Ther. 2017;24(3):321-330.

85. Peeters Weem SM, van Haelst ST, den Ruijter HM, et al. Antiplatelet Therapy after Endovascular Arterial Procedures: A Meta-analysis. Eur J Vasc Endovasc Surg. 2016;52(2):253-62.

86. Hirsch AT, Haskal ZJ, Hertzer NR, et al. ACC/AHA 2005 Practice Guidelines for the management of patients with peripheral arterial disease (lower extremity, renal, mesenteric, and abdominal aortic): a collaborative report from the American Association for Vascular Surgery/ Society for Vascular Surgery, Society for Cardiovascular Angiography and Interventions, Society for Vascular Medicine and Biology, Society of Interventional Radiology, and the ACC/AHA Task Force on Practice Guidelines (Writing Committee to Develop Guidelines for the Management of Patients With Peripheral Arterial Disease): endorsed by the American Association of Cardiovascular and Pulmonary Rehabilitation; National Heart, Lung, and Blood Institute; Society for Vascular Nursing; Trans Atlantic Inter-Society Consensus; and Vascular Disease Foundation. Circulation. 2006;113(11):e463-654.

87. Norgren L, Hiatt WR, Dormandy JA, et al. Inter-society consensus for the management of peripheral arterial disease (TASC II). J Vasc Surg. 2007;45(suppl s):S5-S67.

88. Alonso-Coelho P, Bellmunt S, McGorrian C, et al. Antitrombotic therapy in peripheral artery disease: antitrombotic therapy and prevention of thrombosis, 9th ed: American college of chest physicians evidence-based clinical practice guideline. Chest. 2012;141(2 suppl):e669S-690S.

89. Tendera M, Aboyans V, Bartelink ML, et al. ESC Guidelines on the diagnosis and treatment of peripheral artery diseases: Document covering atherosclerotic disease of extracranial carotid and vertebral, mesenteric, renal, upper and lower extremity arteries: the Task Force on the Diagnosis and Treatment of Peripheral Artery Diseases of the European Society of Cardiology (ESC). Eur Heart J. 2011;32(22):2851-906.

90. Yen HT, Hsieh MJ, Wu CC, et al. Effect of systemic urokinase infusion after lower limb percutaneous transluminal angioplasty on limb salvage rate in patients with late-stage critical limb ischemia. Effect of systemic uroquinase infusion after lower limb percutaneous transluminal angioplasty on limb salvage rate in patients with late-stage critical limb ischemia. Eur J Vasc Endovasc Surg. 2014;48(4):414-22.

Parte VI — ANEURISMAS E DISSECÇÕES DA AORTA E SEUS RAMOS

Aneurisma de Aorta Torácica

26

Veruska Castanheira Frade
Guilherme de Souza Mourão

INTRODUÇÃO

Aneurismas aórticos torácicos (AAT) são considerados "assassinos silenciosos" por raramente produzirem sintomas, mas serem associados a alta morbidade e mortalidade[1]. Cerca de 22% das pessoas que sofrem de uma síndrome aórtica aguda morrem em casa antes de receber atendimento médico[2,3], e entre os que chegam ao hospital vivos, 34% morrem nos primeiros 30 dias[1].

O AAT é uma doença degenerativa crônica, cuja história natural geralmente envolve a deterioração estrutural progressiva da parede do vaso, com gradual expansão e eventual ruptura. Apresenta incidência de 5,9 casos por 100.000 indivíduos/ano e juntamente com outras doenças da aorta, são consideradas a 12ª causa de morte nos EUA e a 3ª causa de morte súbita[4].

Um dos fatores causais dos AAT são as dissecções da aorta, sendo este um fator preocupante para o profissional que trata a doença, pois a incidência de dissecção aguda da aorta está aumentando no mundo industrializado, com uma incidência estimada de 6 casos por 100.000 habitantes por ano, especialmente na população com faixas etárias mais elevadas[4,5]. Quando esta condição não é reconhecida e tratada, a mortalidade relacionada é alta durante as primeiras 48 horas[6-9].

Apesar dos grandes avanços na terapia médica, cirúrgica e nas técnicas diagnósticas não invasivas, a suspeita clínica pelo médico assistente, que leva ao diagnóstico definitivo precoce, é fundamental para futuras melhorias nas taxas de sobrevivência dos pacientes. Devido ao envolvimento variável da aorta e seus ramos pelo processo de dissecção e/ou dilatação, este paciente pode apresentar manifestações clínicas de isquemia de vários órgãos, individualmente ou em combinação, bem como sintomas e sinais de doença cardíaca. Com manifestações clínicas tão diversas, o diagnóstico de AAT pode ser desafiador e ocorrem erros diagnósticos. Apesar da existência de técnicas diagnósticas rápidas, precisas e de terapêutica eficaz, até 55% dos pacientes, das séries relatadas, vão a óbito sem um diagnóstico *ante mortem*[6,9,10].

Os pacientes com AAT são geralmente assintomáticos e o diagnóstico é efetivado após a realização de imagens na maioria das vezes, para fins de triagem e exclusão de imagens dúbias, para diferenciar ectasias anuloaórticas, pseudoaneurismas de AAT (Figura 26.1). A utilidade do rastreio é bem reconhecida no caso da síndrome de Marfan. Em pacientes com BAV, o valor do rastreio de familiares de primeiro grau é mais discutível, mas pode ser considerado[11]. Sintomas de AAT são menos frequentes por sinais clínicos de compressão, dor torácica ou sopro de válvulas cardíacas.

Em situações de emergência, como ruptura do aneurisma, os sintomas acabam sendo mais evidentes, podendo assumir as mais variadas apresentações. O início súbito da dor torácica grave, frequentemente migratória, é o sintoma mais comum nos AAT e tem sido relatado em até 94% dos pacientes[12]. Entretanto, um número substancial de pacientes pode ser examinado meses ou anos após a ocorrência de dissecção aórtica e não ter lembrança de dor torácica severa[12-14]. Em outras séries há relatos de ausência de dor em 14%[6] a 55%[13] de todos os casos de AAT roto. O início agudo por paraplegia (devido à lesão medular por isquemia, infarto ou ambos) é uma manifestação dramática da dissecção aguda da aorta que ocorre em 2 a 8% dos pacientes[15,16]. Outros achados físicos comuns são regurgitação aórtica e déficits neurológicos, que estão presentes em 40%[7,12]

e 20%[6], respectivamente. Os achados físicos menos frequentes são: síndrome de Horner[17], uma pulsação esternoclavicular[17], paralisia de cordas vocais, hemoptise[18], síndrome da veia cava superior[19,20], obstrução das vias aéreas superiores[21], hematêmese[22], sopro contínuo devido à ruptura no átrio direito[23,24], ventrículo direito[25] ou no átrio esquerdo[26]. A ocorrência de síncope em pacientes com AAT roto é um achado importante, que tem sido correlacionado com a ruptura do processo de dissecção na cavidade pericárdica, que produz tamponamento cardíaco[12].

Com relação a distribuição por gênero, os estudos de história natural do AAT demonstram que as mulheres têm um aumento de 40% no risco de mortalidade[27] e um aumento de três vezes no risco de dissecção e desenvolvimento de AAT ou ruptura em relação aos homens[28]. Além disso, há evidências de que as síndromes aórticas agudas podem ocorrer mais em mulheres, apesar desta diferença de gênero ser considerada pequena[29]. Para determinar por que os aneurismas podem crescer mais rapidamente em mulheres, devemos procurar diferenças moleculares e biomecânicas potenciais nas aortas de homens e mulheres. As metaloproteinases (MMP) são enzimas capazes de causar efeitos adversos na remodelação da parede arterial e predispõem os indivíduos à formação e dissecção do aneurisma aórtico[30-32]. As mulheres com AAT têm maior concentração de MMP-2 e MMP-9 e concentrações mais baixas de enzimas inibitórias TIMP-1 e TIMP-2 do que os homens, destacando-se maior remodelação matricial em aortas de mulheres[33].

DIAGNÓSTICO RADIOLÓGICO

A radiografia de tórax pode detectar anormalidades no contorno ou tamanho da aorta, mas isso normalmente como achado incidental, sendo realizado por outros motivos. A radiografia de tórax é, no entanto, de valor limitado para o diagnóstico de AAT se esta estiver confinada à aorta ascendente[34], em particular, uma silhueta aórtica normal não é suficiente para descartar a presença de um aneurisma da aorta ascendente[35].

A ecocardiografia da aorta é parte rotineira do exame ecocardiográfico padrão[36]. Embora a ecocardiografia transtorácica (ETT) não seja a técnica de escolha para a avaliação completa da aorta, é útil para o diagnóstico e acompanhamento. A ETT é a técnica mais utilizada na mensuração dos segmentos proximais da aorta na prática clínica, sendo útil na avaliação da regurgitação aórtica e para a cirurgia eletiva nos casos de AAT[37]. A raiz aórtica é observada nas visões paraesternais de eixo longo e de cinco câmaras apicais, entretanto, nestas projeções as paredes aórticas são vistas com uma resolução subótima.

A ecocardiografia transesofágica (ETE) é semi-invasiva e requer sedação com controle estrito da pressão arterial, bem como a exclusão de doenças esofágicas. As vistas mais importantes do ETE da aorta ascendente, da raiz aórtica e da valva aórtica são o eixo longo (em 120-150°) e o eixo curto (a 30-60°)[38]. Devido à interposição do brônquio direito e da traqueia, uma aorta ascendente distal que seja mais curta, imediatamente antes da artéria inominada, permanece invisível

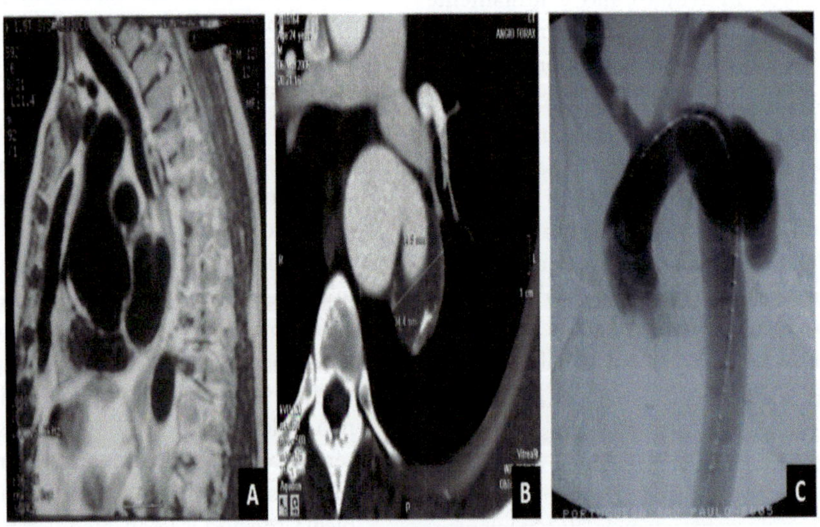

Figura 26.1. Triagem radiológica para AAT: A. imagem de ressonância magnética, sequência T1, evidenciando ectasia anuloaórtica em paciente com síndrome de Marfan; B. Angiotomografia da aorta demonstrando pseudoaneurisma da aorta descendente. C. Angiografia digital com subtração mostrando aneurisma sacular AAT.

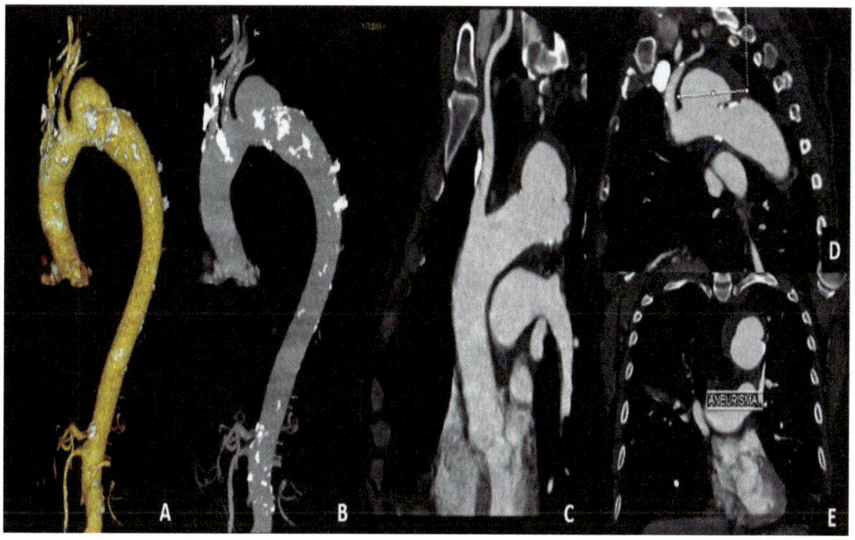

Figura 26.2. AAT de aorta descendente: A e B. angiotomografia do arco aórtico com reconstrução tridimensional, com calcificações difusas em toda a aorta. C. Angiotomografia em plano sagital: D e E. imagem em plano coronal do arco aórtico.

(um "ponto cego"), sendo uma limitação do estudo. As imagens da aorta ascendente muitas vezes contêm artefatos devido a reverberações da parede posterior da aorta ascendente[35].

A tomografia computadorizada (TC) desempenha um papel central no diagnóstico, na estratificação de risco e manejo. O fato de estar disponível na maioria dos centros, ser de fácil interpretação associada a uma rápida realização do exame, faz com que este seja o melhor exame para avaliação de pacientes com AAT, com uma precisão diagnóstica excelente (sensibilidade combinada de 100%, especificidade agrupada de 98%)[39]. O exame traz informações preciosas quanto a extensão da doença, por permitir definir a localização e a extensão do aneurisma, a presença do *flap* em casos de dissecção, bem como outras informações que serão importantes quanto à programação do tratamento endovascular, como a presença de ateroma, trombo, úlceras penetrantes, calcificações e, em casos selecionados, a extensão da doença aos ramos da aorta[35]. Como desvantagens do exame diagnóstico podem ser citados o uso do contraste e exposição de radiação ionizante[40] (Figura 26.2).

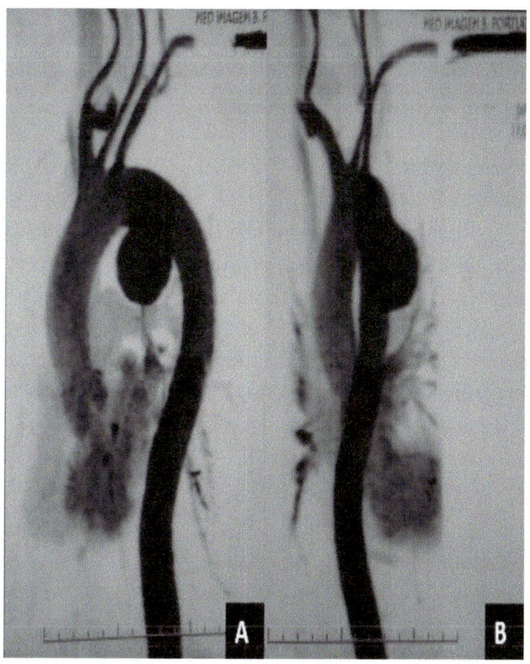

Figura 26.3. A e B. Angiorressonância do arco aórtico mostrando aneurisma sacular da aorta descendente.

O exame de Ressonância Magnética (RM), apesar de não ser o padrão ouro, traz informações similares às da tomografia, porém com a limitação de observar calcificações; dificuldades de realização de algumas séries devido às variações entre a sístole e a diástole, bem como por ser um exame demorado e na maioria das vezes não estar disponível, contudo informações como relações com estruturas adjacentes e visualização de ramos aórticos são mais bem observadas nesse exame[41,42], além de não apresentar radiação ionizante e ter menor probabilidade de nefrotoxicidade pelo uso do gadolínio[35] (Figura 26.3).

Com a evolução dos exames de imagem não invasivos, como os descritos anteriormente, a angiografia acaba sendo deixada para situações mais pontuais, porém ainda contínua sendo primordial quando resultados de TC ou RM forem ambíguos ou incompletos[35]. Apresenta o inconveniente de ser uma técnica invasiva, utilizar contraste, radiação ionizante e ser menos disponível até que a RM, entretanto traz informações

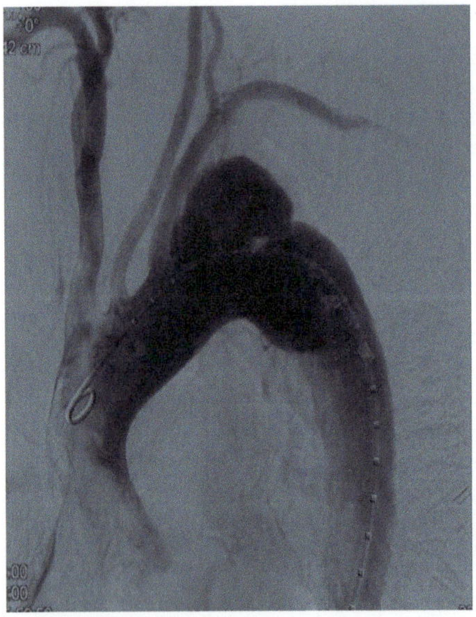

Figura 26.4. Angiografia digital com subtração, demonstrando aneurisma sacular da aorta descendente.

importantes como a forma e o tamanho da aorta, além disso, técnicas angiográficas permitem avaliação e, se necessário, tratamento da artéria coronária e de outros ramos aórticos (Figura 26.4).

CLASSIFICAÇÃO

Apesar de as endopróteses terem sido amplamente utilizadas para o tratamento dos aneurismas de aorta abdominal (AAA), atualmente apenas um número limitado de instituições produz próteses para doenças aórticas torácicas. Uma razão para isso é que a tecnologia direcionada para a liberação das endopróteses através de bainhas de grande calibre não evoluiu suficientemente, além disso, dados empíricos necessários ao desenvolvimento de um novo dispositivo são escassos, pois o número de pacientes com doença aórtica torácica é menor que o de AAA[43].

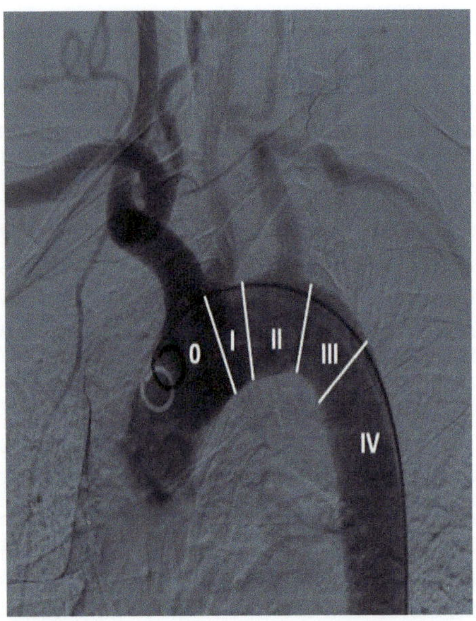

Figura 26.5. Zonas de ancoragem de AAT, segundo classificação de Ishimaru e Mitchell.

O diâmetro da aorta ascendente é maior que o da aorta abdominal e mais longe do local de acesso remoto na femoral, portanto, leva mais tempo para navegar a endoprótese e sua bainha de liberação até o local de tratamento. No caminho acima da aorta, o endoprótese tende a "flutuar" como uma influência do fluxo sanguíneo pulsátil, devido à ejeção cardíaca, o que dificulta a técnica, além disso, a aorta tem três angulações entre o arco aórtico e a aorta torácica descendente, associado à peculiaridade anatômica da origem de três vasos. Pensando nessas dificuldades e para padronizar o tratamento das AAT, com base na anatomia foi desenvolvida uma classificação de acordo com a localização do aneurisma e/ou da dissecção.

Nesta classificação, a extremidade proximal da endoprótese deve ser indicada separadamente (isto é, como porção descoberta *versus* coberta com material de enxerto). As zonas 0, 1, 2 e 3 baseiam-se em linhas do lado distal do ramo das artérias do arco aórtico. A zona 4 é a área adjacente à região torácica (da quarta e a décima primeira vértebra torácica). A fronteira entre as zonas 3 e 4 é a extremidade da curvatura do arco aórtico[43]. Usando esta classificação para localizar a implantação proximal de uma endoprótese, seria possível para os investigadores em diferentes instituições avaliar indicações para o tratamento e analisar o seguimento dos resultados[44] (Figura 26.5).

TRATAMENTO

A história do tratamento dos AAT remonta à década de 1950, quando o primeiro relato de um resultado de tratamento bem-sucedido foi publicado[45]. O reparo bem-sucedido do arco aórtico combina muitos fatores: (I) reinstituição do fluxo sanguíneo para a aorta descendente, (II) reinserção dos ramos supra-aórticos, (III) garantia da função neurocognitiva, (IV) proteção das vísceras circunjacentes[46].

Durante muitos anos, o tamanho do vaso foi o principal critério para a intervenção no tórax[35,47]. Em adultos, a aorta normal cresce muito lentamente. Observa-se que, em populações mais velhas, a aorta cresce a uma taxa de cerca de 0,07 cm por ano e a sua porção descendente aumenta a uma taxa de cerca de 0,19 cm por ano[28]. Assim, quando a doença está presente, o crescimento do aneurisma tende a seguir um curso indolente. Na verdade, muitos relatos de crescimento de aneurismas em alguns pacientes podem ser apenas erros de medição[48].

Em pacientes assintomáticos com AAT, o tamanho do saco aneurismático é importante na indicação do tratamento; para a aorta ascendente, a indicação de tratamento ocorre com AAT > 5,5 cm, devido ao seu maior risco de ruptura (tamanhos superiores a esta media trazem 34% de risco de ruptura ou dissecção); para a aorta torácica descendente, já passa a ser quando maiores que 6,5 cm, (quando superior a 6,5 atrelam 43% risco de ruptura ou dissecção). Em pacientes com síndrome de Marfan, naqueles com história familiar positiva para ruptura aórtica ou dissecção, uma válvula aórtica bicúspide ou outros fatores de risco, como aumento rápido do tamanho da aorta e coarctação[49] a taxa de dissecções da aorta ascendente que ocorre quando o diâmetro da aorta é inferior a 5,0 cm é considerável (15%)[48]. Elefteriades e cols. descobriram que pacientes nos quais o diâmetro da aorta era superior a 50 mm apresentavam um risco incremental anual de ruptura, dissecção ou morte acima de 5%[50]. Esses resultados foram apoiados pelos dados do Registo Internacional de Dissecções Aórticas Agudas (IRAD), que mostraram que as maiores incidências de dissecções agudas da aorta ocorrem com tamanho aórtico de 50-54 mm. Sendo o critério de tamanho padrão de 55 mm para intervenção[51].

As decisões de tratamento devem levar em consideração as complicações inerentes a uma aorta dilatada, bem como do procedimento. A maioria das complicações devastadoras do AAT são a dissecção, que podem levar à oclusão arterial e à isquemia de órgãos que é quase invariavelmente fatal[4,52]. As taxas de ruptura em pacientes não tratados cirurgicamente são altas, variando de 21 a 74%[4,5,53]. Contudo, o risco de operação é também pertinente: a operação eletiva apresenta mortalidade de aproximadamente 5 a 9%[53,54]. Para operação de emergência, a taxa de mortalidade pode chegar a 57%[53] e o risco de lesão medular, particularmente em operações na aorta descendente, é significativo[55]. Além disso, o acidente vascular encefálico (AVE) ocorre com frequência preocupante[56].

Evolução do Tratamento Endovascular

Charles Dotter, o criador dos procedimentos minimamente invasivos endovasculares, relatou dificuldade em seus procedimentos para tratamento dos aneurismas de aorta torácica com relação à durabilidade da angioplastia com balão. Para superar esse problema, ele tentou ganhar suporte intraluminal ao inserir uma mola helicoidal de aço inoxidável[43]. Em 1983, Dotter e cols.[57] demonstraram que o fluxo sanguíneo poderia ser melhorado mantendo o diâmetro luminal através do uso de uma bobina metálica expandida feita de aço inoxidável, aço ou níquel-titânio com memória de forma. Em seu artigo original, ele usou o termo *stent*-enxerto "para uma bobina ou mola espiral", embora *stent*-enxerto difira das endopróteses atuais em termos de aplicação e função. Durante o mesmo período, Cragg e cols.[58], no que é considerado ser o primeiro relatório sobre reparação endovascular dos AAT, discutiram um experimento que controlava o sangramento de uma lesão traumática com uma bobina de nitinol. Porém ainda havia um problema inerente à realização da hemostasia unicamente com a bobina metálica. Estas experiências, no entanto, formaram a base da "endoprótese", em que um *stent* metálico foi coberto com tecido sintético[43].

Em 1986, Balko e cols.[59], pela primeira vez, apresentaram evidência de exclusão de aneurisma com um *stent* nitinol Z revestido com poliuretano em um modelo aórtico ovino. Em 1988, Volodos e cols.[60] da Ucrânia, informaram sobre a eficácia do tratamento dos aneurismas de aorta torácica por técnica endovascular.

Em 1992, na Universidade de Stanford, uma técnica endovascular com implantação de *stent* para tratamento de vários tipos de aneurisma aórtico torácico descendente foi desenvolvida[61-63]. O desenvolvimento desta técnica trazia as vantagens de ser potencialmente menos traumática e menos dispendiosa que a cirurgia aberta, além disso, com o passar do tempo estas técnicas desenvolveram-se, e hoje já temos a difusão de próteses com fenestrações, sendo usadas com sucesso para tratar pacientes com complicações isquêmicas arteriais periféricas da dissecção aórtica, o que proporciona uma opção terapêutica mais rápida e menos invasiva e com menor taxa de complicação[64-71]. Estes trabalhos produziram resultados favoráveis em médio prazo, que foram relatados em 1996[72].

Tratamento Endovascular

A geometria aórtica muda durante a vida[73]. Depois do crescimento dinâmico de comprimento e diâmetro nas 2 primeiras décadas de vida, a aorta continua a crescer, atingindo diâmetros 20 a 30% maiores na sétima do que na segunda década de vida. A hipertensão arterial, a aterosclerose e fatores de risco genéticos ainda mal definidos aumentam as alterações da anatomia da aorta natural, levando ao seu rápido crescimento segmentar e, em última instância, a aneurismas. Os aneurismas de arco aórtico juntamente com dissecções de arco e úlceras ateroscleróticas penetrantes são as patologias de arco mais comuns e necessitam de terapia adicional[74].

A reparação da aorta torácica por técnica endovascular (TEVAR) mudou dramaticamente a cirurgia aórtica nos últimos 15 anos. Não é apenas uma abordagem muito menos invasiva do que a cirurgia aberta, mas também fornece excelentes resultados para patologias complexas[75].

Reparação endovascular durável da aorta torácica requer fixação e selagem em paralelo e segmento normal da aorta. Em alguns pacientes, para atingir esse objetivo é necessário estender a cobertura do arco aórtico ou segmento visceral usando dispositivos fenestrados ou ramificados projetados[48].

A viabilidade do enxerto de *stent* para o tratamento dos AAT está firmemente estabelecida[28,76-81], mas as indicações para intervenção permanecem sem um consenso totalmente definido. Em parte, essa discrepância resulta de ausência de dados de seguimento em longo prazo após o enxerto de *stent* e, consequentemente, uma falta de compreensão do risco relativo e do benefício do *stent*-enxerto, comparado ao tratamento conservador e ao tratamento cirúrgico aberto. Vários estudos recentes demonstraram que a mortalidade operatória é de 2 a 26% e depende em grande parte da situação, se emergencial ou não, da extensão das condições clínicas do paciente e da experiência do operador[82-85]. Análises após um período de seguimento mostram que os resultados do TEVAR aórtico torácico demonstram uma taxa de sobrevivência em 3-8 anos pós-procedimento de 25 a 90%[85-91].

A reparação da aorta torácica por Técnica Endovascular (TEVAR) mudou dramaticamente a cirurgia aórtica nos últimos 15 anos. Não é apenas uma abordagem muito menos invasiva, mas também fornece excelentes resultados para patologias complexas[75].

O conceito de arco híbrido implica em dois princípios: (I) a desramificação eficiente dos grandes vasos para minimizar a circulação extracorpórea, o clampe aórtico e os tempos de parada circulatória; (II) seguir a orientação das zonas de implantações, proximais e distais, para a TEVAR; (III) implante concomitante ou posterior do *stent* no arco aórtico[92].

Abordagens combinadas ou híbridas são frequentemente usadas para diminuir o risco de reparo, incluindo a desramificação (*debranching*) de vasos com *bypass* torácico simultâneo e TEVAR[93-95]. Isto é especialmente verdadeiro para pacientes internados por ruptura aórtica, área em que esta técnica se expandiu, dando possibilidade de terapêutica a muitos pacientes que anteriormente eram considerados inaptos para a cirurgia[96]. Os resultados da técnica mista apresentam taxas de morbidade e mortalidade de 30 a 40% e 10 a 15%, respectivamente[97,98]. Embora os dispositivos de arco ramificado/fenestrado sejam menos invasivos, não estão amplamente disponíveis, além de não apresentarem durabilidade e evolução ainda não bem definidas[99].

Uma abordagem alternativa à doença aórtica proximal é o uso de *stents* fenestrados utilizando a técnica de chaminé aórtica como adjuvante à TEVAR[100-102]. O conceito da chaminé paralela aos *stents* foi descrito pela primeira vez como uma manobra de "resgate" após cobertura inadvertida dos vasos viscerais durante o tratamento de aneurismas da aorta abdominal[103]. Desde o início da utilização desta técnica, houve uma rápida proliferação e aplicação no manejo da doença aórtica paravisceral[104,105].

A técnica de chaminé[101] surgiu como uma solução endovascular total para o manejo de condições patológicas aórticas difíceis em casos urgentes. A literatura fornece apenas poucas informações a respeito do

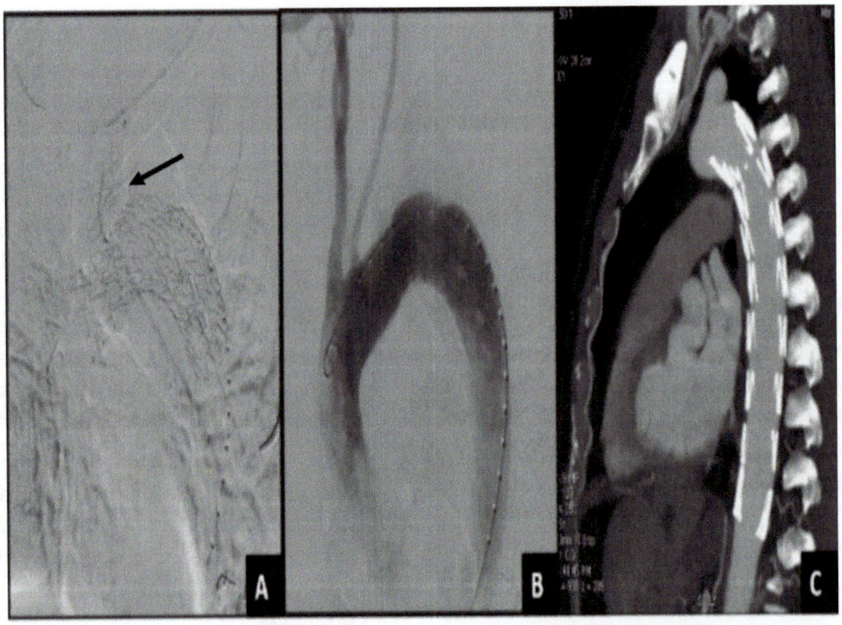

Figura 26.6. A e B. Angiografia com subtração digital com ancoramento da prótese na zona 2 e plugue na origem da artéria subclávia (seta), após tratamento endovascular. **C.** Angiotomografia em plano sagital demonstrando ancoragem da endoprótese.

desempenho de chaminés e enxertos paralelos na aorta, com séries publicadas descrevendo análises de não mais que 10 a 15 pacientes tratados[100,106-111].

Em pacientes com alto risco cirúrgico, técnicas híbridas que diminuam o tempo cirúrgico ou que exponham a menores riscos, como circulação extracorpórea, foram desenvolvidas. Dentre estas a reconstrução híbrida tipo 1, que não requer reposicionamento da aorta ascendente e, portanto, sem manipulação aórtica nem *bypass* cardiopulmonar. A técnica é realizada por meio de uma esternotomia mediana com clampeamento aórtico, com o objetivo de criar um *bypass* para um ou mais troncos supra-aórticos; após a desramificação do arco, um *stent* é implantado distalmente à zona 0[112]. Apesar de esta técnica evitar a circulação extracorpórea, a instrumentação do arco aórtico, tanto durante a desramificação quanto na parte endovascular deste procedimento, foi associada à dissecção retrógrada da aorta e também a *endoleak* tipo I[92,113,114]. Estas complicações estão relacionadas ao clampeamento tangencial da aorta ou a alterações hemodinâmicas relacionadas com o desajustamento entre o *stent* e a aorta, respectivamente[113]. A dissecção foi relatada em 6% dos pacientes quando o *stent* é liberado na aorta ascendente, com uma taxa de mortalidade de 42%[114] (Figura 26.6).

Para diminuir o risco de complicações da técnica tipo I, foi desenvolvida a reconstrução híbrida tipo II[115]. Nesta técnica Kent e cols. utilizaram um sistema de enxerto de Dacron para reposicionar a aorta ascendente[114]. A taxa de mortalidade relatada foi de 10%, chances de desenvolver AVE em 5% e paraplegia transitória de aproximadamente 20%[112]. O reparo híbrido tipo II acontece quando a anatomia da aorta é tal que o arco e a aorta ascendente são aneurismáticos, mas a aorta torácica descendente é normal. Portanto, a reconstrução híbrida do arco de tipo II se baseia na reconstrução da aorta ascendente juntamente com a desramificação de grandes vasos, seguida de TEVAR anterógrada ou retrógrada. Em pacientes com dissecção aórtica e síndromes de má perfusão, pseudocoarctação do lúmen verdadeiro ou existência de um *flap* dinâmico, a abordagem de reparo híbrido de arco tipo II para o tratamento da dissecção aórtica deve ser considerada[92] (Figura 26.7).

Complicações da TEVAR

A necessidade de melhorar a conformabilidade dos implantes para AAT tem gerado modificações por parte das companhias que os comercializam. O desenvolvimento de mecanismos precisos de liberação com captura da ponta, a conformação proximal com ou sem *stent* descoberto, melhoramentos no desenho dos *stents*, aumentando a sua força radial ou próteses conformáveis, sem "memória", que ajustam o seu formato à curvatura da aorta, são exemplos disso. Aproximadamente 10% dos pacientes submetidos à TEVAR necessitam de reintervenção devido ao desenvolvimento de *endoleak* (persistência de fluxo sanguíneo no saco aneurismático após o reparo endovascular - EL), migração do enxerto ou fratura deste (Figura 26.8)[116].

O EL é observado em cerca de 10 a 25% dos casos, com resolução espontânea em apenas 40 a 50% deles[117]. A classificação modificada do tipo de EL, segundo White e cols., consiste em:

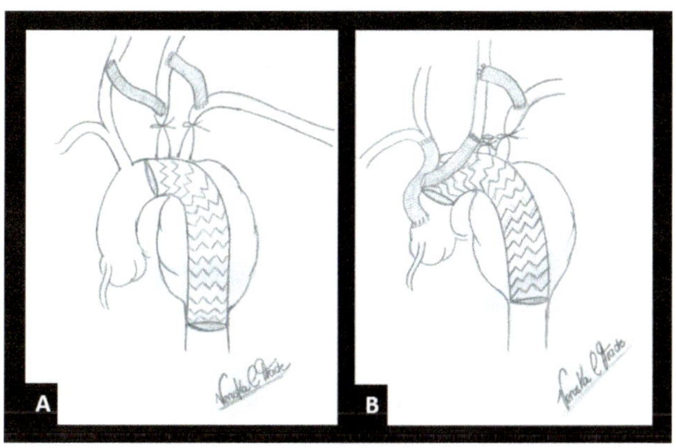

Figura 26.7. A. Reconstrução híbrida tipo I. B. Reconstrução híbrida tipo II, segundo descrição de Faulds e cols.

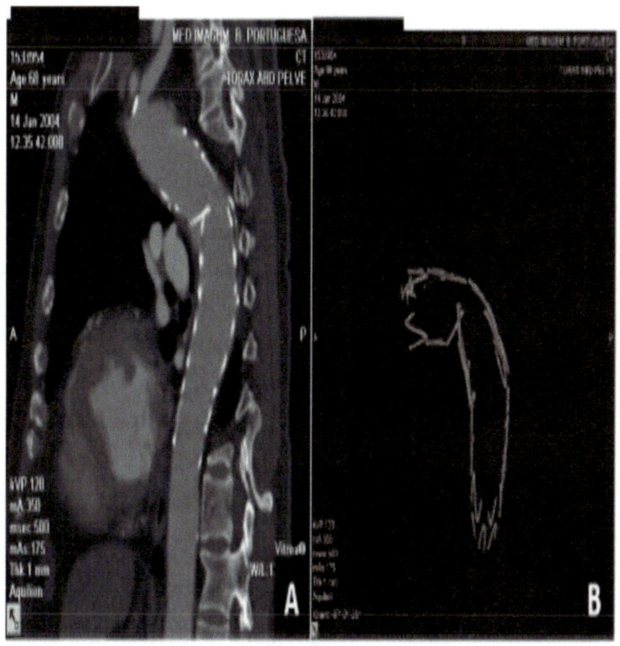

Figura 26.8. A e B. Angiotomografia em plano sagital evidenciando fratura da porção proximal da endoprótese.

Tipo I – Fluxo sanguíneo para o EL originado da extremidade de acoplamento da prótese. Pode ser subdividido em proximal (IA) e distal (IB) e pelo oclusor ilíaco-plugue (IC);

Tipo II – Fluxo sanguíneo proveniente de vasos colaterais ramos da aorta, artérias lombares e viscerais preenchendo o saco aneurismático retrogradamente;

Tipo III – Secundário a falha estrutural da endoprótese, separação de dispositivos modulados, fratura da tela ou vazamento juncional;

Tipo IV – Relacionado à porosidade da tela, podendo ser observado logo após a colocação da endoprótese (< 30 dias);

Tipo V – Expansão contínua do saco aneurismático sem a identificação de um EL, que é também conhecido como endotensão[36].

O EL pode desenvolver-se no decorrer do procedimento ou tempos depois[118]. O diagnóstico precoce e a classificação dos diversos tipos de EL, são cruciais, já que em alguns casos estão associados ao aumento da pressão no saco aneurismático e consequente elevação do risco de ruptura[119-121]. Isto justifica o acompanhamento contínuo destes pacientes com exames de imagem seriados.

reparo endovascular híbrido, com transposição parcial dos grandes vasos, é um risco de falha técnica principalmente devido ao EL tipo I[122]. Este fenômeno é considerado o principal inconveniente deste tratamento para a doença do arco, pela sua complexidade anatômica e pelas limitações dos dispositivos atuais[123-125]. Uma zona proximal mais curta e o ângulo do arco aórtico localizado na zona 1 podem levar a uma inserção inadequada da prótese e, assim, apresentar uma taxa maior desta complicação. O EL tipo I ocorre em 10-30% dos pacientes[126], além disso, é um fator para reintervenção e ruptura do aneurisma[127,128] (Figura 26.9).

Os EL tipo II são os mais comuns após um reparo da aorta abdominal[37], representando até 80% dos casos. O fluxo retrógrado através dos ramos aórticos continua a preencher o saco do aneurisma. Este tipo de EL tem sido relatado em até 25% dos casos. Geralmente se

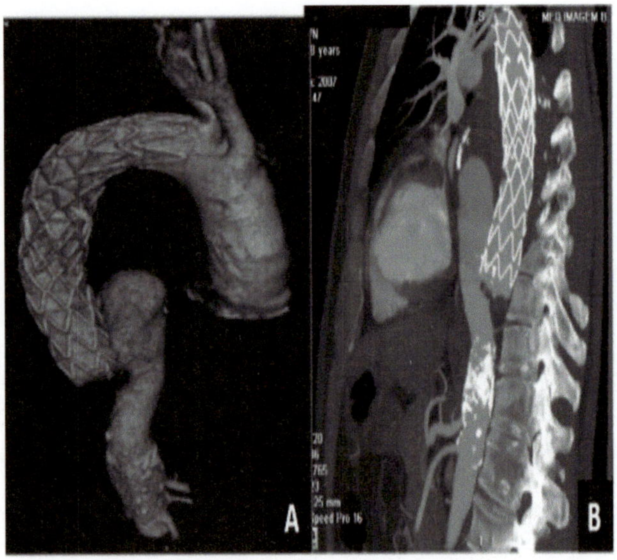

Figura 26.9. A e B. Angiotomografia com reconstrução tridimensional evidenciando *endoleak* tipo I.

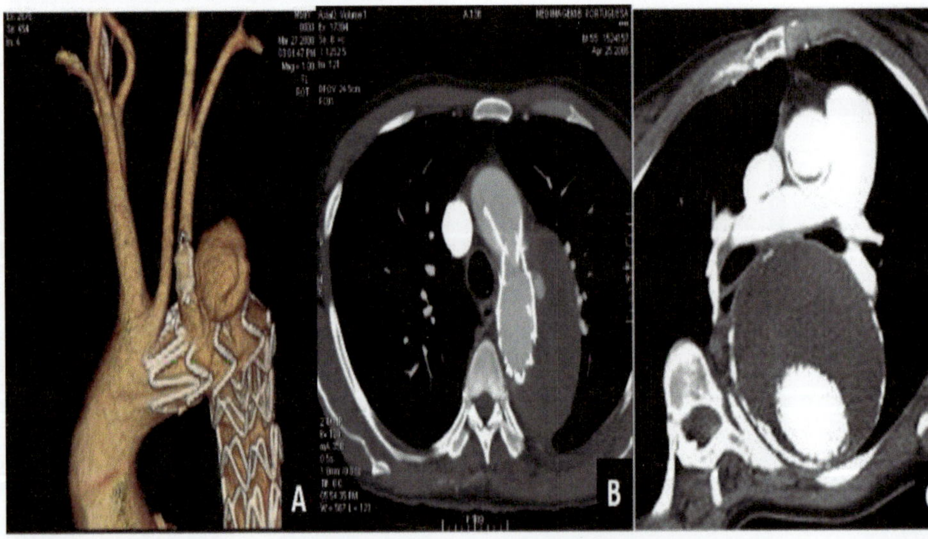

Figura 26.10. A-C. Angiotomografia com reconstrução tridimensional mostrando *endoleak* tipo III.

resolve de forma espontânea ao longo do tempo e não requer tratamento. A embolização do vaso colateral é indicada se o saco aneurismático continuar aumentando de tamanho.

Um EL tipo III resulta de um defeito ou desalinhamento entre os componentes de endopróteses, de forma análoga ao que acontece com o EL tipo I, o tipo III causa pressão sistêmica dentro do saco do aneurisma, que aumenta o risco de ruptura do saco, portanto, requer atenção urgente (Figura 26.10).

Um EL tipo IV ocorre logo após alguns procedimentos TEVAR devido à porosidade de certos materiais de enxerto. Um EL tipo V, também chamado de endotensão, é um fenômeno mal compreendido, pensa-se que ocorre quando o aumento da permeabilidade do enxerto permite que a pressão seja transmitida através do saco do aneurisma, afetando a parede aórtica nativa, mas esta é apenas uma teoria[36].

REFERÊNCIAS BIBLIOGRÁFICAS

1. Juvonen T, Ergin MA, Galla JD, Lansman SL, Nguyen KH, McCullough JN, et al. Prospective study of the natural history of thoracic aortic aneurysms. Ann Thorac Surg. 1997;63:1533-1545.
2. Olsson C, Thelin S, Stahle E, Ekbom A, Granath F. Thoracic aortic aneurysm and dissection: increasing prevalence and improved outcomes reported in a nationwide population-based study of more than 14,000 cases from 1987 to 2002. Circulation. 2006;114:2611-2618.
3. Meszaros I, Morocz J, Szlavi J, Schmidt J, Tornoci L, Nagy L, et al. Epidemiology and clinicopathology of aortic dissection. Chest. 2000;117:1271-1278.
4. Bickerstaff LK, Pairolero PC, Hollier LH, Melton LJ, Van Peenen HJ, Cherry KJ, et al. Thoracic aortic aneurysms: a population-based study. Surgery. 1982;92:1103-1108.
5. Pressler V, McNamara JJ. Thoracic aortic aneurysm: natural history and treatment. J Thorac Cardiovasc Surg. 1980;79:489-498.
6. Hirst AE Jr., Johns VJ Jr., Kime SW Jr. Dissecting aneurysm of the aorta: a review of 505 cases. Medicine (Baltimore). 1958;37:217-279.
7. Lindsay J, Jr., Hurst JW. Clinical features and prognosis in dissecting aneurysm of the aorta. A re-appraisal. Circulation. 1967;35:880-888.
8. McCloy RM, Spittell JA, Jr., McGoon DC. The Prognosis in Aortic Dissection (Dissecting Aortic Hematoma or Aneurysm). Circulation. 1965;31:665-669.
9. Jamieson WR, Munro AI, Miyagishima RT, Allen P, Tyers GF, Gerein AN. Aortic dissection: early diagnosis and surgical management are the keys to survival. Can J Surg. 1982;25:145-149.
10. Fradet G, Jamieson WR, Janusz MT, Ling H, Miyagishima RT, Munro AI. Aortic dissection: current expectations and treatment. Experience with 258 patients over 20 years. Can J Surg. 1990;33:465-469
11. Vahanian A, Alfieri O, Andreotti F, Antunes MJ, Baron-Esquivias G, Baumgartner H, et al. Guidelines on the management of valvular heart disease (version 2012). Eur Heart J. 2012;33:2451-2496.
12. Slater EE, DeSanctis RW. The clinical recognition of dissecting aortic aneurysm. Am J Med. 1976;60:625-633.
13. Baer S, Goldburgh HL. The varied clinical syndromes produced by dissecting aneurysm. Am Heart J. 1948;35:198-211.
14. Greenwood WR, Robinson MD. Painless dissection of the thoracic aorta. Am J Emerg Med. 1986;4:330-333.
15. O'Donovan TP, Osmundson PJ, Payne WS. Painless Dissecting Aneurysm of the Aorta. Report of a Case. Circulation. 1964;29:782-786.
16. Moersch FP, Sayre GP. Neurologic manifestations associated with dissecting aneurysm of the aorta. J Am Med Assoc. 1950;144:1141-1148.
17. Logue RB, Sikes C. A new sign in dissecting aneurysm of aorta: pulsation of a sternoclavicular joint. J Am Med Assoc. 1952;148:1209-1212.
18. McCarthy C, Dickson GH, Besterman EM, Bromley LL, Thompson AE. Aortic dissection, with rupture through ductus arteriosus into pulmonary artery. Br Heart J. 1972;34:428-430.
19. Spitzer S, Blanco G, Adam A, Spyrou PG, Mason D. Superior vena cava obstruction and dissecting aortic aneurysm. Jama. 1975;233:164-165.
20. Riley DJ, Liu RT, Saxanoff S. Aortic dissection: a rare cause of the superior vena cava syndrome. J Med Soc N J. 1981;78:187-189.
21. Giannoccaro PJ, Marquis JF, Chan KL, Walley V, Chambers RJ. Aortic dissection presenting as upper airway obstruction. Chest. 1991;99:256-258.
22. Roth JA, Parekh MA. Dissecting aneurysms perforating the esophagus. N Engl J Med. 1978;299:776.
23. Nicod P, Firth BG, Peshock RM, Gaffney FA, Hillis LD. Rupture of dissecting aortic aneurysm into the right atrium: clinical and echocardiographic recognition. Am Heart J. 1984;107:1276-1278.

24. Hurley DV, Nishimura RA, Schaff HV, Edwards WD. Aortic dissection with fistula to right atrium. Noninvasive diagnosis by two-dimensional and Doppler echocardiography with successful repair. Case report and review of the literature. J Thorac Cardiovasc Surg. 1986;92:953-957.

25. Perryman RA, Gay WA. Rupture of dissecting thoracic aortic aneurysm into the right ventricle. Am J Cardiol. 1972;30:277-281.

26. Oliveira JS, Bestetti RB, Marin-Neto JA, Costa RS, Carneiro JJ. Ruptured aortic dissection into the left atrium: a rare cause of congestive heart failure. Am Heart J. 1991;121:936-938.

27. Nienaber CA, Fattori R, Mehta RH, Richartz BM, Evangelista A, Petzsch M, et al. Gender-related differences in acute aortic dissection. Circulation. 2004;109:3014-3021.

28. Davies RR, Goldstein LJ, Coady MA, Tittle SL, Rizzo JA, Kopf GS, et al. Yearly rupture or dissection rates for thoracic aortic aneurysms: simple prediction based on size. Ann Thorac Surg. 2002;73:17-27; discuss. 27-18.

29. Cheung K, Boodhwani M, Chan KL, Beauchesne L, Dick A, Coutinho T. Thoracic Aortic Aneurysm Growth: Role of Sex and Aneurysm Etiology. J Am Heart Assoc. 2017;6.

30. Galis ZS, Khatri JJ. Matrix metalloproteinases in vascular remodeling and atherogenesis: the good, the bad, and the ugly. Circ Res. 2002;90:251-262.

31. Koullias GJ, Ravichandran P, Korkolis DP, Rimm DL, Elefteriades JA. Increased tissue microarray matrix metalloproteinase expression favors proteolysis in thoracic aortic aneurysms and dissections. Ann Thorac Surg. 2004;78:2106-2110; discuss. 2110-2101.

32. Morris DR, Biros E, Cronin O, Kuivaniemi H, Golledge J. The association of genetic variants of matrix metalloproteinases with abdominal aortic aneurysm: a systematic review and meta-analysis. Heart. 2014;100:295-302.

33. Sokolis DP, Iliopoulos DC. Impaired mechanics and matrix metalloproteinases/inhibitors expression in female ascending thoracic aortic aneurysms. J Mech Behav Biomed Mater. 2014;34:154-164.

34. von Kodolitsch Y, Nienaber CA, Dieckmann C, Schwartz AG, Hofmann T, Brekenfeld C, et al. Chest radiography for the diagnosis of acute aortic syndrome. Am J Med. 2004;116:73-77.

35. Erbel R, Aboyans V, Boileau C, Bossone E, Bartolomeo RD, Eggebrecht H, et al. 2014 ESC Guidelines on the diagnosis and treatment of aortic diseases: Document covering acute and chronic aortic diseases of the thoracic and abdominal aorta of the adult. The Task Force for the Diagnosis and Treatment of Aortic Diseases of the European Society of Cardiology (ESC). Eur Heart J. 2014;35:2873-2926.

36. White GH, Yu W, May J, Chaufour X, Stephen MS. Endoleak as a complication of endoluminal grafting of abdominal aortic aneurysms: classification, incidence, diagnosis, and management. J Endovasc Surg. 1997;4:152-168.

37. Stavropoulos SW, Charagundla SR. Imaging techniques for detection and management of endoleaks after endovascular aortic aneurysm repair. Radiology. 2007;243:641-655.

38. Flachskampf FA, Badano L, Daniel WG, Feneck RO, Fox KF, Fraser AG, et al. Recommendations for transoesophageal echocardiography: update 2010. Eur J Echocardiogr. 2010;11:557-576.

39. Agarwal PP, Chughtai A, Matzinger FR, Kazerooni EA. Multidetector CT of thoracic aortic aneurysms. Radiographics. 2009;29:537-552.

40. Einstein AJ, Weiner SD, Bernheim A, Kulon M, Bokhari S, Johnson LL, et al. Multiple testing, cumulative radiation dose, and clinical indications in patients undergoing myocardial perfusion imaging. Jama. 2010;304:2137-2144.

41. Litmanovich D, Bankier AA, Cantin L, Raptopoulos V, Boiselle PM. CT and MRI in diseases of the aorta. AJR Am J Roentgenol. 2009;193:928-940.

42. Nienaber CA. The role of imaging in acute aortic syndromes. Eur Heart J Cardiovasc Imaging. 2013;14:15-23.

43. Ishimaru S. Endografting of the aortic arch. J Endovasc Ther. 2004;11(Suppl 2):II62-71.

44. Mitchell RS, Ishimaru S, Ehrlich MP, Iwase T, Lauterjung L, Shimono T, et al. First International Summit on Thoracic Aortic Endografting: roundtable on thoracic aortic dissection as an indication for endografting. J Endovasc Ther. 2002;9(Suppl 2):II98-105.

45. De Bakey ME, Cooley DA. Successful resection of aneurysm of thoracic aorta and replacement by graft. J Am Med Assoc. 1953;152:673-676.

46. Peterss S, Pichlmaier M, Curtis A, Luehr M, Born F, Hagl C. Patient management in aortic arch surgerydagger. Eur J Cardiothorac Surg. 2017;51:i4-i14.

47. Svensson LG, Adams DH, Bonow RO, Kouchoukos NT, Miller DC, O'Gara PT, et al. Aortic valve and ascending aorta guidelines for management and quality measures. Ann Thorac Surg. 2013;95:S1-66.

48. Svensson LG, Kouchoukos NT, Miller DC, Bavaria JE, Coselli JS, Curi MA, et al. Expert consensus document on the treatment of descending thoracic aortic disease using endovascular stent-grafts. Ann Thorac Surg. 2008;85:S1-41.

49. Youssefi P, Sharma R, Figueroa CA, Jahangiri M. Functional assessment of thoracic aortic aneurysms - the future of risk prediction? Br Med Bull 2017;121:61-71.

50. Elefteriades JA, Farkas EA. Thoracic aortic aneurysm clinically pertinent controversies and uncertainties. J Am Coll Cardiol. 2010;55:841-857.

51. Pape LA, Tsai TT, Isselbacher EM, Oh JK, O'Gara P T, Evangelista A, et al. Aortic diameter >or = 5.5 cm is not a good predictor of type A aortic dissection: observations from the International Registry of Acute Aortic Dissection (IRAD). Circulation. 2007;116:1120-1127.

52. Johansson G, Markstrom U, Swedenborg J. Ruptured thoracic aortic aneurysms: a study of incidence and mortality rates. J Vasc Surg. 1995;21:985-988.

53. Clouse WD, Hallett JW Jr., Schaff HV, Gayari MM, Ilstrup DM, Melton LJ 3rd. Improved prognosis of thoracic aortic aneurysms: a population-based study. Jama. 1998;280:1926-1929.

54. Pressler V, McNamara JJ. Aneurysm of the thoracic aorta. Review of 260 cases. J Thorac Cardiovasc Surg. 1985;89:50-54.

55. Griepp RB, Ergin MA, Galla JD, Lansman S, Khan N, Quintana C, et al. Looking for the artery of Adamkiewicz: a quest to minimize paraplegia after operations for aneurysms of the descending thoracic and thoracoabdominal aorta. J Thorac Cardiovasc Surg. 1996;112:1202-1213; discuss. 1213-1205.

56. Goldstein LJ, Davies RR, Rizzo JA, Davila JJ, Cooperberg MR, Shaw RK, et al. Stroke in surgery of the thoracic aorta: incidence, impact, etiology, and prevention. J Thorac Cardiovasc Surg. 2001;122:935-945.

57. Dotter CT, Buschmann RW, McKinney MK, Rosch J. Transluminal expandable nitinol coil *stent* grafting: preliminary report. Radiology. 1983;147:259-260.

58. Cragg A, Lund G, Rysavy J, Castaneda F, Castaneda-Zuniga W, Amplatz K. Nonsurgical placement of arterial endoprostheses: a new technique using nitinol wire. Radiology. 1983;147:261-263.

59. Balko A, Piasecki GJ, Shah DM, Carney WI, Hopkins RW, Jackson BT. Transfemoral placement of intraluminal polyurethane prosthesis for abdominal aortic aneurysm. J Surg Res. 1986;40:305-309.

60. Volodos NL, Karpovich IP, Shekhanin VE, Troian VI, Iakovenko LF. [A case of distant transfemoral endoprosthesis of the thoracic artery using a self-fixing synthetic prosthesis in traumatic aneurysm]. Grudn Khir. 1988:84-86.

61. Dake MD, Miller DC, Semba CP, Mitchell RS, Walker PJ, Liddell RP. Transluminal placement of endovascular stent-grafts for the treatment of descending thoracic aortic aneurysms. N Engl J Med. 1994;331:1729-1734.

62. Moon MR, Mitchell RS, Dake MD, Zarins CK, Fann JI, Miller DC. Simultaneous abdominal aortic replacement and thoracic stent-graft placement for multilevel aortic disease. J Vasc Surg. 1997;25:332-340.

63. Trent MS, Parsonnet V, Shoenfeld R, Brener BJ, Eisenbud DE, Novick AS, et al. A balloon-expandable intravascular *stent* for obliterating experimental aortic dissection. J Vasc Surg. 1990;11:707-717.

64. Dake MD, Kato N, Mitchell RS, Semba CP, Razavi MK, Shimono T, et al. Endovascular stent-graft placement for the treatment of acute aortic dissection. N Engl J Med. 1999;340:1546-1552.

65. Hata M, Zuguchi M, Saito H, Tabayashi K. *stent* angioplasty for renovascular disease associated with acute aortic dissection. Ann Thorac Surg. 1997;63:244-246.

66. Inoue K, Sato M, Iwase T, Yoshida Y, Tanaka T, Tamaki S, et al. Clinical endovascular placement of branched graft for type B aortic dissection. J Thorac Cardiovasc Surg. 1996;112:1111-1113.

67. Slonim SM, Nyman U, Semba CP, Miller DC, Mitchell RS, Dake MD. Aortic dissection: percutaneous management of ischemic complications with endovascular *stents* and balloon fenestration. J Vasc Surg. 1996;23:241-251; discuss. 251-243.

68. Slonim SM, Nyman UR, Semba CP, Miller DC, Mitchell RS, Dake MD. True lumen obliteration in complicated aortic dissection: endovascular treatment. Radiology. 1996;201:161-166.

69. Walker PJ, Dake MD, Mitchell RS, Miller DC. The use of endovascular techniques for the treatment of complications of aortic dissection. J Vasc Surg. 1993;18:1042-1051.

70. Williams DM, Brothers TE, Messina LM. Relief of mesenteric ischemia in type III aortic dissection with percutaneous fenestration of the aortic septum. Radiology. 1990;174:450-452.

71. Williams DM, Lee DY, Hamilton BH, Marx MV, Narasimham DL, Kazanjian SN, et al. The dissected aorta: percutaneous treatment of ischemic complications--principles and results. J Vasc Interv Radiol. 1997;8:605-625.

72. Mitchell RS, Dake MD, Sembra CP, Fogarty TJ, Zarins CK, Liddel RP, et al. Endovascular stent-graft repair of thoracic aortic aneurysms. J Thorac Cardiovasc Surg. 1996;111:1054-1062.

73. Rylski B, Desjardins B, Moser W, Bavaria JE, Milewski RK. Gender-related changes in aortic geometry throughout life. Eur J Cardiothorac Surg. 2014;45:805-811.

74. Rylski B. Endovascular approach to complex aortic arch pathologies: state of the art. Kardiochir Torakochirurgia Pol. 2016;13:1-2.

75. Rylski B, Blanke P, Siepe M, Kari FA, Euringer W, Sudkamp M, et al. Results of high-risk endovascular procedures in patients with non-dissected thoracic aortic pathology: intermediate outcomes. Eur J Cardiothorac Surg. 2013;44:156-162.

76. Coady MA, Rizzo JA, Hammond GL, Mandapati D, Darr U, Kopf GS, et al. What is the appropriate size criterion for resection of thoracic aortic aneurysms? J Thorac Cardiovasc Surg. 1997;113:476-491; discuss. 489-491.

77. Nienaber CA, Fattori R, Lund G, Dieckmann C, Wolf W, von Kodolitsch Y, et al. Nonsurgical reconstruction of thoracic aortic dissection by stent-graft placement. N Engl J Med. 1999;340:1539-1545.

78. Greenberg RK, O'Neill S, Walker E, Haddad F, Lyden SP, Svensson LG, et al. Endovascular repair of thoracic aortic lesions with the Zenith TX1 and TX2 thoracic grafts: intermediate-term results. J Vasc Surg. 2005;41:589-596.

79. Coady MA, Rizzo JA, Elefteriades JA. Pathologic variants of thoracic aortic dissections. Penetrating atherosclerotic ulcers and intramural hematomas. Cardiol Clin. 1999;17:637-657.

80. Tittle SL, Lynch RJ, Cole PE, Singh HS, Rizzo JA, Kopf GS, et al. Midterm follow-up of penetrating ulcer and intramural hematoma of the aorta. J Thorac Cardiovasc Surg. 2002;123:1051-1059.

81. Robbins RC, McManus RP, Mitchell RS, Latter DR, Moon MR, Olinger GN, et al. Management of patients with intramural hematoma of the thoracic aorta. Circulation. 1993;88:II1-10.

82. Riesenman PJ, Farber MA, Mendes RR, Marston WA, Fulton JJ, Mauro M, et al. Endovascular repair of lesions involving the descending thoracic aorta. J Vasc Surg. 2005;42:1063-1074.

83. Brandt M, Hussel K, Walluscheck KP, Muller-Hulsbeck S, Jahnke T, Rahimi A, et al. Stent-graft repair *versus* open surgery for the descending aorta: a case-control study. J Endovasc Ther. 2004;11:535-538.

84. Ramaiah V, Rodriguez-Lopez J, Diethrich EB. Endografting of the thoracic aorta. J Card Surg. 2003;18:444-454.

85. Chabbert V, Otal P, Bouchard L, Soula P, Van TT, Kos X, et al. Midterm outcomes of thoracic aortic stent-grafts: complications and imaging techniques. J Endovasc Ther. 2003;10:494-504.

86. Glade GJ, Vahl AC, Wisselink W, Linsen MA, Balm R. Mid-term survival and costs of treatment of patients with descending thoracic aortic aneurysms; endovascular vs. open repair: a case-control study. Eur J Vasc Endovasc Surg. 2005;29:28-34.

87. Czerny M, Cejna M, Hutschala D, Fleck T, Holzenbein T, Schoder M, et al. Stent-graft placement in atherosclerotic descending thoracic aortic aneurysms: midterm results. J Endovasc Ther. 2004;11:26-32.

88. Lamme B, Jonge IC, Reekers JA, Mol BA, Balm R. Endovascular treatment of thoracic aortic pathology: feasibility and mid-term results. Eur J Vasc Endovasc Surg. 2003;25:532-539.

89. Demers P, Miller DC, Mitchell RS, Kee ST, Sze D, Razavi MK, et al. Midterm results of endovascular repair of descending thoracic aortic aneurysms with first-generation *stent* grafts. J Thorac Cardiovasc Surg. 2004;127:664-673.

90. Destrieux-Garnier L, Haulon S, Willoteaux S, Decoene C, Mounier-Vehier C, Halna P, et al. Midterm results of endoluminal *stent* grafting of the thoracic aorta. Vascular. 2004;12:179-185.

91. Sunder-Plassmann L, Scharrer-Pamler R, Liewald F, Kapfer X, Gorich J, Orend KH. Endovascular exclusion of thoracic aortic aneurysms: mid-term results of elective treatment and in contained rupture. J Card Surg. 2003;18:367-374.

92. Vallabhajosyula P, Szeto WY, Desai N, Komlo C, Bavaria JE. Type II arch hybrid debranching procedure. Ann Cardiothorac Surg. 2013;2:378-386.

93. Safi HJ, Miller CC 3rd, Estrera AL, Villa MA, Goodrick JS, Porat E, et al. Optimization of aortic arch replacement: two-stage approach. Ann Thorac Surg. 2007;83:S815-818; discuss. S824-831.

94. Bavaria J, Milewski RK, Baker J, Moeller P, Szeto W, Pochettino A. Classic hybrid evolving approach to distal arch aneurysms: toward the zone zero solution. J Thorac Cardiovasc Surg. 2010;140:S77-80; discuss. S86-91.

95. Younes HK, Davies MG, Bismuth J, Naoum JJ, Peden EK, Reardon MJ, et al. Hybrid thoracic endovascular aortic repair: pushing the envelope. J Vasc Surg. 2010;51:259-266.

96. Hellgren T, Wanhainen A, Steuer J, Mani K. Outcome of endovascular repair for intact and ruptured thoracic aortic aneurysms. J Vasc Surg. 2017;66(1):21-28.

97. Murphy EH, Beck AW, Clagett GP, DiMaio JM, Jessen ME, Arko FR. Combined aortic debranching and thoracic endovascular aneurysm repair (TEVAR) effective but at a cost. Arch Surg. 2009;144:222-227.

98. Hiraoka A, Chikazawa G, Tamura K, Totsugawa T, Sakaguchi T, Yoshitaka H. Clinical outcomes of different approaches to aortic arch disease. J Vasc Surg. 2015;61:88-95.

99. Lioupis C, Abraham CZ. Results and challenges for the endovascular repair of aortic arch aneurysms. Perspect Vasc Surg Endovasc Ther. 2011;23:202-213.

100. Mangialardi N, Serrao E, Kasemi H, Alberti V, Fazzini S, Ronchey S. Chimney technique for aortic arch pathologies: an 11-year single-center experience. J Endovasc Ther. 2014;21:312-323.

101. Ohrlander T, Sonesson B, Ivancev K, Resch T, Dias N, Malina M. The chimney graft: a technique for preserving or rescuing aortic branch vessels in stent-graft sealing zones. J Endovasc Ther. 2008;15:427-432.

102. Moulakakis KG, Mylonas SN, Dalainas I, Sfyroeras GS, Markatis F, Kotsis T, et al. The chimney-graft technique for preserving supra-aortic branches: a review. Ann Cardiothorac Surg. 2013;2:339-346.

103. Voskresensky I, Scali ST, Feezor RJ, Fatima J, Giles KA, Tricarico R, et al. Outcomes of thoracic endovascular aortic repair using aortic arch chimney *stents* in high-risk patients. J Vasc Surg. 2017.

104. Donas KP, Pecoraro F, Bisdas T, Lachat M, Torsello G, Rancic Z, et al. CT angiography at 24 months demonstrates durability of EVAR with the use of chimney grafts for pararenal aortic pathologies. J Endovasc Ther. 2013;20:1-6.

105. Lachat M, Frauenfelder T, Mayer D, Pfiffner R, Veith FJ, Rancic Z, et al. Complete endovascular renal and visceral artery revascularization and exclusion of a ruptured type IV thoracoabdominal aortic aneurysm. J Endovasc Ther. 2010;17:216-220.

106. Hogendoorn W, Schlosser FJ, Moll FL, Sumpio BE, Muhs BE. Thoracic endovascular aortic repair with the chimney graft technique. J Vasc Surg. 2013;58:502-511.

107. O'Callaghan A, Mastracci TM, Greenberg RK, Eagleton MJ, Bena J, Kuramochi Y. Outcomes for supra-aortic branch vessel stenting in the treatment of thoracic aortic disease. J Vasc Surg. 2014;60:914-920.

108. Zhu Y, Guo W, Liu X, Jia X, Xiong J, Wang L. The single-centre experience of the supra-arch chimney technique in endovascular repair of type B aortic dissections. Eur J Vasc Endovasc Surg. 2013;45:633-638.

109. Shahverdyan R, Gawenda M, Brunkwall J. Triple-barrel graft as a novel strategy to preserve supra-aortic branches in arch-TEVAR procedures: clinical study and systematic review. Eur J Vasc Endovasc Surg. 2013;45:28-35.

110. Hiramoto JS, Schneider DB, Reilly LM, Chuter TA. A double-barrel stent-graft for endovascular repair of the aortic arch. J Endovasc Ther. 2006;13:72-76.

111. Sugiura K, Sonesson B, Akesson M, Bjorses K, Holst J, Malina M. The applicability of chimney grafts in the aortic arch. J Cardiovasc Surg (Torino). 2009;50:475-481.

112. Faulds J, Sandhu HK, Estrera AL, Safi HJ. Minimally Invasive Techniques for Total Aortic Arch Reconstruction. Methodist Debakey Cardiovasc J. 2016;12:41-44.

113. Czerny M, Schmidli J, Carrel T, Grimm M. Hybrid aortic arch repair. Ann Cardiothorac Surg. 2013;2:372-377.

114. Kent WD, Appoo JJ, Bavaria JE, Herget EJ, Moeller P, Pochettino A, et al. Results of type II hybrid arch repair with zone 0 *stent* graft deployment for complex aortic arch pathology. J Thorac Cardiovasc Surg. 2014;148:2951-2955.

115. Vahanian A, Alfieri O, Andreotti F, Antunes MJ, Baron-Esquivias G, Baumgartner H, et al. Guidelines on the management of valvular heart disease (version 2012). The Joint Task Force on the Management of Valvular Heart Disease of the European Society of Cardiology (ESC) and the European Association for Cardio-Thoracic Surgery (EACTS). G Ital Cardiol (Rome). 2013;14:167-214.

116. Conrad MF, Adams AB, Guest JM, Paruchuri V, Brewster DC, LaMuraglia GM, et al. Secondary intervention after endovascular abdominal aortic aneurysm repair. Ann Surg. 2009;250:383-389.

117. Hallett JW, Jr. Management of abdominal aortic aneurysms. Mayo Clin Proc. 2000;75:395-399.

118. Sampaio SM, Shin SH, Panneton JM, Andrews JC, Bower TC, Cherry KJ, et al. Intraoperative endoleak during EVAR: frequency, nature, and significance. Vasc Endovascular Surg. 2009;43:352-359.

119. Lumsden AB, Allen RC, Chaikof EL, Resnikoff M, Moritz MW, Gerhard H, et al. Delayed rupture of aortic aneurysms following endovascular *stent* grafting. Am J Surg. 1995;170:174-178.

120. Alimi YS, Chakfe N, Rivoal E, Slimane KK, Valerio N, Riepe G, et al. Rupture of an abdominal aortic aneurysm after endovascular graft placement and aneurysm size reduction. J Vasc Surg. 1998;28:178-183.

121. Harris PL, Vallabhaneni SR, Desgranges P, Becquemin JP, van Marrewijk C, Laheij RJ. Incidence and risk factors of late rupture, conversion, and death after endovascular repair of infrarenal aortic aneurysms: the EUROSTAR experience. European Collaborators on Stent/graft techniques for aortic aneurysm repair. J Vasc Surg. 2000;32:739-749.

122. Kang WC, Ko YG, Oh PC, Shin EK, Park CH, Choi D, et al. Comparison of Total Arch and Partial Arch Transposition During Hybrid Endovascular Repair for Aortic Arch Disease. Eur J Vasc Endovasc Surg. 2016;52:173-178.

123. Kotelis D, Geisbusch P, Attigah N, Hinz U, Hyhlik-Durr A, Bockler D. Total vs hemi-aortic arch transposition for hybrid aortic arch repair. J Vasc Surg. 2011;54:1182-1186 e1182.

124. Andersen ND, Williams JB, Hanna JM, Shah AA, McCann RL, Hughes GC. Results with an algorithmic approach to hybrid repair of the aortic arch. J Vasc Surg. 2013;57:655-667; discuss. 666-657.

125. Lotfi S, Clough RE, Ali T, Salter R, Young CP, Bell R, et al. Hybrid repair of complex thoracic aortic arch pathology: long-term outcomes of extra-anatomic bypass grafting of the supra-aortic trunk. Cardiovasc Intervent Radiol. 2013;36:46-55.

126. Chung R, Morgan RA. Type 2 Endoleaks Post-EVAR: Current Evidence for Rupture Risk, Intervention and Outcomes of Treatment. Cardiovasc Intervent Radiol. 2015;38:507-522.

127. Silverberg D, Baril DT, Ellozy SH, Carroccio A, Greyrose SE, Lookstein RA, et al. An 8-year experience with type II endoleaks: natural history suggests selective intervention is a safe approach. J Vasc Surg. 2006;44:453-459.

128. van Marrewijk CJ, Fransen G, Laheij RJ, Harris PL, Buth J. Is a type II endoleak after EVAR a harbinger of risk? Causes and outcome of open conversion and aneurysm rupture during follow-up. Eur J Vasc Endovasc Surg. 2004;27:128-137.

27 Síndromes Aórticas Agudas

Jorge Eduardo de Amorim

INTRODUÇÃO

As síndromes aórticas agudas (SAA) compreendem três condições que acometem agudamente a aorta e guardam algumas similaridades e inter-relacionamento quanto às suas características clínicas e morfológicas de lesão na aorta, são elas: a dissecção aguda, o hematoma intramural e a úlcera penetrante. Elas podem ocorrer isoladamente ou podem ser encontradas em associação[1,2].

Comum à dissecção e ao hematoma intramural é a separação das camadas da aorta por defeito na camada íntima, sendo que a úlcera penetrante de aorta pode ser causa para o desenvolvimento de hematoma intramural e dissecção aórtica (Figura 27.1).

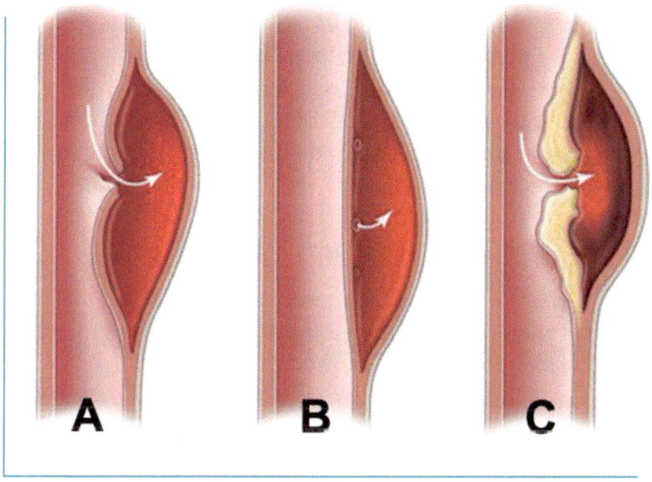

Figura 27.1. A. Dissecção da aorta. B. Hematoma intramural no caso de lesão da íntima. C. Úlcera penetrante de aorta.

A incidência estimada das síndromes aórticas agudas varia de 2,6 a 3,5 casos por 100.000 pessoas/ano[3]. Um em cada oito pacientes com dissecção aórtica aguda apresenta úlcera de aorta ou hematoma intramural de aorta[2,3].

Neste capítulo trataremos separadamente as três condições que compreendem a SAA.

DISSECÇÃO AGUDA DA AORTA

Ocorre por lesão da camada média da aorta a partir de alteração ou lesão na camada íntima (orifício de entrada), que permite a entrada de sangue (com pressão sistólica) e consequente separação das camadas da parede da aorta (90% dos casos)[1]. O segmento da aorta dissecada apresenta agora duas luzes ou dois lúmens, separados por uma camada ou *flap* da íntima. O lúmen verdadeiro ou lúmen primitivo da aorta e um lúmen falso que seria o produzido pela separação das camadas da aorta com conteúdo hemático.

A dissecção pode se estender desde a aorta ascendente, descendente, aorta abdominal, artérias ilíacas e, em alguns casos, acomete as artérias femorais. Com a contínua passagem de sangue, sob pressão sistólica, ocorre aumento progressivo do diâmetro da falsa luz, ultrapassando e diminuindo, muitas vezes, o diâmetro da luz verdadeira e de seus ramos. Assim sendo, pode ocorrer estenose ou oclusão de um ou mais ramos supra-aórticos, ramos viscerais, ilíacos e femorais, com consequente piora da perfusão ou grave isquemia destes territórios.

A progressão da dissecção se dá de forma helicoidal, de maneira que pode haver comprometimento do tronco celíaco e preservação da artéria mesentérica superior ou levar a isquemia renal direita e preservação da perfusão no rim esquerdo, ocorrendo o mesmo com as artérias ilíacas comuns.

A dissecção aguda da aorta pode evoluir também para rotura da luz falsa, com risco elevado de choque hemorrágico irreversível.

Epidemiologia

A incidência da dissecção aórtica aguda varia de 2 a 3,5 casos por 100.000 habitantes, correspondendo de 6.000 a 10.000 casos por ano nos Estados Unidos. A idade média para essa doença é de 63 anos, com predominância do sexo masculino (65%)[1,2].

O prognóstico de vida dos pacientes com dissecção aguda de aorta é pior em relação aos pacientes portadores de aneurisma de aorta abdominal. Cerca de 40% dos indivíduos morrem assim que ocorre a dissecção da aorta, 1% morre por hora após chegar ao hospital e 5 a 20% morrem no período perioperatório. Em 5 anos de evolução, 50 a 70% dos pacientes sobrevivem, dependendo da etiologia da dissecção[1].

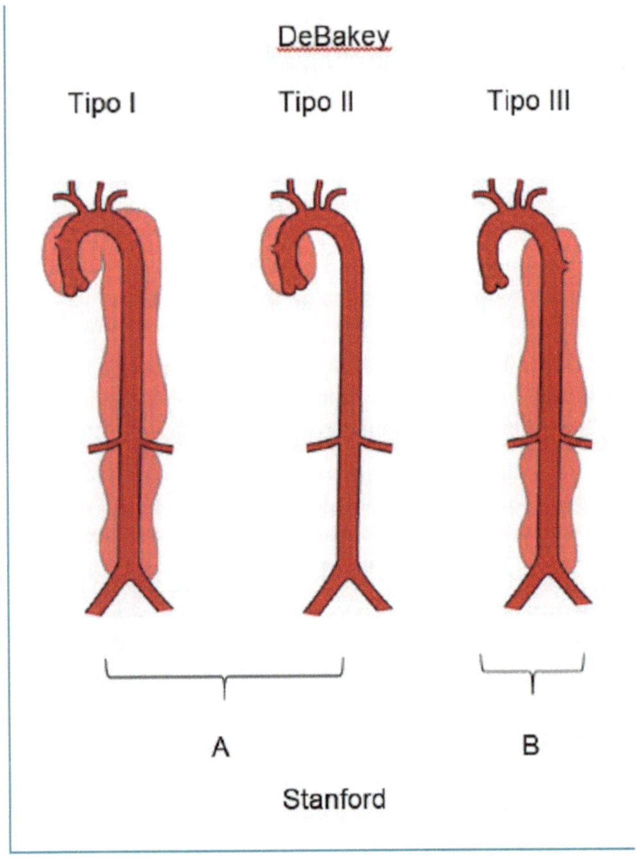

Figura 27.2. Esquema das classificações das dissecções de aorta.

Etiologia

As causas principais que favorecem a dissecção de aorta são: hipertensão arterial não controlada, feocromocitoma, usuários de cocaína ou similares, levantamento de peso, trauma por desaceleração ou torção (queda ou acidente motorizado) e coarctação de aorta. É frequente também, nos casos de alteração da camada íntima da aorta, a origem genética como síndromes de Marfan, Ehler-Danlos, válvula bicúspide, Turner, Loeys-Dietz, síndrome familiar de aneurisma torácico, além das síndromes inflamatórias da aorta como Takayasu, arterite de células gigantes e Behçet.

A dissecção da aorta pode também ocorrer durante a gestação, em pacientes imunossuprimidos, portadores de rins policísticos e nos casos de infecção[1,3].

Classificação

Duas classificações são utilizadas atualmente, sendo uma baseada na origem da dissecção ou orifício de entrada (classificação de De Bakey) e outra baseada na extensão do envolvimento da aorta (classificação de Stanford) (Figura 27.2).

Classificação de De Bakey

Tipo I – a dissecção origina-se na aorta ascendente e propaga-se para o arco aórtico e a aorta descendente (tratamento cirúrgico).

Tipo II – a dissecção origina-se na aorta ascendente e fica restrita a esse segmento da aorta (tratamento cirúrgico).

Tipo III – a dissecção origina-se na aorta descendente (distal à artéria subclávia esquerda) e propaga-se distalmente. Subdivide-se em IIIA, quando a dissecção fica limitada à aorta descendente, e IIIB, quando a dissecção se entende até abaixo do diafragma (tratamento endovascular).

Classificação de Stanford

Nesta classificação, a diferença se baseia no acometimento ou não da aorta ascendente, independentemente do orifício de entrada.

Tipo A - dissecções que envolvem a aorta ascendente (tratamento cirúrgico).

Tipo B - dissecções que não envolvem a aorta ascendente, podendo haver dissecção de aorta descendente e arco aórtico (tratamento endovascular).

Além da dissecção, o hematoma intramural e a úlcera penetrante de aorta (síndromes aórticas agudas) são classificados de acordo com a sua localização em tipo A e tipo B devido às diferenças quanto a gravidade da sua evolução e ao tipo de tratamento. As lesões do tipo A apresentam maior taxa de mortalidade e por isso requerem tratamento cirúrgico precoce, já as lesões do tipo B apresentam melhor evolução e podem ser tratadas inicialmente de forma clínica ou endovascular nos casos complicados[1-3].

Manifestações Clínicas

A dor torácica de forte intensidade (90%) é o sintoma mais frequente (84%) podendo ser seguida de choque (rotura) ou má perfusão (isquemia), porém uma pequena percentagem de pacientes pode se apresentar de forma oligo ou assintomática. Na dissecção tipo A a dor torácica é anterior (precordial), enquanto na dissecção tipo B a dor torácica é localizada na região posterior (dorsal e lombar), podendo se estender para o abdome[1,4].

A dissecção aguda da aorta, principalmente a tipo A, deve ser considerada na investigação de quadro clínico sugestivo de infarto agudo do miocárdio, como diagnóstico diferencial. Além da rotura e choque hemorrágico grave, outras complicações podem ocorrer, a depender do aumento e da extensão da falsa luz como insuficiência aguda da válvula aórtica com regurgitação, síncope, tamponamento cardíaco, infarto do miocárdio, insuficiência cardíaca congestiva, isquemia cerebral, paraplegia, derrame pleural, fístula e hemorragia aortopulmonar, isquemia mesentérica, fístula e hemorragia aortomesentérica, insuficiência renal e isquemia dos membros inferiores[1,4,5].

Diagnóstico diferencial deve ser feito com infarto agudo do miocárdio, embolia pulmonar, pneumotórax espontâneo, cólica biliar ou renal, dor de origem muscular, hérnia de disco, isquemia de membro inferior por embolia ou trombose, isquemia cerebral por trombose ou embolia, ou síndrome da cauda equina, dependendo da progressão da falsa luz e sua extensão[1,4,5].

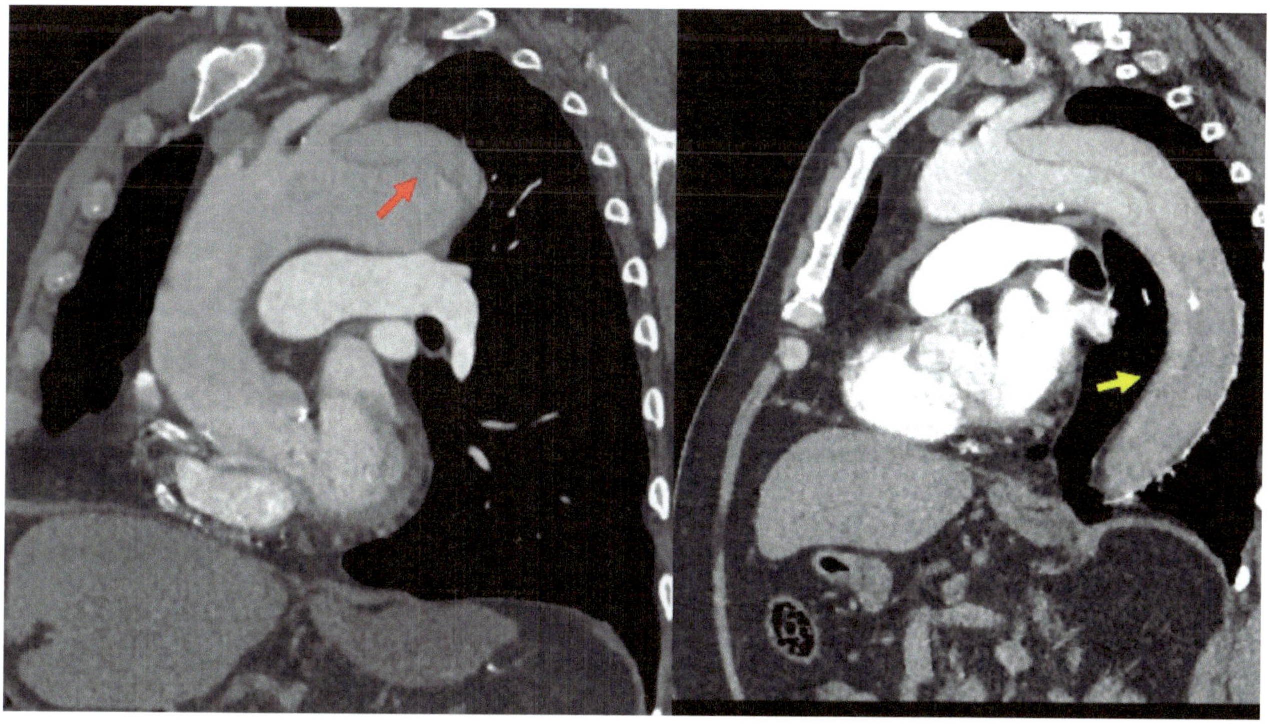

Figura 27.3. Dissecção aguda de aorta tipo B complicada com hipertensão arterial de difícil controle e má perfusão. A. Mostra a dissecção com grande orifício de entrada com 1,4 cm (seta vermelha). B. Dissecção que se estendeu para aorta descendente, com diminuição importante da luz verdadeira (seta amarela).

Tratamento

Dissecção aguda da aorta não complicada

O tratamento clínico com hipotensores (betabloqueadores indicados isoladamente ou associados a bloqueadores de canal de cálcio) deve ser utilizado nos pacientes com dissecção aguda da aorta não complicada, com a finalidade de prevenir o aumento e a progressão da extensão da falsa luz, evitando assim o aparecimento das possíveis complicações acima descritas, além da melhora da dor, podendo ser considerado como tratamento único nos casos de dissecção tipo B.

Dissecção aguda da aorta complicada

Nestes casos, o tratamento cirúrgico (dissecção tipo A de Stanford ou tipo I e II De Bakey) ou endovascular (dissecção tipo B de Stanford ou tipo III De Bakey) deve ser indicado o mais breve possível, lembrando sempre que nestes casos há um aumento importante da morbimortalidade em relação aos casos não complicados (Figura 27.3).

Exceto nos casos de choque, o tratamento clínico deve preceder e ser simultâneo ao tratamento cirúrgico ou endovascular. Nos casos de difícil controle da hipertensão arterial pode haver um componente renovascular devido a estenose ou obstrução aguda renal (provocada pela dissecção), podendo ser necessário o uso de nitroprussiato de sódio.

HEMATOMA INTRAMURAL DE AORTA

Existem duas hipóteses para a formação do hematoma intramural da aorta. Uma considera que ocorre hemorragia na parede da aorta a partir do *vasa vasorum*, e a outra considera que inicialmente existam lesões microscópicas na íntima responsáveis pela formação do hematoma[2,5].

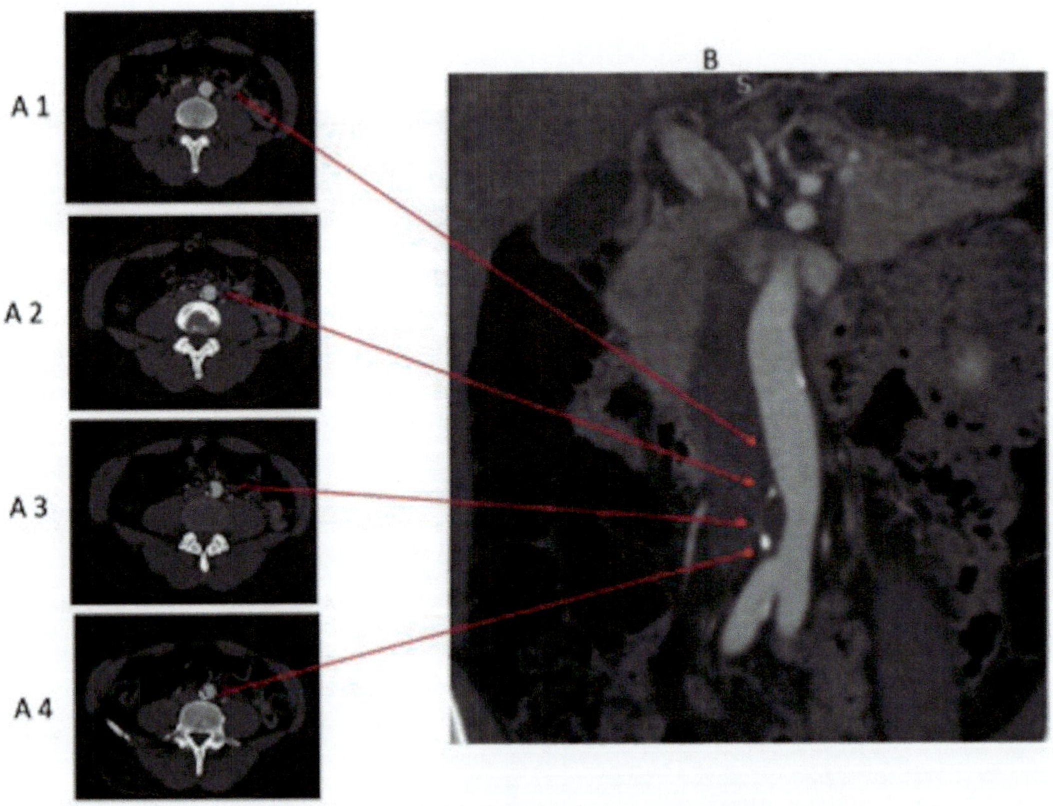

Figura 27.4. Hematoma intramural de aorta abdominal. Imagens de A1 a A4, cortes transversos de angiotomografia de aorta abdominal com imagem característica de hematoma intramural da aorta abdominal. B. Reconstrução da angiotomografia, corte coronal, mostrando o hematoma intramural em aorta abdominal, sem contrastação da falsa luz e sem lesão da camada íntima.

Manifestações Clínicas

Clinicamente, o hematoma intramural da aorta é impossível de diferenciar da dissecção, uma vez que também ocorre propagação anterógrada e retrógada do hematoma inicial e nestes dois casos a dor é frequente[6]. Cerca de 10 a 20% dos pacientes com quadro clínico de dissecção de aorta apresentam imagens com características de hematoma intramural, falso lúmen sem fluxo sanguíneo e sem lesão de íntima, como exemplificado na Figura 27.4.

O hematoma intramural da aorta torácica é mais frequente em pacientes idosos, sendo tipo A em 33% e tipo B ou em aorta descendente em 67% dos casos[7]. Pode também ocorrer em outros segmentos, como na aorta abdominal, com grande frequência[2] (Figura 27.4). A dor é o dado clínico mais frequente e importante, raramente apresenta má perfusão ou diminuição de pulsos, como nos casos de dissecção[8].

Diagnóstico

Além da imagem de falsa luz sem fluxo e ausência de lesão da íntima, é importante a avaliação do trombo mural, que deve guardar característica de trombo recente ou fresco e sem contrastação.

O ecocardiograma transesofágico mostra o espessamento da parede da aorta maior que 7 mm, ausência de *flap* e de lesão intimal, além de ausência de fluxo na falsa luz. O diâmetro de aorta maior que 40 mm e o espessamento da aorta maior ou igual a 10 mm são importantes marcadores para a progressão do hematoma intramural[9].

Em alguns casos, o diagnóstico de hematoma intramural é feito devido à dificuldade de visibilizar pequenos defeitos na camada íntima da aorta, como a existência de pequenas ulcerações por onde se faz o hematoma. Durante uma evolução de 1 a 2 meses pode haver progressão da lesão para dissecção ou aparecimento do defeito na íntima que originou o hematoma. Devido à dinâmica das alterações que ocorrem na parede da aorta nas síndromes aórticas agudas, a sobreposição das imagens e a mudança das mesmas na evolução dificultam o diagnóstico de certeza na fase inicial. Assim sendo, a dissecção de aorta pode ter início como um hematoma intramural ou úlcera penetrante de aorta que evoluiu com hematoma intramural e posteriormente dissecção de aorta[1-3,10].

O hematoma intramural de aorta tipo B pode se resolver com tratamento clínico em 10 a 78% dos casos[11-13]. Pode evoluir para dissecção típica ou ainda pode crescer na parede da aorta, com alteração importante da camada elástica e muscular, podendo evoluir para dissecção aórtica aguda em 28 a 47% e formação de aneurisma ou rotura contida em 20 a 45% dos casos. Por outro lado, há regressão do hematoma intramural em todos os casos submetidos a tratamento endovascular[14].

Na aorta descendente o hematoma pode evoluir para dissecção em 3 a 14% dos casos, enquanto na aorta ascendente essa conversão varia de 11 a 88%, tornando este grupo de pacientes de maior gravidade[15]. A incidência de rotura no hematoma intramural tipo A (26%) é maior que a verificada na dissecção tipo A (8%), com alta incidência de progressão para dissecção aguda[5,16].

O orifício de entrada e reentrada pode aparecer na evolução de meses nos casos de dissecção a partir do hematoma da aorta onde inicialmente não havia lesão aparente da íntima[10,11,13].

Tratamento

O tipo de tratamento depende da localização do hematoma na aorta. O hematoma na aorta ascendente (tipo A) em pacientes sintomáticos tem risco elevado de evoluir para dissecção aguda e rotura precoce, não devendo ser tratado unicamente de forma clínica, havendo assim indicação para tratamento cirúrgico em regime de urgência ou emergência[17].

Por outro lado, quando ocorre na aorta descendente (tipo B), geralmente tem boa evolução com o tratamento com betabloqueadores para controle da hipertensão[8].

ÚLCERA PENETRANTE DE AORTA

A úlcera penetrante de aorta está relacionada à erosao da camada íntima ou ulceração mais profunda em placa de ateroma, além do processo inflamatório local, penetrando até a lâmina elástica interna, com consequente formação de hematoma e degeneração da camada média (lâmina elástica interna e muscular) da aorta[2]. Assim sendo, essa lesão cria condições para o aparecimento de hematoma de aorta, dissecção da aorta e possível rotura da aorta a partir do comprometimento de sua parede por essa lesão.

Os locais com maior frequência de úlcera penetrante de aorta são nas regiões com intensa aterosclerose e processo inflamatório, assim sendo, a aorta abdominal é responsável pela maior frequência de úlcera de aorta[2,18,19]. Considerando a aorta torácica, a maioria das vezes aparece na aorta descendente, pois nessa topografia também é mais comum a presença de placas ateroscleróticas[20].

A úlcera de aorta está frequentemente associada à presença de aneurisma sacular ou pseudoaneurisma além do hematoma intramural, havendo, nestes casos, piora dos resultados se comparados aos casos de hematoma intramural isolado ou sem úlcera[2].

A rotura da aorta nos pacientes com úlcera de aorta sintomática é mais frequente se comparada à rotura observada na dissecção de aorta, podendo ocorrer em até 38%, segundo alguns estudos[2,19].

A úlcera penetrante de aorta ocorre em pacientes idosos com mais de 65 anos, portadores de hipertensão arterial e outros fatores de risco para o desenvolvimento de acentuada aterosclerose difusa. Quando ocorre em adultos jovens, está associada a outras doenças de tecido conectivo com defeito da camada íntima[1,2].

A dor torácica ou dorsal é o principal sintoma, porém sem aparecimento de má perfusão de vísceras ou de membros ou insuficiência aórtica aguda. Nos casos de úlcera em aorta abdominal, a dor pode ser lombar ou abdominal, porém esse diagnóstico clínico é difícil devido à existência de outras enfermidades intra e extraperitoneais que provocam dor semelhante.

Devido à exposição da matriz da placa de ateroma, em alguns pacientes poderá haver embolização distal de fragmentos dessa placa ou de trombos que possam se formar por sobre ela[20,21].

REFERÊNCIAS BIBLIOGRÁFICAS

1. Hiratzka LF, Bakris GL, Beckman JA, et al. Guidelines for the Diagnosis and Management of Patients with Thoracic Aortic Disease. 2010 ACCF/AHA/AATS/ACR/ASA/SCA/SCAI/SIR/STS/SVM. Circulation. 2010;121:e266-e369.
2. Oderich GS, Karkkainen JM, Reed NR, Tenorio ER, Sandri GA. Penetrating Aortic Ulcer and Intramural Hematoma. Cardiovascular and Interventional Radiological Society of Europe;(CIRSE) 2019;42(3):321-334.
3. Akin I, Kische S, Ince H, Nienaber CJ. Penetrating aortic ulcer, intramural hematoma, acute aortic syndrome: when to do what. Cardiovasc Surg (Torino). 2012;53(1 Suppl 1):83-90.
4. Januzzi JL, Eagle KA, Cooper JV, et al. Acute aortic dissection presenting with congestive heart failure: results from the International Registry of Acute Aortic Dissection. J Am Coll Cardiol. 2005;46:733-735.
5. Joshua B, Goldberg MD, Kim JB, Sundt TM. Current Understandings and Approach to the Management of Aortic Intramural Hematomas. Semin Thoracic Surg. 2014;26(2):123-131.
6. Nienaber CA, Sievers HH. Intramural hematoma in acute aortic syndrome: more than one variant of dissection? Circulation. 2002;106:284-285.
7. Chou AS, Ziganshin BA, Charilaou P, Tranquili M, Rizzo JA, Elefteriades JA. Long-term behavior of aortic intramural hematomas and penetranting ulcers. J Thorac Cardiovasc Surg. 2016;151(2):361-373.
8. von Kodolitsch Y, Csosz SK, Koschyk DH, et al. Intramural hematoma of the aorta: predictors of progression to dissection and rupture. Circulation. 2003;107:1158-1163.
9. Sueyoshi E, Sakamoto I, Fukuda M, et al. Long-term outcome of type B aortic intramural hematoma: Comparison with classic aortic dissection treated by the same therapeutic strategy. Ann Thorac Surg. 2004;78(6):2112-2117.
10. Sueyoshi E, Matsuoka Y, Sakamoto I, et al. Fate of intramural hematoma of the aorta: CT evaluation. J Comput Assist Tomogr. 1997;21:931-938.
11. Moizumi Y, Komatsu T, Motoyoshi N, et al. Clinical features and long-term outcome of type A and type B intramural hematoma of the aorta. J Thorac Cardiovasc Surg. 2004;127:421-427.
12. Song JK, Kim HS, Song JM, et al. Outcomes of medically treated patients with aortic intramural hematoma. Am J Med. 2002;113(3):181-187.
13. Kaji S, Akasaka T, Katayama M, et al. Long-term prognosis of patients with type B aortic intramural hematoma. Circulation. 2003;108(suppl 1):II307-II311.
14. Ganaha F, Miller DC, Sugimoto K, Do YS, Minamiguchi H, Saito H, et al. Prognosis of aortic intramural hematoma with and without penetrating atherosclerotic ulcer: a clinical and radiological Analysis. Circulation. 2002;106(3):342-348.
15. Choi SH, Choi SJ, Kim JH, et al. Useful CT findings for predicting the progression of aortic intramural hematoma to overt aortic dissection. J Comput Assist Tomogr. 2001;25:295-299.
16. Tittle SL, Lynch RJ, Cole PE, et al. Midterm follow-up of penetrating ulcer and intramural hematoma of the aorta. J Thorac Cardiovasc Surg. 2002;123(6):1051-1059.
17. Hata M, Hata H, Sezai A, Yoshitake I, Wakui S, Shiono M. Optimal treatment strategy for Type A acute aortic dissection with intramural hematoma. J Thorac Cardiovasc Surg. 2014;147(1):307-311.
18. Farooq MM, Kling K, Yamini D, Gelabert HA, Baker JD, Freischlag JA. Penetrating ulceration of the infrarenal aorta: case reports of an embolic and an asymptomatic lesion. Ann Vasc Surg. 2001;15(2):255-259.
19. Goldstein DJ, Flores RM, Todd GJ. Rupture of a non-aneurysmal atherosclerotic infrarenal aorta. J Vasc Surg. 1997;26(4):700-703.

20.Cho KR, Stanson AW, Potter DD, et al. Penetrating atherosclerotic ulcer of the descending thoracic aorta and arch. J Thorac Cardiovasc Surg. 2004;127:1393-1399.

21.Harris JA, Bis KG, Glover JL, et al. Penetrating atherosclerotic ulcers of the aorta. J Vasc Surg. 1994;19:90-98.

Aneurisma de Aorta Abdominal

28

Felipe Nasser
Breno Boueri Affonso
Francisco Leonardo Galastri
Leonardo Guedes Moreira Valle

INTRODUÇÃO

A incidência da doença aneurismática da aorta varia de acordo com o setor acometido, sendo mais frequente no segmento abdominal. O reparo Endovascular tem obtido crescente importância no tratamento desta entidade, sendo o primeiro relato na literatura descrito por Volodos e cols., no final da década de 1980[1,2]. Esta terapêutica é variável nos diversos segmentos da aorta, no que diz respeito à sua indicação, técnica utilizada e complicações.

Apesar do aumento das indicações, devido aos menores índices de morbimortalidade, em comparação ao tratamento cirúrgico convencional, a técnica apresenta limitações relacionadas às características anatômicas próprias de cada segmento aórtico envolvido. O desenvolvimento tecnológico das endopróteses, atualmente, tem possibilitado a expansão das indicações em situações anteriormente desfavoráveis.

Além da utilização desta terapêutica em procedimentos eletivos, os resultados na ruptura, complicação mais frequente desta doença, parecem promissores. O tabagismo é o maior fator de risco para desenvolvimento do aneurisma da aorta abdominal. A maior incidência está no sexo masculino, na raça branca e entre 50 e 79 anos. Outros fatores importantes são hipertensão arterial, diabetes e história familiar[3,4].

INDICAÇÃO

O tratamento do aneurisma da aorta abdominal, infrarrenal (AAA), mudou profundamente com a introdução do tratamento endovascular. Estudos têm demonstrado de maneira convincente o benefício da técnica endovascular, tanto no tratamento eletivo como na urgência, principalmente em pacientes com anatomia favorável. Ao mesmo tempo, é evidente que alguns pacientes não são candidatos ao tratamento endovascular, e nesta situação o tratamento cirúrgico convencional deve ser a opção. Consequentemente, uma técnica não substitui a outra.

A substituição da técnica cirúrgica em pacientes sem os requisitos anatômicos recomendados por técnicas complexas ou técnicas experimentais, substituindo a técnica cirúrgica a qualquer custo, não faz parte da boa prática médica. Portanto, atualmente não se justifica a realização de técnicas intervencionistas sem uma equipe habilitada a realizar as duas técnicas, endovascular e tratamento cirúrgico convencional.

Os estudos randomizados e controlados, comparando o tratamento cirúrgico convencional e o endovascular, estão desatualizados e sem muita relevância nos dias de hoje. A maioria destes estudos avalia pacientes menores que 80 anos de idade e nos dias de hoje, com o aumento da expectativa de vida, os resultados apresentados não são correspondentes à realidade, onde o tratamento endovascular é preferencial entre os octogenários[5,6].

No geral, outro aspecto importante é que as evidências sugerem uma sobrevida após o tratamento endovascular semelhante à do tratamento cirúrgico convencional, principalmente devido ao aprimoramento das técnicas endovasculares e à evolução tecnológica das endopróteses. Portanto, em pacientes com características anatômicas adequadas e expectativa de vida razoável, o tratamento endovascular deve ser a primeira escolha.

Apesar de tudo, o tratamento cirúrgico convencional não perdeu sua magnitude e seria razoável sua indicação em pacientes jovens, em boas condições clínicas e com longa expectativa de vida, maior que 10 a 15 anos[7,8].

Em relação ao diâmetro e crescimento do aneurisma, a técnica endovascular não modificou a indicação do tratamento. Segue na Tabela 28.1, os *guidelines* da Sociedade Americana de Cirurgia Vascular (SVS).

Os critérios anatômicos adequados para o tratamento endovascular já estão bem estabelecidos, valendo a pena salientar que a evolução das endopróteses vem ampliando as indicações com dispositivos mais modernos que se adaptam a características anatômicas desfavoráveis.

Os critérios anatômicos clássicos estão salientados no Quadro 28.1.

A qualidade do colo também deve ser considerada dentro dos aspectos anatômicos, como a calcificação e a presença de trombo, que não devem suplantar 50% de toda a circunferência da aorta avaliada no corte axial (Figura 28.1). A presença de *trombo mural* extenso pode dificultar a fixação segura em longo prazo no colo proximal.

Deve-se ter cuidado nas manobras de liberação e dilatação, já que podem ocasionar embolias por fragmentação do trombo. De uma forma geral se aceita, como máximo, a presença de trombo cuja espessura seja menor que 2 mm e que comprometa menos de 25% da circunferência aórtica.

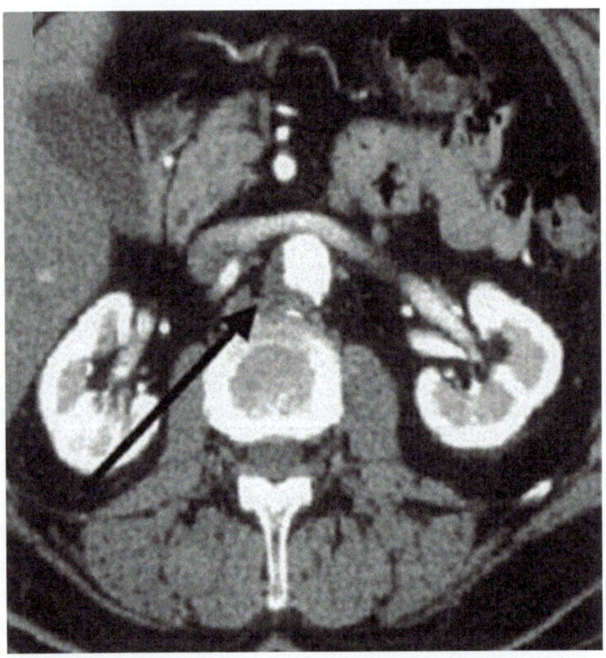

Figura 28.1. Corte axial de angiotomografia contrastada, evidenciando a presença de trombo no colo do aneurisma.

Quadro 28.1. Critérios anatômicos adequados ao tratamento endovascular do AAA.

Comprimento do colo ≥ 15mm
Diâmetro do colo ≤ 30mm
Angulação do colo ≤ 60-80
Diâmetro das ilíacas ≥ 7mm

Tabela 28.1. Critérios de risco para ruptura do AAA

	Risco baixo	Risco Moderado	Risco elevado
Diâmetro	< 5 cm	5-6 cm	> 6 cm
Expansão	< 0,3 cm/ano	0,3- 0,6 cm/ ano	> 0,6 cm/ano
Tabagismo/ DPOC	Não/Leve	Moderado	Severo/ Esteróides
História Familiar	Sem histórico	Um caso	Diversos casos
HIpertensão	Não	Controlada	Não controlada
Morfologia	Fusiforme	Sacular	Muito excêntrico
Estresse na parede	Baixo (35N/ cm^3)	Moderado (40N/cm^3)	Alto (45N/ cm^3)
Gênero		Masculino	Feminino

A presença de *calcificação circunferencial no colo* é um fator prognóstico negativo para a fixação adequada, favorecendo a presença de vazamentos. Aceita-se como limite máximo tolerável a calcificação mural linear que não supere os 25% do perímetro aórtico.

O alargamento do colo no sentido craniocaudal constitui uma contraindicação relativa para o tratamento endovascular, considerando-se que o desenho cônico do colo proximal impede a boa adaptação entre a endoprótese e a parede do vaso, favorecendo a migração e o vazamento. Os colos cônicos têm difícil tratamento e, nos casos em que se opta pelo tratamento endovascular, deve-se eleger uma endoprótese que permita a fixação suprarrenal[9,10].

Exames pré-operatórios para tratamento do AAA

Um AAA é geralmente definido como um aumento da aorta abdominal ≥ 3 cm de diâmetro. A aorta abdominal começa no diafragma, tipicamente na décima segunda vértebra torácica, e encontra-se no retroperitônio, ligeiramente à esquerda da coluna vertebral. Com o aumento da idade, a aorta é alongada e aumentada, de modo que a localização de uma massa pulsátil no exame físico pode ser variável.

A palpação da aorta não deve levar a ruptura, por isso o exame deve ser realizado.

Em pacientes com suspeita ou já confirmado AAA, é recomendada a realização de exame físico que inclua a avaliação das artérias femoral e poplítea.

Em pacientes com aneurisma de artéria poplítea ou femoral, recomendamos a avaliação de um AAA, pois 37 a 40% dos pacientes com aneurisma de artéria poplítea cursam com aneurisma da aorta abdominal[11].

Exames pré-operatórios devem incluir avaliação de risco cardíaco, pulmonar, renal, diabetes *mellitus* e alterações hematológicas. Alguns biomarcadores e avaliação de risco genético devem ser pesquisados.

EXAMES DE IMAGEM

Entre os pacientes assintomáticos, o ultrassom detecta a presença de AAA com precisão e eficiência. Sensibilidade e especificidade se aproximam de 100%, mas em 1 a 3% dos pacientes a aorta não pode ser visualizada por causa do gás intestinal ou da obesidade. A ultrassonografia abdominal é ideal para triagem e vigilância, mas insuficiente para o planejamento de procedimentos ou análises morfológicas.

A angiotomografia é o exame mais indicado para o estudo e medidas do aneurisma, porém pode apresentar erros de medidas que variam em > 2 mm em seu diâmetro, mais comumente, a medida da secção transversal obtida pela TC não é necessariamente perpendicular ao trajeto da aorta, o que presumivelmente contribui para uma superestimação do tamanho do aneurisma. As medições de diâmetro devem ter como base a renderização ortogonal, bem como comprimentos de trajetória e medições de linha central, isso tem sido melhorado através da adoção de *software* de reformatação tridimensional e estações de trabalho dedicadas para obtenção de imagens reformatadas multiplanares curvas[11,12].

Para o planejamento cirúrgico, a TC continua a ser uma ferramenta essencial, dada sua precisão, reprodutibilidade, resolução, capacidade de exame anatômico completo e conversão de dados em numerosos programas de reformatação e mensuração. Arteriografia por subtração digital baseada em cateter tem baixa sensibilidade para a detecção de AAA. O contorno luminal da aorta aneurismática visualizado pela angiografia pode ser obscurecido por trombo mural acumulado, particularmente no caso de aneurismas maiores. A precisão da tomografia computadorizada para o diagnóstico de AAA sintomático e roto também melhorou devido aos avanços no tempo coordenado e na dosagem apropriada do material de contraste, bem como pelo uso de matrizes de múltiplos detectores e pós-processamento de imagens. *Bolus* cronometrados de material de contraste aumentam muito a sensibilidade e a especificidade da imagem por TC. Com equipamentos modernos e técnicas de imagem, a interpretação de TC falso-positiva

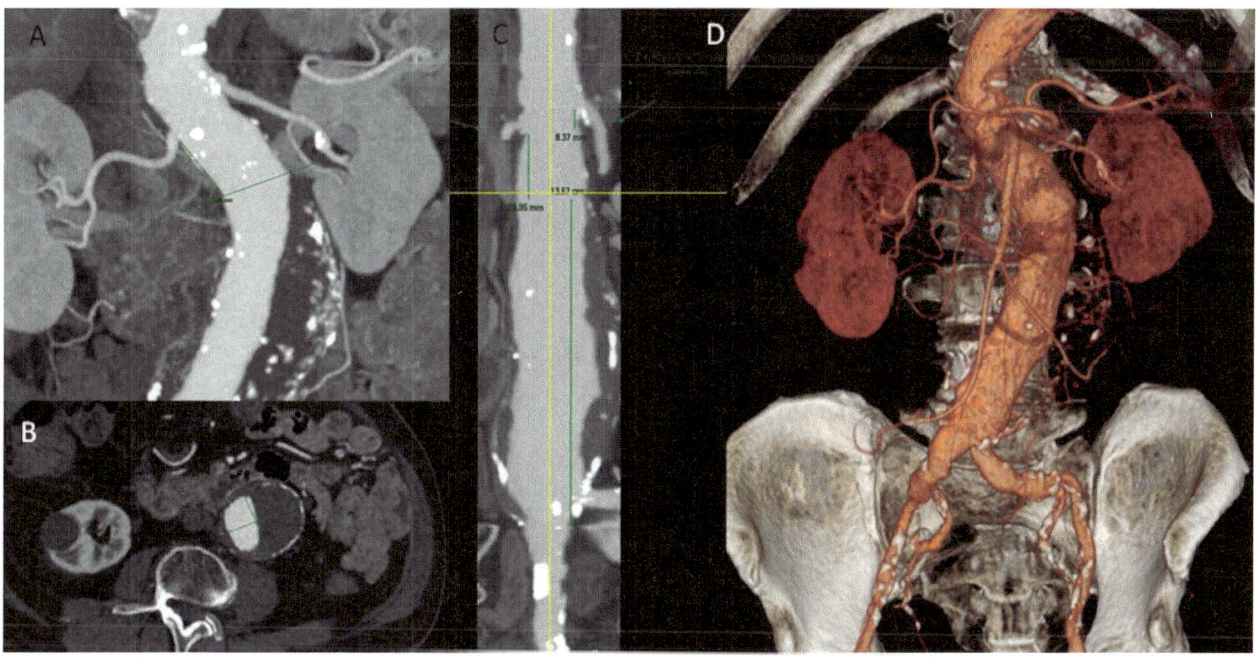

Figura 28.2. Planejamento de tratamento de correção do AAA por angiotomografia. Reconstrução em MIP (A), Visão axial e medidas do AAA (B), Reconstrução linear da aorta (C), Reconstrução tridimensional (D).

é baixa, e os achados radiográficos de ruptura são bem caracterizados (Figura 28.2).

Assim, uma variedade de preditores potencialmente mais sensíveis de risco de ruptura tem sido proposta, incluindo taxa de expansão de AAA, rigidez de parede, tensão de parede e pico de estresse de parede de AAA.

Além de uma avaliação do risco de ruptura, existe um papel claro para os critérios baseados em imagem para a previsão da progressão da doença. Conforme revelado em estudos de vigilância, muitos pequenos AAA não se ampliam. A imagem molecular de processos patológicos característicos de degeneração aórtica, incluindo angiogênese, ruptura de matriz, localização de macrófagos ativados e proteólise, está sendo traduzida para a clínica e pode ajudar a identificar os pacientes com maior probabilidade de progressão da doença.

VIGILÂNCIA AAA

A vigilância por imagem deve usar exames de ultrassonografia, a menos que outras modalidades de imagem sejam especificamente indicadas. A frequência ideal para a vigilância após o reconhecimento da doença do AAA em estágio inicial não foi definida por estudo clínico randomizado. Alguns autores sugeriram que não há necessidade de se observar pacientes com diâmetro inicial da aorta < 3 cm, dado o baixo risco de ruptura. Entretanto, em uma análise de 12 anos de 1.121 homens com 65 anos ou mais, 13,8% de aortas com um diâmetro inicial de 2,6 a 2,9 cm excederam os 5,5 cm aos 10 anos. Entre os pacientes com diâmetro aórtico entre 3,0 e 3,4 cm, 2,1% atingiram 5,5 cm aos 3 anos; e daqueles com diâmetro entre 3,5 e 3,9 cm, 10,5% ultrapassaram 5,5 cm ou necessitaram de cirurgia dentro de 2 anos. Uma política de vigilância até que o diâmetro do aneurisma ultrapasse 5,5 cm é segura e está associada a uma taxa de ruptura de 1% ao ano.

Alguns autores recomendam intervalos de vigilância baseados no tamanho da aorta. Vários anos foram recomendados para homens com um diâmetro inicial de AAA entre 3,0 e 4,0 cm, enquanto um intervalo de 1 ano foi recomendado para AAA entre 4,0 e 4,9 cm e 6 meses para aqueles entre 5,0 e 5,4 cm. No entanto, a presença de diabetes, sexo feminino e histórico atual de tabagismo deve ser diferenciada em cada caso[11].

Recomendações para imagem do paciente sintomático. Em pacientes com dor abdominal ou nas costas, a ultrassonografia é recomendada para determinar se um AAA está presente e para avaliar a presença de outras causas de dor abdominal ou nas costas. Se um aneurisma for detectado, o paciente deve realizar aortografia por TC com injeção intravenosa cronometrada de material de contraste, se não for contraindicada, para excluir a ruptura e facilitar o planejamento cirúrgico. Um paciente com AAA grande e dor nas costas ou abdominal deve ser encaminhado para tratamento assim que um aneurisma for reconhecido, independentemente da evidência de ruptura ou evolução dos sintomas, ou se a TC tiver sido concluída. Se o comprometimento hemodinâmico estiver presente ou evoluir durante o processo de avaliação, outros estudos de imagem devem ser abandonados à medida que o cuidado é intensificado.

Endopróteses

Os primeiros experimentos com dispositivos e ensaios clínicos que resultaram no reparo endovascular do aneurisma de aorta se iniciaram em 1951[13], mas somente em 1991 Parodi descreveu o selamento do colo e tratamento adequado do aneurisma de aorta[14]. A aprovação, no final da década de 1990, pelas Agências Reguladoras Europeia e Americana para o uso da técnica, permitiu o progresso dos dispositivos e consequentes estudos randomizados (EVAR-1, EVAR-2 e DREAM OVER).

Inicialmente as próteses e sistemas de entrega eram não modulares, rígidos, volumosos e difíceis de navegar no segmento ilíaco, dificultando o tratamento mesmo em condições favoráveis[13,15].

Os principais fatores para conversão do EVAR para cirurgia convencional foram a migração da prótese e dificuldades com acesso vascular, este em torno de 5-17%[16]. O diâmetro do segmento ilíaco é um importante preditor de complicação e reintervenções[17], por isso as próteses de baixo perfil aumentaram a adequação e segurança de pacientes ao tratamento endovascular em até 60% dos casos, principalmente mulheres e asiáticos, que tendem a ter diâmetros vasculares menores[18,19].

Frente à necessidade de desenvolver próteses de perfil mais baixo, maleáveis, sistemas de liberação simples e que mantenham suporte, desempenho e durabilidade adequados, a indústria redesenhou os componentes das endopróteses para alcançar seus objetivos. A mudança de liga metálica, tecido de revestimento, número de módulos e sistema de entrega mostra uma tendência de *designs* de baixo perfil com sistema de vedação robusto e equilíbrio entre componentes para distribuição uniforme das forças exercidas sobre eles.

Outra mudança foi a presença do introdutor integrado ao sistema de entrega. Além do menor perfil, esse sistema deve navegar com facilidade no segmento iliacofemoral e ser responsivo aos movimentos rotacionais do corpo da endoprótese[20].

Atualmente as próteses mais comumente utilizadas na rotina diária necessitam de introdutores que variam de 14-21 Fr. Existe grande diversificação de endopróteses no mercado atualmente, algumas delas descritas na Tabela 28.2.

Tabela 28.2. Aspectos técnicos de endopróteses disponíveis no Brasil.

Endoprótese	Liga metálica	Tecido	Módulos	Colo mínimo / ângulo da aorta	Fixação	Introdutor	Diâmetros mínimos e máximo colo
Incrafat (Cordis)	Nitinol	Poliéster	Trimodular	10mm/60°	Supra renal	14 e 16 Fr integrado	17-31mm
Ovation (Endologix)	Nitinol	PTFE	Trimodular	10mm/60° ou 7mm/45°	Supra renal	14 e 15 Fr	16-30mm
Endurant II (Meditronic)	Nitinol	Poliéster de alta densidade	Bi ou Trimodular	10mm ou 4-10mm associado a Heli-FX EndoAnchor/60°	Supra renal	18 e 20 Fr	19-32mm
Excluder (GORE)	Nitinol	E-PTFE e Etileno Propileno Fluorado (FEP)	Bimodular	15mm/60°	Infra renal com âncoras do nitinol	16 e 18 Fr	19-32mm
Zenith Alpha (Cook)	Nitinol	Poliéster	Trimodular	15mm/60°	Supra renal	16 e 17 Fr Integrado	18-32mm

A Incraft (Cordis) é uma das próteses de menor perfil (14 Fr), possível de reposicionar após liberação parcial do corpo principal. O estudo INNOVATION[21] apresentou alta taxa de sucesso técnico, com alguns casos de *endoleak*, porém sem alargamento do saco aneurismático. Ovation (Endologix) também possui o menor perfil do mercado atualmente (14 Fr), a fixação suprarrenal associada ao selamento do colo proximal com polímeros à base de polietilenoglicol (o-Ring), permite uma acomodação no colo sem exercer pressão sobre a parede aórtica.

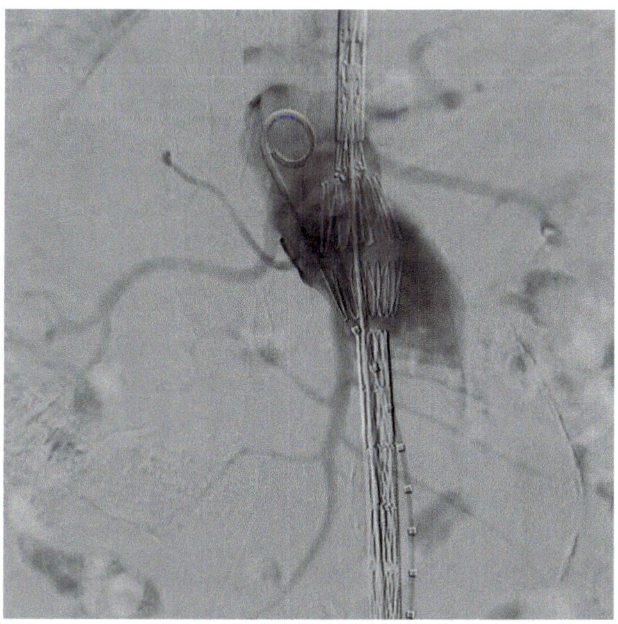

Figura 28.3. Angiografia com subtração digital para liberação proximal com posicionamento ao nível das renais do segmento não recoberto da endoprotese utilizando baixo volume de contraste (5 ml) e alta velocidade (15ml/s).

A endoprótese da GORE, Excluder, com dupla malha de E-PTFE e FEP, boa força radial associada a fixação infrarrenal ativa, com âncoras de nitinol e braçadeira de vedação do colo proximal com E-PTFE e FEP evita excesso de liga metálica na aorta e sobre as artérias renais.

Endurant II (Meditronic) é revestida com poliéster de alta densidade e pode ser implantada em colos proximais curtos associado a endoâncoras (Heli-FX EndoAnchor). Fácil sistema de liberação, boa navegabilidade e flexibilidade.

A Zenith Alpha (GORE) alterou a malha metálica de aço para nitinol, permitindo assim menor perfil para o sistema e entrega com mesmo desempenho.

As particularidades de cada endoprótese (geometria, material, tecido, fixação do *stent* à malha) são fundamentais para o desempenho do material. Demanget e cols.[22], em simulação gráfica, submeteram algumas endopróteses a situações de estresse (angulação e pressão) para avaliar suas *performances*. Os grupos de próteses com *stents* circulares ou em espiral se mostram mais flexíveis em comparação aos grupos que utilizam Z-*stent*. Mas não houve diferença significativa na deformação global e redução de lúmen interno dos modelos estudados para angulações de até 60°, além de se comprovarem seguros para angulações ilíacas de até 90°. O maior estresse sobre a malha ocorreu na curvatura interna da endoprótese, pela sobreposição causada na deformação do *stent*.[23]

A análise e o planejamento pré-procedimento são cruciais para a escolha do dispositivo adequado. Além disso, a consonância da endoprótese escolhida às medidas e angulações indicadas nas particulares instruções de uso de cada material estão associadas à redução das taxas de complicações perioperatórias, reintervenções e durabilidade do EVAR[24,25].

Vias de Acesso

A abordagem clássica para EVAR é realizada pela dissecção inguinal bilateral das artérias femorais. Quando realizado esse tipo de abordagem, nós associamos uma contra-abertura abaixo da incisão femoral para que o introdutor e o sistema de entrega se insiram na artéria em um ângulo mais suave.

A abordagem totalmente percutânea com o uso da técnica Preclose já foi estabelecida para dispositivos de até 22 Fr, apesar de termos experiência em estender para introdutores 24 Fr com sucesso. É realizada com a punção da artéria seguida do implante incompleto de dois dispositivos com reparo dos pontos de sutura. Sobre o fio-guia é implantado o introdutor para passagem do sistema de liberação da endoprótese. A técnica e seus resultados se beneficiam com as novas próteses de menor perfil, principalmente nos AAA rotos, em que há redução do tempo cirúrgico e comorbidades. Mas é preciso cuidado ao manipular pacientes obesos, artérias muito calcificadas e cicatriz inguinal prévia, pois são fatores predisponentes de falha da técnica[26,27].

PROCEDIMENTO

Técnica

A radiologia intervencionista utiliza tecnologias de imagem para executar procedimentos com finalidade diagnóstica e terapêutica em diversos órgãos-alvo à distância de seu sítio de acesso. Os procedimentos endovasculares são parte importante do que contempla a especialidade de radiologia intervencionista e, para estes, o acesso à luz do sistema arterial ou venoso é obrigatório. Apesar de conceitualmente simples, o acesso vascular percutâneo representa o passo menos controlável da intervenção. Logo, um bom planejamento, conhecimento da doença e anatomia, bem como das variações anatômicas e opções terapêuticas disponíveis são fundamentais para o sucesso do procedimento.

Pré-Procedimento

A avaliação prévia ao tratamento endovascular do aneurisma de aorta abdominal requer atenção à necessidade de intervenções acessórias com objetivos de preparo e redução de chances de complicações pós-operatórias.

A identificação de situações anatômicas desfavoráveis a um desfecho ótimo do tratamento endovascular, como a presença de artéria renal acessória, que encurta o colo aórtico e fornece apenas uma pequena porção de vascularização ao rim, de uma artéria ilíaca interna ipsolateral com necessidade de ancoramento distal do

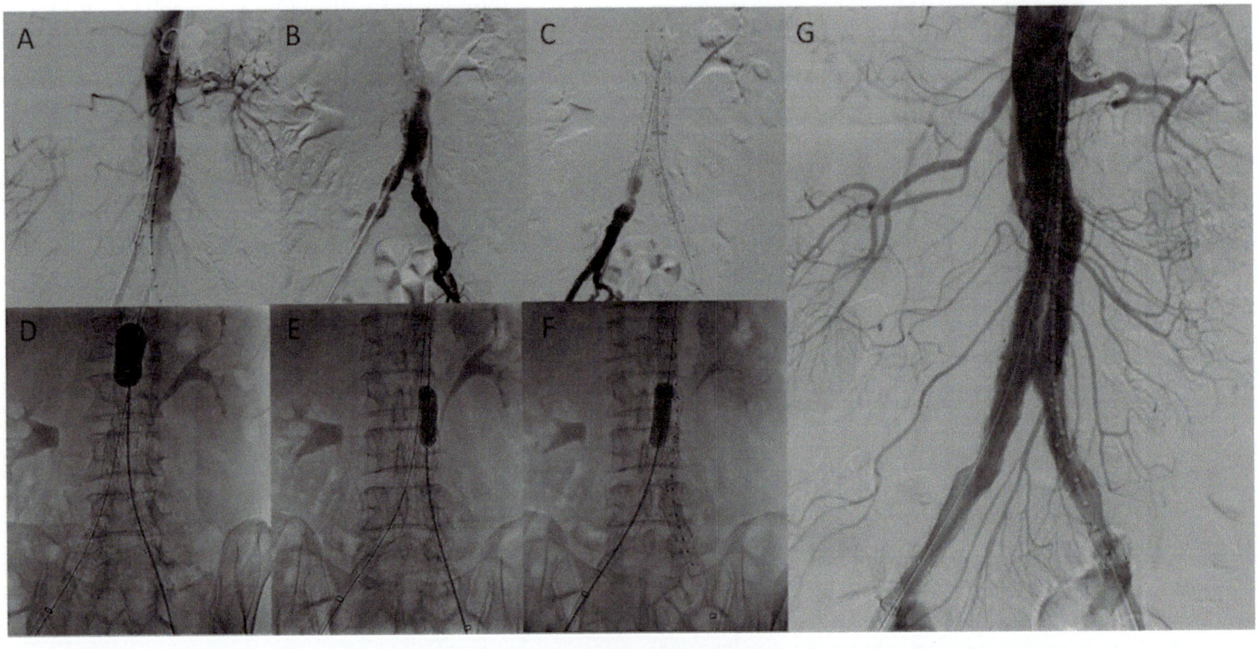

Figura 28.4. Implante de endoprotese na aorta infra renal. Estudo angiográfico para medida e liberação da endoprotese (A,B,C); Acomodação nas áreas de fixação arterial e conexões entre os módulos com balão complascente (D,E,F); Controle angiográfico final (G).

ramo da endoprótese na artéria ilíaca externa ou, ainda, de uma artéria mesentérica inferior pérvia, com diâmetro maior que 0,3 cm, que pode ser embolizada para se evitar um esperado vazamento interno[28,29]. Estes procedimentos, preferencialmente, devem ser feitos no dia do tratamento endovascular, imediatamente anterior à correção da endoprótese.

Neste sentido, também, diante da necessidade de estender o ancoramento da endoprótese até a artéria ilíaca externa devido à presença de um aneurisma da artéria ilíaca comum, uma artéria ilíaca comum curta ou um aneurisma da artéria ilíaca interna, a execução da embolização da artéria ilíaca interna ipsolateral com espiras metálicas, plugue vascular ou balão destacável pode ser feita imediatamente antes da correção endovascular do aneurisma da aorta abdominal ou, de acordo com a preferência de muitos serviços, semanas antes do tempo cirúrgico principal, tempo suficiente para o desenvolvimento de colaterais que possam mitigar uma possível isquemia pélvica[30].

Intraoperatório

A avaliação multidisciplinar do paciente possibilita que o tratamento endovascular do aneurisma da aorta abdominal possa ser realizado com auxílio anestésico através de anestesia geral, regional ou local[31]. Em situações de emergência médica devidas a rotura do aneurisma com consecutivo choque hipovolêmico, é aconselhável que o procedimento seja iniciado com anestesia local e hipotensão permissiva e, posteriormente à liberação da endoprótese e ao selamento do aneurisma, convertido em anestesia geral.

O acesso vascular da artéria femoral comum bilateral é realizado de forma retrógrada, tradicionalmente por exposição cirúrgica através de incisões cutâneas ou, mais recentemente, utilizando a técnica de punção arterial percutânea, em que dispositivos de selamento vascular mediados por sutura são usados[31]. O calibre e a tortuosidade das artérias ilíacas e a disposição do colo em relação às artérias renais são alguns dos fatores que influenciam a escolha de qual das artérias femorais será utilizada para introduzir o corpo principal da endoprótese e a extensão anexa do dispositivo modular. A artéria femoral contralateral é, portanto, utilizada para introduzir o ramo ilíaco contralateral.

Uma vez que o acessos acessos vasculares tenham sido adquiridos, a realização de uma aortografia por subtração digital pode ser realizada para confirmar as distâncias, identificar as origens das artérias renais e ilíacas, e medir novamente os comprimentos, entretanto, esta avaliação pode ser prescindida quando executamos um adequado planejamento pré-operatório com exames axiais contrastados e, ainda, quando utilizamos recursos de fusão de imagem para orientação intraoperatória. Realiza-se a heparinização sistêmica do paciente, em geral com 60-60 UI/kg e o cateter de *pigtail* centimetrado é introduzido preferencialmente através da artéria femoral contralateral à escolhida para introdução do corpo principal da endoprótese e posicionado imediatamente superior às artérias renais.

A artéria femoral escolhida para introdução do corpo principal da endoprótese recebe um introdutor compatível com o calibre da mesma, através de um fio-guia rígido que, em sequência, recebe o corpo principal da endoprótese. Posiciona-se a endoprótese imediatamente inferior à artéria renal mais inferior e realizam-se aortografias para confirmação de posicionamento fino, através do cateter de *pigtail* previamente implantado, com baixo volume e alto fluxo, preferencialmente em modo cine, em amplificação de imagem confortável e angulação compatível com o eixo verdadeiro da aorta. Neste momento, posiciona-se com precisão a porção coberta de tecido da endoprótese imediatamente distal à artéria renal mais inferior e o corpo principal é cuidadosamente liberado até exposição completa, ou estagiada ou parcial até a liberação do ramo contralateral (Figura 28.3). O fio-guia rígido auxilia na retificação do colo aórtico do aneurisma e das artérias ilíacas no contexto de uma grave angulação e tortuosidade e, uma vez que o mesmo fio-guia é retirado ao final do procedimento, o segmento aortoilíaco tende a reassumir a angulação prévia.

Após liberação parcial ou completa do corpo principal, retira-se o cateter de *pigtail* por sobre o fio-guia e, em sequência, um fio-guia e cateter são usados para cateterizar o ramo do corpo principal destinado ao membro contralateral. Após o sucesso nesta cateterização, que por vezes pode ser dificultosa, aconselha-se que seja introduzido um cateter *pigtail* por este mesmo acesso e girado dentro do corpo principal da endoprótese, ou tracionado e enganchado sobre o divisor de fluxo deste mesmo corpo principal, para confirmar que o ramo contralateral foi cateterizado com sucesso. Uma angiografia pode auxiliar nesta confirmação e, ainda, servir para determinar medidas que suportem a escolha do dispositivo que será utilizado no membro contralateral, desde o ramo da endoprótese até a zona de ancoramento distal planejada, geralmente 1 cm proximal à artéria ilíaca interna[31]. O ramo contralateral é, então, implantado sobre um fio-guia rígido e obedecidas as orientações do fabricante em relação à sobreposição dos dispositivos, entre o corpo principal e o ramo contralateral.

Uma vez que os dispositivos tenham sido liberados, é necessário que se realize um balonamento de acomodação nos segmentos de sobreposição e conexão, bem como no limite da endoprótese em suas zonas de ancoramento, utilizando um cateter-balão de baixa pressão.

Em sequência, os dispositivos são retirados e os fios-guias rígidos são trocados por fios-guias *standard*, e uma angiografia por subtração digital deve ser realizada para confirmar a perviedade do segmento aórtico tratado, o adequado tratamento do aneurisma e a vedação de todos os componentes da endoprótese, além de excluir o vazamento interno e avaliar a perviedade das artérias renais, mesentéricas e artérias ilíacas internas e externas. Por último, se houver posicionamento inadequado da endoprótese, resultando em comprometimento da artéria renal ou ilíacas internas, pode-se corrigir através de tratamento endovascular com implante de *stent*.

Existem variações da sequência de procedimentos descritos para a maioria das endopróteses disponíveis. O dispositivo Endologix, por exemplo, tem um método de implante diferente do descrito anteriormente. A endoprótese repousa sobre a bifurcação aórtica nativa e o dispositivo é liberado e montado em direção ao segemento infrarrenal. Esta endoprótese é projetada para preservar a anatomia na bifurcação aórtica em uma engenharia denominada de fixação anatômica. O balonamento de acomodação dos locais de sobreposição e ancoramento não é necessário, dado que a endoprótese se adapta rapidamente à parede do vaso, uma vez que o tecido é externo à malha metálica.

Após o procedimento, são retirados os introdutores vasculares das artérias femorais e é realizado o selamento cirúrgico ou percutâneo das mesmas. Procede-se o exame físico vascular direcionado para o diagnóstico de complicações tromboembólicas nos membros inferiores. Em seguida, os pacientes são hospitalizados e monitorados por 2 a 5 dias, na maioria das vezes, em ambiente de terapia intensiva[32] (Figura 28.4).

COMPLICAÇÕES

Muitas das complicações decorrentes do tratamento endovascular do aneurisma da aorta abdominal são compartilhadas pelo reparo aberto e incluem infecção do enxerto, pseudoaneurisma, oclusão do enxerto e isquemia pélvica. Estas complicações podem

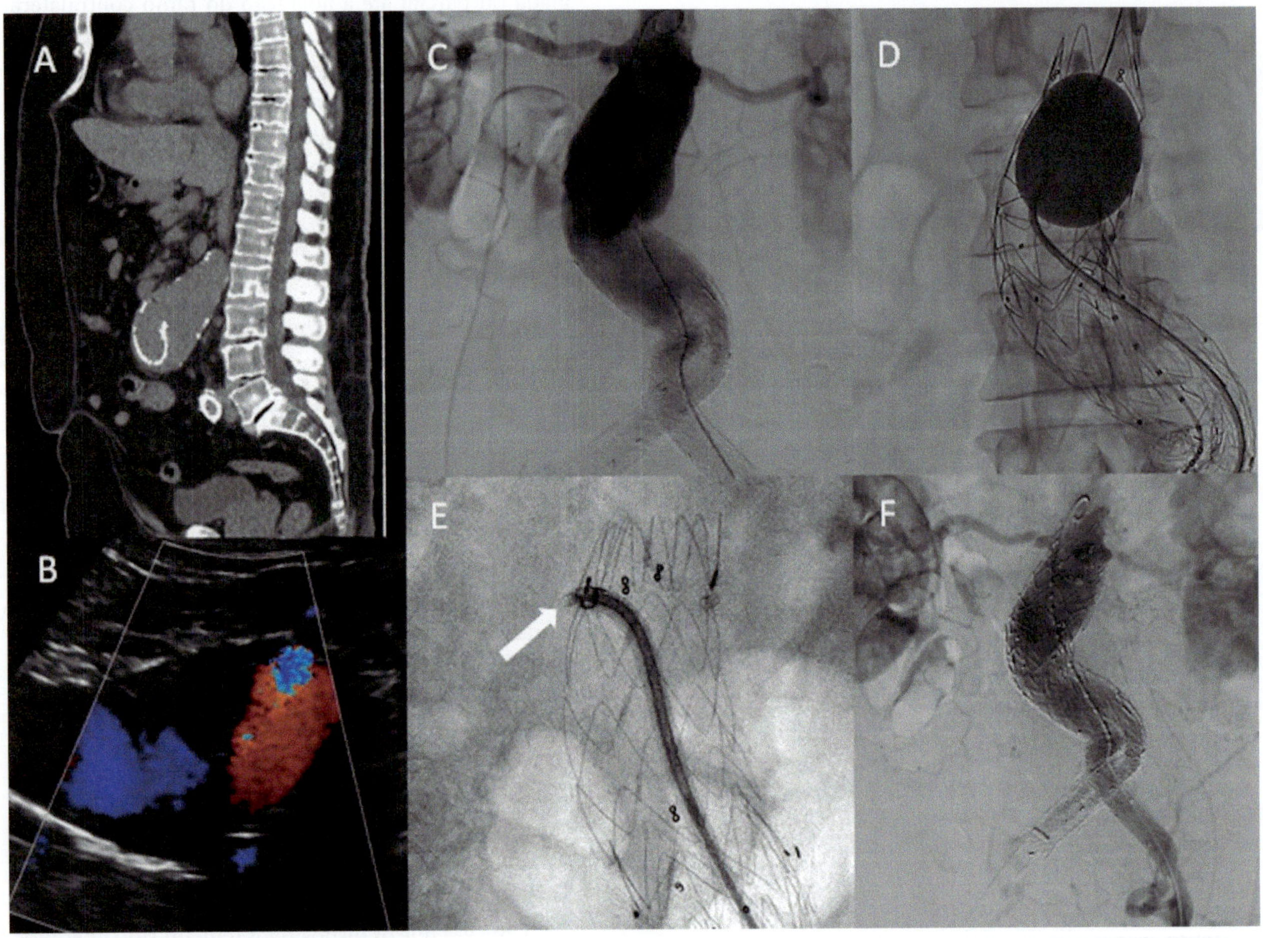

Figura 28.5. Angiotomografia sagital evidência relação do aneurisma de aorta abdominal e prótese previamente implantada (A); Ultrassom doppler de aorta com fluxo vascular dentro do AAA (B); Angiografia com evidência do endoleak Tipo I (C); Implante de extensão e selamento do colo proximal (D); Fixação da endoprotese com endoâncoras – seta branca (E); Controle angiográfico (F).

Tabela 28.3. Endoleaks

<table>
<tr><th>Endoleak</th><th>Frequência em 5 anos</th><th>Definição</th><th>Tratamento</th></tr>
<tr><td>Tipo I</td><td rowspan="4">5%</td><td>Fluxo no aneurisma por selamento inadequado da ancoragem das endoproteses nos colos</td><td></td></tr>
<tr><td>IA</td><td>Selamento inadequado no Colo proximal (aorta)</td><td>Angioplastia com balão de acomodação; Extensão ou Cuff proximal (associado à Endoâncoras ou Chaminés para ramos viscerais); Stent proximal; Embolização do saco aneurismático por cateterismo ou punção direta); conversão cirurgica.</td></tr>
<tr><td>IB</td><td>Selamento inadequado no Colo distal (iliacas)</td><td>Extensão ou Cuff (pode ser necessário embolização de ramos ilíacos)</td></tr>
<tr><td>IC</td><td>Selamento inadequado no plug oclusor da Ilíca (nos casos de reparo com aorta monoilíaca)</td><td>Embolização do ramo ilíaco</td></tr>
<tr><td>Tipo II</td><td>20-40%</td><td>Refluxo por ramos arteriais colaterais pérvios (Artéria mesentérica inferior- IIA; Artérias lombares- IIB; Artérias ilíacas internas- IIC)</td><td>Embolização transarterial, percutânea ou ligadura cirurgica dos vasos de inflow</td></tr>
<tr><td>Tipo III</td><td rowspan="3">1-3%</td><td>Fluxo no aneurisma por falha na estrutura da endoprótese</td><td rowspan="3">Reestabelecimento da integridade da endoprotese com nova extensão modular</td></tr>
<tr><td>IIIA</td><td>Desconexão entre os componetes modulares</td></tr>
<tr><td>IIIB</td><td>Defeito ou orifício na malha de revestimento da endoprotese</td></tr>
<tr><td>Tipo IV</td><td>1%</td><td>Extravazamento por porosidade da endoprotese</td><td>Sem tratamento específico</td></tr>
<tr><td>Tipo V</td><td><1%</td><td>Endotensão, persistência da expansão do aneurisma sem extravazamento indentificado</td><td>Sem tratamento específico</td></tr>
</table>

ser divididas em precoces e tardias. As complicações específicas, ou mais comumente observadas do tratamento endovascular, incluem trombose de membros, vazamento interno – *endoleak*, migração da prótese com consecutivo aumento do saco aneurismático e ruptura[33].

Complicações do acesso vascular

As complicações precoces incluem sangramento, trombose arterial aguda, embolização arterial e dissecção arterial. Destas, a complicação precoce mais comumente encontrada é a hemorragia, que pode se apresentar através de um pequeno hematoma até uma grande hemorragia retroperitoneal, ou mesmo resultando em morte[34]. Desde que estas complicações precoces sejam reconhecidas no momento do procedimento, ou imediatamente após, e a conduta adequada seja instituída prontamente, o resultado, em geral, é bom. Complicações menores e frequentemente autolimitadas, como compressão ou irritação nervosa no local da arteriotomia causando dor persistente ou parestesias na região da virilha, também foram descritas[35,36].

As complicações tardias incluem estenose arterial, infecção da ferida operatória e formação de pseudoaneurisma. Os procedimentos realizados através de técnica totalmente percutânea trazem preocupações importantes em relação à aceleração da aterosclerose local, entretanto, esta prática não parece resultar em uma diminuição no calibre da artéria. Lesões vasculares tardias frequentemente se apresentam com claudicação, em geral dentro de poucas semanas após a cirurgia. A etiologia pode ser secundária a uma dissecção arterial, embolia distal ou oclusão da artéria femoral comum secundária ao uso de um dispositivo selador[36,37].

Das complicações tardias, a infecção do acesso vascular pode levar a um resultado devastador, caso não seja reconhecida precocemente e tratada. Uma variedade de complicações infecciosas tem sido relatada incluindo celulite, formação de abcessos, fascite necrosante, pseudoaneurismas micóticos e êmbolos sépticos, podendo resultar em morte[38,39]. Infecções preexistentes, secundárias a um corpo estranho, ou técnica estéril inadequada no momento da implantação são, geralmente, as responsáveis pela origem deste tipo de complicação. Independemente da etiologia, o diagnóstico deve ser rápido para que o tratamento apropriado possa ser realizado.

Trombose do ramo da endoprótese

A trombose arterial nos membros pode ocorrer em até 5% dos pacientes[40] e a oclusão nos primeiros 2 meses ocorre, geralmente, devido a angulações dos ramos da endoprótese não suportados pela malha metálica, ou a extensões de endopróteses de pequeno diâmetro na artéria ilíaca externa. A oclusão tardia pode ocorrer devido à migração ou ao desacoplamento dos componentes da endoprótese, o que causa grande turbulência hemodinâmica e eventual trombose. O tratamento dessa complicação pode ser realizado através de trombectomia, reimplante de *stent* revestido ou *stents* balão-expansíveis[41].

A migração da endopróteses ocorre quando há aposição inadequada da mesma na parede arterial, no momento da colocação inicial ou com mudanças subsequentes na morfologia do aneurisma. A anatomia subótima ou a seleção inadequada dos dispositivos predispõem os pacientes a apresentarem migração endoprótese e, quando isso acontece, a revisão cirúrgica endovascular ou aberta é geralmente necessária. A taxa de migração da endoprótese foi descrita de, aproximadamente, 3,6% no primeiro ano, para os dispositivos de primeira geração. A evolução tecnológica e melhora da qualidade das endopróteses, além da crescente experiência do operador e melhora do planejamento operatório, reduziu a taxa migração das endopróteses e o desacoplamento da mesma.

Infecção da endoprótese

A infecção da endoprótese é relatada em 0,4–3,0% dos casos pós-correção endovascular do aneurisma da aorta abdominal[42-45], está associada a altas taxas de mortalidade, podendo variar de 25 a 50%, e está, geralmente, relacionada com o choque séptico[42,45,46].

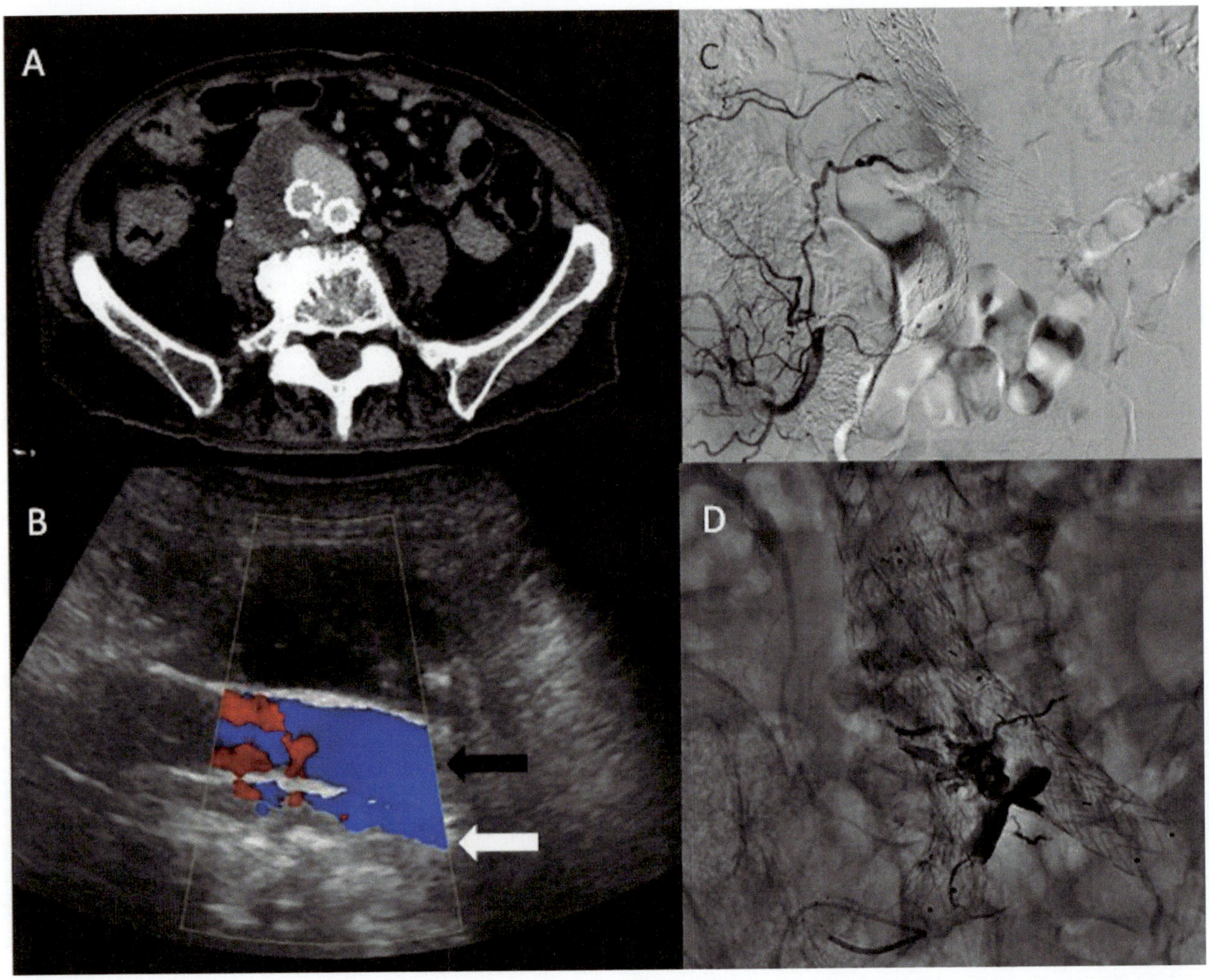

Figura 28.6. Angiotomografia axial evidência endoleak Tipo II na fase tardia após injeção de contraste (A); Ultrassom doppler de aorta com fluxo dentro da endoprotese – seta preta – e Fluxo dentro do aneurisma –seta branca (B); Cateterismo seletivo de ramo arterial do tronco posterior da Artéria ilíaca interna responsável pelo vazamento no saco aneurismático (C); Aspecto final após embolização do vazamento com agente líquido (D).

Em situações nas quais a infecção ocorre logo após o procedimento, a principal causa da mesma é, geralmente, a contaminação intraprocedimento. Nas infecções tardias, pode ser resultante de uma infecção em local remoto levando à colonização da endoprótese. Raramente a infecção da endoprótese pode levar à formação de uma fístula aortoentérica[45]. Infecções em endoprótese podem ser manejadas conservadoramente com antibióticos, ou tratadas de forma agressiva com explante de endoprótese e colocação de enxerto revestido com antibiótico ou autógeno[47-49]. A abordagem terapêutica é altamente dependente do cenário clínico, das comorbidades do paciente, experiência da equipe e infraestrutura disponível para este tratamento.

Endoleaks

O *endoleak* é definido pela presença de fluxo sanguineo persistente dentro do saco aneurismático após o tratamento endovascular, com incidência em torno de 30% dos pós-operatórios[50,51]. Apesar de 50% dos casos de *endoleak* terem resolução espontânea, a presença do fluxo afeta a redução ou estabilidade do AAA[51].

O *endoleak* é definido como primário (quando ocorre em até 30 dias após o reparo do AAA) ou secundário (surgimento após os 30 dias do procedimento) e fatores como anticoagulação aumentam o risco de surgimento do *endoleak*[52].

Os *endoleaks* são classificados em cinco tipos (Tabela 28.3).

O *endoleak* tipo I, considerado o mais grave dos vazamentos, pode ocorrer imediatamente após o implante da endoprótese ou após remodelamento do colo proximal (Figura 28.5). Tão breve seja feito o diagnóstico, o vazamento deve ser tratado, pois a pressurização do saco aneurismatico sem zona de escoamento do fluxo aumenta consideravelmente o risco de ruptura do AAA[53].

Os *endoleaks* tipo II geralmente apresentam mais de um vaso nutridor do vazamento, com entrada e saída de fluxo. Cerca de 60% dos casos irão resolver espontaneamente em 6 meses. Apesar do comportamento benigno e baixas taxas de ruptura (< 1%)[51], não há consenso na indicação do tratamento. *Leaks*

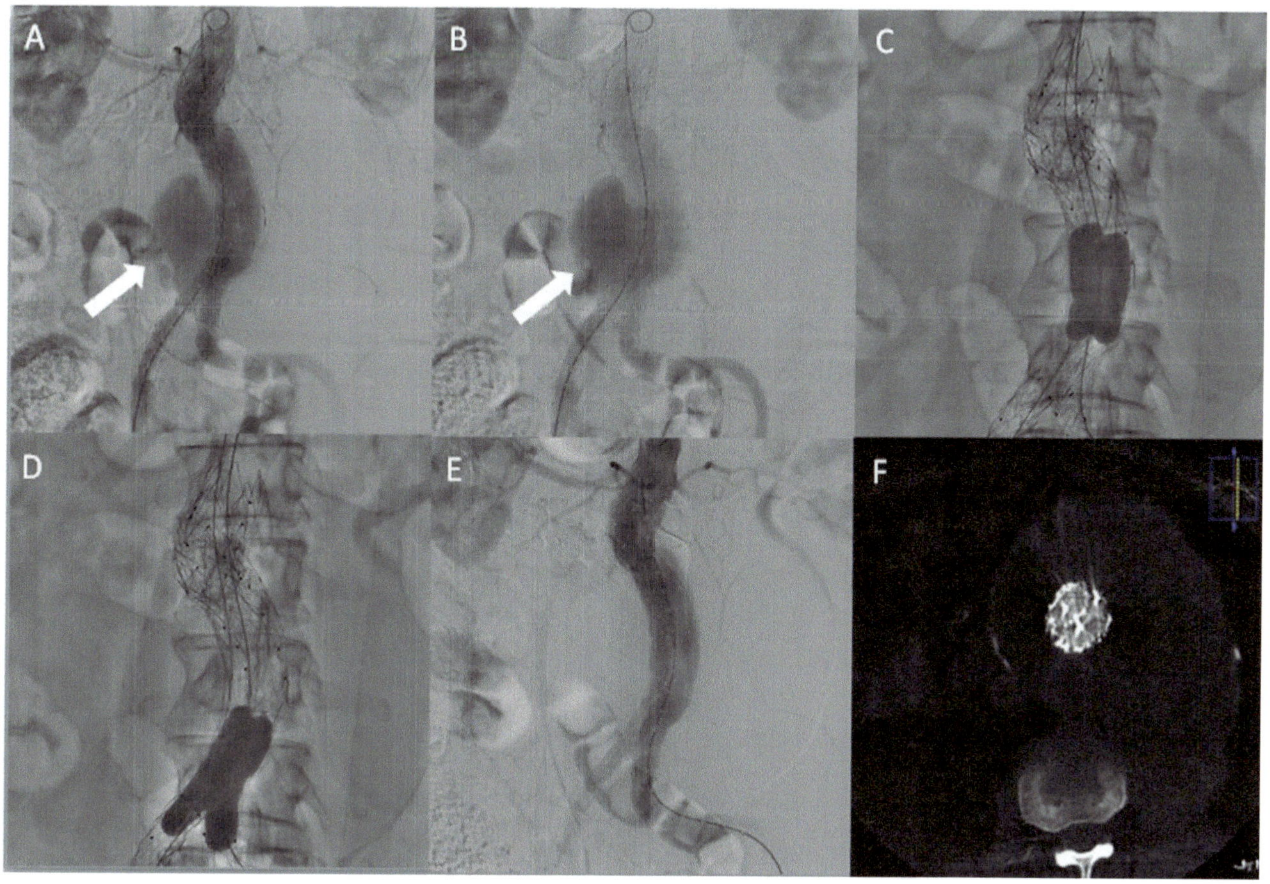

Figura 28.7. Arteriografia durante reparo de endoleak tipo III –seta branca (A,B); Implante e acomodação de endoproteses em paralelo (C,D); Arteriografia de controle sem persistência do endoleak (E); Cone bean no pós operatório imediato sem sinal de extravasamento de contraste para o saco aneurismático e acomodação do Double D (F).

que causam expansão do saco aneurismático ou persistentes por mais de 6 meses geralmente são abordados por via endovascular (Figura 28.6). A embolização das vias de entrada e saida (*nidus*) apresenta 60-80% de sucesso.

No *endoleak* tipo III (Figura 28.7), assim como no tipo I, o aumento da pressão no saco aneurismatico eleva o risco de ruptura. Devido à evolução técnologica, a presença desse tipo de vazamento vem se tornando cada vez mais rara, o *overlap* entre os componentes modulares e o remodelamento aórtico são fatores de risco para o vazamento tardio[55].

Os *endoleak* tipo IV é a presença de fluxo através do tecido da endoprótese, geralmente associado ao uso da heparina e até 30 dias após o procedimento. Com as novas gerações de endopróteses, é muito rara a presença desse *leak*, não necessitando de reintervenção[55].

A endotensão ou *endoleak* tipo V ocorre pela contínua expansão do aneurisma na ausência de vazamento diagnosticado. Sugere-se que a expansão seja causada pela transmissão da pressão da prótese para a aorta, por porosidade da prótese por ultrafiltração, acúmulo de secreção serosa, entre outras explicações. Extremamente raro[56].

Seguimento EVAR

O objetivo da imagem pós-operatória é prever ou detectar complicações. Geralmente, CTA e/ou DUS formam a base para o acompanhamento de imagem do EVAR (Tabela 28.4).

Rx de Abdome

Normalmente usado para detectar fratura do *stent* ou migração. Porém é muito limitado para diagnosticar outras alterações.

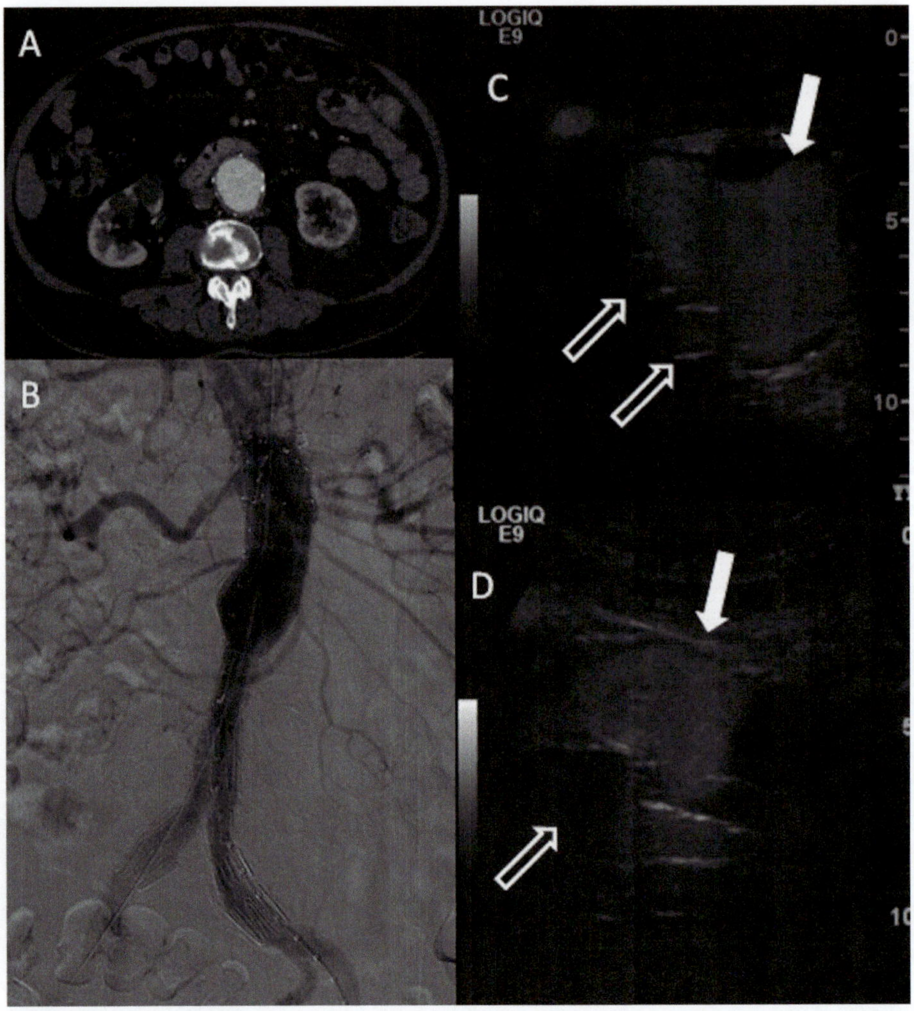

Figura 28.8. AAA na angiotomografia axial (A); Controle angiográfico após EVAR; Follow-up do paciente com ultrassom doppler e microbolhas evidência endoproteses – setas brancas – e extravasamento do contraste microbolhas dentro do saco aneurismático – setas brancas cheias (C,D)

Ultrassom Doppler

O USD oferece a possibilidade de medições repetidas e confiáveis do diâmetro máximo do aneurisma. Não expõe o paciente a radiação, nem ao contraste nefrotóxico. As imagens podem demonstrar os *endoleaks*, bem como direção de fluxo e forma de onda. Sensibilidade de 77% e especificidade de 97%; quando se adiciona contraste microbolhas aumenta a sensibilidade para 98%, porém reduz a especificidade para 88%.

Com o desenvolvimento adicional da imagem USD, a combinação de medição de volume 3D e US com contraste pode aumentar ainda mais o papel do USD no acompanhamento EVAR. A desvantagem do USD é que ele depende do operador e dos fatores relacionados ao paciente (p. ex., obesidade, hérnias, presença de calcificação) e a imagem de USD atual não oferece a possibilidade de avaliar com segurança o comprimento da zona de selamento, a sobreposição de *stent* e a migração do dispositivo[11] (Figura 28.8).

Tomografia Computadorizada

A tomografia computadorizada permite a avaliação e detecção da maioria das complicações do EVAR e pode ser realizada como varredura única. A fase tardia (sequências venosas e/ou portal) é importante para

Tabela 28.4. Características dos métodos de imagem para detecçao de complicações reacionadas a EVAR.

	Modalidade de imagem						
	Rx Abd	US Doppler	US com contraste	TC sem contraste	aTC	RM	PET-CT
Aumento do saco aneurismático	Não	Sim	Sim	Sim	Sim	Sim	Sim
Endoleak	Não	Sim	Sim	Não	Sim	Sim	Não
Zona de selamento e overlap de conexões	Sim	Limitada	Limitada	Sim	Sim	Não	Sim
Migração	Sim	Limitada	Limitada	Sim	Sim	Não	Sim
Kinking ou oclusão	Não	Sim	Sim	Kinking	Sim	Sim	Kinking
Infecção da prótese	Não	Limitada	Limitada	Limitada	Sim	Sim	Sim
Riscos	Radioação ionizante	Não descritos	Não descritos	Radioação ionizante	Radioação ionizante Nefropatia contraste	Risco de fibrose nefrogênica sistêmica se Cl-Cr < 30	Radiação ionizante
Aspectos técnicos	Dificuldade de reproducibilidade devido a mudanças de posicionamento	Operador e paciente dependente	Operador e paciente dependente	-	Importante adequar tempo de aquisição à infusão de contraste	Não adequado para próteses ferromagnéticas e pacientes com marcapasso. Artefatos	Marcadores não específicos de inflamação/ proliferação celular, risco de falso positivo
Adequado para seguimento como método isolado	Não- combinado com US Doppler / CEUS	Não- combinado com TC ou Rx Abd, com ou sem CEUS	Não- combinado com com TC ou Rx Abd	Não- combinado com US Doppler / CEUS	Sim	Não- como complemento para TC/Rx Abd + US doppler/ CEUS	Não- apenas em casos de suspeita de infecção

Rx abd = radiografia de abdome; US = ultrassonografia; TC = tomografia computadorizada; aTC = angiotomografia computadorizada; RM = ressonância magnética; PET-CT = Tomografia com emissão de prótons/tomografia computadorizada

descartar o fluxo no aneurisma ao procurar vazamentos internos. Como aspectos negativos da TC incluem-se os riscos associados à radiação ionizante e o uso de contraste em pacientes que podem ter disfunção renal preexistente[11].

Ressonância Magnética

A RNM pode ser usada no acompanhamento do EVAR. As medidas do diâmetro do aneurisma podem ser realizadas de maneira confiável e são comparáveis às medidas realizadas com TC. A ressonância magnética mostra-se mais sensível na detecção de *endoleak* do tipo II e um papel específico na imagem de pacientes com crescimento de saco pós-EVAR onde a TC é negativa ou inconclusiva. As endopróteses ferromagnéticas resultam em artefatos significativos, o que dificulta a análise de imagem[11].

PET-TC

A imagem utilizando PET-TC com o marcador de nucleotídeos FDG pode ser usada para orientar o diagnóstico de suspeita de infecção do enxerto de *stent*. A captação aumentada de FDG é um marcador do aumento do metabolismo celular que pode ser devido à infecção. No entanto, o risco de resultados falso-positivos e negativos deve ser avaliado no contexto clínico de pacientes individuais[11].

FOLLOW UP

O acompanhamento clínico e de imagem pós-operatório precoce após o EVAR é necessário para avaliar o sucesso da intervenção. O objetivo do primeiro exame de acompanhamento é avaliar clinicamente recuperação, complicações relacionadas ao acesso e exclusão do aneurisma. O exame do USD pode verificar a ausência de vazamentos internos e avaliar a perviedade e o fluxo dos membros. A presença de vazamento interno no início do acompanhamento é um importante indicador de possíveis complicações tardias ou necessidade de reintervenção. Embora a significância do vazamento interno tipo II seja questionada, sabe-se que o vazamento interno persistente do tipo II pode resultar em expansão do saco e perda de selamento adequado. Portanto, é razoável que pacientes com vazamento interno tipo II na primeira TC pós-operatória sejam seguidos, com foco na avaliação do tamanho do saco com o *duplex scan*. Um aumento no tamanho do saco de 1 cm deve induzir imagens adicionais com TC e reintervenção, quando apropriado.

O encolhimento do saco, durante o acompanhamento, indica a exclusão bem-sucedida do aneurisma da pressão arterial e demonstrou ser um preditor de baixo risco de falha do EVAR durante os primeiros 5 anos de pós-operatório. O encolhimento do saco é mais provável de ocorrer em pacientes com anatomia favorável do aneurisma e selamento adequado, bem como naqueles sem *endoleaks*.

Algoritmo de acompanhamento EVAR. Com base na literatura, um moderno algoritmo de acompanhamento após o EVAR incluiria imagens precoces no pós-operatório com o objetivo de identificar a presença de vazamento interno e avaliar a vedação do *stent* contra a parede arterial. A estratificação do paciente em três grupos seria possível com base nessa imagem inicial[11].

Grupo de baixo risco

Sem vazamento interno, anatomia dentro da IFU, sobreposição adequada e vedação de 10 mm de aposição de endoprótese proximal e distal à parede arterial poderia ser considerado para acompanhamento limitado, com imagem tardia até 5 anos após o reparo.

Grupo risco intermediário

Sobreposição e selagem adequadas, mas presença de vazamento interno tipo II. Esse grupo de pacientes exigiria um exame de acompanhamento para avaliar a expansão ou o encolhimento. Pacientes com retração do saco de 1 cm, na presença de um vazamento tipo II, podem ser considerados de baixo risco de falha, com seguimento limitado de acordo com o grupo de baixo risco.

Grupo de alto risco

Presença de vazamentos internos tipos I ou III, sobreposição inadequada ou selo < 10 mm. Nesses pacientes, a necessidade de reintervenção deve ser avaliada com base nos achados e é recomendada para vazamentos internos do tipo I ou do tipo III ou *kinking*. Para pacientes com sobreposição inadequada ou selo < 10 mm, que não apresentam sinais de vazamento interno, recomenda-se repetição de imagens, principalmente com CTA, para avaliar com precisão a sobreposição, vedação, vazamentos e expansão durante o acompanhamento.

O sucesso clínico do EVAR além de 5 anos após o reparo é menos estudado, já que a maioria dos relatórios atuais se concentra em resultados de 5 anos. Há indícios de risco de aumento da taxa de ruptura tardia após o EVAR, possivelmente devido à progressão da doença. Portanto, a repetição da imagem aórtica é recomendada em todos os pacientes pós-EVAR 5 anos após o reparo inicial, conforme Recomendação 85.

Este esquema de acompanhamento do EVAR é indicado para dispositivos EVAR padrão. Procedimentos EVAR complexos, como EVAR fenestrado/ramificado, pacientes tratados com enxertos de chaminés ou novos sistemas de dispositivos EVAR baseados em tecnologia não padronizada exigem acompanhamento individualizado com base no dispositivo, reparo e risco percebido de falha tardia.

CONCLUSÃO

Nos últimos 20 anos, o uso de endopróteses para o tratamento do aneurisma da aorta renal e infrarrenal transformou-se na primeira indicação de tratamento. Apesar do crescente desenvolvimento tecnológico e das técnicas para o tratamento, algumas questões ainda permanecem sem resposta. Especialmente quando o tratamento endovascular é realizado em situações anatômicas não favoráveis, a utilidade e a aplicabilidade do método endovascular ainda são questionadas. Entretanto, a redução dos riscos operatórios é relevante quando comparada a maioria dos eventos relacionados ao tratamento cirúrgico convencional.

Desta maneira, torna-se muito importante nos aproximarmos o máximo possível dos critérios de indicação e estabelecer um seguimento adequado ao paciente para detecção de complicações.

REFERÊNCIAS BIBLIOGRÁFICAS

1. Volodos NL, Karpovich IP, Shekhanin VE, Troian VI, Iakovenko LF. A case of distant transfemoral endoprosthesis of the thoracic artery using a self-fixing synthetic prosthesis in traumatic aneurysm. Grudn Khir. 1988;6:84-6.
2. Brunkwall J, Hauksson H, Bengtsson H, Bergqvist D, Takolander R, Bergentz SE. Solitary aneurysms of the iliac arterial system: an estimate of their frequency of occurrence. J Vasc Surg. 1989;10:381-4.
3. Brunkwall J, Hauksson H, Bengtsson H, Bergqvist D, Takolander R, Bergentz SE. Solitary aneurysms of the iliac arterial system: an estimate of their frequency of occurrence. J Vasc Surg. 1989;10:381-4.
4. Law Y, Chan YC, Cheung GC, Ting AC, Cheng SW. Outcome and risk factor analysis of patients who underwent open infrarrenal aortic aneurysm repair. Asian J Surg. 2016;39:164e71.
5. EVAR trial participants. Endovascular aneurysm repair versus open repair in patients with abdominal aortic aneurysm (EVAR trial 1): randomised controlled trial. Lancet. 2005;365: 2179-86.
6. Greenberg RK, Clair D, Srivastava S, Bhandari G, Turc A, Hampton J, et al. Should patients with challenging anatomy be offered endovascular aneurysm repair? J Vasc Surg. 2003;38:990-6.
7. Guidelines for the treatment of abdominal aortic aneurysms Report of a subcommittee of the Joint Council of the American Association for Vascular Surgery and Society for Vascular Surgery. J Vasc Surg. 2003;37:1106-17.
8. Wanhainen A, Verzini F, Van Herzeele I, et al., European Society for Vascular Surgery (ESVS) 2019. Clinical Practice Guidelines on the Management of Abdominal Aorto-iliac Artery Aneurysms, European Journal of Vascular and Endovascular Surgery. 2018. doi: https://doi.org/10.1016/j.ejvs.2018.09.020.
9. Parodi JC, Ferreira LM, Garelli G. Endoprótesis en los aneurismas de aorta abdominal. In: Maynar M, Carreira JM, eds. Diagnóstico y terapéutica endoluminal. Barcelona: Masson; 2002. p. 294-7.
10. Rutherford RB, Krupski WC. Current status of open versus endovascular stent- graft repair of abdominal aortic aneurysm. J Vasc Surg. 2004;39:1129-39.
11. Wanhainen A, Verzini F, Van Herzeele I, et al., European Society for Vascular Surgery (ESVS) 2019. Clinical Practice Guidelines on the Management of Abdominal Aorto-iliac Artery Aneurysms, European Journal of Vascular and Endovascular Surgery 2018. doi: https://doi.org/10.1016/j.ejvs.2018.09.020.
12. Chaikof EL, Fillinger MF, Matsumura JS, et al. Identifying and grading factors that modify the outcome of endovascular aortic aneurysm repair. J Vasc Surg. 2002;35(5):1061-1066.
13. Thompson JE. Early history of aortic surgery. J Vasc Surg. 1998;28(4):746-752.
14. Parodi JC, Palmaz J, Barone H. Transfemoral intraluminal graft implantation for abdominal aortic aneurysm. Ann Vasc Surg. 1991;5:491-499.
15. Bersin R. The evolution of low-profile endograft design. Endovascular Today. 2011;9:54-58.
16. Cuypers PW, Laheij RJ, Buth J. Which factors increase the risk of conversion to open surgery following endovascular abdominal aortic aneurysm repair? The EUROSTAR collaborators. Eur J Vasc Endovasc Surg. 2000;20:183-189.
17. Sobocinski J, Briffa F, Holt PJ, et al. Evaluation of the Zenith low-profile abdominal aortic aneurysm stent graft. J Vasc Surg. 2015;62:841-847.
18. Kristmundsson T, Sonesson B, Dias N, et al. Anatomic suitability for endovascular repair of abdominal aortic aneurysms and possible benefits of low profile delivery systems. Vascular. 2014;22:112-115.
19. Sweet MP, Fillinger MF, Morrison TM, Abel D. The influence of gender and aortic aneurysm size on eligibility for endovascular abdominal aortic aneurysm repair. J Vasc Surg. 2011;54:931-937.

20. Clough RE, Hertault A, Azzaoui R, et al. Low-profile EVAR. Endovascular Today. 2016.15(3):72-74.

21. Scheinert D, Pratesi C, Chiesa R, et al. First-in-human study of the INCRAFT endograft in patients with infrarrenal abdominal aortic aneurysms in the INNOVATION trial. J Vasc Surg. 2013;57:906-914.

22. Mehta M, Valdes FE, Nolte T, et al. One-year outcomes from an international study of the Ovation Abdominal Stent Graft System for endovascular aneurysm repair. J Vasc Surg. 2014;59:65-73 e1-e3.

23. Demanget N, Duprey A, Badel P, et al. Finite Element Analysis of the mechanical performances of 8 marketd aortic stent-grafts. J Endovasc Ther. 2013;20:523-535.

24. Schanzer A, Greenberg RK, Hevelone N, et al. Predictors of abdominal aortic aneurysm sac enlargement after endovascular repair. Circulation. 2011;123:2848-2855.

25. Chaikof EL, Fillinger MF, Matsumura JS, et al. Identifying and grading factors that modify the outcome of endovascular aortic aneurysm repair. J Vasc Surg. 2002;35:1061-1066.

26. Kim WH, Shin S, Ko YG, et al. Efficacy and safety of the preclose technique following percutaneous aortic stent-graft implantation. J Endovasc Ther. 2013;20:350-355.

27. Malkawi AH, Hinchiffe RJ, Holt PJ, et al. Percutaneous access for endovascular aneurysm repair: a systematic review. Eur J Vasc Endovasc Surg. 2010;39:676-682.

28. Ward TJ, Cohen S, Fischman AM, et al. Preoperative inferior mesenteric artery embolization before endovascular aneurysm repair: decreased incidence of type II endoleak and aneurysm sac enlargement with 24-month follow-up. J Vasc Interv Radiol. 2013;24(1):49-55.

29. Engelke C, Elford J, Morgan RA, Belli AM. Internal iliac artery embolization with bilateral occlusion before endovascular aortoiliac aneurysm repair: clinical outcome of simul- taneous and sequential intervention. J Vasc Interv Radiol. 2002;13(7):667-676.

30. Winterborn RJ, Amin I, Lyratzopoulos G, Walker N, Varty K, Campbell WB. Preferences for endovascular (EVAR) or open surgical repair among patients with abdominal aortic aneurysms under surveillance. J Vasc Surg. 2009;49(3):576-583, e3.

31. Morasch MD, Kibbe MR, Evans ME, et al. Percutaneous repair of abdominal aortic aneurysm. J Vasc Surg. 2004;40:12-6.

32. Krajcer Z, Howell M. A novel technique using the percutaneous vascular surgery device to close the 22 French femoral artery entry site used for percutaneous abdominal aortic aneurysm exclusion. Catheter Cardiovasc Interv. 2000;50:356-60.

33. Davies RR, Gallo A, Coady MA, et al. Novel measurement of relative aortic size predicts rupture of thoracic aortic aneurysms. Ann Thorac Surg. 2006;81:169-77.

34. Drury D, Michaels JA, Jones L, et al. Systematic review of recent evidence for the safety and efficacy of elective endovascular repair in the management of infrarrenal abdominal aortic aneurysm. Br J Surg. 2005;92:937-46.

35. Hiratzka LF, Creager MA, Isselbacher EM, et al. Surgery for Aortic Dilatation in Patients With Bicuspid Aortic Valves: A Statement of Clarification From the American College of Cardiology/American Heart Association Task Force on Clinical Practice Guidelines. J Am Coll Cardiol. 2016;67:724-31.

36. Nordon IM, Karthikesalingam A, Hinchliffe RJ, et al. Secondary interventions following endovascular aneurysm repair (EVAR) and the enduring value of graft surveillance. Eur J Vasc Endovasc Surg. 2010;39:547-54.

37. Lederle FA, Kane RL, MacDonald R, et al. Systematic review: repair of unruptured abdominal aortic aneurysm. Ann Intern Med. 2007;146:735-41.

38. Matsumura JS, Cambria RP, Dake MD, et al. International controlled clinical trial of thoracic endovascular aneurysm repair with the Zenith TX2 endovascular graft: 1-year results. J Vasc Surg. 2008;47:247-57; discuss. 257.

39. Szeto WY, Desai ND, Moeller P, et al. Reintervention for endograft failures after thoracic endovascular aortic repair. J Thorac Cardiovasc Surg. 2013;145:S165-70.

40. Stolzmann P, Frauenfelder T, Pfammatter T, et al. Endoleaks after endovascular abdominal aortic aneurysm repair: detection with dual-energy dual-source CT. Radiology. 2008;249:682-91.

41. Hansen NJ, Kaza RK, Maturen KE, et al. Evaluation of low-dose CT angiography with model-based iterative reconstruction after endovascular aneurysm repair of a thoracic or abdominal aortic aneurysm. AJR Am J Roentgenol. 2014;202:648-55.

42. Chaikof EL, Blankensteijn JD, Harris PL, et al. Reporting standards for endovascular aortic aneurysm repair. J Vasc Surg. 2002;35:1048-60.

43. O'Connor S, Andrew P, Batt M, et al. A systematic review and meta-analysis of treatments for aortic graft infection. J Vasc Surg. 2006;44:38-45.

44. Ohki T, Ouriel K, Silveira PG, et al. Initial results of wireless pressure sensing for endovascular aneurysm repair: the APEX Trial--Acute Pressure Measurement to Confirm Aneurysm Sac EXclusion. J Vasc Surg. 2007;45:236-42.

45. Murphy EH, Szeto WY, Herdrich BJ, et al. The management of endograft infections following endovascular thoracic and abdominal aneurysm repair. J Vasc Surg. 2013;58:1179-85.

46. Capoccia L, Speziale F, Menna D, et al. Preliminary Results from a National Enquiry of Infection in Abdominal Aortic Endovascular Repair (Registry of Infection in EVAR--R.I.EVAR). Ann Vasc Surg. 2016;30:198-204.

47. Armerding MD, Rubin GD, Beaulieu CF, et al. Aortic aneurysmal disease: assessment of stent-graft treatment- CT versus convencional angiography. Radiology. 2000;215:138-46.

48. Smeds MR, Duncan AA, Harlander-Locke MP, et al. Treatment and outcomes of aortic endograft infection. J Vasc Surg. 2016;63:332-40.

49. Vogel TR, Symons R, Flum DR. The incidence and factors associated with graft infection after aortic aneurysm repair. J Vasc Surg. 2008;47:264-9.

50. White GH, May J, Waugh RC, Chaufour X, Yu W. Type III and type IV endoleak: toward a complete definition of blood flow in the sac after endoluminal AAA repair. J Endovasc Surg. 1998;5:305e9.

51. Lal BK, Zhou W, Li Z, Kyriakides T, Matsumura J, Lederle FA. Freischlag J predictors and outcomes of endoleaks in the veterans affairs open versus endovascular repair (OVER) trial of abdominal aortic aneurysms. J Vasc Surg. 2015;62:1394e404.

52. Beeman BR, Murtha K, Doerr K, McAfee-Bennett S, Dougherty MJ, Calligaro KD. Duplex ultrasound factors predicting persistent type II endoleak and increasing AAA sac diameter after EVAR. J Vasc Surg. 2010;52:1147e52.

53. Antoniou GA, Georgiadis GS, Antoniou AS, et al. A meta-analysis of outcomes of endovascular abdominal aortic aneurysms repair in patients with hostile and friendely neck anatomy. J Vasc Surg. 2013;57:527-38.

54. Bail DH, Walker T, Giehl J. Vascular endostapling systems for vascular endografts (T)EVAR--systematic review-- current state. Vasc Endovascular Surg. 2013;47:261-6.

55. Schlosser FJ, Gusberg RJ, Dardik A, Lin PH, Verhagen HJ, Moll FL, et al. Aneurysm rupture after EVAR: can the ultimate failure be predicted? Eur J Vasc Endovasc Surg. 2009;37:15e22.

56. Lin PH, Bush RL, Katzman JB, Zemel G, Puente OA, Katzen BT, et al. Delayed aortic aneurysm enlargement due to endotension after endovascular abdominal aortic aneurysm repair. J Vasc Surg. 2003;38:840e2.

29

Aneurismas de Aorta Toracoabdominal: Tratamento Endovascular

Gustavo Paludetto Oliveira
Mateus Picada Corrêa
Alexandre Augusto Giovanini

INTRODUÇÃO

Apesar de os aneurismas de aorta ascendente (AAAsc) e abdominais (AAA) serem os mais comuns, os aneurismas da aorta que envolvem o segmento toracoabdominal (AATA) não são tão raros, com uma incidência que vem aumentando e chegando próximo aos 10,4 casos/100.000 hab.[1].

OS AATA podem ocorrer desde a origem da artéria subclávia esquerda até a bifurcação aórtica, devendo sempre englobar a transição toracoabdominal.

O processo de formação destes aneurismas é complexo e envolve uma variedade de alterações histopatológicas, sendo as mais comuns a degeneração da camada média, as dissecções, as alterações do colágeno e, mais raramente, infecções, traumas, pseudoaneurismas pós-operatórios e vasculites.

CLASSIFICAÇÃO

A classificação de Crawford divide os AATA quanto a sua extensão e localização na aorta[2]. Essa classificação possibilitou uma padronização dos resultados cirúrgicos e a comparação das taxas de morbimortalidade para cada caso e técnica cirúrgica empregada. Classicamente, Crawford dividiu os AATA em quatro subtipos e posteriormente foi acrescentado um quinto subtipo por Safi-Miller[3] (Figura 29.1).

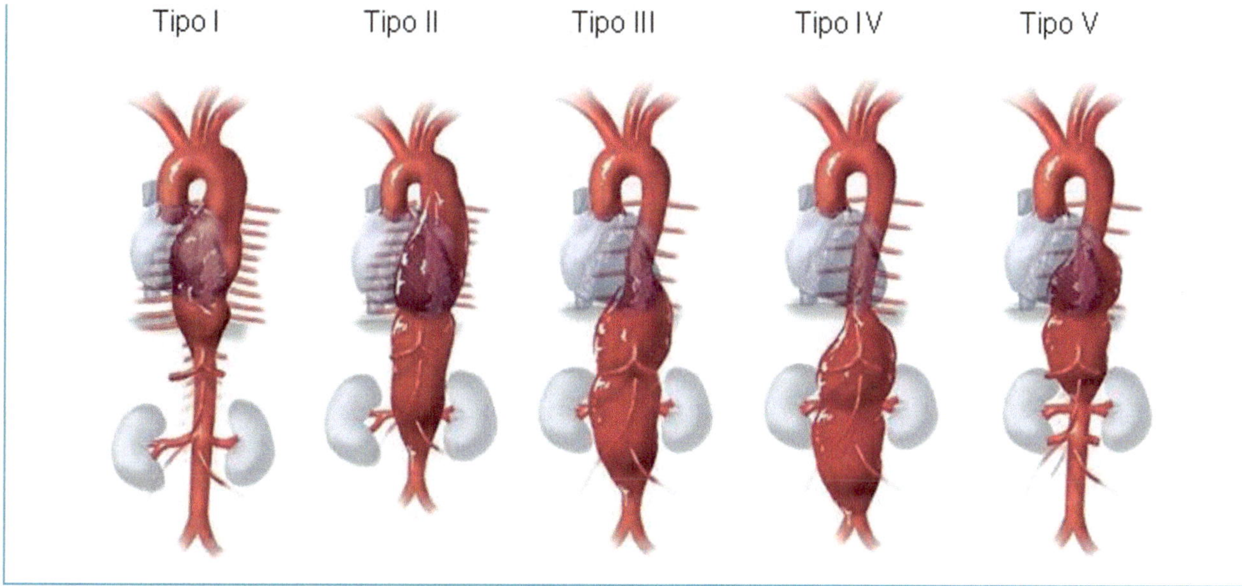

Figura 29.1. Classificação Crawford modificada por Safi-Miller.

Em 2001, Chuter e cols. relataram o primeiro caso de tratamento com endoprótese ramificada (EPr) dos AATA[4] e com a nova técnica surgiram novas complicações, sendo a mais temida a paraplegia.

O implante de endoprótese ramificada na aorta torácica exige uma zona de ancoragem proximal de cerca de 2 a 3 *stents* (4 a 8 cm) em aorta saudável, a fim de evitar migração da prótese ou aparecimento de *endoleak* tipo 1-A. Este aumento da extensão do colo adequado implica em maior número de artérias intercostais que serão ocluídas pelos *stents* e assim aumenta o risco de paraplegia. Isto reforça que não somente a artéria radicular magna (Adankiewickz) tem importância na paraplegia, mas sim todo o conjunto de artérias intercostais e lombares que estará envolvido.

Há que se somar ainda a extensão de aorta total a ser coberta pelas endopróteses (EP). O aumento da área de aorta coberta está diretamente proporcional ao índice de paraplegia, pois quanto mais aorta recoberta, maior o risco de paraplegia.

Cinco pontos anatômicos são envolvidos no aumento do risco de paraplegia: (1) cobertura da artéria subclávia esquerda; (2) EP com mais de 20 cm de extensão; (3) envolvimento do segmento da aorta entre T8 e T12; (4) extensão da aorta abdominal/cirurgia de aorta abdominal prévia; (5) Envolvimento/oclusão de artérias ilíacas internas.

Baseados no conceito de zona de ancoragem/extensão de cobertura da aorta, Ferreira e cols. propuseram uma classificação que leva em consideração não somente a localização do aneurisma, mas a extensão da cobertura da aorta pelas EP, considerando agora o risco de complicações implícitas no tratamento endovascular, principalmente a paraplegia.

Sendo assim, os aneurismas com classificação III, IV e V de Crawford-Safi terão zonas de ancoragem proximais semelhantes na aorta torácica descendente e, considerando este aspecto, o tratamento destes subtipos de aneurismas pode receber a mesma classificação, sendo denominada PAC (*Partial Aortic Covering*).

Já os aneurismas com classificação de Crawford I e II requerem uma cobertura total da aorta torácica descendente com extensão para a aorta abdominal, que servirá de zona de ancoragem distal da endoprótese. Este tratamento foi denominado como TAC (*Total Aortic Covering*).

Quando a aorta abdominal e sua bifurcação também são recobertas por endoprótese, a classificação de Ferreira recebe o sufixo A (TAC-A ou PAC-A).

Muitas vezes nos deparamos com aneurismas das artérias ilíacas associados ao AATA. As artérias ilíacas internas são indispensáveis para circulação colateral e irrigação medular nos tratamentos que envolvem grandes coberturas da aorta com endoprótese. Desta forma, foram acrescentados os sufixos B1 e B2, quando envolvem uma ou as duas ilíacas.

INDICAÇÕES DE TRATAMENTO

A história natural da ruptura dos AATA foi primariamente estudada por Crawford e cols. Nesta série de mais de 100 casos rotos, foi evidenciado que 80% dos AATA tinham menos de 10 cm de diâmetro e 13%, menos que 6 cm, sendo que a associação com dissecção levou à ruptura em aneurismas menores[5]. Em 1986, Crawford e cols.[6] acompanharam 94 pacientes com AATA que não foram operados e após 2 anos de seguimento e 76% estavam mortos, sendo que 50% das causas foram relacionadas com a ruptura do aneurisma. Os estudos de Bickerstaff e cols.[7] demonstraram uma sobrevida de apenas 28,7% e 19% nos pacientes com AATA tratados clinicamente em 2 e 5 anos, respectivamente.

Aneurismas com diâmetro maior que 6 cm ou nos pacientes sintomáticos (independentemente do tamanho) deverão ter sua correção indicada. Além do diâmetro, o tratamento endovascular deverá levar em consideração o comprimento do colo proximal (ideal de 2 a 3 cm), a compatibilidade das artérias ilíacas com o sistema introdutor da endoprótese (mínimo de 8 mm) e a perviedade das artérias dos membros superiores para implante das ramificações.

TÉCNICA

O procedimento é realizado sob anestesia geral, controle hemodinâmico contínuo com pressão arterial média invasiva, sondagem vesical de demora e monitoração do tempo de coagulação ativado (TCA), que deve permanecer > 300 segundos durante todo o procedimento. Monitoração neurológica com potencial evocado é recomendada.

Drenagem liquórica deve ser realizada sempre que exista risco elevado de paraplegia, como cobertura de mais de 200 mm de aorta, aneurismectomia aórtica convencional prévia, oclusão de artéria subclávia ou de ilíacas internas.

O paciente é posicionado em decúbito dorsal e a artéria subclávia ou axilar proximal é escolhida para o acesso superior. A artéria axilar distal deve ter um diâmetro mínimo de 5 mm para poder ser utilizada. No caso de dispositivos com fenestras apenas para as artérias renais, acesso apenas pelas artérias femorais é utilizado.

Caso um acesso no membro superior seja utilizado, um fio-guia em varal é posicionado para manter os dispositivos em posição. Um fio-guia extrarrígido é posicionado na aorta ascendente, e as artérias viscerais são cateterizadas para referência de implante. Caso a suíte de hemodinâmica apresente *softwares* de sobreposição de imagens tomográficas, este passo pode ser desconsiderado.

Preferimos a utilização de uma bainha flexível 12 Fr de 45 cm via axilar, onde passamos o sistema de varal até a femoral e, paralelamente ao varal, pelo interior da bainha 12 Fr, utilizamos bainha 7 Fr de 70 cm para acesso ao interior dos ramos até as artérias viscerais.

A EP com os ramos ou fenestras é então é posicionada. Caso o dispositivo seja ramificado, este deve ser posicionado acima das artérias viscerais, e não há necessidade de um posicionamento tão preciso quanto das endopróteses fenestradas. Sugerimos uma distância entre 1 e 2 cm entre o ramo e a origem dos vasos-alvo.

As artérias viscerais são cateterizadas em sequência, iniciando-se preferencialmente pela artéria mesentérica superior, com o intuito de orientar a direção da endoprótese. Cada *stent* revestido (*stent-graft*) é implantado e em seguida acomodado com cateter-balão, realizando-se um *flair* no seu centímetro distal. Após o implante de todos os *stents* viscerais, o segmento bifurcado da endoprótese é liberado, encerrando o procedimento. Preferimos a utilização de uma bainha flexível 12 Fr de 45 cm via axilar, onde passamos o sistema de varal até a femoral e, paralelamente ao varal, pelo interior da bainha 12 Fr, utilizamos bainha 7 Fr de 70 cm para acesso ao interior dos ramos até as artérias viscerais.

Stanley, Timaran e cols.[8] descreveram a técnica de liberação sequencial, ramo por ramo, com cateterismo sequencial dos ramos e artérias viscerais. Esta técnica, denominada de *Sequential Catheterization Amid Progressive Endograft Deployment* (SCAPED) *technique*, pode ser muito útil em casos onde a anatomia é desfavorável, em angulações no segmento visceral da aorta, onde a luz arterial é estreita por trombo mural ou o diâmetro da aorta no segmento onde os ramos ficarão implantados seja menor que 26 mm.

Algumas medidas intraoperatórias podem ser utilizadas para minimizar o risco de paraplegia: (a) estabilidade hemodinâmica; (b) baixa perda sanguínea; (c) redução do tempo cirúrgico; (d) rapidez no implante e liberação da EP com restabelecimento precoce do fluxo pélvico e femoral (artérias ilíacas internas e femoral profunda); (e) procedimento estagiado quando há elevado risco de paraplegia pela anatomia existente ou cobertura total da aorta (tipos 1 e 2 de Crawford-Safi).

Algumas medidas pós-operatórias podem ser utilizadas para reduzir o índice de paraplegia: (a) drenagem de liquor 5-10 mL/h nas primeiras 24-48 h; (b) hemoglobina acima de 10; (c) plaquetas acima de 100.000 UI; (d) atividade de protrombina – RNI menor que 1,5; (e) pressão arterial média acima de 90 mmHg.

As Figuras 29.2 a 29.7 demonstram exemplos de aneurismas toracoabdominais dos tipos I a V tratados pela técnica endovascular.

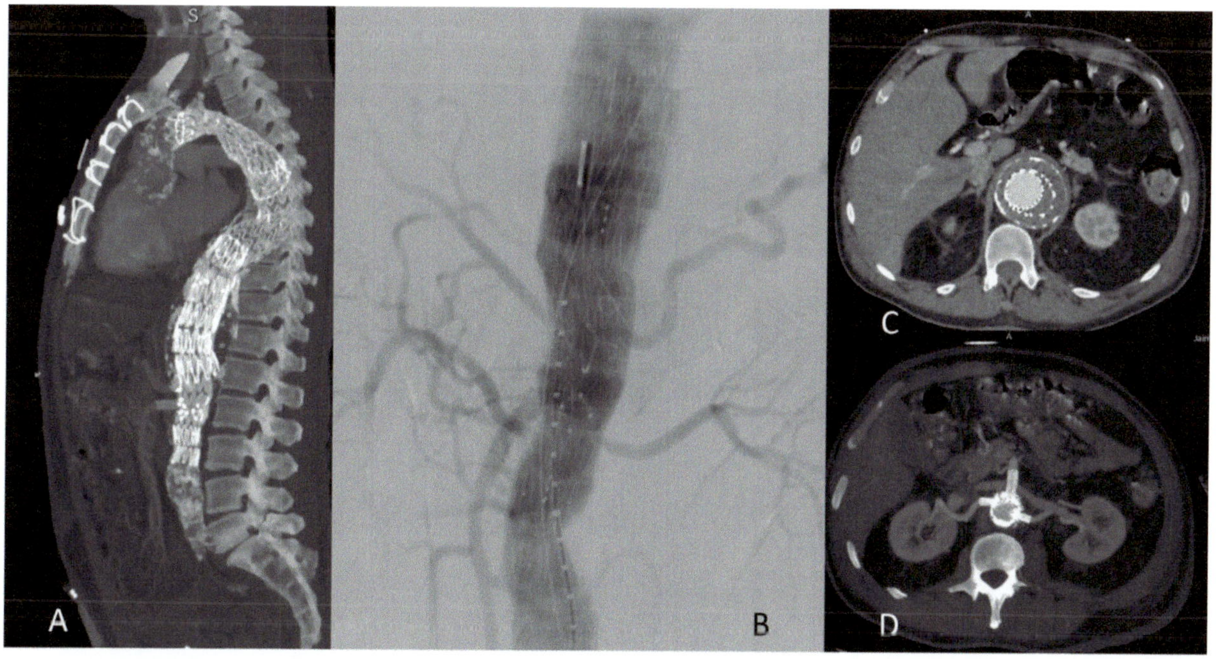

Figura 29.2. AATA tipo 1: Tratamento endovascular. A. Controle por ângio-TC. B. Controle angiográfico final. C. e D. Ângio-TC de controle com *stent-grafts.*

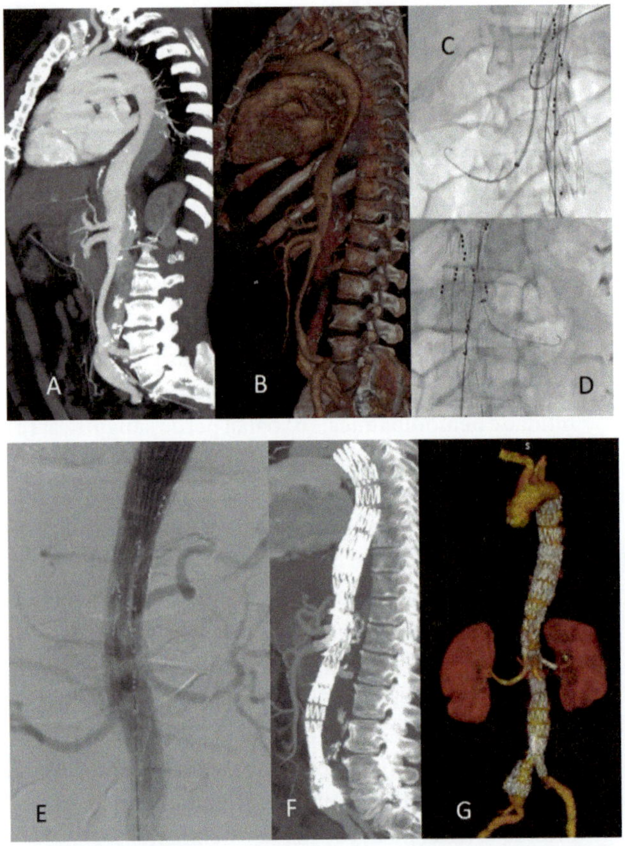

Figura 29.3. AATA tipo 2, 10 anos após dissecção tipo B. A e B - Imagens de ângio-TC com luz verdadeira estreita. C, D e E - Imagens intraoperatórias com implante de *stent-grafts*. F e G - Controle angiotomográfico.

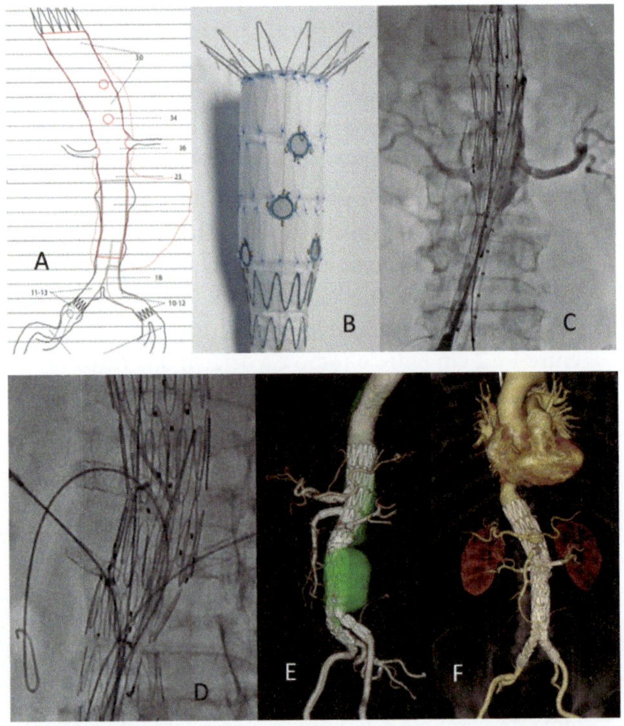

Figura 29.5. AATA tipo 4. A. Planejamento. B. Endoprótese customizada com quatro fenestras. C e D. Implante de endoprótese e posicionamento das fenestras e *stent-grafts*. E e F. Controle por ângio-TC e esboço do aneurisma excluído.

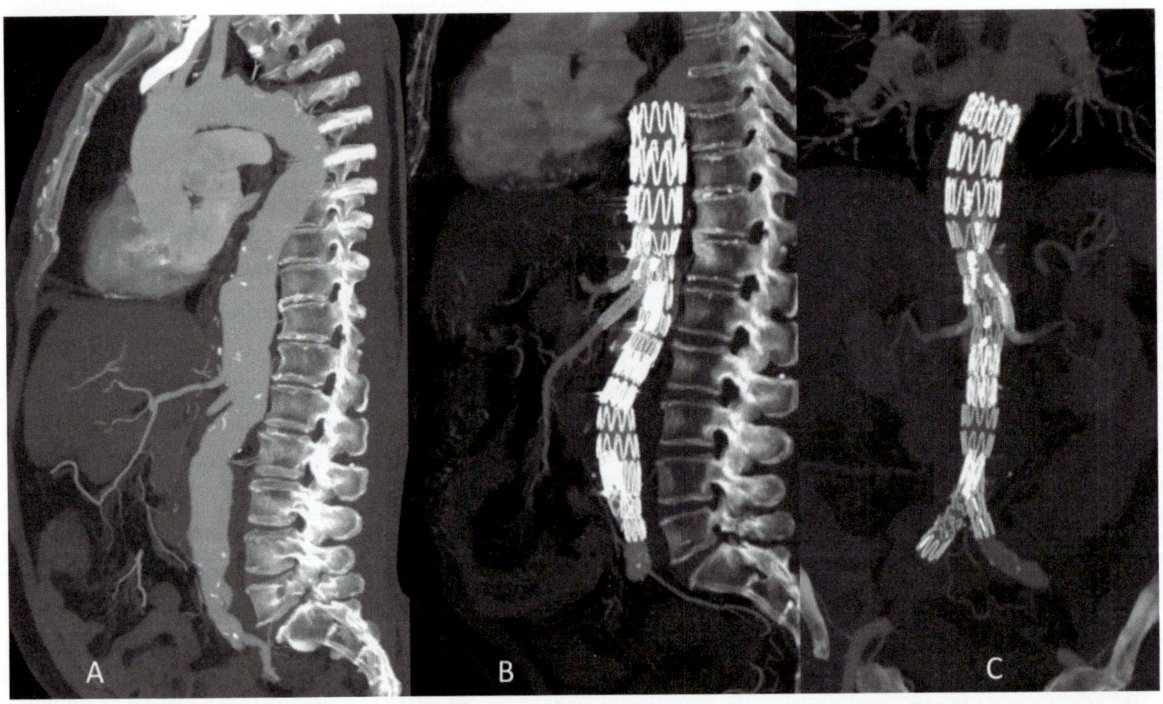

Figura 29.4. AATA tipo 3. A. Ângio-TC pré-operatória. B. e C. Controle pós-operatório.

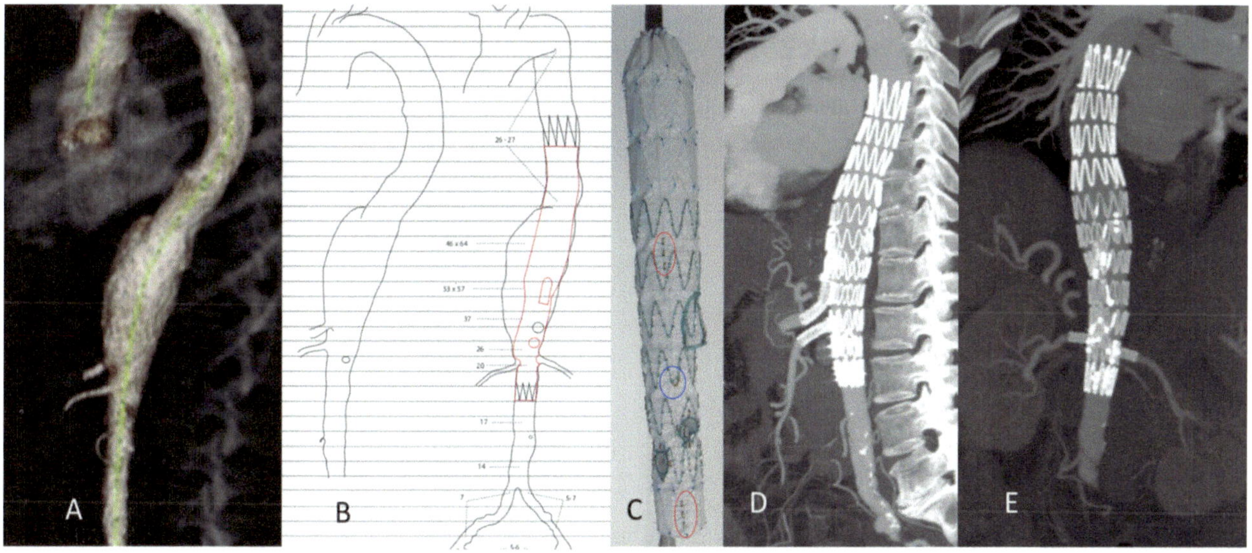

Figura 29.6. AATA tipo 5. A. Imagem de ângio-TC pré-operatória. B. Planejamento. C. Endoprótese CMD (customizada). D. e E. Controle por ângio-TC após tratamento endovascular.

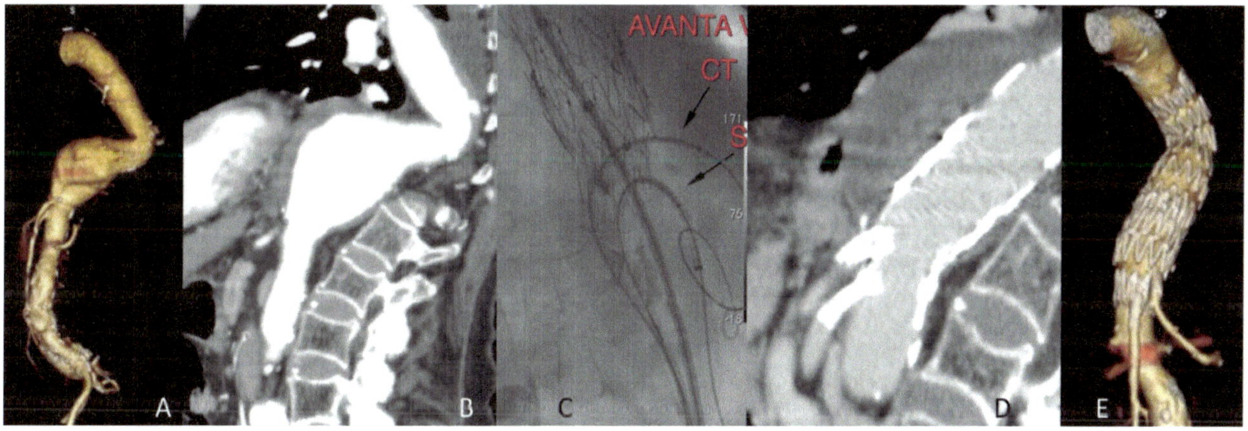

Figura 29.7. AATA tipo 5 tratado com implante de endoprótese modificada pelo cirurgião. A e B. Imagem de ângio-TC pré-operatória. C. Implante dos *stent-grafts* através das fenestras. D e E. Controle pós-operatório por ângio-TC.

RESULTADOS

Os resultados do tratamento endovascular dos aneurismas toracoabdominais são animadores. Quando comparados com os procedimentos cirúrgicos convencionais, há uma menor taxa de complicações renais e neurológicas, menor taxa de mortalidade, porém por conta de um custo maior[9,10].

Um estudo prospectivo multicêntrico realizado em centros de excelência dos Estados Unidos, coordenado pela *Mayo Clinic*, demonstrou o resultado em 5 anos de 67 pacientes, onde foram incorporadas no tratamento 178 artérias viscerais[11]. O grupo obteve sucesso técnico em todos os casos, com uma morte por isquemia mesentérica relacionada nos primeiros 30 dias. Onze pacientes apresentaram sangramento com necessidade de transfusão e apenas um necessitou de diálise. Ao completar 5 anos do implante, 91% dos pacientes estavam livres de intervenção.

Kitagawa e cols.[9], revisando a experiência da *Cleveland Clinic* com o uso de endopróteses fenestradas e ramificadas em dissecções crônicas do tipo B em 30 pacientes, obtiveram sucesso técnico em 100% dos casos, sem mortalidade ou comorbidades no período de acompanhamento médio de 1,7 ano (± 1,5 ano).

Mastracci e cols.[12] revisaram a experiência da *Cleveland Clinic* em 610 pacientes consecutivos tratados entre 2001 e 2013, obtendo 97% de sucesso técnico. Isquemia medular ocorreu em 1,18% dos casos, sendo relacionada com cobertura média de mais de 52 mm acima do tronco celíaco. Demonstrou também uma maior incidência de *endoleaks* tipo I no início da experiência com os dispositivos, mesmo em endopróteses com apenas fenestras para as artérias renais.

Uma metanálise realizada por Ou e cols.[13], com 783 procedimentos demonstrou sucesso técnico de 92,8%, com 88 *endoleaks*, sendo 23 tipos I, 57 tipos II e oito tipos III. Destes, oito apresentaram crescimento do aneurisma no acompanhamento, sendo metade deles do tipo II. Esta revisão sistemática também evidenciou baixa taxa de mortalidade.

As complicações mais comuns são relacionadas com os ramos, sendo 0,6% no tronco celíaco, 4% na mesentérica superior, 6% na artéria renal direita e 5% na artéria renal esquerda[14]. Além disto, impossibilidade de cateterismo do ramo ou fenestra é uma potencial complicação descrita, aumentando o tempo cirúrgico, causando hipotensão e óbito[14-17]. Outras complicações relacionadas ao procedimento estão relacionadas na Tabela 29.1 - Oclusão arterial aguda de artéria ilíaca ou de membro inferior, seja por ateroembolismo ou trombose, é uma complicação baixa, porém de alta morbimortalidade[17].

Tabela 29.1. Complicações relacionadas ao tratamento endovascular do AATA

Sistêmicas	Insuficiência renal aguda
	Paraplegia
	Acidente vascular encefálico
	Isquemia intestinal
	Pneumonia
Relacionadas ao procedimento	Trombose de artéria de acesso
	Ateroembolismo
	Perfuração arterial
	Oclusão de ramos
	Não conexão dos ramos
	Hemorragia
	Linforreia no local de acesso
	Hematoma no local de acesso
	Síndrome compartimental

Adaptado de Cochennec F et al. J Vasc Surg. 2014;60:571-8.

CONCLUSÃO

O tratamento endovascular dos aneurismas toracoabdominais é uma realidade, reduzindo de forma expressiva a mortalidade e morbidade desta patologia. Os estudos demonstram que a técnica endovascular é segura e efetiva, além de duradoura. Todavia, um acompanhamento rigoroso dos pacientes se faz necessário, com o intuito de reduzir as complicações de longo prazo e identificar de forma precoce *endoleaks* ou outras complicações.

REFERÊNCIAS BIBLIOGRÁFICAS

1. Clouse WD, Hallett JW Jr, Schaff HV, Gayari MM, Ilstrup DM, Meldton LJ 3th. Improved prognosis of thoracic aortic aneurysms: a population-based study. JAMA 1998;280(22):1926-9.
2. Crawford ES, Crawford JL, Safi HJ, Coselli JS, Hess KR, Brooks B, et al. Thoracoabdominal aortic aneurysms: preoperative and intraoperative factors determining immediate and longterm results of operations in 605 patients. J Vasc Surg. 1986;3:389404.
3. Huynh TTT, Miller CC, Estrera AL, Sheinbaum R, Allen SJ, Safi HJ. Determinants of hospital length of stay after thoracoabdominal aortic aneurysm repair. J Vasc Surg. 2002;35(4):64853.
4. Chuter TA, Gordon RL, Reilly LM, Pak LK, Messina LM. Multibranched stentgraft for type III thoracoabdominal aortic aneurysm. J Vasc Interv Radiol. 2001;12(3):3912.
5. Crawford ES, Hess KR, Cohen ES, Coselli JS, Safi HJ. Ruptured aneurysm of the descending thoracic and thoracoabdominal aorta. Analysis according to size and treatment. Ann Surg. 1991;213(5):417-425; discuss. 425-6.
6. Crawford ES, DeNatale RW. Thoracoabdominal aortic aneurysm: observations regarding the natural course of the disease. J Vasc Surg. 1986;3(4):578-82.
7. Bickerstaff LK, Pairolero PC, Hollier LH, Melton LJ, Van Peenen HJ, Cherry KJ, et al. Thoracic aortic aneurysms: a population based study. Surgery. 1982;92(6):11038.
8. Stanley GA, Timaran CH, Baig MJ, Gregory J, et al. Sequential Catheterization Amid Progressive Endograft Deployment for Fenestrated and Branched Endovascular Aortic Aneurysm Repair. J Vasc Surg. 2017;56(6):1816-1817.
9. Kitagawa A, Greenberg RK, Eagleton MJ, Mastracci TM, Roselli EE. Fenestrated and branched endovascular aortic repair for chronic type B aortic dissection with thoracoabdominal aneurysms. J Vasc Surg. 2013;58(3):625-634.
10. Michel M, Becquemin JP, Marzelle J, Quelen C, Durand-Zaleski I. A Study of the Cost-effectiveness of Fenestrated/branched EVAR Compared with Open Surgery for Patients with Complex Aortic Aneurysms at 2 Years. Eur J Vasc Endovasc Surg. 2018;56(1): 15-21.

11. Oderich GS, Greenberg RK, Farber M, Lyden S, Sanchez L, Fairman R. Results of the United States multicenter prospective study evaluating the Zenith fenestrated endovascular graft for treatment of juxtarenal abdominal aortic aneurysms. J Vasc Surg. 2014;60(6):1420-1428 e 1421-1425.
12. Mastracci TM, Eagleton MJ, Kuramochi Y, Bathurst S, Wolski K. Twelve-year results of fenestrated endografts for juxtarenal and group IV thoracoabdominal aneurysms. J Vasc Surg. 2015;61(2):355-364.
13. Ou J, Chan YC, Cheng SW. A Systematic Review of Fenestrated Endovascular Repair for Juxtarenal and Short-Neck Aortic Aneurysm: Evidence So Far. Ann Vasc Surg. 2015;29(8):1680-1688.
14. Mastracci TM, Greenberg RK, Eagleton MJ, Hernandez AV. Durability of branches in branched and fenestrated endografts. J Vasc Surg. 2013;57(4):926-933.
15. Austermann M, Donas KP, Panuccio G, Troisi N, Torsello G. Pararenal and thoracoabdominal aortic aneurysm repair with fenestrated and branched endografts: lessons learned and future directions. J Endovasc Ther. 2011;18(2):157-60.
16. Cochennec F, Kobeiter H, Gohel MS, Majewski M, Marzelle J, Desgranges P, et al. Impact of intraoperative adverse events during branched and fenestrated aortic stent grafting on postoperative outcome. J Vasc Surg. 2014;60(3):571-8.
17. Marzelle J, Presles E, Becquemin JP. Results and factors affecting early outcome of fenestrated and/or branched stent grafts for aortic aneurysms: a multicenter prospective study. Ann Sur.g 2015;261(1):197-206.

Tratamento Endovascular dos Aneurismas Periféricos

30

Gustavo Paludetto Oliveira
Alexandre Augusto Giovanini
Rafaela B. de Mello Soares
Cristienne Silva e Souza

INTRODUÇÃO

Os aneurismas periféricos seguem a mesma classificação quanto ao conceito: de uma dilatação segmentar com mais de 50% do diâmetro do vaso sadio. A degeneração aterosclerótica permanece com principal fator de risco para o desenvolvimento, mas as lesões podem ser causadas por procedimentos invasivos, traumatismos, doenças do colágeno, displasias e infecções. Podem ser verdadeiros ou falsos (pseudoaneurismas), e com morfologia variada (fusiformes, saculares ou dissecantes).

Abordaremos neste capítulo os aneurismas externos às cavidades torácica e abdominal e troncos supra-aórticos, atentando-nos então para os aneurismas periféricos das artérias dos membros superiores (subclávia, axilar, braquial, radial e ulnar) e dos membros inferiores (femorais, poplíteas, tibiais e fibular).

ANEURISMAS DAS ARTÉRIAS SUBCLÁVIA E AXILAR

Os aneurismas verdadeiros das artérias subclávia e axilar são raros, sendo os mais comuns associados ao traumatismo, os pós-estenóticos em pacientes com síndrome do desfiladeiro torácico, infecciosos e por doenças como Behçet, Marfan e displasia fibromuscular.

Os sintomas dos aneurismas extratorácicos geralmente são relacionados com a presença de frêmito, massa pulsátil, compressão de feixes do plexo braquial, compressão venosa e podem funcionar como fontes de embolia, causando isquemia distal.

O diagnóstico suspeitado pela anamnese clínica pode ser facilmente comprovado através de ultrassonografia vascular com Doppler (USD), angiotomografia (Figura 30.1), angiorressonância e angiografia.

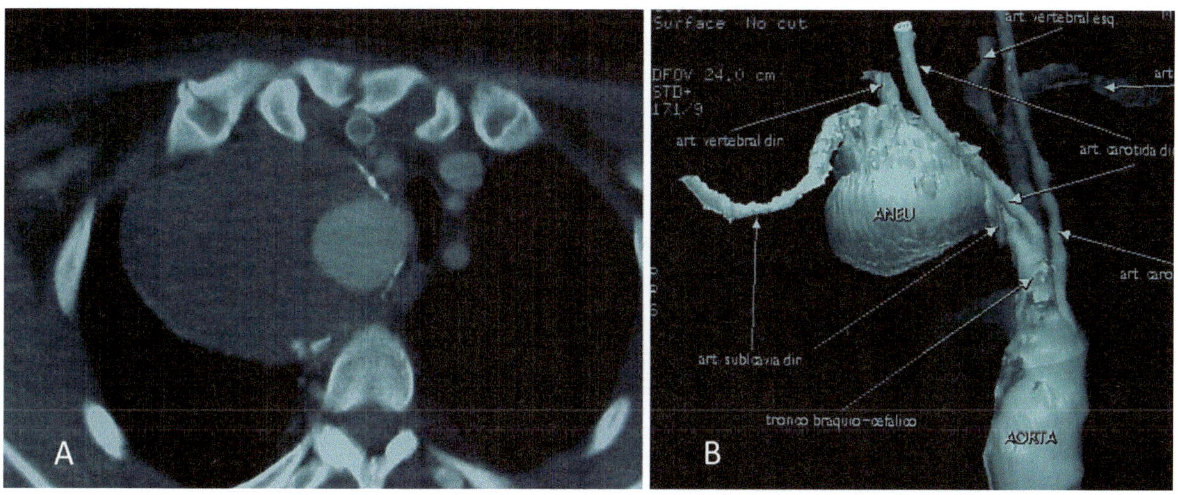

Figura 30.1. A. Angiotomografia torácica demonstrando grande aneurisma verdadeiro de artéria subclávia direita. B. Reconstrução em 3D da angiotomografia. (Cortesia Prof. Dr. Pierre G. Silveira).

O primeiro relato de reparo endovascular bem-sucedido de aneurisma de artéria subclávia (AAS) foi feito por MacSweeney e cols., em 1996[1].

O planejamento técnico depende principalmente da localização do aneurisma e do envolvimento de ramos arteriais[2,3]. Aneurismas localizados no segmento distal da artéria subclávia ou em segmento livre de ramos podem ser tratados apenas com implante de *stent-graft* ou endopróteses periféricas (EP), obtendo-se selamento adequado.

Nos aneurismas que contêm a emergência de ramos arteriais, tais como artérias vertebral, mamária e toracoacromial, a embolização com molas seguida do implante de *stent-graft* é uma alternativa para evitar a ocorrência de *endoleak* tipo II[3]. Diante da necessidade de embolização da artéria vertebral, recomenda-se o estudo da artéria vertebral contralateral, bem como a avaliação da patência da circulação basilar, a fim de prevenir eventos isquêmicos posteriores[4]. Em casos de colo do aneurisma muito próximo à origem da artéria subclávia direita, a técnica de *kissing-stent* é utilizada para manter o fluxo sanguíneo adequado para a carótida comum direita e evitar tanto a isquemia no território carotídeo quanto o *endoleak* tipo I[2].O tratamento endovascular é uma opção factível, com alta taxa de sucesso técnico e poucas complicações[2]. Pode ser realizado com anestesia local e mínima perda sanguínea, devendo ser considerado nos pacientes de alto risco para reparo aberto.

Os acessos podem ser realizados por punção arterial femoral (anterógrado) ou por punção das artérias radial/braquial.

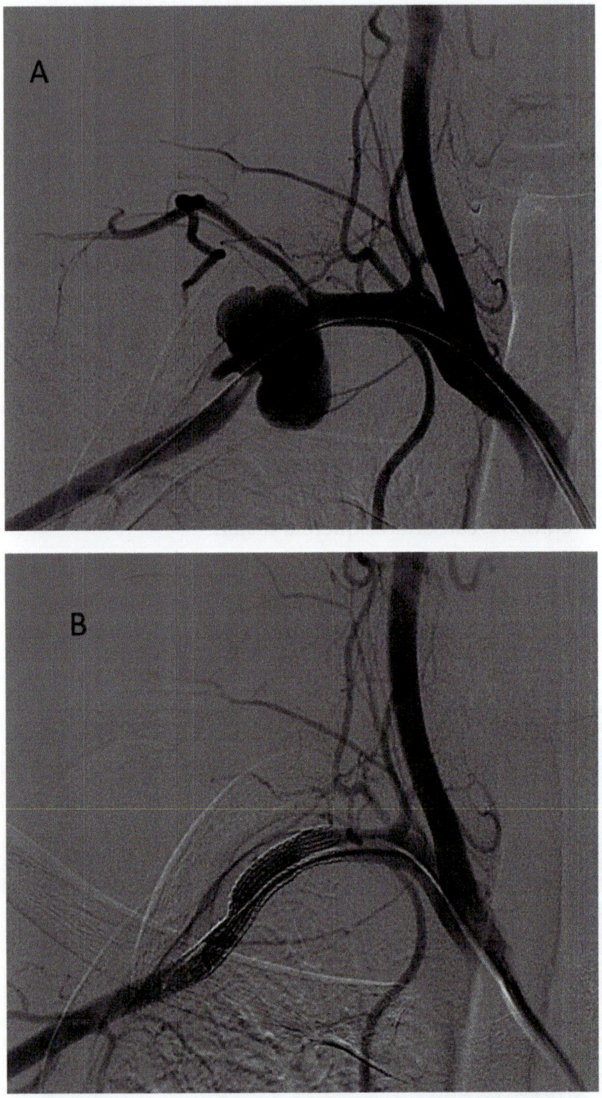

Figura 30.2. A. Angiografia demonstra pseudoaneurisma de artéria subclávia direita. **B.** Angiografia de controle após tratamento com *stent-graft* Viabahn® WL Gore®. (Cortesia Prof. Dr. Pierre G. Silveira.)

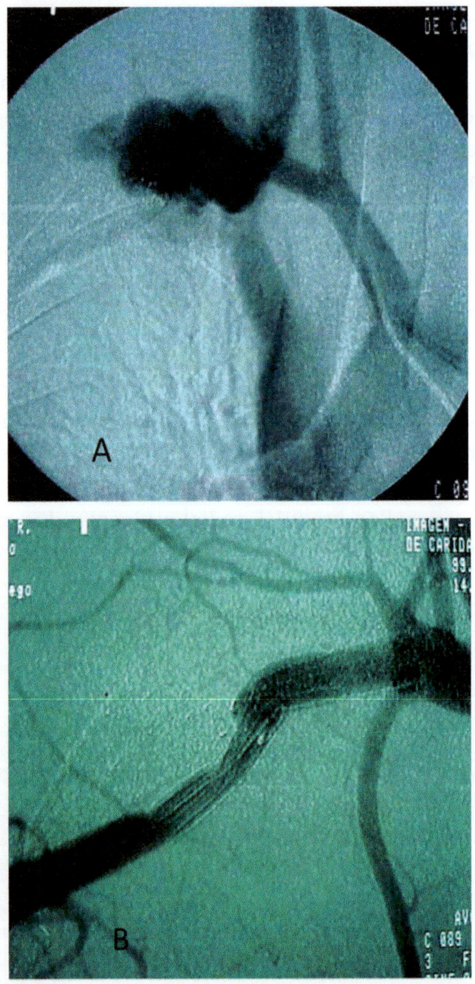

Figura 30.3. A. Angiografia demonstra pseudoaneurisma traumático com ruptura da artéria subclávia direita, sem fluxo distal. **B.** Angiografia de controle demonstra correção da lesão com *stent-graft*. (Cortesia Prof. Dr. Pierre G. Silveira.)

As Figuras 30.2 e 30.3 demostram exemplos do tratamento endovascular do aneurisma de artéria subclávia.

ANEURISMAS DAS ARTÉRIAS BRAQUIAL E CUBITAL

Os aneurismas verdadeiros das artérias braquial e cubital são raros, sendo os pseudoaneurismas os mais comuns. Os aneurismas verdadeiros estão relacionados a degeneração aterosclerótica da parede (rara), às doenças de Kawasaki e Behçet.

Já os pseudoaneurismas são entidades mais comuns na prática clínica do intervencionista, principalmente relacionados a procedimentos de cateterismos vasculares para avaliação coronariana e endovascular, complicações de punções arteriais inadvertidas, coleta de exames arteriais ou monitoração de pressão arterial invasiva.

O diagnóstico clínico, com a presença de frêmito e massa pulsátil palpável, também é facilmente comprovado através de ultrassonografia vascular com Doppler, angiotomografia, angiorressonância e angiografia.

Quando se trata de pseudoaneurisma, a compressão guiada com US Doppler e também a injeção de trombina guiada por ultrassom geralmente têm alta resolutividade, com baixo risco de agressão ao paciente.

Aneurismas verdadeiros, grandes lacerações, ulcerações geralmente exigem um tratamento de reconstrução da parede arterial. Aneurismas na área de dobra do cotovelo geralmente têm tratamento preferencial cirúrgico, com correção da lesão por ressecção do segmento de aneurisma e anastomose terminoterminal ou com interposição de enxerto (venoso ou protético de PTFE). Aneurismas fora das zonas de dobra ou linha articular podem ser tratados com uso de *stent-grafts* (EP) flexíveis, geralmente autoexpansíveis (p. ex., Viabahn® W.L.Gore®).

ANEURISMAS DAS ARTÉRIAS ULNAR E RADIAL

Os aneurismas verdadeiros da artéria ulnar são bastante raros, estando associados também a traumatismos, fraturas graves do antebraço e punho, doenças inflamatório-autoimunes (Behçet). Uma causa comum é o pseudoaneurisma da artéria ulnar no nível do punho, decorrente do traumatismo repetitivo, denominado síndrome do martelo hipotenar, comum no passado quando pessoas substituíam ferramenta pela loja hipotenar da mão.

Na artéria radial, as causas mais comuns são iatrogênicas, associadas a intervenções cardiológicas/endovasculares, à coleta de exames para gasometria e monitoração de pressão arterial invasiva. Os sintomas estão associados a dor local, presença de frêmito, massa pulsátil, restrição de movimento e compressão de nervos adjacentes.

O diagnóstico, de fácil execução, pode ser comprovado por US Doppler, angiotomografia, angiorressonância ou arteriografia.

Pseudoaneurismas geralmente são resolvidos por compressão direta, utilizando US Doppler, com ou sem injeção de trombina. Pseudoaneurismas do punho refratários a compressão ou com colo largo geralmente são tratados de forma convencional, por cirurgia aberta.

Por se tratar de vasos de fino calibre, *stents-grafts* (EP - endopróteses periféricas) podem até ser utilizados, mas no mercado brasileiro estão disponíveis EP somente a partir de 5 mm de diâmetro, fato que pode ser limitador para seu uso.

A manobra de Allen pode evidenciar a presença do arco palmar patente, abrindo o precedente para o tratamento através de exclusão do fluxo do vaso portador do aneurisma a montante e jusante do aneurisma (evitando assim o reenchimento), podendo ser realizada ligadura cirúrgica ou mesmo embolização com *coils* ou cola/polímeros.

ANEURISMAS DAS ARTÉRIAS FEMORAIS

Aneurisma de Artéria Femoral Comum

A degeneração aneurismática da artéria femoral comum é pouco frequente, compreendendo, aproximadamente, 30% dos aneurismas arteriais periféricos[5]. A etiologia geralmente é aterosclerótica, porém não é totalmente definida, podendo ser encontradas formações micóticas, inflamatórias, displásicas ou idiopáticas. São mais frequentes na população masculina e naqueles com idade avançada.

Os pacientes frequentemente são assintomáticos. Porém, em alguns casos, pela posição superficial desta artéria, podem apresentar-se como massa pulsátil palpável na região inguinal e dor local. Outros manifestam-se por compressão da veia correspondente, gerando edema e estase venosa, embolização arterial distal, com possível isquemia do membro e, raramente, ruptura.

Uma vez suspeitado pelo exame clínico, o aneurisma pode ser confirmado pelo ecocolordoppler. A angiorressonância e angiotomografia (padrão ouro) também podem ser realizadas. Entretanto, devido ao elevado custo destes exames, o ecocolordoppler tem sido o exame de eleição para definição da morfologia, do diâmetro do aneurisma, determinação do fluxo em seu interior (típica imagem de *yin-yang*), bem como diâmetro e extensão do colo.

Os aneurismas verdadeiros podem ser classificados, de acordo com a sua localização na artéria, em dois tipos[6]:

- Tipo I: atinge a artéria femoral comum isoladamente;
- Tipo II: atinge a artéria femoral comum e a bifurcação femoral.

De acordo com a maioria dos autores, o tratamento está indicado em todos os pacientes sintomáticos e nos assintomáticos que apresentem aneurismas maiores que 2,5 cm de diâmetro[7].O tratamento cirúrgico convencional é o de escolha e consiste na ressecção do aneurisma e reconstrução com prótese de dacron ou PTFE. A correção endovascular tem indicação restrita, pois a colocação de *stent* em área de flexão do quadril não é ideal, a menos que o paciente apresente infecção no sítio a ser tratada ou que o mesmo tenha poucas condições clínicas para uma abordagem cirúrgica.

Aneurisma de Artéria Femoral Profunda

São encontrados em cerca de 0,5 a 1% dos aneurismas periféricos e 1 a 2,6% dos aneurismas femorais[8]. São raros, possivelmente devido à cobertura muscular da artéria femoral profunda e devido à composição da parede arterial, que é rica em camadas musculares e com poucas fibras elásticas. O acometimento desta artéria merece atenção, tendo em vista a sua importância para a circulação colateral dos membros inferiores.

É muito mais comum em homens que em mulheres (9:1). Normalmente são unilaterais e podem vir acompanhados de aneurismas em outras localizações (até 74% dos pacientes)[9]. Assim, é recomendado que todos os pacientes sejam rastreados para aneurismas poplíteos e aortoilíacos.

A etiologia pode ser aterosclerótica (mais comum), displasia fibromuscular, trauma, micótica, doenças do colágeno e doenças autoimunes. A maioria dos pacientes é assintomática. Entretanto, podem apresentar-se com dor súbita localizada (em casos de rotura), isquemia aguda do membro inferior (em casos de oclusão crônica da artéria femoral superficial ipsolateral). Confirmação com exames de imagem (ecodoppler, angiotomografia e angiografia).

Como complicações, podemos encontrar embolização das artérias distais, trombose do aneurisma, edema por compressão venosa e ruptura (mais comum e mais temida).

O tratamento cirúrgico convencional é o de escolha. A técnica consiste na realização da aneurismectomia com reconstrução arterial utilizando próteses entre a artéria femoral comum e profunda (na maioria dos casos) ou enxerto de veia safena reversa, quando se trata de aneurisma micótico.

A correção endovascular pode ser útil quando o aneurisma acomete os 2/3 distais da artéria e a embolização com molas ou polímeros pode ser utilizada. *Stents* podem ser utilizados, mas um fator limitador pode ser a diferença de diâmetro ao longo desta artéria.

Aneurisma de Artéria Femoral Superficial

São incomuns e compõem 15 a 25% dos casos de aneurismas de artéria femoral. Aterosclerose é a principal etiologia, mas podem se apresentar como micóticos, autoimunes e traumáticos (pseudoaneurismas pós-procedimentos percutâneos). Mais comuns em homens idosos e com doenças ateroscleróticas difusas associadas.

A apresentação clínica mais comum é a dor localizada, associada a massa pulsátil palpável na coxa. A confirmação deve ser realizada com exames de imagem. Como complicações podemos encontrar ruptura (33% dos casos), trombose e isquemia aguda do membro inferior (19%)[9].

Alguns autores recomendam tratamento cirúrgico em todos os pacientes assintomáticos com aneurismas > 2,5 cm de diâmetro, em todos os que apresentem complicações e em todos os pacientes sintomáticos[10].

O tratamento endovascular também está indicado, especialmente nos pacientes com risco cirúrgico elevado. São utilizadas endopróteses ou *stents* revestidos autoexpansíveis (tais como Viabahn, Fluency).

Pseudoaneurisma Femoral

Acessos percutâneos da artéria femoral são comuns em procedimentos diagnósticos e terapêuticos periféricos, coronarianos e neurovasculares. A taxa de formação de pseudoaneurismas é baixa, entretanto são a apresentação mais comum nesta localização, em decorrência do crescimento exponencial da abordagem endovascular. Trauma não iatrogênico e processo infeccioso locais são outros fatores causais dos falsos aneurismas.

A incidência varia de acordo com a literatura mundial entre 0,05 a 8%[5]. Em relação aos fatores de risco, podemos encontrar as seguintes associações:

- *relacionados ao paciente*: índice de massa corporal elevado, gênero feminino > masculino, idade avançada, artéria com alto grau de calcificação, plaquetopenia prévia[5];
- *relacionados ao procedimento*: local da punção abaixo da bifurcação, exames/tratamentos realizados em caráter de urgência, maior diâmetro da bainha, uso de anticoagulantes, acesso

combinado arterial e venoso, procedimento terapêutico > diagnóstico;

- *relacionados ao pós-procedimento*: uso contínuo de antiagregantes plaquetários e intervenção coronariana de urgência.

No exame físico são observados massa pulsátil, hematoma, dor e edema. O ecodoppler colorido tem se tornado ferramenta importante no diagnóstico e planejamento terapêutico.

Não existem diretrizes para uma estratégia terapêutica relacionada ao limite do diâmetro. É prudente observar/acompanhar aneurismas com diâmetro < 3 cm até que ocorra a trombose espontânea do saco aneurismático. Alguns estudos evidenciaram que a extensão do colo (especialmente > 0,9 cm) é fator preditivo de regressão do mesmo[10,11]. Exames seriados devem ser realizados a cada 1 a 2 semanas até completa resolução (em até 6 semanas). Assim, são descritas a seguir as principais modalidades terapêuticas;

Compressão guiada por Ultrassom

É a primeira linha de tratamento não cirúrgica, por ser de baixo custo, não invasiva e rapidamente disponível. Envolve a compressão da região inguinal com transdutor e visibilização direta do colo do aneurisma, mantendo o fluxo sanguíneo na artéria femoral nativa. Importante observar o fluxo a cada 5 a 10 minutos e continuar até total desconforto do paciente, fadiga do operador ou completa exclusão do aneurisma. Tempo médio de compressão: 30 minutos.

Complicações possíveis: ruptura do pseudoaneurisma, TVP, reações adversas como angina, fibrilação atrial e resposta vasovagal.

Limitações da técnica: dor intensa à compressão e administração de drogas sedativas.

Injeção de Trombina guiada por Ultrassom

Apesar de ser um uso *off-label* da trombina, trata-se de procedimento seguro e apresenta taxa de sucesso maior do que a compressão ecoguiada. Representa a outra terapêutica não cirúrgica amplamente utilizada, mostrando alta taxa de sucesso (97,4%), resultado imediato e mínimo incômodo ao paciente[8] (Figura 30.4).

Etapas da técnica: exame completo da anatomia da artéria femoral acometida, assepsia e antissepsia da região inguinal, anestesia local, escolha da agulha (19-25G – agulha de anestesia raquidiana), identificação

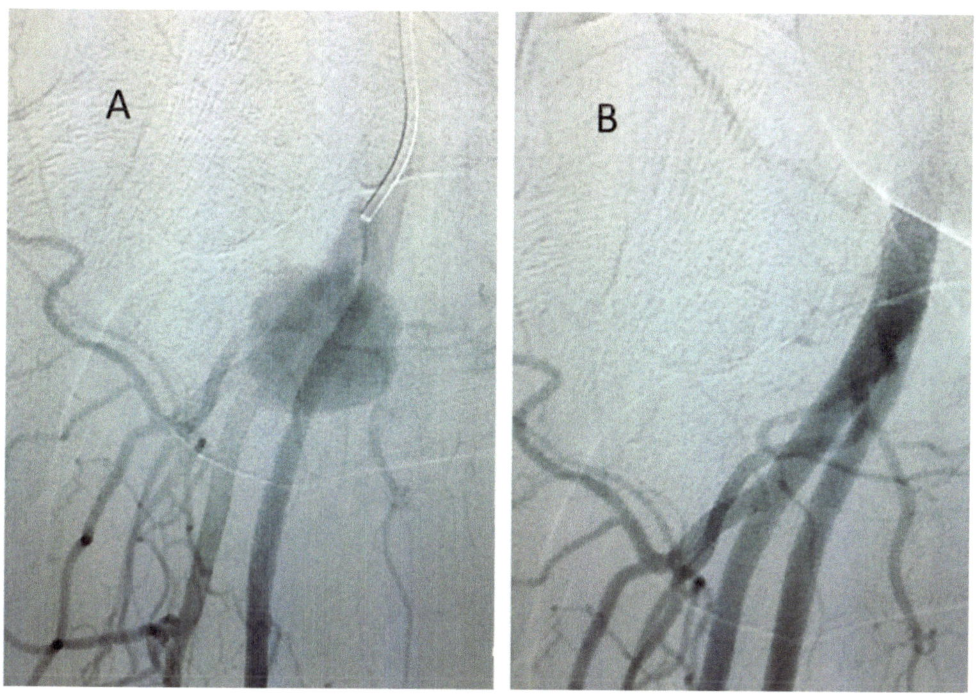

Figura 30.4. A. Imagem angiográfica de pseudoaneurisma femoral direito. B. Angiografia de controle após injeção de trombina guiada por US.

do saco e punção da periferia do mesmo (fora da área do colo), injeção de 0,1 mL da solução de 1.000 UI/mL de trombina tópica, observar trombose do saco confirmando ausência de fluxo. Repouso no leito por, pelo menos, 2 horas.

Pontos críticos do procedimento: manter sempre a agulha na periferia do aneurisma; em pacientes obesos, usar transdutor convexo; alta chance de trombose arterial em pacientes com saco aneurismático < 1 cm de diâmetro; usar mínima quantidade para completa oclusão do aneurisma. Controle ecográfico pós-procedimento é mandatório.

Tratamento Endovascular

O uso de *stents* convencionais associados a molas ou *stents* revestidos deve ser evitado devido à possibilidade de fratura dos mesmos (implantados na região inguinal). Outra possibilidade barata é o uso de solução salina periorifício do pseudoaneurisma.

Tratamento cirúrgico

Está indicado nos casos de falha de compressão e/ou injeção ecoguiada de trombina; nos casos de complicações locais da região inguinal, tais como hematoma expansivo, necrose de pele; processo infeccioso, dor intensa; e compressão nervosa com neuropraxia[12]. As Figuras 30.5 e 30.6 exemplificam, respectivamente, tratamento endovascular através de implante de *stent-grafts* para correção de pseudoaneurismas nas artérias femoral superficial e profunda.

ANEURISMAS DA ARTÉRIA POPLÍTEA

A artéria poplítea está situada da artéria femoral superficial ao nível do canal dos adutores até a iminência da artéria tibial anterior, diminuindo de calibre conforme progride em direção à perna. Seu diâmetro normal varia entre 0,5 a 1,1 cm, a depender do tamanho e gênero do indivíduo[13,14].

Os aneurismas da artéria poplítea (AAP) são raros, porém correspondem a 70% de todos os aneurismas periféricos. Acometem mais frequentemente os terços proximal e médio da artéria. Sua principal etiologia é a degenerativa. São cerca de sete vezes mais frequentes em homens que em mulheres[15], sua incidência aumenta com a idade, com pico de incidência entre 65-80 anos, estando relacionados com hipertensão e tabagismo.

Têm grande relação com aneurisma da aorta (30-50%), bilateralidade (50%) e a chance de desenvolvimento de novo aneurisma em outro sítio após 10 anos de tratamento do AAP é maior que 50%[16].

Diferentemente dos aneurismas da aorta abdominal, cuja principal complicação é a rotura, os AAP raramente rompem, sendo esta complicação responsável por cerca de 2,5% dos casos e geralmente cursando com desfechos catastróficos[17]. Apresentam crescimento progressivo e a velocidade do crescimento é acelerada conforme o diâmetro, variando de 1,5 mm ao ano em aneurismas menores que 2 cm, chegando a crescer até 3,7 mm ao ano em aneurismas maiores que 3 cm.

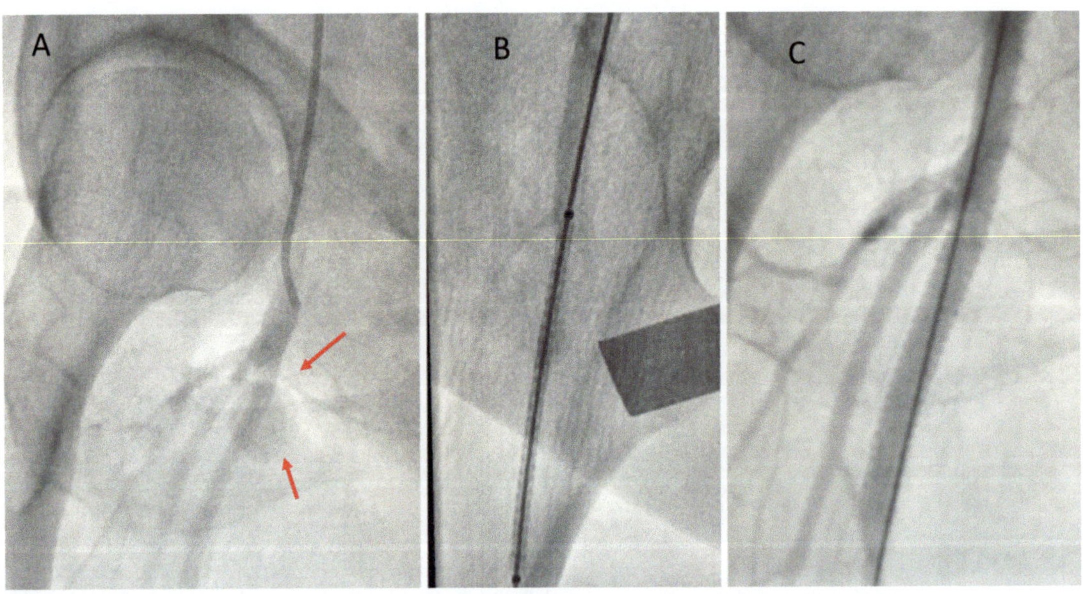

Figura 30.5. A. Imagem angiográfica de pseudoaneurisma da artéria femoral profunda. B. Posicionamento de *stent-graft* Viabahn®. C. Angiografia de controle após a correção.

Os principais sintomas relacionados aos AAP são a isquemia crônica ou aguda do membro acometido, relacionada a embolizações distais ou trombose aguda, respectivamente. Outros sintomas relacionados são por efeito de massa, gerando compressão venosa ou de nervos da perna.

Estudos mostram que a evolução natural da doença é a de que mais de 70% dos pacientes diagnosticados e não tratados apresentarão complicações nos próximos 5 anos. A presença de trombos murais no aneurisma e oclusão arterial distal (deságue) aumentam as taxas de complicações isquêmicas[18-20].

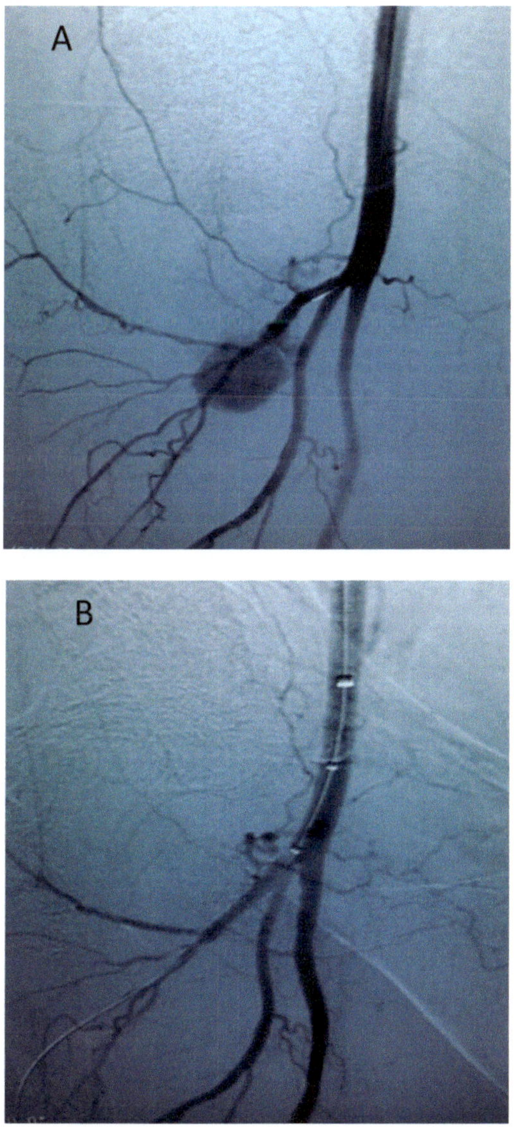

Figura 30.6. Angiografia da região inguinal direita. A. Pseudoaneurisma da artéria femoral profunda. B. Imagem após tratamento endovascular com *stent-graft* expansível por balão (mode BeGraft®).

O diagnóstico é suspeitado através do exame físico e confirmado através de exames de imagem, sendo o ecodoppler colorido o exame de eleição para rastreio e acompanhamento dos AAP. A angiotomografia computadorizada ou a angiorressonância magnética são exames indispensáveis para a programação terapêutica, pois demonstram com precisão o calibre do vaso, presença de trombos murais e a perfusão distal do membro e devem envolver imagens a partir da aorta abdominal. A angiografia permanece como padrão ouro para a avaliação do fluxo arterial distal no membro.

Embora ainda controversa, a indicação clássica para o tratamento dos AAP é a presença de sintomas ou para diâmetros a partir de 2 cm. Alguns autores justificam o tratamento invasivo independentemente do tamanho ou da presença de sintomas, baseando-se em que a taxa de sucesso cirúrgico, patência em longo prazo e salvamento do membro são três a quatro vezes maiores nos pacientes assintomáticos e com bom escoamento arterial distal[21-23]. Pacientes octagenários assintomáticos e com múltiplas comorbidades podem ser apenas acompanhados clinicamente, devendo ser optado por tratamento cirúrgico nos casos em que haja grande presença de trombos murais ou oclusão de artérias distais.

Uma vez indicada a correção cirúrgica, o preparo pré-operatório envolve exames de imagem (angiotomografia, angiorressonância e angiografia se necessário) e preparo clínico do paciente, com início de betabloqueadores, se indicados, estatina e antiagregação plaquetária, preferencialmente 1 mês antes do procedimento[24].

Tratamento endovascular

Podendo ser realizado de forma totalmente percutânea (contra ou ipsolateral) ou híbrida, com dissecção da artéria femoral superficial, a abordagem endovascular tem os benefícios de gerar um menor risco cardiovascular e de não necessitar de anestesia geral ou bloqueio lombar.

O tratamento endovascular é elegível para pacientes que apresentam zonas de ancoragem para os EP de pelo menos 2 cm proximal e distal, com pouca diferença de calibre entre os mesmos, artérias pouco tortuosas e aneurismas com diâmetros não tão grandes, que poderiam gerar risco de acotovelamento e migração da EP. Em contrapartida deve ser evitado em pacientes com contraindicação ao uso de antiagregantes plaquetários e em pacientes que permanecem longos períodos com os joelhos flexionados em suas atividades laborativas.

Os pacientes deverão iniciar o uso preferencialmente de clopidogrel 1 mês antes do procedimento. Dupla antiagregação plaquetária é necessária nos primeiros 30 a 45 dias de pós-operatório e o clopidogrel deverá ser mantido indefinidamente se não houver contraindicações para o uso do mesmo.

Para o tratamento utilizam-se *stent-grafts* autoexpansíveis (Viabahn® endoprothesis, W.L. Gore & Associates, Newark, Delaware), sendo recomendado um *oversize* de 10 a 15% nas zonas de ancoragem proximal e distal. Se for necessária a utilização de mais de uma EP, é sugerido que a diferença de calibre entre elas não ultrapasse 1 mm e que haja uma área de conexão de pelo menos 2 a 3 cm entre elas.

O acesso pode ser contralateral para EP até 8 mm de diâmetro (introdutor contralateral 8 Fr) ou ipsolateral com punção guiada por ultrassom da artéria femoral superficial. O dispositivo de fechamento arterial (Perclose Proglide®, Abbott®) ou dissecção da artéria femoral superficial pode ser aplicado quando a EP tem diâmetro e perfil maior que 8 Fr.

A zona de ancoragem distal deve evitar a parte mais móvel da artéria poplítea, devendo ser realizada uma angiografia com o joelho flexionado para melhor definição desta região antes e após a liberação da EP. Caso a liberação ocorra na área de dobra da artéria poplítea, a área de cobertura com EP deverá ser expandida. Após a liberação é realizada a acomodação dos mesmos com balão não complacente, evitando-se a angioplastia fora da extensão da EP devido ao risco de dissecção arterial[27].

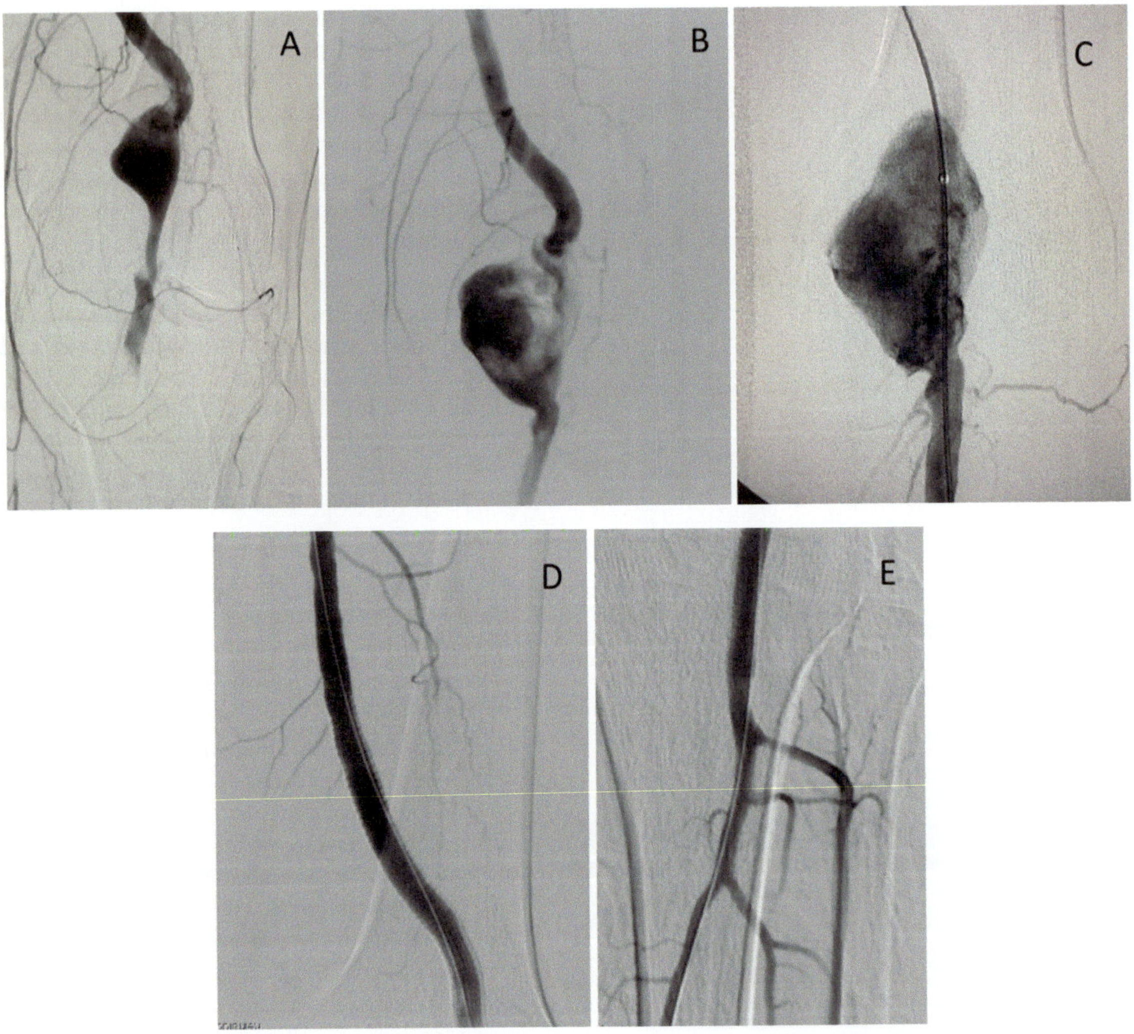

Figura 30.7. Angiografia de membro inferior demonstrando aneurisma traumático da artéria poplítea esquerda. **A.** Angiografia mostra embolia distal e oclusão arterial. **B.** Angiografia após 12 h de fibrinólise. **C.** Posicionamento/liberação do *stent-graft* Viabahn®. **D.** Aneurisma excluído. **E.** Detalhe do *stent-graft* terminando com a borda distal 1 cm acima da origem da artéria tibial anterior; artérias infrapoplíteas patentes após o procedimento.

Tratamento endovascular da trombose aguda – do aneurisma

Muitos dos pacientes portadores de aneurisma de artéria poplítea evoluem com isquemia aguda do membro inferior. Quando são submetidos a angiografia, praticamente em metade destes pacientes é identificada trombose completa do aneurisma com ausência de leito distal patente devida a trombose secundária ou microemboizações prévias, o que impede a realização de revascularização por *bypass*.

Nestes casos dramáticos, em que o risco de perda do membro é grande, pode ser realizada a trombólise intra-arterial por cateter, com melhora do leito distal e recanalização das áreas obstruídas. Devemos levar sempre em consideração, antes de indicar o procedimento, as condições clínicas do paciente, o risco de sangramentos e a viabilidade do membro, já que serão necessárias de 12 a 24 horas de infusão de trombolítico.

Muitos estudos confirmam o benefício da realização de trombólise intra-arterial pré ou intraoperatória nos casos de trombose aguda de aneurismas de artéria poplítea. A *Mayo Clinic* relata uma série com 74 pacientes com trombose aguda, sendo que 38 foram submetidos a trombólise. A patência primária e a taxa de salvamento de membro nos 30 primeiros dias foi de 94% e 91% respectivamente, diminuindo a taxa de amputação de 96% para 69% em pacientes com isquemia crítica[26]. Outros estudos mostram que a realização de trombólise leva a recanalização de um ou dois vasos distais em até 77% dos casos, aumentando a taxa de salvamento de membro no curto e longo prazos, enquanto nos casos em que a trombólise é ineficaz, invariavelmente a amputação do membro é necessária[108].

Técnica

O acesso é realizado com punção retrógrada da artéria femoral comum contralateral, preferencialmente guiada por ultrassom, e um introdutor 6 Fr contralateral é posicionado no eixo ilíaco do membro afetado. Com um fio-guia hidrofílico é possível ultrapassar a área de trombose e posicionar na mesma um cateter multiperfurado para início da lise medicamentosa. Um preditor importante de eficácia da trombólise é a facilidade em ultrapassar a área trombosada (indicativa de trombos frescos). O paciente é mantido anticoagulado de forma plena com heparina não fracionada por bomba de infusão contínua (infundida pelo introdutor) e é iniciada a trombólise química pelo cateter.

Utilizamos alteplase (t-PA) em nosso serviço, mas trombolíticos semelhantes também podem ser utilizados. Para diluição utilizamos 450 mL de solução fisiológica a 0,9% e 50 mL (50 mg) de alteplase, totalizando 1 mg/10 mL. A velocidade de infusão iniciada é de 20 mL/h e pode ser diminuída conforme a evolução do paciente.

O paciente deve ser mantido em regime de terapia intensiva durante o tratamento. Hemograma, TTPA e fibrinogênio devem ser checados a cada 4 horas. A dosagem de heparina deve ser ajustada a fim de manter a relação do TTPA entre 1,5 a 2,5. Se o fibrinogênio cair

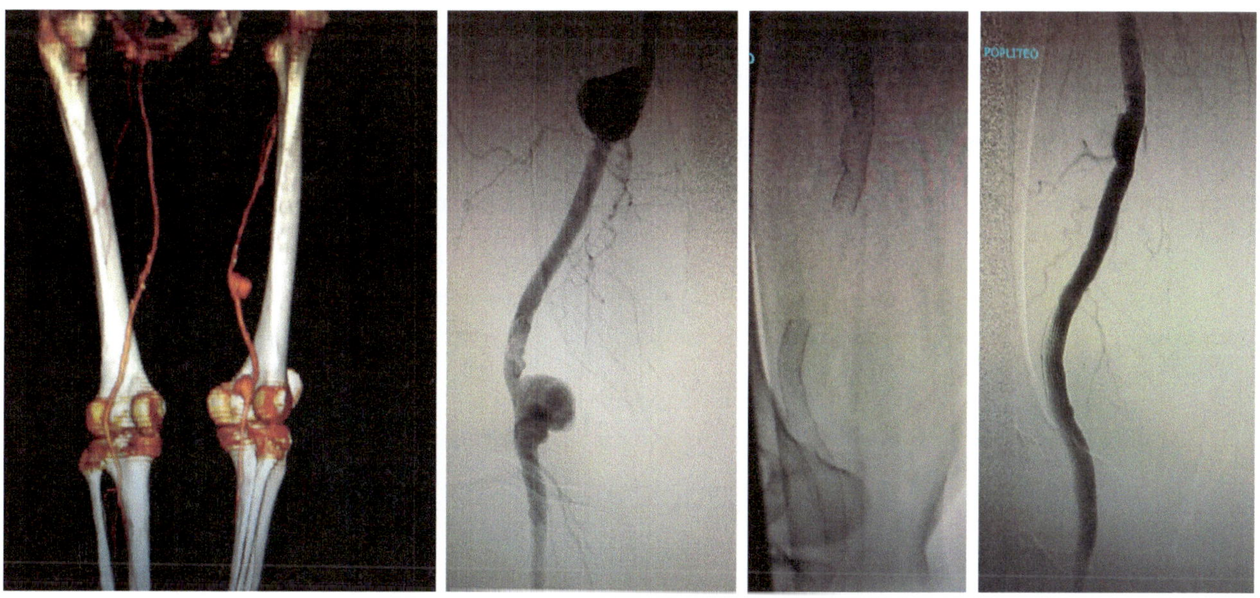

Figura 30.8. A. Angiotomografia de membros inferiores e reconstrução 3D. B. Aneurismas simultâneos nas artérias femoral superficial e poplítea. C. Detalhe dos dois *stent-grafts* liberados separadamente. D. Angiografia de controle com exclusão dos aneurismas.

abaixo de 200 mg/dL, a infusão de trombolítico é interrompida e somente será reiniciada quando a dosagem de fibrinogênio for maior que 150 mg/dL e a dose de trombolítico deverá ser reduzida pela metade.

Outra técnica que pode ser utilizada é com cateteres de infusão de trombolíticos que dispõem de *pulse-spray*, utilizando a dose de 10 mg de alteplase em 100 mL de solução fisiológica. Após esta primeira lise de trombos deverá ser mantido um cateter de infusão contínua, conforme relatado acima[28].Uma angiografia de controle deverá ser realizada idealmente a cada 6 a 18 horas de tratamento, podendo ser antes, se necessário.

A depender dos achados angiográficos, o tratamento definitivo deverá ser realizado, podendo ser com técnica endovascular ou através de *bypass* cirúrgico.

As Figuras 30.7 e 30.8 exemplificam o tratamento endovascular do aneurisma da artéria poplítea. Na Figura 30.7, exemplo do tratamento do aneurisma trombosado com embolia maciça distal, tratado com trombólise e *stent-graft*. A Figura 30.8 exemplifica aneurismas verdadeiros simultâneos da femoral superficial e da poplítea, tratados com duas endopróteses periféricas (*stent-grafts*) separadamente, para preservar o máximo de artérias colaterais na coxa.

REFERÊNCIAS BIBLIOGRÁFICAS

1. MacSweeney ST, Holden A, Harltley D, et al. Endovascular repair of subclavian artery aneurysm. Journal of vascular surgery. 1996;24:304-5.
2. Li L, Zhang J, Wang R, Li J, Gu Y, Yu H. Endovascular Repair of a Right Subclavian Artery Aneurysm with Coil Embolization and Stent Graft: Case Report and Literature Review, Annals of Vascular Surgery. 2016 doi: 10.1016/j.avsg.2016.02.041.
3. Gao XX, Li LQ, Gu YQ, et al. Endovascular repair of subclavian artery aneurysms: results from a single-center experience, Perfusion. 2017;32(8):670-674.
4. Randall W. Franz, Simon R. Fraser, Endovascular Repair of Incidentally Found Subclavian Artery Aneurysm: A Case Report From an Urban Level 1 Trauma Center, Vascular and Endovascular Surgery. 2018;52:(5):382-385.
5. Sharma S, Nalachandran S. Isolated common femoral artery aneurysm: a case report. Cases J. 2009;2:7522.
6. Cutler BS, Darlin RC. Surgical management of arterioscletotic femoral aneurysms. Surgery. 1973;74:764-73.
7. Piffaretti G, Mariscalco G, Tozzi M, et al. Twenty-year experience of femoral artery aneurysms. J Vasc Surg. 2011;53(5):1230-6.
8. Kontopodis , Tsetis D, Tavlas E, et al. Ultrasound Guided Compression versus Ultrasound Guided Thrombin Injection for the treatment of Post-Catheterization Femoral Pseudoaneurysms: Systematic Review and Meta-Analysis os Compatative Studies. Eur J Vasc Endovasc Surg. 2016;51(6):815-23.
9. Patrick , John , Ali FA. Femoral pseudoaneurysms after percutaneous access. J Vasc Surg. 2014;60:1359-66.
10. Catalin H, Audra AD, Thomas CB, et al. Profunda femoris artery aneurysms: Association with aneurysmal disease and limb ischemia. J Vasc Surg. 2008;47:31-35.
11. Maffei FHA, Yoshida WB, Rollo HA, et al. Doenças Vasculares Periféricas. vol. 2. 5ª ed. Rio de Janeiro: Guanabara Koogan; 2016. p. 1541.
12. Maffei FHA, Yoshida WB, Rollo HA, et al. Doenças Vasculares Periféricas. vol. 2. 5ª ed. Rio de Janeiro: Guanabara Koogan; 2016. p. 1542.
13. Johnston KW, Rutherford RB, Tilson MD, et al. Suggested standards for reporting on arterial aneurysms. Subcommittee on Reporting Standards for Arterial Aneurysms, Ad Hoc Committee on Reporting Standards, Society for Vascular Surgery and North American Chapter, International Society for cardiovascular Surgery. J Vasc Surg. 1991;13:452-458.
14. Davis RP, Neiman HL, Yao JS, et al. Ultrasound scan in diagnosis of peripheral aneurysms. Arch Surg. 1977;112:55-58.
15. Lawrence PF, Lorenzo-Rivero S, Lyon JL, et al. The incidence of iliac, femoral and popliteal artery aneurysms in hospitalized patients. J Vasc Surg. 1995;22:409-415.
16. Dawson I. Management of popliteal aneurysm. Br J Surg. 2003;90:249-250.
17. Sie RB, Dawson I, van Baale JM, et al. Ruptured popliteal artery aneurysm: an insidious complication. Eur J Vasc Endovasc Surg. 1997;13:432-438.
18. Szilagyi DE, Schwartz RL, Reddy DJ, et al. Popliteal arterial aneurysms: their natural history and management. Arch Surg. 1981;116:724-728.
19. Lowell RC, Gloviczki P, Hallett Jr JW, et al. Popliteal artery aneurysms: the rysk of nonoperative management. Ann Vasc Surg. 1994;8:14-23.
20. Shortell CK, DeWeese JA, Ouriel K, et al. Popliteal artery aneurysms: a 25-years surgical experience. J Vasc Surg. 1991;14:771-776.
21. Carpenter JP, Barker CF, Roberts B, et al. Popliteal artery aneurysms: current management and outcome. J Vasc Surg. 1994;19:65-72.

22. Reilly MK, Abbott WM, Darling RC . Aggressive surgical management of popliteal artery aneurysms. Am J Surg. 1983;145:498-502.
23. Bauer SM, Cayne NS, Veith FJ. New developments in the preoperative evaluation and perioperative management of coronary artery disease in patients undergoing vascular surgery. J Vasc Surg. 2010;242-251.
24. Garg K, Rockman CB, Kim BJ, et al. Outcome of endovascular repair of Popliteal artery aneurysms using Viabahn endoprosthesis. J Vasc Surg. 2012;55:1647-1653.
25. Ranson ME, Adelman MA, Cayne NS, et al. Total Viabahn endoprosthesis collapse. J Vasc Surg. 2008;47:454-456.
26. Huang Y, Gloviczki P, Noel AA, et al. Early complications and long-term outcome after open surgical treatment of Popliteal artery aneurysms: is exclusion with saphenous vein still the gold standard? J Vasc Surg. 2007;45:706-713.
27. Marty B, Wicky S, Ris H-B, cet al. Success of thrombolysis as a predictor of outcome in acute thrombosis of popliteal aneurysms. J Vasc Surg. 2002;35:487-493.

Aneurismas de Artérias Viscerais 31

Thiago Abdala de Araújo
Tulio Fabiano de Oliveira Leite
Glauber Lutterbach
Gustavo Henrique Vieira de Andrade

INTRODUÇÃO

Os aneurismas são definidos como a dilatação segmentar de um vaso visceral, com diâmetro maior ou igual a uma vez e meia o valor esperado da artéria nativa. Os aneurismas de artérias viscerais (AAV) são aqueles situados nos ramos viscerais da aorta abdominal, como artérias hepáticas, esplênica, tronco celíaco, mesentéricas superior, inferior e renais.

Classicamente, a artéria possui três camadas. Por definição, os aneurismas verdadeiros são formados pela dilatação de todas as três camadas da parede arterial, enquanto os pseudoaneurismas constituem hematomas contidos por tecidos adjacentes, resultantes da ruptura localizada da parede arterial com um canal persistente que comunica a luz arterial com o hematoma, sendo pulsáteis e podendo ter a aparência de um aneurisma verdadeiro ao exame físico[1] (Figura 31.1).

Os AAV podem ser fusiformes (a dilatação abrangendo toda a circunferência vascular) ou saculares (dilatação abrangendo apenas um segmento circunferencial do vaso), o qual apresenta um aspecto morfológico mais predisponente a ruptura.

Os aneurismas de artérias viscerais são decorrentes de alterações intrínsecas e/ou degenerativas que modificam a dinâmica do fluxo arterial, tais como aterosclerose, displasia fibromuscular, distúrbios do colágeno, vasculites, entre outros. Já os pseudoaneurismas arteriais viscerais (PAV) desenvolvem-se devido a trauma,

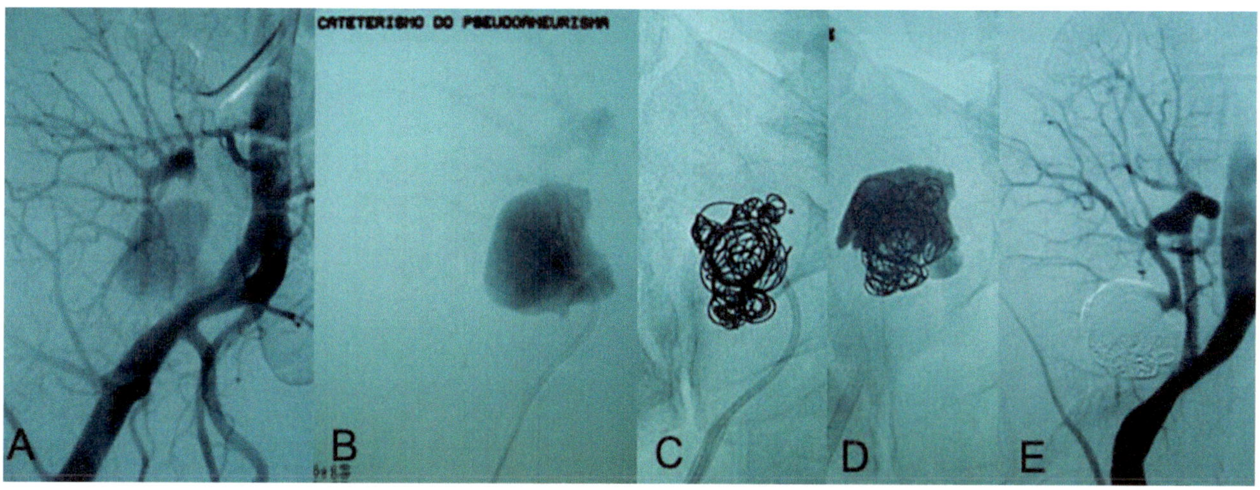

Figura 31.1. Paciente com enxerto renal na ilíaca direita e pseudoaneurisma de anastomose (A). Afastada a possibilidade de infecção, foi tentado tratamento com *stent* revestido, porém observado vazamento (B). Foi então inserido um cateter no pseudoaneurisma e colocadas molas fibradas (C) seguido de cola (cianoacrilato) 40% (D). Exclusão do pseudoaneurisma (E).

cirurgias, processos inflamatórios e infecciosos[2-4]. Os pseudoaneurismas viscerais apresentam um risco potencial de ruptura maior que os aneurismas viscerais 76% x 3,1% (Figura 31.2).

Apesar de os AAV serem raros e ocorrerem em torno de 0,1 a 2% de todos os aneurismas, são clinicamente importantes pela elevada mortalidade quando há ruptura, com taxas de 20-75% dependendo do diâmetro, localização, condição clínica, dentre outros aspectos[5].

O aneurisma visceral mais comum é o de artéria esplênica, com prevalência maior que 60% e por esse motivo será destinado um capítulo especial nesta obra para discussão[6].

Há várias técnicas cirúrgicas empregadas no tratamento dos AAV. O tratamento endovascular tornou-se o método de escolha em razão do avanço e da melhoria das técnicas, bem como dos materiais. Desta forma, é imprescindível ao radiologista intervencionista o conhecimento dos aspectos patológicos dessa enfermidade e de estratégias para sua correção.

INVESTIGAÇÃO

Os métodos de imagens não invasivos utilizados na detecção de anormalidades vasculares são a ultrassonografia com Doppler (US), a tomografia computadorizada (TC) e a ressonância magnética (RM). O diagnóstico dos aneurismas viscerais geralmente é um achado incidental durante exames de imagens.

Os aspectos mais importantes a serem avaliados são diâmetros do aneurisma, do colo proximal e distal do vaso nativo, morfologia, relação com outros vasos, presença de calcificações e trombos, e ainda a integridade da parede vascular.

Ultrassonografia

A US é rotineiramente o primeiro exame a ser realizado em supostas alterações vasculares, avaliação de perviedade de anastomoses em cirurgias, angioplastias com *stents*, bem como vascularização parenquimatosa de órgãos sólidos com boa sensibilidade (Figura 31.3).

Esse método é tipicamente realizado com transdutores convexos de baixa frequência. No modo B, os aneurismas são identificados como formações anecoicas circunscritas, fusiformes ou saculares com fluxo turbulento na luz aneurismática ao modo Doppler colorido.

Esse método de imagem apresenta limitações técnicas em pequenos aneurismas ou naqueles retroperitoneais ou mesentéricos devido ao meteorismo intestinal, paciente não colaborativo e adiposidade cutânea exuberante. Isso pode ser potencializado em examinadores com formação insatisfatória em diagnóstico por imagem.

Com o desenvolvimento das microbolhas, utilizadas como contraste ecográfico, o método ganhou destaque, notadamente em pacientes com contraindicações aos meios de contraste da TC e RM[3,7,8].

Tomografia Computadorizada

A angiotomografia computadorizada (aTC) é provavelmente a modalidade mais utilizada para avaliação arterial abdominal, pélvica, visceral e parenquimatosa.

A realização de estudo multifásico com contraste iodado (fases sem contraste, arterial, venosa e tardia) permite identificar AAV de pequenas dimensões, bem como a avaliação morfológica, relação com estruturas adjacentes, anatomia do vaso nativo e presença de trombos e calcificações com mais acurácia que o US e a

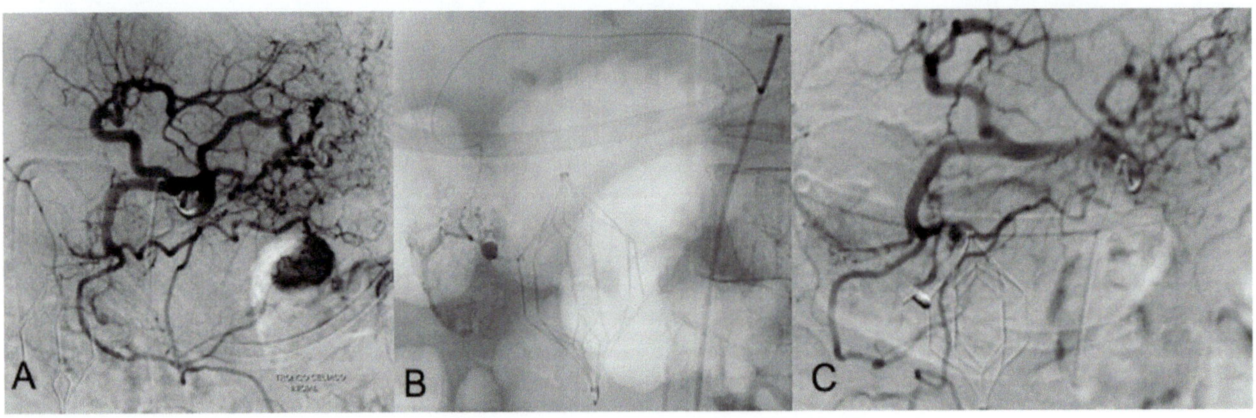

Figura 31.2. Angiografia para pesquisa de hemorragia digestiva evidencia um pequeno aneurisma (provavelmente pseudoaneurisma) em ramo da arcada gastropancreatoduodenal (A). Melhor definição do aneurisma após microcateterismo (B). Tratamento do aneurisma com mola fibrada levando a oclusão do ramo e do falso aneurisma, conforme demonstrado na angiografia de controle (C).

RM. Portanto, é o método de imagem não invasivo de escolha em pacientes sem contraindicações aos meios de contraste iodados, embora utilize radiação ionizante.

É possível criar reconstruções multiplanares e tridimensionais (3D), reproduzindo aspectos anatômicos com precisão e detalhamento, a fim de definir a estratégia terapêutica[2,3].

Outra vantagem potencial da aTC é o uso de impressoras em 3D com modelos tridimensionais a partir da aTC. Esse arsenal poderá definir uma estratégia terapêutica mais adequada previamente[9].

Ressonância Magnética

Similarmente à TC, a RM também permite efetuar estudos multifásicos e avalia os mesmos parâmetros. Como vantagem, podemos citar o uso de contraste menos nefrotóxico que o iodado e aquisições de imagens vasculares sem empregar contraste, utilizando técnicas *flow-sensitive* e *time-of-flight* (TOF)[10].

Entretanto, é um exame mais prolongado que a ATC, sujeito a artefatos de movimento e de pulsação arterial, dificultando a avaliação dos aneurismas[3].

INDICAÇÕES E CONTRAINDICAÇÕES

Aneurismas das artérias viscerais apresentam indicação de tratamento pela literatura quando sintomáticos, crescimento acima de 5 mm em 6 meses e diâmetro maior que 20 mm, sendo que essa indicação pelo diâmetro pode variar de acordo com a dimensão da artéria nativa (Quadro 31.1).

Quadro 31.1. Indicações clássicas do tratamento dos aneurismas viscerais

Sintomáticos
Crescimento > 5 mm em 6 meses
Diâmetro > 20 mm

Além disso, há algumas situações especiais associadas a aumento do risco de ruptura, tais como mulheres em idade fértil ou gestantes (especialmente no de artéria esplênica), pacientes que serão submetidos a transplante hepático, aneurismas de etiologia não aterosclerótica, múltiplos aneurismas ou ainda quando associados a dissecção. Todos os pseudoaneurismas são tratados, independentemente do tamanho e da localização[11-14].

Não há contraindicação absoluta ao método endovascular, devendo sempre ser avaliado o risco-benefício diante das diversas técnicas de embolização, reconstrução endovascular, oclusão de ramos, isquemia de órgão não alvo, reação ou complicação com os meios de contraste[15].

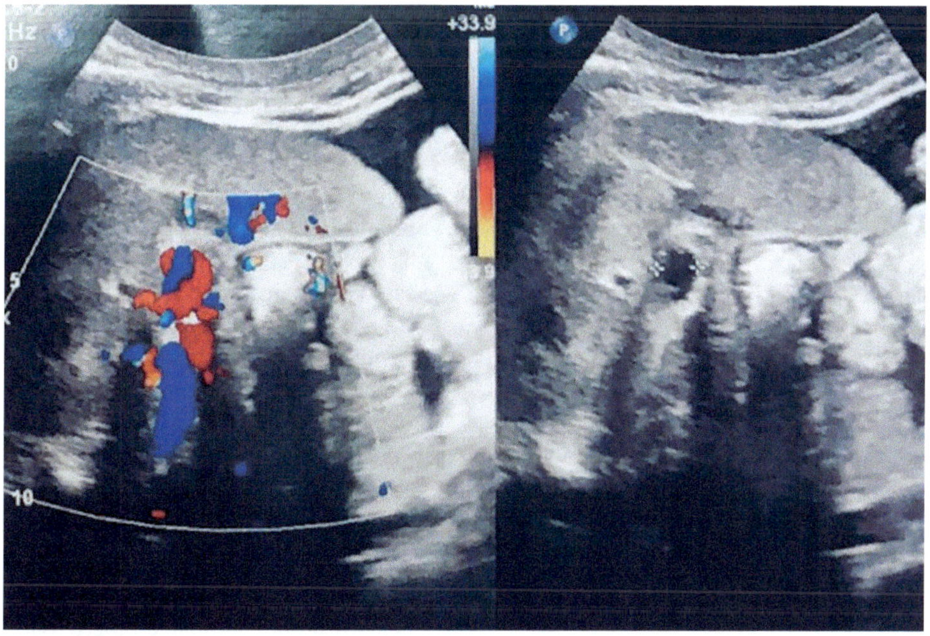

Figura 31.3. Ultrassonografia mostrando uma imagem anecoica arredondada que ao Doppler apresenta intenso fluxo no interior, com padrão *yin-yang*, caracterizando um aneurisma sacular da artéria renal medindo 15 x 16 mm.

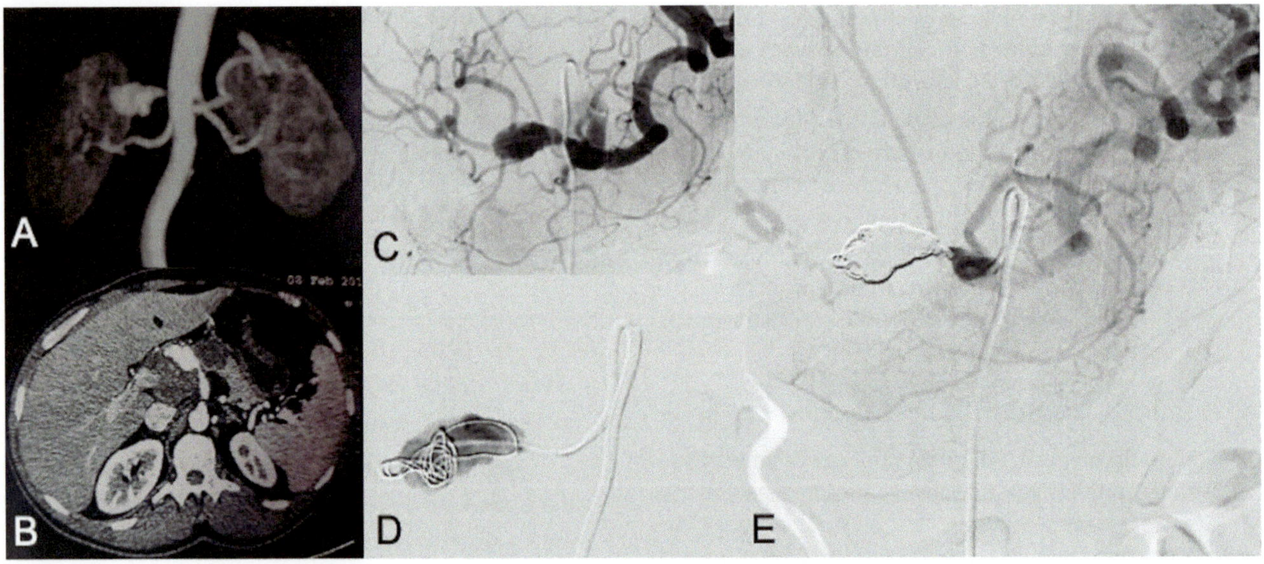

Figura 31.4. Paciente em investigação de dor abdominal. Tomografia de abdome com contraste evidenciando aneurisma de artéria hepática, reconstrução (A) e corte axial (B). Arteriografia por cateterismo confirma o achado (C). Embolização do aneurisma com molas fibradas (Concerto, Medtronic, EUA) (D). Embolização do aneurisma com Onyx (Medtronic) (E).

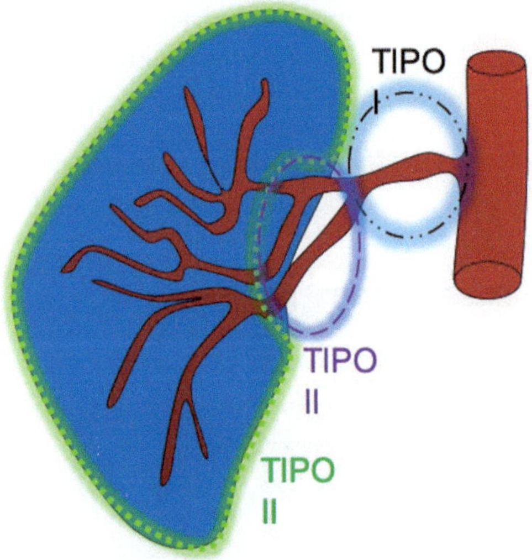

Figura 31.5. Esquema da classificação dos aneurismas das artérias renais quanto à topografia.

ANEURISMAS DA ARTÉRIA HEPÁTICA (AAH)

Os AAH são o segundo tipo mais comum de aneurisma visceral, sendo mais encontrados em homens adultos, decorrentes de aterosclerose, e associados a hipertensão arterial em mais de 72%. Outras causas podem incluir doenças do tecido conjuntivo, displasia fibromuscular ou aneurismas micóticos[16,17].

A associação com aneurismas em outras localizações é relativamente comum e a maior parte é caracterizada por aneurisma único em localização extra-hepática (cerca de quatro vezes mais que intra-hepática).

Comumente é assintomático, porém em casos de crescimento rápido ou iminência de ruptura podem se manifestar com dor abdominal superior e em casos de ruptura, hemobilia, hemorragia retroperitoneal, icterícia, cólica biliar e hemorragia digestiva alta[18] (Figura 31.4).

ANEURISMAS DAS ARTÉRIAS RENAIS (AAR)

Os AAR correspondem a cerca de 15-22% dos AAV, sendo evidenciados em até 9,7% em séries de autópsias e em torno de 0,1-2,5% em procedimentos angiográficos[19].

O sexo feminino é mais acometido que o masculino (provavelmente devido à maior incidência de displasia fibromuscular) e a faixa etária mais comum é a sexta década de vida. A maioria dos portadores é hipertensa, sendo associado a insuficiência renal crônica em até 14% dos casos e a aneurismas em outras localizações em até 30%. Acomete preferencialmente a bifurcação dos vasos (aproximadamente 2/3), e são majoritariamente múltiplos[2,20].

Quanto à topografia e para estratégia endovascular, são classificados em tipo I quando acometem a artéria principal; tipo II quando se localizam próximos ao hilo, na bifurcação; e tipo III quando estão em situação intraparenquimatosa[19] (Figura 31.5).

Embora geralmente assintomáticos, pode haver hematúria, dor lombar e hipertensão. Sopro renal ou massa palpável são achados físicos incomuns e pouco confiáveis, devendo ser aventados outros diagnósticos diferenciais[19,20] (Figuras 31.6 a 31.8).

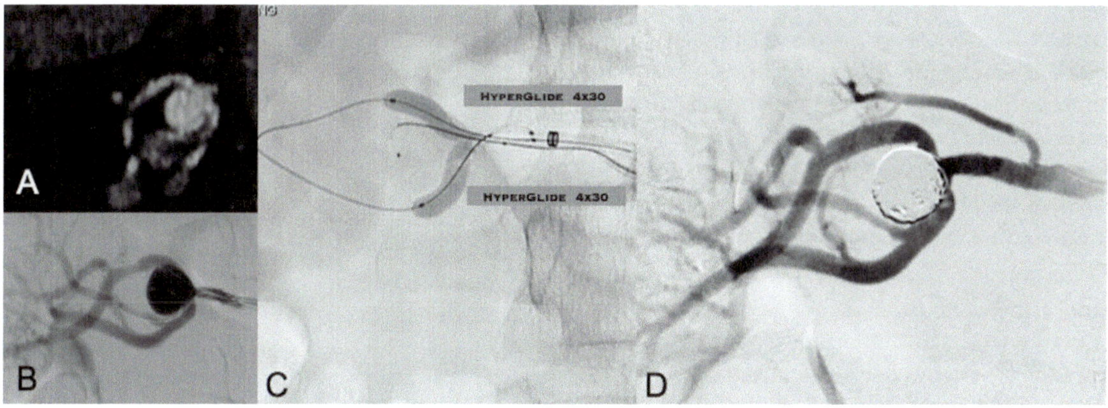

Figura 31.6. Aneurisma na bifurcação da artéria renal direita (tipo II) (A). Estes aneurismas são geralmente complexos, necessitando de técnicas com remodelamento para reconstrução vascular (B). Dois balões Hyperglide 4 x 30 mm (Medtronic, EUA) foram utilizados (C) e um outro microcateter foi inserido na luz aneurismática para deposição de molas destacáveis (Target, Stryker, EUA) (D).

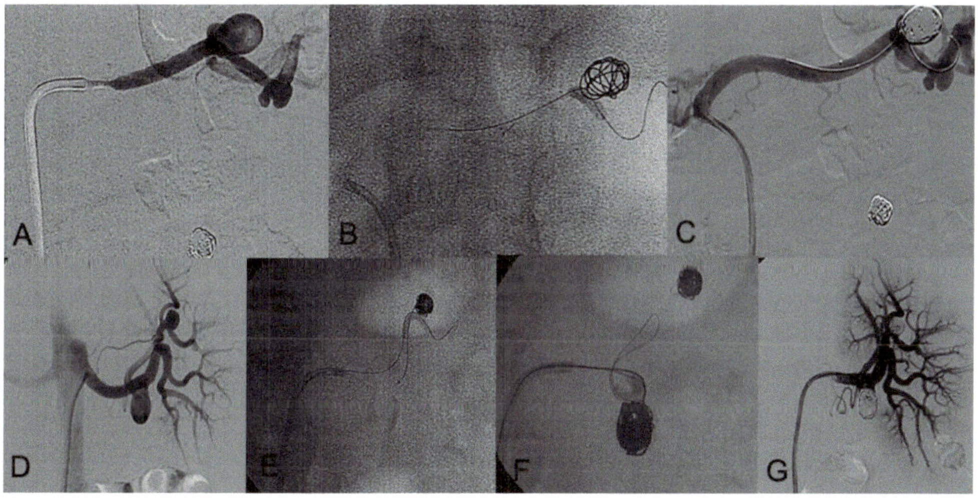

Figura 31.7. Paciente com múltiplos aneurismas acometendo artéria esplênica (A) e renal esquerda (D,) sendo tratado pela técnica de remodelamento com balão associado a embolização com molas, mantendo a perviedade dos vasos, artéria esplênica (B e C) e artéria renal (E, F e G).

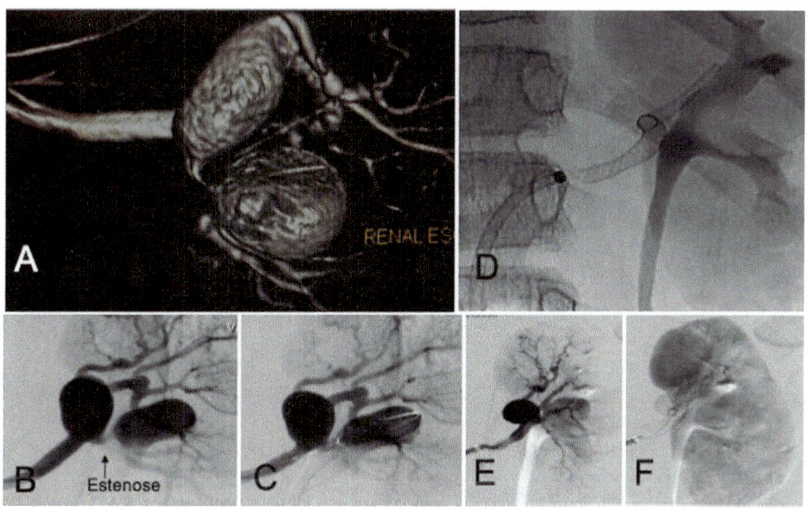

Figura 31.8. Paciente masculino, 11 anos, portador de neurofibromatose tipo I e hipertensão renovascular, foi diagnosticado com estenose de artéria renal e dois aneurismas renais à esquerda. Reconstrução em 3D (A). Arteriografia renal demonstrando as alterações descritas acima (B). Controle após angioplastia renal (C). Implante de *stent* diversor de fluxo Surpass para o maior aneurisma (D). Controle final (E e F).

ANEURISMAS DO TRONCO CELÍACO

Os aneurismas do tronco celíaco são incomuns, geralmente fusiformes e correspondem a cerca de 4%. Doença degenerativa e dilatação pós-estenótica aparentam ser as principais etiologias. Está associado a outros aneurismas em 40% e a aneurismas de aorta em até 20%, apresentando risco de ruptura de 13%[21,22].

Esses aneurismas não têm predileção por gênero e manifestam-se em torno da quinta década de vida, e minoritariamente são sintomáticos, neste caso podendo apresentar-se como dor abdominal, às vezes mimetizando pancreatite aguda[2,18].

Devido a sua anatomia ser definida por um trajeto arterial curto com a emergência de importantes ramos, atenção especial deve ser dada durante o tratamento endovascular caso se decida pela oclusão intencional do vaso ou de seus ramos. Se optar por essa técnica, deve-se avaliar a circulação colateral via artéria mesentérica superior (AMS) pela arcada pancreatoduodenal para evitar isquemia. Essa avaliação poderá ser feita ocluindo o tronco celíaco com um cateter-balão e realizando arteriografia da AMS[18].

ANEURISMA DA ARTÉRIA MESENTÉRICA SUPERIOR (AAMS)

Os AAMS são responsáveis por aproximadamente 4,0 a 5,5% dos AAV. Eles ocorrem preferencialmente nos 5 cm proximais da artéria e seus aspectos epidemiológicos são os mesmos dos aneurismas do tronco celíaco.

Diferindo dos outros AAV, os AAMS são comumente sintomáticos, com manifestação por dor tipo cólica em abdome superior associada a náuseas ou vômitos. Os sintomas podem ainda ser decorrentes de embolizações distais ou do estreitamento do lúmen vascular. A taxa de ruptura dos AAMS é estimada em 50%[2,23] (Figuras 31.9 e 31.10).

ARTÉRIA GÁSTRICA E GASTROMENTAL

Os aneurismas das artérias gástrica e gastromental são incomuns, respondendo por volta de 4% dos AAV não traumáticos. Os dados na literatura são escassos, porém a taxa de mortalidade em caso de ruptura é cerca de 80%[3,18].

ANEURISMAS DAS ARTÉRIAS GASTRODUODENAL E PANCREATICODUODENAL (AAGP)

Os AAGP são extremamente raros e quando ocorrem, estão associados a estenose ou oclusão do tronco celíaco.

Os pseudoaneurismas são muito mais rotineiros nessa topografia, devido a sua íntima relação com o pâncreas. As principais causas são pancreatite, cirurgia

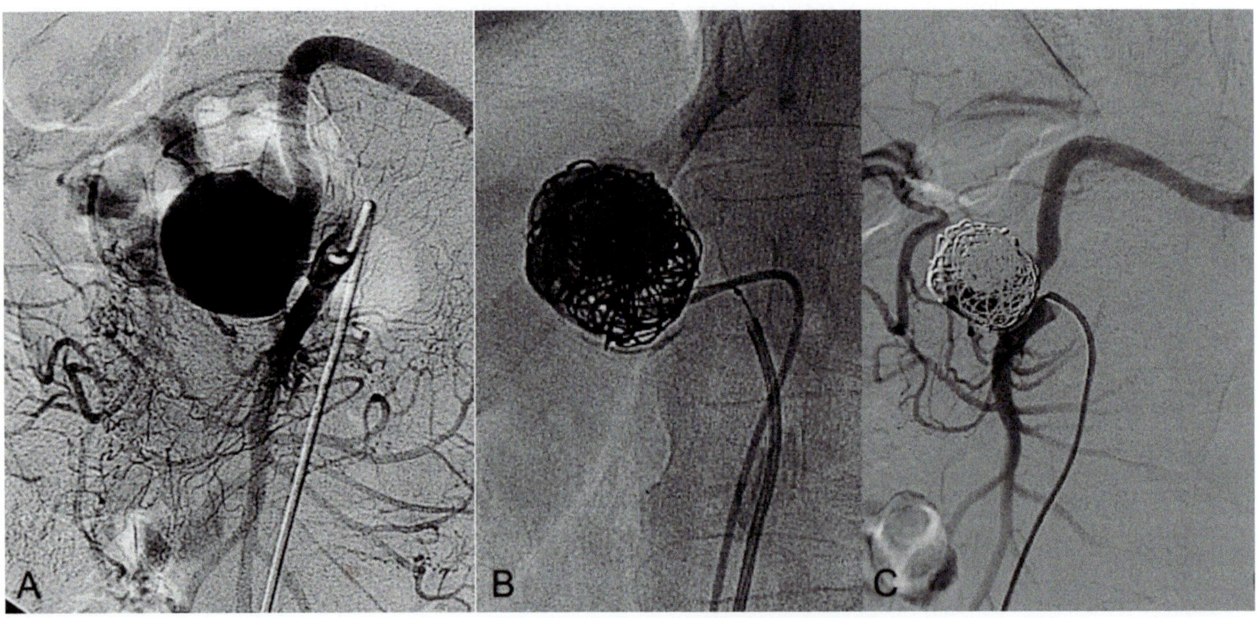

Figura 31.9. Paciente com aneurisma esplenomesentérico (A). Realizada embolização com molas após microcateterismo (B). Angiografia de controle demonstrando manutenção da perviedade das artérias mesentérica superior e esplênica (C).

biliodigestiva, gastroduodenopancreatectomia (cirurgia de Whipple), trauma e processos inflamatórios[3,18,23].

TRATAMENTO CIRÚRGICO

A cirurgia foi considerada o tratamento de escolha para aneurismas viscerais por muito tempo[24]. Pacientes com dor abdominal aguda e instabilidade hemodinâmica são submetidos a cirurgia de emergência por laparatomia, devido à gravidade e emergência, o que pode impossibilitar exames de imagem[18]. O tratamento endovascular tornou-se uma opção terapêutica a ser considerada nos últimos anos, devido ao diagnóstico precoce e com o aumento do número e qualidade dos exames de imagem, especialmente em pacientes que não são candidatos a cirurgia convencional[24] (Tabela 31.1).

Técnicas da radiologia intervencionista estão sendo mundialmente difundidas para tratamento de aneurismas viscerais como primeira linha de tratamento. O sucesso do tratamento desses aneurismas depende de um processamento de imagem previamente realizado pela angiotomografia ou angiorressonância magnética, bem como um adequado treinamento do radiologista intervencionista. O principal objetivo da intervenção é evitar a ruptura, excluindo o fluxo para o aneurisma, preservando o parênquima e a função do órgão[25]. De uma forma geral, indicamos o tratamento eletivo para correção endovascular de aneurismas viscerais maiores que 2 ou 2,5 cm de diâmetro.

A alta qualidade das imagens permite avaliar o acesso vascular, tortuosidade dos vasos, presença de outros aneurismas e a complexidade do aneurisma a ser tratado, a fim de planejar de forma segura o tratamento. É exigido do radiologista intervencionista conhecimento da anatomia, circulação colateral, fisiopatologia do aneurisma, treinamento em cateterismo visceral, familiaridade com materiais específicos da especialidade, capacidade de resolver complicações inerentes ao

Tabela 31.1. Técnicas cirúrgicas e indicações para tratamento dos aneurismas viscerais

Técnicas para cirurgia convencional em aneurismas viscerais	Indicações de Tratamento Cirúrgico
Aneurismectomia + reconstrução do fluxo Ligadura proximal e distal do aneurisma Esplenectomia Nefrectomia Hepatectomia parcial Cirurgia híbrida	Anatomia complexa Achado intraoperatório Cirurgia concomitante (p. ex., transplante hepático, cirurgia oncológica) Complicações do tratamento endovascular Alergia ao contraste iodado Oclusão de vasos ilíacos ou femorais Insuficiência renal

procedimento e expertise em embolização e implante de *stents*[18]. O tratamento pela radiologia intervencionista pode ser feito sob anestesia local e sedação leve. Algumas vezes anestesia geral é desejada, pela complexidade e para adequada apneia, podendo levar horas para a conclusão do procedimento, pacientes não colaborativos, idosos ou com instabilidade hemodinâmica. A internação hospitalar após o tratamento não é prolongada, com alta precoce, a fim de ratificar os princípios da radiologia intervencionista.

Classicamente, o tratamento endovascular era preferível em pacientes com inúmeras comorbidades que são proibitivas para o tratamento cirúrgico convencional, nas lesões secundárias a pancreatite aguda, lesões iatrogênicas de vasos viscerais, lesões intraparenquimatosas, nos acessos cirúrgicos em que a dissecção é trabalhosa e em pacientes com instabilidade hemodinâmica. Atualmente, tem crescido a indicação para tratamento intervencionista, com diagnóstico precoce e incidental,

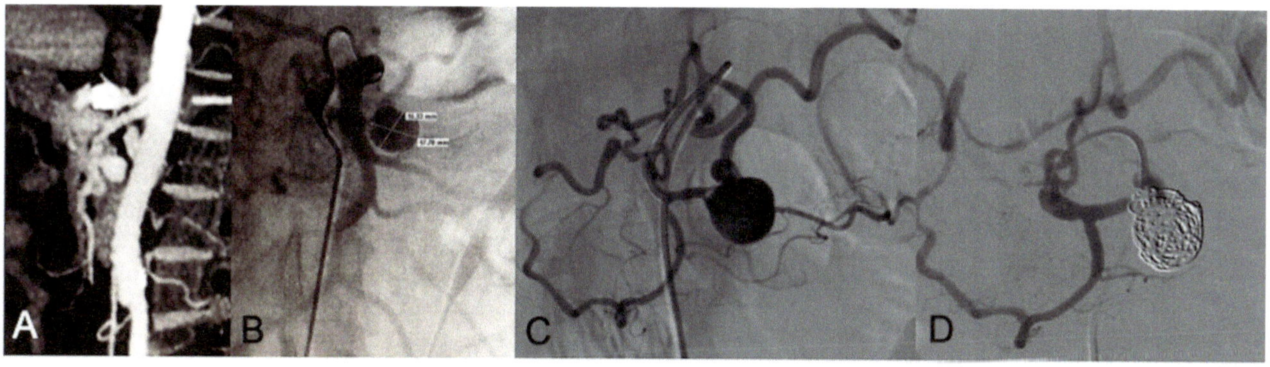

Figura 31.10. Paciente com nefrolitíase com achado incidental de aneurisma de artéria mesentérica superior em angiotomografia de aorta (A). Arteriografias mesentérica panorâmica (B) e seletiva (C) confirmam o diagnóstico. Realizada embolização com molas Interlock 18 (D).

já sendo a abordagem endovascular nossa primeira opção terapêutica[26].

O acesso vascular femoral tem sido preferido por muitos intervencionistas, entretanto, com a introdução de novos dispositivos de baixo perfil, o acesso em membros superiores tem ganhado espaço, sobretudo na artéria radial.

O sucesso técnico do tratamento endovascular depende de várias nuances, como características anatômicas do aneurisma (sacular ou fusiforme), diâmetro do aneurisma, do colo, localização, presença de ramos aferentes e eferentes que envolvem o aneurisma, estenose ou calcificação do segmento arterial envolvido, idade do paciente, comorbidades, função renal e material adequado da preferência do radiologista intervencionista[27].

Há pouco tempo, a única maneira de tratar os aneurismas viscerais, não cirurgicamente, era por oclusão de um ou mais ramos das artérias eferentes, com possível infarto segmentar daquele território. Com a modernização dos dispositivos de baixo perfil, microcateteres coaxiais, materiais mais flexíveis, novos agentes embolizantes e inovação técnica dos radiologistas intervencionistas, aneurismas viscerais complexos foram factíveis de serem corrigidos. O tratamento endovascular inclui diferentes opções terapêuticas[28], tais como: embolização transcateter com molas[29] , agentes embólicos líquidos como Histoacryl e Onix[30,31] ou plugue vascular Amplatzer[32]; tratamento percutâneo com injeção de trombina[33]; reconstrução com endopróteses[28], *stents* coronarianos[34], *stent* diversor de fluxo[24], *stents* neurovasculares de dupla camada[35] ou *stents* sobrepostos[36]; abordagens multimodal e combinada[37].

COMPLICAÇÕES

Como qualquer procedimento que requer acesso arterial, há um risco das complicações relacionadas a ele, como hematoma inguinal, hematoma retroperitoneal, pseudoaneurisma, trombose, oclusão arterial aguda, necrose de pele, abscesso, fístula arteriovenosa, sangramentos, dissecção e lesão nervosa[33,38]. As complicações em acessos arteriais em membros superiores também ocorrem, e têm aumentado devido à preferência atual de muitos radiologistas intervencionistas, como pseudoaneurismas da artéria radial, artéria braquial e lesão de nervo mediano[33,39].

Quanto às complicações específicas do tratamento do aneurisma visceral, podemos citar a falência técnica ao cateterismo, dissecção e trombose do acesso arterial local ao aneurisma, ruptura do saco aneurismático, embolização inadvertida, isquemia mesentérica, migração de agente embolizante, migração do *stent*, recidiva do aneurisma, isquemia ou abscesso do órgão, nefropatia induzida por contraste, entre outras. Os sintomas da síndrome pós-embolização (dor, febre, elevação transitória de enzimas correspondentes ao órgão-alvo ou mesmo inespecíficas), normalmente cedem com o tratamento sintomático[4,13]. A complicação mais frequente da embolização dos aneurismas viscerais é a recanalização ou recidiva, com incidência na literatura entre 9 a 42,9%[40]. Assim, um seguimento cuidadoso deve ser realizado.

DISCUSSÃO

Aneurismas viscerais são entidades raras, com prevalência estimada de 0,01 a 0,2%[28], frequentemente assintomáticos, achados incidentalmente pelos métodos diagnósticos de imagens como tomografia computadorizada, ressonância magnética, ultrassonografia abdominal ou durante inventário de cavidade em cirurgias abdominais[4].

Há um consenso geral de que os sintomáticos deveriam ser tratados imediatamente, visto que a ruptura é associada a uma elevada taxa de mortalidade. A maioria dos diagnósticos incidentais não requer tratamento imediato. A recomendação da literatura, bem como a nossa, é indicar tratamento para aqueles aneurismas assintomáticos maiores que 2 cm de diâmetro, pois 10 a 20% irão romper e, como já dito, com taxa de mortalidade significativa de 20 a 70%. Mulheres em idade fértil devem ser tratadas independentemente do diâmetro, porque o risco aumenta significativamente durante a gravidez[41]. O sucesso técnico com o tratamento endovascular eletivo varia entre 89 e 100% com taxa de mortalidade de 3% e morbidade perioperatória de 8 a 20%[13,23,42]. Em pacientes cirróticos com hipertensão portal, o desenvolvimento de aneurismas esplênicos intra ou extraparenquimatosos é frequente. Esses aneurismas não devem ser tratados sistematicamente, exceto nos casos com grandes diâmetros ou em crescimento. Na maioria dos casos são múltiplos, difusos e pequenos, estão relacionados a hipertensão portal e não requerem tratamento, devendo ser seguidos com angiotomografia ou angiorressonância semestral ou no máximo anualmente. Uma vez tratada, a hipertensão portal ou a doença cirrótica, por exemplo, com transplante hepático, o aneurisma pode, espontaneamente, diminuir ou desaparecer completamente ao longo do tempo[41]. Pacientes com vasculite, como a doença de Ehlers-Danlos tipo IV, desenvolvem aneurismas com mais facilidade, devido às alterações intrínsecas à parede vascular. Consequentemente, o risco de ruptura é mais elevado e o tratamento deve ser realizado assim que o diagnóstico for estabelecido, preferencialmente por via endovascular[41].

O uso de betabloqueadores como efeito protetor ainda é questionável. O uso de esteroides foi ligeiramente associado a ruptura de aneurismas viscerais. Aneurisma calcificado indica um aneurisma de longa data, portanto, provavelmente mais estável.

O seguimento com exame de imagem pós-intervenção não é claramente estabelecido. Recomenda-se um controle de imagem pós-intervenção imediato, independente do curso clínico, a fim de descartar reperfusão precoce do aneurisma tratado ou detectar complicações que requerem monitoramento, como infarto do parênquima. Além disso, sugerimos um controle após 3 e 12 meses. No entanto, alguns agentes embolizantes, como molas, podem produzir artefatos, sobretudo, na angiotomografia computadorizada, o que limita a capacidade de avaliar recanalização e diâmetro do aneurisma. Angiorressonância magnética é altamente sensível no que diz respeito à avaliação de aneurismas embolizados com molas, e pode ser usada para acompanhamento em longo prazo, com a vantagem de não utilizar radiação ionizante[43]. Em topografias facilmente visíveis ao ultrassom, como hilo ou parênquima renal ou hilo esplênico, a ultrassonografia com contraste pode ser um meio adequado para acompanhamento pós-intervenção[44].

RESULTADOS NA LITERATURA

Em um estudo multicêntrico europeu com 54 pacientes, tendo 21 pacientes com 21 aneurismas viscerais com diâmetro médio de 49,4 mm ± 21 mm, sendo o aneurisma de esplênica o mais comum (52,3%), seguido do aneurisma hepático (23,8%), renal (19%) e de artéria mesentérica superior (4,7%), a taxa de sucesso foi de 100% e taxa de reintervenção, de 14,2% (três de 21 pacientes)[23]. Um estudo recente demonstrou resultados com uso de *stent-graft* em 16 e 24 lesões vasculares, respectivamente, em aneurismas e pseudoaneurismas viscerais. Dentre os aneurismas viscerais, a taxa de sucesso técnico, clínico e a perviedade do *stent* de 6 e 12 meses foi de 100%, com complicações periprocedimento e reintervenção de 0%.

Em dois estudos retrospectivos comparando a cirurgia aberta com o reparo endovascular, não houve diferenças significativas no sucesso técnico, na morbidade perioperatória, mortalidade e taxas de complicações entre os dois grupos. No entanto, o período de hospitalização foi significativamente maior no grupo de reparo cirúrgico. Apesar da relativa escassez na literatura em relação aos dados de uma comparação direta entre os métodos cirúrgico e endovascular, as baixas taxas de morbidade relatadas após as técnicas endovasculares e a natureza minimamente invasiva do procedimento diminuíram o limiar de indicação, e há uma tendência para o tratamento endovascular de aneurismas viscerais, mesmo assintomáticos, medindo 2 cm[23].

CONSIDERAÇÕES FINAIS

Em conclusão, há uma variedade de técnicas endovasculares que são capazes de fornecer altas taxas de sucesso clínico e técnico, bem como taxas satisfatórias de sobrevida livre de reintervenção em longo prazo no tratamento de aneurismas viscerais. A maioria dos aneurismas verdadeiros são achados incidentais em pacientes estáveis, e neste caso a estratégia de tratamento deve depender da adequação anatômica, com a abordagem endovascular oferecendo uma baixa morbimortalidade. Existe, no entanto, pequena mas significativa taxa de reintervenção após o tratamento endovascular, sendo o seguimento com exames de imagem recomendado mesmo precocemente.

REFERÊNCIAS BIBLIOGRÁFICAS

1. Kaufman JA, Lee MJ. Vascular and Interventional Radiology: The Requisites E-Book. Philadelphia: Elsevier Health Sciences; 2013.
2. Nosher JL, Chung J, Brevetti LS, Graham AM, Siegel RL. Visceral and renal artery aneurysms: a pictorial essay on endovascular therapy. Radiographics. 2006;26(6):1687-704.
3. Jesinger RA, Thoreson AA, Lamba R. Abdominal and pelvic aneurysms and pseudoaneurysms: imaging review with clinical, radiologic, and treatment correlation. Radiographics. 2013;33(3):E71-96.
4. Pitton MB, Dappa E, Jungmann F, Kloeckner R, Schotten S, Wirth GM, et al. Visceral artery aneurysms: incidence, management, and outcome analysis in a tertiary care center over one decade. European radiology. 2015;25(7):2004-14.
5. Shanley CJ, Shah NL, Messina LM. Common splanchnic artery aneurysms: splenic, hepatic, and celiac. Annals of vascular surgery. 1996;10(3):315-22.
6. Abbas MA, Stone WM, Fowl RJ, Gloviczki P, Oldenburg WA, Pairolero PC, et al. Splenic artery aneurysms: two decades experience at Mayo clinic. Annals of vascular surgery. 2002;16(4):442-9.
7. Piasek E, Sojka M, Kuczyńska M, Światłowski Ł, Drelich-Zbroja A, Furmaga O, et al. Visceral artery aneurysms–classification, diagnosis and treatment. Journal of ultrasonography. 2018;18(73):148.

8. Catalano O, Cusati B, Nunziata A, Siani A. Active abdominal bleeding: contrast-enhanced sonography. Abdominal imaging. 2006;31(1):9-16.

9. Shibata E, Takao H, Amemiya S, Ohtomo K. 3D-printed visceral aneurysm models based on CT data for simulations of endovascular embolization: evaluation of size and shape accuracy. American Journal of Roentgenology. 2017;209(2):243-7.

10. Liu Q, Lu JP, Wang F, Wang L, Jin AG, Wang J, et al. Visceral artery aneurysms: evaluation using 3D contrast-enhanced MR angiography. American Journal of Roentgenology. 2008;191(3):826-33.

11. Juntermanns B, Bernheim J, Karaindros K, Walensi M, Hoffmann JN. Visceral artery aneurysms. Gefässchirurgie. 2018;23(1):19-22.

12. Ibrahim F, Dunn J, Rundback J, Pellerito J, Galmer A. Visceral artery aneurysms: diagnosis, surveillance, and treatment. Current treatment options in cardiovascular medicine. 2018;20(12):97.

13. Hemp JH, Sabri SS. Endovascular management of visceral arterial aneurysms. Techniques in vascular and interventional radiology. 2015;18(1):14-23.

14. Cordova AC, Sumpio BE. Visceral artery aneurysms and pseudoaneurysms—should they all be managed by endovascular techniques?. Annals of vascular diseases. 2013;6(4):687-693.

15. Jackson JE. Management of visceral aneurysms. Image-guided interventions. 2nd ed. Philadelphia: Saunders Elsevier; 2014. p. 508-15.

16. Berceli SA. Hepatic and splenic artery aneurysms. In: Seminars in vascular surgery. 2005;18(4):196-201.

17. Abbas MA, Fowl RJ, Stone WM, Panneton JM, Oldenburg WA, Bower TC, et al. Hepatic artery aneurysm: factors that predict complications. Journal of vascular surgery. 2003;38(1):41-5.

18. Belli AM, Markose G, Morgan R. The role of interventional radiology in the management of abdominal visceral artery aneurysms. Cardiovascular and interventional radiology. 2012;35(2):234-43.

19. Abath C, Andrade G, Cavalcanti D, Brito N, Marques R. Complex renal artery aneurysms: liquids or coils?. Techniques in vascular and interventional radiology. 2007;10(4):299-307.

20. Coleman DM, Stanley JC. Renal artery aneurysms. Journal of vascular surgery. 2015;62(3):779-85.

21. Carmeci C, McClenathan J. Visceral artery aneurysms as seen in a community hospital. The American journal of surgery. 2000;179(6):486-9.

22. Hossain A, Reis ED, Dave SP, Kerstein MD, Hollier LH. Visceral artery aneurysms: experience in a tertiary-care center. The American Surgeon. 2001;67(5):432.

23. Spiliopoulos S, Sabharwal T, Karnabatidis D, Brountzos E, Katsanos K, Krokidis M, et al. Endovascular treatment of visceral aneurysms and pseudoaneurysms: long-term outcomes from a multicenter European study. Cardiovascular and interventional radiology. 2012;35(6):1315-25.

24. Balderi A, Antonietti A, Pedrazzini F, Sortino D, Vinay C, Grosso M. Treatment of visceral aneurysm using multilayer stent: two-year follow-up results in five consecutive patients. Cardiovascular and interventional radiology. 2013;36(5):1256-61.

25. Chung R, Touska P, Morgan R, Belli AM. Endovascular management of true renal arterial aneurysms: results from a single centre. Cardiovascular and interventional radiology. 2016;39(1):36-43.

26. Balderi A, Antonietti A, Ferro L, Peano E, Pedrazzini F, Fonio P, et al. Endovascular treatment of visceral artery aneurysms and pseudoaneurysms: our experience. La radiologia medica. 2012;117(5):815-30.

27. Elaassar O, Auriol J, Marquez R, Tall P, Rousseau H, Joffre F. Endovascular techniques for the treatment of renal artery aneurysms. Cardiovascular and interventional radiology. 2011;34(5):926-35.

28. Venturini M, Marra P, Colombo M, Panzeri M, Gusmini S, Sallemi C, et al. Endovascular repair of 40 visceral artery aneurysms and pseudoaneurysms with the viabahn stent-graft: technical aspects, clinical outcome and mid-term patency. Cardiovascular and interventional radiology. 2018;41(3):385-97.

29. Ikeda O, Nakasone Y, Tamura Y, Yamashita Y. Endovascular management of visceral artery pseudoaneurysms: transcatheter coil embolization using the isolation technique. Cardiovascular and interventional radiology. 2010;33(6):1128-34.

30. Bratby MJ, Lehmann ED, Bottomley J, Kessel DO, Nicholson AA, McPherson SJ, et al. Endovascular embolization of visceral artery aneurysms with ethylene-vinyl alcohol (Onyx): a case series. Cardiovascular and interventional radiology. 2006;29(6):1125-8.

31. Madhusudhan KS, Gamanagatti S, Garg P, Dash NR, Pal S, Peush S, et al. Endovascular embolization of visceral artery pseudoaneurysms using modified injection technique with N-butyl cyanoacrylate glue. Journal of Vascular and Interventional Radiology. 2015;26(11):1718-25.

32. Cavalcante RN, Couto VA, Fonseca AV, Miranda RB, Costa AJ, Correa JA. Endovascular treatment of a giant hepatic artery aneurysm with Amplatzer vascular plug. Journal of vascular surgery. 2014;60(2):500-2.

33. Oliveira Leite TF, Bortolini E, Linard B, Boueri BA, Carnevale FC, Nomura CH, et al. Evaluation of Morphological and Clinical Factors Related to Failure of Percutaneous Treatment with Thrombin Injection of Femoral Pseudoaneurysms from Cardiac Catheterization. Annals of vascular surgery. 2019;59:173-83.

34. Venturini M, Angeli E, Salvioni M, De Cobelli F, Trentin C, Carlucci M, et al. Hemorrhage from a right hepatic artery pseudoaneurysm: endovascular treatment with a coronary stent-graft. Journal of Endovascular Therapy. 2002;9(2):221-4.

35. Akkan K, Ilgit E, Karaman K, Onal B, Dökdök M, Ersöz E, et al. The new double-layer micromesh stent (Roadsaver®): use in endovascular treatment of supraaortic and visceral artery aneurysms and pseudoaneurysms. Cardiovascular and interventional radiology. 2017;40(9):1338-43.

36. Zhang Y, Lu Q, Zhao Z, Bao J, Feng X, Feng R, et al. Multiple overlapping uncovered stents as an alternative flow-diverting strategy in the management of peripheral and visceral aneurysms. Journal of vascular surgery. 2014;60(5):1209-17.

37. Carrafiello G, Rivolta N, Fontana F, Piffaretti G, Mariscalco G, Bracchi E, et al. Combined endovascular repair of a celiac trunk aneurysm using celiac–splenic stent graft and hepatic artery embolization. Cardiovascular and interventional radiology. 2010;33(2):352-4.

38. Leite TF, Pires LA, Goke K, Silva JG, Chagas CA. Corona Mortis: anatomical and surgical description on 60 cadaveric hemipelvises. Revista do Colégio Brasileiro de Cirurgiões. 2017;44(6):553-9.

39. Leite T, Pires M, Pires L, Chagas C, Oliveira AC. Giant iatrogenic pseudoaneurysm of the brachial artery: A case report. International journal of surgery case reports. 2017;37:193-5.

40. Rossi M, Rebonato A, Greco L, Citone M, David V. Endovascular exclusion of visceral artery aneurysms with stent-grafts: technique and long-term follow-up. Cardiovascular and interventional radiology. 2008;31(1):36-42.

41. Loffroy R, Favelier S, Pottecher P, Genson PY, Estivalet L, Gehin S, et al. Endovascular management of visceral artery aneurysms: when to watch, when to intervene?. World journal of radiology. 2015;7(7):143.

42. Regus S, Lang W. Management of true visceral artery aneurysms in 31 cases. Journal of visceral surgery. 2016;153(5):347-52.

43. Ruhnke H, Kröncke TJ. Visceral artery aneurysms and pseudoaneurysms: retrospective analysis of interventional endovascular therapy of 43 aneurysms. InRöFo-Fortschritte auf dem Gebiet der Röntgenstrahlen und der bildgebenden Verfahren. © Georg Thieme Verlag KG. 2017;189(7):632-639.

44. Martegani A, Aiani L, Borghi C. Clinical application of contrast ultrasound in vascular deseases. Enhancing the Role of Ultrasound with Contrast Agents. Berlin: Springer Verlag; 2006. p. 157-61.

Aneurisma e Pseudoaneurisma Esplênicos

32

Laécio Leitão Batista
Carlos de Albuquerque Maranhão
Jucier Furtado Araújo
Gregório Guarnieri Panazzolo

INTRODUÇÃO

Os aneurismas das artérias esplâncnicas constituem uma doença vascular incomum, porém de relevância clínica, uma vez que até 22% dos pacientes com esses aneurismas apresentam quadro clínico de emergência, e 8,5% dos casos evoluem para óbito[1,2]. O diagnóstico é cada vez mais comum pelos métodos de imagem, sobretudo os menos invasivos como ressonância magnética (RM) e ultrassom Doppler (USD), reforçando a impressão de que as lesões sejam mais frequentes do que se afirmava antes.

A artéria esplênica habitualmente nasce do tronco celíaco e supre o baço, emite ramos importantes para o pâncreas, além de irrigação importante para o estômago, via artérias gástricas curtas (Figura 32.1).

A distribuição dos aneurismas das artérias esplâncnicas tem variado pouco desde a década de 1970. Em ordem decrescente de frequência, os vasos afetados são as artérias esplênica (60 a 80%), hepática (20%), mesentérica superior (5,5%), tronco celíaco (4%), gástrica e gastroepiploicas (4%), intestinais (jejunal, ileal e cólica) (3%), pancreaticoduodenal (2%), gastroduodenal (1,5%) e mesentérica inferior (raros) (Tabela 32.1)[3]. Os aneurismas viscerais podem ser múltiplos (Figura 32.2), e quase 1/3 estão associados a outros aneurismas não viscerais, que, em ordem decrescente de frequência, afetam a aorta torácica ou abdominal, as artérias renais, ilíacas ou dos membros inferiores[4].

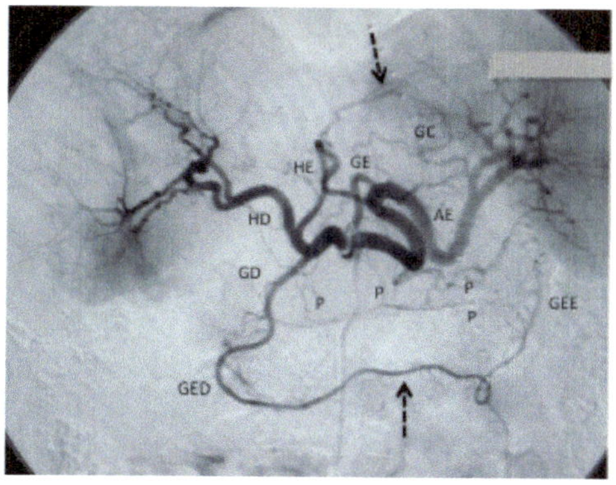

Figura 32.1. Arteriografia do tronco celíaco. Artérias esplênica (AE); gastroduodenal (GD); hepática direita (HD); hepática esquerda (HE); gástrica esquerda (GE); gástricas curtas (GC); ramos pancreáticos (P); gastroepiploica direita (GED); gastroepiploica esquerda (GEE). Anastomose territorial entre GE-GC, e GED-GEE (setas tracejadas).

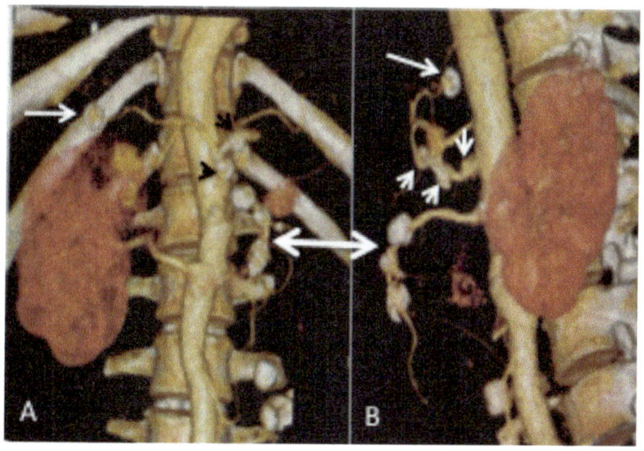

Figura 32.2. Angiotomografia de aorta abdominal, reconstrução frontal (A) e perfil (B). Presença de aneurismas de artéria hepática (setas simples) e de artéria mesentérica superior (seta com dupla cabeça) associados a aneurisma de tronco celíaco e artéria esplênica (cabeças de setas).

Tabela 32.1. Distribuição dos aneurismas viscerais abdominais*

Localização	% de Frequência
Artéria esplênica	60-80
Artéria hepática	20
Artéria mesentérica superior	5-7
Tronco celíaco	3-4
Artérias gástricas e gastroepiploicas	4
Ramos jejunoileais e cólicos	3
Artéria pancreaticoduodenal	1-2
Artéria gastroduodenal	1-2
Artéria mesentérica inferior	< 1

** Adaptado de Fesinger[3].*

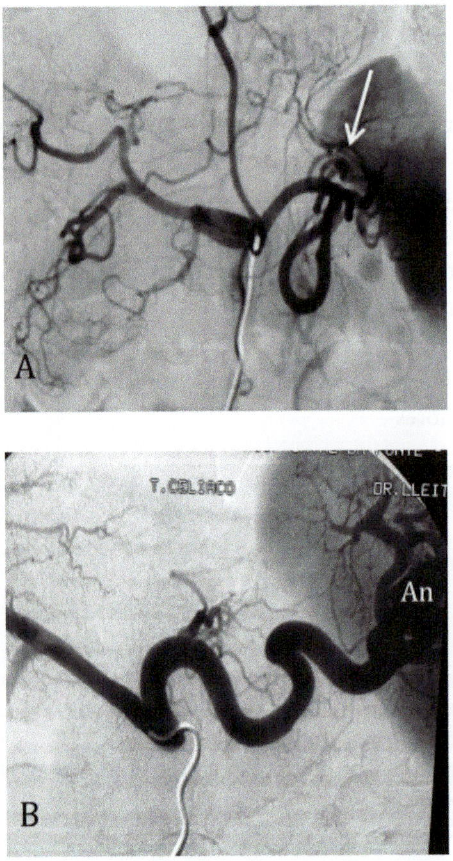

Figura 32.3. Arteriografia celíaca de pacientes distintos com hipertensão portal. Devido à esplenomegalia, tem-se aumento do afluxo arterial, com aumento de calibre e tortuosidade da artéria esplênica associado a aneurisma (seta) em A e (An) em B.

EPIDEMIOLOGIA

O aneurisma verdadeiro da artéria esplênica (AAE) é raro, embora seja o mais frequente entre os aneurismas viscerais, e o terceiro entre todos os aneurismas abdominais, após o aneurisma da aorta abdominal e de vasos ilíacos. A prevalência é variável, mas estima-se que cerca de 0,1% da população seja afetada[1,4], podendo atingir 10,4% dos idosos[2]. Predomina em mulheres, numa proporção de 4:1, particularmente em multíparas. Além disso, há outros possíveis fatores associados ao AAE, tais como aterosclerose, hipertensão portal, multiparidade, hipertensão arterial sistêmica, deficiência de α1-antitripsina, trauma e processo inflamatório abdominal. O aneurisma verdadeiro possui risco de ruptura de 3 a 10% e mortalidade de 10 a 25%, aumentando para 70% em gestantes[4]. O aneurisma esplênico é um achado relativamente comum na hipertensão portal, sendo relacionado a esplenomegalia, e portanto, de hiperfluxo, podendo ser múltiplo, e quase nunca rompe. Seu tratamento é a exceção! (Figura 32.3).

Os pseudoaneurismas da artéria esplênica são ainda mais raros, com pouco mais de 160 casos descritos[3,5,6]. Esse pseudoaneurisma é dito gigante quando seu diâmetro é maior que 10 cm (Figura 32.4), havendo pouco mais de 20 casos relatados[7,8]. Pseudoaneurisma de artéria esplênica está relacionado aos seguintes agentes etiológicos mais comuns: trauma esplênico (inclusive, iatrogênico), pancreatite e infecção. Doença ulcerosa péptica também é uma das raras causas. A pancreatite, nas formas aguda ou crônica, é atribuída como principal fator etiológico, estimada uma ocorrência entre 6 a 9,5% dos pacientes com pancreatite crônica[3,6,9,10]. O mecanismo de formação do pseudoaneurisma é atribuído à destruição adventicial da artéria esplênica pelas enzimas pancreáticas, com consequente enfraquecimento parietal. Flati e cols. defendem que a pancreatite pode levar à formação de um pseudoaneurisma a partir de um pseudocisto, seja através de erosão vascular pelas enzimas contidas no pseudocisto, mas também por compressão direta e/ou isquemia[10,11]. No pseudoaneurisma, a mortalidade atinge quase 100% quando há ruptura[3].

DIAGNÓSTICO

O diagnóstico é realizado através de USD, e confirmado pela tomografia computadorizada (TC) ou RM, bem como durante laparotomia ou necropsia[1,11]. Quando presentes, os seguintes sinais radiológicos inferem o diagnóstico de AAE:

a. calcificação curvilínea no quadrante superior esquerdo na radiografia simples do abdome e na tomografia computadorizada (TC);

b. imagem anecoica tubular ou sacular no USD, podendo haver fluxo turbulento interno;

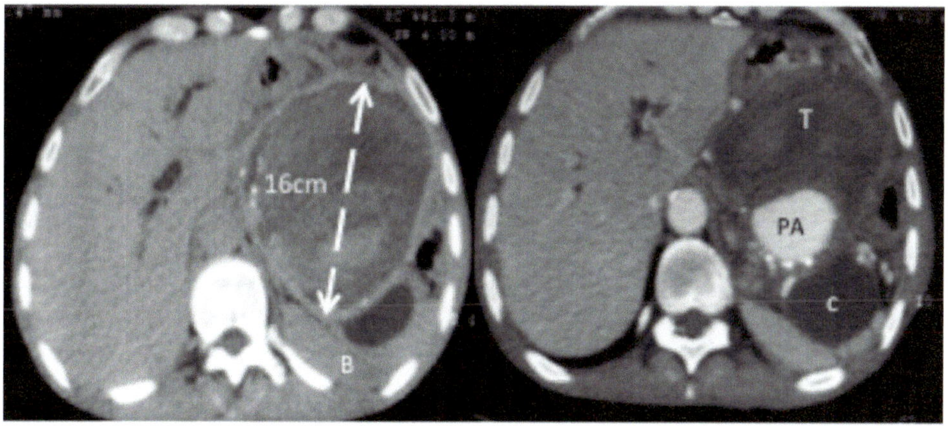

Figura 32.4. Tomografia computadorizada abdominal axial sem (A) e com contraste venoso (B). Note pseudoaneurisma gigante (16 cm), com componente trombosado (T), PA: pseudoaneurisma esplênico (lúmen); C: pseudocisto pancreático.

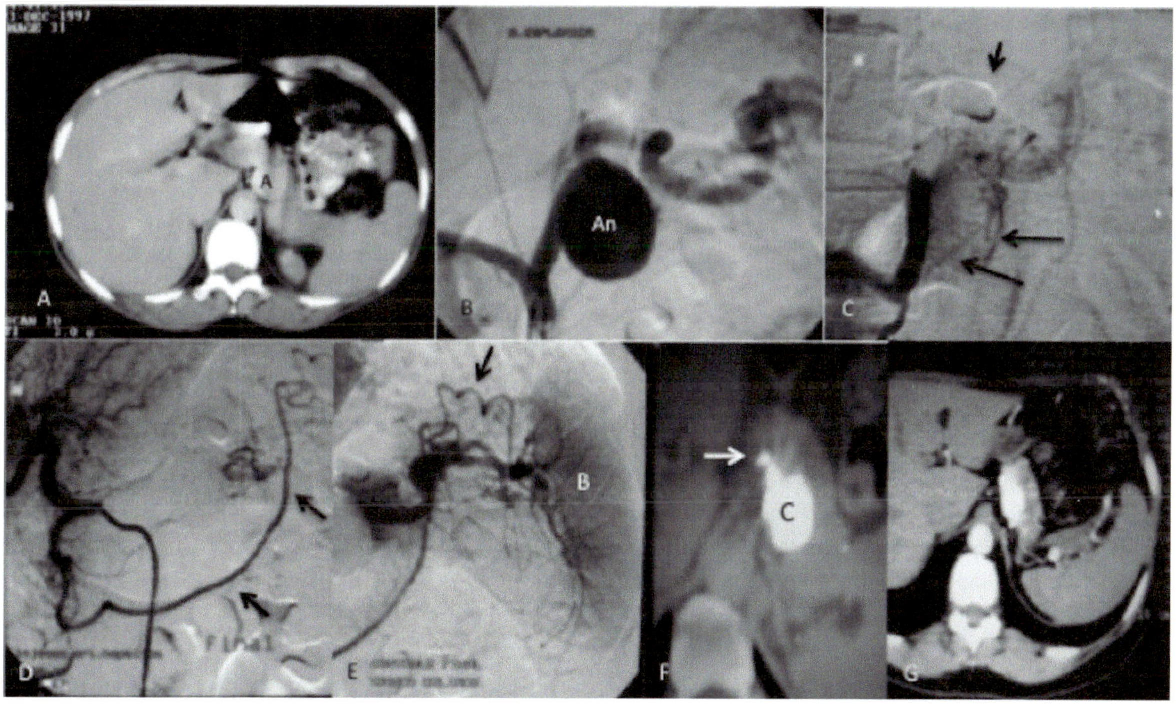

Figura 32.5. Mulher, 25 anos, que apresentou muita dor no hipocôndrio esquerdo no terceiro trimestre da gravidez. Ultrassom Doppler visualizou aneurisma verdadeiro da artéria esplênica. A. Seis meses após o parto, realizou TC de abdome que confirmou o aneurisma. B. Confirmado pela arteriografia celíaca (An). C. Optou-se pela técnica de *trapping* da lesão, utilizando-se inicialmente um balão destacável distalmente (setas pretas); como persistia a opacificação do aneurisma por ramos pancreáticos (setas pretas), associou-se a oclusão do próprio saco aneurismático, além da artéria esplênica proximal com espirais metálicas 0,038" longas. D e E. Controle angiográfico após embolização mostra exclusão do aneurisma, e opacificação do baço (B) através das artérias gastroepiploicas (setas pretas). F. TC de abdome 1 mês depois, note *cast* das molas metálicas (c), com o detalhe da oclusão vascular proximal (seta branca). G. TC de abdome com contraste 10 anos depois confirma ausência de aneurisma, com boa preservação do baço.

c. impregnação em todas as fases (arterial, equilíbrio e portal) pelo contaste endovenoso na TC e RM;

d. artefato de fluxo na direção da fase relacionado à pulsação da lesão.

A calcificação pode estar ausente no pseudoaneurisma por se tratar, habitualmente, de uma lesão aguda/subaguda; a presença de trombo circunferencial em torno da lesão, que muda de aspecto em exames seriados, é muito sugestiva de pseudoaneurisma[3,9] (visível nas imagens das Figuras 32.4 e 32.6). Em raros casos, essa

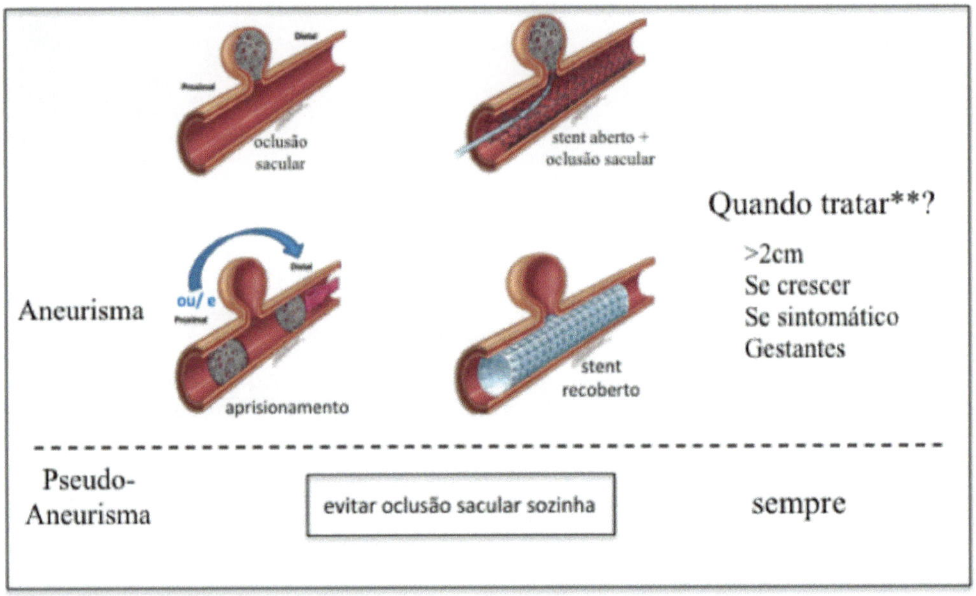

*Modificado de Fesinger [6] **evitar tratar o AAE relacionado à hipertensão portal

Figura 32.6. Estratégias de tratamento endovascular.

lesão pode ser confundida com um pseudocisto[12]. A angiografia percutânea é considerada o padrão ouro em fornecer detalhes da angioarquitetura da lesão e vasos adjacentes, além de ter potencial terapêutico.

MANIFESTAÇÕES CLÍNICAS

O aneurisma verdadeiro é assintomático e de descoberta fortuita na maioria dos casos, sendo o tratamento eletivo indicado nos casos: a) maiores que 2,0 cm; b) causando dor atribuída ao seu território vascular/topografia; c) apresentando crescimento durante o seguimento radiológico; e d) descoberto durante a gravidez (Figura 32.5).

Por outro lado, o pseudoaneurisma quase sempre está associado a sintomas. Numa revisão da *Mayo Clinic*[11], apenas 2,5% dos pseudoaneurismas foram diagnosticados incidentalmente; a apresentação clínica mais comum é dor abdominal (29,5%), hematoquezia ou melena (26,2%), *hemossucus pancreaticus* (20,3%) e hematêmese (14,8%). Devido à alta taxa de mortalidade, atingindo quase 100% nos casos de ruptura, existe consenso na literatura na indicação de tratamento do pseudoaneurisma para todos os pacientes, independentemente do tamanho ou manifestação clínica[7,12-15].

TRATAMENTO

As opções terapêuticas são exérese ou reparo cirúrgico[2,16,17], e a embolização percutânea, endovascular. Quando o tratamento cirúrgico inclui a esplenectomia, existe o risco aumentado de infecção bacteriana em médio e longo prazos, sobretudo em pacientes com pancreatite e pseudocisto de pâncreas[3,5]. Havendo necessidade de pancreatectomia parcial, aumenta-se ainda mais a morbidade do procedimento cirúrgico. Em todos os casos que envolvam a ligadura da artéria esplênica por via aberta existe o real risco de ligadura inadvertida das colaterais mantenedoras da circulação esplênica durante o acesso cirúrgico, seja artéria gástrica esquerda ou gastroepiploicas, o que torna a cirurgia aberta de maior morbimortalidade.

Atualmente, o tratamento endovascular atinge mais de 95% de sucesso terapêutico, e baseia-se na angioarquitetura da lesão e dos vasos adjacentes (disposição da circulação colateral) (Figura 32.6).

Esse inclui a oclusão proximal da artéria esplênica com mola fibrada ou *standard*, agente líquido (Histoacryl; Glubran; Ônix; PHIL, Squid) ou balão destacável, nas lesões do terço proximal da artéria esplênica (Figura 32.7).

Nas lesões médio-distais recomenda-se a exclusão (aprisionamento) do pesudoaneurisma da circulação, com oclusão do vaso antes e após a lesão, o chamado *trapping*, evitando-se o seu enchimento retrogradamente, a partir da circulação colateral que revasculariza o hilo esplênico (Figura 32.8).

No aneurisma verdadeiro de colo largo pode-se utilizar um *stent* de malha aberta para proteger o colo e embolizar com espirais metálicas com microcateter passando pela malha do *stent*. Nos casos em que não há circulação colateral eficiente para o baço (i. e., na ligadura operatória da a. gastroduodenal, como no transplante hepático; em determinadas pancreatoduodenectomias etc.), uma alternativa endovascular é a colocação de um *stent* recoberto, preservando a artéria esplênica, desde que esta não seja excessivamente tortuosa, permitindo a navegação do *stent-graft*[6] (Figura 32.9).

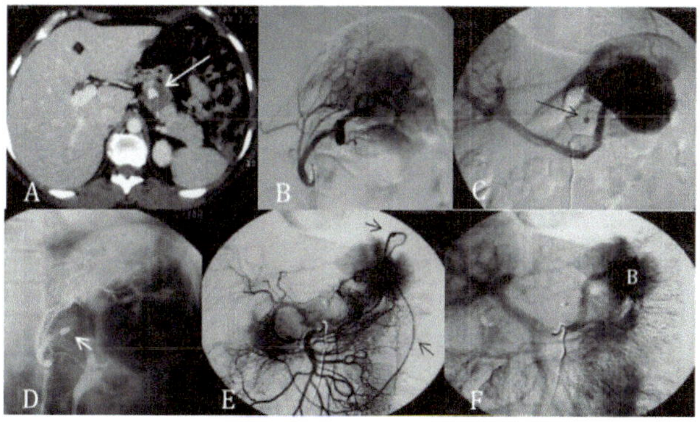

Figura 32.7. Oclusão proximal. Paciente após pancreatite apresentou dor abdominal. A. TC abdominal revelou pseudoaneurisma esplênico (seta branca), com destaque para o componente trombótico circunjacente. B. Arteriografia esplênica mostra o pequeno componente pérvio da lesão. C. Optou-se pela oclusão proximal com balão destacável (seta preta). D e E. Controle angiográfico final confirmou exclusão da lesão da circulação, com artérias gastroepiploicas (setas pretas) racanalizando o baço (D).

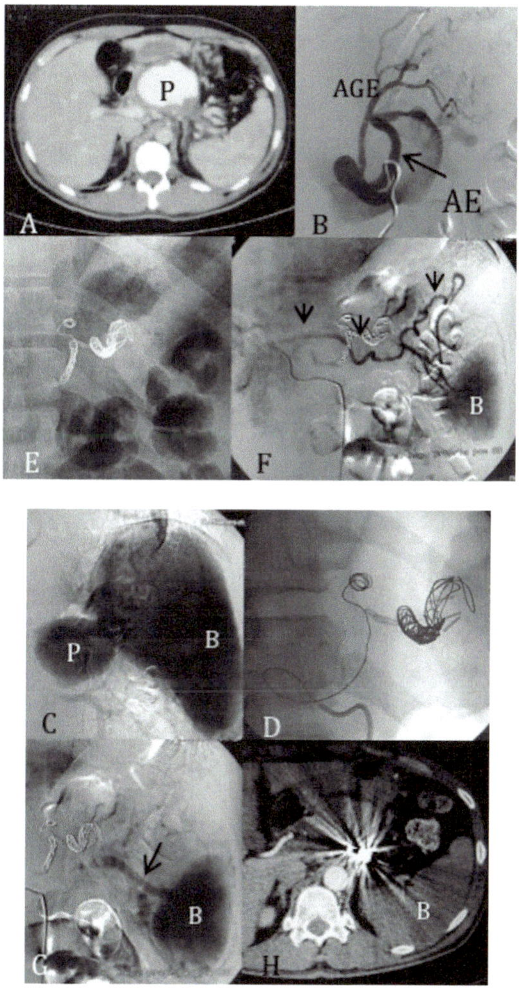

Figura 32.8. Homem, 52 anos, apresentou dor epigástrica 2 meses após gastroplastia. A. TC abdominal confirmou grande pseudoaneurisma (P). B e C. Arteriografia confirmou ser da artéria esplênica (P). D - Realizou-se o microcateterismo distal à lesão e oclusão com espirais metálicas 0,018", associado à oclusão proximal com o mesmo agente (*trapping*). E. *Cast* final das molas. F e G - Angiografia de controle mostra as artérias gastroepiploicas (setas pretas) recanalizando o baço (B), com satisfatória drenagem pela veia esplênica (seta preta em G). H. TC abdominal com contraste venoso 3 meses depois confirma exclusão da lesão, e impregnação homogênea do baço (B); note artefato das molas metálicas utilizadas.

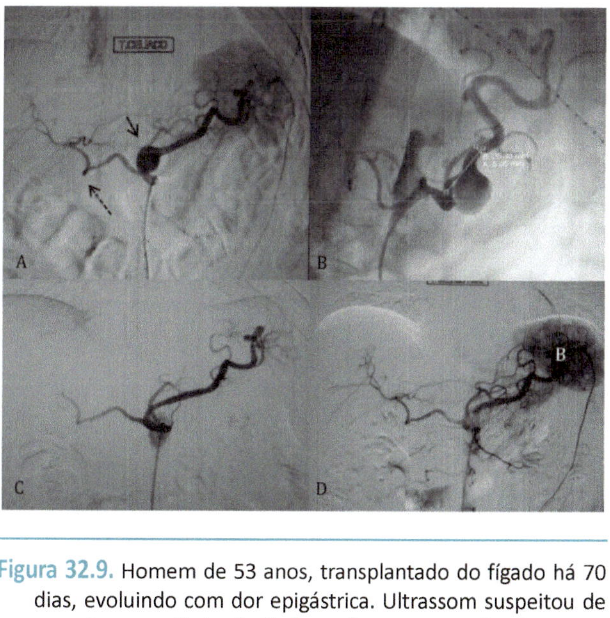

Figura 32.9. Homem de 53 anos, transplantado do fígado há 70 dias, evoluindo com dor epigástrica. Ultrassom suspeitou de aneurisma esplênico (AE). A. Realizou angiografia do tronco celíaco, que confirmou o pseudoaneurisma da AE (seta preta); como havia sido transplantado hepático, a artéria gastroduodenal estava ligada (seta tracejada), não havendo colateral para o baço via artérias gastroepiploicas. Neste caso, deveríamos preservar o baço, já que se tratava de paciente imunocomprometido. B. Optou-se pelo implante de um *stent* revestido expansível por balão. C e D. Controle angiográfico final confirma exclusão do pseudoaneurisma, com preservação das circulações hepática e esplênica. Baço (B).

DISCUSSÃO

Na presença de pseudoaneurisma, ressalta-se a fragilidade do saco pseudoaneurismático, devendo-se evitar excessiva manipulação com guias e cateteres, prevenindo seu inadvertido destamponamento e ressangramento perioperatório, catastrófico. A abordagem operatória geralmente é indicada nos casos de falha da embolização, e nos casos de instabilidade hemodinâmica e inacessibilidade a uma equipe intervencionista[12,13,18].

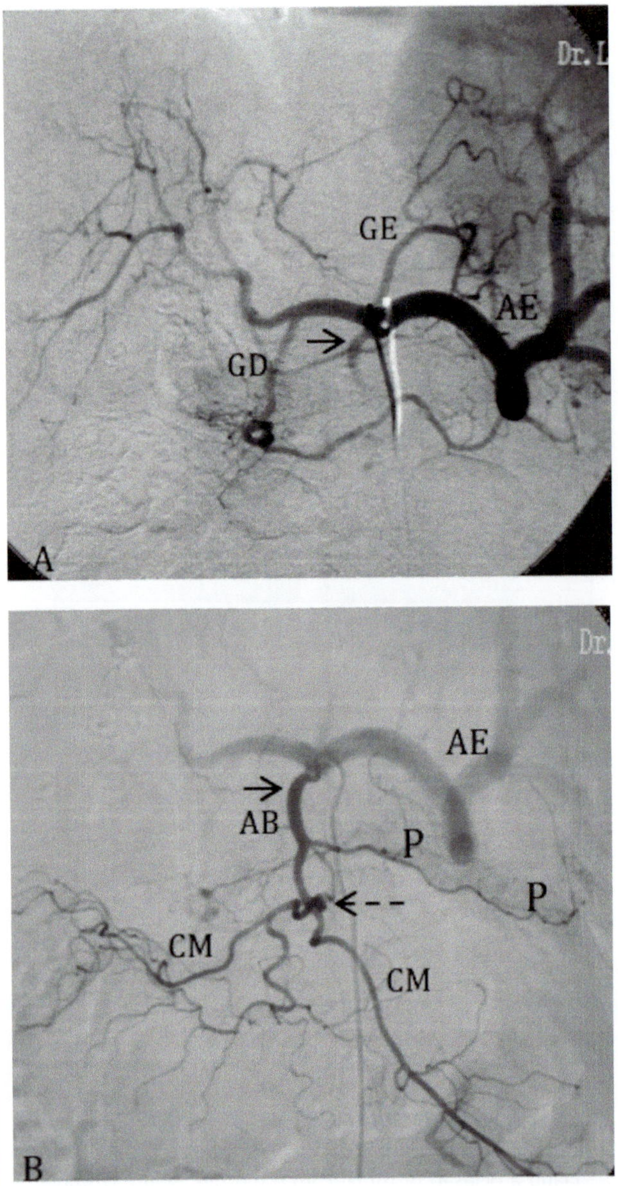

Figura 32.10. Arco de Bühler: remanescente embrionário que une as artérias esplênica e mesentérica superior (AMS) (seta preta em A e B). Fluxo de lavagem na origem da AMS (seta tracejada); arco de Bühler (AB); gástrica esquerda (GE); gástrica direita (GD); artéria esplênica (AE); ramos pancreáticos (P); cólica média (CM).

Uma complicação da técnica endovascular é a embolia, redução parcial da irrigação do baço, pelo que se indica antibioticoterapia oral por 30 dias no seguimento, reduzindo a possibilidade de abscesso esplênico secundário ao infarto causado pela embolização; uma quinolona pode ser utilizada, como ciprofloxacina, 1.000 mg/dia, dividida em duas tomadas. Seguimento radiológico com TC com contraste venoso tem sido recomendado entre 6 meses e 1 ano, uma vez que tem sido relatado reenchimento do pseudoaneurisma em 4 a 20% dos pacientes[16], embora este possa, na verdade, representar uma lesão *de novo*, quando a causa subjacente permanece (p. ex., surtos de pancreatite), ou devido à embolização inicial subótima, que não excluiu o enchimento retrógrado, previsível, do pseudoaneurisma*.

***Water shed, território vascular e circulação colateral:** em humanos, o calibre das artérias diminui progressivamente de proximal para distal, desde artéria de grande e médio calibres, para arteríolas e capilares, cuja identificação destes últimos é apenas histológica e está aquém da capacidade dos atuais angiógrafos. É exatamente ao nível capilar que se dá a fronteira (*water shed*) arterial entre os territórios vasculares. Isso acontece em todos os sistemas, como nos membros inferiores (entre artérias femoral superficial e profunda), no cérebro (p. ex., entre artérias cerebral anterior e média), mas também na irrigação esplênica, entre as artérias esplênica, gástricas curtas e gastroepiploicas direita-esquerda.

De importância na cirurgia endovascular é o fato de que apenas agentes fluidos, não aderentes nem viscosos – como o sangue e o contraste iodado, atravessam essa fina malha capilar mais distal entre os territórios, sendo impossível a passagem de fios-guias, microcateteres, partículas, mola ou cola biológica pela zona de *water shed*. Esse conceito previne a tentativa, sem sucesso, de

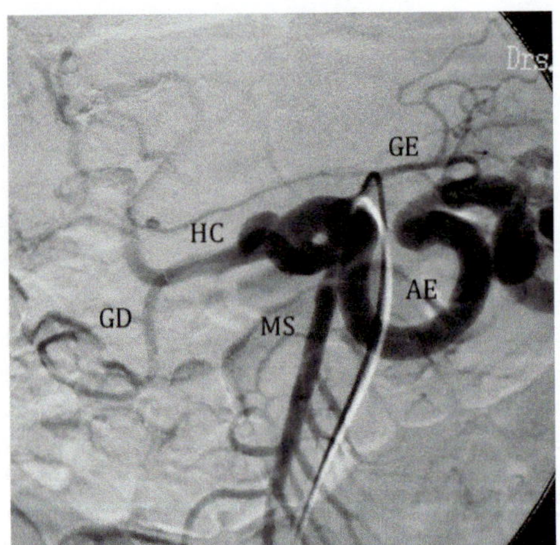

Figura 32.11. Tronco único celíaco-mesentérico. Artérias: esplênica (AE); gástrica esquerda (GE); hepática comum (HC); gastroduodenal (GD); mesentérica superior (MS).

navegar com microcateteres por essas potenciais artérias colaterais, visando ocluir um aneurisma ou pseudoaneurisma esplênico. Exceção são as artérias embrionárias persistentes, como o arco de Bühler[19] (Figura 32.10), uma remanescente ventral que une as artérias mesentérica superior e o tronco celíaco, e que podem ser utilizadas a favor para navegação de microcateteres visando a embolização de lesões periesplênicas, inclusive diante de uma estenose ou oclusão do tronco celíaco.

Assim, na prática médica da cirurgia endovascular, os conceitos de território vascular, *water shed* e circulação colateral se aplicam simultaneamente, *full time*, na definição diagnóstica e na estratégia dos tratamentos das lesões vasculares. Isso é particularmente importante no protocolo angiográfico diagnóstico do aneurisma ou pseudoaneurisma esplênico, em que injeções de contraste deverão ser realizadas no tronco celíaco e na artéria mesentérica superior antes do tratamento (30 mL/7 mL/s/300-500 psi); e após exclusão da lesão esplênica, para confirmar a irrigação esplênica residual e definitiva exclusão do aneurisma tratado. Em pacientes com cirurgia abdominal prévia, a realização de um teste de oclusão transprocedimento utilizando um balão na artéria esplênica (6 mm) e injetando-se o contraste no tronco celíaco através de um cateter-guia ou bainha semilonga com curva visceral 6 Fr, com acesso único, dará informações se existirá circulação colateral para o baço, uma vez ocluída a artéria esplênica[20].

Finalmente, atentar para as variações anatômicas arteriais, em que a artéria esplênica pode se originar diretamente da aorta, ou em tronco único, celíaco-mesentérico (Figura 32.11).

REFERÊNCIAS BIBLIOGRÁFICAS

5. Berceli SA. Hepatic and esplenic artery aneurysms. Semin Vasc Surg. 2005;18:196-201.
6. Trastek VF, Pailorelo PC, Joyce JW, Hollier LH, Bernatz PE. Splenic artery aneurysms. Surgery. 1982;91:694-699.
7. Fesinger RA, Thireson AA, Lamba R. Abdominal and pelvic aneurysms and pseudoaneurysms: imaging review with clinical, radiological, and treatment correlation. Radiographics. 2013;33:E71-96.
8. Krueger K, Zaehringer M, Lackner K. Percutaneous treatment of a splenic artery pseudoaneurysm by thrombin injection. J Vasc Interv Radiol. 2005;16:1023-1025.
9. Brountzos EN, Vagenas K, Apostolopoulou SC, Panagiotou I, Lymberopoulou DL, Kelekis DA. Pancreatitis-associated splenic artery pseudoaneurysm: endovascular treatment with self-expandable stent-grafts. Cardiovasc Intervent Radiol. 2003;26:88-91.
10. Carr JA, Cho JS, Shepard AD, Nypaver TJ, Reddy DJ. Visceral pseudoaneurysms due to pancreatic pseudocysts: rare but lethal complications of pancreatitis. J Vasc Surg. 2000;32(4):722-730.
11. Goldberg RF, Maley W, Kennedy EP, Yeo CJ, Lavu H. Giant Splenic Artery Pseudoaneurysm. J Gastrointestinal Surg. 2011;15:1063-1066.
12. Gupta V, Kumar S, Kumar P, Chandra A. Giant Pseudoaneurysm of the Splenic Artery. JOP. 2011;12:190-193.
13. Agrawal GA, Johnson PT, Fishman EK. Splenic Artery Aneurysms and Pseudoaneurysms: Clinical Distinctions and CT Appearances. Am J Roent. 2007;188:992-999.
14. Flati G, Andren-Sandberg A, La Pinta M, Porowska B, Carboni M. Potentially fatal bleeding in acute pancreatitis: pathophysiology, prevention and treatment. Pancreas. 2003;26:8-14.
15. Tessier DJ, Stone WM, Fowl RJ, Abbas MA, Andrews JC, Bower TC, Gloviczki P. Clinical features and management of splenic artery pseudoaneurysm: Case series and cumulative review of literature. J Vasc Surg. 2003;38:969-974.
16. Chia C, Pandya GJ, Kamalesh A, Shelat VG. Splenic Artery Pseudoaneurysm Masquerading as a Pancreatic Cyst – a Diagnostic Challenge. Int Surg. 2015;100(6):1069-1071.
17. Pang TCY, Maher R, Gananadha S, Hugh TJ, Samra JS. Peripancreatic pseudoaneurysms: a management-based classification system. Surg Endosc. 2014;28:2027-2038.
18. Huang IH, Zuckerman DA, Matthews JB. Occlusion of a giant splenic artery pseudoaneurysm with percutaneous thrombin-collagen injection. J Vasc Surgery. 2004;40:574-577.
19. Schoppe KA, Ciacci J, Bettmann M. Modified stent-supported coil embolization for treatment of a splenic artery pseudoaneurysm. J Vasc Interv Radiol. 2010;21:1452-1456.
20. Sachdev U, Baril DT, Ellozy SH, Lookstein RA, Silverberg D, Jacobs TS, et al. Management of aneurysms involving branches of the celiac and arteries: a comparison of surgical and endovascular therapy. J Vasc Surg. 2006;44:718-724.
21. Tedesco MM, Dalman RL. Superior mesenteric. Arterial aneurysms. In: Cronenwett JL, Johnston KW, eds. Rutherford's Vascular Surgery. 7th ed. Philadelphia: Elsevier; 2010. p. 559-615.
22. Ferreira RA, Ferreira MCL, Ferreira DAL, Ferreira AGL, et al. Aneurisma de artéria esplênica. Rev Col Bras Cir. 2016;43(5):398-400.
23. Olewnik Ł, Wysiadecki G, Polguj M, Topol M. A rare anastomosis between the common hepatic artery and the superior mesenteric artery: a case report. Surgical and Radiologic Anatomy. 2017;39(10):1175-1179.
24. Leitão L, Maranhão C, Furtado J, Panazzolo G. Aplicação da Radiologia Intervencionista na prática médica. In: Cirurgia Digestiva – Bases da técnica cirúrgica e trauma. Rio de Janeiro: Editora Revinter; 2016, v.1, p. 159-168.

Dissecções de Artérias Viscerais

33

Rafael Noronha Cavalcante
Joaquim Mauricio da Motta Leal Filho
Breno Boueri Affonso
Felipe Nasser

INTRODUÇÃO

As dissecções isoladas e espontâneas do tronco celíaco (TC) e da artéria mesentérica superior (AMS) sem doença aórtica associada são raras[1]. A literatura sobre o tema é limitada em sua maioria a relatos de caso e pequenas séries com curto *follow-up*. Recentemente, revisões sistemáticas da literatura sobre dissecção isolada de TC e AMS foram publicadas, na tentativa de compilar os dados disponíveis e fornecer orientações que possam auxiliar no manejo desses pacientes[2-5].

FISIOPATOLOGIA

Diversas condições foram sugeridas como possíveis fatores de risco para dissecção isolada e espontânea de artérias viscerais, como aterosclerose, hipertensão, displasia fibromuscular, necrose medial cística, trauma, gravidez e doenças do tecido conjuntivo. As reais causas da dissecção, entretanto, permanecem desconhecidas[6,7].

Park e cols. observaram nos exames de tomografia computadorizada de multidetectores (TCMD) de 51 pacientes com dissecção isolada de AMS, que a origem da dissecção usualmente se localiza na parede anterior da curvatura convexa da AMS. Utilizando um *software* para estudar a dinâmica de fluidos, os autores detectaram anormalidades de fluxo na parede anterior da AMS, o que os levaram a acreditar que esse estresse hemodinâmico pode estar relacionado com o surgimento da dissecção[8].

Recentemente, Wu e cols. estudaram a influência do ângulo entre a AMS e a aorta na gênese da dissecção. Comparando 37 pacientes com dissecção com

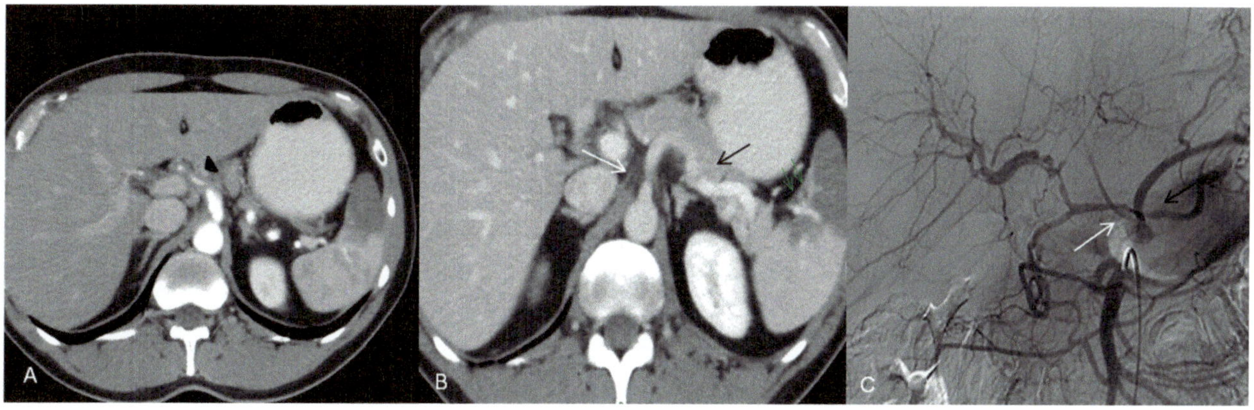

Figura 33.1. Exames de imagem de paciente com dissecção isolada de tronco celíaco. A. Tomografia de abdome demonstrando dissecção de tronco celíaco, estendendo-se para artéria hepática. B. Tomografia de abdome demonstrando dissecção de tronco celíaco estendendo-se para a artéria esplênica. C. Angiografia demonstrando dissecção do tronco celíaco estendendo-se para artéria hepática e artéria esplênica. Neste momento foi optado por manter tratamento conservador.

148 controles, todos submetidos a angiotomografia, os autores verificaram que os pacientes com dissecção de AMS apresentavam um ângulo maior em relação ao grupo-controle (73 ± 19,8° *vs.* 50 ± 18,8°, p < 0,001), além de uma maior frequência de tabagismo e hipertensão. Esse ângulo mais acentuado estaria associado a um maior estresse mecânico na parede arterial, o que poderia estar implicado com a ocorrência de dissecção[9] (Figuras 33.1 e 33.2).

QUADRO CLÍNICO

A maioria dos pacientes com dissecção isolada de TC ou AMS é de homens em torno da quinta ou sexta década de vida e com frequência hipertensos[1,5]. Geralmente são admitidos para investigação de dor no andar superior do abdome, mais notadamente em região epigástrica, de início súbito.

Cavalcante e cols. revisaram 60 publicações, com um total de 169 pacientes identificados com dissecção isolada de TC, e observaram que 85,1% dos pacientes eram homens, com idade média de 53,1 ± 9,3 anos e que 80,1% deles eram sintomáticos, apresentando-se mais comumente com dor abdominal (99%) e náuseas ou vômitos (4,8%)[2].

Em uma revisão da literatura chinesa sobre dissecção isolada da AMS, incluindo 622 pacientes, os autores observaram que 88,5% dos pacientes eram homens, com idade média de 55,4 anos e hipertensos em 42,7% dos casos. A grande maioria dos pacientes era sintomática, sendo apenas 6,7% dos casos assintomáticos, detectados incidentalmente em exames de imagem. Dentre os sintomas mais frequentes encontrados destacam-se dor abdominal (91,1%), náusea e vômitos (19,7%), diarreia (3,9%) e distensão abdominal (3,8%), entre outros. Vale ressaltar que nos casos de dissecção de AMS está

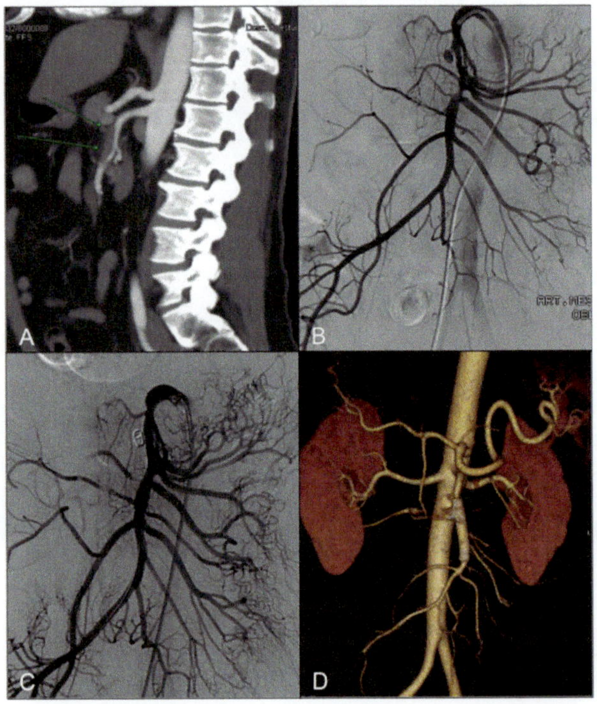

Figura 33.3. Exames de imagem de paciente com dissecção isolada de artéria mesentérica superior. A. Tomografia de abdome demonstrando dissecção de artéria mesentérica superior, com afilamento da luz verdadeira e trombose parcial da falsa luz. B. Arteriografia mesentérica superior demonstrando estenose da luz verdadeira e contrastação parcial da falsa luz. C. Arteriografia mesentérica superior após implante de *stent* e embolização da falsa luz com molas. D. Tomografia de controle após 12 meses do tratamento, demonstrando perviedade do *stent* e dos ramos mesentéricos.

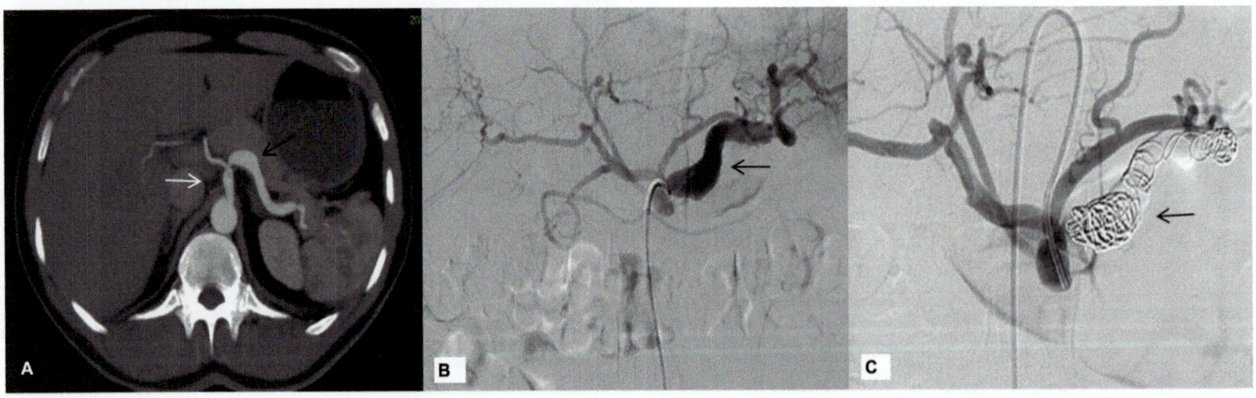

Figura 33.2. Exames de imagem de paciente com dissecção isolada de tronco celíaco, após 44 meses do quadro inicial, quando foi optado por tratamento conservador. A. Tomografia de abdome demonstrando evolução para aneurisma de artéria esplênica. B. Arteriografia de tronco celíaco demonstrando aneurisma de artéria esplênica. C. Arteriografia de tronco celíaco após embolização com molas da artéria esplênica.

presente o risco de isquemia intestinal. Nesta casuística os autores observaram 17 casos em que foi necessária enterectomia por necrose de alça intestinal, sendo que dois pacientes evoluíram a óbito[5] (Figura 33.3).

DIAGNÓSTICO

Após suspeita clínica, a confirmação geralmente é realizada por meio de exames de imagem, particularmente a TCMD, responsável por corroborar o diagnóstico em 96,7% dos casos de dissecção do TC e 95,2% dos casos de dissecção de AMS[2,5]. Outros métodos de imagem também descritos para diagnóstico de dissecção de artérias viscerais são ressonância magnética, ultrassom com Doppler, ultrassom endoscópico, angiografia e ultrassom intravascular[2,5].

A TCMD é o método de escolha, por ser um exame rápido, minimamente invasivo, confiável, que contribui para investigação de diagnósticos diferenciais e que fornece uma avaliação vascular adequada, incluindo informações sobre a localização e extensão da dissecção, perviedade da luz verdadeira e da falsa luz, a presença de variações anatômicas e sinais de isquemia de alça intestinal ou de órgão parenquimatoso[1]. Acredita-se que o aumento do uso da TCMD para avaliação de dor abdominal é responsável pelo maior número de casos de dissecção de artérias viscerais diagnosticados nos últimos anos[10].

O achado tomográfico mais característico observado em casos de dissecção de artéria visceral é o *flap* da íntima. Outros achados que podem ser observados são a trombose completa da falsa luz; aumento da densidade do tecido gorduroso ao redor do vaso afetado; sinais de isquemia de alça intestinal ou de órgão sólido e aneurisma de artéria visceral[11,12].

Com base nos padrões das dissecções observados nos exames de imagem, algumas classificações foram propostas para as dissecções isoladas e espontâneas de AMS, como a de Sakamoto e cols., em 2007, a de Yun e cols., em 2009, e a de Luan e Li, em 2013[13,14] (Tabelas 33.1 a 33.3).

Tabela 33.1. Classificação tomográfica de Sakamoto para dissecções de artéria mesentérica superior[13]

Tipo I	Falso lúmen pérvio, com sítios de entrada e reentrada
Tipo II	Falso lúmen pérvio, sem sítio de reentrada
Tipo III	Falso lúmen trombosado, com projeção semelhante a ulceração
Tipo IV	Falso lúmen trombosado, sem projeção de úlcera

Tabela 33.2. Classificação angiográfica de Yun para dissecções de artéria mesentérica superior[14]

Tipo I	Lúmen verdadeiro e lúmen falso pérvios, com sítios de entrada e reentrada
Tipo II	Lúmen verdadeiro pérvio, sem sítio de reentrada a partir do falso lúmen
Tipo IIa	Lúmen verdadeiro pérvio, com falso lúmen visualizado, sem reentrada
Tipo IIb	Lúmen verdadeiro pérvio, com falso lúmen não visualizado (trombosado)
Tipo III	Dissecção e trombose da AMS

Tabela 33.3. Classificação tomográfica de Luan e Li para dissecções isoladas da AMS categorizadas de acordo com a extensão da dissecção[15]

Tipo A	Dissecção localizada na parte curva da AMS, com extensão proximal até o óstio do vaso
Tipo B	Dissecção limitada à parte curva da AMS
Tipo C	Dissecção localizada na parte curva da AMS, com extensão distal, porém sem comprometimento da artéria ileocólica ou da artéria ileal distal
Tipo D	Dissecção localizada na parte curva da AMS, com extensão distal, com comprometimento da artéria ileocólica ou da artéria ileal distal

TRATAMENTO

A melhor estratégia de tratamento para pacientes com dissecção espontânea de artérias viscerais permanece incerta. Diversas abordagens foram propostas para esta condição, incluindo manejo conservador, endovascular e cirúrgico[15]. A maioria dos estudos recomenda que, na ausência de sangramento ou isquemia visceral, a abordagem conservadora seja escolhida inicialmente, o que acontece em 80 a 95% dos casos descritos na literatura[2,15] (Figura 33.4).

Caso o paciente seja assintomático, com diagnóstico incidental, opta-se usualmente por manejo conservador, sem internação ou introdução de novos medicamentos[16]. Pacientes sintomáticos são admitidos para analgesia e controle pressórico. A introdução de medicamentos antitrombóticos é controversa. Enquanto alguns grupos optam pelo uso de antiagregantes plaquetários ou anticoagulantes, outros mantêm os pacientes sem introdução de tais medicamentos[2,15,16]. Em estudo recente, o grupo de pacientes em que foi instituído algum tipo de tratamento antitrombótico (n = 27) apresentou desfechos semelhantes, quando

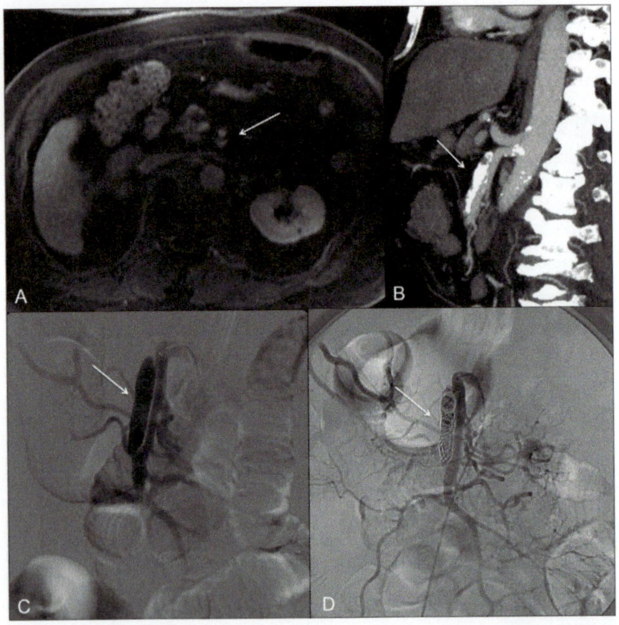

Figura 33.4. Exames de imagem de paciente com dissecção isolada de artéria mesentérica superior. A-B. Ressonância magnética de abdome demonstrando dissecção de artéria mesentérica superior, com afilamento da luz verdadeira e perviedade da falsa luz. C. Arteriografia mesentérica superior demonstrando estenose da luz verdadeira e contrastação da falsa luz. D. Arteriografia mesentérica superior após implante de *stent* e embolização da falsa luz com molas.

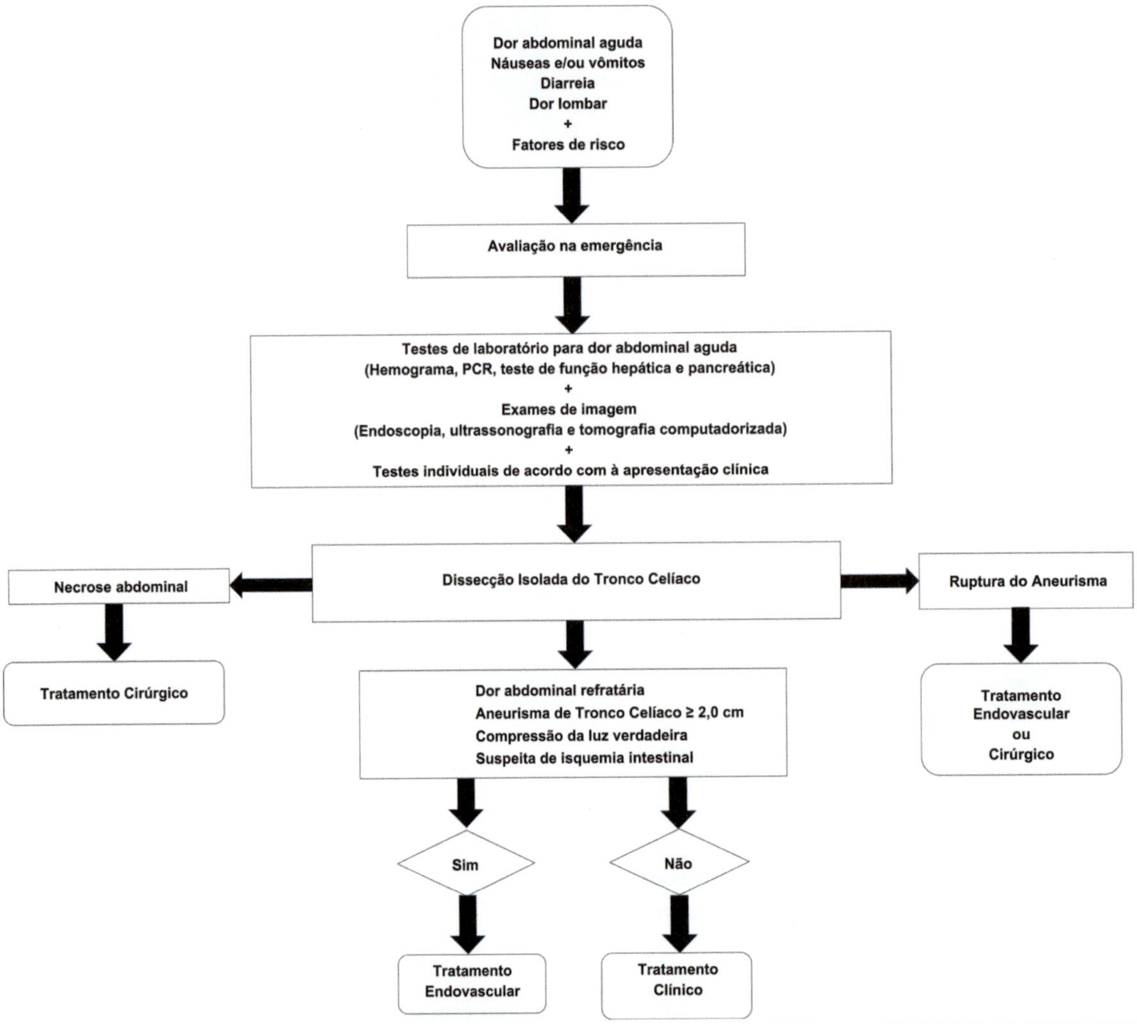

Figura 33.5. Fluxograma para diagnóstico e tratamento de dissecções isoladas de tronco celíaco e artéria mesentérica superior.

comparado ao grupo que não recebeu nenhum tratamento antitrombótico (n = 56)[17].

Há diversos relatos de pacientes que evoluíram com dilatação aneurismática da área de dissecção, após ter sido realizado inicialmente o tratamento conservador com sucesso, sendo que a maioria desses casos ocorreu dentro dos 6 primeiros meses após o diagnóstico da dissecção[1,2,17]. Isso reforça a necessidade de que seja realizado um *follow-up* periódico dos pacientes. Nosso protocolo de seguimento consiste em avaliação clínica e TCMD após 30 dias do evento inicial, a cada 3 meses no primeiro ano até regressão completa ou trombose da falsa luz e anualmente após o primeiro ano[1,2].

As abordagens cirúrgica e endovascular são usualmente reservadas para pacientes que não apresentam melhora clínica com o tratamento conservador ou apresentam complicações da dissecção, como isquemia visceral, ruptura, formação de aneurisma ou progressão da dissecção[15]. Dentre as opções endovasculares que atualmente têm ampla preferência quando comparadas à abordagem cirúrgica convencional, as técnicas comumente utilizadas são o implante de *stent* e a embolização[2]. A cirurgia convencional se faz necessária quando houver falha do tratamento endovascular ou sinais de isquemia intestinal necessitando de ressecção[17]. Em artigo recente, nosso grupo propôs um fluxograma para avaliação e tratamento para pacientes com dissecção isolada de tronco celíaco e que acreditamos também ser adequado para casos de dissecção isolada de artéria mesentérica superior[1,2] (Figura 33.5).

REFERÊNCIAS BIBLIOGRÁFICAS

1. Galastri FL, Cavalcante RN, Motta-Leal-Filho JM, De Fina B, Affonso BB, Amorim JE, et al. Evaluation and management of symptomatic isolated spontaneous celiac trunk dissection. Vasc Med. 2015;20(4):358-63.
2. Cavalcante RN, Motta-Leal-Filho JM, De Fina B, Galastri FL, Affonso BB, Amorim JE, et al. Systematic Literature Review on Evaluation and Management of Isolated Spontaneous Celiac Trunk Dissection. Ann Vasc Surg. 2016;34:274-9.
3. Garrett HE. Options for treatment of spontaneous mesenteric artery dissection. J Vasc Surg. 2014;59(5):1433-9.e1-2.
4. Ahn HY, Cho BS, Mun YS, Jang JH, Kim CN, Lee MS, et al. Treatment results for spontaneous isolated superior mesenteric artery dissection according to our previous guidelines and collective literature review. Ann Vasc Surg. 2014;28(7):1595-601.
5. Luan JY, Guan X, Li X, Wang CM, Li TR, Zhang L, et al. Isolated superior mesenteric artery dissection in China. J Vasc Surg. 2016;63(2):530-6.
6. Ko SH, Hye R, Frankel DA. Management of spontaneous isolated visceral artery dissection. Ann Vasc Surg. 2015;29(3):470-4.
7. Takayama T, Miyata T, Shirakawa M, Nagawa H. Isolated spontaneous dissection of the splanchnic arteries. J Vasc Surg. 2008;48(2):329-33.
8. Park YJ, Park CW, Park KB, Roh YN, Kim DI, Kim YW. Inference from clinical and fluid dynamic studies about underlying cause of spontaneous isolated superior mesenteric artery dissection. J Vasc Surg. 2011;53(1):80-6.
9. Wu Z, Yi J, Xu H, Guo W, Wang L, Chen D, et al. The Significance of the Angle between Superior Mesenteric Artery and Aorta in Spontaneous Isolated Superior Mesenteric Artery Dissection. Ann Vasc Surg. 2017;45:117-26.
10. Choi JY, Kwon OJ. Approaches to the management of spontaneous isolated visceral artery dissection. Ann Vasc Surg. 2013;27(6):750-7.
11. D'Ambrosio N, Friedman B, Siegel D, Katz D, Newatia A, Hines J. Spontaneous isolated dissection of the celiac artery: CT findings in adults. AJR Am J Roentgenol. 2007;188(6):W506-11.
12. Tokue H, Tsushima Y, Endo K. Imaging findings and management of isolated dissection of the visceral arteries. Jpn J Radiol. 2009;27(10):430-7.
13. Sakamoto I, Ogawa Y, Sueyoshi E, Fukui K, Murakami T, Uetani M. Imaging appearances and management of isolated spontaneous dissection of the superior mesenteric artery. Eur J Radiol. 2007;64(1):103-10.
14. Yun WS, Kim YW, Park KB, Cho SK, Do YS, Lee KB, et al. Clinical and angiographic follow-up of spontaneous isolated superior mesenteric artery dissection. Eur J Vasc Endovasc Surg. 2009;37(5):572-7.
15. Otsuka H, Sato T, Aoki H, Nakagawa Y, Inokuchi S. Optimal management strategy for spontaneous isolated dissection of a visceral artery. Vascular. 2018;26(2):169-74.
16. Alcantara S, Yang CK, Sasson J, Goss S, Benvenisty A, Todd G, et al. The evidence for nonoperative management of visceral artery dissections: a single-center experience. Ann Vasc Surg. 2015;29(1):103-8.
17. Heo SH, Kim YW, Woo SY, Park YJ, Park KB, Kim DK. Treatment strategy based on the natural course for patients with spontaneous isolated superior mesenteric artery dissection. J Vasc Surg. 2017;65(4):1142-51.

Parte VII — SISTEMA VENOSO E MALFORMAÇÕES VASCULARES

34

Acessos Venosos de Longa Permanência

Mariana Krutman
Kenji Nishinari
Guilherme Andre Zottelle Bomfim
Rafael Noronha Cavalcante

INTRODUÇÃO

Os acessos vasculares são fundamentais para o tratamento de todos os pacientes hospitalizados. O uso da rede venosa superficial é adequado para infusao de medicamentos e soluções iso-osmolares que causam pouca irritação ao endotélio venoso. Entretanto, o uso repetido e principalmente associado a soluções hiperosmolares ou vesicantes leva à exaustão do sistema venoso periférico, gerando complicações como a esclerose, flebite, trombose, infiltração e extravasamento de soluções. Essas complicações, além de causarem grande desconforto aos pacientes, podem atrasar e elevar o custo global do tratamento.

Desde os primeiros relatos de transfusão sanguínea em humanos descritos por Blundell, em 1818, ao retirar sangue de um homem e infundir em uma mulher com grave hemorragia obstétrica, muitos refinamentos ocorreram nas técnicas de acessos vasculares. Zimmermann, em 1945, desenvolveu o Intracath® (BD Worldwide, Franklin Lakes, NJ, EUA), primeiro cateter com acesso por punção vascular sendo introduzido pelo lúmen de uma agulha metálica. Com esse importante avanço houve declínio da técnica de dissecção vascular.

O acesso ao sistema vascular através de dispositivos de curta permanência mostrou-se incapaz de suprir a demanda crescente decorrente do avanço da medicina e o surgimento de terapias como a hemodiálise, nutrição parenteral e quimioterapia.

Muitos pacientes necessitam de acessos para terapias prolongadas que apresentem mecanismos seguros de fixação ao subcutâneo e menores riscos de complicações infecciosas ou mecânicas, sendo então desenvolvidos os cateteres de longa permanência.

TIPOS DE CATETERES

Os cateteres de longa permanência podem ser divididos em semi-implantáveis, totalmente implantáveis e *PICC* (cateter central com inserção periférica).

Semi-implantáveis

São compostos por silicone e apresentam um *cuff* de Dacron® na sua porção distal, cujas funções são a fixação ao subcutâneo e a criação de uma barreira mecânica contra a migração de microrganismos a partir do óstio de exteriorização pela pele. Os cateteres semi-implantáveis mais utilizados em adultos apresentam diâmetro externo que varia entre 7 e 14 French e podem ter uma, duas ou três vias. O fluxo varia de acordo com o diâmetro do cateter e aqueles mais calibrosos são utilizados para terapias que requerem alto fluxo sanguíneo (entre 300 e 400 mL/min) como a hemodiálise e a coleta de células-tronco para transplante autólogo de medula óssea. Alguns cateteres semi-implantáveis apresentam a extremidade proximal com os orifícios das vias de fluxo simétricas. Para evitar a recirculação sanguínea durante a hemodiálise, os cateteres utilizados possuem a extremidade proximal com os orifícios das vias de fluxo em diferentes níveis, sendo em "escada" (*step*) ou *split* (com uma fenda central). Os principais exemplos de cateteres semi-implantáveis utilizados na prática clínica são: Broviac®, Hickman®, Palindrome®, Vaxcel®, Quinton PermCath® e Split Cath® (Figura 34.1).

Quando implantados, apresentam três porções: intravascular, subcutânea e externa. Eles têm como vantagens o acesso fácil sem a necessidade de punção transcutânea, possibilidade de infusão rápida de líquidos e a coleta frequente de amostras sanguíneas. Como desvantagem principal apresentam uma porção externa, requerendo maiores cuidados de manutenção (curativos e cuidados com a tração), além de causarem incômodo estético. Geralmente o *lock* desses cateteres é trocado semanalmente.

Totalmente implantáveis

Esses dispositivos, conhecidos com *ports*, são compostos por duas partes que se acoplam: um cateter e um reservatório (Figura 34.2). O cateter pode ser de silicone ou poliuretano, com diâmetros externos que variam entre 5 e 10 French. O reservatório pode ter tamanho e formato variáveis, sendo a base composta por titânio ou polissulfona e a câmara central (local da punção), por silicone. O reservatório pode ter uma ou duas câmaras e comporta um volume que varia entre 0,3 e 1,2 mL. Todos os modelos possuem orifícios laterais na base para fixação aos tecidos profundos, reduzindo a possibilidade de rotação. A escolha dos tamanhos do cateter e do reservatório depende da via de acesso e do biotipo do paciente.

Esses dispositivos podem ser valvulados ou não valvulados, sendo que a válvula pode estar localizada na extremidade do cateter ou no reservatório.

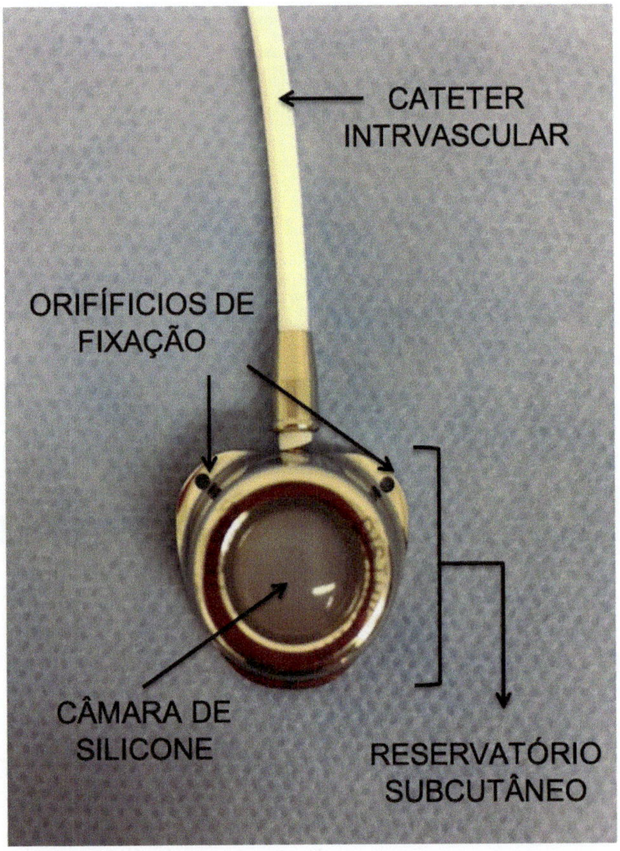

Figura 34.2. Port-a-cath.

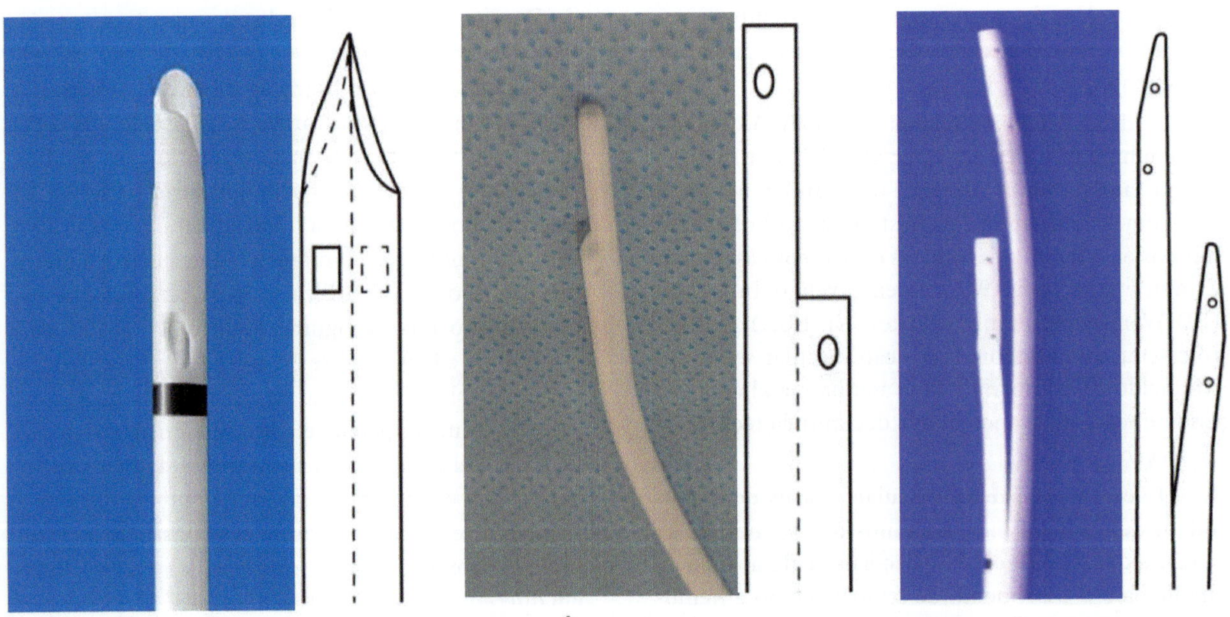

Figura 34.1. Diferentes tipos de ponta de cateter semi implantável para hemodiálse. (a) ponta simétrica, ex: Palindrome; (b) ponta em escada, ex; (c) ponta split, ex: Split Cath.

Em 1978, o cirurgião oncológico norte-americano Le Roy E. Groshong, desenvolveu uma válvula bidirecional (fenda no cateter) na porção proximal e lateral do cateter de Groshong® (a extremidade é fechada). Quando não submetida a pressões, a válvula permanece fechada, impedindo o trânsito de líquidos pelo cateter. A válvula se abre quando submetida a pressões positiva ou negativa (Figura 34.3).

Há um segundo tipo de válvula na extremidade do cateter, composta por quatro folhetos, sendo similar às válvulas cardíacas.

Outro tipo de válvula (dois folhetos) foi desenvolvido e encontra-se no reservatório, junto à sua porção que se conecta ao cateter.

Os cateteres valvulados possuem a vantagem teórica de impedir qualquer tipo de refluxo sanguíneo espontâneo para seu interior, o que diminuiria a possibilidade de formação de coágulos e, consequentemente, de eventos disfuncionais e oclusivos.

Um estudo retrospectivo comparando as complicações precoces e tardias entre cateteres de Groshong e não valvulados mostrou que, apesar das vantagens associadas aos cateteres valvulados, na prática esses dispositivos apresentaram maior índice de disfunção de refluxo.

A maioria dos *ports* atuais possui resistência para suportar altas pressões de infusão (até 300 psi), característica denominada tecnologia *power*, o que amplia suas possibilidades de uso como a infusão de contraste com a bomba injetora para realização de exames complementares de imagem.

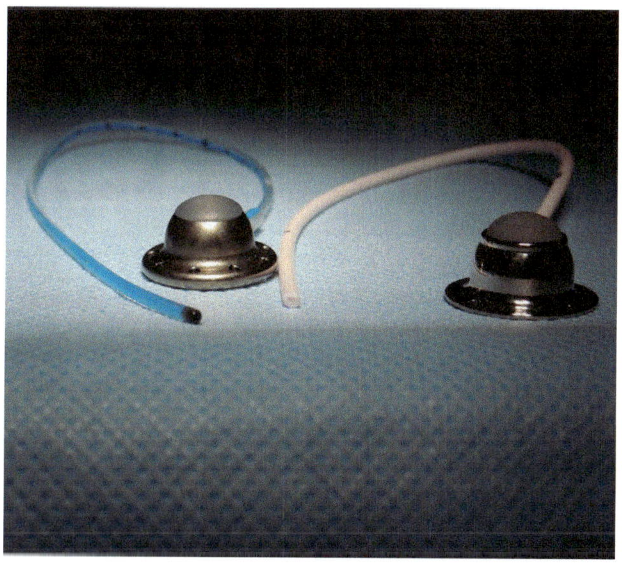

Figura 34.3. Exemplo de Port-a-cath valvulado (Groshing®) e não valvulado (Districath®).

As agulhas de acesso aos *ports* são especiais, pois não danificam a câmara projetada para suportar até 2.000 punções. Em geral, recomenda-se a troca ou retirada do dispositivo após aproximadamente 5 anos de uso, evitando danos ao reservatório e a retenção do cateter.

Os *ports* revolucionaram a história do acesso vascular na oncologia. Pelo fato de não possuírem nenhuma porção externa, apresentam índices de complicações infecciosas bem menores que os semi-implantáveis, além de proporcionarem uma maior adequação social.

PICC

São cateteres centrais cuja introdução ocorre através de veias periféricas das extremidades, geralmente em membros superiores. Por esse motivo, quando implantados apresentam uma extensa porção intravascular e outra externa.

Possuem um ou dois lúmens e são compostos por poliuretano ou silicone, podendo ser ou não valvulados.

Similarmente aos *ports*, alguns dispositivos também possuem a tecnologia *power*, e similarmente aos semi-implantáveis, podem possuir um *cuff* de Dacron.

INDICAÇÕES CLÍNICAS

As situações clínicas que requerem um tempo de tratamento prolongado, em geral superior a 30 dias e com necessidade de acessos venosos frequentes, apresentam indicação para o implante de cateteres de longa permanência. As principais indicações são:

- quimioterapia;
- hemodiálise;
- nutrição parenteral;
- antibioticoterapia;
- coleta de células-tronco para transplante autólogo de medula óssea;
- transfusões repetidas de hemoderivados/ coleta repetida de amostras sanguíneas (mielodisplasias).

A maior parte dos cateteres de longa permanência é implantada eletivamente, sendo assim os pacientes podem ser tratados com antecedência em eventuais infecções sistêmicas e também devem ser suspensas drogas que possam causar complicações ao procedimento (anticoagulantes ou antiagregantes). Porém, em algumas situações clínicas, como as mielodisplasias, nas quais é fundamental o implante de um desses dispositivos, não é infrequente a ocorrência de plaquetopenia, sendo necessárias transfusões no período perioperatório.

VIAS DE ACESSO

As vias de acesso mais utilizadas são as veias de drenagem do sistema cava superior, devido ao maior conforto para o paciente e maior facilidade de manipulação pela equipe de enfermagem, além da maior experiência e excelentes resultados. As veias podem ser do sistema venoso profundo ou superficial, sendo as mais utilizadas: jugular interna, axilar, subclávia, braquiocefálica, jugular externa, cefálica e basílica.

Em situações de obstrução da veia cava superior por trombose, ou em pacientes com região torácica hostil por invasão tumoral (Figura 34.4), o implante pode ser feito na região inguinal através da cateterização das veias femoral comum ou safena magna. A utilização do *port* braquial com acesso pela veia basílica é também uma ótima opção em casos com região torácica hostil, evitando o acesso em região inguinal, que está associado a maiores taxas de infecção e menor praticidade de manipulação (Figura 34.5).

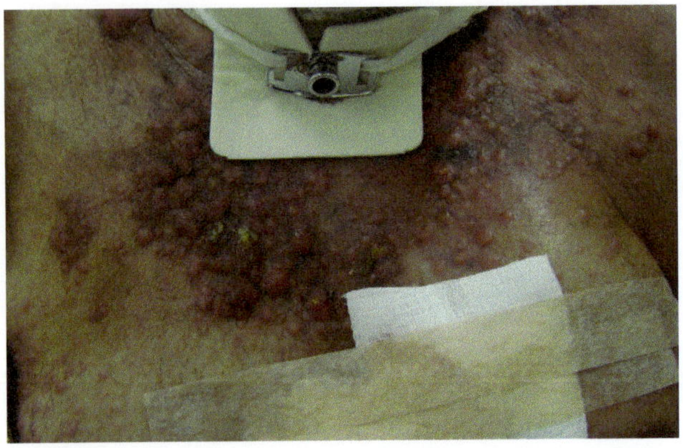

Figura 34.4. Paciente com tórax hostil (traqueostomia e invasão tumoral grosseira), inviabilizando o implante de cateter totalmente implantável nessa região.

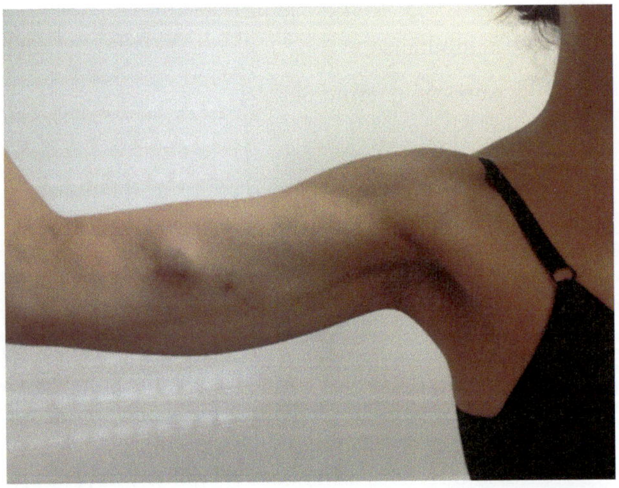

Figura 34.5. Paciente com neoplasia de mama esquerda e port-a-cath inserido em veia basílica direita, com reservatório implantado em região braquial.

Em pacientes submetidos a múltiplas cateterizações, como os portadores de insuficiência renal crônica dialítica, pode ocorrer o esgotamento dos sítios venosos tradicionais. Nessa situação algumas alternativas podem ser utilizadas, como os acessos trans-hepático e o translombar para a cava inferior.

No acesso trans-hepático a cateterização da veia hepática é realizada através da punção percutânea em hipocôndrio direito. Apesar de viável, esse acesso apresenta inúmeras complicações potencialmente graves, como o sangramento, deslocamento do cateter, fístula biliar e disfunção hepática. Os profissionais envolvidos devem estar familiarizados com a técnica de punção trans-hepática, além do alto grau de exigência na manutenção da sua funcionalidade.

O acesso translombar à veia cava inferior é realizado com o paciente em posição pronada, sendo a punção realizada logo acima da crista ilíaca direita (no nível da terceira vértebra lombar), aproximadamente a 8-10 cm da linha média. A veia cava deve ser cateterizada preferencialmente em sua porção infrarrenal, entretanto a punção suprarrenal não está contraindicada. Devido ao trajeto extravascular mais extenso, há um risco maior de disfunção associado ao posicionamento inadequado e/ou migração da extremidade, quando comparado aos sítios convencionais.

PROCEDIMENTO – TÉCNICA DE INSERÇÃO

Os cateteres de longa permanência devem ser implantados em ambiente cirúrgico utilizando-se de técnica asséptica. A maior parte dos pacientes pode ser submetida ao procedimento sob sedação endovenosa associada a anestesia local. A anestesia geral é empregada geralmente quando há um outro procedimento cirúrgico em conjunto e a anestesia local isolada é reservada a pacientes em condições clínicas desfavoráveis.

Os cateteres podem ser inseridos através da técnica de punção (ecoguiada ou guiada por parâmetros anatômicos) ou dissecção.

A técnica de dissecção de veia superficial ou profunda diminui os riscos de complicações associadas à punção "às cegas", entretanto demanda maior manipulação e tempo cirúrgico, gerando maior índice de complicações locais, como a flebite de coto vascular e infecção de ferida operatória. Apesar de encontrar-se em desuso, as veias mais utilizadas nessa técnica são: jugular externa, cefálica, jugular interna, basílica e cefálica.

A técnica de punção baseada em parâmetros anatômicos depende da experiência do profissional. Apesar de ser clássica, antiga e amplamente difundida, essa técnica apresenta graves limitações e complicações que podem comprometer o sucesso do procedimento. Fatores individuais, como variações anatômicas do paciente e experiência prática, podem resultar em falha de cateterização, assim como aumento do risco de complicações mecânicas e infecciosas.

A punção ecoguiada é a técnica mais rápida e segura para a cateterização vascular. Ela possibilita o mapeamento na sala operatória dos possíveis sítios de punção, assim como o reconhecimento de variações anatômicas e processos trombóticos assintomáticos, otimizando a melhor via de acesso. A punção ecoguiada permite o exato direcionamento da agulha em direção ao vaso-alvo, com visualização simultânea das estruturas adjacentes, reduzindo sobremaneira a ocorrência de complicações relacionadas ao procedimento. Em situações específicas de risco, como pacientes com discrasias sanguíneas, pacientes críticos em unidades de terapia intensiva ou pronto-socorro, obesos mórbidos, portadores de neoplasia maligna ou insuficiência renal e crianças, o uso de rotineiro da punção ecoguiada minimiza o risco de complicações e há redução dos custos aos serviços de saúde.

O posicionamento correto da extremidade do cateter é fundamental para o adequado funcionamento do dispositivo e a fluoroscopia intraoperatória ainda é o método mais eficaz para essa finalidade. Quando inserido em veias do sistema cava superior, a extremidade do cateter deve ser posicionada na transição cava superior/átrio direito, desde que o fluxo e o refluxo ocorram sem resistência. Em relação aos cateteres para hemodiálise, a recomendação é que sua extremidade seja posicionada no átrio direito. Concomitantemente, é imperativa a verificação do ritmo cardíaco para garantir que o melhor posicionamento do cateter não gere arritmias.

Durante o procedimento deve-se verificar todo o trajeto do cateter ao longo das porções subcutânea e intravascular, não devendo haver curvaturas extremas (*kinking*) e adequado posicionamento central da extremidade, minimizando a ocorrência de disfunções de fluxo ou refluxo e de complicações trombóticas.

Nos casos dos dispositivos totalmente implantáveis em pacientes com neoplasia maligna, a escolha do sítio de implante deve obedecer alguns fatores relacionados à doença ou ao paciente. Por exemplo, em pacientes com neoplasia de mama o implante deve ocorrer no lado contralateral à mama acometida, evitando interferência nos exames de imagem durante o seguimento, assim como possíveis reabordagens cirúrgicas. Em relação os *ports* braquiais, devem ser implantados preferencialmente no membro não dominante.

A técnica mais utilizada para implante dos dispositivos totalmente implantáveis consiste em: inserção do cateter na veia-alvo; posicionamento central da extremidade intravenosa; tunelização do cateter em trajeto subcutâneo (quando utilizadas incisões diferentes para o sítio de punção e para a bolsa subcutânea, como nos acessos jugular interna ou inominada) e, então, conexão do cateter ao reservatório. A incisão da bolsa subcutânea deve preferencialmente ser feita em local pouco aparente, fora do tecido mamário e afastada do mamilo. Já em casos de acesso inguinal, a bolsa subcutânea pode ser feita próxima à crista ilíaca anterossuperior ou na face anterior da coxa. Para o implante de *ports* braquiais geralmente pela veia basílica, o reservatório é inserido no terço distal do braço, pouco acima da prega do cotovelo. Devem ser aplicados ao menos dois pontos de fixação do reservatório junto à fáscia pré-muscular para evitar sua rotação.

No caso dos cateteres semi-implantáveis, a técnica de inserção é diferente. Após a obtenção do acesso vascular e colocação do fio-guia em posição central, o cateter é tunelizado a partir do seu óstio de saída, de maneira que o *cuff* de Dacron® fique a aproximadamente 2 cm do óstio. Com o auxílio da radioscopia é realizada então a medida da extensão do cateter necessária para que sua extremidade fique na transição cavoatrial. Só então é feita a introdução do cateter na veia escolhida, realizando-se o teste de fluxo e refluxo para eventuais ajustes finais no posicionamento da extremidade. Há necessidade de aplicar-se pontos para fixação do cateter à pele próxima ao óstio de saída, até que haja fixação do *cuff* ao subcutâneo (em torno de 4 a 5 semanas).

Em relação aos PICC, geralmente são inseridos através da punção ecoguiada das veias basílica ou cefálica, em terço distal do braço. Após a inserção do fio-guia e do conjunto dilatador-camisa, o cateter é inserido até a junção cavoatrial utilizando-se a fluoroscopia ou o eletrocardiograma intracavitário para garantir o adequado posicionamento. Após o teste de funcionamento das vias o cateter também deve ser fixado à pele.

COMPLICAÇÕES

Atualmente, com a utilização rotineira da punção ecoguiada, houve diminuição drástica dos índices de complicações técnicas intraoperatórias, assim como o desenvolvimento tecnológico dos materiais e a crescente experiência com o manejo dos dispositivos contribuíram para índices decrescentes de complicações. A maior parte delas estão associadas à utilização do cateter ao longo do tempo.

Complicações técnicas relacionadas ao ato — cirúrgico

Lesão arterial

As lesões arteriais são muito raras devido ao crescente uso da punção ecoguiada. Em serviços onde se utiliza a técnica de punção guiada por parâmetros anatômicos, a punção arterial inadvertida é a complicação mais frequente, sendo normalmente controlada através da compressão manual, com a formação de hematomas de extensões variáveis.

Lesão de nervo ou plexo nervoso

Lesões neurológicas também são raras. O plexo braquial, gânglio estrelado e nervos vago, acessório, hipoglosso e frênico são estruturas relacionadas com a veia jugular interna e podem ser lesados durante a tentativa de cateterização. Em casos de inserção por via subclávia, as estruturas neurais mais acometidas são plexo braquial e nervos laríngeo recorrente e frênico.

Pneumotórax

O pneumotórax iatrogênico durante a punção venosa é uma das mais frequentes e temidas complicações, sendo amplamente relacionado com a técnica adotada e a experiência do operador. Os estudos relatam incidências de 1,5 a 3,1%, sendo associadas principalmente a tentativas de punção da veia subclávia.

A intensidade do quadro clínico depende do volume do pneumotórax e das reservas cardiopulmonares do indivíduo. Em pacientes sem doenças pulmonares prévias, a maioria dos casos (70%) é assintomática e de resolução espontânea. Em casos de pneumotórax maiores que 30% ou em pacientes com baixa reserva pulmonar, o quadro pode variar de simples desconforto respiratório sem repercussão hemodinâmica até situações graves e ameaçadoras à vida. Nesses casos, a identificação diagnóstica e a ação terapêutica com drenagem do espaço pleural devem ser imediatas.

Hemotórax

O hemotórax também é uma complicação rara, sendo também mais associado à punção "às cegas" da veia subclávia, mas pode acontecer em tentativas de acesso no segmento caudal da jugular interna.

Há também relatos de casos de hemotórax tardios, decorrentes da erosão da parede venosa na região da ponta do cateter, provavelmente relacionados com quimioterápicos vesicantes. Nessas situações, o tratamento por meio de cobertura endovascular da lesão é o ideal.

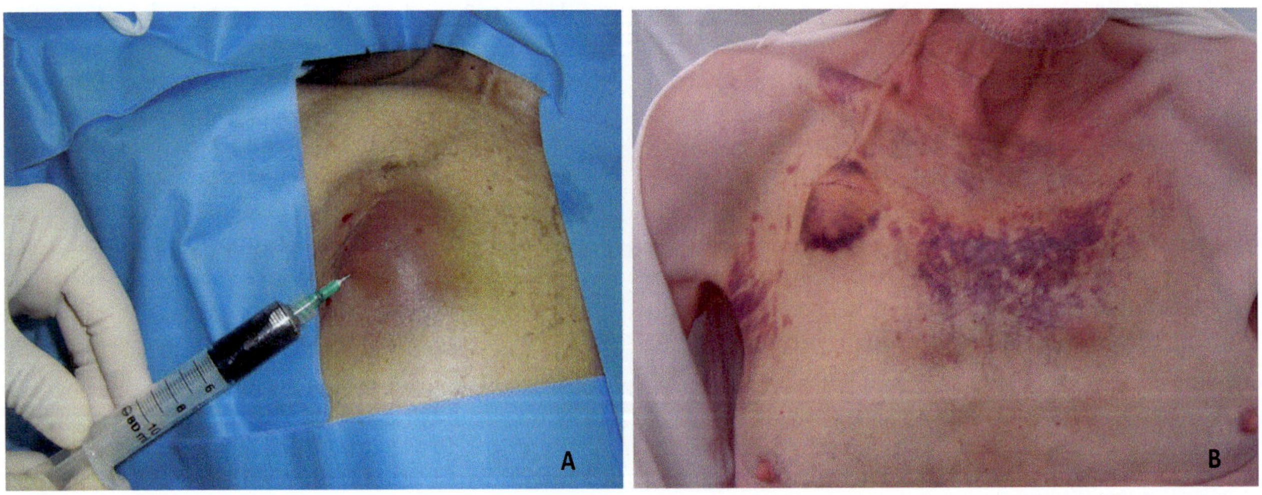

Figura 34.6. Complicações hemorrágicas (A) Hematoma de bolsa de port-a-cath notando-se abaulamento local submetido a drenagem por punção. (B) Equimose extensa em região torácica. Apesar da grande impressão visual não há abaulamento passível de drenagem e a evolução dessa complicação tende a ser benigna.

Quilotórax

A incidência de lesões linfáticas é muito rara, havendo apenas relatos de casos isolados. Quilotórax ou quilopericárdio podem ocorrer por lesão direta do ducto linfático ou até mesmo como consequência de trombose associada ao cateter. As lesões linfáticas geralmente se associam a punções das veias jugular interna ou subclávia à esquerda, devido à proximidade com o ducto torácico, entretanto também podem ocorrer à direita, sendo o acesso supraclavicular o de maior risco.

Arritmia

Diferentes tipos de arritmias cardíacas, atriais e ventriculares podem ocorrer em pacientes submetidos a implante de cateteres venosos centrais. Surgem por estimulação mecânica do endocárdio direito em pacientes predisponentes, quando do posicionamento intracardíaco da extremidade do fio-guia ou do cateter. Em geral são transitórias e assintomáticas, cessando com a simples tração dos mesmos. O uso concomitante da fluoroscopia em paciente previamente monitorado permite o posicionamento ideal da extremidade em local não arritmogênico.

Embolização de ar

A embolização de ar também é muito rara. A entrada do ar pode ocorrer durante a punção ou através do cateter durante momentos de desconexão da sua extremidade extravascular com a seringa ou com o reservatório, nos casos de *ports* ou por não pinçamento das vias em cateteres semi-implantáveis.

Medidas preventivas incluem o uso de técnica meticulosa associado a posicionamento do paciente em Trendelenburg (cateteres inseridos no sistema cava superior), apneia temporária (quando sob anestesia geral) durante a inserção e retirada e uso de cateteres e/ou bainhas introdutoras valvuladas.

Hematoma em bolsa subcutânea

É uma complicação precoce associada a hemostasia inadequada, discrasia sanguínea ou extravasamento de sangue pericateter, desde sua entrada na veia até a bolsa. Pode atingir grandes dimensões e deve ser prontamente identificado e tratado através da sua drenagem e limpeza da bolsa.

O hematoma deve ser diferenciado da equimose, que pode causar grande impressão visual, porém geralmente tem evolução benigna e menor probabilidade de infecção, com perda precoce do cateter (Figura 34.6).

Complicações infecciosas

A infecção é a complicação mais frequente dos cateteres de longa permanência, sendo a principal causa de retirada. Como a maioria dos pacientes portadores de câncer apresenta comprometimento imunológico em algum momento, seja pela doença ou decorrente do tratamento, a incidência de infecção relacionada com cateteres pode chegar a 16%.

Os principais fatores relacionados aos eventos infecciosos nesses pacientes são a manipulação inadequada dos conectores acoplados aos sistemas de infusão (*hubs*), uso concomitante de nutrição parenteral, neutropenia, comprometimento do estado geral e problemas técnicos no ato do implante. Entretanto, a antibioticoprofilaxia no ato operatório não se justifica, por não se mostrar eficaz na redução dos índices dessa complicação.

Por sua exposição ao meio externo, os cateteres semi-implantáveis apresentam índices de infecção mais elevados que os totalmente implantáveis,

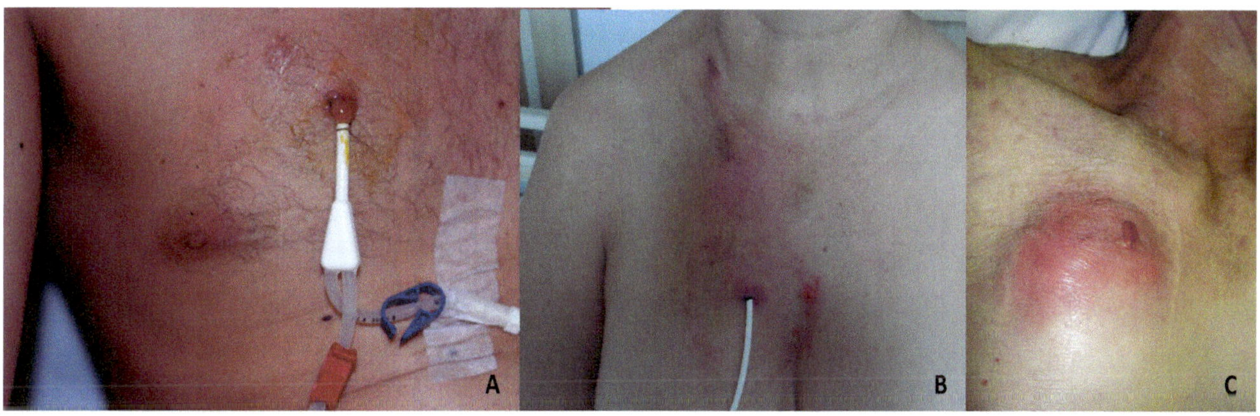

Figura 34.7. Complicações infecciosas (A) infecção ostial em permcath, (B) infecção de túnel em Hickman, (C) hematoma com infecção de bolsa em port-a-cath.

mas em ambos os tipos os germes gram-positivos (*Staphylococus epidermidis, Staphylococus aureus* e *Streptococus* sp.) são os mais comumente envolvidos.

Os tipos de infecção relacionada com cateteres são descritos a seguir.

Infecção ostial (presente apenas nos semi--implantáveis ou PICC)

Há hiperemia, secreção purulenta, calor e enduração em até 2 cm a partir do óstio de saída. Geralmente é tratada com curativos locais e antibioticoterapia sistêmica, sem a retirada do cateter.

Infecção de túnel e/ou bolsa subcutânea

Hiperemia, calor e secreção purulenta em 2 cm ou mais a partir do óstio de saída de cateter semi--implantável. No caso dos cateteres totalmente implantáveis há hiperemia, calor e secreção purulenta na bolsa subcutânea. É tratada através da retirada do cateter associada a antibioticoterapia sistêmica e a curativos. Nesses casos, o fechamento da ferida operatória após retirada do dispositivo não deve ser feito de maneira hermética e em muitas vezes é necessária a drenagem da bolsa subcutânea com dreno laminar (Figura 34.7).

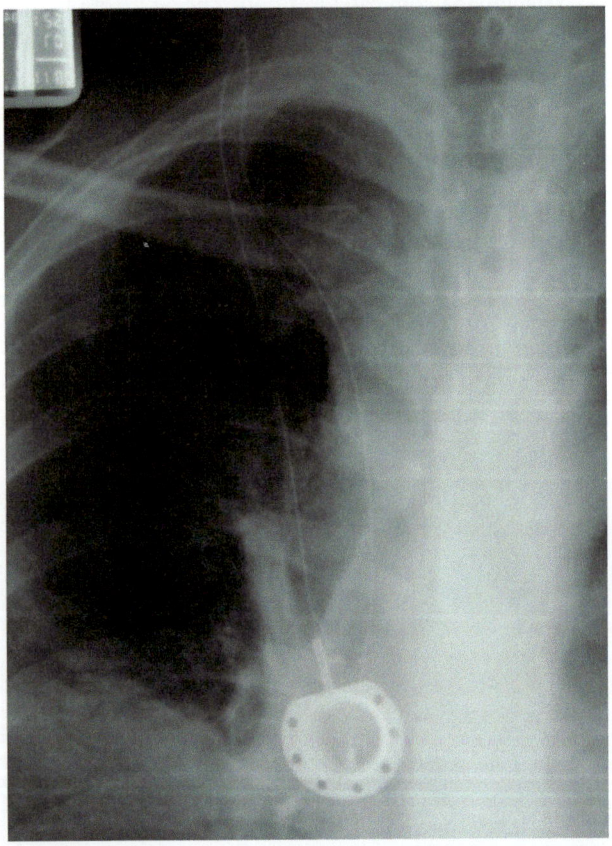

Figura 34.8. RX de tórax evidenciando angulação excessiva do cateter na região cervical, fator que pode levar à disfunção do dispositivo.

Bacteremia relacionada com o cateter

Infecção de corrente sanguínea primária na qual evidências clínicas ou microbiológicas quantitativas indicam o cateter como fonte de infecção. A colonização bacteriana da porção intravascular do cateter pode decorrer de: migração pela parede externa por germes da flora cutânea, migração pela parede interna por manipulação inadequada, através de focos infecciosos à distância com disseminação hematogênica ou através da infusão de soluções contaminadas. Este processo parece ainda ser facilitado pela presença de um biofilme que se forma em grande parte dos cateteres de longa permanência.

O quadro clínico pode variar de febre e calafrios sem foco evidente até uma sepse grave. Algumas vezes os sintomas surgem logo após a manipulação do cateter, tornando claro o diagnóstico. Nos casos em que há somente febre sem repercussão sistêmica, deve-se coletar material para hemoculturas, tanto do dispositivo quanto de via periférica, e iniciar a antibioticoterapia sistêmica. Nesses casos, o cateter pode ser mantido até a finalização das culturas.

A retirada do cateter é indicada quando há:

- bacteremia complicada;
- ausência de resposta clínica e/ou manutenção de hemocultura positiva após 72 h de antibioticoterapia adequada;
- recorrência de hemocultura positiva com o mesmo microrganismo após a conclusão terapêutica de um evento infeccioso;
- infecções fúngicas.

Trombose venosa profunda (TVP) associada – a cateter

A trombose venosa profunda no território da veia cava superior encontra-se associada a cateteres em cerca de 80% dos casos, sendo que grande parte dos pacientes que possuem dispositivos de longa permanência são portadores de neoplasias malignas.

Alguns fatores associados à gênese da trombose nesse território são: calibre do dispositivo, técnica de inserção (com recomendação para técnica de punção ecoguiada), posicionamento adequado da extremidade (transição cavoatrial) e tipo de cateter (maior incidência nos PICC).

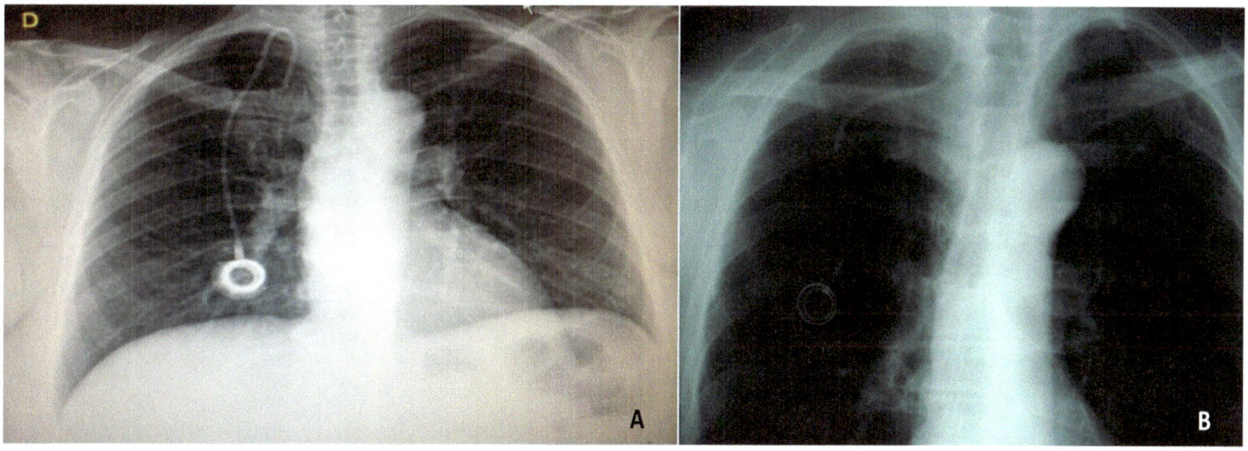

Figura 34.9. Raio X de tórax evidenciando migração da extremidade do cateter para o segmento superior da veia cava. O cateter encontrava-se originalmente bem locado na junção atrio-caval (A). Migração da extremidade de cateter implantado na veia subclávia direita para a veia jugular interna ipsilateral (B).

A maior parte dos pacientes com trombose venosa é oligossintomática, apresentando desconforto e dor associados a edema em membro ou cervical, eritrocianose e circulação colateral. O mapeamento Doppler colorido possui altas sensibilidade e especificidade para o diagnóstico, porém em casos de acometimento de vasos mais centrais pode ser necessária a confirmação através da tomografia computadorizada ou da ressonância nuclear magnética.

Na maior parte dos casos esses cateteres se encontram sem nenhuma disfunção, pois a extremidade encontra-se livre do trombo. A maioria dos pacientes necessita desse tipo de acesso em longo prazo, por isso geralmente são tratados através da anticoagulação sistêmica com a manutenção do dispositivo, havendo boa evolução clínica.

Em casos da síndrome de cava superior pode ser necessária uma terapia mais invasiva com a utilização de fibrinolítico local associada a angioplastia e colocação de *stent*.

O emprego profilático de drogas anticoagulantes ou antiagregantes não está indicado.

Disfunção de refluxo

A manutenção do adequado refluxo sanguíneo é fundamental nos dispositivos de longa permanência, pois permite a coleta de amostras sanguíneas para a realização de exames laboratoriais e hemoculturas, além de servir de parâmetro de uma punção adequada do *port*.

É uma das complicações mais frequentes, manifestando-se pela impossibilidade de obter-se refluxo sanguíneo pelo dispositivo com a infusão adequada de fluidos. Na maioria dos casos é causada pela formação de trombos na extremidade no cateter, funcionando como uma válvula unidirecional. A radiografia de tórax nesses casos evidencia a extremidade do cateter em posição adequada e uma vez precocemente diagnosticada, deve ser tratada através da infusão local de fibrinolíticos.

Outras causas menos frequentes de disfunção são o posicionamento primário inadequado da extremidade do cateter, migração da extremidade, angulação excessiva no seu trajeto (Figura 34.8) e disfunção da válvula. Algumas situações podem ser reconhecidas na radiografia simples de tórax.

Oclusão do cateter

A oclusão do dispositivo geralmente é consequência da sua utilização inadequada. Antes e após a manipulação deve ser instilado soro fisiológico para eliminação de resíduos intraluminais e ao final, preenchido com o *lock* que permanece até a próxima manipulação. Determinados medicamentos, como a hidantoína, devem ser infundidos isoladamente, pois há precipitação ao contato com outros sais, levando à oclusão irreversível do dispositivo. Em casos de oclusão por coágulos com ausência completa de fluxo pelo cateter, impossibilitando a tentativa de selo com fibrinolítico, é necessária a troca do dispositivo.

Pinçamento (pinch-off)

É uma complicação rara, ocorrendo quando a punção da veia subclávia é muito medial, havendo compressão do cateter entre a clavícula e a primeira costela. A compressão pode causar disfunções de fluxo e refluxo, oclusão e fratura do cateter, com embolização de sua extremidade.

Migração da extremidade do cateter para outro sítio venoso

Ocorre principalmente após crises de tosse, levando à disfunção do dispositivo. Outra situação menos usual ocorre em pacientes do sexo feminino, com mamas volumosas que se tornam pendentes com a posição ortostática, causando a movimentação do reservatório/cateter e consequente migração da extremidade do cateter (Figura 34.9). Para evitar esse tipo de complicação no intraoperatório, deve-se posicionar a extremidade do cateter na junção artocaval, sendo a paciente posicionada com o dorso elevado na mesa cirúrgica.

Necrose de pele com exposição do cateter ou reservatório

É uma complicação rara, resultante do adelgaçamento progressivo da camada subcutânea que recobre o cateter ou reservatório, provocando sua exposição (Figura 34.10). Nesses casos é necessária a troca do dispositivo.

Punção inadequada do reservatório

Ocorre por falta de treinamento do profissional envolvido e é facilitada pelo posicionamento do reservatório em planos muito profundos, geralmente em pacientes obesos. Nessa situação ocorre o extravasamento da solução infundida para o subcutâneo, e no caso de medicações irritantes, o processo inflamatório pode ser exuberante e culminar com necrose extensa da pele e dos tecidos adjacentes (Figura 34.11).

Fratura do cateter

A fratura do cateter ocorre principalmente em dois locais: logo após sua conexão com o reservatório (local de maior pressão durante as injeções), e em curvaturas do seu trajeto subcutâneo (geralmente nas regiões cervical, onde há maior movimentação, ou infraclavicular). O acesso por punção da veia jugular interna muito cranial pode ser um fator predisponente, pois nesses casos a angulação do cateter na região cervical torna-se mais acentuada, facilitando sua rotura (Figura 34.12a).

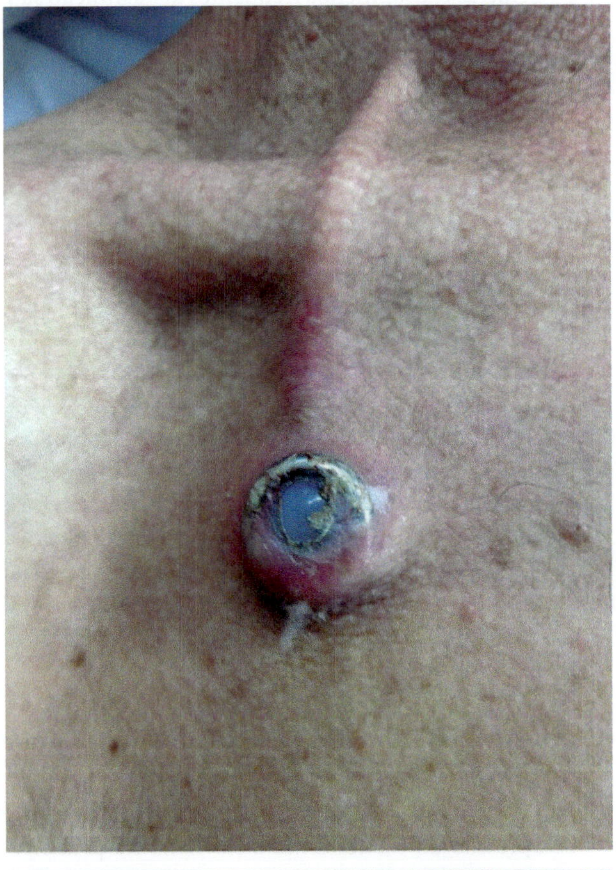

Figura 34.10. Necrose de pele com extrusão do reservatório do port-a-cath.

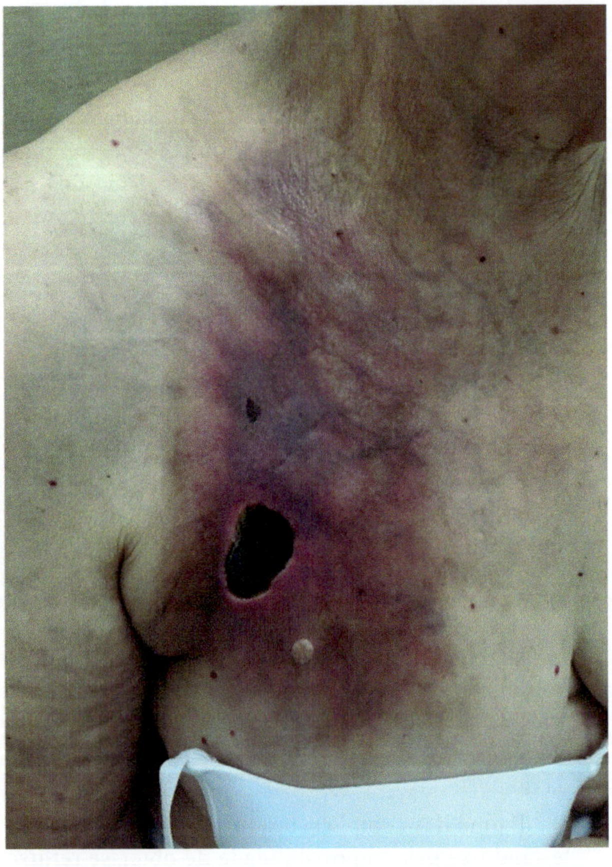

Figura 34.11. Necrose de pele provocada por punção inadequada do port-a-cath e extravasamento de qumioterapia.

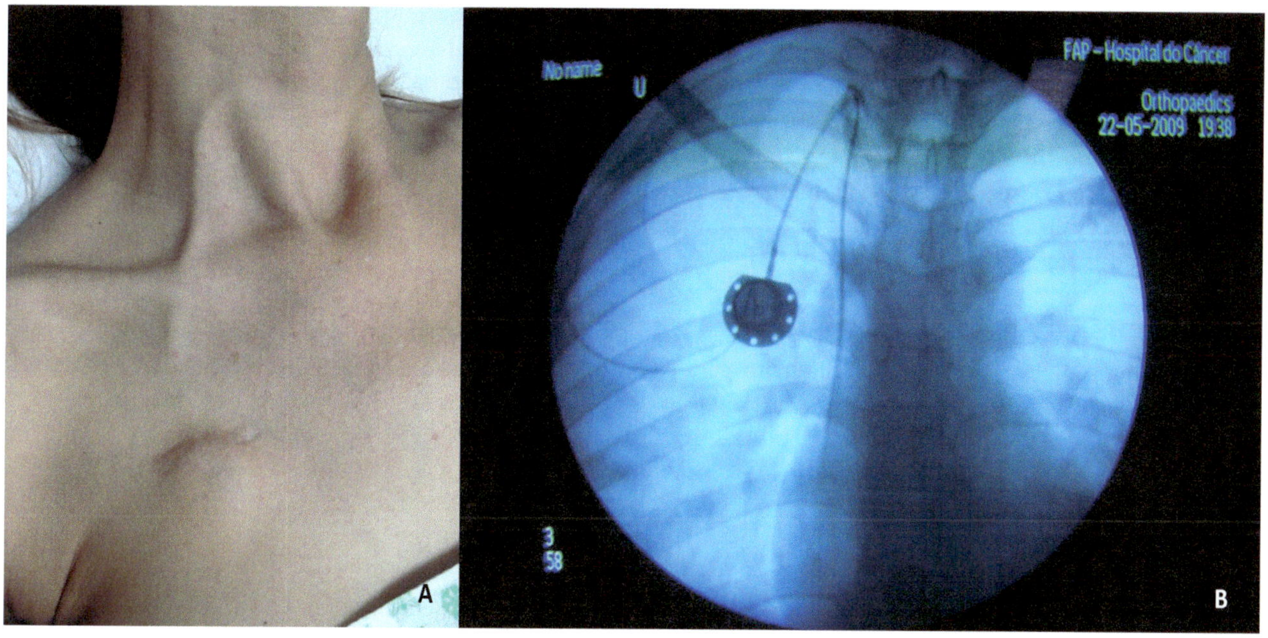

Figura 34.12. A Punção alta da veia jugular interna direita (A) pode ser fator predisponente para rotura do cateter na curvatura cervical como ilustrado na imagem de radioscopia de outro paciente (B).

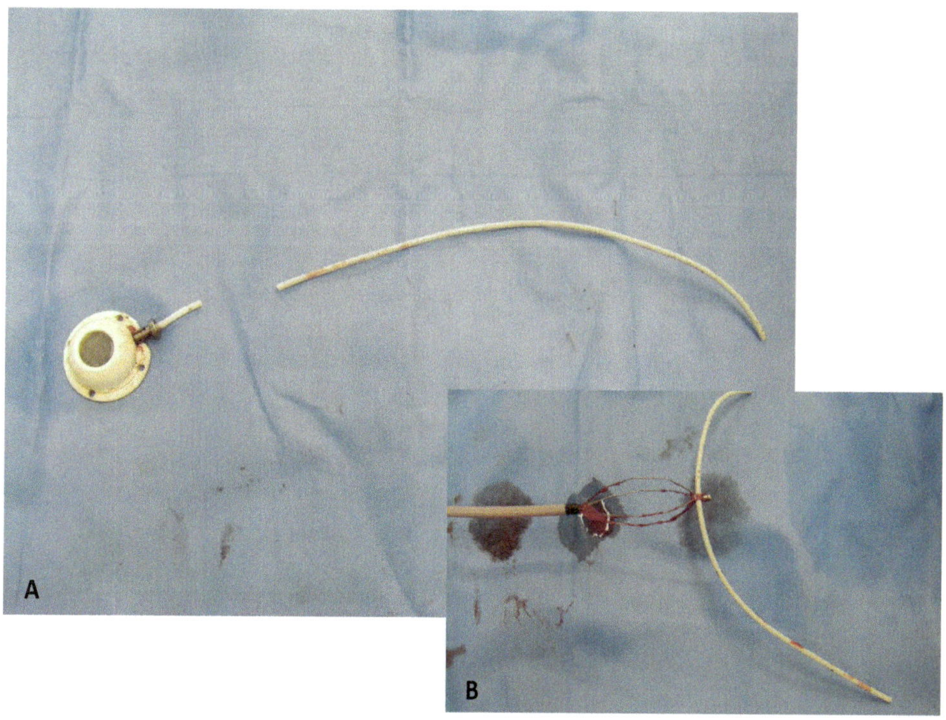

Figura 34.13. Fratura de port-a-cath próximo a conexão do cateter ao reservatório (A). Remoção da extremidade fraturada com por via endovascular com alça de captura (B).

Manifesta-se com dor e abaulamento durante a infusão de fluidos. Quando a fratura é parcial, o exame de imagem contrastado confirma o diagnóstico (Figura 34.12b). Quando a rotura é total, a radiografia simples mostra o fragmento proximal que migra para o coração ou para a artéria pulmonar. Nesses casos é necessária intervenção endovascular para a remoção do cateter fraturado (Figura 34.13).

Retenção do cateter

É uma complicação rara e descrita tanto para os cateteres semi como para os totalmente implantáveis, sendo diagnosticada somente no ato da retirada. Ocorre uma forte aderência da porção intravascular do cateter à parede venosa, impossibilitando sua retirada, apesar da tração vigorosa. Caso o cateter retido não apresente infecção, é aceitável realizar apenas o sepultamento da sua porção intravascular após ligadura distal com fio inabsorvível, havendo boa evolução. A técnica endovascular com a colocação de uma camisa de um introdutor pela superfície externa do cateter retido a partir da sua porção mais distal junto à sua entrada na veia, com progressão proximal, realizando-se um descolamento cuidadoso do cateter da parede vascular, foi descrita em cateteres semi-implantáveis para hemodiálise.

REFERÊNCIAS BIBLIOGRÁFICAS

1. Wiseman JE, Tominaga GT, Jakowatz JG. Placement of indwelling venous systems. In: Wilson SE, ed. Vascular Access: principles and practice. 5th ed. Philadelphia: Lippincott Williams & Wilkins; 2010. p. 277-8.
2. Biffi R. History of vascular access. In: Di Carlo I, Biffi R, ed. Totally implantable venous access devices. Italia: Springer; 2012.
3. NKF-K/DOQI. Clinical pratice guidelines for vascular Access, 2000. Am J Kidney Dis. 2001;37(1 suppl):S137-181.
4. Lim MY, Al-Kali A, Ashrani AA, et al. Comparison of complication rates of Hickman® catheters versus peripherally inserted central catheters in patients with acute myeloid leukemia undergoing induction chemotherapy. Leuk Lymphoma. 2013;54(6):1263-7.
5. Heberlein W. Principles of tunneled cuffed catheter placement. Tech Vasc Interv Radiol. 2011;14(4):192-7. doi: 10.1053/j.tvir.2011.05.008. Review.
6. Nishinari K, Wolosker N, Bernardi CV et al. Totally implantable ports connected to valved catheters for chemotherapy: experience from 350 Groshong devices. J Vasc Access. 2010;11(1):17-22.
7. Zottele Bomfim GA, Wolosker N, Yazbek G, Bernardi CV, Valentim LA, De Castro TM, et al. Comparative study of valved and nonvalved fully implantable catheters inserted via ultrasound-guided puncture for chemotherapy. Ann Vasc Surg. 2014;28(2):351-7.
8. Mandolfo S, Galli F, Costa S, et al. J Vasc Access Devices. 2001;2:106-109.
9. Smith TP, Ryan JM, Reddan ND. Transhepatic catheter access for hemodialysis. Radiology. 2004;232:246-251.
10. Liu F, Bennett S, Arrigain S, et al. Patency and Complications of Translumbar Dialysis Catheters. Seminars in dialysis 2015;28(4):41-47.
11. Lamperti M, Bodenham AR, Pittiruti M, et al. International evidence-based recommendations on ultrasound-guided vascular access. Intensive Care Med. 2012;38:1105-1117.
12. Paschall RM, Mandel S . Brachial plexus injury from percutaneous cannulation of the internal jugular vein. Ann Emerg Med. 1983;12(1):58-60.
13. Sylvestre DL, Sandson TA, Nachmanoff DB. Transient brachial plexopathy as a complication of internal jugular vein cannulation. Neurology. 1991;41(5):760.
14. McGee DC, Gould MK. Preventing complications of central venous catheterization. N Engl J Med. 2003;348(12):1123-33.
15. Askegard-Giesmann JR, Caniano DA, Kenney BD. Rare but serious complications of central line insertion. Semin Pediatr Surg. 2009;18(2):73-83.
16. Kurecki E, Kaye R, Koehler M. Chylothorax and chylopericardium: a complication of central venous catheter. J Pediatr 1998;132:1064.
17. Kusminsky RE. Complications of central venous catheterization. J Am Coll Surg. 2007;204(4):681-96.
18. Wysoki MG, Covey A, Pollak J, et al. Evaluation of various maneuvers for prevention of air embolism during central venous catheter placement. J Vasc Interv Radiol. 2001;12:764-6.
19. Biffi R, de Braud F, Orsi F, et al. Totally implantable central venous access ports for long-term chemotherapy. A prospective study analyzing complications and costs of 333 devices with a minimum follow-up of 180 days. Ann Oncol. 1998;9(7):767-73.

20. Di Carlo I, Toro A, Pulvirenti E, et al. Could antibiotic prophylaxis be not necessary to implant totally implantable venous access devices? Randomized prospective study. Surg Oncol. 2011;20(1):20-5.

21. Karanlik H, Kurul S, Saip P, et al. The role of antibiotic prophylaxis in totally implantable ve nous access device placement: results of a single-center prospective randomized trial. Am J Surg. 2011;202(1):10-5.

Tratamento de Complicações em Acessos Venosos de Longa Permanência e Fístulas para Hemodiálise

35

Antonio Eduardo Zerati
Fábio Rodrigues Ferreira do Espírito Santo
Glauco Fernandes Saes

FÍSTULAS

INTRODUÇÃO

Dentre os pacientes dialíticos, cerca de 90% são submetidos a hemodiálise. O acesso para hemodiálise é o "calcanhar de Aquiles" nos programas de terapia de substituição renal.

As complicações nas fístulas de hemodiálise podem ser resumidas e agrupadas como no quadro a seguir: *baixo fluxo, obstrução venosa, aneurismas e pseudoaneurismas, tromboses e infecção*[1] (Figura 35.1).

A maioria das complicações das fístulas para hemodiálise pode ser tratada pela via endovascular, entretanto em algumas situações a cirurgia aberta pode ser a via mais rápida e custo-efetiva.

A principal situação que contraindica o tratamento endovascular das complicações nas fístulas de diálise é a infecção. Roturas ou pseudoaneurismas infectados devem ser tratados com ligadura da fístula e ressecção dos aneurismas e trombos contaminados.

Tromboses extensas também podem ter o tratamento endovascular dificultado. A trombectomia endovascular está associada a reação inflamatória

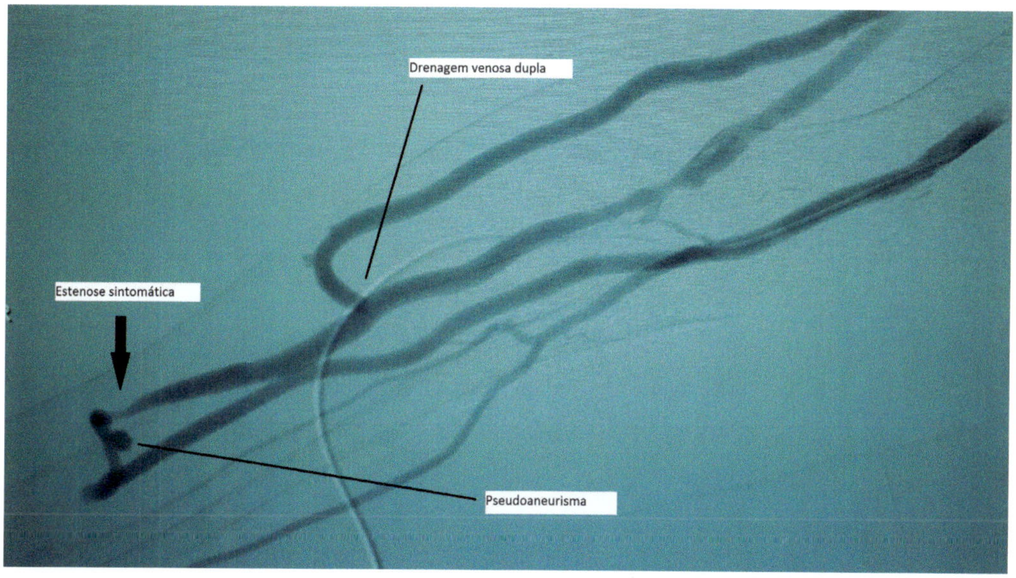

Figura 35.1. Angiografia por via arterial mostrando pseudoaneurisma na região venosa próxima a anastomose e estenose sintomática, levando a baixo fluxo da fístula, além de drenagem venosa dupla com dificuldade de maturação.

potencialmente letal, e quando o volume de trombos é grande uma abordagem conservadora pode ser preferível.

Fístulas com falência precoce de causa anastomótica são mais bem e economicamente tratadas com nova anastomose 2 a 4 cm mais proximal.

INVESTIGAÇÃO

A investigação de complicações com fístulas arteriovenosas inicia-se com a anamnese: dificuldade de punção, baixo fluxo na via arterial, pressão alta na via venosa, sangramento ao final da sessão e histórico de hipotensão grave durante a hemodiálise são indicativos de problemas no acesso.

De forma geral, os pacientes podem estar em dois momentos diferentes: fístula funcionante ou com a fístula não funcionante[2].

Acesso não funcionante

Avaliar a história clínica é essencial, e mesmo nos casos de hipotensão grave é provável que haja um motivo subjacente para a falência do acesso. Nestes casos, resta saber se a obstrução prévia era a jusante ou a montante, ou até mesmo em uma região de aneurisma da fístula.

História clínica de fluxo baixo, fístula que demorou a maturar ou dificuldades de punção remetem a obstruções arteriais ou a montante, enquanto hipertensão na via venosa ou sangramento após remover as agulhas remetem a obstruções a jusante, ou venosas.

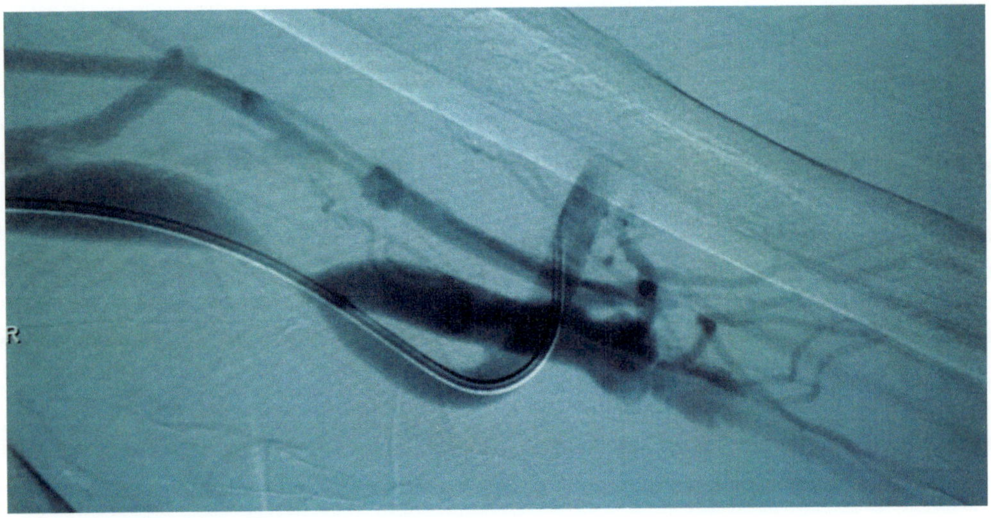

Figura 35.2. Estenose de veia axilar jusante à anastomose de PTFE.

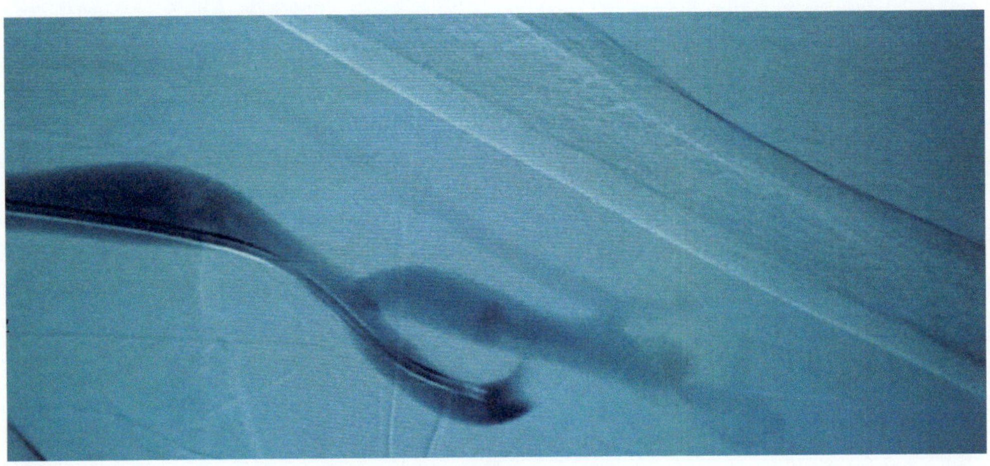

Figura 35.3. Após a angioplastia do local, a resolução da estenose da Figura 35.2.

A trombectomia pode ser realizada de forma convencional, com dissecção e Fogarty®, ou com técnicas endovasculares. A distância entre a virilha e a prega antecubital é suficientemente grande para dificultar o acesso femoral nestes casos. Assim, é preferível acessos no membro acometido. Ultrassom intraoperatório pode ajudar a localizar um ramo venoso que se comunique com a fístula. É preferível o acesso por um ramo venoso não diretamente relacionado à drenagem da fístula, a fim de evitar mais lesão endotelial.

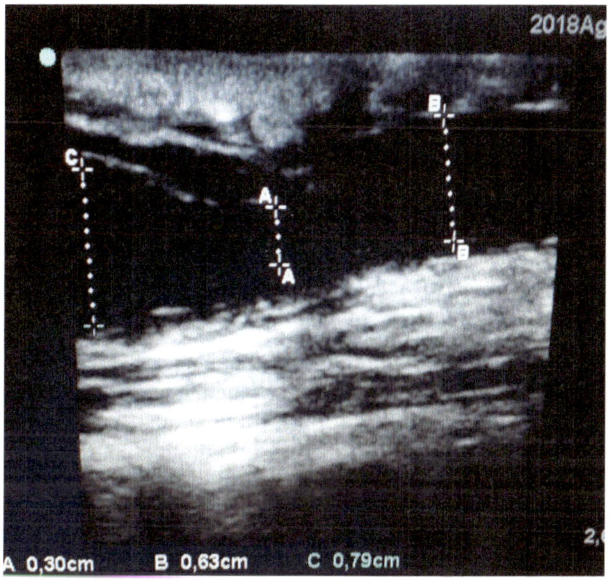

Figura 35.4. Ultrassom modo B mostrando estenose em região próxima à anastomose maior que 50%.

Nos casos de PTFE, o acesso pode ser feito com punção direta da artéria braquial na fossa antecubital, guiada por ultrassom.

Uma vez feita a trombectomia, a fistulografia deve ser realizada para demonstrar a causa da trombose, deve-se proceder um exame completo incluindo a anastomose e todo o eixo venoso até o tórax, já que lesões ocultas em veias centrais de pacientes que já utilizaram cateteres é estimada em mais de 50%.

Durante os procedimentos de trombectomia e angiografia intraoperatória deve-se evitar deslocar trombos para o sistema arterial. O dispositivo de trombectomia deve ser utilizado a favor do fluxo sempre que possível, e injeções de contraste feitas em baixa pressão.

Acesso funcionante

A diferenciação entre problemas a jusante ou a montante com o acesso funcionante pode ser feita durante o exame físico (Figuras 35.2 e 35.3).

A presença de pulsatilidade na veia, com aspecto túrgido, demonstra estenose a jusante daquele ponto; enquanto veias flácidas, com batimento e eventualmente recuo diastólico refletem estenose a montante daquele ponto. Uma região com frêmito mais pronunciado que os demais demonstra estenose imediatamente a montante do local deste frêmito anormal.

Para complementação do exame físico, a imagem complementar inicial mais indicada é a ultrassonografia com Doppler colorido (Figura 35.4).

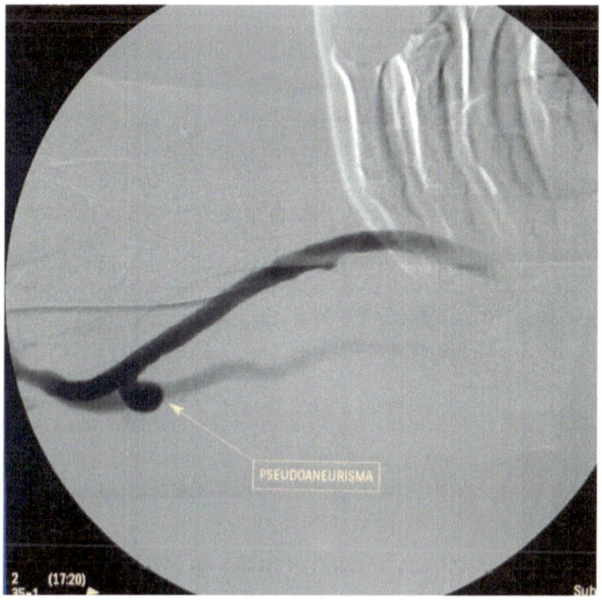

Figura 35.5. Fistulografia por punção com garrote mostrando pseudoaneurisma.

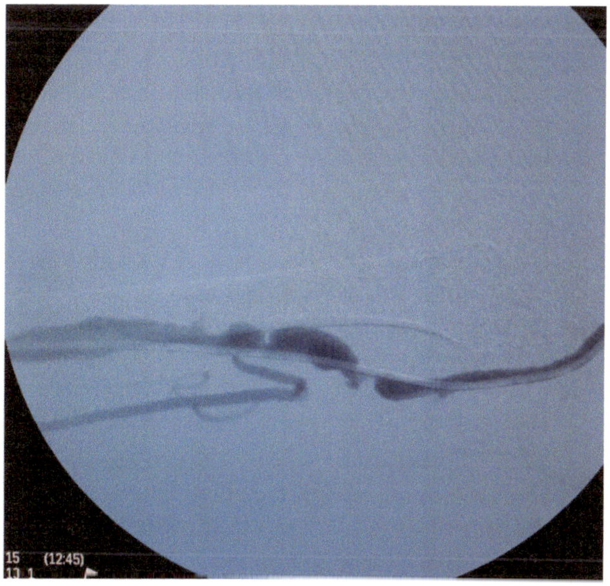

Figura 35.6. Estenose em anastomose radiocefálica. A artéria radial estava ocluída e a fístula era nutrida pelo arco palmar.

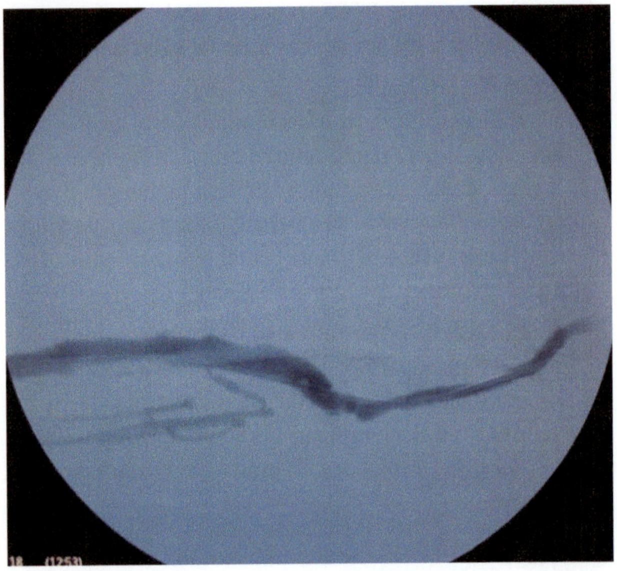

Figura 35.7. Não foi possível permear a artéria radial proximal, mas ao melhorar a estenose da anastomose a fístula voltou a ser funcional.

O exame é capaz de identificar áreas de hiperplasia intimal em modo B, ou áreas de estenose focal através do *duplex scan*. Aumentos de pico sistólico acima de 400 cm/s são altamente sugestivos de estenose significativa. Ainda é capaz de medir o fluxo total do acesso, sendo o ideal acima de 600 mL/min. Fluxos abaixo de 400 mL/min são altamente indicativos de falência do acesso.

Após a ultrassonografia com Doppler, a fistulografia é o exame mais interessante, principalmente quando já se prevê a necessidade de intervenção.

A fistulografia deve compreender a anastomose arterial, o trajeto da veia ou prótese puncionável, anastomose venosa se houver, bem como as veias de deságue, axilar, arco cefálico, subclávia e braquiocefálica, até a cava e o átrio (Figura 35.5).

Nas punções venosas pode-se obter visualização da anastomose arterial com aplicação de compressão arterial proximal durante a injeção. Estenoses muito graves podem impedir a visualização da anastomose e podem, eventualmente, requerer uma punção arterial complementar.

As estenoses maiores que 50% sintomáticas devem ser encaminhadas para angioplastia. O tratamento destas estenoses sintomáticas está associado ao aumento da durabilidade dos acessos e redução das taxas de trombose.

A trombectomia, quando realizada por via endovascular, pode ser feita por diversos dispositivos existentes no mercado (p. ex.: Angiojet, Hidrolyser, Aspire, Aspirex, entre outros). Pode ser associada ao uso de alteplase local e até mesmo cateteres multiperfurados de ponta ocluída, nos casos de tromboses mais extensas. Estes procedimentos devem ser feitos idealmente no sentido do fluxo, portanto é mais comum a necessidade de punção arterial.

Após a trombectomia, segue-se o estudo e tratamento das estenoses venosas (mais comuns) e eventualmente estenoses arteriais de influxo (Figuras 35.6 e 35.7).

As estenoses a montante, ou próximas à área de anastomose, são tratadas com punção retrógrada na área de punção normal de diálise, ou em veia calibrosa de deságue no braço, sempre guiadas por ultrassom para minimizar a lesão endotelial. Quando possível, uma veia colateral que não participe do deságue principal merece ser utilizada.

São utilizados então balões de angioplastia não complacentes de alta pressão, com tempo de insuflação de 1 a 2 minutos, com calibre até 20% maior que a veia em questão. *Recoil* com estenoses residuais de até 30% são completamente aceitáveis. Adicionalmente balões tipo *cutting* podem ser empregados. *Stents* não demonstraram benefício neste território e os balões com entrega de fármacos como o paclitaxel têm mostrado resultados promissores em diversas publicações nos últimos anos[3].

Nas estenoses venosas a jusante, os locais mais comuns são a anastomose da prótese com a veia axilar, a desembocadura da veia cefálica e as veias centrais, subclávias, braquiocefálicas e cava.

Nestes casos, o acesso pela veia do membro superior é anterógrado em relação ao fluxo venoso. Nos casos envolvendo grandes veias, temos preferido um acesso femoral concomitante e, após realização de captura do guia e técnica de varal, as angioplastias são realizadas pela via femoral. Os balões de alta pressão de grande calibre têm perfis elevados de entrada (9 a 11 Fr), o que poderia causar lesão nas veias do membro superior.

Nas estenoses de anastomose a jusante de próteses, o uso de *stents* pode ser necessário, bem como na veia braquiocefálica em lesões pós-uso de cateter central.

A patência primária não assistida em 1 ano é de apenas 26% nas veias centrais sem o uso de *stents*, com patência assistida de até 80% nas melhores séries, porém geralmente com uso de *stents*[4].

Para o uso de *stents* nestas regiões, alguns cuidados devem ser tomados: deve-se evitar ocluir ramos tributários, como a desembocadura do arco cefálico, veia jugular ou braquiocefálica contralateral e evitar a região do desfiladeiro torácico. Os *stents* de aço podem ser utilizados mais proximalmente, enquanto mais lateralmente ao desfiladeiro preferem-se os *stents* flexíveis de nitinol.

Stents revestidos devem estar disponíveis em sala para eventualidades, e podem ser utilizados primariamente em alguns casos. Especialmente no arco da cefálica (área final da veia cefálica antes da entrada na axilar) o uso primário de *stents* revestidos mostrou melhor patência em estudo específico[5].

Em todos os casos, não é necessária a heparinização plena. A manutenção de solução pressurizada na via lateral do introdutor, associada a pequenas doses de heparinização local são suficientes. As fístulas ficam aptas para uso no dia seguinte ao tratamento, evitando a instalação de cateteres.

O uso de *stents* em áreas puncionáveis deve ser evitado ao máximo. Geralmente é recomendado seu uso nas áreas mais próximas à anastomose ou nas áreas de deságue. Assim, o tratamento de aneurismas e pseudoaneurismas por via endovascular fica restrito a estas regiões. No segmento puncionável, pseudoaneurismas podem receber injeção percutânea de trombina, guiada por ultrassom, eventualmente com suporte de balão por via endovascular para manter a perviedade da fístula.

Ao término do procedimento, é importante manter o membro de acesso em repouso, e idealmente aguardar 24 horas para realização de hemodiálise, a fim de evitar sangramentos no local.

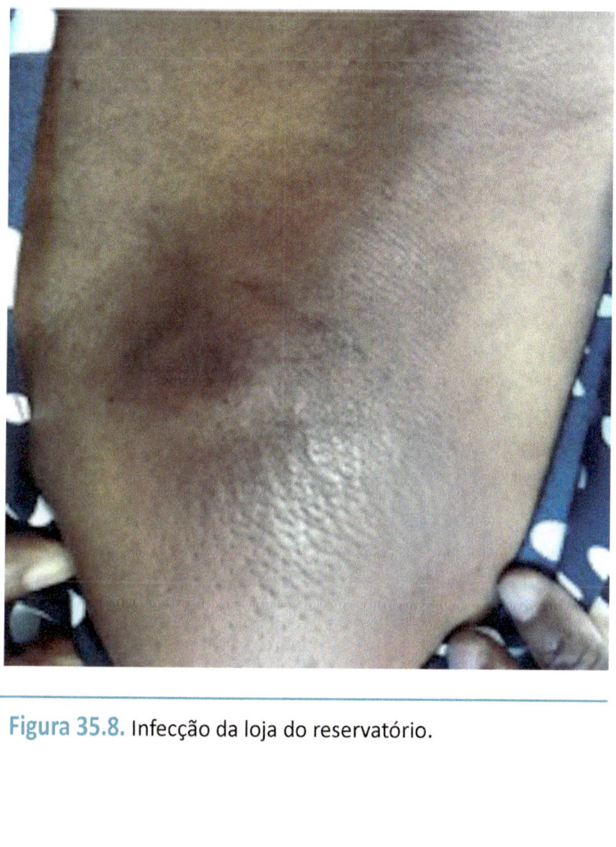

Figura 35.8. Infecção da loja do reservatório.

Uma avaliação com Doppler e exame físico após o procedimento são fundamentais para verificar os resultados da intervenção e, em caso de recrudescimento dos sintomas, detectar as causas da falência do tratamento.

COMPLICAÇÕES

As principais complicações do tratamento endovascular da falência em acessos de hemodiálise são a rotura da veia tratada, embolização de material para a artéria doadora ou para o território pulmonar, complicações relacionadas ao acesso como sangramento ou trombose no local do acesso.

As roturas venosas podem ser tratadas com balonamento local com baixa pressão por alguns minutos. A colocação de *stents* em áreas de punção só se justifica em casos onde a rotura persiste após o emprego desta técnica.

Como já explicitado anteriormente, é prudente ter *stents* recobertos para região intratorácica para uso em casos de emergência. Os óbitos relacionados ao procedimento endovascular são raros, mas os sangramentos maciços intratorácicos estão entre as causas.

Outras complicações graves são as embolizações, que devem ser tratadas com tromboembolectomias imediatamente, quando arteriais. Nas embolias pulmonares o tratamento clínico é o mais recomendado, exceto em casos graves de hipertensão pulmonar.

Podemos mencionar ainda as migrações de *stents*, e até mesmo perfurações de átrio, dentre as complicações graves e fatais.

COMPLICAÇÕES DE CATETERES DE LONGA PERMANÊNCIA

COMPLICAÇÕES INFECCIOSAS

As complicações infecciosas são as mais frequentes relacionadas aos cateteres de longa permanência e a principal causa de retirada precoce (antes do final do tratamento). Os principais fatores de risco para o desenvolvimento de infecção são: neutropenia (< 500 neutrófilos) no momento do implante, doença onco-hematológica, infecção de outro sítio no momento da colocação do dispositivo, uso do cateter para outro fim que não a quimioterapia, implante do cateter em paciente internado (regime não ambulatorial)[6].

A infecção pode ser de loja ou de corrente sanguínea.

Quadro 35.1. Indicações para retirada do cateter de longa permanência

Instabilidade hemodinâmicaHemocultura positiva para *S. aureus, Pseudomonas e Candida* spp.
Sepse ou bacteremia persistente após 48 horas de antibioticoterapia adequadaComplicações sistêmicas (p. ex.: embolia séptica, osteomielite, endocardite)Segunda infecção do cateter pelo mesmo agente

Infecção de loja

O diagnóstico é feito pelo exame clínico quando há sinais flogísticos (dor, hiperemia, aumento do calor local) na região do reservatório. Pode haver coleção na loja, algumas vezes acompanhada de deiscência com drenagem de secreção purulenta.

O tratamento conservador não costuma trazer bons resultados, levando à retirada do cateter na maioria dos casos, associada à antibioticoterapia sistêmica (Figura 35.8).

Infecção de corrente sanguínea (ICS)

O diagnóstico de ICS ainda é um grande desafio em pacientes com cateteres de longa permanência. Febre e calafrios geralmente estão associados à ICS, mas são sintomas inespecíficos. Quando há suspeita, deve-se obter um par de hemoculturas (HMC) pareadas (aeróbica e anaeróbica) do cateter central e do acesso vascular periférico. O diagnóstico de ICS é estabelecido nas seguintes situações:

crescimento do mesmo agente em cultura do cateter e HMC periférica;

HMC central e periférica positivas:

diferencial de Tempo para Positividade (DTP): HMC central tem crescimento de organismo pelo menos 2 horas antes de HMC periférica;

HMC quantitativa: HMC central tem crescimento de organismo pelo menos três vezes maior que HMC periférica;

HMC central positiva e HMC periférica negativa;

quando houver sepse, sem outro foco infeccioso presumível.

Enquanto se aguarda o resultado das hemoculturas, o tratamento empírico deve incluir a cobertura para agentes Gram-positivos e Gram-negativos. Após a identificação do agente infeccioso, deve-se ajustar a terapia conforme o resultado das culturas[1], mantendo antibiótico sistêmico associado à terapia de selo (*lock*-terapia) por 7 a 14 dias. Após 72 horas de antibioticoterapia eficaz combinada com *lock*-terapia, um novo par de hemoculturas pelo cateter deve ser colhido, independentemente da resposta clínica. Em caso de persistência da positividade para o mesmo agente da infecção, o cateter deve ser removido[7].

Em pacientes com bacteremia ou fungemia persistentes por até 72 h após retirada do cateter, a antibioticoterapia deve ser mantida por 4-6 semanas.

Situações que requerem retirada imediata do cateter, sem tentativa de preservação, estão no Quadro 35.1.

Prevenção

Preferir regime de internação ambulatorial para o implante dos cateteres, não implantar o cateter em pacientes neutropênicos (contagem de neutrófilos < 500) ou com infecção ativa até o término da antibioticoterapia, evitar uso do cateter para outros fins além da quimioterapia.

COMPLICAÇÕES NÃO INFECCIOSAS

Trombose venosa profunda (TVP)

Além da possível presença de alguns fatores associados à neoplasia, que aumentam os riscos de TVP, como hipercoagulabilidade, lesão endotelial pelo quimioterápico e compressão venosa pelo tumor, a presença do cateter pode ser considerada outro fator de risco[8].

A TVP pode gerar sinais e sintomas tais como dor no trajeto venoso, edema de membro, edema de face e presença de circulação venosa colateral em parede torácica. O diagnóstico é feito através de exames de imagem como o *duplex-scan* venoso para o território cervical, abdominal e de membros superiores e inferiores. Se a suspeita for de trombose do tronco braquiocefálico venoso ou de veia cava superior, a angiografia por tomografia computadorizada ou ressonância nuclear magnética é mais adequada. Muitas vezes, no entanto, o paciente é assintomático e seu diagnóstico é feito em exames de rotina realizados durante o tratamento oncológico.

Uma vez feito o diagnóstico de TVP, inicia-se anticoagulação plena de imediato (desde que não haja contraindicação clínica). Pacientes muito sintomáticos, com tromboses extensas, como nos casos de síndrome da veia cava superior, podem ser candidatos a tratamento fibrinolítico, pesando os riscos de complicações hemorrágicas.

Se o cateter mantém o funcionamento adequado, ele deve ser preservado, uma vez que não há benefício em retirá-lo, além do risco de nova trombose venosa provocada por novo cateter em outro sítio. A retirada fica restrita aos casos em que o cateter perde o fluxo, o que acontece quando a TVP envolve sua extremidade.

Prevenção

Manter a ponta do cateter próxima ou dentro do átrio direito, mesmo nos casos em que o implante é feito por acesso femoral ou safeno.

Mau funcionamento

O cateter pode apresentar disfunção de refluxo apenas, ou deficiência tanto no refluxo quanto na infusão de medicamentos. O mau funcionamento pode ser devido a falha técnica no implante, como posicionamento inadequado da extremidade do cateter, angulação excessiva ou pinçamento do cateter. Esta última situação é mais frequente quando o cateter é passado por punção de veia subclávia, já que o espaço entre a primeira costela e a clavícula é estreito. O mau funcionamento desde as primeiras punções do cateter é indicativo de falha técnica[9].

A presença do cateter no espaço intravascular pode provocar a formação de fibrina ao seu redor, impedindo o refluxo, por agir como mecanismo de válvula quando se faz pressão negativa durante a aspiração. Nos cateteres com a válvula em fenda na extremidade, a capa de fibrina (biofilme) pode impedir não só o refluxo, como também a infusão de fluidos.

Outra condição que traz prejuízo ao funcionamento do cateter é a formação de trombos na luz do cateter, como consequência de refluxo de sangue que pode ocorrer, por exemplo, com a pressão negativa quando da retirada da agulha de punção do reservatório, que funciona como uma válvula unidirecional, permitindo a infusão mas impedindo refluxo.

A avaliação de um cateter com mau funcionamento começa pela checagem da punção. Muitas vezes a deficiência de fluxo se deve à punção inadequada do reservatório, com a utilização de agulhas pequenas ou punção angulada (Figura 35.9). O passo seguinte é a realização de uma radiografia simples de tórax, com a finalidade de avaliar o posicionamento do cateter e da agulha de punção.

A extremidade do cateter pode estar mal posicionada devido a falha técnica por ocasião do implante ou por migração. Pacientes com mamas volumosas tendem a ter uma movimentação da ponta do cateter com a mudança postural (deitado ou sentado). Caso o posicionamento do cateter esteja adequado, sem angulação excessiva e sem sinais de fratura ou pinçamento, a terapia fibrinolítica pode ser tentada, com bons resultados se a disfunção ocorreu há menos de 15 dias.

A TVP, como discutido acima, pode ser causa de perda da função, se esta envolver a extremidade do cateter.

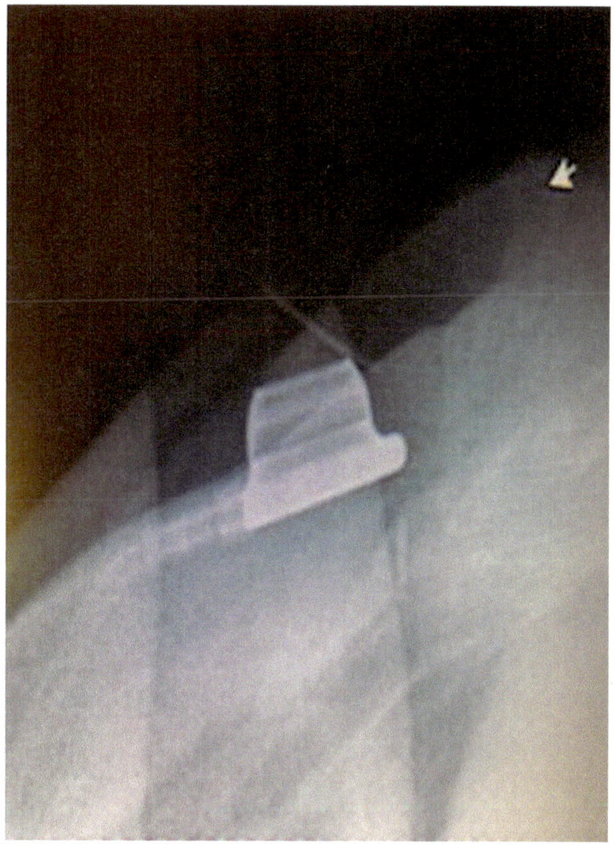

Figura 35.9. Punção angulada.

PrevençãoCuidados técnicos durante o implante e a manipulação do cateter.

Fratura ou desconexão do cateter

Complicação mais frequente quando o dispositivo é implantado por punção de veia subclávia. A suspeita é levantada quando o cateter não apresenta refluxo e o paciente queixa-se de dor à infusão de medicamentos. A radiografia simples pode mostrar uma fratura completa e possível migração do cateter (Figura 35.10). Lesões parciais no cateter são diagnosticadas com exame contrastado, evidenciando ponto de extravasamento do contraste.

Nesses casos, a retirada do dispositivo é mandatória. Se houve fratura completa, a remoção do cateter pode ser conseguida por via endovascular.

Prevenção

Se a opção for pelo acesso subclávio, realizar a punção o mais lateralmente possível.

Rotação do reservatório

A rotação do reservatório impede ele seja puncionado. A radiografia de tórax evidencia a rotação de reservatórios metálicos se este for de material radiotransparente. Muitas vezes a palpação pode ser suficiente para o diagnóstico.

O tratamento requer a reabordagem cirúrgica para reposicionamento e fixação do reservatório.

Prevenção

Fixação do reservatório na fáscia muscular com pelo menos dois pontos de fios inabsorvíveis.

Extrusão do reservatório

A deiscência da pele com exposição do reservatório pode ser decorrente de processo infeccioso, mas também ocorre por necrose de pele, que pode aderir ao reservatório se não houver tecido celular subcutâneo suficiente sobre o dispositivo[10].

Prevenção

Escolha do melhor local para confecção da loja do reservatório, evitando áreas com pouco tecido adiposo, como próximo ao manúbrio esternal. Preferir reservatório de baixo perfil em pacientes muito emagrecidos.

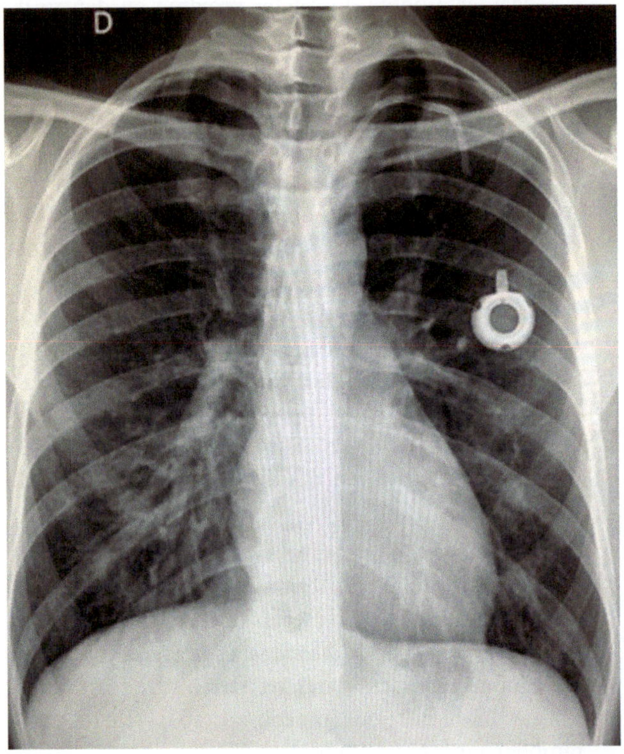

Figura 35.10. Desconexão do cateter.

REFERÊNCIAS BIBLIOGRÁFICAS

1. Almasri J, Alsawas M, Mainou M, Mustafa R, Wang Z, Woo K, et al. Outcomes of vascular access for hemodialysis: A systematic review and meta-analysis. J Vasc Surg. 2016;64:236-43.
2. Ozeki T, Shimizu H, Fujita Y, Inaguma D, Maruyama S, Ohyama Y, et al. The type of Vascular Access and the Incidence of Mortality in Japanese Dialysis Patients. Inter Med. 2017;56:481-485.
3. Khawaja A, Cassidy D, Al Shakarchi D, McGrogan D, Inston N, Jones R. Systematic review of drug eluting balloon angioplasty for arteriovenous haemodialysis access stenosis. Journal of Vascular Access. 2016;17(2):103-110.
4. Nikolic B. Hemodialysis fistula Interventions: Diagnostic and treatment challenges and technical considerations. Tech Vasc Interventional Rad. 2008;11:167-74
5. Shemesh D, Goldin I, Zaghal I, Berlowitz D, Raveh D, Olsha O. Angioplasty with stent graft versus bare stent for recurrent cephalic arch stenosis in autogenous arteriovenous access for hemodialysis: A prospective randomized clinical trial. J Vasc Surg. 2008;48:1524-31.
6. Freire MP, Pierrotti LC, Zerati AE, Araújo PH, Motta-Leal-Filho JM, Duarte LP, et al. Infection related to implantable central venous access devices in cancer patients: epidemiology and risk factors. Infect Control Hosp Epidemiol. 2013;34(7):671-7.
7. Mermel LA, Allon M, Bouza E, Craven DE, Flynn P, O'Grady NP, et al. Clinical practice guidelines for the diagnosis and management of intravascular catheter-related infection: 2009 Update by the Infectious Diseases Society of America. Clin Infect Dis. 2009;49(1):1-45.
8. Wolosker N, Yazbek G, Nishinari K, Malavolta LC, Munia MA, Langer M, et al. Totally implantable venous catheters for chemotherapy: experience in 500 patients. São Paulo Med J. 2004;122(4):147-51.

9. Zerati AE, Wolosker N, Motta-Leal-Filho JM, Nabuco PH, Puech-Leão P. Totally implantable venous catheters: insertion via internal jugular vein with pocket implantation in the arm is an alternative for diseased thoracic walls. J Vasc Access. 2012;13(1):71-4.

10. Wolosker N, Yazbek G, Munia MA, Zerati AE, Langer M, Nishinari K. Totally implantable femoral vein catheters in cancer patients. Eur J Surg Oncol. 2004;30(7):771-5

Técnicas Endovasculares para o Tratamento das Estenoses de Fístulas Arteriovenosas

36

Thiago Almeida Barroso
Adriano Martins Galhardo
Leonardo de Oliveira Harduin
Márcio Gomes Filippo

A DISFUNÇÃO MECÂNICA DO ACESSO DE DIÁLISE

Se a terapia dialítica representa o tratamento para a manutenção da vida nos pacientes com doença renal crônica (DRC) em estágio final, o acesso de diálise representa o meio para a manutenção da vida.

No Brasil, de acordo com o último censo da Sociedade Brasileira de Nefrologia de 2018, observa-se um aumento progressivo da incidência e prevalência de DRC, com avanço das terapias dialíticas, destacando-se uma proporção elevada de pacientes idosos, o que também é uma tendência em outros locais do mundo. Isso tem correlação direta com o crescimento nacional das duas principais causas de DRC, que são o diabetes e a hipertensão, além dos problemas inerentes ao diagnóstico e tratamento dessas enfermidades, que são realidade de um grande contingente populacional[1,2]. Dados da Associação Brasileira de Transplante de Órgãos demonstram um déficit de unidades de tratamento em relação à demanda decorrente desse crescimento progressivo e a quantidade limitada de transplantes renais no território nacional[3].

A terapia substitutiva renal pode ocorrer através da diálise peritoneal ou da hemodiálise. Na modalidade de hemodiálise o acesso de diálise pode ser um cateter provisório, um cateter semitunelizado de longa permanência ou uma fístula arteriovenosa.

O acesso vascular ideal para hemodiálise deveria apresentar as seguintes características:

- baixo custo para confecção e manutenção;
- perviedade elevada;
- baixa taxa de complicações;
- reutilizável, diariamente, se necessário;
- fácil manejo pelo próprio paciente e pelos profissionais de saúde.

A fístula arteriovenosa (FAV) nativa representa o acesso de escolha da modalidade hemodialítica de terapia renal substitutiva. Suas principais vantagens são: maior durabilidade, menor risco de infecção, menores taxas de intervenção, custos de manutenção mais baixos e menor mortalidade, quando comparada a outras modalidades de acesso[4,5]. Todavia, esse tipo de acesso representa uma doença que criamos para possibilitar um tratamento específico cujo requisito fundamental é um acesso vascular que possa ser reutilizável quase diariamente, com baixo risco de complicações e com características hemodinâmicas de alto fluxo e baixa resistência. Como toda doença, a fístula apresenta uma história natural que tem um curso muitas vezes previsível e pode ser categorizada em efeitos sistêmicos e regionais. Os efeitos sistêmicos afetam o indivíduo como um todo e estão relacionados basicamente ao comprometimento cardiopulmonar pelo hiperfluxo, podendo se manifestar como insuficiência cardíaca de alto débito e hipertensão pulmonar. Os efeitos regionais afetam a extremidade onde é confeccionado o acesso vascular e estão relacionados basicamente à isquemia distal provocada pela baixa resistência do circuito e às alterações mecânicas do circuito em decorrência do desenvolvimento de estenoses, cuja fisiopatologia é a hiperplasia neointimal. Entender a hiperplasia neointimal e os fatores implicados com o seu desenvolvimento é essencial para elaborar as estratégias de monitoração do acesso e possíveis métodos de tratamento.

Sistematização do acesso de diálise

Devemos lembrar que o acesso vascular é um circuito fechado que se inicia no ventrículo esquerdo e termina no átrio direito. De uma maneira sistemática, dividimos o circuito em três regiões, destacando-se algumas particularidades entre a fístula nativa (Figura 36.1) e a fístula com prótese (Figura 36.2): *inflow*, zona de canulação e *outflow*.

- Inflow – na fístula nativa, compreende a artéria nutridora, anastomose arteriovenosa e o segmento justa-anastomótico (JAV) da veia (caracterizado como o segmento compreendido desde a anastomose até cerca de 3-5 cm).
- Zona de canulação (ou corpo) – compreende o segmento ideal de 15-20 cm de veia facilmente puncionável para o posicionamento das agulhas.
- Outflow – compreende todo o segmento de drenagem venosa logo após o término da zona de canulação. Pode apresentar um segmento residual de sistema venoso superficial e representa em sua quase totalidade o sistema venoso profundo de deságue do acesso em direção ao átrio direito. Consideramos o sistema venoso central a partir da veia subclávia, sendo a referência a junção cefálico-axilar, cuja referência óssea é a interseção do terço médio da clavícula com o segmento externo do primeiro arco costal.
- Inflow – na fístula com prótese, compreende a artéria nutridora e a anastomose arterial do PTFE.
- Zona de canulação (ou corpo) – compreende o segmento ideal de 15-20 cm de prótese tunelizada e facilmente puncionável para o posicionamento das agulhas.
- Outflow – compreende a anastomose venosa e o sistema venoso de deságue. Assim como a FAV nativa, também pode apresentar um segmento residual de sistema venoso superficial, mas em quase sua totalidade o *outflow* é representado pelo sistema venoso profundo de deságue do acesso em direção ao átrio direito. Consideramos o sistema venoso central a partir da veia subclávia, sendo a referência a junção cefálico-axilar, cuja referência óssea é a interseção do terço médio da clavícula com o segmento externo do primeiro arco costal.

Maturação da fístula

Após a confecção da FAV ocorre uma arterialização venosa, com pico em torno da quarta semana e estabilizando-se em torno de 12 semanas. Nesse período observa-se o que se denominou maturação da fístula, com as seguintes características (Figura 36.3)[6,7]:

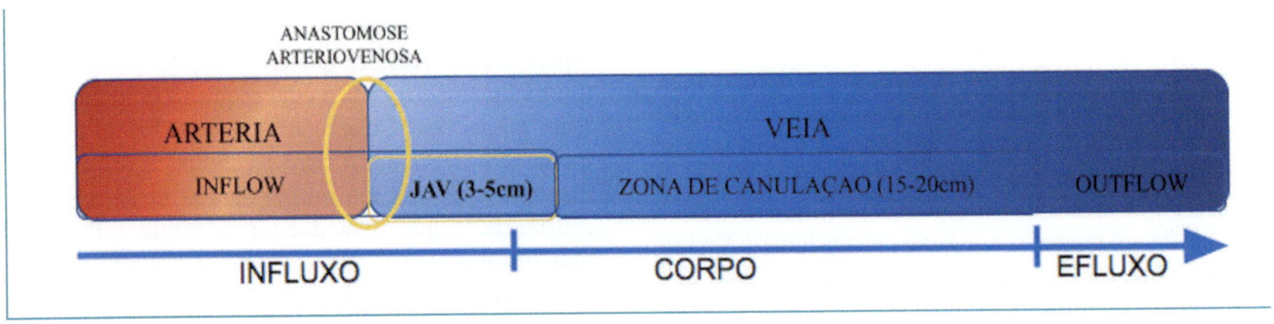

Figura 36.1. Fístula arteriovenosa nativa.

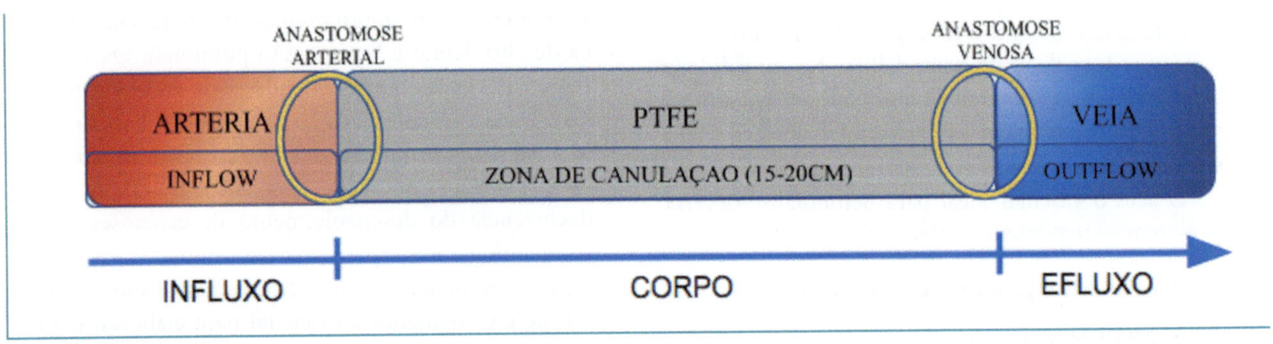

Figura 36.2. Fístula arteriovenosa com prótese de PTFE.

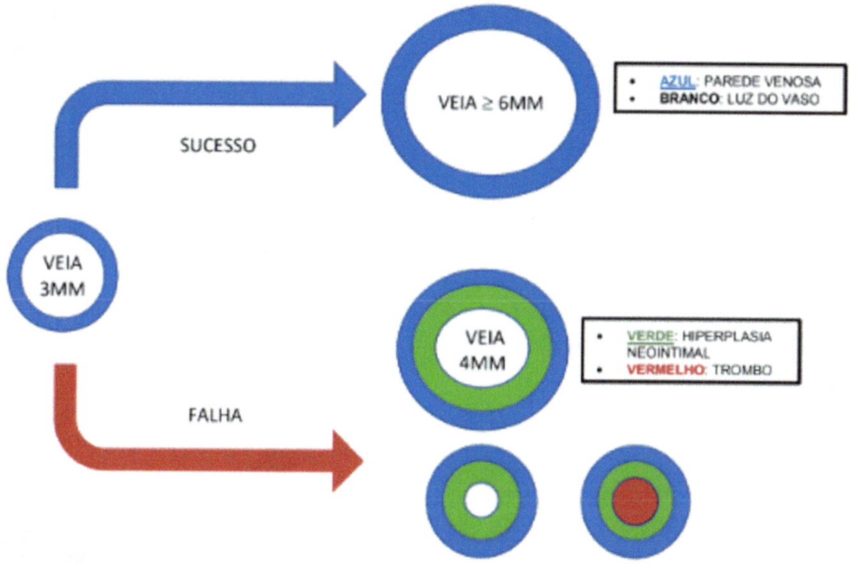

Figura 36.3. Maturação da fístula.

- aumento da sua espessura parietal devido ao aumento da camada média;
- aumento de diâmetro da veia – esse aumento de diâmetro é responsável pelo remodelamento positivo do acesso;
- aumento de fluxo sanguíneo no circuito da fístula.

A maturação bem-sucedida representa um adequado equilíbrio entre o remodelamento positivo e negativo do segmento venoso do acesso. De uma maneira prática, caracterizamos a "regra dos 6s" para definir uma fístula maturada:

- diâmetro > 6 mm;
- profundidade < 6 mm;
- fluxo > 600 mL/min.

O que é a hiperplasia neointimal e quais os fatores relacionados?

A hiperplasia neointimal (HN) é uma lesão caracterizada do ponto imuno-histoquímico pela presença de células musculares lisas, miofibroblastos e microvasos, localizada na camada mediointimal da veia arterializada. Nas região periprótese, associa-se angiogênese

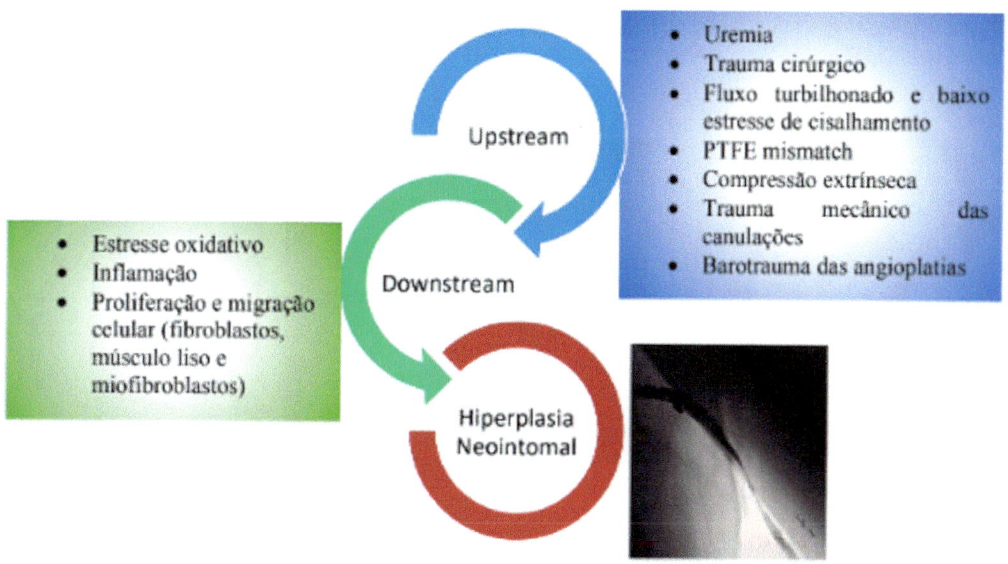

Figura 36.4. Eventos *upstream* representam fatores de agressão vascular. Eventos *downstream* representam uma resposta vascular e, na maioria dos casos, incluem eventos biológicos que refletem uma resposta adaptativa à lesão vascular e alterações hemodinâmicas.

adventicial e um grande número de macrófagos. Além disso, conforme demonstrado por Roy-Chaudhury e cols., há presença de citocinas como PGDF, VEGF, bFGF e proteínas de matriz extracelular intersticial, como colágeno e tenascina, dentro da lesão. Do ponto de vista macroscópico essa lesão é caracterizada como uma estenose, em decorrência de um remodelamento negativo vascular[8,9].

Os fatores envolvidos no desenvolvimento da HN e da disfunção mecânica do acesso de diálise são divididos em dois grupos: *upstream* e *downstream* (Figura 36.4). Os eventos *upstream* incluem as causas iniciais de lesão vascular responsáveis pela lesão endotelial (camada íntima) e do músculo liso (camada média), que leva a uma cascata de mediadores (eventos *downstream*) que regulam o estresse oxidativo e o processo inflamatório, resultando em última instância na HN[10-15]. Tal relação está exemplificada na Figura 36.4.

Distribuição das estenoses de acordo com o tipo de acesso

Um fato interessante é que a hiperplasia neointimal se manifesta de diferentes maneiras dentro de variados circuitos de diálise. Conforme caracterizado

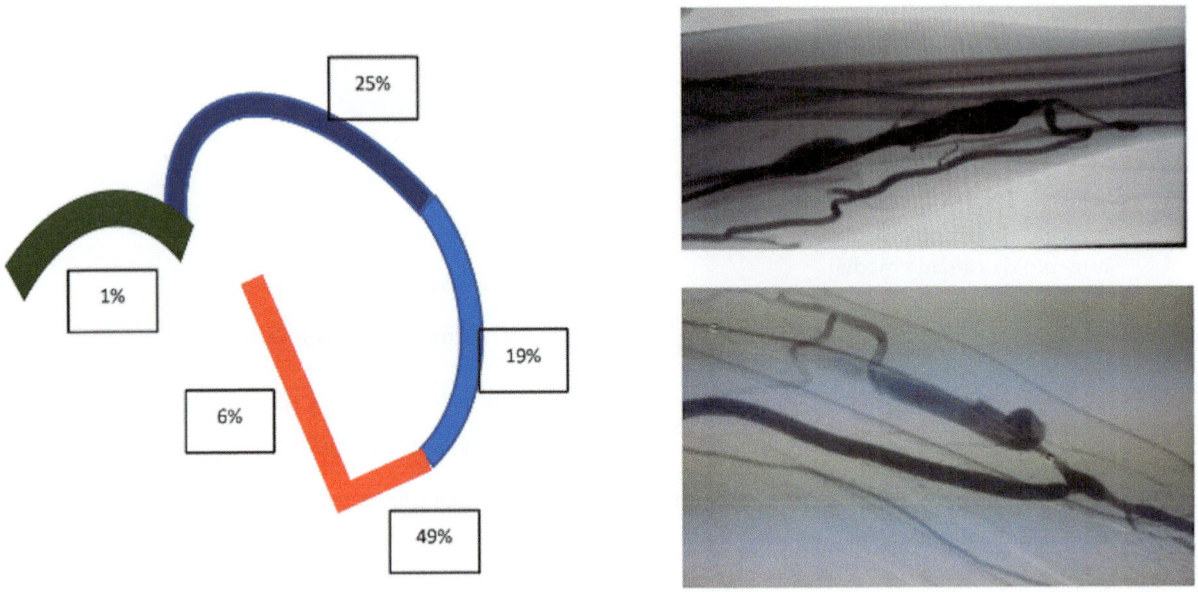

Figura 36.5. Esquerda: desenho esquemático adaptado da publicação de Turmel-Rodrigues com localização das estenoses em FAV nativa em antebraço (vermelho – *inflow*, azul-claro – zona de canulação, azul-escuro – *outflow*, verde – sistema venoso profundo central). Direita: angiografias evidenciando estenoses justa-anastomóticas graves em FAV radiocefálicas.

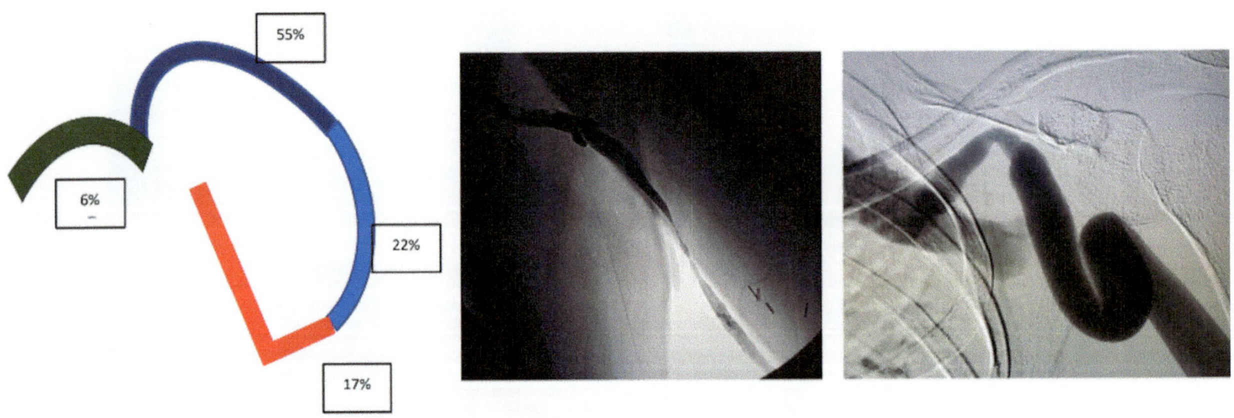

Figura 36.6. Esquerda: desenho esquemático adaptado da publicação de Turmel-Rodrigues com localização das estenoses em FAV nativa em braço (vermelho – *inflow*, azul-claro – zona de canulação, azul-escuro – *outflow*, verde – sistema venoso profundo central). Centro: flebografia evidenciando suboclusão em *swing point* de FAV braquiobasílica transposta. Direita: flebografia evidenciando FAV braquiocefálica aneurismática com estenose grave em arco venoso cefálico.

por Turmel-Rodrigues e cols., em 2002, existem sítios preferenciais de estenose e disfunção mecânica nos diferentes tipos de acesso vascular[16].

FAV nativa distal (antebraço)

O local mais comum de estenose é no *inflow*, mais especificamente no segmento justa-anastomótico. Na sequência temos as estenoses na zona de canulação (Figura 36.5).

FAV nativa proximal (braço)

O local mais comum de estenose é no *outflow*, mais especificamente nos segmentos residuais do sistema venoso superficial. Na braquiocefálica é representado pelo arco venoso cefálico e na braquiobasílica, transposta pelo *swing point*. Na sequência temos as estenoses na zona de canulação (Figura 36.6).

FAV com prótese

O local mais comum de estenose é no *outflow*, mais especificamente ao nível da anastomose venosa do PTFE (Figura 36.7).

TRATAMENTO ENDOVASCULAR

Objetivos e vantagens do tratamento endovascular do acesso de diálise

O principal objetivo da intervenção percutânea é reverter a causa da disfunção mecânica através de uma técnica minimamente invasiva, segura, custo-efetiva, que tenha a melhor perviedade possível e que permita a reutilização do acesso no menor intervalo de tempo sem a necessidade de cateter-ponte.

Entre suas principais vantagens, podemos citar:

Preservação do acesso vascular e do segmento venoso de canulação

Uma das grandes missões do cirurgião de acesso e nefrointervencionista é a preservação dos acessos, investindo sempre que possível no resgate e na preservação do mesmo. Ele representa a linha da vida do paciente com DRC e, no longo prazo, é um dos principais fatores associados a alta morbimortalidade. Consideramos esse um dos conceitos do *nothing left behind* do acesso de diálise, sendo o outro, o de evitar-se o uso de *stents*.

Baixo risco de infecção

Por tratar-se de técnica minimamente invasiva e por serem procedimentos em sua maioria rápidos, o risco de infecção é extremamente baixo, principalmente quando comparado com a cirurgia convencional.

Acesso vascular distante das áreas de canulação

Essa é uma das grandes vantagens do tratamento percutâneo. Cabe ao intervencionista um planejamento adequado que permita baixa exposição à radiação, conforto e que não comprometa as zonas de canulação do acesso. Essa última é um dos principais requisitos para permitir o uso imediato do acesso e evitar a necessidade de cateter-ponte. Falaremos um pouco das opções e estratégias do acesso na próxima sessão.

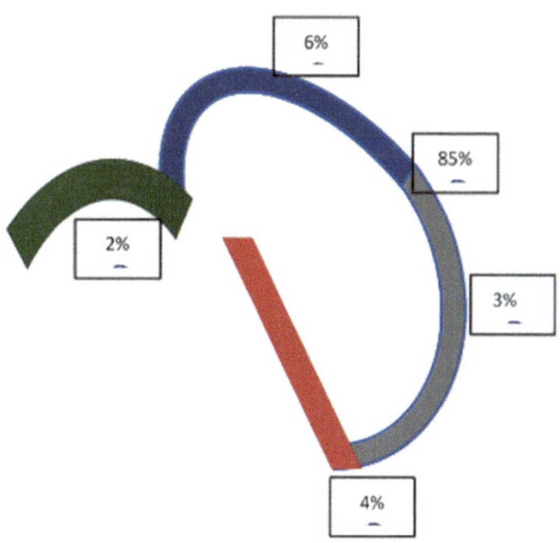

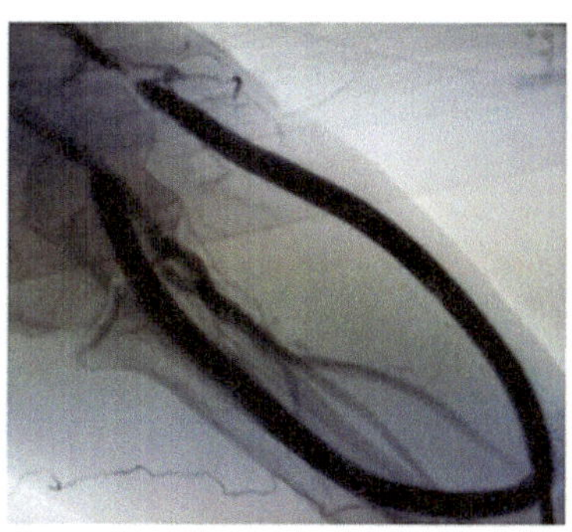

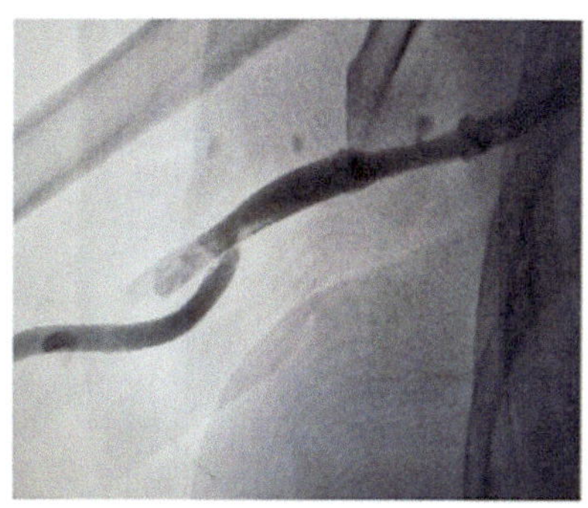

Figura 36.7. Esquerda: desenho esquemático adaptado da publicação de Turmel-Rodrigues com localização das estenoses em FAV com PTFE (vermelho – *inflow*, transição vermelho/cinza – anastomose arterial, cinza – zona de canulação do PTFE, transição cinza/azul – anastomose venosa, azul-escuro – *outflow*, verde – sistema venoso profundo central). Centro: flebografia evidenciando suboclusão em anastomose venosa de PTFE braquiobasílica em alça no antebraço. Direita: após realização da trombectomia do PTFE, flebografia evidenciando a causa mecânica da trombose – estenose grave em anastomose venosa.

Perviedades primária e secundária satisfatórias

Uma das grandes limitações da cirurgia convencional é a dificuldade técnica de múltiplas reabordagens do mesmo acesso em decorrência de fibrose e maior risco de complicações neurovasculares. Por isso, quando não se dispõe da técnica percutânea, acaba-se optando por um novo acesso mais proximal, contribuindo para o esgotamento de opções de acesso vascular. Se essa é uma limitação cirúrgica, na intervenção é uma das suas principais vantagens. Somado a isso, quando analisamos a perviedade primária e secundária dos principais dispositivos disponíveis pela técnica percutânea, observamos resultados em sua maioria bem melhores que os da cirurgia convencional.

Não inviabilizar uma posterior abordagem cirúrgica

Planejar sua abordagem percutânea de modo a não comprometer futuras opções cirúrgicas também é um ponto crucial que deve constar no conceito de plano de vida de acesso vascular do paciente com DRC (KDOQI, 2020). Quando se esgotam as possibilidades percutâneas para manutenção do acesso vascular, pode-se optar pela técnica cirúrgica convencional. *As duas técnicas* não são concorrentes, mas complementares *no cuidado do paciente.*

Maturação assistida por balão (Balloon-assisted maturation)

Apesar de a FAV nativa ser considerada o acesso vascular de escolha devido a sua maior durabilidade, baixas taxas de complicações e custos reduzidos, quando comparada com outros tipos de acessos, 23 a 46% das FAV não atingirão a maturação adequada (fluxo ≥ 600 mL/min, diâmetro ≥ 6 mm e profundidade ≤ 6 mm) e não poderão ser puncionadas para a realização da hemodiálise. Antigamente essas fístulas eram abandonadas e um novo acesso era realizado, porém sem garantia de que iriam atingir a maturação. Recentemente, alguns autores têm proposto a utilização de técnicas endovasculares para promover a maturação das FAV, com resultados satisfatórios. O objetivo da técnica é transformar fístulas arteriovenosas que não podem ser utilizadas em acessos vasculares funcionantes e duráveis. As técnicas descritas variam desde a dilatação de segmentos estenosados responsáveis pela não maturação, até a dilatação de todo o território venoso, associada à embolização de vasos colaterais para o redirecionamento do fluxo. A técnica permite o aumento do diâmetro do vaso, melhora do fluxo e diminuição da sua profundidade. Com essa técnica é possível investir em opções com maior risco de falha de maturação. Isso é uma excelente estratégia de preservação de acesso em pacientes jovens e com longa expectativa de vida. Sem comentar no ganho secundário de novas opções

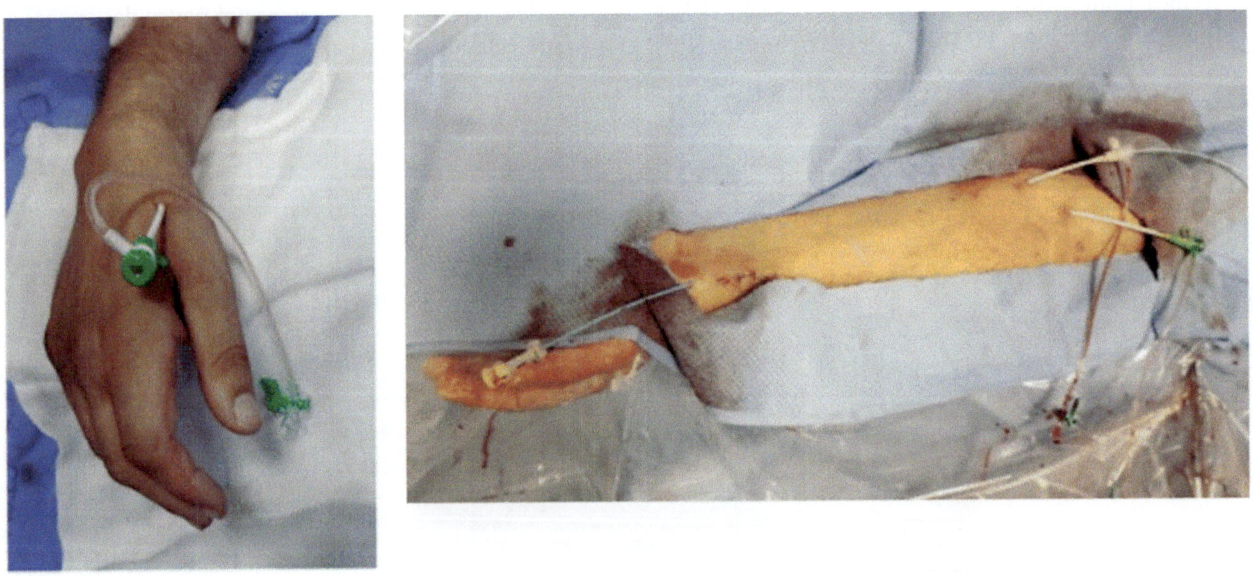

Figura 36.8. Esquerda: acesso simples arterial radial retrógrado na tabaqueira anatômica. Uma grande vantagem desse acesso é o baixo risco de complicação hemorrágica e de trombose de arco palmar. Direita: acesso combinado arterial e venoso – arterial radial retrógrado, arterial braquial anterógrado e venoso cefálico retrógrado. Esse foi um caso complexo de trombose de todo o circuito – artéria radial e veia cefálica. Inicialmente realizado o acesso radial e cefálico; todavia, no decorrer do procedimento foi necessário um terceiro acesso em artéria braquial.

cirúrgicas de acesso vascular, pelo desenvolvimento do sistema venoso proximal em decorrência do regime de hiperfluxo.

Opções de acesso vascular no tratamento percutâneo

O planejamento do acesso vascular para a intervenção percutânea é uma etapa fundamental do planejamento cirúrgico. Devemos levar em consideração uma avaliação pré-operatória precisa dos segmentos de estenose e, nos casos de trombose, quando essa avaliação não é possível, utilizar um acesso que permita tratar todas as possíveis lesões associadas à história natural da fístula arteriovenosa em questão. As principais vias de acesso utilizadas são: punção única da fístula, dupla punção da fístula, artéria radial, veia femoral, artéria braquial e artéria femoral (Figuras 36.8 a 36.10).

Ao definir o acesso percutâneo, nossos objetivos principais são:

- evitar zonas de canulação para permitir a utilização precoce da fístula em seus locais habituais pela equipe da clínica de diálise, sem necessidade de cateter;
- evitar punção arterial, que está associada a uma maior incidência de complicações;
- reduzir a exposição radiológica ao intervencionista sempre que possível.

Classificamos os tipos de acesso em relação a:

1. quantidade de punções: simples *versus* combinada;
2. vaso puncionado e sentido da punção, considerando-se o fluxo sanguíneo: arterial *versus* venoso e anterógrado *versus* retrógrado.

Dessa forma, seguem alguns exemplos de acesso vascular.

Dispositivos disponíveis e nível de evidência atual

Nesse tópico discutiremos sobre materiais endovasculares e as melhores opções para o tratamento das estenoses do circuito de diálise com base nas evidências científicas da atualidade.

Dois fatos importantes são:

Praticamente todos os dispositivos utilizados na intervenção vascular periférica também são utilizados na intervenção percutânea dos acessos de diálise, tais como balões, *stents* convencionais, *stents* revestidos (SR), dispositivos de trombectomia, entre outros. Todavia, existem características peculiares para o tratamento desse segmento.

Nos EUA e na Europa o uso de *stents* convencionais (SC) para acessos em diálise é uma exceção devido às baixas taxas de perviedade, logo encontraremos basicamente publicações com *stents* revestidos. Atualmente

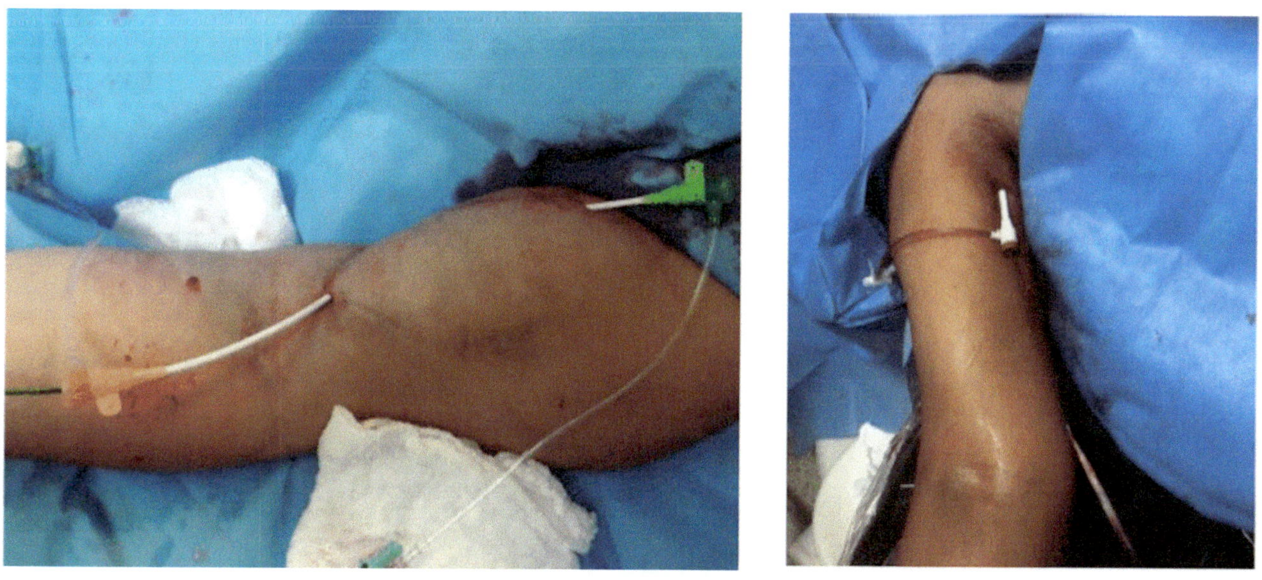

Figura 36.9. Esquerda: acesso combinado protético padrão do nosso serviço para PTFE trombosado – um acesso anterógrado para a anastomose venosa e outflow e um acesso retrógrado para a anastomose arterial e inflow. Direita: acesso simples venoso anterógrado axilar – opção de acesso para tratamento de obstruções venosas centrais, principalmente quando o acesso femoral não é uma opção. Observando-se que, normalmente, os dispositivos para tratamento desse território apresentam um maior perfil.

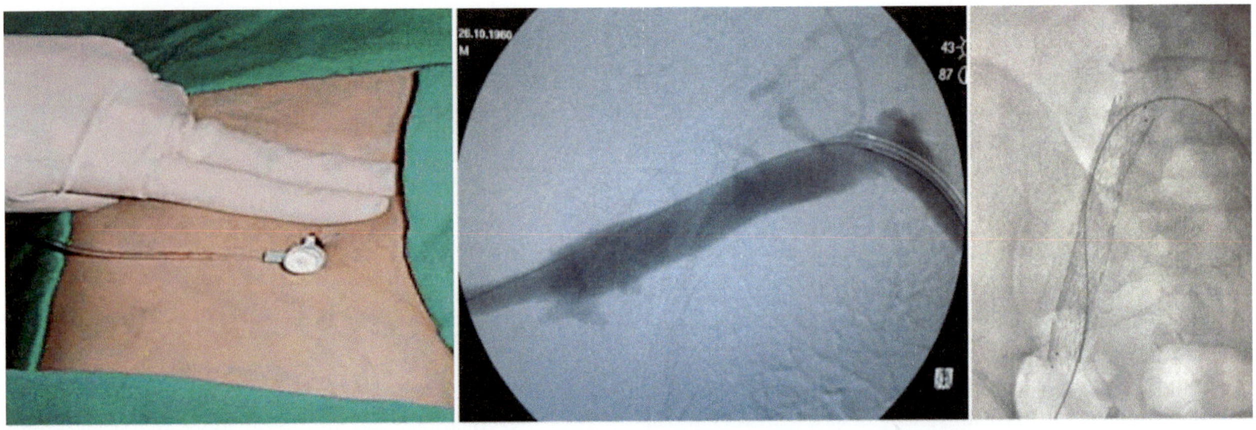

Figura 36.10. Esquerda: acesso simples venoso femoral anterógrado. Centro: tratamento de estenose venosa de PTFE com *stent-graft* através de acesso venoso femoral. Em detalhe a extremidade da bainha posicionada na veia subclávia direita para melhor estabilidade do sistema. Direita: acesso simples venoso femoral anterógrado esquerdo – opção de acesso para tratamento de obstruções venosas centrais em paciente com acesso de diálise no membro inferior direito. Nesse caso, optou-se por não puncionar ipsolateral para evitar manipulação de zona de canulação, sendo realizada angioplastia com *stent* de veia ilíaca comum direita.

temos várias publicações com *stent* revestido em acesso de diálise, com resultados satisfatórios.

Materiais endovasculares

Introdutores – Idealmente devem ser introdutores curtos de até 5 cm e com extremidade radiopaca (*brite tip*). No nosso serviço damos preferência aos introdutores Merit® que, inclusive, podem ser utilizados como vias para conexão com a máquina de hemodiálise após o procedimento. Uma opção interessante para os acessos arteriais do membro superior são os introdutores radiais Terumo Slender®, que permitem o uso de dispositivos com perfil até 1 French (Fr) superior ao do introdutor.

Cateteres e fios-guias – Cateteres de avanço curtos (40 ou 65 cm), fios-guias hidrofílicos de 180 cm e, em situações especiais, fio-guia tipo Amplatz 180 cm com ponta de 1 cm representam os dispositivos mais utilizados nos acessos do membro superior. Quando elegemos o acesso femoral, devemos optar por cateteres de avanço longo, idealmente de 125 cm, e fios-guias longos de 260 cm.

Balões de angioplastia – Em relação ao comprimento do cateter, devemos optar por dispositivos curtos de 40 cm ou 70 cm nos acessos de membro superior e dispositivos longos de 135 cm nos acessos femorais. Quanto à complacência, a primeira escolha deve ser o balão não complacente (Bard Conquest® e

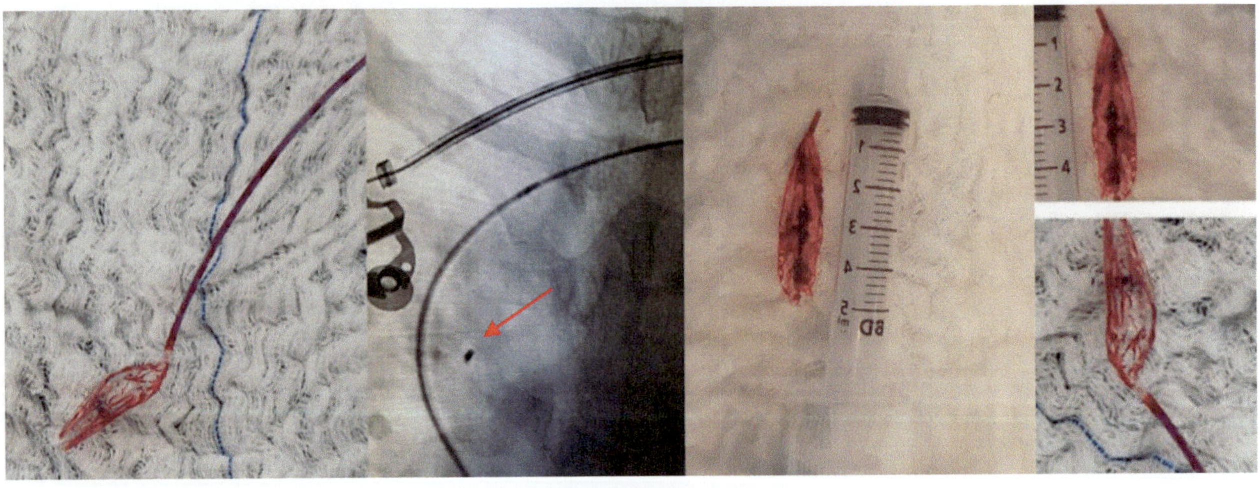

Figura 36.11. Rotura com fratura de balão semicomplacente com embolização para o pulmão direito. Duas imagens da esquerda: fragmento residual do cateter-balão após fratura e seta vermelha indicando marca radiopaca do fragmento embolizado. Duas imagens da direita: fragmento embolizado recuperado com cateter-laço e imagem representativa dos dois fragmentos.

Bard Atlas®). Outras opções são os semicomplacentes de alta pressão (Medtronic Fortrex®, Boston Mustang®, Rontis Cronus HP®, Biotronik Paseo HP®). A escolha adequada desses dispositivos é fundamental para evitar complicações potencialmente graves, uma vez que se tratam de lesões extremamente resistentes, com necessidade de altas pressões para abertura das mesmas (Figura 36.11).

Balão com droga (BCD) – Atualmente temos três plataformas dedicadas para acesso de diálise – opção de comprimentos curtos (40 e 70 cm) e diâmetros maiores (até 12 mm) – sendo o Bard Lutonix®, o Medtronic InPACT Admiral® e o Eurocor Freeway Shunt®.

Cutting balloon (CB) e scoring balloon (SB) – Tratam-se de balões que possuem microlâminas (CB) ou fios de nitinol em formato helical (SB), cujo objetivo é promover uma abertura controlada da lesão estenótica, dessa forma reduzindo o risco de dissecções e aumentando o ganho luminal. Seu papel é principalmente como ferramenta para lesões refratárias ao uso do balão convencional. Não há dados na literatura de benefício de preparo das lesões com esse tipo de dispositivo antes da utilização do BCD. Hoje, no mercado brasileiro, temos disponível o *Angiosculpt* Biotronik® e o *Peripheral Cutting Balloon* Boston Scientific® (Figura 36.12).

Stent revestido (SR) – As opções disponíveis de autoexpansível na atualidade no Brasil são o Bard Fluency® e Covera®, Gore Viabahn®, Scitech Solaris®. Destes, os únicos com nível de evidência científica para acesso de diálise são o Bard Covera®, recentemente ingresso no mercado brasileiro, Bard Fluency® e o Gore Viabahn®. Suas principais vantagens são evitar recolhimento elástico, exclusão do segmento de hiperplasia intimal e ocorrência de reestenose apenas nas bordas do dispositivo, menor suscetibilidade a fraturas e possibilitar tratamento de ruptura vascular.

Stent convencional (SC) – É bastante utilizado no nosso meio, principalmente por questão de disponibilidade e custo muito inferior, quando comparado ao *stent* revestido. Ao contrário do SR, desenvolve hiperplasia difusa. Uma vez optado pelo uso de SC, uma característica fundamental é que seja autoexpansível em vez de balão-expansível (BE). Obviamente que, em um acesso vascular superficial e que está sendo constantemente puncionado e submetido a curativos compressivos após a retirada das agulhas, é esperada a ocorrência frequente de fraturas e compressões de dispositivos balão-expansíveis. Além disso, devemos considerar a ocorrência das estenoses em regiões de dobras que são incompatíveis com dispositivos rígidos e pouco flexíveis. No nosso serviço, raramente utilizamos SC-BE (Figura 36.13).

Nível de evidência atual

Os consensos de referência mais atualizados são:

Consenso americano de 2019 da Fundação Nacional do Rim (*National Kidney Foundation's* – *Kidney Disease Outcomes Quality Initiative* – KDOQI 2019)[17];

Guideline de acesso vascular da Sociedade Europeia de Cirurgia Vascular de 2018 (2018 *Clinical Practice Guidelines of the European Society for Vascular Surgery* – ESVS 2018)[18];

Guideline de cuidados peri e pós-operatórios de acesso vascular da Associação Europeia Renal 2019 (*Clinical practice guideline on peri- and postoperative care of arteriovenous fistulas and grafts for haemodialysis in adults of the European Renal Association*

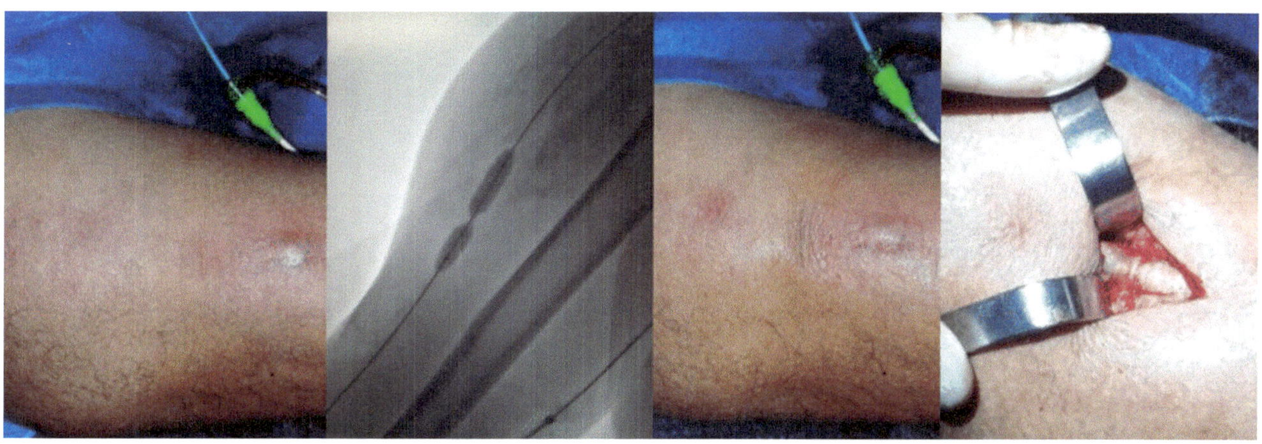

Figura 36.12. Impossibilidade de abertura da lesão em área de canulação, sendo optado por abordagem cirúrgica com ressecção e anastomose terminoterminal. Não dispúnhamos de cutting-balloon. Da esquerda para direita: imagem de dog bone com pregueamento cutâneo evidente na área da estenose refratária. Observa-se na última imagem da direita a exposição cirúrgica da lesão que apresenta uma trave fibrótica.

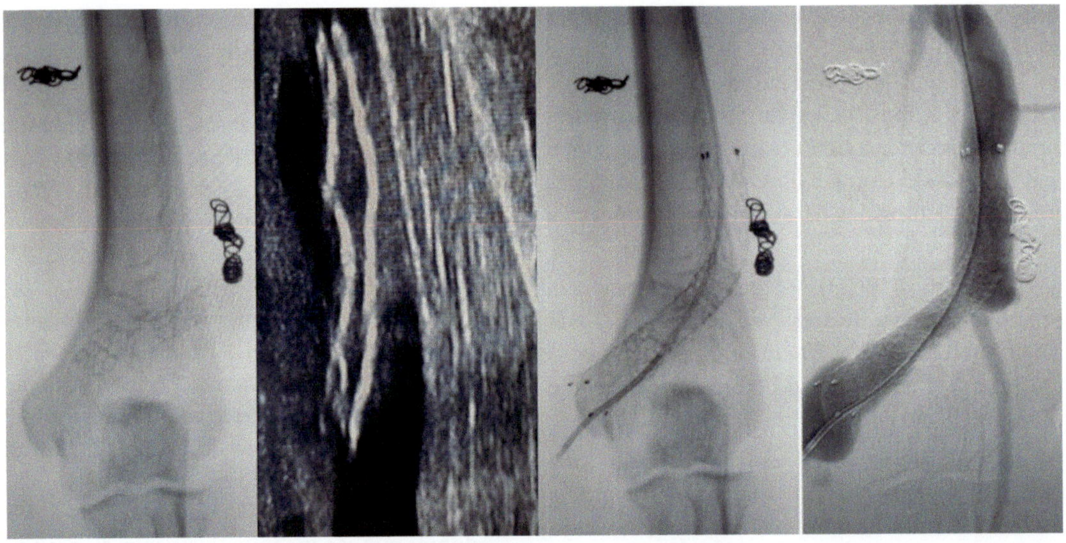

Figura 36.13. *Stent* BE fraturado em FAV braquiocefálica esquerda. Duas imagens à esquerda: imagem radioscópica e ultrassonográfica correspondente do *stent* amassado e fraturado. Apesar de não visíveis na imagem, os fragmentos do *stent* estavam "dançando" no intravascular, representando alto risco de embolia pulmonar. Duas imagens à direita: realinhamento dos fragmentos com *stent* autoexpansível, com resultado satisfatório. Já em acompanhamento há cerca de 1 ano, sem necessidade de intervenções adicionais.

– *European Dialysis and Transplant Association*, ERA-EDTA 2019)[19].

Apesar de representarem importante referência bibliográfica, já há disponibilidade de novas publicações e dados não publicados de estudos clínicos multicêntricos randomizados em andamento que impactam, paulatinamente, na opção de novas tecnologias no tratamento das disfunções mecânicas do acesso de diálise.

Para facilitar a análise das informações, discutiremos as recomendações dos *guidelines* americano e europeu referentes ao tratamento das estenoses dos acessos de diálise. No segundo momento, detalharemos o nível de evidência atual acerca do que provavelmente se tornarão os alicerces das intervenções percutâneas desse território – balão farmacológico e *stent* revestido.

Recomendações KDOQI 201917(Tabela 36.1)

Tabela 36.1. Sistematização do grau de recomendação KDOQI, 2019

Evidência	Grau	Implicação		
		Médico	Paciente	Diretriz
Revisão de Evidência	Forte "Recomendamos"	Maioria dos pacientes deveria receber o método	Maioria das pessoas concordaria em receber o método	Recomendação deveria ser considerada como uma diretriz na maioria das situações
Revisão de Evidência	Condicional "Sugerimos"	Diferentes escolhas para diferentes pacientes são aceitáveis	Uma boa parte das pessoas aceitaria o tratamento	Diretrizes só devem ser determinadas após amplo debate e envolvimento das partes interessadas
Revisão de Evidência	Inadequada	Qualidade de evidência insuficiente para recomendar ou sugerir		
Opinião do Grupo de Trabalho	Sem evidência "Razoável"	Recomendação sem grau de evidência baseada em consenso do grupo de trabalho		

Recomendações em relação à angioplastia e utilização de *stents*:

- KDOQI considera razoável utilizar balão de angioplastia (com alta pressão, conforme necessário) como tratamento primário das lesões estenóticas de FAV e PTFE que se apresentam tanto clinicamente quanto angiograficamente significativas (opinião de especialista);
- existe evidência inadequada para KDOQI fazer recomendações em relação ao uso de balões especiais (*cutting-balloon* ou balão farmacológico) em relação ao balão de alta pressão no tratamento primário de FAV e PTFE;
- existe evidência inadequada para KDOQI fazer recomendações em relação ao tempo ideal de insuflação do balão;
- KDOQI considera razoável que uma abordagem cuidadosa e centrada no paciente para a escolha do tipo de balão para angioplastia de estenoses clinicamente significativas de fístulas e próteses seja baseada no melhor julgamento e *expertise* do médico (opinião de especialista);
- KDOQI sugere a preferência de *stent* revestido em relação à angioplastia para tratar estenoses clinicamente significativas de estenose venosa de PTFE, quando o objetivo é melhor perviedade primária da lesão em 6 meses após cuidadosa análise do plano de vida de acesso do paciente (recomendação condicional, nível de evidência moderado);
- KDOQI considera razoável inicialmente avaliar as possíveis consequências do implante de um *stent* revestido nas futuras opções de acesso do paciente, de acordo com o plano de vida de acesso vascular (opinião de especialista);
- KDOQI sugere a preferência de *stent* revestido em relação à angioplastia para tratar reestenose intra-*stent* em fístula e prótese para melhor perviedade primária em 6 meses (recomendação condicional, nível de evidência moderado);
- KDOQI considera razoável evitar o uso de *stents* convencionais (BMS) para o tratamento de lesões estenóticas de FAV e PTFE que se apresentam tanto clinicamente quanto angiograficamente significativas (opinião de especialista).

Recomendações ESVS 201818 (Tabela 36.2)

Tabela 36.2. Sistematização do nível de evidência e grau de recomendação ESVS 2018

Nível de evidência A	Dados provenientes de múltiplos estudos clínicos randomizados e metanálises
Nível de evidência B	Dados provenientes de único estudo clínico randomizado ou Estudo não randomizado com grande amostragem
Nível de evidência C	Consenso de especialista, estudos retrospectivos ou registros

Grau de recomendação	Definição
Classe I	Existem evidências e/ou consenso geral de que determinado procedimento/tratamento é benéfico, útil e eficaz
Classe II	Existem evidências contraditórias e/ou divergência de opiniões sobre a utilidade/eficácia de determinado tratamento ou procedimento
IIa	Evidências/opinião maioritariamente a favor da utilidade/eficácia
IIb	Utilidade/eficácia pouco comprovada pelas evidências/opinião
Classe III	Existem evidências e/ou consenso geral de que determinado procedimento/tratamento não é benéfico/eficaz e poderá ser, em certas situações, prejudicial

Recomendações em relação à angioplastia e utilização de *stents*:

- angioplastia com balão é recomendada como tratamento primário para estenoses arteriais de *inflow* de qualquer tipo de acesso vascular (Classe I, Nível de evidência C);
- em estenoses justa-anastomóticas de fístulas no antebraço, a confecção cirúrgica de uma nova anastomose mais proximal deve ser considerada (Classe IIa, Nível de evidência C);
- angioplastia com balão é recomendada para o tratamento de estenose venosa de *outflow* (Classe I, Nível de evidência C);
- tratamento endovascular com *stent* revestido deveria ser considerado em tratamento de estenose de arco venoso cefálico (Classe IIa, Nível de evidência B).

Revisão de literatura de balão farmacológico e stent revestido em acesso de diálise

Balão farmacológico em acesso de diálise

Uma vez que a hiperplasia neointimal consiste na lesão fundamental da disfunção mecânica do acesso vascular de diálise, a utilização de um dispositivo com droga citotóxica capaz de promover um efeito antiproliferativo endotelial parece bem racional. Apesar de já representarem um importante pilar no tratamento percutâneo da doença arterial obstrutiva periférica, com nível de evidência 1 para o tratamento do segmento femoropoplíteo, a experiência de alguns grupos quanto a sua utilização em acessos de diálise vem sendo publicada há poucos anos e, apenas recentemente, está sob intensa investigação com estudos randomizados controlados multicêntricos financiados pela indústria.

O principal objetivo com sua utilização é oferecer um tratamento seguro, aumentando a perviedade primária da lesão (TLPP ou *target lesion primary patency*), reduzindo o número de reintervenções e a morbimortalidade relacionada a essas, sempre levando em consideração a relação custo-efetividade. Assim como no segmento arterial, há a necessidade de um adequado preparo da lesão para sua utilização. Ratificamos que o tratamento mecânico da lesão deve ser realizado com um dispositivo não complacente ou semicomplacente de alta pressão, pela característica fibrótica dessas lesões, e que o balão com droga complementa esse tratamento com efeito antiproliferativo, com objetivo de retardar o processo de reestenose.

O paclitaxel é uma substância derivada da casca do teixo (*Taxus brevifolia*), com atividade antimitótica, cujo mecanismo de ação ocorre no citoesqueleto celular através de uma ligação com as tubulinas, promovendo polimerização e estabilização dos microtúbulos e morte celular por interrupção da mitose[20].

Hoje, no Brasil, temos diferentes dispositivos com paclitaxel disponíveis comercialmente no mercado. Eles variam em termos de concentração da droga e substâncias carreadoras, genericamente denominadas de excipientes, cuja função é facilitar a liberação da droga e sua penetração no endotélio.

O primeiro trabalho em seres humanos a demonstrar plausibilidade desse conceito em acesso de diálise foi publicado por Kitrou e cols., em 2012 (*First-in-man Proof-of-concept Study*). Tratou-se de um estudo randomizado, centro único, cujo objetivo era análise de não inferioridade do balão com droga (BCD) em relação ao balão de alta pressão (BAP). Os resultados de 6 meses demonstraram que a perviedade primária era bem superior no grupo tratado com BCD (70% *vs.* 25%; p = 0,001; HR 0,30, 95% CI 0,12-0,71, p = 0,006). Dentre algumas limitações, destacou-se a amostragem reduzida (20 casos em cada grupo)[21].

Em 2015, Kitrou e cols. publicaram os resultados de 1 ano de acompanhamento desses pacientes, confirmando resultado superior no grupo tratado com BCD tanto em termos de perviedade primária da lesão (BCD 308 dias *vs.* BAP 161 dias; p = 0,03), quanto em perviedade primária do circuito de diálise (BCD 270 dias *vs.* BAP 161 dias; p = 0,04), sem complicações menores ou maiores associadas aos procedimentos. Um fato muito interessante dessas duas publicações, e que ajudou no embasamento teórico do papel complementar do uso do balão no tratamento dessas lesões, é que na maioria dos pacientes do grupo tratado com BCD (nesse estudo foi optado por não realizar pré-dilatação das lesões no grupo BCD) foi necessária pós-dilatação com balão de alta pressão (65% BCD x 0% BAP; p < 0,0001)[22].

Em 2019, Swinnen e cols. publicaram um estudo australiano multicêntrico randomizado comparando uso de BCD em reestenose de fístulas arteriovenosas. Foram incluídos acessos de diálise com evidência de reestenose que foram submetidos a qualquer tipo de intervenção prévia, incluindo implante de *stents*. TLPP foi significativamente maior em 6 meses e 12 meses (p = 0,001), tanto no grupo com *stent* (p = 0,014), quanto no grupo sem *stent* (p = 0,029). Na conclusão, recomendam o uso do BCD por impacto significativo em perviedade primária da lesão, independentemente da presença de *stents*[23].

Em 2020, Trerotola e cols. publicaram o resultado de 24 meses do Lutonix AV *Trial*. Trata-se do primeiro estudo multicêntrico randomizado e controlado em larga escala com objetivo de analisar a *performance* do

BCD (Lutonix) nas intervenções de acesso vascular de diálise. Apesar de não ter atingido o objetivo primário de superioridade de TLPP do BCD em 6 meses, concluiu-se sua superioridade em 9 e 12 meses (TLPP BCD 58% x 46% TLPP BAP em 9 meses, P = 0,02; TLPP BCD 44% x 36% BAP em 12 meses, p = 0,04), significativa redução de reintervenções e aumento de intervalo entre as intervenções necessárias para tratamento da lesão[24].

Em janeiro foram apresentados os dados ainda não publicados de acompanhamento de 12 meses do InPACT AV *Trial* no LINC 2020 pelo investigador principal Andrew Holden, da Nova Zelândia (*Leipzig Interventional Course* 2020). Trata-se do segundo estudo multicêntrico randomizado controlado em larga escala para avaliar o uso do InPACT Admiral nas intervenções de acesso vascular de diálise. Os resultados demonstraram superioridade do BCD em termos de perviedade primária da lesão (TLPP) e perviedade primária do circuito (ACPP) ao longo de 12 meses (TLPP BCD 63,8% x TLPP BAP 43,6%, p < 0,001; ACPP BCD 53,8% x ACPP BAP 32,4%, p < 0,001), e menor número de reintervenções (BCD 16,4% x BAP 38,5% em 6 meses, p < 0,001 e BCD 45,1% x 66,7% BAP em 12 meses, p < 0,001)[25].

Stent revestido em acesso de diálise

Dentre as principais vantagens dos *stents* revestidos podemos citar a presença de barreira física ao crescimento intra-*stent* da hiperplasia neointimal (HN), composta por seu revestimento com politetrafluoroetileno expandido (PTFE), além de sua boa resistência ao recolhimento elástico, muito comum após angioplastia[26-28]. Quando utilizado em fístula arteriovenosa (FAV) com PTFE, outras vantagens são acrescidas, tais como uso de material semelhante ao enxerto da FAV, promovendo alongamento da mesma até o segmento de veia sadia e transformação de anastomose terminolateral em anastomose terminoterminal, reduzindo o turbilhonamento e consequentemente a formação da HN[29].

Estes dispositivos vêm sendo estudados em alguns tipos de lesões de FAV, sendo utilizados em três regiões principais, descritas a seguir.

1. Estenose na anastomose venosa de FAV com PTFE

O FLAIR *Study*, publicado em 2010 por Haskal e cols.[27], foi um dos primeiros ensaios clínicos randomizados a avaliar o resultado do uso destes dispositivos em FAV. Neste estudo multicêntrico foram comparados os resultados de angioplastia com uso de *stent* revestido (Flair® Endovascular Stent Graft, Bard Peripheral Vascular) e angioplastia simples com balão (grupo-controle) nas estenoses da anastomose venosa de FAV com PTFE. Os resultados demonstraram superioridade do primeiro grupo em relação ao grupo-controle, tanto na taxa de sucesso técnico (94% *versus* 73%, com p < 0,001), quanto na patência primária da lesão em 6 meses (51% *versus* 23%, com p < 0,001) e na patência primária do circuito em 6 meses (38% *versus* 20%, com p = 0,008).

Em 2016 foi publicado o REVISE *Trial* por Vesely e cols.[30], comparando angioplastia com uso de *stent* revestido (GORE Viabahn® *Endoprosthesis with Heparin Bioactive Surface*) e angioplastia simples com balão (grupo-controle) nas estenoses da anastomose venosa de FAV com PTFE. Este é o maior estudo publicado sobre o assunto, envolvendo 31 centros e 293 pacientes (145 no primeiro grupo e 148 no segundo grupo). O grupo submetido a tratamento com uso do *stent* revestido apresentou melhores resultados em relação ao grupo-controle, com melhor patência primária da lesão em 6 meses (52,9% *versus* 35,5%, com p = 0,008) e melhor patência primária do circuito em 6 meses (43,4% *versus* 29,4%, com p = 0,035). Esta vantagem se manteve até 24 meses, inclusive na análise dos subgrupos com trombose ou com uso de *stents* revestidos cruzando a articulação do cotovelo.

Em 2016 também foi publicado o RENOVA *Study*[31], pelo grupo do Haskal e cols., continuação do FLAIR *Study*. Este estudo envolveu 138 pacientes no grupo da angioplastia com implante de *stent* revestido e 132 pacientes no grupo da angioplastia simples com balão (grupo-controle), com acompanhamento por 24 meses. Os resultados demonstraram superioridade do uso do *stent* revestido em relação ao grupo-controle, tanto na patência primária da lesão em 12 e 24 meses (47,6% *versus* 24,8%, com p = 0,001; e 26,9% *versus* 13,5%, com p < 0,001, respectivamente), quanto na patência primária do circuito em 12 e 24 meses (24% *versus* 11%, com p = 0,007; e 9,5% *versus* 5,5%, com p = 0,011, respectivamente).

Estudos retrospectivos de Carmona e cols., em 2016[32], e Kitrou e cols., em 2020[33], também demonstraram superioridade da angioplastia com implante de *stent* revestido neste território.

Estes dados nos permitem afirmar que atualmente o tratamento com melhores resultados para este tipo de lesão consiste na angioplastia com implante de *stent* revestido.

2. Estenose no arco da veia cefálica

Estas lesões são de difícil tratamento e com resultados piores do que as outras lesões no *outflow* de FAV nativas. O estudo de Shemesh e cols.[26], publicado em 2008, foi o primeiro a comparar o uso de *stents* revestidos neste território e em FAV. Neste trabalho, pacientes portadores de reestenose, após angioplastia simples de arco de veia cefálica, foram randomizados entre angioplastia com implante de *stent* revestido Fluency Plus® *Bard Peripheral Vascular* (13 pacientes) e angioplastia com implante de *stent* convencional Luminex® *Bard Peripheral Vascular* (12 pacientes). Os resultados demonstraram superioridade do primeiro grupo em relação ao segundo na patência primária do *stent* em 6 e 12 meses (81% *versus* 32% e 39% *versus* 0%, com p = 0,0023, respectivamente). Este estudo foi inicialmente desenhado para avaliar 50 pacientes, porém, após a análise dos primeiros 25 casos, optaram por encerrá-lo devido aos resultados muitos superiores do *stent* revestido. O restrito uso atual de *stents* convencionais nas FAV se deve aos resultados deste trabalho.

Em 2015 foi publicado ensaio clínico randomizado de Rajan e cols.[28] comparando angioplastia com uso de *stent* revestido GORE Viabahn® (nove pacientes) e angioplastia simples com balão (cinco pacientes) em estenoses de arco de veia cefálica. Os resultados demonstraram superioridade do *stent* revestido em relação à angioplastia simples, tanto na patência primária da lesão em 3, 6 e 12 meses (100% *versus* 60%; 100% *versus* 0%; e 29% *versus* 0%, com p < 0,01, respectivamente), quanto na patência primária do circuito em 3, 6 e 12 meses (100% *versus* 20%; 67% *versus* 0%; e 22% *versus* 0%, com p < 0,01, respectivamente).

Estudo de Miller e cols.[34], publicado em 2018, analisou prospectivamente 50 pacientes com estenose de arco de veia cefálica tratados com implante de *stent* revestido (GORE Viabahn® *Endoprosthesis with Heparin Bioactive Surface*) e comparou com sua série histórica de pacientes submetidos a tratamento com implante de *stent* convencional e angioplastia simples com balão (50 em cada grupo). Este é o maior estudo

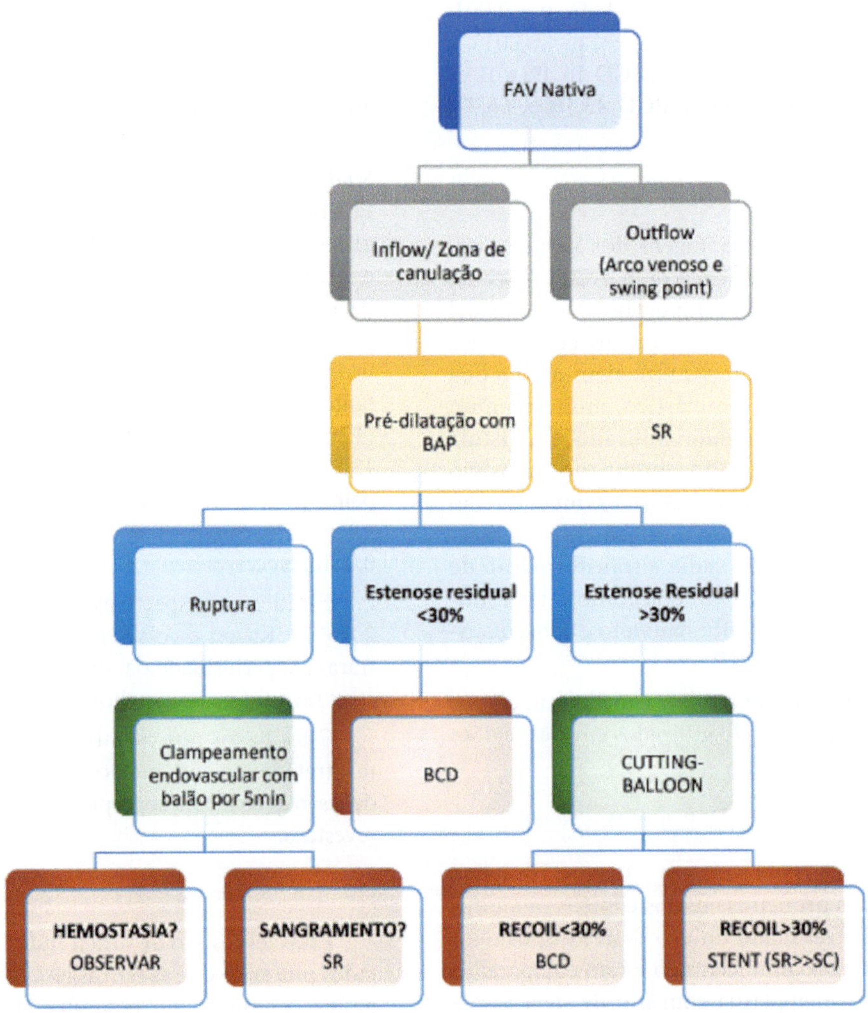

Figura 36.14. Algoritmo de tratamento de estenose em fístula arteriovenosa nativa.

publicado até o momento e demonstrou melhor patência primária do *stent* revestido em relação ao *stent* convencional e angioplastia simples com balão (90%, 68% e 61%, respectivamente, em 3 meses; 74%, 28% e 27%, respectivamente, em 6 meses; e 60%, 4% e 11%, respectivamente, em 12 meses, com p < 0,001).

Apesar da falta de ensaios clínicos randomizados com grandes amostras até o momento, os dados disponíveis indicam o uso de *stents* revestidos no tratamento das estenoses no arco da veia cefálica.

3. Swing point (Alça de veia basílica)

Neste território ainda não dispomos de muitos estudos na literatura, sendo ainda mais raros os trabalhos com uso de *stent* revestido. Nassar e cols.[35] publicaram estudo, em 2017, com uso de *stents* revestidos de diversos fabricantes em 37 pacientes já submetidos previamente a tratamentos destas lesões. Os autores utilizaram a patência deste primeiro procedimento como grupo-controle (caso-controle), porém não forneceram detalhes técnicos do mesmo. A angioplastia com implante de *stent* revestido demonstrou melhores resultados em relação ao primeiro procedimento, na patência primária da lesão em 6 e 12 meses (57% *versus* 29% e 40% *versus* 3%, com p = 0,04, respectivamente), porém sem resultado estatisticamente significativo na patência primária do circuito em 6 e 12 meses (26% *versus* 29% e 19% *versus* 3%, com p = 0,81, respectivamente).

Apesar da falta de dados significativos na literatura, utilizamos como rotina estes dispositivos no tratamento dessas lesões. Algoritmos sugeridos para tratamento endovascular das estenoses em acessos de diálise são descritos nas Figuras 36.14 e 36.15.

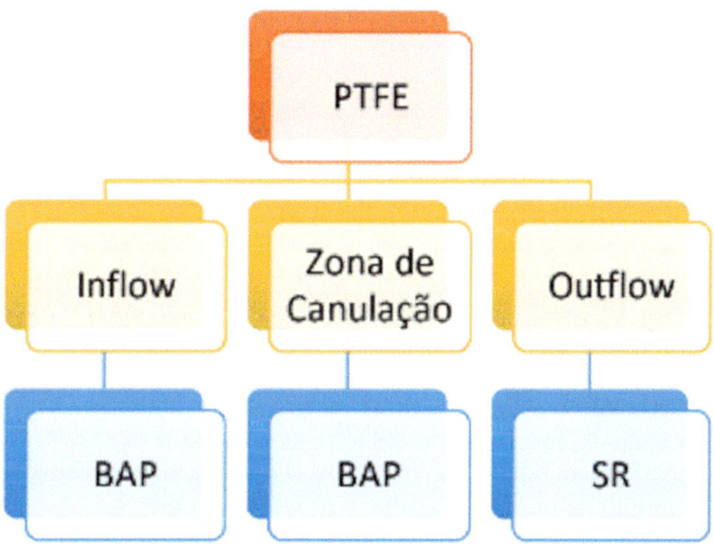

Figura 36.15. Algoritmo de tratamento de estenose em fistula arteriovenosa com prótese de PTFE.

REFERÊNCIAS BIBLIOGRÁFICAS

1. Thomé FS, Sesso RCC, Lopes AA, Lugon JR, Martins CT. Inquérito Brasileiro de Diálise Crônica 2017. J Bras Nefrol. 2019;41(2):208-214.
2. Neves PDMM, Sesso RCC, Thomé FS, Lugon JR, Nascimento MM. Censo Brasileiro de Diálise: análise de dados da década 2009-2018. J Bras Nefrol. 2020 Apr-Jun;42(2). doi: https://doi.org/10.1590/2175-8239-JBN-2019-0234.
3. Registro Brasileiro de Transplantes 2020. Associação Brasileira de Transplantes de Órgãos, biênio 2020-21.
4. Al-Balas A, Lee T, Young C, Kepes J, Barker-Finkel K, Allon M. The Clinical and Economic Effect of Vascular Access Selection in Patients Initiating Hemodialysis with a Catheter. J Am Soc Nephrol. 2017;28:3679-3687.
5. Riella MC, Roy-Chaudhury P. Vascular access in haemodialysis: strengthening the Achilles' heel. Nat Rev Nephrol. 2013;9:348-57.

6. Riella MC, Asif A. Prediction of brachial artery blood flow for fistula creation. Nat Rev Nephrol. 2013;(9):498-99.
7. Back MR, Maynard M, Winkler A, Bandyk DF. Expected Flow Parameters Within Hemodialysis Access and Selection for Remedial Intervention of Nonmaturing Conduits. Vascular and Endovascular Surg. 2008;42(2):150-8.
8. Roy-Chaudhury P, Sukhatme VP, Cheung AK. Hemodialysis Vascular Access Dysfunction: A Cellular and Molecular Viewpoint. J Am Soc Nephrol. 2006;17:1112-27.
9. Roy-Chaudhury P, Spergel LM, Besarab A, Asif A, Ravani P. Biology of arteriovenous fistula failure. Journal of Nephrology. 2007;20(2):150-163.
10. Hammes M. Hemodynamic and Biologic Determinants of Arteriovenous Fistula Outcomes in Renal Failure Patients. Bio Med Research International. 2015;2015:171674.
11. Fitts MK, Pike DB, Anderson K, Shiu YT. Hemodynamic Shear Stress and Endothelial Dysfunction in Hemodialysis Access. Open Urol Nephrol J. 2014;7(Suppl 1 M5):33-44.
12. Lee TC, Misra S. New Insights into Dialysis Vascular Access: Molecular Targets in Arteriovenous Fistula and Arteriovenous Graft Failure and Their Potential to Improve Vascular Access Outcomes. Clin J Am Soc Nephrol. 2016;11:1504-12.
13. Lee TC. Novel Paradigms for Dialysis Vascular Access: Downstream Vascular Biology-Is There a Final Common Pathway? Clin J Am Soc Nephrol. 2013;8:2194-2201.
14. Hudson R, Johnson D, Viecelli A. Pathogenesis and Prevention of Vascular Access Failure. Open access peer-reviewed chapter from the book Vascular Access Surgery – Tips and Tricks. Berezin AE, ed. Intechopen; 2018. doi: 10.5772/intechopen.83525.
15. Roy-Chaudhury P, Lee TC. Vascular stenosis: biology and interventions. Current Opinion in Nephrology and Hypertension. 2007;16:516-522.
16. Turmel-Rodrigues L, Pengloan J, Baudin S, Abaza M, Dahdah G, Mouton A, et al. Treatment of stenosis and thrombosis in haemodialysis fistulas and grafts by interventional radiology. Nephrol Dial Transplant. 2000;15:2029-36.
17. Lok CE, Huber TS, Lee T, Shenoy S, Yevzlin A, Abreo K, et al. KDOQI Vascular Access Guideline Work Group. KDOQI clinical practice guideline for vascular access: 2019 update. Am J Kidney Dis. 2020;75(4):S1-S164.
18. Schmidli J, Widmer MK, Basile C, Donato G, Gallieni M, Gibbons C, et al. ESVS Vascular Access Guideline Work Group. Vascular Access: 2018 Clinical Practice Guidelines of the European Society for Vascular Surgery (ESVS). Eur J Vasc Endovasc Surg. 2018;(55)757-818.
19. Gallieni M, Hollenbeck M, Inston N, Kumwenda M, Powell S, Tordoir J, et al. Clinical practice guideline on peri- and postoperative care of arteriovenous fistulas and grafts for haemodialysis in adults. Nephrol Dial Transplant. 2019;34(2)ii1-ii42.
20. Weaver BA. How Taxol/paclitaxel kills cancer cells. Molecular Biology of the Cell. 2014;(25):2677-81.
21. Katsanos K, Karnabatidis D, Kitrou P, Spiliopoulos S, Christeas N, Siablis D. Paclitaxel-coated balloon angioplasty vs. plain balloon dilation for the treatment of failing dialysis access: 6-month interim results from a prospective randomized controlled trial. J Endovasc Ther. 2012;19(2):263-72.
22. Kitrou PM, Spiliopoulos S, Katsanos K, Papachristou E, Siablis D, Karnabatidis D. Paclitaxel-coated versus plain balloon angioplasty for dysfunctional arteriovenous fistulae: one-year results of a prospective randomized controlled trial. J Vasc Interv Radiol. 2015;26(3):348-354
23. Swinnen JJ, Hitos K, Kairaitis L, Gruenewald S, Larcos G, Farlow D. Multicentre, randomised, blinded, control trial of drug-eluting balloon vs Sham in recurrent native dialysis fistula stenosis. The Journal of Vascular Access. 2019;20(3):260-69.
24. Trerotola SO, Saad TF, Roy-Chaudhury P, Lutonix AV; Clinical Trial Investigators. The Lutonix AV Randomized Trial of Paclitaxel-Coated Balloons in Arteriovenous Fistula Stenosis: 2-Year Results and Subgroup Analysis. J Vasc Interv Radiol. 2020;(31):1-14.
25. Holden A. InPACT AV Access Study: 12-Month Primary Outcomes. LINC 2020 lecture.
26. Shemesh D, Goldin E, Zaghal I, Berlowitz D, Raveh D, Olsha O, et al. Angioplasty with stent graft versus bare stent for recurrent cephalic arch stenosis in autogenous arteriovenous access for hemodialysis: A prospective randomized clinical trial. J Vasc Surg. 2008;48:1524-31.
27. Haskal ZJ, Trerotola S, Dolmatch B, Schuman E, Altman S, Mietling S, et al. Stent Graft versus Balloon Angioplasty for Failing Dialysis-Access Grafts. N Engl J Med. 2010;362(6):494-503.
28. Rajan DK, Falk A. A Randomized Prospective Study Comparing Outcomes of Angioplasty versus VIABAHN Stent-Graft Placement for Cephalic Arch Stenosis in Dysfunctional Hemodialysis Accesses. J Vasc Interv Radiol [Internet]. 2015;26(9):1355-61.
29. Fillinger MF, Kerns DB, Bruch D, Reinitz ER, Schwartz RA. Does the end-to-end venous anastomosis offer a functional advantage over the end-to-side venous anastomosis in high-output arteriovenous grafts? J Vasc Surg. 1990;12(6):676-90.
30. Vesely T, DaVanzo W, Behrend T, Dwyer A, Aruny J. Balloon angioplasty versus Viabahn stent graft for treatment of failing or thrombosed prosthetic hemodialysis grafts. J Vasc Surg. 2016;64(5):1400-1410.e1.

31.Haskal ZJ, Saad TF, Hoggard JG, Cooper RI, Lipkowitz GS, Gerges A, et al. Prospective, Randomized, Concurrently-Controlled Study of a Stent Graft versus Balloon Angioplasty for Treatment of Arteriovenous Access Graft Stenosis: 2-Year Results of the RENOVA Study. J Vasc Interv Radiol. 2016;27(8):1105-1114.e3.

32.Carmona J, Rits Y, Jones B, Dowers L, Bednarski D, Rubin JR. Patency of the Viabahn stent graft for the treatment of outflow stenosis in hemodialysis grafts. Am J Surg. 2016;211(3):551-4.

33.Kitrou PM, Katsanos K, Papadimatos P, Theofanis M, Christeas N, Lampropoulos G, et al. Use of the Covera Stent Graft for the Treatment of Dysfunctional or Thrombosed Arteriovenous Grafts: A Retrospective Analysis of 64 Patients. J Vasc Interv Radiol. 2020;31(4):630-4.

34.Miller GA, Preddie DC, Savransky Y, Spergel LM. Use of the Viabahn stent graft for the treatment of recurrent cephalic arch stenosis in hemodialysis accesses. J Vasc Surg. 2018;67(2):522-8.

35.Nassar GM, Beathard G, Rhee E, Khan AJ, Nguyen B. Management of transposed arteriovenous fistula swing point stenosis at the basilic vein angle of transposition by stent grafts. J Vasc Access. 2017;18(6):482-7.

Técnicas endovasculares no tratamento da trombose aguda de fistulas arteriovenosas

37

Rafael Noronha Cavalcante
Guilherme Centofanti
Mariana Krutman
Bruna De Fina
Kenji Nishinari

INTRODUÇÃO

A primeira fístula arteriovenosa autóloga foi realizada em 1965 pelo cirurgião Kenneth Appel, por meio de uma anastomose laterolateral entre a artéria radial e a veia cefálica, procedimento que lhe havia sido proposto por James Cimino e Michael Brescia. Desde então, foram observadas diversas evoluções nas técnicas cirúrgicas e nos materiais sintéticos, dentre eles o enxerto de politetrafluoroetileno expandido (ePTFE), que desde o final da década de 1970 é o material mais utilizado em fístulas com prótese[1].

Uma fístula arteriovenosa confiável e que funcione adequadamente é um componente essencial nos cuidados de um paciente com insuficiência renal crônica dialítica[2]. Nesse contexto, a trombose aguda do acesso vascular é uma das principais causas de morbidade nesses pacientes, sendo responsável por 65 a 85% das perdas de acesso de hemodiálise[3,4]. O diagnóstico de trombose da fístula usualmente é bastante evidente ao exame físico, observando-se perda de frêmito, sopro e pulso. Quando necessária, pode ser realizada ultrassonografia para confirmação diagnóstica[3,5].

Sabe-se que mais de 90% das tromboses de fístula são causadas por estenoses subjacentes, porém ocasionalmente podem ocorrer na ausência de um defeito anatômico, como consequência de baixo débito cardíaco, hipotensão após diálise, infecção do acesso, desidratação, estado de hipercoagulabilidade ou compressão exagerada do acesso[2,3].

Em fístulas arteriovenosas com prótese, o local mais frequente de estenose é ao nível da anastomose da prótese com a veia, correspondendo a cerca de 85% dos casos. Em fístulas arteriovenosas nativas, por sua vez, a localização da estenose depende do tipo de acesso confeccionado. Em fístulas nativas radiocefálicas, a estenose é observada no segmento perianastomótico em cerca de 60% dos casos. Já em fístulas nativas braquiocefálicas, o arco da veia cefálica é o local de estenose em até 77% dos casos[6-8].

Diversas técnicas e dispositivos foram descritos para o salvamento de fístulas arteriovenosas autólogas ou protéticas que tenham apresentado trombose aguda, dentre eles a cirurgia convencional e os métodos endovasculares de trombectomia farmacomecânica[9].

Atualmente, embora estudos demonstrem resultados equivalentes entre a abordagem cirúrgica e o tratamento endovascular, as técnicas percutâneas vêm conquistando a preferência dos cirurgiões e intervencionistas, por sua capacidade de remover o trombo agudo e tratar as estenoses subjacentes no mesmo ato, pela reprodutibilidade dos procedimentos, preservação venosa, rápido retorno para diálise e caráter menos invasivo das técnicas percutâneas endovasculares[10]. O tratamento cirúrgico é usualmente reservado para casos de lesões recorrentes, casos não favoráveis ao tratamento endovascular ou casos em que os resultados esperados com a abordagem endovascular sejam ruins[5].

Neste capítulo, iremos descrever a abordagem intervencionista endovascular para tratamento da trombose aguda de fístulas arteriovenosas.

CONTRAINDICAÇÕES

Em 2016 foram publicadas as diretrizes da *Society for Interventional Radiology* referentes ao tratamento percutâneo do acesso de diálise trombosado ou disfuncionante. Foram descritas as seguintes contraindicações absolutas e relativas à abordagem intervencionista endovascular de fístula arteriovenosa trombosada[2]:

Absolutas

- Infecção do acesso de hemodiálise protético ou celulite sobrejacente.
- Trombose de fístula com ulceração no sítio de punção.

Relativas

- Alergia severa ao meio de contraste.
- Coagulopatia.
- Hipercalemia severa e/ou acidose.
- Paciente hemodinamicamente instável.
- Período inferior a 1 mês de confecção da fístula.
- Contraindicação à terapia trombolítica – lembrando que outras técnicas podem ser utilizadas como alternativa nesta situação, trombectomia mecânica, por exemplo.
- Fístula aneurismática com grande volume de trombo.
- Fístula trombosada em associação com isquemia distal do membro superior ipsolateral.
- *Shunt* cardíaco direita-esquerda.
- Reserva cardiopulmonar reduzida: hipertensão pulmonar, doença pulmonar severa, cardiomiopatia e insuficiência cardíaca direita (*New York Heart Association* classes III ou IV).
- Angioplastias e trombectomias repetidas em curto espaço de tempo (duas a três intervenções em um espaço de tempo de 2 a 3 meses).

TÉCNICAS ENDOVASCULARES

Diversas técnicas foram descritas para abordagem endovascular da trombose de fístula arteriovenosa, além da possibilidade de associação entre elas. Dentre as técnicas relatadas, destacam-se:

1. *Lyse and wait*: na técnica descrita em 1997 por Cynamon e cols., é realizada uma punção anterógrada da fístula com um cateter 22 Gauge (G), próximo à anastomose, seguida da infusão lenta de 2 a 5 mg de ativador do plasminogênio tecidual recombinante (rt-PA) ao mesmo tempo que se realiza compressão proximal (*inflow*) e distal (*outflow*) do acesso e administração endovenosa de 5.000 UI (unidades internacionais) de heparina não fracionada. Após 30 a 45 minutos é realizada uma angiografia de controle e trombos residuais são tratados por meio de maceração com cateter-balão ou removidos com cateter do tipo Fogarty. Eventuais estenoses subjacentes são tratadas com angioplastia[3,6,10-13];
2. Trombólise dirigida por cateter (pulse spray): nesta técnica, após a administração de heparina é realizada a infusão de trombolítico por meio de um cateter multiperfurado. Realiza-se a maceração do trombo com cateter-balão e um cateter do tipo Fogarty pode ser utilizado para remoção de trombos ou do plugue arterial. Após a lise do excesso de trombos, realiza-se o tratamento da estenose subjacente[6,11,12];
3. Tromboaspiração: após o posicionamento da extremidade de um cateter angulado 7 ou 8 French (Fr) em contato com o trombo, é realizada a aspiração manual utilizando-se uma seringa. Após a remoção dos trombos é realizada a angioplastia das estenoses[14];
4. Trombectomia mecânica: é realizada por meio de dispositivos desenvolvidos para a remoção de trombos. Dentre eles, incluem-se o Arrow-Trerotola (Teleflex, Wayne, EUA), o Angiojet (Boston Scientific, EUA), o Cleaner (Argon Medical, EUA), o Aspirex (Vascular Perspectives, Reino Unido) e, mais recentemente, o Indigo System (Penumbra, EUA). Cada um desses dispositivos possui um mecanismo próprio, sendo que alguns deles causam a lise do trombo por maceração (Arrow-Trerotola e Cleaner), enquanto outros possuem também a capacidade de aspiração (Angiojet, Aspirex, Indigo System). Assim como nos outros métodos, após a realização da trombectomia geralmente há a necessidade de realizar o tratamento da estenose subjacente. O dispositivo Arrow-Trerotola não está disponível em território nacional[3,6,9,10,12];
5. Trombectomia farmacomecânica: associação da trombectomia mecânica utilizando-se um dos dispositivos citados acima, com o uso de fibrinolítico diretamente no trombo.

RESULTADOS DO TRATAMENTO ENDOVASCULAR

Após o diagnóstico de trombose aguda de fístula arteriovenosa, o tratamento deve ser instituído precocemente. Em estudo recente, Hsieh e cols. observaram melhores taxas de perviedade primária e secundária em pacientes com fístulas nativas submetidos a trombectomia dentro das primeiras 24 horas após o diagnóstico. Essa relação não foi observada nos pacientes que apresentavam fístulas com prótese. Os autores acreditam que o processo inflamatório que ocorre na parede do vaso com a trombose de fístulas nativas pode estimular a hiperplasia intimal e trombose. Além disso, com a demora em realizar a trombectomia, o trombo torna-se mais organizado e aderente ao endotélio. Consequentemente, uma trombectomia tardia causa mais lesão endotelial e inflamação durante a remoção do trombo do que se realizada precocemente[4].

Para descrição dos resultados do tratamento endovascular, são utilizadas as seguintes definições[2,9]:

- sucesso clínico: realização de pelo menos uma sessão de hemodiálise pela fístula após a execução do procedimento percutâneo;
- sucesso técnico: restauração do fluxo no acesso vascular após a realização do procedimento;
- sucesso anatômico: restauração do fluxo associado a estenose residual < 30%;
- perviedade primária pós-intervenção: o intervalo de perviedade ininterrupta após a intervenção endovascular até a ocorrência de trombose ou nova intervenção endovascular no acesso vascular;
- perviedade primária assistida pós-intervenção: o intervalo de perviedade após a intervenção endovascular até a trombose do acesso vascular. A realização de intervenções endovasculares em estenoses ou oclusões arteriais ou venosas (excetuando-se trombose) não interrompe a duração da perviedade primária assistida;
- perviedade secundária pós-intervenção: o intervalo de perviedade após a intervenção endovascular até que ocorra trombose do acesso e o mesmo seja submetido a revisão cirúrgica ou abandonado definitivamente (por incapacidade de tratar a trombose, decisão multidisciplinar, transplante renal ou perda de seguimento). A realização de trombectomia endovascular em casos de trombose do acesso não interrompe a duração da perviedade secundária.

Estudos recentes têm demonstrado boas taxas de sucesso técnico e clínico no tratamento percutâneo das tromboses de fístula arteriovenosa, acima de 90% na maioria das séries, conforme demonstra a Tabela 37.1[15-23]. Há muita dificuldade na comparação entre esses estudos, pois há grande variação nos dispositivos empregados e nas técnicas utilizadas nessas casuísticas.

As taxas de perviedade primária variam de 40 a 78% em 6 meses e 23 a 66% em 12 meses de seguimento, conforme demonstrado na Tabela 37.2[17-23]. Um estudo recente de Yilmazsoy mostrou taxa de perviedade primária média de 25,6 ± 2,10 meses em pacientes submetidos a trombectomia farmacomecânica. Os autores observaram ainda que as taxas de perviedade primária de fístulas arteriovenosas nativas foram superiores às de fístulas com prótese, embora as perviedades primária assistida e secundária fossem equivalentes entre elas[23].

Tabela 37.1. Taxas de sucesso clínico no tratamento endovascular da trombose de fístulas arteriovenosas

Ano	Estudo	N - Pacientes	N - Procedimentos	Técnica Endovascular	Sucesso Clínico (%)
2019	Yilmazsoy	143	304	*Lyse and Wait*	98,7%
2018	Marcelin	35	35	Indigo System	91,4%
2018	Koraen-Smith	131	149	Trombólise por cateter	73%
2017	Bermudez	68	149	Angiojet	86%
2015	Maleux	38	59	Angiojet	97%
2015	Nassar	465	520	Tromboaspiração	91,9%
2012	Yang	109	134	Angiojet	76%
2012	Yang	106	141	Arrow-Trerotola	91%
2010	Vashchenko	157	127	*Lyse and Wait*	99%
2010	Vashchenko	157	136	Arrow-Trerotola	98%
2008	Kakkos	187	285	Angiojet	95,1%

Tabela 37.2. Taxas de perviedade primária no tratamento endovascular da trombose de fístulas arteriovenosas

Ano	Estudo	PP – 1 mês	PP – 6 meses	PP – 12 meses	PP – 36 meses
2019	Yilmazsoy	-	78% AVF – 78% AVG	66% AVF – 63% AVG	45% AVF – 0% AVG
2018	Marcelin	-	71%	-	-
2018	Koraen-Smith	-	-	-	-
2017	Bermudez	-	41%	23%	-
2015	Maleux	-	-	56,1%	-
2015	Nassar	-	40,1%	17,7%	-
2012	Yang (AJ)	70%	45%	30%	-
2012	Yang (AT)	76%	43%	29%	-

PP: perviedade primária, AVF: fístula arteriovenosa nativa, AVG: fístula arteriovenosa com prótese, AJ: Angiojet, AT: Arrow-Trerotola.

Tabela 37.3. Taxas de perviedade primária assistida no tratamento endovascular da trombose de fístulas arteriovenosas

Ano	Estudo	PP – 6 meses	PP – 12 meses	PP – 36 meses	PP – 60 meses
2019	Yilmazsoy	82% AVF – 84% AVG	71% AVF – 69% AVG	51% AVF – 29% AVG	30% AVF – 1% AVG
2018	Marcelin	80%	-	-	-
2015	Maleux	-	42,8%	-	-
2015	Nassar	73,4%	54,9%	-	-
2008	Kakkos	45,1%	30,3%	-	-

PP: perviedade primária, AVF: fístula arteriovenosa nativa, AVG: fístula arteriovenosa com prótese.

Tabela 37.4. Taxas de perviedade secundária no tratamento endovascular da trombose de fístulas arteriovenosas

Ano	Estudo	PP – 6 meses	PP – 12 meses	PP – 36 meses	PP – 60 meses
2019	Yilmazsoy	94% AVF – 94% AVG	85% AVF – 85% AVG	58% AVF – 59% AVG	47% AVF – 48% AVG
2018	Marcelin	88%	-	-	-
2017	Bermudez	68%	57%	-	-
2015	Maleux	-	75,2%	-	-
2012	Yang (AJ)	74%	74%	-	-
2012	Yang (AT)	87%	87%	-	-

PP: perviedade primária, AVF: fístula arteriovenosa nativa, AVG: fístula arteriovenosa com prótese, AJ: Angiojet, AT: Arrow-Trerotola.

Apesar de alguns estudos descreverem taxas relativamente baixas de perviedade primária em longo prazo, observam-se taxas superiores de perviedade primária assistida (30 a 70% em 12 meses) (Tabela 37.3) e de perviedade secundária (57% a 87% em 12 meses) (Tabela 37.4), o que evidencia a importância da vigilância e do monitoramento dos acessos vasculares e do tratamento adequado e precoce dos episódios de estenose ou trombose das fístulas arteriovenosas[15,17-20,22,23].

Dentre os dispositivos disponíveis em território nacional, um dos mais citados na literatura é o Angiojet, um dispositivo de trombectomia reolítica no qual jatos de solução salina em alta velocidade são injetados em sentido retrógrado pelo cateter, causando uma pressão negativa (efeito Venturi), responsável pela fragmentação e aspiração dos trombos[17,20]. Dentre os modelos do cateter disponíveis, o Angiojet AVX, de perfil 6 Fr, é o recomendado para o tratamento de fístulas arteriovenosas.

Em 2018, Chan e Goh publicaram uma revisão sistemática sobre o uso do Angiojet. Na revisão foram incluídos 836 pacientes, sendo 431 fístulas com prótese e 234 fístulas nativas. As taxas médias de sucesso técnico e clínico foram 89,1% e 86,7%, enquanto as taxas médias de perviedade primária em 1, 3, 6 e 12 meses foram de 64,6%, 43,8%, 42,5% e 30,5%. As taxas médias em 3, 6 e 12 meses de perviedade primária assistida foram de 76,5%, 75,1% e 74,5%, e de perviedade secundária foram de 61,9%, 47,3% e 35,3%, respectivamente[9].

Outro dispositivo que vem sendo utilizado para esta finalidade é o Indigo System, desenvolvido inicialmente para trombectomia de pacientes com acidente vascular encefálico e que posteriormente foi modificado para tratamento de doenças vasculares periféricas, com cateteres exclusivos para este propósito. O dispositivo funciona por meio de trombectomia a vácuo, com aspiração contínua do trombo. O cateter encontra-se disponível com os perfis de 3, 5, 6 e 8 Fr[22].

Recentemente, o estudo multicêntrico europeu de Marcelin e cols. descreveu os resultados da utilização do dispositivo Indigo System em fístulas nativas e protéticas. Em 35 pacientes, sendo 19 com prótese e 16 nativas, os autores observaram taxas de 97,1% de sucesso técnico e 91,4% de sucesso clínico. Em todos os casos foi realizada angioplastia das lesões estenóticas subjacentes, exceto em dois, onde não foram identificadas. As taxas de perviedade primária, primária assistida e secundária em 6 meses foram de 71%, 80% e 88,5%, respectivamente[22].

As técnicas endovasculares para tratamento da trombose de acessos vasculares não são isentas de complicações, podendo ocorrer hematomas, retrombose precoce, rotura vascular, embolia arterial, entre outros[17,19,20,22,23]. Em revisão sistemática da literatura e metanálise recente, incluindo 3.000 casos de tratamento endovascular da trombose de fístula, Kitrou e cols. observaram 4,6% de complicações menores e 0,6% de complicações maiores, de acordo com as definições descritas nas diretrizes da *Society for Interventional Radiology* [2, 10] .

DESCRIÇÃO DO PROCEDIMENTO

Como foi relatado nos tópicos anteriores, diversas técnicas e dispositivos podem ser utilizados no tratamento das tromboses de fístula arteriovenosa, inclusive com associação de técnicas ou abordagem híbrida (aberta e endovascular). Nesta seção iremos descrever passo a passo como o procedimento é realizado, na maioria dos casos. Rotineiramente realizamos antibioticoprofilaxia com cefalosporina de primeira geração no momento da indução anestésica e administração endovenosa de heparina não fracionada (60 a 80 UI/kg) após a colocação do(s) introdutor(es) (Figura 37.1).

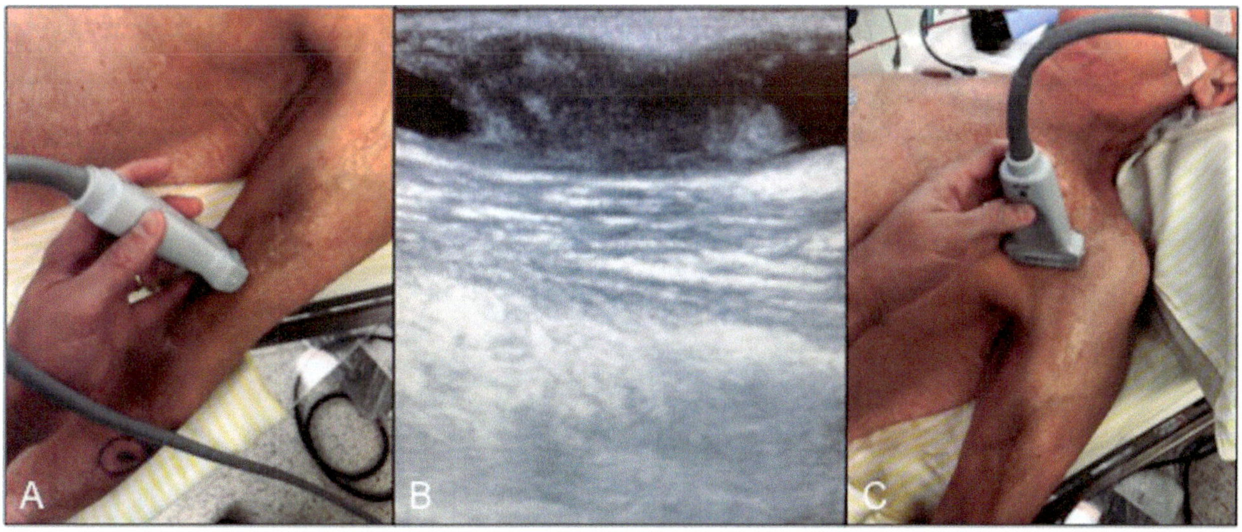

Figura 37.1. Paciente do sexo masculino com trombose aguda de fístula arteriovenosa braquiocefálica em membro superior esquerdo. A - Mapeamento ultrassonográfico ao longo de todo o trajeto da fístula para avaliação do fluxo arterial e da anastomose arteriovenosa, localização da estenose, verificar extensão da trombose e determinar o melhor sítio de punção. B - Ultrassonografia em modo B demonstrando presença de trombo de aspecto agudo no interior da veia cefálica em braço. C - Mapeamento ultrassonográfico em braço esquerdo proximal para avaliar a extensão da trombose e determinar o melhor sítio de punção.

Ultrassonografia intraoperatória

A realização de ultrassonografia na sala de procedimento, pela equipe que irá realizar o procedimento é de importância para:

- avaliar fluxo arterial;
- localização da estenose;
- extensão da trombose;
- definir o melhor sítio de punção;
- guiar a punção;
- avaliar o resultado pós-trombectomia.

Sítio de punção

Realizamos sempre a punção ecoguiada, inicialmente com *kit* de micropunção 4 ou 5 Fr (Cook, EUA), que posteriormente é substituído por um introdutor de perfil compatível com os dispositivos a serem utilizados. Alguns serviços realizam punção arterial (radial ou braquial) para acessar a fístula, nós preferimos a punção direta da fístula (veia ou prótese) ou, alternativamente, punção de um ramo venoso que desague na veia da fístula (Figura 37.2). O sítio de punção venosa dependerá do mapeamento ultrassonográfico do acesso:

- trombose perianastomótica: neste caso, realizamos a punção venosa retrógrada, distal ao local de trombose, preferencialmente onde a veia/prótese se encontre livre de trombos e com distância suficiente da área de trombose para colocar um introdutor;
- trombose distal à anastomose: neste caso, realizamos a punção anterógrada, próxima à anastomose, preferencialmente onde a veia/prótese se encontra livre de trombos e com distância suficiente da área de trombose para colocar um introdutor;
- trombose extensa: neste caso, quando a trombose é extensa, acometendo todo segmento de veia/prótese, sem área livre de trombos para punção única, nossa opção é pela dupla punção da veia/prótese, com um introdutor em sentido anterógrado e outro em sentido retrógrado, preferencialmente sem sobreposição dos mesmos.

Trombectomia mecânica/farmacomecânica

Após a colocação do introdutor é realizada uma angiografia com injeção manual em baixa pressão para delinear a área de trombose, seguida de transposição desse segmento com fio-guia hidrofílico e cateter de suporte e

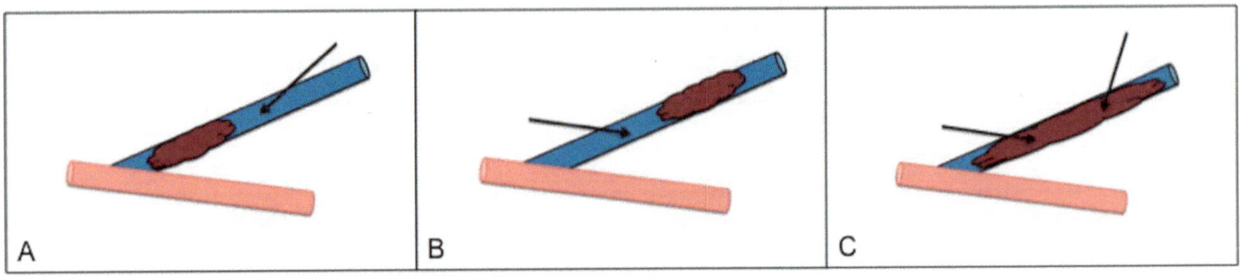

Figura 37.2. Sítios de punção para fístulas arteriovenosas trombosadas. A - Trombose perianastomótica: punção retrógrada da veia ou prótese. B - Trombose distal à anastomose: punção anterógrada da veia ou prótese. C - Trombose extensa acometendo todo o segmento de veia ou prótese: dupla punção.

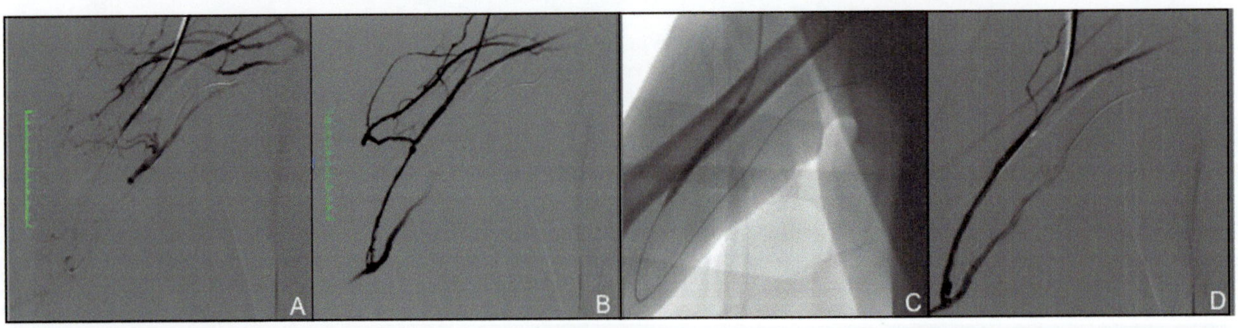

Figura 37.3. Paciente com trombose aguda de fístula arteriovenosa braquiocefálica em membro superior direito. A - Punção retrógrada ecoguiada de veia cefálica em braço direito, em sítio livre de trombos, seguida de angiografia que evidencia trombose da veia cefálica perianastomótica. Realizada transposição da área de trombose com fio-guia hidrofílico e trombectomia mecânica com dispositivo Indigo *System* 8 Fr. B - Angiografia pós-trombectomia evidenciando estenose na anastomose e afilamento de veia cefálica perianastomótica. C - Realizada angioplastia com balão de alta pressão na estenose da anastomose e da área de afilamento em veia cefálica. D - Angiografia de controle evidenciando bom resultado final, com restauração do fluxo e sem estenoses residuais.

realização de trombectomia mecânica. Em nosso serviço, utilizamos dois dispositivos com esta finalidade, Angiojet ou Indigo System, já descritos anteriormente. Em alguns casos de trombos mais resistentes à aspiração, pode ser realizada injeção de fibrinolítico pelo dispositivo (sendo que neste caso optamos pelo uso de 5 mg de rtPA) e/ou maceração de trombos com cateter-balão.

Tratamento da estenose subjacente

Considerando que mais de 90% dos pacientes apresentam estenoses subjacentes, é fundamental ao tratamento das mesmas para evitar a retrombose precoce do acesso (Figura 37.3). Para esta finalidade, podemos utilizar balão de angioplastia não complacente, balão de alta pressão, balão farmacológico ou *stent* revestido (Figura 37.4). O tratamento das estenoses de fístula com estes dispositivos é descrito detalhadamente no Capítulo 36.

EXPERIÊNCIA DA EQUIPE

De outubro de 2016 a abril de 2020, nossa equipe realizou 34 procedimentos endovasculares para tratamento da trombose aguda de fístula arteriovenosa em 28 pacientes.

Do total de 34 procedimentos, 31 deles foram realizados de forma inteiramente endovascular, utilizando os dispositivos de trombectomia mecânica Angiojet ou Indigo *System*, ao passo que em três procedimentos foi necessária realização de técnica híbrida, endovascular associada a abordagem cirúrgica. Estes pacientes apresentavam fístulas com áreas de dilatação aneurismática, com trombos antigos no seu interior, não passíveis de aspiração completa pelos dispositivos utilizados. O sucesso técnico observado foi de 92% (31/34). Complicações foram observadas em três casos: roturas venosas durante a angioplastia com balão, tratadas por meio de implante de *stent* revestido Viabahn (Gore, EUA), mantendo-se a perviedade e funcionalidade do acesso.

Do total de 28 pacientes tratados, três pacientes foram submetidos a dois procedimentos e um paciente submetido a três procedimentos de trombectomia durante o período de *follow-up*. Ao término da coleta de dados de prontuário, em maio de 2020, 22 pacientes encontravam-se com as fístulas pérvias, dois haviam falecido por motivos não relacionados ao acesso vascular e quatro estavam com as fístulas ocluídas. Mais dados acerca dos procedimentos podem ser encontrados na Tabela 37.5.

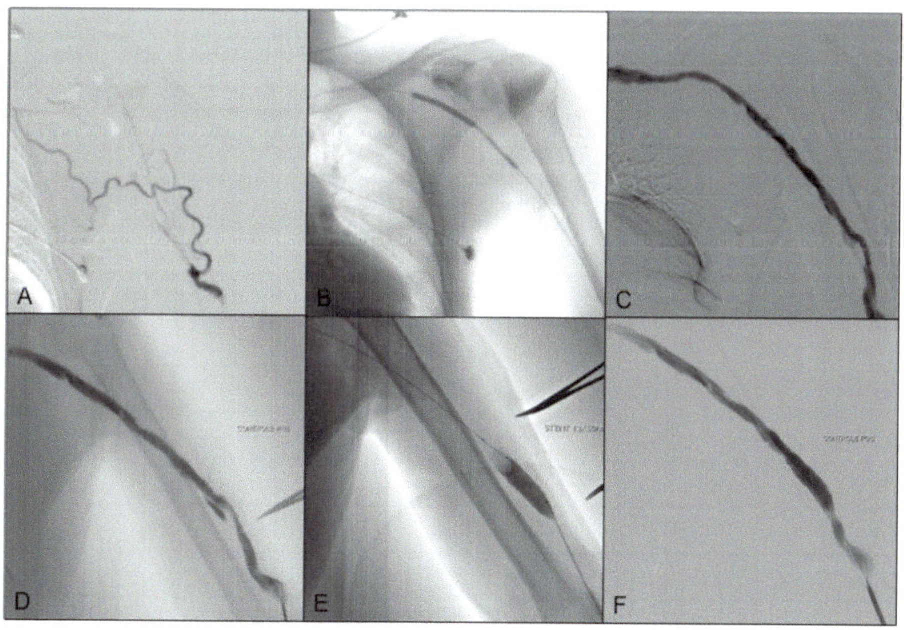

Figura 37.4. Paciente com trombose aguda de fístula em membro superior esquerdo. A - Punção anterógrada ecoguiada de veia cefálica em braço esquerdo, em sítio livre de trombos, seguida de angiografia que evidencia trombose da veia cefálica distal. Realizada transposição da área de trombose com fio-guia hidrofílico e trombectomia mecânica com dispositivo Indigo *System* 8 Fr. B - Angioplastia com balão das áreas de estenose em veia cefálica. C - Angiografia de controle pós-trombectomia e angioplastia, evidenciando bom resultado final, com restauração do fluxo e presença de irregularidades parietais e estenoses menores que 30%. Paciente realizou hemodiálise pela fístula no dia seguinte ao procedimento, porém observando-se pressão venosa elevada na máquina de diálise, sugestiva da presença de estenose na fístula. Foi submetido a novo procedimento, 3 dias após o primeiro. D - Angiografia evidenciando estenose em veia cefálica. Realizada angioplastia da lesão com balão de alta pressão, sem resolução da estenose. E - Optado então por implante de *stent* revestido Viabahn 13 x 50 mm. F - Angiografia de controle evidenciando bom resultado final, sem estenoses residuais. No momento paciente com 16 meses de *follow-up*, realizando hemodiálise pela fístula e sem novas reintervenções.

Tabela 37.5. Experiência da equipe com tratamento endovascular da trombose aguda de fístula arteriovenosa de outubro de 2016 a abril de 2020

Caso	Paciente	Técnica	Dispositivo	Técnicas Associadas	Desfecho
Caso 1	Paciente 01	Endovascular	Angiojet 6 Fr	ATP	Sucesso técnico
Caso 2	Paciente 02	Endovascular	Indigo 8 Fr	ATP + rtPA	Insucesso técnico
Caso 3	Paciente 03	Endovascular	Indigo 8 Fr	ATP	Sucesso técnico
Caso 4	Paciente 03	Endovascular	Indigo 8 Fr	ATP	Insucesso técnico
Caso 5	Paciente 04	Endovascular	Angiojet 6 Fr	ATP	Sucesso técnico
Caso 6	Paciente 05	Híbrida	Angiojet 6 Fr	ATP + Stent + Fogarty	Sucesso técnico
Caso 7	Paciente 06	Endovascular	Indigo 8 Fr	ATP	Sucesso técnico
Caso 8	Paciente 07	Endovascular	Indigo 8 Fr	ATP	Sucesso técnico
Caso 9	Paciente 08	Endovascular	Indigo 8 Fr	ATP + rtPA + IVUS	Sucesso técnico
Caso 10	Paciente 09	Endovascular	Indigo 8 Fr	ATP	Sucesso técnico
Caso 11	Paciente 10	Endovascular	Indigo 8 Fr	ATP	Sucesso técnico
Caso 12	Paciente 11	Endovascular	Indigo 8 Fr	ATP	Sucesso técnico
Caso 13	Paciente 12	Endovascular	Indigo 8 Fr	ATP + rtPA	Sucesso técnico
Caso 14	Paciente 13	Endovascular	Indigo 8 Fr	ATP + Stent revestido	Sucesso técnico
Caso 14	Paciente 14	Endovascular	Indigo 6 Fr	ATP	Sucesso técnico
Caso 16	Paciente 14	Endovascular	Indigo 8 Fr	ATP	Sucesso técnico
Caso 17	Paciente 15	Híbrida	Angiojet 6 Fr	ATP	Sucesso técnico
Caso 18	Paciente 16	Endovascular	Indigo 8 Fr	ATP + Stent revestido	Sucesso técnico
Caso 19	Paciente 17	Endovascular	Indigo 8 Fr	ATP	Sucesso técnico
Caso 20	Paciente 18	Endovascular	Angiojet 6 Fr	ATP	Sucesso técnico
Caso 21	Paciente 19	Endovascular	Indigo 8 Fr	ATP	Sucesso técnico
Caso 22	Paciente 20	Endovascular	Angiojet 6 Fr	ATP	Sucesso técnico
Caso 23	Paciente 21	Endovascular	Indigo 8 Fr	ATP + rtPA	Sucesso técnico
Caso 24	Paciente 21	Endovascular	Angiojet 6 Fr	ATP	Sucesso técnico
Caso 25	Paciente 22	Endovascular	Indigo 8 Fr	ATP	Sucesso técnico
Caso 26	Paciente 23	Endovascular	Indigo 8 Fr	ATP + Stent revestido	Sucesso técnico
Caso 27	Paciente 24	Endovascular	Indigo 8 Fr	ATP + IVUS	Sucesso técnico
Caso 28	Paciente 25	Endovascular	Indigo 8 Fr	ATP + Stent revestido	Sucesso técnico
Caso 29	Paciente 26	Híbrida	Indigo 8 Fr	-	Sucesso técnico
Caso 30	Paciente 27	Endovascular	Indigo 8 Fr	ATP + Stent revestido	Sucesso técnico
Caso 31	Paciente 27	Endovascular	Indigo 8 Fr	ATP	Insucesso técnico
Caso 32	Paciente 28	Endovascular	Angiojet 6 Fr	ATP + Stent revestido	Sucesso técnico
Caso 33	Paciente 28	Endovascular	Angiojet 6 Fr	ATP	Sucesso técnico
Caso 34	Paciente 28	Endovascular	Indigo 8 Fr	ATP	Sucesso técnico

ATP: angioplastia transluminal percutânea, rtPA: ativador do plasminogênio tecidual recombinante, IVUS: ultrassom intravascular.

REFERÊNCIAS BIBLIOGRÁFICAS

6. Murea M, Geary RL, Davis RP, Moossavi S. Vascular access for hemodialysis: A perpetual challenge. Semin Dial. 2019;32(6):527-34.
7. Dariushnia SR, Walker TG, Silberzweig JE, Annamalai G, Krishnamurthy V, Mitchell JW, et al. Quality Improvement Guidelines for Percutaneous Image-Guided Management of the Thrombosed or Dysfunctional Dialysis Circuit. J Vasc Interv Radiol. 2016;27(10):1518-30.
8. Quencer KB, Friedman T. Declotting the Thrombosed Access. Tech Vasc Interv Radiol. 2017;20(1):38-47.
9. Hsieh MY, Lin L, Chen TY, Chen DM, Lee MH, Shen YF, et al. Timely thrombectomy can improve patency of hemodialysis arteriovenous fistulas. J Vasc Surg. 2018;67(4):1217-26.
10. Lok C, Huber T, Lee T, Shenoy S, Yevzlin A, Abreo K, et al. KDOQI Vascular
11. Access Guideline Work Group. KDOQI clinical practice guideline for vascular access: 2019 update. Am J Kidney Dis. 2020;75(4):S1-S164.2000.
12. Quencer KB, Oklu R. Hemodialysis access thrombosis. Cardiovasc Diagn Ther. 2017;7(Suppl 3):S299-S308.
13. Viecelli AK, Mori TA, Roy-Chaudhury P, Polkinghorne KR, Hawley CM, Johnson DW, et al. The pathogenesis of hemodialysis vascular access failure and systemic therapies for its prevention: Optimism unfulfilled. Semin Dial. 2018;31(3):244-57.
14. MacRae JM, Dipchand C, Oliver M, Moist L, Lok C, Clark E, et al. Arteriovenous Access Failure, Stenosis, and Thrombosis. Can J Kidney Health Dis. 2016;3:2054358116669126.
15. Chan PG, Goh GS. Safety and efficacy of the AngioJet device in the treatment of thrombosed arteriovenous fistula and grafts: A systematic review. J Vasc Access. 2018;19(3):243-51.
16. Kitrou PM, Katsanos K, Papadimatos P, Spiliopoulos S, Karnabatidis D. A survival guide for endovascular declotting in dialysis access: procedures, devices, and a statistical analysis of 3,000 cases. Expert Rev Med Devices. 2018;15(4):283-91.
17. Cynamon J, Pierpont CE. Thrombolysis for the treatment of thrombosed hemodialysis access grafts. Rev Cardiovasc Med. 2002;3(Suppl 2):S84-91.
18. Inston N, Al Shakarchi J, Khawaja A, Jones R. Maintaining Patency of Vascular Access for Haemodialysis. Cardiovasc Eng Technol. 2017;8(3):240-3.
19. Vogel PM, Bansal V, Marshall MW. Thrombosed hemodialysis grafts: lyse and wait with tissue plasminogen activator or urokinase compared to mechanical thrombolysis with the Arrow-Trerotola Percutaneous Thrombolytic Device. J Vasc Interv Radiol. 2001;12(10):1157-65.
20. Turmel-Rodrigues L, Sapoval M, Pengloan J, Billaux L, Testou D, Hauss S, et al. Manual thromboaspiration and dilation of thrombosed dialysis access: mid-term results of a simple concept. J Vasc Interv Radiol. 1997;8(5):813-24.
21. Kakkos SK, Haddad GK, Haddad J, Scully MM. Percutaneous rheolytic thrombectomy for thrombosed autogenous fistulae and prosthetic arteriovenous grafts: outcome after aggressive surveillance and endovascular management. J Endovasc Ther. 2008;15(1):91-102.
22. Vashchenko N, Korzets A, Neiman C, Bachar GN, Ori Y, Belenky A, et al. Retrospective comparison of mechanical percutaneous thrombectomy of hemodialysis arteriovenous grafts with the Arrow-Trerotola device and the lyse and wait technique. AJR Am J Roentgenol. 2010;194(6):1626-9.
23. Yang CC, Yang CW, Wen SC, Wu CC. Comparisons of clinical outcomes for thrombectomy devices with different mechanisms in hemodialysis arteriovenous fistulas. Catheter Cardiovasc Interv. 2012;80(6):1035-41.
24. Nassar GM, Rhee E, Khan AJ, Nguyen B, Achkar K, Beathard G. Percutaneous thrombectomy of AVF: immediate success and long-term patency rates. Semin Dial. 2015;28(2):E15-22.
25. Maleux G, De Coster B, Laenen A, Vaninbroukx J, Meijers B, Claes K, et al. Percutaneous rheolytic thrombectomy of thrombosed autogenous dialysis fistulas: technical results, clinical outcome, and factors influencing patency. J Endovasc Ther. 2015;22(1):80-6.
26. Bermudez P, Fontseré N, Mestres G, García-Gámez A, Barrufet M, Burrel M, et al. Endovascular Revascularization of Hemodialysis Thrombosed Grafts with the Hydrodynamic Thrombectomy Catheter. Our 7-Year Experience. Cardiovasc Intervent Radiol. 2017;40(2):252-9.
27. Koraen-Smith L, Krasun M, Bottai M, Hedin U, Wahlgren CM, Gillgren P. Haemodialysis access thrombosis: Outcomes after surgical thrombectomy versus catheter-directed thrombolytic infusion. J Vasc Access. 2018;19(6):535-41.
28. Marcelin C, D'Souza S, Le Bras Y, Petitpierre F, Grenier N, van den Berg JC, et al. Mechanical Thrombectomy in Acute Thrombosis of Dialysis Arteriovenous Fistulae and Grafts Using a Vacuum-Assisted Thrombectomy Catheter: A Multicenter Study. J Vasc Interv Radiol. 2018;29(7):993-7.
29. Yilmazsoy Y, Ozyer U. Long-term results of endovascular treatment for arteriovenous dialysis access thrombosis in 143 patients: A single center experience. J Vasc Access. 2019;20(5):545-52.

Trombose Venosa Profunda Crônica

38

Paulo Fernandes Saad
Jong Hun Park
Álvaro Razuk Filho

INTRODUÇÃO

A insuficiência venosa crônica dos membros inferiores é uma doença complexa, com múltiplos fatores etiológicos e de difícil tratamento. Os três principais aspectos que determinam a congestão e hipertensão venosa são: o refluxo decorrente da incompetência valvar, a obstrução da drenagem venosa e a fraqueza da bomba muscular. Em aproximadamente 1/3 dos doentes com síndrome pós-trombótica (SPT), a obstrução crônica é o componente predominante[1].A despeito de todos os avanços alcançados nas últimas décadas na prevenção primária e secundária da trombose venosa profunda (TVP), anualmente, de uma a três pessoas a cada 1.000 são acometidas pela doença. Deste quantitativo expressivo de doentes, 30 a 50% vão desenvolver a SPT em até 2 anos, sendo que 10% desta população apresentarão as formas mais graves e incapacitantes (Figura 38.1)[2].

A população que tem o maior risco de desenvolver a SPT é justamente o grupo de doentes que apresentaram a TVP do segmento iliacofemoral, sendo a sua prevalência estimada em 70-80%[3,4]. Sabe-se que a obstrução da drenagem venosa no território iliacofemoral, associada ou não ao refluxo, gera altos níveis de hipertensão venosa, e consequentemente, sintomas exuberantes. Visando a melhora da qualidade de vida destes doentes, muitos autores têm defendido uma abordagem mais agressiva na fase aguda do tratamento da TVP iliacofemoral, em decorrência da baixa taxa (20-30%) de recanalização do território proximal, quando estes doentes são tratados exclusivamente com anticoagulantes[5,6].A literatura tem proposto que, sempre que possível, a TVP iliacofemoral deva ser tratada na fase aguda com trombólise/trombectomia, a fim de prevenir a alta morbidade associada a SPT deste território e

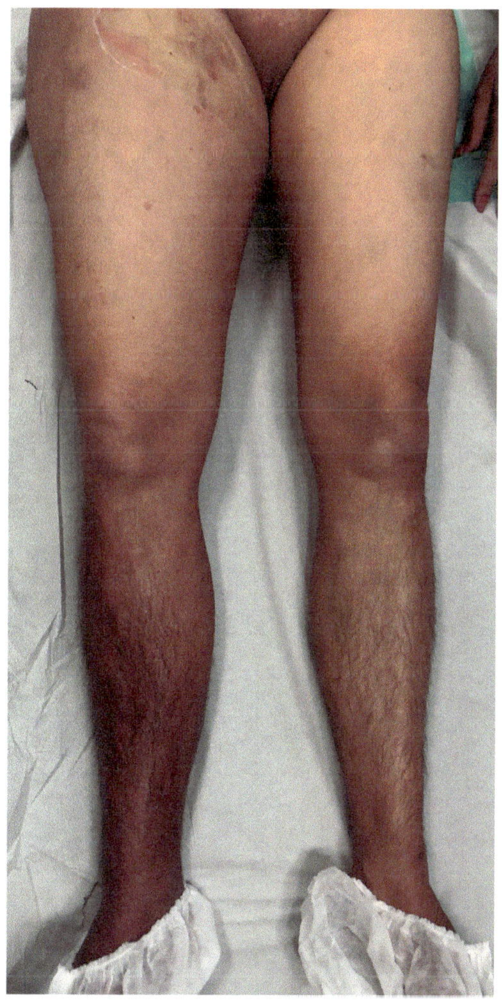

Figura 38.1. MF, feminino, 44 anos, com antecedente de TVP há 14 anos no MID. A imagem mostra sinais de SPT, com edema volumoso de MID, dermatite ocre e dermatofibrose.

seu grande impacto na qualidade de vida dos doentes, tratados exclusivamente com anticoagulantes ou mesmo não tratados adequadamente. Entretanto, muitos doentes acabam não sendo tratados conforme estas recomendações, seja pela contraindicação ao uso do anticoagulante e/ou trombolítico, falta de acesso a um serviço de referência, falha no diagnóstico ou até mesmo pelo insucesso da trombólise/trombectomia na fase aguda, situações estas que colocam muitos destes doentes, a depender da evolução clínica, como candidatos ao tratamento na fase crônica[7,8]. As mazelas associadas a SPT não são algo novo. Passada a fase aguda da TVP, quando todas as atenções estão voltadas para a prevenção e o tratamento da principal complicação – a embolia pulmonar – esses doentes são encaminhados para acompanhamento ambulatorial, quando apenas o cirurgião vascular acaba se deparando com o difícil tratamento dos sintomas decorrentes das sequelas do sistema venoso profundo, previamente acometido pela trombose[4,5,8,9]. Neste cenário, com o intuito de tratar a obstrução venosa crônica ilíaca unilateral sintomática, Palma & Esperon (1960)[10] descreveram a cirurgia utilizando uma ponte venovenosa femorofemoral cruzada com veia safena interna contralateral. A partir dessa ideia e com o surgimento dos enxertos sintéticos, outros autores[11-13] descreveram diversas derivações axiais e extra-anatômicas utilizando politetrafluoroetileno expandido (ePTFE) ou enxertos de veias safenas em espiral, alcançando perviedade secundária entre 50 e 83% e com melhora clínica significativa.

O desenvolvimento de procedimentos endovasculares revolucionou o diagnóstico e, principalmente, o tratamento da obstrução crônica do território venoso. Em 2000, Neglén P e Raju S[1] publicaram a primeira grande casuística referente aos aspectos técnicos e resultados clínicos iniciais da angioplastia com colocação primária de *stents* (Wallstent), com 98% de sucesso técnico e perviedade primária de 82%, primária assistida de 91% e secundária de 92% em 1 ano.

Após resultados iniciais bastante favoráveis, Neglén e cols. (2007)[6] publicaram os resultados tardios da angioplastia com *stent* no tratamento da obstrução venosa crônica de 982 lesões tratadas em 870 doentes. Os resultados mostraram 1,5% de eventos trombóticos precoces, 3% de eventos trombóticos tardios, taxas de reestenose significativas inferiores a 10%, perviedade primária de 57%, primária assistida de 80% e secundária de 86% em 72 meses.

Apesar de ainda não terem sido publicados estudos multicêntricos randomizados, a literatura sugere uma recomendação de evidência 1B, dado o baixo risco do procedimento frente aos benefícios, sobretudo para doentes com sintomas incapacitantes, nos quais o tratamento clínico é ineficaz e a cirurgia convencional é a única opção disponível[8,14].

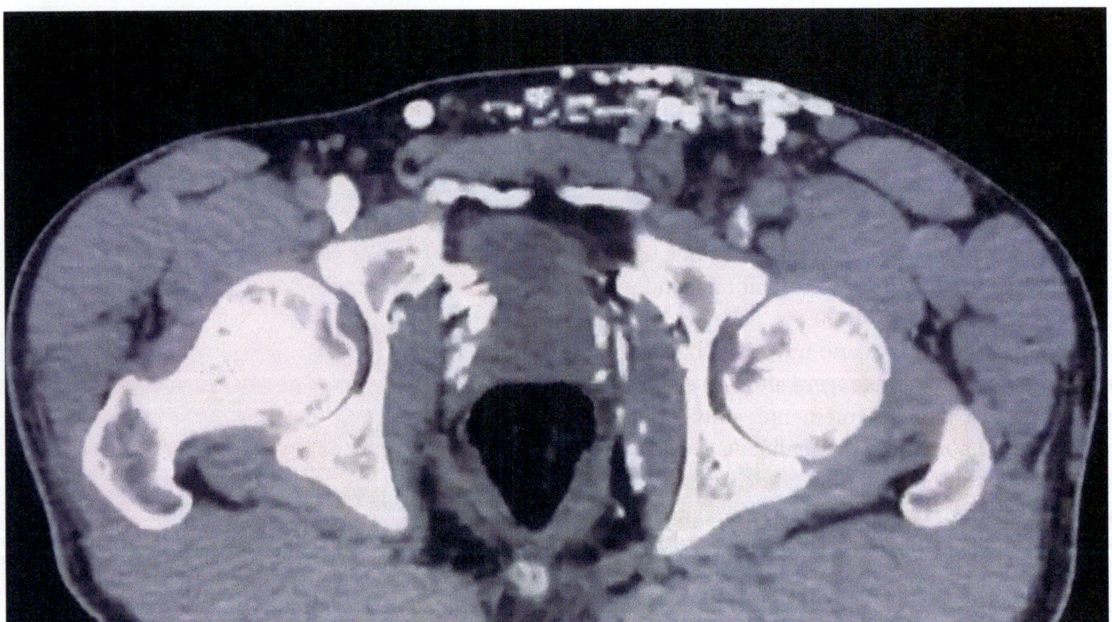

Figura 38.2. Corte axial na topografia da veia femoral de angiotomografia venosa com injeção direta de contraste no membro inferior esquerdo. Observa-se oclusão da veia femoral e extensa rede de circulação colateral.

INDICAÇÕES DO TRATAMENTO ENDOVASCULAR

A SPT grave que acomete os doentes com TVP prévia no território iliacofemoral constitui a principal indicação clínica para o tratamento endovascular, principalmente naqueles que apresentam claudicação venosa, edema volumoso e refratário, dermatite ocre, dermatofibrose e úlceras de estase[3,5,7-9,14-17].As causas mais frequentes de oclusão da veia ilíaca são TVP prévia (síndrome de Cockett ou May-Thurner, discrasia), iatrogenia (filtro de veia cava, ligadura, cateter de hemodiálise), complicação oncológica (compressão externa, invasão tumoral, radioterapia), trauma, gestação e fibrose retroperitoneal[7].

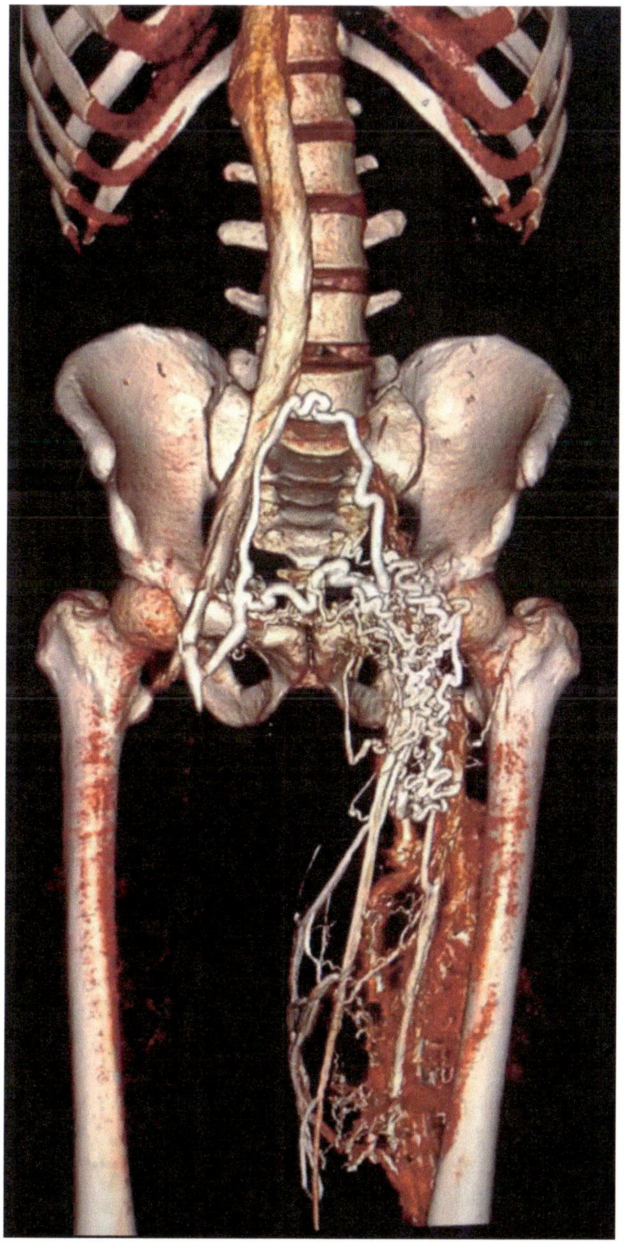

Figura 38.3. Reconstrução tridimensional da angiotomografia venosa com injeção direta de contraste no membro inferior esquerdo. Observa-se oclusão do segmento iliacofemoral e extensa rede de circulação colateral.

INVESTIGAÇÃO

A ultrassonografia colorida venosa com Doppler (ecocolordoppler venoso) tem desempenhado papel importante no diagnóstico e acompanhamento dos doentes com SPT. Entretanto, o método apresenta falhas na avaliação das veias ilíacas, que não são bem visualizadas pelo exame, seja na fase aguda, pela impossibilidade de compressão da veia ilíaca, ou na fase tardia, na detecção de sinéquias intravasculares[15,16].Dentre as opções para a melhor elucidação das possíveis lesões do segmento iliacofemoral, temos:

a angiorressonância magnética venosa, que tem se mostrado uma boa opção para avaliação do sistema venoso, especialmente no território intra-abdominal e sobretudo para doentes com contraindicação para o uso de contraste iodado. Também é uma boa opção para o acompanhamento de doentes jovens que serão submetidos a múltiplos exames, nos quais se quer evitar o uso de radiação ionizante. Entretanto, os protocolos demandam tempo excessivo; os equipamentos ainda não estão amplamente disponíveis e/ou estão associados a um alto custo e a obtenção de boas imagens está diretamente relacionada às rotinas e experiência nos serviços. Somado a isso, observa-se a perda da sensibilidade do exame quando da inadequação da hidratação e posicionamento do doente durante o exame, dentre outras variáveis[3,7,14,18].

A tomografia computadorizada com contraste iodado administrado por uma veia periférica (técnica indireta) tem sido o exame mais utilizado para o diagnóstico pré-operatório e o planejamento cirúrgico. Além de fornecer informações sobre as veias do eixo iliacofemoral, permite avaliar outras estruturas que possam determinar compressões extrínsecas e auxiliar no diagnóstico diferencial. Por meio das angiotomografias e reconstruções tridimensionais, é possível obter imagens bem detalhadas, que são essenciais para um bom diagnóstico. Todavia, além do uso da radiação ionizante e o contraste iodado, as imagens obtidas por essa técnica podem sofrer interferências de artefatos metálicos, do grau de hidratação do doente, débito cardíaco, calibre do acesso venoso e velocidade de infusão[3,7,18].

A flebografia por angiotomografia ou angiotomografia venosa direta é uma técnica que tem mostrado vantagens no detalhamento das imagens, quando comparada com a técnica habitual, em que se observa pobre contrastação das veias do sistema profundo, que geralmente está associada às diferenças individuais no tempo de propagação do contraste: o pouco contraste nas veias associado a contrastação das demais estruturas dificulta uma boa avaliação do território venoso. O protocolo de injeção direta de contraste no membro acometido difere do anterior, pela aquisição de imagens a partir da panturrilha no sentido cranial após a infusão de contraste em uma veia puncionada no pé ou na perna distal (Figuras 38.2 e 38.3). No intuito de facilitar a obtenção do acesso e a consequente distribuição do contraste no território venoso profundo, deve-se utilizar um garrote ou uma meia elástica de compressão. Alguns estudos recentes[3,18] têm sugerido a possibilidade de avaliação do *inflow* pela angiotomografia venosa direta, dado fundamental para o sucesso do procedimento.

A flebografia é um exame objetivo e ainda considerado padrão ouro na avaliação da trombose venosa profunda crônica. Pode ser realizada a partir da punção direta da veia femoral, a depender da extensão da SPT, no entanto muitas vezes o acesso é realizado pela veia poplítea ou eventualmente pela veia safena magna. É sempre recomendável que as punções sejam guiadas por ultrassom, de forma que não há necessidade de suspender a anticoagulação para o procedimento terapêutico. Os achados mais relevantes da flebografia costumam ser a obstrução do segmento iliacofemoral e a presença da circulação colateral, entretanto, variáveis como membranas intravasculares visíveis em apenas um plano, presença de fibrose da parede e lesões estenóticas longas contribuem para a redução da sensibilidade do exame. Desta forma, é sempre recomendada a realização de injeções de contraste em pelo menos dois planos e a combinação com outros métodos diagnósticos[3,7,17-19].

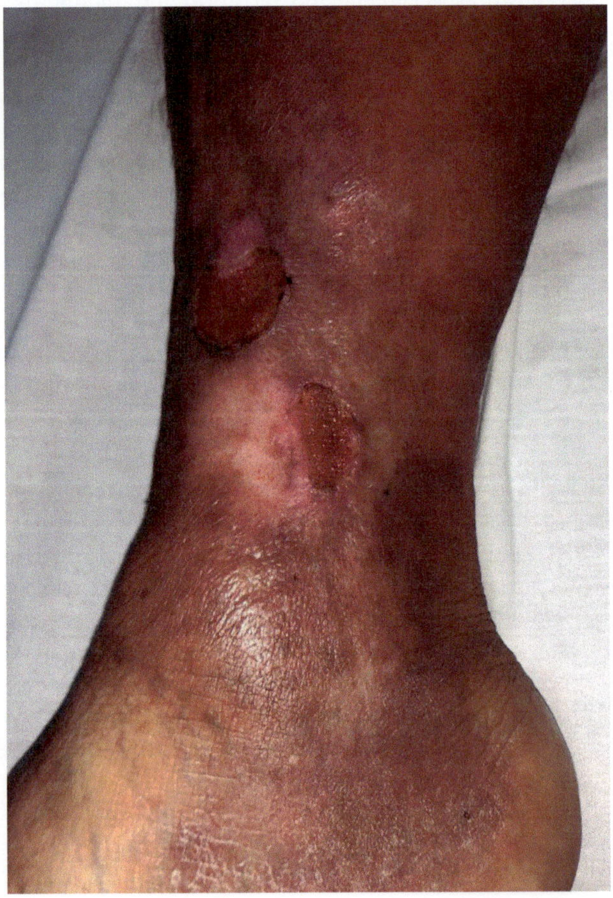

Figura 38.4. KP, feminino, 41 anos. Portadora de lúpus eritematoso sistêmico e síndrome do anticorpo antifosfolípide. Antecedente de TVP no MID há 10 anos. A imagem mostra aspectos clínicos pré-operatórios tais como edema, dermatite ocre, dermatofibrose e úlcera de estase compatíveis com a SPT.

O ultrassom intravascular (IVUS) tem sido recomendado como o melhor recurso diagnóstico no tratamento das doenças do segmento iliacofemoral, permitindo uma melhor compreensão da etiologia da lesão, diâmetro do vaso, espessamento da parede e contribuindo para uma melhor precisão na implantação do *stent*[15-17,20-22]. Infelizmente, este ainda é um recurso pouco disponível e de alto custo para a prática diária. Os autores não recomendam o uso do IVUS como método diagnóstico isolado, mas como adjuvante no intraoperatório.

Além dos exames de imagem, consideramos de grande relevância a realização de testes laboratoriais para a pesquisa de trombofilia e, especialmente, da síndrome do anticorpo antifosfolípide (Figura 38.4). As solicitações de pesquisa do anticoagulante lúpico, anticorpo anticardiolipina IgM e IgG e anticorpos anti-beta2-glicoproteína IgM e IgG, costumam ser indispensáveis para o diagnóstico e devem ser repetidas após 3 meses. O diagnóstico da SAF nem sempre é fácil, e muitas vezes requer o acompanhamento de um hematologista. Entretanto, uma vez que os novos anticoagulantes orais não são efetivos quando do diagnóstico positivo, essa informação terá impacto direto na escolha do esquema de anticoagulação pós-procedimento.

PROCEDIMENTO OPERATÓRIO

O procedimento se inicia com a escolha do sítio de punção, cuja definição é crítica para o sucesso do procedimento, portanto, deverá ser realizada cuidadosa avaliação pré-operatória para balizar esta decisão. A partir daí, pode-se definir a posição na qual o doente será acomodado na mesa de procedimento. Caso seja observada lesão isolada de veia ilíaca, a punção da veia femoral comum costuma ser a opção mais fácil. Contudo, a depender da extensão do segmento acometido, pode-se lançar mão de uma punção da veia poplítea em decúbito ventral, veia femoral (antiga veia femoral superficial), veia safena interna, veia safena externa ou até mesmo da veia jugular interna direita[9]. Nas situações em que o acesso mais distal é necessário, autores têm como preferência a punção da veia safena externa (desde que desemboque na veia poplítea), pois tanto o acesso quanto a compressão ao término do procedimento são mais fáceis, em vista da sua posição mais superficial e isolada de estruturas nervosas e arteriais, minimizando os riscos de complicações relacionadas ao sítio de punção.

As recanalizações de lesões crônicas costumam gerar desconforto e dor, além de muitas vezes serem procedimentos demorados. Por esses motivos, tem-se optado pela anestesia local com sedação ou mesmo anestesia geral. Vale lembrar ainda que será necessária a anticoagulação plena do doente, o que pode aumentar o risco de complicação de um bloqueio do neuroeixo[23].

Após a punção são utilizados fios-guia hidrofílicos com ponta angulada 0,035", introdutores de 5 Fr de diâmetro e cateteres diagnósticos[23]. Tais introdutores serão úteis apenas na fase diagnóstica, já que para os procedimentos terapêuticos serão utilizados balões e *stents* de grandes diâmetros, os quais determinarão a necessidade de introdutores maiores (geralmente de 6 a 10 Fr).

A flebografia com subtração digital costuma evidenciar, além da estenose/oclusão, uma extensa rede de circulação colateral, notadamente da veia lombar ascendente e do plexo venoso pélvico através das veias ilíacas internas que, muitas vezes, gera dificuldade na identificação do trajeto nativo da veia ilíaca (Figura 38.5)[5]. Nesse momento, deve-se realizar as injeções oblíquas objetivando a diferenciação entre o trajeto nativo e a rede de circulação colateral.

Mesmo no "caminho correto", não há garantia de que a transposição da oclusão será fácil. Durante as

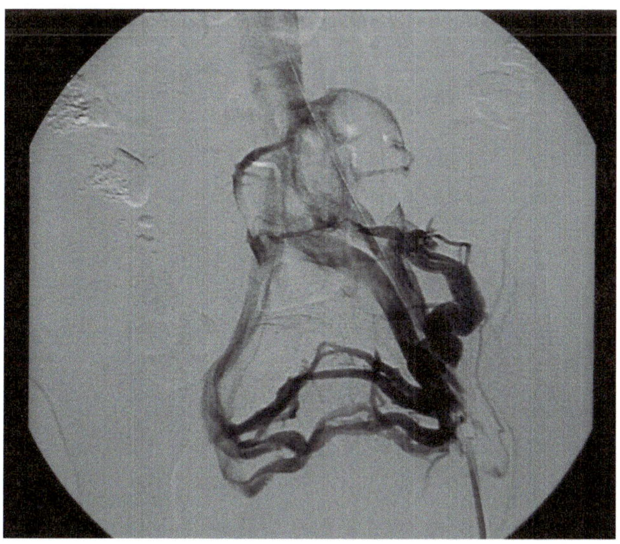

Figura 38.5. Flebografia intraoperatória mostrando extensa rede colateral pélvica sobretudo pela veia lombar ascendente e pelo plexo venoso hipogástrico, tornando difícil a caracterização do eixo venoso nativo (iliaco-cava).

tentativas de transpor a oclusão, recomenda-se que demasiada força seja evitada para que não ocorram perfurações. Contudo, essas são complicações comuns e não costumam agregar maior morbidade ao procedimento. Em alguns casos, o uso de cateteres de suporte, bainhas ou mesmo fios-guia específicos para recanalização de oclusões arteriais (com gramatura maior na ponta) pode ajudar[9,23].Diferentemente do tratamento da oclusão venosa aguda do segmento iliacofemoral, o qual consiste em remoção do trombo fresco e eventualmente angioplastia, situação essa em que muitas vezes está indicada a colocação de um filtro de veia cava com o intuito de evitar embolia pulmonar, no tratamento na fase crônica este cuidado é desnecessário. Por outro lado, em algumas situações, a oclusão pode ser consequência da presença de um filtro de veia cava previamente implantado, o que não necessariamente constitui uma contraindicação para a recanalização venosa e a sua retirada deve ser considerada[9].Outro ponto relevante para o tratamento de oclusões venosas é a escolha do balão de angioplastia. Dois pontos devem ser considerados: o cateter-balão escolhido deve ser preferencialmente do tipo não complacente, de modo que permita a angioplastia com alta pressão, e o seu tamanho deve ser adequado para os grandes diâmetros necessários no território venoso. Desta forma, torna-se imperativo o conhecimento prévio do diâmetro do vaso a ser tratado para que permita a escolha precisa do diâmetro do balão e do *stent*. Isso pode ser obtido através da angiotomografia ou angiorressonância prévia (através da linha central de fluxo) ou através do ultrassom, caso as condições do biótipo do paciente permitam uma adequada visualização dos vasos ilíacos. Se dispusermos do IVUS na sala de procedimento, este fornecerá a medida mais fiel do calibre do vaso. Não é preciso realizar a angioplastia com balões de tamanho crescente e, excepcionalmente, pode-se utilizar um cateter-balão de menor tamanho e perfil para uma pré-dilatação[21]. Os autores têm evitado o escalonamento dos diâmetros dos balões e têm utilizado o balão com o mesmo diâmetro nominal do vaso, tanto para pré-dilatação quanto para pós-dilatação do *stent*.

Dentre as opções de *stents*, os *stents* autoexpansíveis são a primeira escolha, sendo o Wallstent ainda muito utilizado. Este tem como vantagens a disponibilidade em grandes diâmetros e a flexibilidade, contudo, o acentuado encurtamento e consequente falta de precisão exigem experiência do operador para evitar o mau posicionamento durante a implantação[24]. Atualmente, novos *stents* específicos para as intervenções venosas estão substituindo os *stents* arteriais que foram usados no território venoso nos últimos anos, como Zilver Vena (Cook Medical, Bloomington, IN), Sinus Venous e Sinus Obliquus (Optimed, Ettlingen, DE), Vici Venous (Boston Scientific, Nattick, MA), Venovo (BD,

Tempe, AZ) e Abre Venous (Medtronic, Minneapolis, MN). A despeito das diferenças entre os produtos de cada fabricante, algumas características comuns podem ser observadas, tais como tamanhos mais compatíveis com o território venoso, podendo chegar até 20 mm de diâmetro, e a maior resistência à compressão extrínseca quando comparados aos *stents* utilizados no território arterial[25-28]. O desafio é equilibrar elevada força radial com flexibilidade, pois não é incomum a necessidade de estender o(s) *stent(s)* até a veia ilíaca externa ou mesmo femoral, o que demanda uma maior flexibilidade do *stent*.

O princípio fundamental do tratamento exige que a recanalização ou angioplastia aconteça "do fluxo ao fluxo", ou seja, o tratamento deve se estender por toda a área comprometida, permitindo assim que o fluxo de entrada (*inflow*) e o deflúvio (*outflow*) sejam adequados para assim evitar a oclusão precoce do segmento recanalizado. É também por esse motivo que alguns doentes tratados na fase aguda por trombólise/trombectomia, onde não se obtém um bom *inflow* ao final do procedimento, devem receber apenas anticoagulação, evitando a colocação de *stent* neste momento[7].Outro ponto fundamental do tratamento de lesões venosas crônicas diz respeito á natureza elástica das lesões. Desta forma, o uso de balões de angioplastia isoladamente não é recomendado, exigindo assim a necessidade de *stents* para o suporte interno das veias tratadas (Figuras 38.6 a 38.8)[7,25]. Por esse motivo, em algumas situações, é necessária a implantação de *stents* através do ligamento inguinal, a fim de preservar um bom *inflow*, que pode vir da veia femoral comum, veia femoral ou da veia profunda da coxa (antiga veia femoral profunda), principalmente.

Em geral, o cruzamento dos *stents* através do ligamento inguinal não costuma evoluir com complicações, no entanto, recomenda-se que seja evitada a sobreposição (*overlap*) de *stents* nesta topografia, já que tal situação contribui com a perda de flexibilidade e consequentemente aumenta as chances de fraturas (Figura 38.9)[7,29,30]. Um conceito recente no manejo deste tipo de doença é da importância da veia profunda da coxa (femoral profunda). Nos casos em que as sequelas da TVP se estendam até a veia femoral comum ou ainda mais distalmente, a veia profunda desempenha papel mais importante no *inflow* deste segmento, mais do

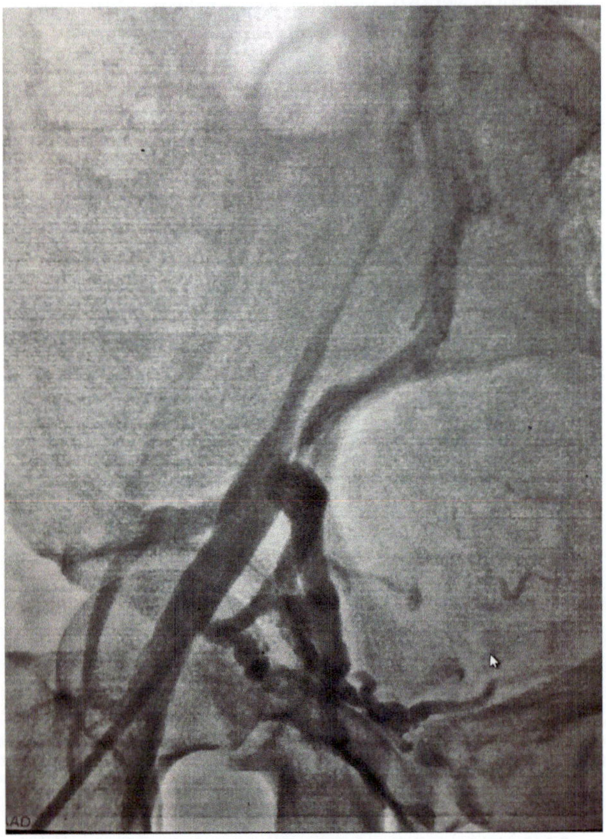

Figura 38.6. Flebografia intraoperatória de KP, feminino, 41 anos. A imagem mostra oclusão do segmento venoso iliacofemoral e extensa rede de circulação colateral.

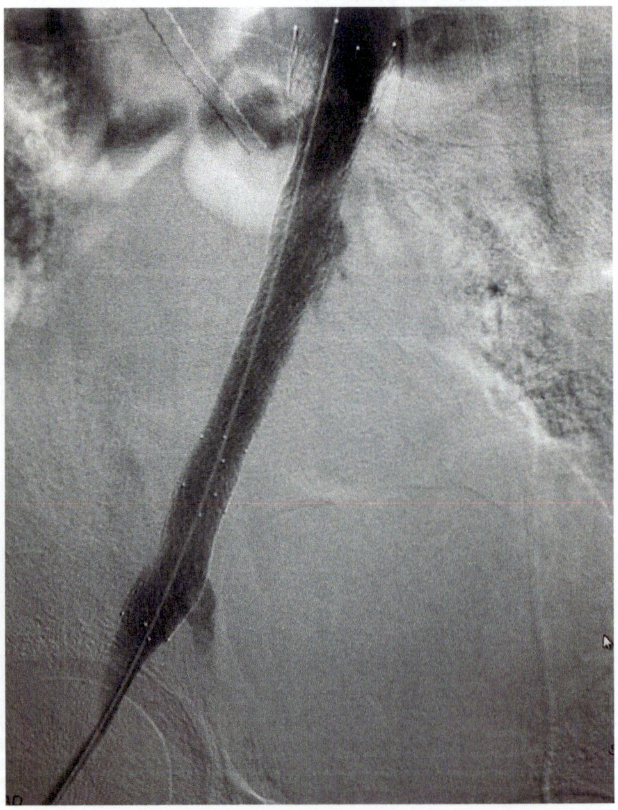

Figura 38.7. Flebografia intraoperatória de KP, feminino, 41 anos. A imagem mostra a recanalização com a colocação de *stent* de nitinol do segmento venoso iliacofemoral e o desaparecimento da rede de circulação colateral.

que a veia femoral superficial. Desta forma, se o *inflow* pela veia femoral não for adequado, deve-se direcionar o *stent* para o óstio da veia femoral profunda a fim de garantir um *inflow* adequado e evitar trombose precoce do *stent*. Para localizar com precisão o óstio, pode-se lançar mão do IVUS ou inflar um balão de angioplastia na transição iliacofemoral e injetar contraste para refluir para o óstio da veia femoral profunda. Em relação ao posicionamento do *stent* nos casos de compressão extrínseca da veia ilíaca comum esquerda (síndrome de May-Thurner), este deve avançar na veia cava a fim de garantir pelo menos 1 cm de cobertura do ponto de compressão.

Alguns cirurgiões têm demonstrado receio de que o *stent* "encoste" na parede oposta da veia cava inferior, levando a um comprometimento da drenagem venosa da veia ilíaca contralateral, inclusive com possibilidade de trombose deste eixo. Os dados da literatura são conflitantes neste assunto, não havendo nível de evidência para recomendar evitar o avanço do *stent* na cava ou mesmo para indicar a realização de *kissing-stent* em ambas as veias ilíacas. Na visão dos autores, preferimos a cobertura adequada da lesão (no nível da compressão)

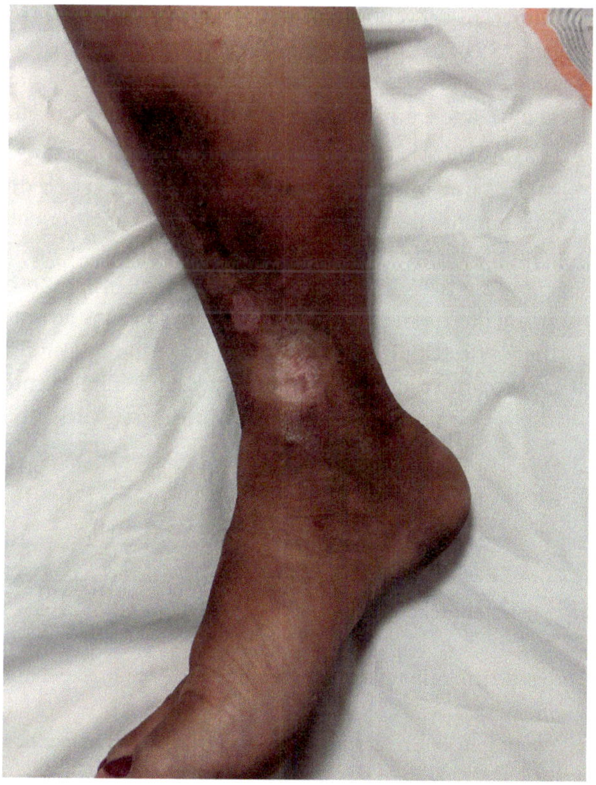

Figura 38.8. KP, feminino, 41 anos. Portadora de lúpus eritematoso sistêmico e síndrome do anticorpo antifosfolípide. Antecedente de TVP no MID há 10 anos. A imagem mostra aspectos clínicos pós-operatórios com a úlcera venosa cicatrizada após 1 mês do procedimento.

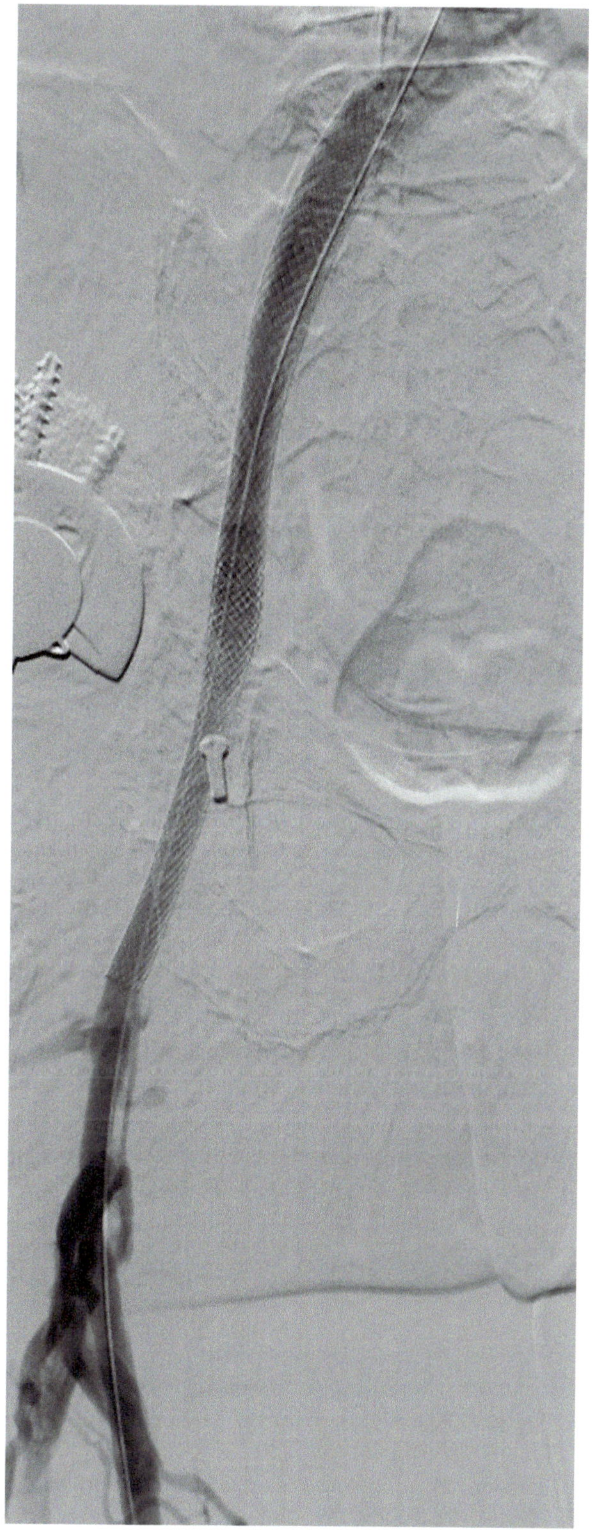

Figura 38.9. Dois *stents* do tipo Wallstent (Boston Scientific, Nattick, MA) implantados desde a veia ilíaca comum esquerda (paciente em posição ventral) até a veia femoral superficial para tratamento de obstrução crônica por TVP antiga. Notar que a sobreposição dos *stents* (*overlapping*) foi feita no nível da articulação coxofemoral. Este tipo de sobreposição deve ser evitado.

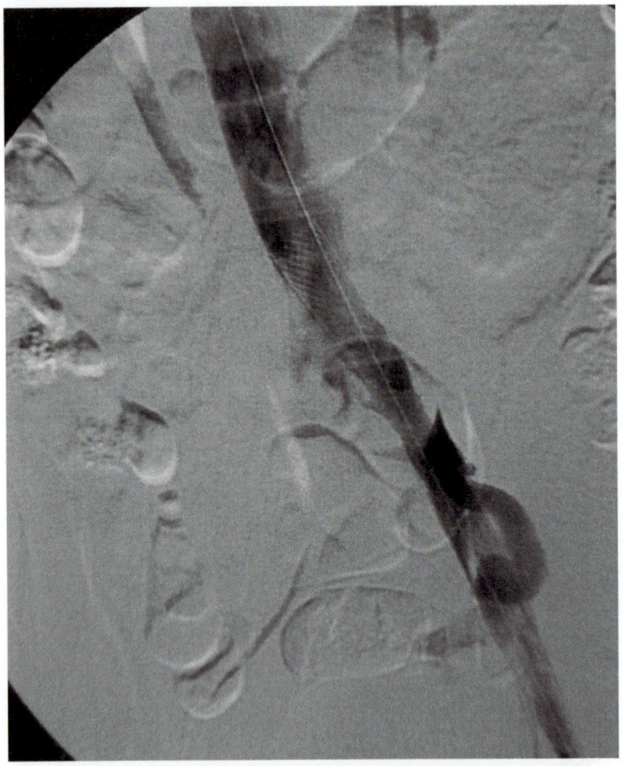

Figura 38.10. *Stent* do tipo Wallstent (Boston Scientific, Nattick, MA) implantado na transição iliacocaval para tratamento de obstrução crônica por May-Thurner. Notar que a uma parte da extremidade do *stent* "toca" a parede lateral direita da veia cava inferior.

mesmo que o *stent* tenha que ser avançado até tocar a parede da veia cava contralateral (Figura 38.10). Tampouco advogamos o implante conjunto de *stent* da veia ilíaca contralateral. Não tivemos casos de trombose do membro contralateral e acreditamos que o benefício do tratamento adequado da lesão sobrepuje o risco de prejuízo à circulação venosa contralateral que, ao nosso ver, é pequeno. Uma alternativa para aqueles que têm receio de avançar o *stent* muito dentro da cava é usar o *stent* Sinus Obliquus (Optimed, Ettlingen, DE), que tem a extremidade distal em corte oblíquo justamente para evitar que a ponta do *stent* toque na parede contralateral da veia cava inferior.

Ainda não existe consenso no uso de anticoagulantes/antiagregantes no tratamento dos doentes submetidos previamente ao procedimento de recanalização de veias ilíacas, entretanto, muitos autores têm adotado o uso de anticoagulação plena e prolongada, sobretudo para os doentes com SPT[9,31]. Também é descrito o uso perene de ácido acetilsalicílico (75-100 mg/dia)[7].

Um exame de ecocolordoppler venoso deve ser realizado antes da alta hospitalar, com o objetivo de confirmar a perviedade do segmento tratado. O seguimento no primeiro ano, após o procedimento, também pode ser realizado com ultrassom em intervalos de 3 a 6 meses[7]. Sugere-se ainda a manutenção do uso de meia elástica de compressão gradual (30-40 mmHg)[31].Por fim, um número expressivo de doentes, por vezes jovens, com um grave prejuízo da sua qualidade de vida, tem peregrinado de porta em porta procurando uma solução eficiente para o tratamento da SPT, sobretudo da hipertensão venosa associada a obstrução proximal, e tem recebido apenas o tratamento clínico com flebotônicos e meias de compressão, sem que tal sofrimento seja mitigado e por muitas vezes determinando aposentadoria precoce.

Uma vez que ficou demonstrado o baixo risco do procedimento frente ao grande benefício da melhora da qualidade de vida dos doentes submetidos a recanalização do território venoso iliacofemoral, bem como o surgimento de materiais específicos destinados ao tratamento deste tipo de lesão, imaginamos que em um futuro próximo esta opção terapêutica estará amplamente acessível, cumprindo a missão de mitigar o sofrimento[9].

REFERÊNCIAS BIBLIOGRÁFICAS

1. Neglén P, Raju S. Balloon dilation and stenting of chronic iliac veinobstruction: technical aspects and early clinical outcome. J Endovasc Ther. 2000;7(2):79-91.
2. Prandoni P, Kahn SR. Post-thrombotic syndrome: prevalence, prognostication and need for progress. Br J Haematol. 2009;145(3):286-95.
3. Coelho A, O'Sullivan G. Usefulness of Direct Computed Tomography Venography in Predicting Inflow for Venous Reconstruction in Chronic Post-thrombotic Syndrome. Cardiovasc Intervent Radiol. 2019;42(5):677-84.
4. Winter MP, Schernthaner GH, Lang IM. Chronic complications of venous thromboembolism. J Thromb Haemost. 2017;15(8):1531-40.
5. Neglén P. Chronic venous obstruction: diagnostic considerations and therapeutic role of percutaneous iliac stenting. Vascular. 2007;15(5):273-80.
6. Neglén P, Hollis KC, Olivier J, Raju S. Stenting of the venous outflow in chronic venous disease: long-term stent-related outcome, clinical, and hemodynamic result. J Vasc Surg. 2007;46(5):979-90.

7. O'Sullivan, Gerard J. Endovascular management of chronic iliac vein occlusion. Techniques in Vascular & Interventional Radiology. 2000;3(1):45-53.
8. Raju S. Best management options for chronic iliac vein stenosis and occlusion. J Vasc Surg. 2013;57(4):1163-9.
9. Sandri GA. Tratamento endovascular das obstruções venosas crônicas do segmento iliocaval. J Vasc Bras. 2011;10(2):137-144.
10. Palma EC, Esperon R. Vein transplants and grafts in the surgical treatment of the postphlebitic syndrome. J Cardiovasc Surg (Torino). 1960;1:94-107.
11. Halliday P, Harris J, May J. Femoro-femoral crossover grafts (Palma Operation): A long-term follow-up study. In: Bergan JJ, Yao JS, editors. Surgery of the Veins. Orlando: Grune & Stratton; 1985. p. 241-254.
12. Bergan JJ, Yao JS, Flinn WR, McCarthy WJ. Surgical treatment of venous obstruction and insufficiency. J Vasc Surg. 1986;3(1):174-81.
13. Jost CJ, Gloviczki P, Cherry KJ Jr, McKusick MA, Harmsen WS, Jenkins GD, et al. Surgical reconstruction of iliofemoral veins and the inferior vena cava for nonmalignant occlusive disease. J Vasc Surg. 2001;33(2):320-7.
14. Grøtta O, Enden T, Sandbæk G, Gjerdalen GF, Slagsvold CE, Bay D, et al. Infrainguinal inflow assessment and endovenous stent placement in iliofemoral post-thrombotic obstructions. CVIR Endovasc. 2018;1(1):29.
15. Raju S, Ward M Jr, Kirk O. A modification of iliac vein stent technique. Ann Vasc Surg. 2014;28(6):1485-92.
16. Meissner MH, Eklof B, Smith PC, Dalsing MC, DePalma RG, Gloviczki P, et al. Secondary chronic venous disorders. J Vasc Surg. 2007;46(Suppl S):68S-83S.
17. Neglén P. Chronic deep venous obstruction: definition, prevalence, diagnosis, management. Phlebology. 2008;23(4):149-57.
18. Raju S, Darcey R, Neglén P. Unexpected major role for venous stenting in deep reflux disease. J Vasc Surg. 2010;51(2):401-8.
19. Raju S. New approaches to the diagnosis and treatment of venous obstruction. J Vasc Surg. 1986;4(1):42-54.
20. Neglén P, Raju S. Intravascular ultrasound scan evaluation of the obstructed vein. J Vasc Surg. 2002;35(4):694-700.
21. Raju S, Tackett P Jr, Neglen P. Reinterventions for nonocclusive iliofemoral venous stent malfunctions. J Vasc Surg. 2009;49(2):511-8.
22. Neglén P. Stenting is the "Method-of-Choice" to treat iliofemoral venous outflow obstruction. J Endovasc Ther. 2009;16(4):492-3.
23. Raju S, Neglén P. Percutaneous recanalization of total occlusions of the iliac vein. J Vasc Surg. 2009;50(2):360-8.
24. Raju S, Ward M Jr, Davis M. Relative importance of iliac vein obstruction in patients with post-thrombotic femoral vein occlusion. J Vasc Surg Venous Lymphat Disord. 2015;3(2):161-7.
25. Raju S, Buck WJ, Crim W, Jayaraj A. Optimal sizing of iliac vein stents. Phlebology. 2018;33(7):451-457.
26. Razavi M, Marston W, Black S, Bentley D, Neglén P. The initial report on 1-year outcomes of the feasibility study of the VENITI VICI VENOUS STENT in symptomatic iliofemoral venous obstruction. J Vasc Surg Venous Lymphat Disord. 2018;6(2):192-200.
27. Lichtenberg M, Breuckmann F, Stahlhoff WF, Neglén P, Rick G. Placement of closed-cell designed venous stents in a mixed cohort of patients with chronic venous outflow obstructions – short-term safety, patency, and clinical outcomes. Vasa. 2018;47(6):475-81.
28. Stuck AK, Reich T, Engelberger RP, Sebastian T, Kucher N. Endovascular treatment of post-thrombotic and non-thrombotic iliofemoral venous outflow obstructions with self-expanding nitinol stents. Vasa. 2018;47(4):319-325.
29. Mahnken AH, Thomson K, de Haan M, O'Sullivan GJ. CIRSE standards of practice guidelines on iliocaval stenting. Cardiovasc Intervent Radiol. 2014;37(4):889-97.
30. Neglén P, Tackett TP Jr, Raju S. Venous stenting across the inguinal ligament. J Vasc Surg. 2008;48(5):1255-61.
31. Murphy EH, Johns B, Varney E, Raju S. Endovascular management of chronic total occlusions of the inferior vena cava and iliac veins. J Vasc Surg Venous Lymphat Disord. 2017;5(1):47-59.

Trombose Venosa Profunda Aguda

39

Douglas Eduardo Tavares Cavalcanti
Glauber Lutterbach de Oliveira Pires
Marco Antônio Cassiano Rivera
Carlos Gustavo Coutinho Abath
Gustavo Henrique Vieira de Andrade

INTRODUÇÃO

O tromboembolismo venoso (TEV) é uma doença multifatorial, com incidência de 0,9 a 1,84 por 100.000 pessoas ao ano, que abrange duas entidades que se relacionam diretamente: a trombose venosa profunda (TVP) e a embolia pulmonar (EP), sendo um grave problema de saúde pública e a terceira condição cardiovascular mais comum, apesar de ser a primeira entre as causas potencialmente preveníveis nos pacientes hospitalizados. A TVP decorre da formação de trombos obstruindo parcial ou totalmente a luz das veias profundas, principalmente dos membros inferiores; já a embolia pulmonar decorre do processo de migração dos trombos[1-3]. A sobrevida dos pacientes com TEV, considerando idade, sexo e distribuição étnica semelhantes, tem pior sobrevida do que a TVP isolada. A EP é um fator de risco independente de redução da sobrevida nos primeiros 3 meses após o evento. Percebe-se que 40 a 60% dos casos de TVP sintomáticos apresentam TEP assintomático e 50 a 70% dos casos de TEP sintomáticos têm TVP assintomática[4]. A TVP pode ser dividida em proximal, quando acomete o eixo iliofemoropoplíteo, e distal, quando acomete as veias da perna. A probabilidade de uma TVP distal progredir para EP é baixa, porém 6 a 31% podem evoluir para proximal[5].

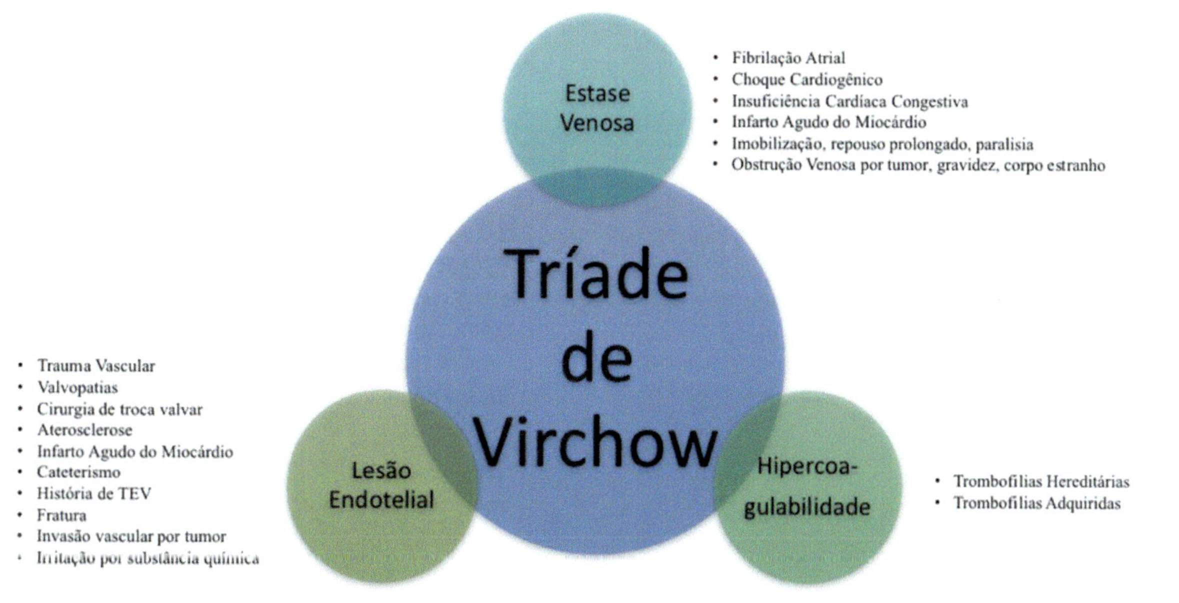
Estase Venosa
• Fibrilação Atrial
• Choque Cardiogênico
• Insuficiência Cardíaca Congestiva
• Infarto Agudo do Miocárdio
• Imobilização, repouso prolongado, paralisia
• Obstrução Venosa por tumor, gravidez, corpo estranho
Tríade de Virchow
• Trauma Vascular
• Valvopatias
• Cirurgia de troca valvar
• Aterosclerose
• Infarto Agudo do Miocárdio
• Cateterismo
• História de TEV
• Fratura
• Invasão vascular por tumor
• Irritação por substância química
Lesão Endotelial
Hipercoagulabilidade
• Trombofilias Hereditárias
• Trombofilias Adquiridas

Figura 39.1. Tríade de Virchow e seus fatores.

A tríade de Virchow envolve a *estase venosa*, que pode ser causada por redução do débito cardíaco, do mecanismo de bomba da musculatura da panturrilha ou da progressão do fluxo em decorrência de obstrução mecânica; a *lesão endotelial* causada por agentes mecânicos e químicos; e a *hipercoagulabilidade*, que pode estar relacionada a trombofilias congênitas e adquiridas (Figura 39.1)[6,7].

Em decorrência da baixa correlação entre os sinais e sintomas com o diagnóstico confirmado de TVP, foram criados alguns escores para definir a probabilidade pré-teste da doença, uma vez que apenas cerca de 50% dos casos são de fato TVP aos métodos de imagem. O escore de Wells é o mais utilizado. O quadro clínico pode variar de assintomático a embolia pulmonar maciça[8]. Na suspeita, o exame inicial é o ultrassom venoso com Doppler (Figura 39.2) (Quadro 39.1)[9].

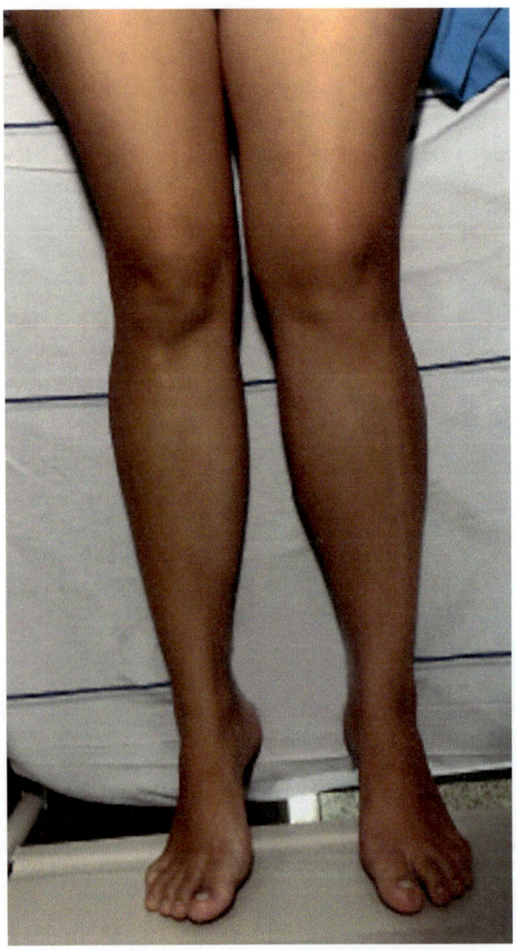

Figura 39.2. Assimetria dos membros inferiores decorrente de TVP iliofemoral do membro inferior esquerdo.

Quadro 39.1. Escore de Wells Simplificado Para TVP

Variável Clínica		Escore
Câncer ativo (em tratamento atual ou nos últimos 6 meses ou em regime paliativo)		1
Paralisia, paresia ou imobilização recente de membros inferiores		1
Acamado recentemente por 3 dias ou mais, ou cirurgia de grande porte nas últimas 12 semanas que necessitou de anestesia geral ou regional		1
Dor localizada na distribuição do sistema venoso profundo		1
Inchaço de todo o membro inferior		1
Inchaço da perna sintomática com pelo menos 3 cm a mais de circunferência que a outra perna (mensurada 10 cm abaixo da tuberosidade da tíbia)		1
Edema passível de digitopressão confinado à perna sintomática		1
Veias colaterais superficiais (não varicosas)		1
História prévia de doença tromboembólica venosa		1
Outro diagnóstico alternativo pelo menos tão provável quanto TVP		-2
Escore simplificado = somatório dos pontos acima		
Classificação pelo Escore		**Probabilidade**
Escore >/= 3	Probabilidade Alta	53%
Escore 1 ou 2	Probabilidade Intermediária	17%
Escore </= 0	Probabilidade Baixa	5%

COMPLICAÇÕES DA TVP

TVP pode cursar com diversas complicações, entre elas a embolia pulmonar, a *phlegmasia cerulea dolens* e a *phlegmasia alba dolens*, ou mesmo ainda a gangrena venosa, com alta morbimortalidade nos casos não tratados. Aproximadamente metade dos pacientes desenvolverá complicações em longo prazo, denominadas de síndrome pós-trombótica (SPT)[10].

Phlegmasia Cerulea Dolens (PCD) é uma rara complicação da TVP, estando normalmente relacionada a trombose iliofemoral extensa. É uma emergência médica que necessita de tratamento imediato, em razão da isquemia crítica do membro decorrente da obstrução arterial secundária aos altos níveis de hipertensão venosa profunda. Clinicamente, o paciente pode se apresentar com edema unilateral importante, cianose, dor e ausência de pulsos distais. O membro inferior esquerdo é o mais afetado. Os fatores de risco mais associados são: câncer, estados de hipercoagulabilidade, filtro de veia cava inferior, TVP prévia, anticoncepcionais orais, estase venosa e trauma. Com base na gravidade, pode ser classificada em não complicada, gangrena venosa iminente e gangrena venosa. Quando não ocorre o tratamento em tempo hábil, as taxas de amputação variam de 12 a 25% e a mortalidade, de 25 a 40%. O objetivo do tratamento primário é a restauração do fluxo venoso, que pode ser por via endovascular ou cirúrgica, resultando em salvamento do membro. Após a remoção do trombo podem ser identificadas causas subjacentes, como a síndrome de May-Thurner, condição na qual a veia ilíaca comum esquerda é comprimida pela artéria ilíaca comum direita. Se houver síndrome compartimental ou gangrena progressiva, é mandatório realizar a fasciotomia descompressiva[11,12].

Phlegmasia alba dolens (PAD) é outra rara complicação a qual ocorre após uma TVP iliofemoral, sendo caracterizada por dor e edema importantes em todo o membro. Quando cursa com vasoespasmo arterial, pode apresentar palidez e diminuição dos pulsos distais. O que mais diferencia a PAD da PCD é que esta cursa com isquemia do membro[11].

A EP ocorre com maior frequência naqueles pacientes com TVP proximal do que distal, acometendo mais de 50% daqueles, com mortalidade de 5-30%[13].

A síndrome pós-trombótica (PTS) é uma complicação associada a um impacto substancial na saúde pública, caracterizada por um conjunto de sinais e sintomas como dor crônica, edema, hiperpigmentação e ulceração de estase nos membros inferiores, ocorrendo cerca de 2 anos após um episódio de TVP. Os fatores de risco incluem idade avançada, obesidade, TVP ipsilateral recorrente e TVP iliofemoral. Embora o mecanismo fisiopatológico ainda não seja completamente esclarecido, acredita-se que o trombo oclusivo do sistema venoso profundo cause retenção do fluxo sanguíneo e hipertensão venosa retrógrada para o sistema superficial, resultando em insuficiência venosa crônica, além do processo inflamatório que ocorre durante o fenômeno trombogênico agudo, que leva a incompetência valvular e suas consequências. A apresentação clínica pode variar desde sinais menores, incluindo descoloração da pele, ectasia venosa, desconforto e inchaço, até manifestações graves, como dor crônica, edema intratável ou úlcera na perna. A incidência de SPT leve-moderada e grave é de 28% e 9,3%, respectivamente. Um dos métodos mais utilizados na prevenção da SPT, além do tratamento adequado, é a utilização de meias de compressão elástica graduada (Figura 39.3)[10,14,15].

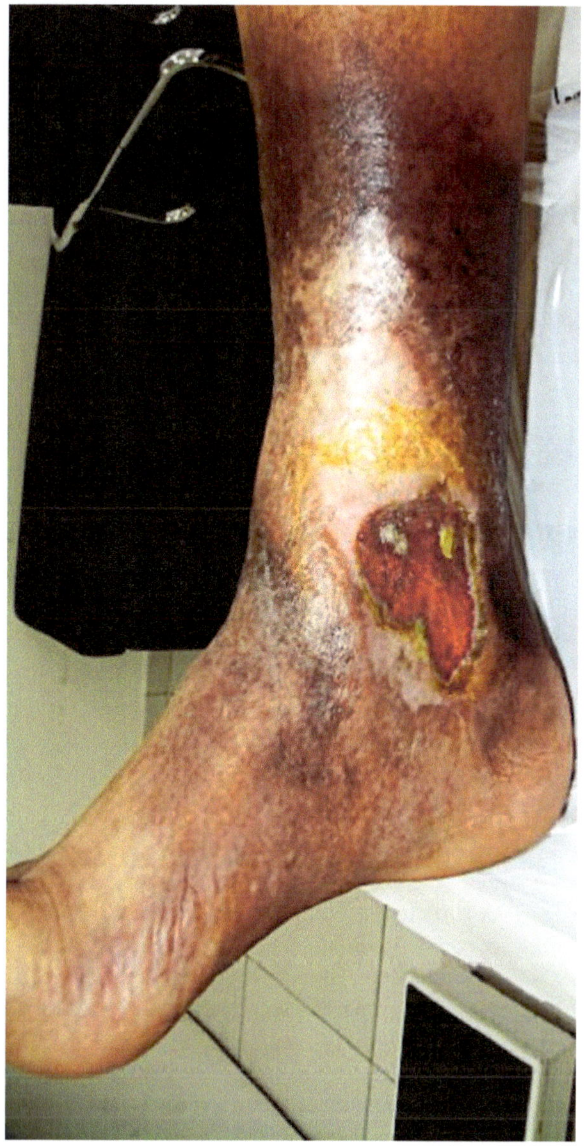

Figura 39.3. Paciente com síndrome pós-trombótica cursando com insuficiência venosa crônica – CEAP 6.

TRATAMENTO DA TVP

O tratamento pode ser dividido em fase inicial, que compreende os primeiros 5-7 dias, fase prolongada, que corresponde aos 3 meses seguintes, e o estendido, que varia de caso a caso.

De maneira geral, pode-se dividir o tratamento inicial em medidas não farmacológicas e farmacológicas, e para alguns casos serão necessárias medidas intervencionistas (Quadro 39.2).

Quadro 39.2. Algoritmo de conduta em quadro de TVP.

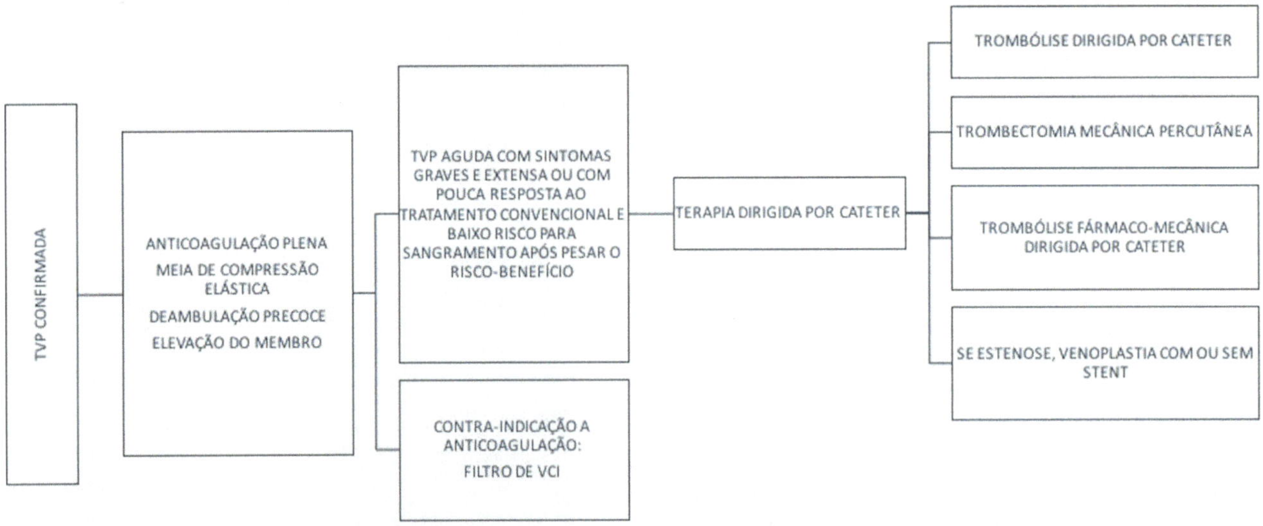

Medidas não Farmacológicas

É imperativo o alívio dos sintomas com elevação do membro, usar meia de alta compressão elástica e deambular logo após o início da anticoagulação e assim que for suportável a movimentação.

Medidas Farmacológicas

A principal medida farmacológica é a anticoagulação, com a finalidade de evitar a formação e progressão dos trombos. Logo após a suspeita de TVP, já se deve iniciar a heparinização plena e, após a confirmação, deve-se associar o anticoagulante oral até que este atinja o seu efeito. Ao chegar neste ponto, retira-se a heparina e mantém-se apenas o anticoagulante oral. Entretanto, a anticoagulação parenteral (AP) inicial dependerá do anticoagulante oral que se pretende utilizar. Por exemplo, a anticoagulação parenteral inicial é administrada antes da dabigatrana e edoxabana, não é necessária a administração antes da rivaroxabana e da apixabana, e é sobreposta à terapia com AVK até que este tenha atingido o seu pico de ação, em média 3-5 dias. A recomendação da duração do tratamento, conforme o consenso do *American College of Chest Physicians* (ACCP), varia de acordo com as condições e o histórico do paciente[16]:

- primeiro evento trombótico secundário a cirurgia ou outro fator identificável e transitório: 3 meses;
- primeiro evento idiopático: pelo menos 3 meses, com reavaliação do risco-benefício da terapia ou suspensão;
- segundo evento trombótico ou fator de risco persistente (p. ex.: câncer): anticoagulação prolongada.

Para os pacientes com histórico de TVP proximal (território iliofemoral) ou embolia pulmonar idiopática que estão parando a terapia anticoagulante e não possuem contraindicações ao uso do ácido acetilsalicílico (AAS), pode-se utilizar este medicamento por período indeterminado, pesando os riscos e benefícios.

A decisão de continuar indefinidamente a anticoagulação após um primeiro evento de TVP idiopático é reforçada se o paciente for do sexo masculino e o D-dímero foi positivo após 1 mês de suspensão da terapia.

A duração do tratamento de pacientes com *TVP distal* isolada refere-se a pacientes nos quais foi tomada a decisão de tratar com terapia anticoagulante; entretanto, nem todos os pacientes diagnosticados com TVP distal isolada receberão anticoagulantes. De modo geral, nos pacientes bastante sintomáticos e/ou com fatores de risco para progressão da trombose é recomendada a anticoagulação, e naqueles pouco sintomáticos e sem fatores de risco não se faz a anticoagulação, porém esses pacientes deverão repetir o ultrassom Doppler venoso após 2 semanas ou se houver piora dos sintomas. Ao decidir que será feita a terapia com anticoagulantes, a duração será de 3 meses.

A terapia de primeira linha para TEV é a anticoagulação plena, a fim de evitar a formação adicional de novos trombos, entretanto alguns estudos têm demonstrado até 40% de progressão dos mesmos com essa terapia isolada. Com a finalidade de remover trombos, aliviar os sintomas agudos e reduzir a incidência de SPT, a terapia dirigida por cateter associada à anticoagulação tem mostrado bons resultados, porém com limitação de ser invasiva e poder apresentar complicações hemorrágicas.

Medidas Intervencionistas ou Terapia dirigida – por cateter

As *terapias endovasculares*, como trombólise dirigida por cateter (TDC), trombectomia mecânica (TM) e trombólise farmacomecânica dirigida por cateter (TFMDC), foram desenvolvidas para fornecer uma abordagem minimamente invasiva[10,17-21].

A terapia dirigida por cateter tem maior valor no período agudo da TVP, que envolve desde o início dos sintomas até 2-4 semanas. Está indicada em pacientes com sintomas graves, TVP extensa, alta reserva fisiológica e longa expectativa de vida, incluindo os pacientes com pouca resposta clínica à anticoagulação e baixo risco de sangramento, nos quais a terapia geralmente é considerada benéfica[10].

Atualmente não existem ensaios clínicos randomizados multicêntricos de longo prazo que indiquem qual grupo de pacientes com TVP se beneficiaria significativamente com o uso de terapia dirigida por cateter. Devido à falta de evidências, a decisão de prosseguir com esta terapia deve ser individualizada. Os fatores de triagem incluem gravidade e duração dos sintomas, progressão ou melhora com a anticoagulação sistêmica, nível de atividade motora e idade do paciente, prognóstico geral, risco de sangramento e nível anatômico da TVP[10].

Entre os trabalhos mais relevantes, podem ser citados o norueguês CaVenT *Study*, o ATTRACT *Trial* e uma metanálise recente, que compararam o tratamento padrão com anticoagulação isolada *versus* a trombólise dirigida por cateter (TDC) associada à anticoagulação[17-21]. O objetivo de modo geral foi avaliar a resposta da trombólise na TVP proximal. O estudo CaVenT foi o ensaio clínico randomizado que primeiro demonstrou redução clinicamente significativa da SPT após TDC com alteplase, em comparação ao tratamento convencional, com redução do risco absoluto (RRA) de 14,4% e número necessário para tratar (NNT) de 7 em trombose proximal alta (iliofemoral), entretanto com risco maior de sangramento[21]. Tanto o ATTRACT quanto a metanálise demonstraram que não houve benefício significativo da TDC sobre o tratamento padrão na prevenção da SPT nos 24 meses iniciais de seguimento, embora a análise de subgrupo tenha visto redução do risco para SPT grave. Em contrapartida, houve maior risco de eventos hemorrágicos, embolia pulmonar e tempo de internação hospitalar. A metanálise demonstrou ainda maior perviedade do eixo venoso iliofemoral em relação ao femoropoplíteo[19,20].

Em decorrência do estudo ATTRACT oferecer como tratamento de primeira linha de TVP a TDC com anticoagulação, independentemente da gravidade dos sintomas, da resposta inicial à anticoagulação e da carga trombótica, muitos pacientes que talvez não tivessem necessidade foram submetidos a TDC, o que foi um viés do trabalho. Algumas descobertas do ATTRACT indicam possíveis diferenças no efeito da TDC entre pacientes com TVP iliofemoral *versus* TVP femoropoplítea. A *recomendação atual* é que a TDC deve se concentrar em pacientes que são altamente sintomáticos com TVP iliofemoral aguda, apesar da terapia anticoagulante inicial, com menos de 65 anos de idade, baixo risco de sangramento, que entendam os riscos e desejem uma abordagem de tratamento mais ativa[20].

Indicações de terapias dirigidas por cateter

Absolutas: TVP com comprometimento arterial (*phlegmasia cerulea dolens* ou *alba dolens*), TVP de veia cava inferior com piora clínica e extensão dos trombos, e iliofemoral refratária às medidas clínicas iniciais em pacientes de baixo risco para sangramento.

Relativas: TVP iliofemoral oligossintomática em pacientes jovens e em membro superior muito sintomática[17-21].

Contraindicações para trombólise

Nestas situações pode ser optado pela trombectomia exclusivamente mecânica.

Absolutas: Sangramento ativo, acidente vascular cerebral agudo ou subagudo, procedimentos intracranianos há menos de 3 meses, tumores intracranianos conhecidos, aneurisma ou malformação vascular.

Relativas: Trauma grave, hipertensão incontrolável (sistólica > 180 mmHg ou diastólica > 110 mmHg), cirurgia ou parto obstétrico dentro de 10 dias, história de sangramento gastrointestinal dentro de 3 meses, gravidez, doença renal grave, alergia grave ao agente de contraste iodado, anticoagulante ou agente trombolítico[17-21].

Cuidados pré-operatórios

Antes de qualquer procedimento intervencionista endovascular, deve ser feita a avaliação laboratorial criteriosa do paciente, a fim de servir como referência para indicar o procedimento e comparar com os exames sequenciais. Os exames iniciais necessários são: hemograma, coagulograma com dosagem do fibrinogênio, ionograma, ureia e creatinina séricas. Em posse destes dados podemos iniciar, adiar ou suspender a intervenção. Durante a trombólise, a cada 6 horas são monitoradas a dosagem de hemoglobina/hematócrito (Hb/Ht), plaquetas e coagulograma, devendo a infusão da droga fibrinolítica ser interrompida na presença de sangramentos, queda do fibrinogênio abaixo de 100 ou nível de plaquetas menor que 100.000[10].

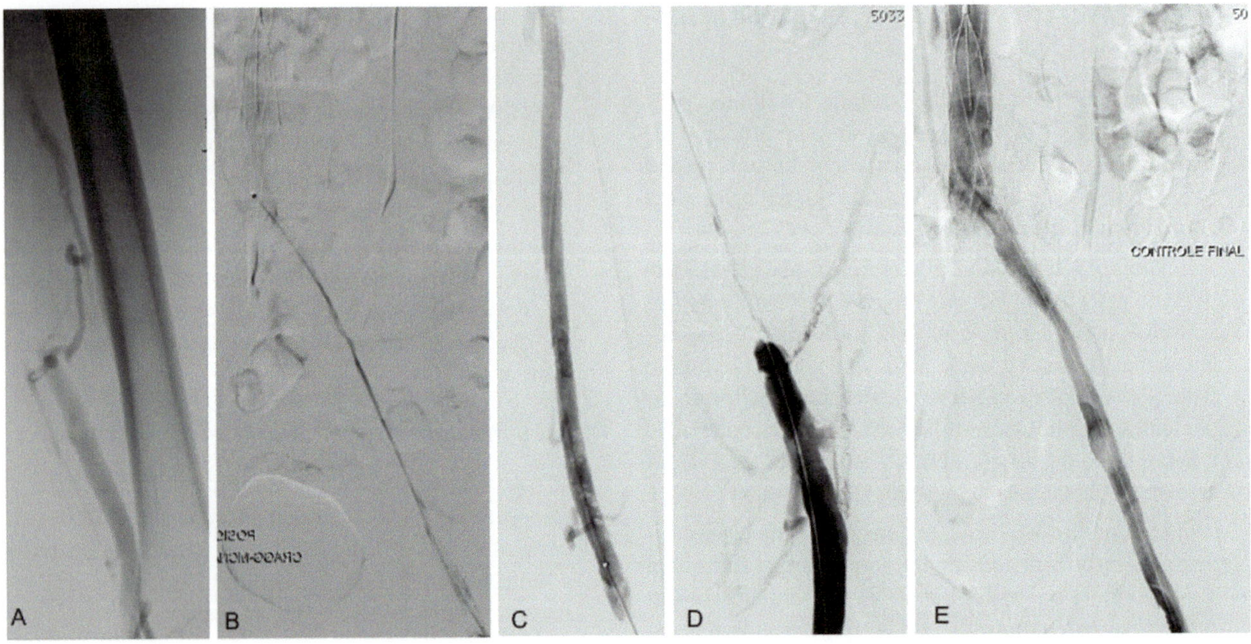

Figura 39.4. A - Paciente jovem com trombose iliacofemoral esquerda associada a síndrome de May-Thurner. B - Submetido a implante de filtro de veia cava inferior por via jugular e acesso poplíteo para infusão de r-TPA por cateter com furos laterais de 50 cm (C), seguido de aspiração dos trombos com cateter-guia (C e D) e por fim angioplastia de veia ilíaca com implante de *stent* (E).

Agentes trombolíticos

Embora existam diversos agentes trombolíticos, ainda não há consenso quanto ao melhor deles. O resultado final de todas as drogas consiste na conversão do plasminogênio em plasmina, que é responsável pela lise da fibrina. Por exemplo, a estreptoquinase foi o primeiro agente desenvolvido a partir dos estreptococos β-hemolíticos do grupo C de Lancefield, sendo uma droga relativamente barata, porém não mais disponível, por ser antigênica. Seu mecanismo de ação é indireto, em que a droga combina com o plasminogênio para formar um complexo ativador que em seguida é convertido em plasmina. Já a *uroquinase* é proveniente da cultura de células do parênquima renal fetal. Tem a vantagem de não causar alergia ou resistência, em virtude de ser uma proteína humana desprovida de antigenicidade. Ela converte diretamente o plasminogênio em plasmina, tendo meia-vida de aproximadamente 16 minutos. O *r-tPA (alteplase)* é o ativador tecidual do plasminogênio (tPA), formado a partir uma proteína encontrada em alguns tecidos do corpo humano, como o endotélio. A forma recombinante (r-tPA) é produto da engenharia genética. Esta droga converte o plasminogênio em plasmina na superfície do trombo. Teoricamente, a ação estaria limitada ao plasminogênio do trombo-alvo, com pouca repercussão sistêmica. A meia-vida é de aproximadamente 5 minutos, e a dose usual de 0,5 mg/h a 5 mg/h. Nos últimos anos foi desenvolvida uma nova geração de drogas trombolíticas a partir do t-PA, como a reteplase e a tenecteplase (Figura 39.4)[23,24].

Trombólise Dirigida por Cateter (TDC)

A trombólise dirigida por cateter (TDC) para os casos de TVP dos membros inferiores é feita com o paciente em decúbito ventral, seguida por punção venosa da poplítea ou safena parva guiada por ultrassonografia Doppler ou flebografia, ultrapassagem do trombo com fio-guia hidrofílico 0,035" até a veia cava inferior, através de introdutores de baixo perfil (4 Fr ou 5 Fr). Faz-se uma flebografia inicial para determinar a carga trombótica, sua localização e extensão. Posiciona-se um cateter reto com múltiplos furos laterais (p. ex.: MCIS/Cook, Cragg McNamara/Medtronic, Uni-Fuse/Angioynamics etc.), distribuídos por toda a extensão do trombo, para a infusão de um agente trombolítico em alta concentração, ao contrário da trombólise sistêmica, reduzindo a dose total do mesmo e com menor taxa de sangramento. A nossa opção é pela infusão inicial de 10 mg de rt-PA em *pulse-spray*, associada a anticoagulação sistêmica com heparina, seguida por infusão contínua de 0,5 a 1 mg/h ao longo de 12 a 72 horas, dependendo da extensão e carga de trombo, sempre mantendo a heparinização de 500 a 1.000 UI/h (Figuras 39.5 e 39.6).

Para reduzir o risco de sangramento, a taxa de infusão de rTPA pode ser ajustada com base nos níveis de fibrinogênio a cada 6 horas. Quando obtidos valores entre 100-150 mg/dL, deve-se reduzir pela metade a infusão e quando valores < 100 mg/dL, deve-se parar a infusão. A dosagem seriada de hemoglobina e plaquetas também deve ser feita, para monitorar eventuais sangramentos (sendo mais comum no sítio de punção). Assim, o paciente deve estar sob os cuidados da terapia intensiva para o adequado monitoramento clínico e laboratorial.

Além dos cateteres convencionais para infusão do trombolítico, existe a trombólise dirigida por cateter acelerada pelo ultrassom (TDCAU), por meio do sistema EkoSonic (BTG, Surrey, Reino Unido), que usa a energia do ultrassom para dispersar o trombolítico através dos trombos, otimizando a trombólise, com menor tempo de infusão e dose total do trombolítico. Esta modalidade de tratamento parece ser segura, eficaz e está associada a alta taxa de lise e rápida recanalização vascular, mas a evidência clínica existente é inadequada para empregar a TDCAU como a escolha de primeira linha para TVP.

O intervalo entre os controles flebográficos não é regra e deve ser programado de acordo com a extensão da trombose, melhora clínica, sangramentos ou alteração laboratorial que obriguem a interrupção. O

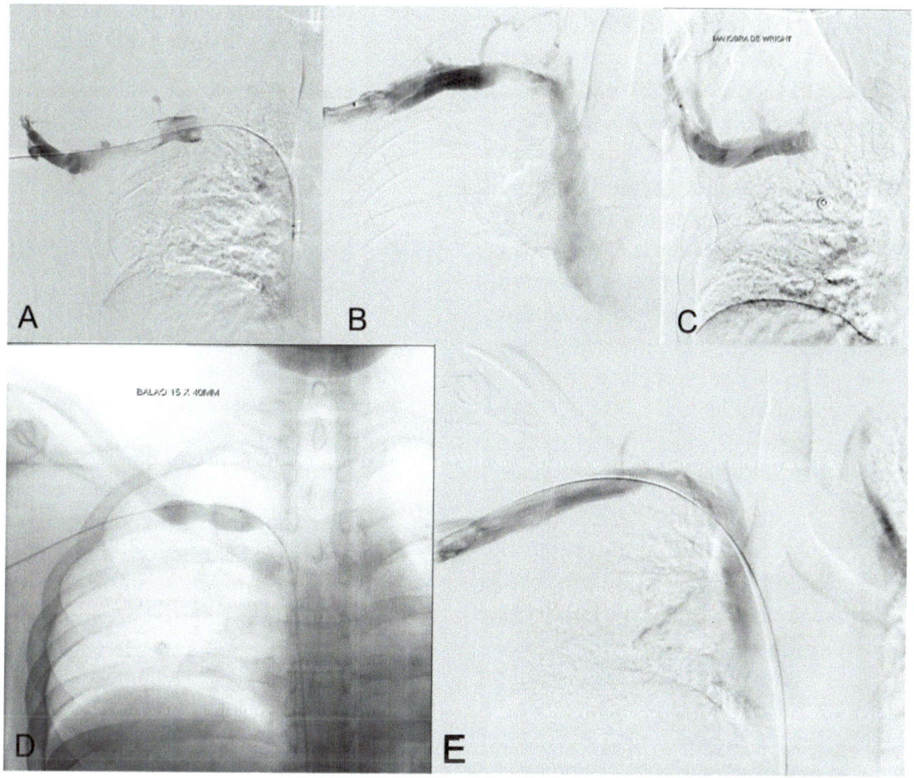

Figura 39.5. Paciente com trombose de veia subclávia direita secundária a síndrome do desfiladeiro cervicotorácico (A), submetida a fibrinólise com r-TPA (B). Manobra de Wright demonstrando ainda compressão venosa (C). Angioplastia da veia com balão 15 x 40 mm (D). Resultado final com vaso pérvio (E).

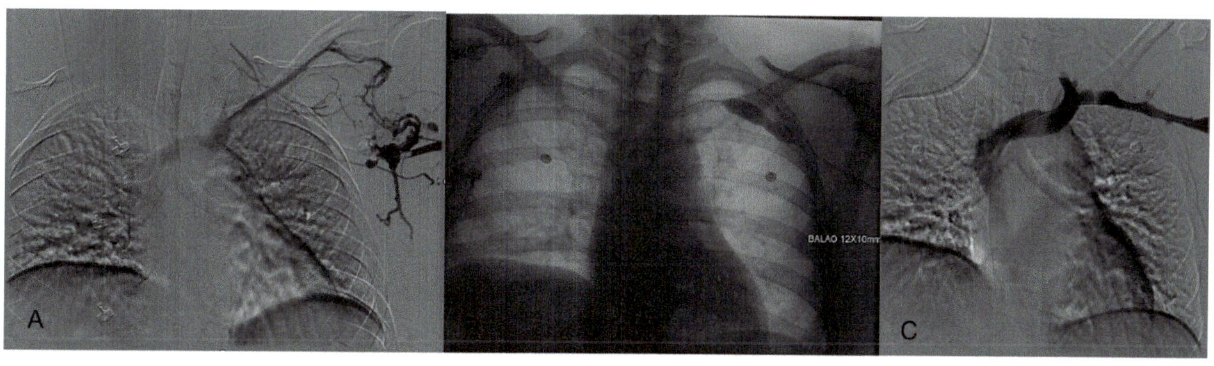

Figura 39.6. Paciente com trombose de veias subclávia e axilar esquerda foi submetido a flebografia por punção da veia basílica esquerda (A), seguida de fibrinólise com cateter multiperfurado. Após controle, foi evidenciada estenose de veia axilar tratada com angioplastia (B). Controle final demonstrou perviedade do eixo venoso (C).

objetivo das flebografias de controle é avaliar a presença de trombos residuais, necessitando prorrogar a trombólise se possível e identificar estenoses necessitando de angioplastia com eventual implante de *stent*[10,17-21].

Trombectomia Mecânica (TM)

A TM fornece a capacidade de remover de forma rápida o trombo venoso agudo ou crônico em uma única sessão, sem a necessidade de trombolíticos ou mesmo associado a estes, especialmente quando há necessidade de remoção rápida do trombo, como aqueles no átrio direito ou extensos na veia cava ou na presença de contraindicação ao trombolítico. Para isso, diversos dispositivos têm sido desenvolvidos. A TM promove a fragmentação e o deslocamento dos trombos sem uso de fibrinolíticos, com auxílio de cateteres para aspiração, balões e dispositivos para fragmentação, entre outros. Os dispositivos TM podem ser usados isoladamente ou combinados à TDC em instituições onde os dispositivos de TFMDCT não estão disponíveis. As indicações de TM são: remoção rápida de trombos extensos, como no átrio direito ou veia cava, por exemplo, e quando há contraindicação ao trombolítico[10,17-22].

Dispositivos de Fragmentação

Fragmentação rotatória com cateter pigtail: Utiliza-se o cateter *pigtail* com movimentos rotatórios manuais para fragmentação e remoção do trombo. As vantagens são a ampla disponibilidade e o baixo custo em relação aos demais dispositivos, porém há necessidade de associação a outros métodos para melhorar os resultados[22].

- Fragmentação com cateter-balão: O cateter-balão pode ser utilizado para fragmentar trombos com a finalidade de restaurar o fluxo venoso de forma mais rápida e ao mesmo tempo pode aumentar a área de contato com o fibrinolítico, o que otimiza os resultados. Um cuidado importante a se ter é que o diâmetro do balão deve ser menor que o do vaso em questão, com o objetivo de prevenir a ruptura do mesmo. Assim, esta técnica é indicada com maior segurança em enxertos sintéticos trombosados e nos casos de embolia pulmonar maciça em que se deseja rápida restauração do fluxo[25].
- Dispositivo de trombectomia por fragmentação: cada vez mais utilizados na nossa prática clínica, como o Helix Clot Buster, Cleaner Xt E Cleaner 15 e Trellis (Figura 39.7) [26-28].

Dispositivos de Aspiração- Cateteres para aspiração simples:

Pode-se utilizar bainhas, introdutores longos ou mesmo cateteres-guia para aspirar o trombo diretamente ou em associação com outras técnicas.

- Indigo: Existem diversos dispositivos de TM, entre eles pode ser citados o sistema Indigo de trombectomia percutânea (Penumbra Inc.), que consiste em cateteres de 3, 5, 6 ou 8 Fr, com comprimento de até 150 cm, para aspiração contínua por meio de uma bomba de vácuo, que gera uma sucção substancial, permitindo a aspiração de coágulos de tamanhos e comprimentos variados[29].

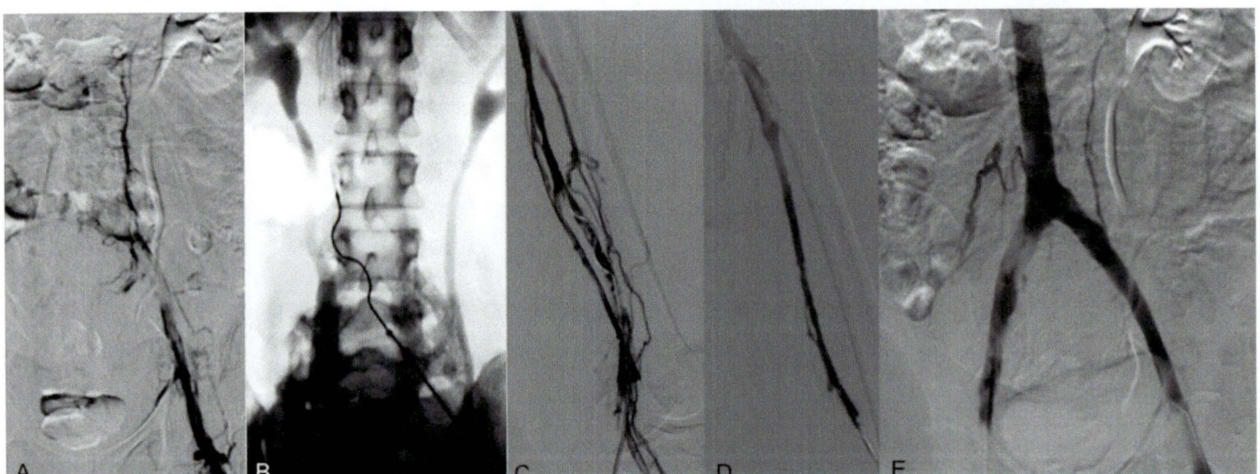

Figura 39.7. Paciente portadora de síndrome de May-Thurner cursou com TVP extensa iliofemoral à esquerda bastante sintomática, sendo realizada flebografia por acesso poplíteo ecoguiado com confirmação da trombose (A), seguida por implante de filtro de veia cava inferior (B) e trombectomia mecânica com o dispositivo Cleaner (C), feita flebografia de controle (D), e por fim implante de *stent* Venovo 16 x 100 mm.

- Angiovac: Nos casos de trombose extensa, trombose relacionada ao cateter e trombos no átrio direito livre com alto risco de embolização, a TM com sistema AngioVac (Angiodynamics, Latham, New York) é indicada para reduzir o risco de EP, sendo uma alternativa nova e menos invasiva à embolectomia cirúrgica[30].

Dispositivo de Trombectomia Rotacional

O sistema de trombectomia *Rotarex* (Straub Medical, Wangs, Switzerland) funciona com base no princípio do parafuso de Arquimedes, que consiste em uma espiral girando a uma velocidade de cerca de 40.000 rotações por minuto. Outro sistema rotacional é o *Aspirex*. A diferença é que este é usado no sistema venoso com maior frequência e o sistema Rotarex usado, principalmente, no sistema arterial, além da configuração da ponta do cateter. As vantagens destes dispositivos são: podem ser rapidamente preparados, proporcionam fácil acesso a lesões obstrutivas, mesmo em distâncias longas do sítio de punção, com comprimento de cateter até 135 cm, possibilidade de realizar trombectomia efetiva baseada no estudo da formação de trombos frescos, permanência hospitalar curta após trombectomia efetiva, sem permanência na UTI, redução do uso de agente lítico e disponibilidade de cateteres em tamanhos de 6-10 Fr, para uso em diversos calibres de vasos. As desvantagens são: indisponibilidade em alguns centros e custo mais elevado (Figura 39.8) [31,32].

Dispositivos Reolíticos

Quando os dispositivos associam a TM ao TDC são denominados de Trombólise FarmacoMecânica Dirigida por Cateter (TFMDC). Estes dispositivos, chamados de reolíticos, objetivam reduzir o tempo de infusão e a dose global do trombolítico. Vários pequenos estudos avaliando TFMDC demonstraram resultados positivos. Entretanto, o único estudo controlado randomizado (ATTRACT) até o momento não mostrou benefício em comparação com a anticoagulação isolada. Dada a falta de estudos controlados randomizados em uma variedade de populações de pacientes, é importante utilizar esses dispositivos de acordo com a melhor lógica baseada em evidências disponíveis e usando uma avaliação de risco e benefício caso a caso [20,26].

Os dispositivos disponíveis para realizar o TFMDC utilizam o mecanismo "Pulsos de Energia" ou "Trombólise Isolada". O mecanismo de pulso de energia é usado pelo sistema de trombectomia reolítica AngioJet (Boston Scientific Corporation), que usa jatos salinos de alta pressão para criar um gradiente de pressão negativa (efeito Bernoulli), que atrai o trombo para os orifícios de entrada do cateter, onde é capturado, fragmentado e finalmente aspirado. O cateter injeta o agente lítico dentro do coágulo, sob pressão, 10 mg de t-PA misturados com 100 mL de soro fisiológico. O registro PEARL foi o primeiro apontamento multicêntrico prospectivo que verificou os resultados da trombectomia lítica com o dispositivo AngioJet. Foi demonstrado que este dispositivo é altamente eficaz na remoção de trombos em menos de 24 horas (73%). A remoção completa ocorreu em 39% e não houve necessidade de associar a TDC. A taxa de complicações foi baixa, com poucos casos relatados de disfunção renal relacionada a hemólise e hemoglobinúria, bradicardia ou hipotensão.

Quando comparado o AngioJet ao TDC e TFMDC, foram utilizadas menores doses de trombolíticos e observado menor tempo de infusão da droga. Quando se compara este estudo com o Registro Venoso (que avalia

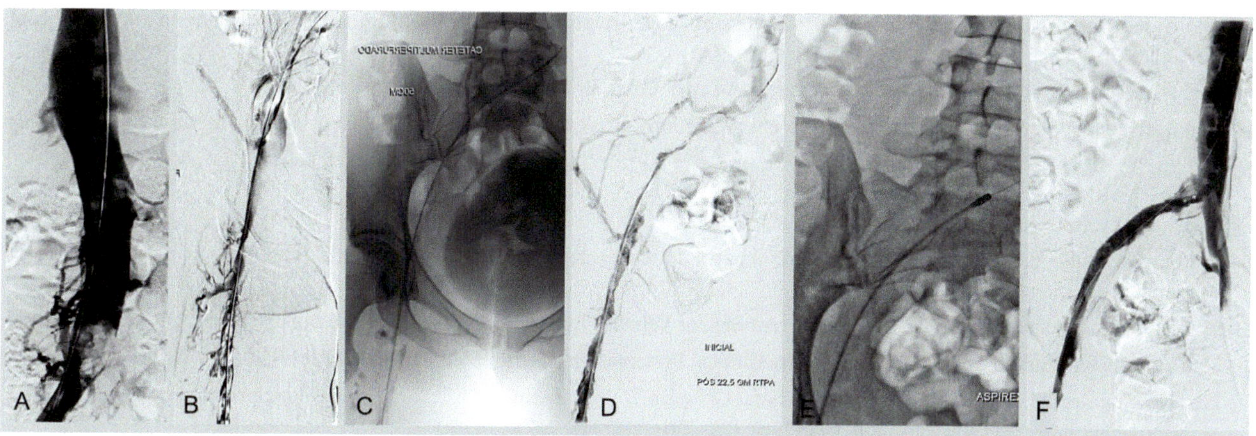

Figura 39.8. Paciente com trombose extensa desde a cava inferior (A) até a veia femoral bilateral (B), sendo realizada infusão de r-TPA por cateter multiperfurado de 50 cm (C e D), seguida de trombectomia aspirativa com Aspirex (E), com controle final demonstrando excelente resultado com perviedade dos vasos (F).

o uso do TDC na TVP) e o CaVenT (ensaio clínico randomizado e controlado), observa-se menor tempo de procedimento, menor necessidade de cuidados intensivos e menor custo de monitoramento. A trombólise isolada é feita através do dispositivo Trellis, já mencionado anteriormente. Vale ressaltar que alguns dos dispositivos mencionados ainda não têm o uso liberado no nosso meio[21,33,34].

Implante de Stent Venoso

Atualmente, diante de síndromes compressivas venosas que cursem com trombose, há preferência para realizar implante de *stent* após a trombólise, com a finalidade de aumentar a perviedade do vaso tratado, reduzir a incidência de síndrome pós-trombótica e melhorar a qualidade de vida[34-36]. Uma das maiores séries aponta redução da intensidade da dor (48% a 11%) e edema grave (36% a 18%), aumento da cicatrização da úlcera venosa (68%) e redução da pressão venosa após implante de *stent*. Alguns recursos podem auxiliar na tomada de decisão quanto ao implante de *stent*, como a presença de um gradiente pressórico maior que 3 mmHg e estenose residual importante na ultrassonografia intravascular[37].

Uso do Filtro de Veia Cava Inferior durante a trombectomia mecânica

Não há consenso na literatura quanto à necessidade do implante de filtro de VCI prévio ao tratamento endovascular da TVP por qualquer uma das técnicas, entretanto alguns estudos advogam o seu uso rotineiramente em algumas situações. Um estudo avaliou o risco de TEP durante intervenções em pacientes com TVP sintomática entre 2001 a 2017. Apenas os pacientes que receberam um filtro VCI foram incluídos na análise, sendo no total 172 pacientes. As estratégias de tratamento incluíram terapia trombolítica, trombectomia mecânica e trombólise farmacomecânica, sendo que 98% foram submetidos a angioplastia com balão e 28% foram submetidos a implante de *stent*. O trombo preso ao filtro foi identificado em 58 pacientes (38%). Nenhum paciente desenvolveu embolia pulmonar (EP) clinicamente evidente. A recuperação do filtro de VCI foi realizada em 98 pacientes. A análise multivariada mostrou que a oclusão da veia ilíaca (P = 0,04) foi preditiva de tromboembolismo relacionado ao procedimento. O estudo concluiu que o filtro de VCI recuperável deve ser considerado ao realizar a trombectomia percutânea em pacientes com oclusão venosa ilíaca para prevenir EP[38].

REFERÊNCIAS BIBLIOGRÁFICAS

1. Tagalakis V, Patenaude V, Kahn SR, Suissa S. Incidence of and Mortality from Venous Thromboembolism in a Real-world Population: The Q-VTE Study Cohort. Am J Med. 2013;126(9)832.e13-21.
2. Heit JA. Epidemiology of venous thromboembolism. Nat Rev Cardiol. 2015;12(8):464-474.
3. Rumley A, Emberson JR, Wannamethee SG, Lennon L, Whincup PH, Lowe GDO. Effects of older age on fibrin D-dimer, C-reactive protein, and other hemostatic and inflammatory variables in men aged 60-79 years. J Thromb Haemost. 2006;4:982-7.
4. Heit JA, Silverstein MD, Mohr DN, Petterson TM, O'Fallon WM, Melton LJ 3rd. Predictors of survival after deep vein thrombosis and pulmonary embolism: a population-based, cohort study. Arch Intern Med. 1999;159:445-453.
5. Bernardi E, Camporese G, Buller HR, Siragusa S, Imberti D, Berchio A, et al. Serial 2-point ultrasonography plus Ddimer vs wholeleg colorcoded Doppler ultrasonography for diagnosing suspected symptomatic deep vein thrombosis: a randomized controlled trial. JAMA. 2008;300(14):16539.
6. Bagot CN, Arya R. Virchow and his triad: a question of attribution. Br J Haematol. 2008;143(2):180-90.
7. Heit J, Silverstein M, Mohr D, Petterson T, O'Fallon W, Melton L. Risk factors for deep vein thrombosis and pulmonary embolism: a population-based case-control study. Arch Intern Med. 2000;160:809-15.
8. Bauersachs RM. Clinical presentation of deep vein thrombosis and pulmonary embolism. Best Practice & Research Clinical Haematology. 2012;25(3):243-251.
9. Giannini M, Rollo HA, Humberto F, Maffei DA. O papel do mapeamento dúplex no diagnóstico da trombose venosa profunda assintomática dos membros inferiores. J Vasc Br. 2005;4(3):290-296.
10. O`Connor P, Looksteins R. Endovascular Interventions for Venous Disease. Tech Vasc Interv Radiol. 2018;21(2):55-64.
11. Onuoha CU. Phlegmasia Cerulea Dolens: A Rare Clinical Presentation C. Am J Med. 2015;128(9):e27-8
12. Hari Krishna Reddy M, Sangeetha B, Aruna M, Sarat Chandra V, Venkata Kumar AC, Ram R, et al. Phlegmasia cerulea dolens: complication of femoral vein catheterization. CEN Case Rep. 2016;5(2):184-187.
13. Giordano NJ, Jansson PS, Young MN, Hagan KA, Kabrhel C. Epidemiology, Pathophysiology, Stratification, and Natural History of Pulmonary Embolism. Techniques in Vascular and Interventional Radiology. 2017;20(3):135-140.
14. Kearon C, Akl EA. Duration of anticoagulant therapy for deep vein thrombosis and pulmonary embolism, Blood. 2014;123(12):1794-1801.

15. Jayaraj A, Meissner M. Impact of graduated compression stockings on the prevention of post-thrombotic syndrome - results of a randomized controlled trial. Phlebology. 2015;30(8):541-8.

16. Kearon C, Akl EA, Ornelas J, Blaivas A, Jimenez D, Bounameaux H, et al. Antithrombotic Therapy for VTE Disease - CHEST Guideline and Expert Panel Report. Chest. 2016;149(2):315-352.

17. Semba CP, Dake MD. Iliofemoral deep venous thrombosis: Aggressive therapy with catheter-directed thrombolysis. Radiology. 1994;191(2):487-92.

18. Vedantham S, Goldhaber SZ, Julian JA, Kahn SR, Jaff MR, Cohen DJ, et al. Pharmacomechanical Catheter-Directed Thrombolysis for Deep-Vein Thrombosis. N Engl J Med. 2017;377(23):2240-2252.

19. Lu Y, Chen L, Chen J, Tang T. Catheter-Directed Thrombolysis *Versus* Standard Anticoagulation for Acute Lower Extremity Deep Vein Thrombosis: A Meta-Analysis of Clinical Trials. Clinical and Applied Thrombosis/Hemostasis. 2018;24(7):1134-1143.

20. Vedantham S. The Attract Trial: A Step Forward for Evidence Based DVT Care. Eur J Vasc Endovasc Surg. 2018;56(3):320-321.

21. Enden T, Haig Y, Kløw NE, Slagsvold CE, Sandvik L, Ghanima W, et al. Long-term outcome after additional catheter directed thrombolysis *versus* standard treatment for acute iliofemoral deep vein thrombosis (the CaVenT study): A randomised controlled trial. Lancet. 2012;379(9810):31-38.

22. Graif A, Grilli CJ, Kimbiris G, Agriantonis DJ, Chohan OZ, Fedele CR, et al. Comparison of Ultrasound-Accelerated *versus* Pigtail Catheter-Directed Thrombolysis for the Treatment of Acute Massive and Submassive Pulmonary Embolism. J Vasc Interv Radiol. 2017;28(10):1339.1347.

23. Sidelmann J, Gram J, Kluft C. Assessing Safety of Thrombolytic Therapy. Seminars in Thrombosis and Hemostasis. 2016;43(03):300-310.

24. Feinberg J, Nielsen EE, Jakobsen JC. Thrombolysis for acute upper extremity deep vein thrombosis. Cochrane Database of Systematic Reviews. 2017;12:CD012175.

25. Isoda K, Satomura K, Hamabe A, Hagisawa K, Kamezawa Y, Sugiyabu Y, et al. A case of acute massive pulmonary thromboembolism treated by mechanical clot fragmentation using a percutaneous transluminal angioplasty balloon. Jpn Circ J. 1997;61(6):531-5.

26. Qureshi AM, Petit CJ, Crystal MA, Liou A, Khan A, Justino H. Efficacy and safety of catheter-based rheolytic and aspiration thrombectomy in children. Catheter Cardiovasc Interv. 2016;87(7):1273-80.

27. Uflacker R. Mechanical thrombectomy in acute and subacute thrombosis with use of the Amplatz device: arterial and venous applications. J Vasc Interv Radiol. 1997;8(6):923-32.

28. Gagne P, Khoury T, Zadeh BJ, Rajasinghe HÁ. A Multicenter, Retrospective Study of the Effectiveness of the Trellis-8 System in the Treatment of Proximal Lower-Extremity Deep Vein Thrombosis. Ann Vasc Surg. 2015;29(8):1633-41.

29. Yamada R, Adams J, Guimarães M, Schönholz C. Advantages to Indigo mechanical thrombectomy for ALI: device and technique. J Cardiovasc Surg. 2015;56(3):393-400.

30. Jabaar AA, Jenkins JS. The role of vacuum assisted thrombectomy (AngioVac) in treating chronic venous thromboembolic disease. Systematic review and a single center's experience. Cardiovasc Revasc Med. 2018;19:799-804.

31. Lichtenberg M, Stahlhoff FW, Boese D. Endovascular treatment of acute limb ischemia and proximal deep vein thrombosis using rotational thrombectomy: A review of published literature. Cardiovasc Revasc Med. 2013;14(6):343-8.

32. Dyer J, Rosa J, Chachlani M, Nicholas J. Aspirex thrombectomy in occluded dialysis access: a retrospective study. Cardiovasc Intervent Radiol, 2016;39(10):1484-9.

33. Garcia MJ, Lookstein R, Malhotra R, Amin A, Blitz LR, Leung DA, et al. Endovascular Management of Deep Vein Thrombosis with Rheolytic Thrombectomy: Final Report of the Prospective Multicenter PEARL (Peripheral Use of AngioJet Rheolytic Thrombectomy with a Variety of Catheter Lengths) Registry. J Vasc Interv Radiol. 2015;26(6):777-85.

34. Gagne P, Khoury T, Zadeh BJ, Rajasinghe HÁ. A Multicenter, Retrospective Study of the Effectiveness of the Trellis-8 System in the Treatment of Proximal Lower-Extremity Deep Vein Thrombosis. Ann Vasc Surg. 2015;29(8):1633-41.

35. Konstantinides SV, Torbicki A, Agnelli G, Danchin N, Fitzmaurice D, Galiè N, et al. 2014 ESC guidelines on the diagnosis and management of acute pulmonary embolism. Eur Heart J. 2014;35(43):3033-69.

36. Veiga C, Gonçalves J, Sousa P, Vaz C, Silva I, Sá-Pinto P, et al. Surgical Thrombectomy, Fibrinolysis, Angioplasty and *Stent*ing: A Combined Approach for Treatment of a May-Thurner Syndrome Presenting as Phlegmasia Cerulea Dolens. Rev Port Cir Cardiotorac Vasc. 2017;24(3-4):188.

37. Onuoha CU. Phlegmasia Cerulea Dolens: A Rare Clinical Presentation C. Am J Med. 2015;128(9):e27-8.

38. Lindsey P, Echeverria A, Poi MJ, Matos J, Bechara CF, Cheung M, et al. Thromboembolic Risk of Endovascular Intervention for Lower Extremity Deep Venous Thrombosis. Ann Vasc Surg. 2018;49:247-54.

Filtros de Veia Cava

40

John A Kaufman
Luiz Otavio Barreira Alvares Corrêa

INTRODUÇÃO

Filtros de veia cava, apesar de muito importantes para a prevenção do tromboembolismo pulmonar (TEP), são controversos. Desenvolvidos originalmente para substituir as técnicas mais invasivas de interrupção da veia cava inferior, como ligaduras e clipagem, os primeiros filtros ainda necessitavam da dissecção das veias jugulares ou femorais[1]. Com o tempo, a colocação percutânea dos filtros tornou-se a norma, havendo o aumento no número total dispositivos utilizados e da disseminação da técnica através da radiologia intervencionista e da cardiologia intervencionista.

No fim da década de 1990, os filtros não permanentes tornaram-se disponíveis comercialmente, e o aumento da sua utilização cresceu mais rápido ainda[2]. Com a sua utilização aumentada, principalmente nos EUA, cresceu o conhecimento sobre as complicações relacionadas ao uso destes dispositivos.

O atual cenário dos filtros de veia cava, é de dúvidas e incertezas, o que reflete o declínio atual de sua utilização[4,5]. Entretanto, os filtros de veia cava permanecem como ferramentas importantes para proteger aqueles pacientes sob risco de TEP, que não podem ser tratados através das estratégias convencionais, como a anticoagulação[6].

HISTÓRIA

As ligações entre trombose venosa profunda (TVP) e embolia pulmonar (EP), e entre EP e morte, estão bem estabelecidas. Em 1761 o anatomista italiano Giovanni Morgagni descreveu grandes coágulos sanguíneos nas artérias pulmonares de pacientes que tiveram morte súbita. A associação entre TVP e EP foi reconhecida formalmente pelo patologista alemão Rudolph Virchow, em 1846, quando ele descreveu "o deslocamento de fragmentos pequenos e grandes, da porção terminal de um trombo recente, que são carregados ao longo da corrente sanguínea e direcionados a vasos remotos. Isto dá origem a um processo frequente, ao qual eu nomeei Embolia"[7]. No clássico artigo de Dalen e Alpert foi estimado que 11% dos pacientes morriam dentro da primeira hora de um evento de EP[8]. Dos pacientes sobreviventes, 8,7% morriam, independentemente do tratamento realizado, enquanto 30% morriam se o diagnóstico e tratamento corretos não fossem realizados.

O tratamento inicial para todas as tromboembolias venosas (seja TVP ou EP) é a anticoagulação[9]. A incidência de recorrência em pacientes adequadamente tratados é de 1,2 a 1,4%, e a incidência de EP recorrente e fatal é menor que 0,1%[10]. A estratégia de interrupção da veia cava para prevenir a embolia pulmonar em pacientes com TVP que não podem ser anticoagulados é atribuída a Trendelenberg, que realizou a primeira ligadura de veia cava inferior (VCI) em 1906[11]. A colocação de um clipe externo na VCI foi descrita em 1959, e o primeiro filtro (o "guarda-chuva" de Mobin-Uddin) foi feito no início da década de 1970[12,13] (Figura 40.1). O filtro de Kimray-Greenfield tornou-se comercialmente disponível logo após o filtro de Mobin-Uddin, e seu desenho cônico e estrutura de aço inoxidável se tornou o padrão para a indústria[1] (Figura 40.2).

O diâmetro externo do sistema de liberação original do filtro de Greenfield era 24 Fr, e necessitava de acesso cirúrgico para veia jugular interna ou para a veia femoral comum. A inserção percutânea foi descrita pela primeira vez em 1984, utilizando-se uma

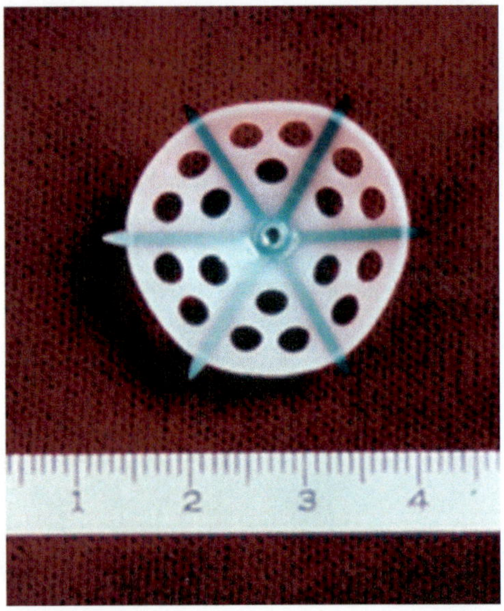

Figura 40.1. O filtro Mobin-Uddin (Edwards Laboratories, Santa Clara, CA) o primeiro dispositivo de filtração de VCI.

série de dilatadores sequenciais[14]. Dispositivos de liberação menores, para liberação percutânea, foram criados a seguir, todos com a intenção de mantê-los na VCI permanentemente[15]. Os materiais utilizados para a construção dos filtros incluíram aço inoxidável, nitinol, elgiloy e titânio. Estes dispositivos substituíram o filtro de Greenfield 24 Fr.

Os filtros de veia cava removíveis foram inicialmente aprovados para uso em 2003 nos EUA, apesar de já serem utilizados anteriormente na Europa e no Canadá[16] (Figura 40.3). Acreditava-se que os filtros iniciais se tornavam permanentemente conectados à parede da veia cava, em apenas algumas semanas, o que levou à indicação de um tempo de retirada conservador, inicialmente[17]. Com o passar do tempo, a experiência clínica demonstrou que estes filtros podem ser retirados com segurança meses e até anos após sua colocação, e variações nos desenhos foram feitas para permitir o alongamento do tempo de retirada[18].

Em 2016 a FDA aprovou o primeiro filtro conversível, o B. Braun Venatec (B. Braun, Bethlehem, PA). Este dispositivo introduziu o conceito de um filtro que se converte em uma estrutura metálica, como um *stent* aberto, após a remoção de sua porção superior (*constraining cap*). Neste ano, a FDA também aprovou um filtro temporário verdadeiro (Angel Catheter, Bio2 Medical, Golden, Co.), um

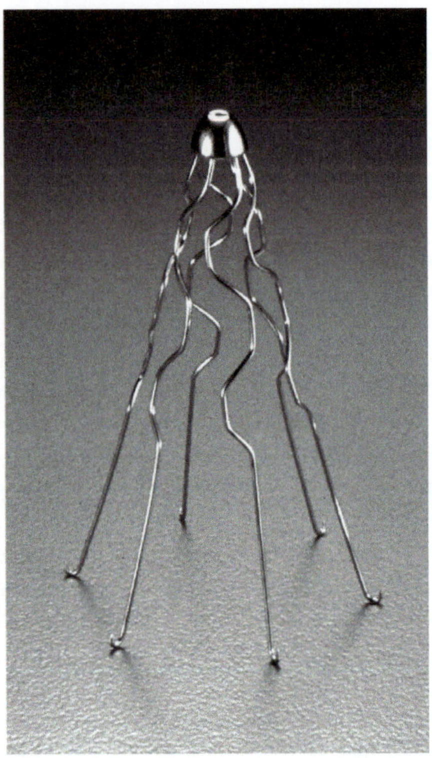

Figura 40.2. Filtro de Greenfield Aço 24 Fr (Boston Scientific, Framingham, MA).

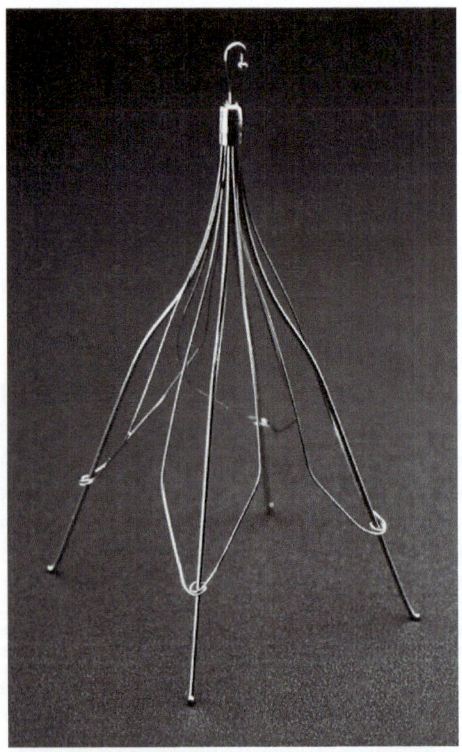

Figura 40.3. Filtro Gunther Tulip (Cook Medical, Bloomington, IN), aprovado para retirada nos EUA em 2003.

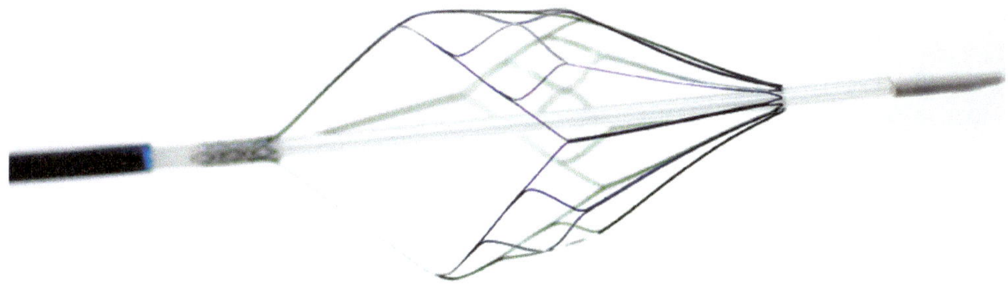

Figura 40.4. Cateter Angel (Bio2 Medical, Golden, CO), filtro temporário desenhado para inserção na beira do leito com radiologia.

dispositivo que se mantém ligado a um cateter externalizado, e que demanda a sua remoção em 100% dos casos[19] (Figura 40.4). No ano seguinte a FDA aprovou um dispositivo bioconversor (Sentry Filter, Novate Medical, Dublin, Ireland), um filtro que se converte em *stent* após 60 dias, sem a necessidade de um procedimento adicional[20] (Figura 40.5). Filtros completamente reabsorvíveis estão em desenvolvimento em fase inicial de *clinical trial*[20].

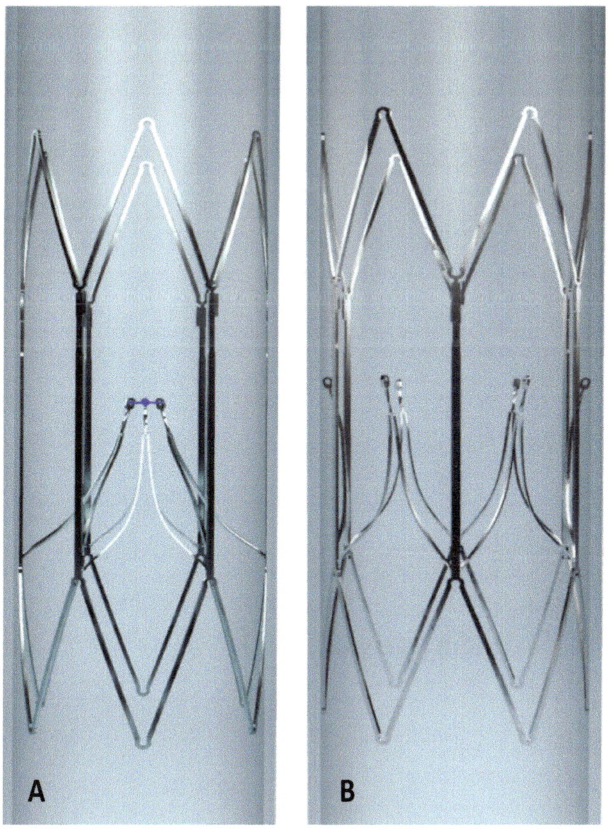

Figura 40.5. Filtro Sentry (Novate Medical, Dublin, Ireland). O primeiro filtro a incorporar elementos absorvíveis (uma sutura mantendo o cone central de filtragem que é absorvido em 60 dias). A. Dispositivo em configuração de filtragem. B . Dispositivo aberto.

INDICAÇÕES DO FILTRO DE VEIA CAVA

Qualquer discussão sobre as indicações do uso dos filtros de veia cava deve ser iniciada lembrando qual a real razão de utilizá-los - prevenir EP clinicamente significante. A proteção perfeita contra EP não é alcançada por um dispositivo que deve permitir o fluxo contínuo da veia cava inferior e ao mesmo tempo capturar os êmbolos que possam resultar em comprometimento hemodinâmico. Portanto, êmbolos pequenos e clinicamente insignificantes podem escapar do filtro.

As indicações para uso de filtros de veia cava, aprovadas pela FDA, estão listados na Quadro 40.1[21]. Representam as indicações mais conservadoras, nas quais o diagnóstico da EP é necessário na maioria delas. Repare que a interrupção da anticoagulação devida a complicações da mesma, não está aprovada. Além disto, a prevenção de EP em pacientes com diagnóstico de TVP e que não podem ser anticoagulados, não está inclusa.

A aplicação clínica do uso de filtros de veia cava inclui uma lista muito maior de indicações[22]. Isto pode ser dividido, de uma maneira mais simples, entre pacientes com ou sem tromboembolismo venoso (TEV) diagnosticado. Há pouca discussão clínica entre profissionais médicos, se pacientes com TEV diagnosticado, que não podem ser anticoagulados, devam ser submetidos à colocação de filtros. A aplicação desta indicação se

Quadro 40.1. Indicações aprovadas pela FDA para implante de filtros de VCI[21].

Indicações
Tromboembolia pumonar quando anticoagulantes estão contraindicados
Falha na anticoagulação em doenças tromboembólicas
Tratamento de emergência após TEP maciço quando a anticoagulação convencional tem benefícios reduzidos
Tromboembolismo pulmonar crônico, recorrente, quando houve falha ou contraindicação da anticoagulação

mantém muito variável em níveis institucionais, regionais e dependendo do país em questão[24]. Por exemplo, um paciente vítima de politrauma, com risco de sangramento e com diagnóstico incidental de um pequeno TEP de um lobo inferior, na angiotomografia computadorizada, na ausência de TVP ao ultrassom Doppler de membros inferiores, pode ser submetido à colocação de filtro de veia cava inferior em uma instituição e apenas à observação clínica em outra.

A baixa complexidade do procedimento de colocação de filtro de veia cava e disponibilidade de várias especialidades médicas treinadas para tal, contribuíram para a expansão das indicações em pacientes com TEV, como coadjuvante da anticoagulação. Quando os médicos se preocupam com questões como a capacidade de se fazer uma anticoagulação adequada, o impacto de um TEP adicional enquanto coagulado, uma grande quantidade de trombo residual no membro inferior pós-TEP, ou a segurança da anticoagulação (p. ex., pacientes idosos que caem muito), os filtros são utilizados como terapia coadjuvante. A premissa subjacente dos *trials* PREPIC e PREPIC II era de que os filtros podem melhorar a evolução dos pacientes, com a prevenção de TEP recorrente em pacientes anticoagulados[25,26]. Estes estudos compararam somente anticoagulação com anticoagulação mais filtro (filtros permanentes no PREPIC, filtros removíveis no PREPIC II)[25,26]. No *trial* PREPIC houve um benefício na sobrevida inicial (12 dias) quando havia a presença do filtro, mas não foi sustentável. Aos 8 anos de seguimento os pacientes com filtros tiveram mais TVP, enquanto os pacientes sem filtro tiveram mais TEP, mas a sobrevida foi equivalente nos dois grupos[25]. O *trial* PREPIC II tornou-se pouco potente por discriminar os dois grupos, baseando-se na recorrência de TEP, recorrência de TEP letal e na mortalidade geral[26]. Este estudo demonstrou que pacientes estáveis que puderam ser submetidos à anticoagulação adequada não apresentaram benefícios de serem submetidos à colocação do filtro, e foram submetidos a mais procedimentos.

A indicação mais controversa para a colocação do filtro de veia cava está nos pacientes que não têm TEV, mas são considerados de alto risco para desenvolvê-lo, entretanto, não podem receber a profilaxia medicamentosa adequada ou ser submetidos aos exames diagnósticos usualmente utilizados para detecção de TVP. Esta é a indicação "profilática", que inclui pacientes politraumatizados, que serão submetidos à cirurgia bariátrica, ou cirurgia ortopédica de grande porte e cirurgia de coluna[27-29]. Pacientes politraumatizados são a maioria neste grupo, e apresentam problemas adicionais como serem normalmente pessoas jovens, com grande expectativa de vida e de difícil seguimento pós-alta. Muitos acreditam que a

Tabela 40.1. Indicações clínicas para colocação dos filtros de veia cava

<table>
<tr><td>Aceitas</td><td>Tromboembolia venosa (TEV) documentada com um ou mais dos seguintes</td><td>• Alguma contraindicação para anticoagulação
• Progressão documentada ou recorrência do TEV enquanto coagulado
• Alguma complicação da anticoagulação
• Incapacidade de atingir ou manter anticoagulação terapêutica adequada</td></tr>
<tr><td rowspan="2">Controversas (requerem avaliação caso a caso)</td><td>Tromboembolia venosa (TEV) documentada com um ou mais dos seguintes</td><td>• História de TEV que necessitou de tratamento cirúrgico
• TEP maciço que necessita de fibrinólise ou trombectomia cirúrgica
• TEP crônico tratado com tromboendarterectomia
• Falta de adesão ao tratamento clínico, inabilidade ou risco de perder seguimento com paciente
• Grande trombo residual na veia cava inferior
• TEP recorrente na presença de um filtro de VCI já existente (falha em segurar trombo ou propagação do trombo acima do filtro) e manutenção da contraindicação da anticoagulação
• Dificuldade em manter anticoagulação terapêutica
• Trombólise para TVP iliocaval</td></tr>
<tr><td>Sem TEV diagnosticado, mas com alto risco de TEV (uso "profilático", avaliar caso a caso)</td><td>• Traumatismo craniano fechado
• Trauma raquimedular
• Múltiplas fraturas de ossos longos e fratura pélvica
• Paciente em risco e com imobilização prolongada
• Cirurgia bariátrica
• Qualquer paciente de alto risco que não pode fazer profilaxia medicamentosa ou ser submetido à avaliação contínua</td></tr>
<tr><td>*Filtros temporários e opcionais</td><td colspan="2">As mesmas recomendações acima, quando a necessidade do uso do filtro pode ser antecipada e for determinado que a necessidade cessará antes do período máximo de retirada</td></tr>
</table>

colocação de filtros neste grupo foi a principal razão para o aumento da colocação de filtros de veia cava entre 1990 e 2010[2].

Independentemente da indicação, o tipo de filtro (permanente, removível, conversível, e algum dia, bioabsorvível) não deve interferir na decisão de colocação do filtro. A disponibilidade do uso de filtros não permanentes, ou temporários, não deve mudar as indicações de colocação, apesar de que, na prática, isto levou a uma maior liberalidade nas indicações[30]. A decisão de colocar um filtro de veia cava deve ser cuidadosa, deliberada, individualizada e registrada de maneira muito clara no prontuário do paciente. O tipo de filtro a ser utilizado deve depender da expectativa do tempo de duração da situação de risco ao TEP. Se este risco for indefinido, o filtro pode ser deixado permanentemente. De modo contrário, os pacientes com necessidade de proteção por pequenos períodos necessitam de filtros temporários (Tabela 40.1).

TENDÊNCIAS NA UTILIZAÇÃO DOS FILTROS

A utilização dos filtros de veia cava é inexplicavelmente variável, com os EUA utilizando mais filtros que qualquer outro país do mundo. De maneira geral, 15% de todos os pacientes diagnosticados com TVP recebem filtros nos EUA, enquanto no registro internacional RIETE, menos de 1% dos pacientes tiveram filtros colocados[24,31]. Existem diferenças enormes em utilização, variando entre regiões, estados e mesmo entre hospitais dentro de uma mesma cidade[32,33]. Por exemplo, hospitais universitários em grandes centros têm uma tendência em utilizar mais filtros, quando comparados com hospitais rurais ou aqueles administrados por planos de saúde[33].

Mais recentemente, houve redução na utilização de filtros nos EUA e uma mudança nas indicações, fixando em pacientes com TEV já estabelecido e diagnosticado (e com redução nas indicações profiláticas)[34,35]. Esta tendência não está completamente explicada, mas a colocação de filtros iniciou sua queda em 2012. Isto coincidiu com as orientações da FDA de se retirar os filtros temporários sempre que possível, o aumento da judicialização contra as empresas fornecedoras dos filtros, dúvidas sobre o real benefício clínico da colocação e o aumento de relatos de complicações relacionadas aos filtros[20].

O declínio na colocação dos filtros de veia cava também foi observado nos pacientes politraumatizados[36]. O benefício destes dispositivos na redução da morbidade e mortalidade tem sido difícil de demonstrar e parece haver um aumento na incidência de TVP em pacientes que recebem os filtros[37].

COMPLICAÇÕES DO FILTROS

A literatura científica sobre os filtros de veia cava, nas últimas 2 décadas, aumentou seu foco nas complicações relacionadas a estes dispositivos[20]. O aumento dos relatos de eventos adversos relacionados aos filtros ocorreu no mesmo período de tempo em que novos filtros removíveis substituíram os dispositivos permanentes antigos, levando alguns a concluir que os novos *designs* dos dispositivos temporários eram tecnicamente inferiores aos dos dispositivos permanentes existentes[3,39]. Uma explicação mais óbvia é que o aumento da implantação dos filtros foi acompanhado de uma maior taxa de complicação. Nenhuma das complicações atribuídas aos novos dispositivos são exclusivas deste tipo de filtro; todas já haviam sido relatadas previamente. Por exemplo, em 1992 a penetração da parede da veia cava inferior foi percebida em 41% dos pacientes que utilizaram os filtros de Greenfield originais[40].

A incidência precisa de complicações dos filtros de veia cava é difícil de determinar. Uma vez que cada dispositivo tem um perfil diferente de complicação, a duração da implantação é um fator importante e algumas especificidades do paciente vão influenciar a prevalência (p. ex., estados de hipercoagulabilidade)[3]. No entanto, houve diversas tentativas de determinar as variações de complicações esperadas (Tabela 40.2).

O tratamento das complicações do filtro de veia cava inferior, na era dos filtros removíveis, é diferente, ao ser comparado a quando todos os filtros eram permanentes. No passado, as complicações eram tratadas de maneira mais expectante, a não ser que o paciente corresse algum risco iminente – como um pseudoaneurisma de aorta, resultado da penetração causada por uma perna do filtro[41]. Mais recentemente,

Tabela 40.2. Complicações do Filtro[64]

Complicações	Taxa Reportada (%)
Penetração da VCI	0-41
Oclusão da VCI	2-30
Trombose da via de acesso	0-25
Complicação na inserção	5-23
Migração do filtro	0-18
Fratura de filtro	2-10
Liberação do filtro de VCI fora da região-alvo	1-9
TEP recorrente	0,5-6
Embolização do filtro	< 1
Morte	0,12

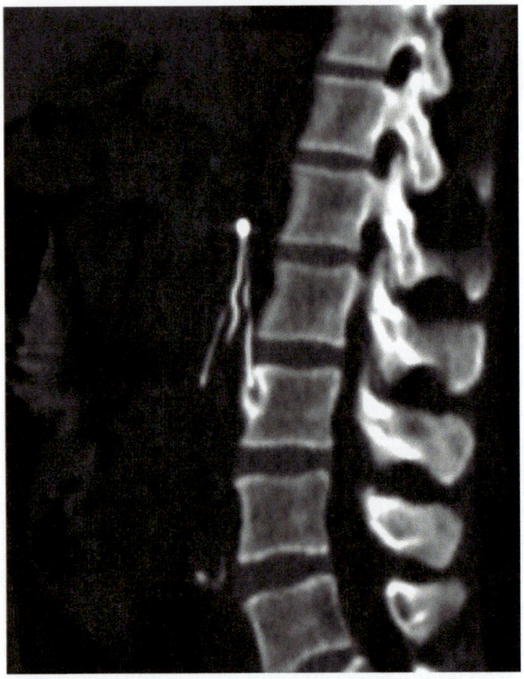

Figura 40.6. Reconstrução sagital de uma tomografia computadorizada sem contraste demonstrando a perna posterior de um filtro de veia cava inferior (12 Fr Stainless Steel Greenfield, Boston Scientific, Framingham, MA) tocando o corpo vertebral (seta) com formação de osteófito em um paciente assintomático.

complicações que eram negligenciadas, como dor associada à penetração do filtro ou penetração assintomática do mesmo em estruturas adjacentes – são agora consideradas indicações de retirada do filtro. A preocupação relacionada à penetração assintomática é a evolução, com o tempo, para um quadro doloroso[42]. Entretanto, esta continua a ser uma ocorrência imprevisível. É interessante o fenômeno de dor lombar associada a penetração do filtro de veia cava, que no passado era considerado um diagnóstico de exclusão, após a eliminação de todas as outras causas potenciais de dor lombar. Pacientes normalmente relatam melhora dos sintomas após a remoção do dispositivo[43] (Figura 40.6).

Independentemente da atual incidência de complicações relacionadas com filtro de veia cava, e se os novos dispositivos apresentam maiores taxas, a conscientização sobre as complicações está mais elevada. A elevação nos relatos no banco de dados FDA MAUDE (plataforma da FDA para registro de complicações relacionadas a dispositivos médicos) influenciou esta agência a recomendar a retirada destes dispositivos sempre que possível[35,44]. Houve também um incremento das ações judiciais contra os fabricantes destes dispositivos, nos EUA[45].

COLOCAÇÃO DO FILTRO

As informações necessárias quando se pretende colocar um filtro de veia cava são: expectativa de duração da indicação para o filtro, proteção contra TEP, contraindicação ao uso de contraste iodado, patência das possíveis vias de acesso, patência da veia cava inferior (VCI) e veias renais, anatomia da VCI e veias renais, diâmetro da VCI e presença de *stent* ou filtro prévios na VCI. Parte destas informações é obtida previamente ao procedimento, enquanto parte é obtida, normalmente, durante o procedimento. Uma vez decidido pela colocação do filtro de veia cava, existem diversos passos que devem ser seguidos para minimizar o risco de complicação, durante e após a inserção do filtro.

Após a confirmação de uma indicação apropriada para colocação do filtro, a reavaliação de exames de imagens recentes deve ser mandatória para que se tenha informação sobre a anatomia e patência da VCI e das veias renais. Raramente, a presença de um filtro colocado previamente não está descrita no histórico do paciente. As informações anatômicas críticas se referem à anatomia da VCI, diâmetro da VCI no local onde se pretende liberar o filtro, a anatomia das veias renais (número e localização de sua origem na parede da VCI) e perviedade da VCI e suas tributárias principais, especificamente das veias ilíacas, se o acesso for via femoral, e das veias renais para poder excluir trombose das mesmas, o que demandaria a colocação do filtro em posição suprarrenal.

O acesso venoso deve ser obtido seguindo técnicas básicas, de preferência com a punção guiada por ultrassom. A imagem da veia cava inferior durante a colocação do filtro inicia-se com uma flebografia com contraste, se o procedimento for realizado em uma sala de hemodinâmica. A colocação do filtro no próprio leito do paciente, utilizando-se ultrassom intravascular, é uma alternativa há muito descrita[46]. Quando o contraste iodado é utilizado, o cateter centimetrado deve ser posicionado no nível da confluência das veias ilíacas. O volume adequado de contraste deve ser injetado (p. ex., 20 mL/s por 2 segundos), assim o contraste reflui para a bifurcação e preenche a VCI inteira. A filmagem deve ser rápida, três a quatro quadros por segundo. Quando o contraste iodado é contraindicado, CO_2 pode ser utilizado (Figura 40.7). A razão de se utilizar cateter centimetrado é para medir adequadamente o diâmetro máximo da VCI. O motivo de se visualizar a confluência das veias ilíacas é para se diagnosticar a eventual duplicidade de VCI, VCI acessória ou VCI à esquerda. O enchimento completo da

VCI com contraste é para se determinar a localização das veias renais, visualizando-se um influxo de sangue não contrastado dentro da VCI. Se permanecer qualquer dúvida sobre algum dos vasos em questão, deve-se prosseguir para a cateterização seletiva do mesmo e estudo angiográfico.

Após determinar a anatomia da VCI, sua patência, seu diâmetro e a localização das veias renais, o próximo passo é o posicionamento do sistema de liberação do filtro. Durante este processo é importante manter o fio-guia na VCI, para se evitar a liberação inadvertida em local errado. No acesso femoral, a veia lombar ascendente pode ser cateterizada erroneamente, se o fio-guia for tracionado até a veia ilíaca externa durante a troca; no acesso jugular, o fio-guia pode seletivar uma veia renal ou gonadal, da mesma maneira.

O filtro é então posicionado no local desejado utilizando-se imagens de referência (*road map*) ou parâmetros anatômicos ósseos, ou outra maneira para confirmar a localização. De maneira geral, na colocação infrarrenal posiciona-se o filtro na borda inferior do óstio da veia renal mais baixa, e na colocação suprarrenal posiciona-se na veia cava intra-hepática, abaixo das veias hepáticas. A localização exata do topo do filtro deve ser ajustada de acordo com o tipo de dispositivo que está sendo utilizado.

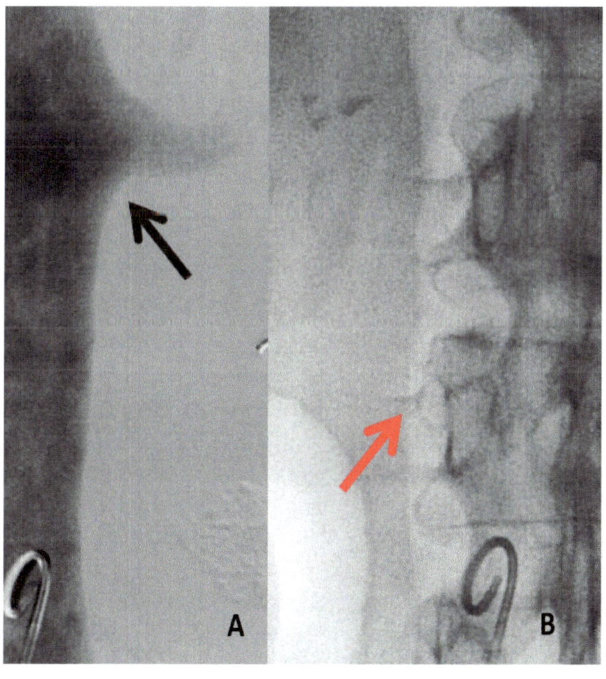

Figura 40.7. Cavografia com dióxido de carbono antecedendo o implante de filtro de veia cava. A - Imagem subtraída demonstra bom preenchimento da veia cava inferior com refluxo para a veia renal esquerda (seta preta) e para a confluência das veias ilíacas, confirmando que ambas se juntam para formar a veia cava inferior. Isso torna a duplicidade de cava inferior muito improvável. A veia renal direita não é visualizada, por se tratar de uma estrutura posterior, e o gas injetado flutua anteriormente. B - Imagem não subtraída mostra a veia cava inferior repleta por gás (setas pretas) com densidade menor que a das partes moles adjacentes.

Quando há a presença de veia renal esquerda circundando a aorta (circum-aórtica), o filtro deve ser posicionado abaixo das duas veias renais, se o filtro e a anatomia da VCI permitirem (Figura 40.8). Em pacientes com trombo na VCI ou nas veias renais, ou em mulheres gestantes, o filtro deve ser liberado na veia cava suprarrenal. Pacientes com duplicidade de veia cava devem ter os filtros posicionados em cada umas delas, independentemente da situação das veias dos membros inferiores, ou ter um filtro na cava suprarrenal.

Após a colocação do filtro, o registro em radiografia (*digital spot*) deve ser realizado para documentar a posição do mesmo, entretanto, é preferência de alguns realizar nova cavografia para confirmar a relação com as estruturas anatômicas principais e identificar corretamente qualquer inclinação (*tilt*) na posição anteroposterior (AP). Esta imagem é muito útil naqueles

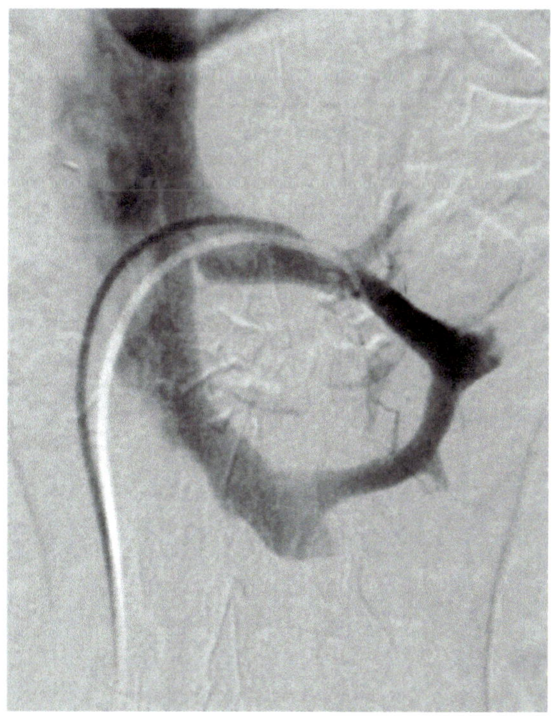

Figura 40.8. Veia renal esquerda circum-aórtica. Quando um filtro é posicionado entre os elementos da veia renal, existe a possibilidade teórica da passagem de um êmbolo através do circuito venoso, resultando em embolia pulmonar.

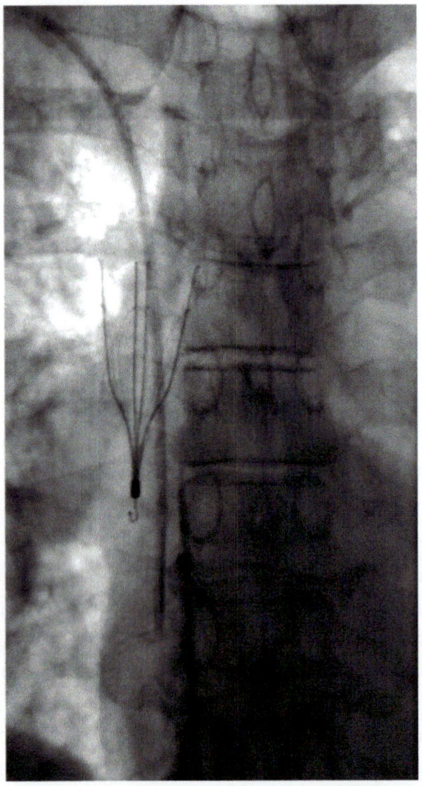

Figura 40.9. Radiografia localizada imediatamente após a liberação de um filtro cônico (Gunther Tulip, Cook Medical, Bloomington, IN) na veia cava superior através de um acesso femoral. Note que o ápice do filtro (seta) está orientado em direção ao coração. Existe um cateter venoso central inserido através da veia subclávia direita.

pacientes que desenvolvem complicações como migração, penetração ou inclinação.

Raramente a liberação do filtro é necessária na veia cava superior. Nesta situação, o topo do filtro deve estar em direção ao átrio direito. Um filtro cônico é recomendado nestes casos, com sua base colocada logo abaixo da confluência das veias braquiocefálicas (Figura 40.9). Devido à reflexão pericárdica e à posição da veia cava superior, filtros com elementos abertos (p. ex., filtros com braços secundários) podem penetrar na parede do vaso e aumentar o risco de causar hemopericárdio agudo e tamponamento cardíaco[47].

Pacientes submetidos à colocação de filtros de veia cava devem ser seguidos rotineiramente[48]. Isto melhora a taxa de sucesso na retirada dos filtros. O seguimento deve ser mais constante nos primeiros 3 a 6 meses após a colocação, uma vez que este é o período típico para determinar a evolução do tromboembolismo venoso (TEV). Filtros que permanecerão por períodos mais longos devem ser seguidos regularmente, pelo menos a cada 2 anos, com radiografia abdominal para avaliar potenciais complicações e integridade de sua estrutura.

RETIRADA DO FILTRO

As indicações para a retirada ou conversão dos filtros de VCI são: risco baixo de TEP, dispositivos próprios para retirada ou conversão ou quando o filtro se torna uma fonte de complicação para o paciente[30]. Além disto, os pacientes que permanecem anticoagulados apenas pela presença do filtro, devem ser avaliados para a retirada. Pacientes que mantêm o alto risco de TEP, que não querem ser submetidos à remoção do filtro, que têm predisposição a retornar ao estado de alto risco para TEP ou que tenham filtros permanentes sem complicações não necessitam da remoção. Entretanto, em um meio ambiente com uma abordagem agressiva aos filtros de veia cava, a simples presença do filtro pode ser considerada uma indicação para sua retirada.

O momento ideal para a retirada ou conversão sempre será determinado pelo paciente e pelo dispositivo. De uma maneira geral, quanto mais precoce a retirada do filtro, maior a possibilidade de sucesso, mas há o risco do TEP recorrente se o paciente não se encontrar adequadamente anticoagulado[50]. O período mínimo de anticoagulação para TEV agudo, antes da retirada ou conversão do filtro, é de 2 semanas, entretanto 4 semanas é um período mais realístico em pacientes mais complexos[30]. Em um metanálise relacionada ao tempo de complicação dos filtros, Morales e cols. propuseram que a conversão ou remoção deve ser realizada 54 dias após o seu implante[51].

Antes da retirada ou conversão do filtro o paciente deve ser avaliado clinicamente para o risco de TEP, e deve ser instruído sobre o uso do filtro, de uma maneira geral. Estes dispositivos são normalmente colocados quando o paciente se encontra muito doente, ou durante uma hospitalização complicada, e o entendimento do paciente sobre o filtro geralmente é limitado. O desejo do paciente em relação ao filtro de veia cava deve ser esclarecido e entendido pelo médico assistente – se o paciente não desejar retirar o filtro, não há evidência científica que dê suporte para convencê-lo ao contrário.

A situação da anticoagulação do paciente deve ser conhecida antes do procedimento de retirada. Pacientes que estão anticoagulados para TEV devem estar em regime terapêutico pleno. Não há necessidade de interromper a anticoagulação antes do procedimento de retirada – se o paciente que ainda necessita de anticoagulação para TEV apresentar-se para retirada do filtro e estiver com regime subterapêutico ou inadequado, deve-se adiar o procedimento até a correção da anticoagulação[52]. Pacientes que não apresentam mais riscos do TEV não necessitam estar anticoagulados para realização o procedimento.

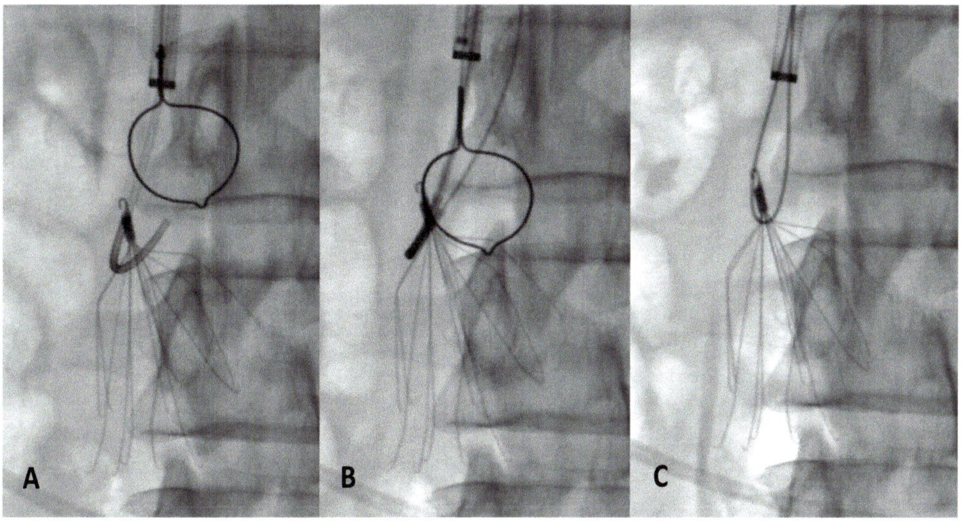

Figura 40.10. Técnica para construção de um laço ao redor do gancho do filtro que está aderido à parede da veia cava inferior. A - Um cateter recurvado é utilizado para alcançar a cabeça do filtro (Bard G2, CR Bard, Tempe, AZ). B - Um fio-guia foi passado através do cateter e por dentro de um cateter-laço através da mesma bainha. C - O fio-guia foi puxado para a bainha, então o operador tem controle das suas duas extremidades, criando um laço.

Filtros que foram liberados há poucos meses não necessitam de imagens radiológicas antes da retirada, a não ser que haja suspeita de complicações. Para pacientes que tiveram seus filtros colocados há mais de 6 meses, quando possível, deve-se ter uma angiotomografia computadorizada que nos dará informações úteis sobre o filtro, a VCI e ajuda no planejamento do procedimento, antecipando alguma dificuldade técnica[53]. Dependendo do desenho e da conformação dos filtros, podem ser vistas perfurações, na tomografia, de órgãos adjacentes (pâncreas, duodeno e aorta). Não se deve mudar a técnica de retirada nestas circunstâncias. Do mesmo modo, quando uma perna do filtro, próxima à coluna vertebral, encontra-se recoberta por cálcio ou penetrando no corpo vertebral, deve-se manter a técnica de retirada. Se a perna ou outros elementos se mantêm grudados ao filtro, a retirada será fácil.

A tomografia pré-procedimento deve ser cuidadosamente avaliada para a identificação do tipo de filtro, localização do gancho dele, patência da veia cava, presença de trombo dentro do filtro e a integridade do dispositivo. Em um filtro inclinado (*tilt*) ou um com o gancho apical grudado na parede da VCI vai ser mais difícil conseguir posicionar o laço, e técnicas de retirada mais avançadas podem ser planejadas com antecedência. Se a veia cava estiver parcial ou completamente cheia de trombo, a retirada do filtro será irrelevante, ou significativamente mais difícil. Sabendo antecipadamente que o filtro se encontra fraturado, o intervencionista pode conscientizar o paciente sobre fragmentos residuais.

O procedimento de retirada deve iniciar-se com uma cavografia para avaliar a patência do filtro e da veia cava. Uma cavografia rotacional pode ser muito útil para se determinar qual a incidência ideal para visualizar o gancho do filtro e a posição ideal para a laçada[54]. Uma cavografia biplana ou diferentes incidências oblíquas também podem ser utilizadas. Uma única projeção anteroposterior pode ser muito enganosa se o filtro estiver centrado, mas inclinado anterior ou posteriormente. Quando um trombo inesperado é encontrado dentro do filtro, o procedimento pode continuar se a quantidade for pequena (< 25% do volume estimado do filtro) e se os pacientes estiverem devidamente anticoagulados. Se o volume de trombo é grande ou o paciente não se encontra adequadamente anticoagulado, o procedimento deve ser interrompido e remarcado para depois de 1 a 2 meses. Na maioria das vezes, o trombo se resolverá durante este período de tempo, se a anticoagulação for adequada, para poder ser novamente submetido ao procedimento[55].

Existem dois principais obstáculos para qualquer procedimento de retirada de filtro: laçar com segurança o gancho do filtro e descolar o dispositivo da parede da veia cava. Estratégias diferentes são necessárias para resolver cada um destes problemas. Quando o filtro está inclinado (*tilted*), com o gancho apical ou caudal encostado na parede da veia, pode ser impossível de passar o laço ao redor dele.

Uma das estratégias para lidar com esta situação inclui "construir" o laço ao redor do gancho, usando um segundo cateter ou um balão de angioplastia para afastar o gancho do filtro para longe da parede, e uma pinça de broncoscopia rígida[56] (Figuras 40.10 e 40.11).

Filtros são difíceis de destacar da parede da veia quando há uma extensão grande do mesmo aderida a ela, ou encontra-se liberado há muito tempo, ou o filtro tem partes que permitem o crescimento de tecidos ao redor, comprometendo o colapso do mesmo. Quando antecipamos uma retirada difícil, podemos utilizar bainhas com maior calibre, como a 16 Fr 45 cm, por onde podemos passar bainhas mais longas de 10 Fr e 12 Fr. Esta bainha pode acomodar dispositivos auxiliares como uma pinça rígida de broncoscópio ou fibras de *laser*[57]. A bainha interna é avançada sobre o filtro, colapsando o dispositivo. Com tração contínua, a bainha externa é avançada sobre ambos, a bainha interna e o filtro, até que este se solte.

Quando estas manobras não são bem-sucedidas, alguns dispositivos utilizados para remoção de fios de marca-passo podem ser utilizados. A técnica mais aplicada é a utilização da fibra de *laser*. Sua bainha 14 Fr é compatível com a bainha 16 Fr (Figura 40.12). Existem muitas publicações relatando experiências com este dispositivo, com alta taxa de sucesso e alto índice de segurança[58].

A conversão do filtro B. Braun conversível requer o uso de um laço para remover o capuz apical do filtro e assim permitir que suas pernas abram contra a parede da veia. A manipulação das pernas do filtro, após a retirada da porção apical, pode ser necessária para auxiliar na conversão[59].

Os procedimentos de remoção dos filtros geralmente são muito seguros, entretanto complicações importantes já foram relatadas[60]. Durante procedimentos prolongados e complexos, anticoagulação com heparina, em conjunto com a anticoagulação crônica, deve ser realizada para prevenir trombose da veia cava ou do filtro[61]. Em casos de alto risco de complicação, reserva sanguínea, balões oclusores de grande diâmetro e *stents* revestidos devem estar disponíveis, em caso de laceração da veia cava. Pequenos extravasamentos podem ser observados se o paciente não tiver lesões de retroperitônio. Grandes sangramentos são raros, mas podem ser controlados com insuflação cuidadosa de um balão oclusor no local da lesão. A retirada de filtro de veia cava com cirurgias convencionais é rara, mas pode ser considerada em pacientes que apresentem condições únicas como associação de pseudoaneurismas aórticos, devido à perfuração pelas pernas do filtro ou penetração pelo

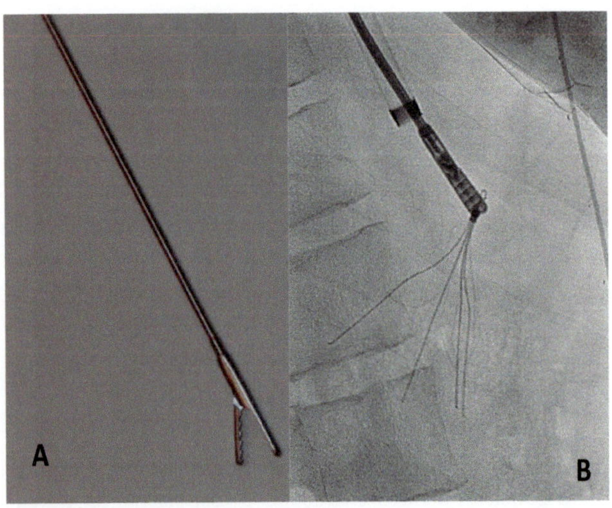

Figura 40.11. Pinça de broncoscopia rígida usada para captura do filtro de veia cava inferior (#4162, LYMOL Medical, Woburn, MA). **A** - Detalhe da pinça com extremidade tipo mandíbula de jacaré. **B** - Radiografia com *tilt* anterior do filtro (Gunther Tulip, Cook Medical, Bloomington, IN) com a pinça agarrando o gancho do filtro.

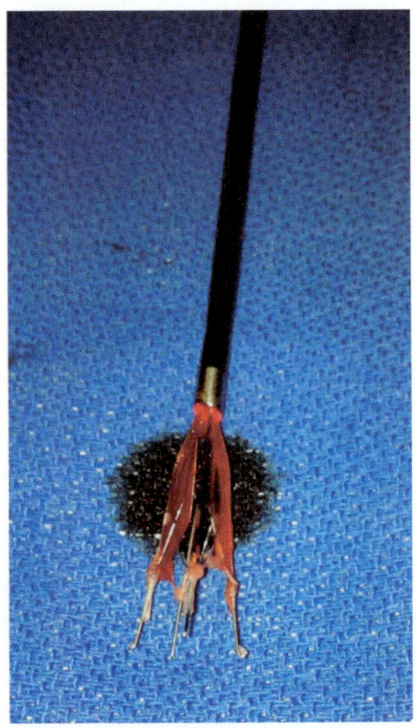

Figura 40.12. Bainha *laser* Spectranetics (Spectranetics, Colorado Springs, CO, modelo número 500-302) logo após a remoção de um filtro aderido (Gunther Tulip, Cook Medical, Bloomington, IN). Note a quantidade de tecido ao redor das porções inferiores do filtro. Na análise anatomopatológica, isso corresponderia a material fibrótico e plaquetas sem evidências de fragmentos da parede da veia cava inferior.

gancho, e que não saíram por tentativa percutânea, nas mãos de operadores experientes[62].

Após a retirada do filtro de veia cava, o paciente deve ser observado por algumas horas, e se estiver anticoagulado, deve ser instruído a mantê-la sem interrupção. Trombose ou estenose sintomáticas de veia cava pós-retirada são muito raras, portanto estes pacientes não requerem seguimento[63]. Se há o desenvolvimento de trombo durante o procedimento ou há uma lesão intimal significativa, a manutenção da anticoagulação deve continuar por pelo menos 3 meses, para permitir a cicatrização e minimizar o risco de trombose. Pacientes que tiveram lesões maiores de VCI durante o procedimento devem ser avaliados em 2 a 3 meses, para excluir estenose ou oclusão[60].

RESUMO

Os filtros de veia cava são dispositivos importantes para a prevenção de TEP em pacientes de alto risco, mas devem ser utilizados com cuidado e respeito[6]. A utilização exagerada, o seguimento inadequado e a baixa qualidade de alguns estudos contribuíram para uma atitude hostil generalizada em relação aos filtros. A perda de acesso aos filtros de veia cava coloca em risco um subgrupo de pacientes com tromboembolismo venoso que não podem ser cuidados com a terapêutica médica habitual. Em pacientes cuidadosamente selecionados e bem monitorados, os filtros de veia cava são extremamente benéficos.

REFERÊNCIAS BIBLIOGRÁFICAS

1. Greenfield LJ, McCurdy JR, Brown PP, et al. A new intracaval filter permitting continued flow and resolution of emboli. Surgery. 1973;73(4):599-606.
2. Stein PD, Matta F, Hull RD. Increasing use of vena cava filters for prevention of pulmonary embolism. Am J Med. 2011;124(7):655-61.
3. Angel LF, Tapson V, Galgon RE, et al. Systematic review of the use of retrievable inferior vena cava filters. J Vasc Interv Radiol. 2011;22(11):1522-1530.e3.
4. Redberg RF. Continued High Rates of IVC Filter Use After US Food and Drug Safety Warning. JAMA Intern Med. 2017;177:1374-1375.
5. Charalel RA, Durack JC, Mao J, et al. Statewide Inferior Vena Cava Filter Placement, Complications, and Retrievals: Epidemiology and Recent Trends. Med Care. 2018;56(3):260-265.
6. Jaff MR, Kaufman J. A Measured Approach to Vena Cava Filter Use-Respect Rather Than Regret. JAMA Cardiol. 2017;2(1):5-6.
7. Wood KE. A history of pulmonary embolism and deep venous thrombosis. Crit Care Clin. 2009;25(1):115 31, viii.
8. Dalen JE, Alpert JS. Natural history of pulmonary embolism. Prog Cardiovasc Dis. 1975;17(4):259-70.
9. Piran S, Schulman S. Management of venous thromboembolism: an update. Thromb J. 2016;14(Suppl 1):23.
10. Büller HR, Décousus H, Grosso MA; Hokusai VTE Investigators, et al. Edoxaban versus warfarin for the treatment of symptomatic venous thromboembolism. N Engl J Med. 2013;369(15):1406-15.
11. Trendlenberg F. Über die chirurgische Behandlung der puerperalen Pyaemie Munchen Med Wschr. 1912.
12. Goldhaber SZ, Buring JE, Lipnick RJ, et al. Interruption of the inferior vena cava by clip or filter. Am J Med. 1984;76(3):512-6.
13. Dodson MG, Mobin-Uddin K, O'Leary JA. Intracaval umbrella-filter for prevention of recurrent pulmonary embolism. South Med J. 1971;64(8):1017-8.
14. Tadavarthy SM, Castaneda-Zuniga W, Salomonowitz E, et al. Kimray-Greenfield vena cava filter: percutaneous introduction. Radiology. 1984;151(2):525-6.
15. Dorfman GS. Percutaneous inferior vena caval filters. Radiology. 1990;174(3 Pt 2):987-92.
16. Kaufman JA. Optional vena cava filters: what, why, and when. Vascular. 2007;15(5):304-13.
17. Neuerburg JM, Handt S, Beckert K, et al. Percutaneous retrieval of the Tulip vena cava filter: feasibility, short- and long-term changes - an experimental study in dogs. Cardiovasc Intervent Radiol. 2001;24(6):418-23.
18. Ryu RK, Desai K, Karp J, et al. A Comparison of Retrievability: Celect versus Option Filter. J Vasc Interv Radiol. 2015;26(6):865-9.
19. Baumann S, Becher T, Giannakopoulos K, et al. Bedside implantation of a new temporary vena cava inferior filter – Safety and efficacy results of the European ANGEL-Registry. J Crit Care. 2017;44:39-44.
20. Kaufman JA. Inferior Vena Cava Filters: Current and Future Concepts. Interv Cardiol Clin. 2018;7(1):129-135.
21. FDA. Guidance for Cardiovascular Intravascular Filter 510(k) Submissions - Guidance for Industry and FDA Staff. 1999 [cited 2018 2/25/18]; Disponível em: https://www.fda.gov/RegulatoryInformation/Guidances/ucm073776.htm. Acesso em:

22. Jaff M, et al. Management of massive and submassive pulmonary embolism, iliofemoral deep vein thrombosis, and chronic thromboembolic pulmonary hypertension: a scientific statement from the American Heart Association. Circulation. 2011;123(16):1788-830.
23. Montgomery JP, Kaufman JA. Inferior Vena Cava Filters: Indications, Outcomes, and Evidence. Curr Treat Options Cardiovasc Med. 2015;17(9):401.
24. Bikdeli B, McMurtry MS, Stephen L Archer SL, et al. Vena Caval Filter Utilization and Outcomes in Pulmonary Embolism: Medicare Hospitalizations From 1999 to 2010. J Am Coll Cardiol. 2016;67(9):1027-35.
25. Group PS. Eight-year follow-up of patients with permanent vena cava filters in the prevention of pulmonary embolism: the PREPIC (Prevention du Risque d'Embolie Pulmonaire par Interruption Cave) randomized study. Circulation. 2005;112(3):416-22.
26. Mismetti P, Laporte S, Pellerin O, et al. Effect of a retrievable inferior vena cava filter plus anticoagulation vs anticoagulation alone on risk of recurrent pulmonary embolism: a randomized clinical trial. Jama. 2015;313(16):1627-35.
27. Shamian B, Chamberlain RS. The role for prophylaxis inferior vena cava filters in patients undergoing bariatric surgery: replacing anecdote with evidence. Am Surg. 2012;78(12):1349-61.
28. Welle MK. Inferior vena cava filter use as pulmonary embolism prophylaxis in trauma. Orthop Nurs. 2011;30(2):98-114; quiz 115-6.
29. Bass AR, Mattern CJ, Voos JE, et al. Inferior vena cava filter placement in orthopedic surgery. Am J Orthop (Belle Mead NJ). 2010;39(9):435-9.
30. Kaufman JA, Kinney TB, Streiff MB, et al. Guidelines for the use of retrievable and convertible vena cava filters: report from the Society of Interventional Radiology multidisciplinary consensus conference. J Vasc Interv Radiol. 2006;17(3):449-59.
31. Muriel A, Jiménez D, Aujesky D, et al. Survival effects of inferior vena cava filter in patients with acute symptomatic venous thromboembolism and a significant bleeding risk. J Am Coll Cardiol. 2014;63(16):1675-83.
32. Meltze AJ, Graham A, Kim J-H, et al. Clinical, demographic, and medicolegal factors associated with geographic variation in inferior vena cava filter utilization: an interstate analysis. Surgery. 2013;153(5):683-8.
33. White RH, Geraghty EM, Brunson A, et al. High variation between hospitals in vena cava filter use for venous thromboembolism. JAMA Intern Med. 2013;173(7):506-12.
34. Reddy S, Lakhter V, Zack CJ, et al. Association Between Contemporary Trends in Inferior Vena Cava Filter Placement and the 2010 US Food and Drug Administration Advisory. JAMA Intern Med. 2017;177(9):1373-1374.
35. Wadhwa V, Trivedi PS, Chatterjee K, et al. Decreasing Utilization of Inferior Vena Cava Filters in Post-FDA Warning Era: Insights From 2005 to 2014 Nationwide Inpatient Sample. J Am Coll Radiol. 2017.
36. Sarosiek S, Rybin D, Weinberg J, et al. Association Between Inferior Vena Cava Filter Insertion in Trauma Patients and In-Hospital and Overall Mortality. JAMA Surg. 2017;152(1):75-81.
37. Dossett LA, Adams RC, Cotton BA. Unwarranted national variation in the use of prophylactic inferior vena cava filters after trauma: an analysis of the National Trauma Databank. J Trauma. 2011;70(5):1066-70; discuss. 1070-1.
38. Hemmila MR, Osborne NH, Henke PK, et al. Prophylactic Inferior Vena Cava Filter Placement Does Not Result in a Survival Benefit for Trauma Patients. Ann Surg. 2015;262(4):577-85.
39. Magnowski A, Brown M, Schramm K, et al. The law of unintended consequences: current design challenges in inferior vena cava filters. Expert Rev Med Devices. 2017;14(10):805-810.
40. Lang W, Schweiger H, Hofmann-Preis, K. Results of long-term venacavography study after placement of a Greenfield vena caval filter. J Cardiovasc Surg (Torino). 1992;33(5):573-8.
41. Campbell JJ, Calcagno D. Aortic pseudoaneurysm from aortic penetration with a bird's nest vena cava filter. J Vasc Surg. 2003;38(3):596-9.
42. Durack JC, Westphalen AC, Kekulawela S, et al. Perforation of the IVC: rule rather than exception after longer indwelling times for the Gunther Tulip and Celect retrievable filters. Cardiovasc Intervent Radiol. 2012;35(2):299-308.
43. Jia Z, Wu A, Tam M, et al. Caval Penetration by Inferior Vena Cava Filters: A Systematic Literature Review of Clinical Significance and Management. Circulation. 2015;132(10):944-52.
44. Redberg RF. Medical devices and the FDA approval process: balancing safety and innovation; comment on "prevalence of fracture and fragment embolization of bard retrievable vena cava filters and clinical implications including cardiac perforation and tamponade". Arch Intern Med. 2010;170(20):1831-3.
45. Ahmed O, Jilani S, Heussner D, et al. Trapped by Controversy: Inferior Vena Cava Filters and the Law. J Vasc Interv Radiol. 2017;28(6):886-888.
46. Ganguli S, Hawkins BM, Abtahian F, et al. Comparison of Inferior Vena Cava Filters Placed at the Bedside via Intravenous Ultrasound Guidance Versus Fluoroscopic Guidance. Ann Vasc Surg. 2017;39:250-255.
47. Usoh F, Hingorani A, Ascher E, et al. Superior vena cava perforation following the placement of a superior vena cava filter in males less than 60 years of age. Vascular. 2009;17(1):44-50.
48. Karp JK, Desai KR, Salem R, et al. A Dedicated Inferior Vena Cava Filter Service Line: How to Optimize Your Practice. Semin Intervent Radiol. 2016;33(2):105-8.

49. Winters JP, Morris CS, Holmes CE, et al. A multidisciplinary quality improvement program increases the inferior vena cava filter retrieval rate. Vasc Med. 2017;22(1):51-56.

50. DesaI KR, Laws JL, Salem R, et al. Defining Prolonged Dwell Time: When Are Advanced Inferior Vena Cava Filter Retrieval Techniques Necessary? An Analysis in 762 Procedures. Circ Cardiovasc Interv. 2017;10(6):e003957.

51. Morale JP, Li X, Irony TZ, et al. Decision analysis of retrievable inferior vena cava filters in patients without pulmonary embolism. J Vasc Surg Venous Lymphat Disord. 2013;1(4):376-84.

52. Hoppe H, Kaufman JA, Barton RE, et al. Safety of inferior vena cava filter retrieval in anticoagulated patients. Chest. 2007;132(1):31-6.

53. Hong S, Park K-M, Jeon YS, et al. Can Pre-Retrieval Computed Tomography Predict the Difficult Removal of an Implementing an Inferior Vena Cava Filter? Vasc Specialist Int. 2016;32(4):175-179.

54. Kiefer RM, Pandey N, Trerotola SO, et al. The Value of Rotational Venography Versus Anterior-Posterior Venography in 100 Consecutive IVC Filter Retrievals. Cardiovasc Intervent Radiol. 2016;39(3):394-9.

55. Teo TK, Angle JF, Shipp JI, et al. Incidence and management of inferior vena cava filter thrombus detected at time of filter retrieval. J Vasc Interv Radiol. 2011;22(11):1514-20.

56. Daye D, Walker TG. Novel and Advanced Techniques for Complex IVC Filter Retrieval. Curr Treat Options Cardiovasc Med. 2017;19(4):28.

57. Chick JF, Stavropoulos SW, Shin BJ, et al. A 16-F Sheath with Endobronchial Forceps Improves Reported Retrieval Success of Long-Dwelling "Closed Cell" Inferior Vena Cava Filter Designs. J Vasc Interv Radiol. 2016;27(7):1027-33.

58. Kuo WT, Odegaard JI, Rosenberg JK, et al. Laser-Assisted Removal of Embedded Vena Cava Filters: A 5-Year First-in-Human Study. Chest. 2017;151(2):417-424.

59. Hohenwalter EJ, Stone JR, O'Moore PV, et al. Multicenter Trial of the VenaTech Convertible Vena Cava Filter. J Vasc Interv Radiol. 2017;28(10):1353-1362.

60. Saeed H, Buxey K, Fitzgerald M. Caval wall injury secondary to inferior vena cava filter removal: a rare complication. ANZ J Surg. 2018;88(3):240-242.61. Kuo WT, Tong RT, Hwang GL, et al. High-risk retrieval of adherent and chronically implanted IVC filters: techniques for removal and management of thrombotic complications. J Vasc Interv Radiol. 2009;20(12):1548-56.

61. Charlton-Ouw KM, Afaq S, Leake SS, et al. Indications and Outcomes of Open Inferior Vena Cava Filter Removal. Ann Vasc Surg. 2018;46:205 e5-205 e11.

62. Hoppe H, Nutting CW, Smouse HR, et al. Gunther Tulip filter retrievability multicenter study including CT follow-up: final report. J Vasc Interv Radiol. 2006;17(6):1017-23.

63. Caplin DM, Nikolic B, Kalva SP, et al. Quality improvement guidelines for the performance of inferior vena cava filter placement for the prevention of pulmonary embolism. J Vasc Interv Radiol. 2011;22(11):1499-506.

Tratamento Ablativo de Varizes dos Membros Inferiores

41

Elias Arcenio Neto
Rodrigo Kikuchi
Camila Millani Oba

INTRODUÇÃO

As varizes dos membros inferiores são uma doença vascular facilmente encontrada na população geral. Têm estimativas de prevalência que variam entre 30-35% da poplulação mundial, chegando a 50% da população do sexo masculino[1,2].

A visão de que esta doença não tem gravidade, sendo seu impacto primariamete estético, é um erro comum, já que ela pode causar impactos negativos significativos na qualidade de vida destas pessoas. Em casos graves podem estar associada a ulcerações venosas crônicas, tromboembolismo venoso e varicorragias.

A insuficiência valvar de veias safenas é a principal causa de varizes primárias. Até então, o tratamento padrão ouro era a cirurgia de *stripping* (ou fleboextração) da veia safena, proposta desde o início do século XX. Para o tratamento das tributárias varicosas, a opção era a flebectomia; já para resolução das veias perfurantes insuficientes, a resposta seria ligadura[1,2].

Até recentemente, a insuficiência venosa crônica era subtratada devido à falta de modalidades terapêuticas para o tratamento de pacientes com alto risco cirúrgico ou varizes de difícil acesso à cirurgia convencional. Além disso, o grande período de convalescença e as complicações relacionadas ao *stripping* de veia safena sempre foram pontos negativos para aceitação do tratamento pelos pacientes.

A nova era da cirurgia de varizes veio através das novas modalidades de ablação endovenosa, que permitiram uma maior abrangência no tratamento da insuficiência venosa crônica, com inúmeras vantagens em relação à técnica convencional (Tabela 41.1).

INDICAÇÕES PARA O TRATAMENTO DAS VARIZES DOS MEMBROS INFERIORES

Pacientes sintomáticos que têm varicosidades associadas a edema, alterações tróficas ou ulcerações (CEAP - C2-6) [CEAP: classificação clínica (C), etiológica (E), anatômica (A) e patológica (P)], com refluxo valvar axial em uma ou mais veias tronculares superficiais, são considerados candidatos a terapia. Pacientes com complicações secundárias às varizes como varicorragia ou tromboflebite também devem ser encaminhados ao tratamento da doença varicosa.

Diferentemente de outras partes do mundo, no Brasil a busca por tratamento médico ocorre em momentos diferentes. O apelo estético faz com que essa busca ocorra muito antes de existirem alterações funcionais. Na realidade, é como se houvesse outra faixa da doença, com um objetivo muito diferente da resposta terapêutica[2].

Pacientes com veias reticulares e telangiectasias (CEAP C1), apesar de serem considerados apenas para tratamento estético, costumam ter mais sintomas do tipo dor, queimação, peso, sensação de edema (sem edema visível) em comparação a pacientes CEAP C0, e seu tratamento pode ser recomendado também para alívio dos sintomas[4].

O refluxo valvar, segundo o Consenso da *Union Internationale de Phlébologie* (UIP), deve ser considerado quando há um fluxo de sangue retrógrado por mais de 0,5 segundo[5]. Essa mesma definição também é dada pelo *Guideline* da *Society for Vascular Surgery* e pelo *American Venous Forum*. Vale ressaltar que este último considera 1 segundo o critério de definição de refluxo patológico em veias femoral e poplítea[6].

Tabela 41.1. Resumo das diferenças entre crossectomia + fleboextração e os procedimentos de ablação endovenosa[3]

	Crossectomia + Fleboextração	Ablação endovenosa
Vantagens	Remoção da veia Eficácia comparável à da ablação endovenosa Longa experiência Veias muito dilatadas podem ser tratadas	Obliteração venosa Eficácia comparável à da cirurgia aberta Possibilidade de tratamento ambulatorial Anestesia local ou tumescente Sem necessidade de incisões inguinais ou maleolares Baixa taxa de complicações pós-operatórias Dor reduzida Rápida recuperação (às atividade habituais e ao trabalho) Melhor qualidade de vida na fase de recuperação Guiada por ultrassom (visualização direta da veia tratada) Anticoagulação e obesidade geralmente não são um problema
Desvantagens	Geralmente em ambiente hospitalar (ambulatorial possível, mas desafiador) A maioria requer anestesia espinal ou geral Necessita de incisões inguinais e maleolares	Dificuldade para tratar veias muito dilatadas Dificuldade em tratar veias tortuosas (exceção: escleroterapia com espuma e *steam vein sclerosis*) Custo do cateter

O fato de as ablações endovenosas serem menos invasivas e com melhor aceitação não alterou a conduta para indicação do tratamento de erradicação da veia safena. Dessa forma, a decisão de tratar ou não o refluxo da veia safena deve ser individualizada e levar em conta diversos parâmetros, como: calibre venoso, extensão do refluxo, insuficiência de válvula terminal, queixas e sintomas e expectativas do paciente.

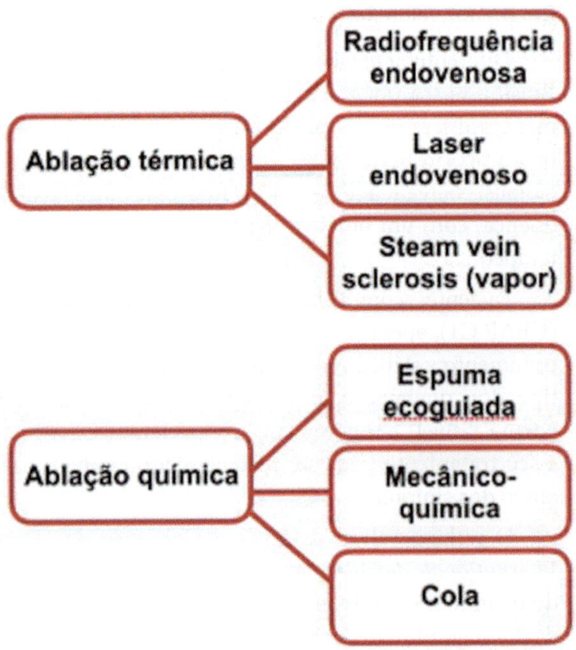

Figura 41.1. Técnicas de ablação endovenosa atualmente disponíveis.

MODALIDADES DE TRATAMENTO

A cirurgia convencional ainda tem indicações nos períodos atuais, mas já não tem mais o *status* de padrão ouro para o tratamento da doença varicosa.

Nas últimas 2 décadas, uma explosão de novos tratamentos ocorreu. Estas novas técnicas ablativas são muito menos invasivas e consequentemente têm menor incidência de complicações incisionais ou sangramento. Além disso, elas podem ser realizadas em nível ambulatorial com anestesia local e ainda permitem uma rápida recuperação pós-operatória e um baixo custo financeiro. Dentre as modalidades mais recentes estão as técnicas de ablação térmica, *laser* e radiofrequência endovenoso e as de ablação química como a ecoesclerose com espuma ecoguiada. As de ablação térmica atualmente têm o *status* de primeira opção no tratamento da veia safena incompetente para várias sociedades médicas no mundo todo, em detrimento da cirurgia convencional[6-8].

Outra modalidade de ablação térmica mais recente é a esclerose com vapor de água (Steam Vein Sclerosis®) que necessita de tumescência perivenosa tal como o *laser* e a radiofrequência.

Novas técnicas ablativas químicas também foram criadas e já estão sendo empregadas para o tratamento das veias safenas incompetentes, como a ablação mecânico-química (Clarivein®) e a ablação com cola (Venaseal®), que já têm aprovação na Europa e nos Estados Unidos e aguardam aprovação para seu uso no Brasil. Estas duas últimas apresentam a vantagem adicional de não utilizar energia térmica nem tumescência perivenosa, reduzindo ainda mais o desconforto intraoperatório (Figura 41.1 e Tabela 41.2).

Tabela 41.2. Resumo das vantagens e desvantagens entre os diferentes tipos de ablação endovenosa[3]

	Vantagens específicas	Desvantagens específicas
Laser e radiofrequência endovenosos	Melhor evidência científica Altas taxas de oclusão venosa	Anestesia tumescente Possível lesão térmica Custos do cateter
Steam Vein Sclerosis®	Veias tortuosas podem ser tratadas	Eficácia em longo prazo não está bem estabelecida Anestesia tumescente Possível lesão térmica Custos do cateter
Escleroterapia com espuma ecoguiada	Custo reduzido Tratamento de veias tortuosas, veias reticulares e malformaçãoes vasculares de baixo fluxo Sem lesão térmica Sem anestesia local tumescente	Menos efetiva que a ablação térmica Frequentemente necessita de múltiplas sessões Pigmentação/*matting* Flebite
Ablação mecânico-química	Sem lesão térmica Sem anestesia local tumescente Dor pós-operatória reduzida	Eficácia longo prazo não está bem estabelecida Custos do cateter
Cianoacrilato (cola)	Sem lesão térmica Sem anestesia local tumescente Não há necessidade de compressoterapia pós-operatória	Eficácia em longo prazo não está bem estabelecida Flebite Custos do cateter

Neste capítulo, iremos abordar apenas as técnicas ablativas disponíveis no Brasil, entre elas, a cirurgia convencional, *laser* e radiofrequência endovenosos e escleroterapia com espuma.

Tratamento cirúrgico convencional

O *stripping* por invaginação foi descrito por Keller em 1905[9] e imediatamente adotado como uma técnica-padrão de extração da veia safena magna na época. Em 1906, Mayo[10] utilizou um anel fixo na extremidade de uma haste para empurrar a veia safena a retirá-la. No ano seguinte, Babcock[11] descreveu a utilização de uma oliva amarrada à extremidade do extrator passado intraluminalmente e a retirada por tração. Desde então, muitas variações técnicas foram incorporadas, mas o conceito-padrão permaneceu o mesmo: a utilização de uma ogiva para tracionar a veia safena magna promovendo sua extração.

Técnica cirúrgica

O *stripping* é uma técnica concebida para ser realizada com anestesia local e/ou regional e tratamento em ambulatório. A avaliação das condições do paciente, o mapeamento das veias a serem retiradas e o preparo cirúrgico devem seguir padronizações individuais de cada serviço.

Crossectomia

A incisão de crossectomia é feita logo acima da dobra cutânea inguinal, obliquamente. Uma incisão entre 3 e 4 cm, seguida de afastamento com Farabeuf, é geralmente suficiente para ter a visualização e realizar uma boa crossectomia.

A dissecção é feita ao longo da veia safena, progressivamente, até a veia femoral. A veia safena é imediatamente ligada o mais próximo possível dos primeiros ramos e, após a secção, a parte distal é deixada em fórceps sob o Farabeuf inferior. O cuidado neste passo é com o ramo safeno da artéria pudenda, que passa na frente da veia safena em 35% dos casos[12]. Todos os ramos da crossa da veia safena são identificados, ligados e seccionados.

Diversos métodos foram sugeridos para ajudar a reduzir o risco de reincidência nesta região. A microcoagulação do endotélio venoso do coto da junção safenofemoral e o enterramento do coto com sutura contínua de prolene permitem evitar que a parede venosa residual fique em contato com os tecidos subcutâneos. Glass[13] mostrou que o fechamento da fáscia pré-vascular na frente do coto pode ajudar na prevençao da angiogênese, assim como a colocação de material protético entre o tronco e o tecido subcutâneo[14-16], mas essa eficiência foi questionada em longo prazo.

Passagem do stripper

A passagem do extrator (*stripper*) é realizada em geral de baixo para cima (distal para proximal). Neste sentido, tomar cuidado para que o *stripper* não siga para o sistema venoso profundo. A inserção do *stripper* no sentido oposto (proximal para distal), é mais difícil devido à presença das válvulas venosas e ao fato de o extrator seguir para tributárias mais facilmente[17].

Atualmente, essa passagem pode ser realizada guiada por ultrassonografia, o que evita o risco de o extrator seguir pela veia errada.

Uma ogiva é amarrada na extremidade superior do extrator e a retirada é feita por tração. A forma de invaginação sem o uso da ogiva também pode ser uma opção. Outro recurso adicionado com benefício conhecido é o uso de solução tumescente no compartimento safênico. Esse artifício ajuda a diminuir o hematoma e a dor no pós-operatório[18].

Complicações

A maior parte dos cirurgiões se preocupa principalmente com as lesões de nervo quando se cita complicação de *stripping*. No entanto, as complicações podem ser as mais diversas como infecções, linfoceles, linfedema, trombose venosa profunda e até lesões arteriais.

A incidência de distúrbios neurológicos sensitivos é bastante controversa. Questiona-se se a busca deve ser ativa ou se devem ser consideradas apenas as queixas. Também é esperado um índice maior de parestesias quando o *stripping* é realizado até o maléolo, chegando a 39%, embora estudos mais recentes tenham mostrado que essa diferença é irrelevante. A maioria dos incidentes neurológicos é leve e autolimitada, não representado queixa dos pacientes. Parece aceitável uma incidência de distúrbios sensitivos entre 4 a 7% dos casos de *stripping*.

As lesões neurológicas mais severeas são raras. Elas aumentam sua ocorrência nas reabordagens cirúrgicas, principalmente da fossa poplítea para a veia safena parva. Além da dificuldade pela alteração cicatricial, existe na região uma grande variação anatômica, dificultando a identificação das estruturas.

As complicações de incisão como deiscências ou infecções ocorrem em 2-3%, de forma semelhante a outras cirurgias consideradas limpas. Neste tópico também estão as influências do estado nutricional dos pacientes, condição geral de cuidados no pós-operatório etc. As infecções locais também aumentam se há a presença de um hematoma no local cirúrgico.

A fístula linfática é rara e praticamente restrita às reoperações. Nestas situações sua incidência pode chegar a 3%. O manejo da fístula linfática é extremamente difícil. Compressão local e sutura podem ser armas possíveis para o tratamento da situação.

As lesões vasculares de veia e artéria femorais também são raras e, assim como as fístulas linfáticas, muito mais comuns em reabordagens do sítio cirúrgico. Sua incidência é de 0,02% para lesões arteriais e 0,1% para as lesões venosas. O mapeamento com ultrassonografia Doppler pode ajudar no planejamento, a fim de diminuir o risco de lesões vasculares. No entanto, com as novas técnicas de tratamento da insuficiência venosa, a reabordagem cirúrgica está caindo em desuso e tem sua indicação restrita a casos em que não há disponibilidade de outra técncia.

Os eventos tromboembólicos também não são frequentes, embora potencialmente graves. Estima-se que 1:200 cirurgias de varizes tenha trombose venosa profunda e 1:600 cirurgias, embolia pulmonar. Em geral a prevenção é feita com deambulação precoce e compressão elástica, não sendo necessária a quimioprofilaxia de rotina. Em procedimentos demorados (mais de 2 horas) e em pacientes com outros fatores de risco associados (idade avançada, uso de hormônio feminino, obesidade etc.) a quimioprofilaxia pode ser utilizada com a enoxaparina na dose adequada.

Ablação térmica endovenosa – Radiofrequência e Laser endovenoso

Durante este procedimento, a veia é ocluída através de um processo de fibrose da parede e do lúmen venoso por meio da produção de calor[19]. Reabsorção da veia ocorre após alguns meses na maioria dos casos[20].

Ablação térmica causa menos dor e desconforto e reduz o período de convalescença, quando comparada com a cirurgia tradicional[6]. Quando realizados em pacientes selecionados, estes procedimentos têm uma alta taxa de sucesso técnico e melhoram a qualidade de vida[19]. Consensos recentes recomendam a ablação térmica preferencialmente à ablação cirúrgica ou química de veias safenas[6,8].

A ablação térmica também tem sido usada com sucesso no tratamento de veias perfurantes e tributárias safênicas[6,21].

Não existe um diâmetro máximo preconizado para realização de ablação térmica com *laser* endovenoso, uma vez que é possível aumentar significativamente a energia liberada através da potência e da velocidade de tração. Para termoablação com radiofrequência, incialmente o limite máximo definido foi de 12 mm. No entanto, alguns autores demonstram resultados satisfatórios mesmo em veias com calibre maior que 12 mm, muitas vezes utilizando dois ciclos por segmento para aumentar a dose de energia liberada[22,23].

Mecanismo de ação

Laser endovenoso

Inicialmente a técnica foi baseada somente em fundamentos clínicos observados por Navarro, Min e Boné[24]. Os resultados foram baseados somente no fato de que a introdução de uma fibra para conduzir um *laser* absorvido pela hemoglobina gerasse calor para seu tratamento. E isto se espalhou rapidamente com muito sucesso.

A partir disso os cirurgiões foram utilizando outros comprimentos de onda, velocidade de tração, fibras... Mas o exato mecanismo de transporte do calor da ponta da fibra pelo sangue até a parede do vaso ainda não está inteiramente compreendido. Para isso é necessária a formação de equipes que tenham conhecimento profundo de física, o que não é o forte da maioria dos médicos. Por isso, muitas das condutas e dos termos utilizados hoje nas publicações, como o LEED, são tão criticados por físicos[25].

Os mecanismos propostos para a ação do *laser* endovenoso são descritos a seguir.

Contato direto da ponta fibra com a parede venosa

É o mecanismo sugerido pelo grupo que iniciou o procedimento e que está descrito na patente do aparelho utilizado para o primeiro tratamento endovascular de veia safena. A ação se daria pelo disparo direto do *laser* na parede venosa, e por isso a grande importância de promover este contato com a tumescência e Trendelenburg[26].

Interações térmicas do laser e da parede da veia

Neste mecanismo existem duas situações para o calor atingir a parede da veia. Uma seria pela absorção direta do *laser* pela parede venosa e a outra, pela absorção do *laser* pelo sangue ao redor da fibra, e este calor seria conduzido até a parede da veia. Se considerarmos que ocorre somente a absorção direta do *laser* pela parede venosa, justifica-se que o uso de comprimentos de onda mais longos teriam melhor eficiência[26]. Isso, no entanto, não foi comprovado. Pelo contrário, testes físicos demonstraram que o segundo mecanismo é mais importante que o primeiro[27], levando por água abaixo uma das grandes crenças dos flebologistas de que o comprimento de onda mais longo seria mais eficiente.

Efeito de bolhas de ar aquecidas sobre a parede a veia

Nesta hipótese, o *laser* seria absorvido pelo sangue e ocorreria geração de bolhas de vapor pelo intenso calor. Estas bolhas atingiriam o endotélio venoso e poderiam causar lesão térmica inclusive na camada média[28]. A propagação do calor gerado por essas bolhas através do sangue para atingir a parede venosa ocorreria como se um vaso fosse uma tubulação de calor de alta condutividade térmica (efeito *heat pipe*)[29].

Efeito do sangue carbonizado na ponta da fibra

Segundo esta teoria, a carbonização da ponta da fibra causada pelo sangue superaquecido levaria à formação de uma camada escura diretamente onde o *laser* é disparado. Como a cor escura absorve muito o *laser*, a temperatura da ponta da fibra chegaria a escaldantes 1.000°C e isso seria capaz de causar o dano térmico irreversível na veia. E esse tipo de mecanismo ocorreria com qualquer comprimento de onda, pois essa absorção é muito intensa sob qualquer que seja a onda de *laser* utilizada[30].

Resposta celular a um trombo térmico

Esta nova teoria proposta por Heger e cols. cita que o mecanismo responsável pela oclusão venosa é uma resposta celular inflamatória à formação de um trombo térmico. Resumidamente, ocorreria a absorção do *laser* pelo sangue e a geração de um trombo térmico intravascular. Este "corpo estranho" promoveria a liberação de uma série de mediadores celulares com a atração de células cicatriciais (fibroblastos, macrófagos, entre outras). Seria através dessa resposta imunológica que culminaria a fibrose e oclusão venosa[31].

Como não temos a comprovação da superioridade de nenhum dos mecanismos, não há também um consenso de como seria a melhor forma de atuar. Talvez por essa grande diversidade de formas de ação é que o *laser* endovenoso se mostra tão eficiente, independentemente do comprimento de onda, fibras e da energia liberada[25].

Radiofrequência endovenosa

A radiofrequência é uma forma de energia não ionizante com espectro eletromagnético na ordem de kilohertz. São ondas elétricas e magnéticas que, ao atravessarem um tecido, provocam vibração e fricção dos seus átomos, produzindo energia térmica (*resistive heating*). Segundo a lei de Joule, quanto maior a resistência elétrica do tecido, maior a produção térmica. Portanto, o calor gerado na termoablação por radiofrequência ocorre nos tecidos e não na ponta do cateter.

A termoablação por radiofrequência promove a contração do colágeno da parede venosa por meio da desnaturação da matriz de colágeno, seguida de fechamento fibrótico do lúmen do vaso decorrente da lesão e inflamação da parede venosa.

Alguns fatores podem acarretar menor produção de calor durante a execução do procedimento, mas o mais significativo é a presença de grande quantidade de

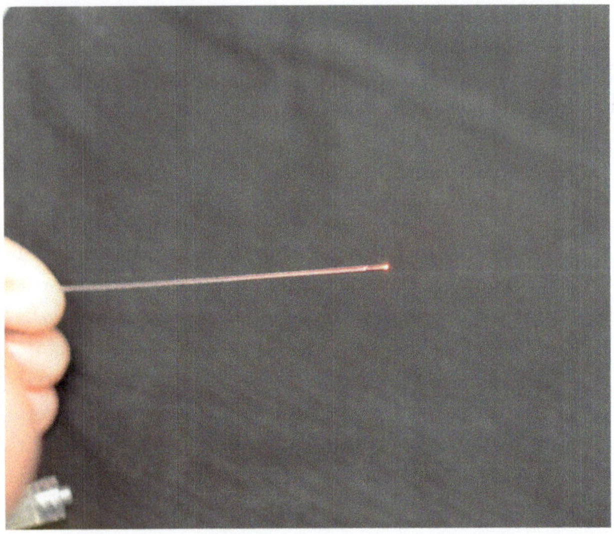

Figura 41.2a.

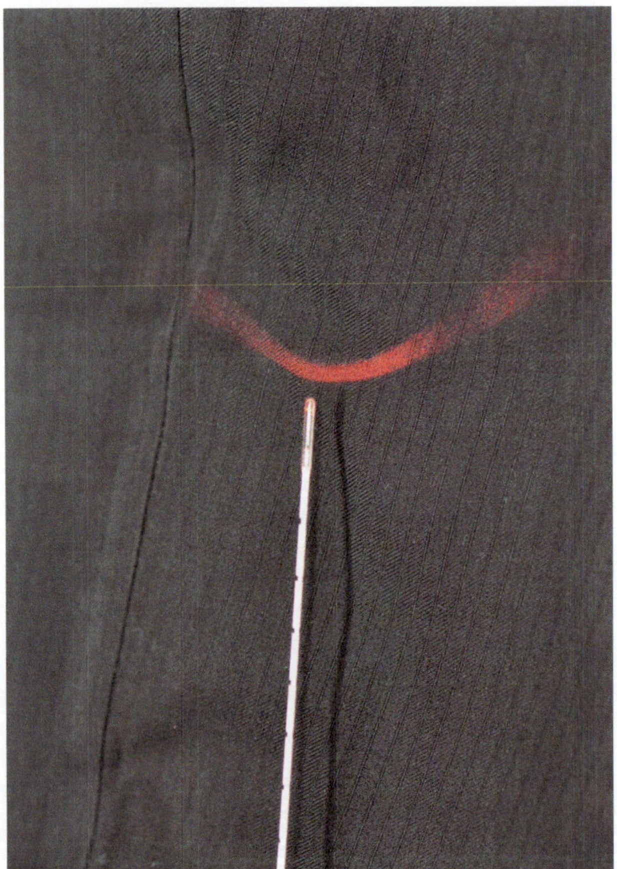

Figura 41.2b.

sangue ao redor do cateter, que gera menor resistência à passagem da corrente elétrica e consequentemente, menor aquecimento da parede do vaso (efeito *heat-sink* – efeito radiador). Estas situações são mais comuns em áreas de grande fluxo sanguíneo, como as junções safenofemoral e safenopoplítea, veias perfurante e tributárias calibrosas no trajeto safênico, e veias safenas de grosso calibre.

Materiais

Laser endovenoso

Fibras

Muitos tipos de fibra foram desenvolvidos nos últimos anos com o intuito de permitir uma melhor entrega do *laser*[32]. A fibra mais comum é a chamada fibra nua ou *bare tip* (Figura 41.2a). Essa fibra irradia o *laser* em um ângulo máximo de 22 graus do centro axial. Esse é o tipo de fibra que mais tem a possibilidade de provocar perfurações na parede da veia. Além disso a carbonização que ocorre na ponta da fibra faz com que o mecanismo de ação exija a condução de calor até a parede da veia, conforme já discutido. Estas fibras têm diferentes calibres (do seu *core*) que podem variar de 200 a 1.000 µm. Sendo as mais utilizadas a de 400 e 600 µm.

Existe ainda a fibra de emissão radial (Figura 41.2b), que é nada mais que uma fibra convencional com revestimento de quartzo em formato cônico que permite emissão circunferencial da luz. Este revestimento também diminui a distância do *laser* a ser precorrida até a parede venosa. A carbonização com este tipo de fibra é ainda menor, sendo o seu mecanismo de atuação uma ação direta do *laser* no sangue circunjacente e na parede da veia. Os calibres disponíveis são 400 e 600 µm.

Mais recentemente, a Biolitec® desenvolveu uma fibra radial com anéis de emissão radial chamada Two Ring. O anel proximal é reponsável por gerar a contração venosa e o anel distal, a ablação venosa. A irradiação *laser* é dividida entre os dois anéis, sendo 50% da densidade energética para cada halo. Esta distribuição energética entre os dois anéis é capaz de reduzir a aderência da fibra à parede venosa durante a ablação.

Atualmente é a fibra de emissão radial que mostra superioridade na condição de promover menos carbonização, mas seu real benefício ainda se mantém incerto[32].

A fibra ideal seria aquela que promoveria o aquecimento uniforme da parede venosa até o dano térmico irreversível, sem provocar perfuração da veia. Além disso, ela deve ser flexível, visível ao ultrassom e ter custo acessível.

Comprimento de onda do laser

Os comprimentos de onda mais curtos como os de 810 nm, 940 nm, 980 nm e 1.064 nm têm como cromóforo-alvo (partícula mais sensível) a hemoglobina das hemácias do sangue. Já os comprimentos de onda maiores, acima de 1.200 nm miram na água, que possui alguns picos de absorção até 2.000 nm[33,34].

Teoricamente, o alvo desses comprimentos de onda seriam as células endoteliais. Não se pode esquecer, no entanto, que o principal componente do sangue é a água, o que justifica um coeficiente de absorção até cinco vezes maior no sangue de 1.470 nm, se comparado com o 980 nm[33].

Segundo este raciocínio, então, tanto os comprimentos de onda curtos quanto os mais longos seriam absorvidos mesmo no sangue[34]. Então, qual seria a diferença? Os estudos comparativos sobre os comprimentos de onda são taxativos em afirmar que o índice de oclusão permanece inalterado e acima de 90%[34-37].

O que se observa é que ocorre menor incidência de dor e queimação com comprimentos de onda maiores[35,36]. Também estão relatados menos dor, menos uso de analgésicos e parestesia[37].

No entanto, não se pode esquecer que esses trabalhos foram feitos com diferentes potências, velocidades de tração e tipos de fibra. E usualmente é utilizada menor potência do *laser* quanto maior é o comprimento de onda. Como vimos anteriormente, ainda é obscuro como seria o mecanismo de ação do *laser* para culminar com a oclusão venosa. Modelos matemáticos mais recentes demonstram uma diferença projetada de apenas 10°C de calor gerado na parede da veia com a mesma potência para 810 nm e 1.470 nm[27].

Após o pico de absorção da água próximo a 1.500 nm, existe outro pico com absorção ainda maior, cerca de 2.000 nm. O que se espera é que estes comprimentos de onda poderiam produzir efeitos semelhantes com menor energia ainda. Estudos preliminares apresentados por Pinto e cols. demonstraram uma maior recanalização em 1 ano com o *laser* de 1.920 nm em comparação ao de 1.470 nm. No entanto, neste estudo houve uma diferença significativa na quantidade de energia entregue (24,7 J/cm contra 17,8 J/cm) em veias de calibre médio de 6 mm[38].

Diante de todas essas afirmações e dos resultados finais semelhantes com todos os comprimentos de onda, a diferença real de ação, se houver, ainda está por ser descoberta.

Cateter e gerador de radiofrequência

O atual modelo foi introduzido em 2006, e é chamado cateter Closure FASTTM (Medtronic, USA) (Figura 41.3). Ele apresenta em sua extremidade um elemento térmico que pode ter 3 ou 7 cm de comprimento e um sistema eficaz de controle de temperatura por meio de um termostato presente no elemento térmico. O gerador da radiofrequência está atualmente em sua terceira geração (RFG3) e este permite visualizar a temperatura em tempo real na sua tela, bem como a potência em Watts (W) necessária para atingir a temperatura-alvo (120°C). Para os cateteres de 7 cm, durante o ciclo a potência tipicamente começa em 40 W e cai abaixo de 20 W em 10 segundos. Para os de 3 cm, a potência tipicamente começa em 18 W e cai abaixo de 10 W em 10 segundos. Para ambos comprimentos, a temperatura máxima atingida é de 120°C e essa deve ser alcançada nos primeiros 5 segundos do ciclo.

É necessário um introdutor 7 Fr para acesso venoso e o cateter apresenta marcações de 6,5 cm que indicam a distância de retração do cateter a cada ciclo. A retirada é segmentar e cada ciclo dura 20 segundos. No corpo do cateter há marcações regulares distando 6,5 cm entre elas, para permitir a interposição de 0,5 cm entre os segmentos tratados. O cateter apresenta também uma luz que permite avanço de fio-guia 0,025" para navegação em veias tortuosas.

Energia dispersada

Laser endovenoso

A busca pela energia ideal a ser utilizada para a termoablação endovenosa passou por diversas etapas. Inicialmente apenas o ajuste da potência era levado em consideração, ignorando-se outras variáveis como velocidade de tração e energia total. Vale lembrar que neste período inicial o *laser* utilizado era basicamente o diodo de 810 nm.

Foi em 2005 que o termo energia por centímetro linear de veia (LEED, em inglês) começou a ser utilizado[36]. E esta unidade se tornou referência para os médicos realizarem os cálculos de entrega de energia.

Cowpland e cols., em artigo de revisão recente, demonstraram que um LEED ótimo para ablação da veia safena magna deva ser > 80 J/cm e < 100 J/cm para obter uma taxa de oclusão ótima com efeitos adversos e complicações mínimas. Comprimentos de onda mais longos (como o de 1.470 nm) podem ter um LEED ideal menor (< 85 J/cm). No entanto, um LEED < 60 J/cm tem eficácia reduzida independentemente do comprimento de onda[39].

Porém, ainda não se encontrou exatamente qual a relação de LEED com o calibre da veia. Isso ocorre porque esta unidade de medida não leva em consideração a área de tratamento (o que poderia tornar o calibre relevante). Uma tentativa de usar outra medida e levar em consideração o calibre da veia é adotar a equivalência de fluência endovenosa (EFE). Essa unidade é obtida através da divisão do LEED pela circunferência da veia (fórmula abaixo). Uma EFE maior que 20 J/cm^2 seria o recomendado para se obter a oclusão venosa[40].

EFE = LEED / $2\pi r$, em que r = raio da veia

O LEED tornou-se popular pela facilidade de cálculo e uso, porém é alvo de várias críticas. Por exemplo: quando se diz que o recomendado é utilizar um LEED de 40 J/cm para o tratamento de uma veia, como isso é obtido?

Se a energia total é dada pela fórmula: E = P x t, onde E = energia em J; P = potência (W) e t = tempo (s).

Então LEED = E/cm linear de veia = P x t/cm linear de veia

Portanto, para se obter 40 J/cm pode-se utilizar uma tração de 2 mm/s a uma potência de 8 W ou uma tração de 1 mm/s a uma potência de 4 W. Ou ainda, se exagerarmos, poderia ser 8.000 W a 200 cm/s, e ainda assim serial 40 J/cm.

Certamente essas formas de entrega não podem dar os mesmos resultados.

Por isso, enquanto não há alguma forma mais palpável de análise de entrega de energia, a sugestão é que, além da LEED, sejam conhecidas também a potência e/ou a taxa de tração, para que as mesmas condições possam ser reproduzíveis.

Radiofrequência endovenosa

Após o posicionamento do cateter no nível da junção safenofemoral ou poplítea, e após realização de tumescência e Trendelenburg, deve-se realizar dois disparos consecutivos de 20 segundos nesta posição. Os demais segmentos do tronco safênico deverão ser tratados com um único ciclo de 20 segundos. Alguns autores recomendam o uso de dois disparos em todos os segmentos. Isto acarreta uma redução mais rápida e eficaz do calibre venoso num seguimento de 6 meses. No entanto, não houve diferenças na taxa de recanalização quando comparada com o grupo que utilizou a técnica padrão[22].

Técnica

O procedimento é descrito para realização em ambiente ambulatorial usando anestesia tumescente. Em casos onde haverá uma extensa flebectomia associada pode ser utilizado o bloqueio regional. O uso da raquianestesia é muito comum no Brasil e raramente utilizado nos Estados Unidos e na Europa, onde o chamado tratamento fora do hospital é extremamente valorizado e aceito pela sociedade.

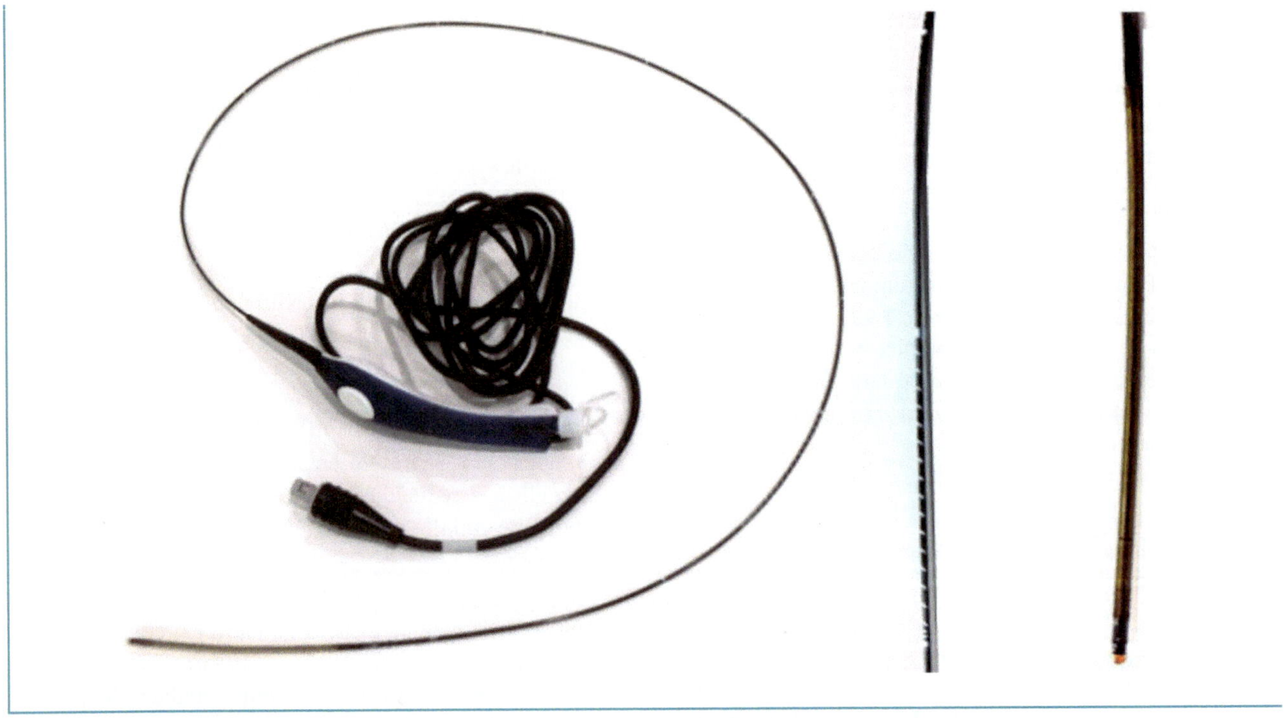

Figura 41.3.. A. Cateter de radiofrequência Closure FASTTM (Medtronic). **B.** Corpo do cateter com marcações regulares a cada 6,5 cm. **C.** Área de trabalho (elemento térmico) de 7 cm.

Tabela 41.3. Perfil do introdutor baseado na fibra ou no cateter utilizado

Fibra *Laser*	Perfil
200 µm *bare tip*	Jelco 24 ou maior
400 µm bare tip	Jelco 20 ou maior
400 µm radial	Introdutor 4 Fr ou jelco 16 ou introdutor mais calibroso
600 µm *bare tip*	Introdutor 4 Fr ou jelco 16 ou introdutor mais calibroso
600 µm radial	Introdutor 6 Fr
Cateter radiofrequência	
Cateter de 3 ou 7 cm	Introdutor 7 Fr

Tabela 41.4. Solução anestésica tumescente de lidocaína em diferentes concentrações

Componente	0,05% (500 mg/L)	0,075% (750 mg/L)	0,1% (1.000 mg/L)	0,2% (2.000 mg/L)
SF a 0,9% ou Ringer lactato	1.000 mL	1.000 mL	1.000 mL	1.000 mL
Lidocaína a 2%	25 mL	37,5 mL	50 mL	100 mL
Bicarbonato (1 mEq/mL)	10 mL	10 mL	10 mL	10 mL
Epinefrina (1:1.000)	1 mL	1 mL	1 mL	1 mL

O acesso venoso se dá através da puncão da veia safena guiada por ultrassom e passagem de um introdutor de perfil adequado à fibra ou ao cateter que será utilizado (Tabela 41.3).

O local de punção depende de até onde vai ser o tratamento e do estudo anatômico prévio para verificar o melhor local de punção. Em geral é realizada no terço proximal de perna, onde a punção não é tecnicamente difícil e o risco de lesão de nervo é mínimo. A seguir é introduzida a fibra escolhida e sob visualização do ultrassom ela é posicionada a 2 cm da junção safenofemoral, ou quando se visualiza a veia epigástrica, posicioná-la imediatamente abaixo do seu ponto de drenagem (Figura 41.4).

A seguir inicia-se a anestesia tumescente com solução de lidocaína variando entre 0,05-0,2%, epinefrina e bicarbonato (Tabela 41.4) ou em caso de bloqueio anestésico, somente tumescência. Esta solução deve ser infiltrada guiada por ultrassom diretamente no compartimento safênico, para que haja uma melhor compressão venosa e menor lesão neurológica (Figura 41.5). Na termoablação com *laser* endovenoso é possível utilizar a solução em baixa temperatura (4°C). Alguns estudos demonstram redução do nível de dor durante e após a termoablação com *laser*, quando comparada com a solução em temperatura ambiente[41,42].

No entanto, na ablação com radiofrequência endovenosa a recomendação é que a solução seja usada em

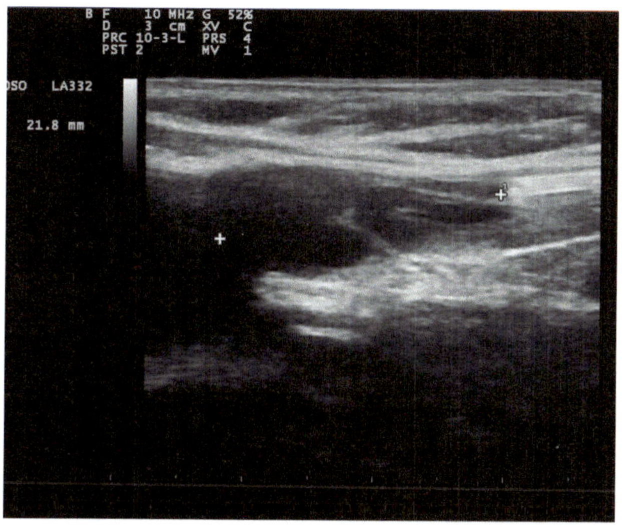

Figura 41.4.

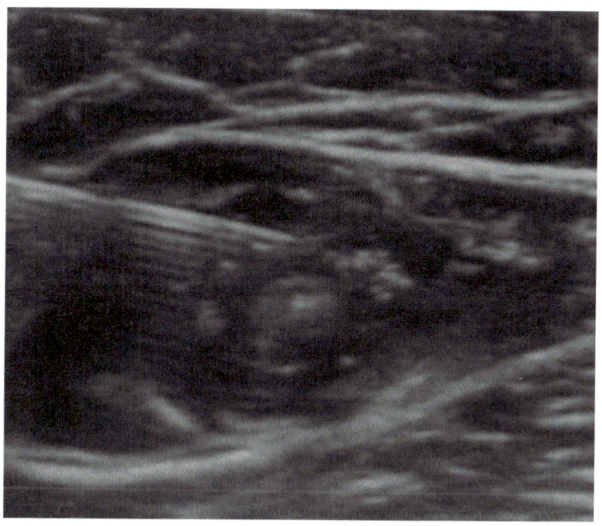

Figura 41.5.

temperatura ambiente, pois o calor é gerado na parede da veia. Sendo assim, temperaturas muito baixas nos tecidos perivenosos poderão causar impossibilidade de atingir a temperatura-alvo (120°C).

Após a tumescência, a adoção da posição de Trendelenburg ajuda no esvaziamento venoso.

Passamos então à tração contínua da fibra do *laser* ou tração segmentar do cateter de radiofrequência até o ponto mais distal de tratamento previamente determinado.

Durante a termoablação com radiofrequência é importante a compressão do elemento térmico do cateter de radiofrequência com o transdutor e/ou com a mão, ajudando no esvaziamento da veia. Para ablação com *laser*, a compressão simultânea pode ajudar no maior contato da fibra com a parede venosa, no entanto, para as fibras nuas este contato íntimo com a ponta da fibra pode gerar maior risco de perfuração venosa.

A técnica para o tratamento da veia safena parva não difere muito da veia safena magna, com a punção sendo realizada o mais proximal possível e o mais distal necessário[43,44].

Punções desnecessariamente baixas aumentam a chance de lesão neurológica[45], ao passo que tratamentos somente do segmento inicial podem conservar o refluxo distal[44].

Proximalmente, deve-se alocar a fibra até o limite da porção superficial da veia safena parva, ou seja, na altura da fáscia (Figura 41.6). Esta localização está relacionada com um índice de 0% de TVP[46]. Após o término da ablação, recomenda-se compressão do trajeto safênico por 5 minutos nos pacientes submetidos a radiofrequência.

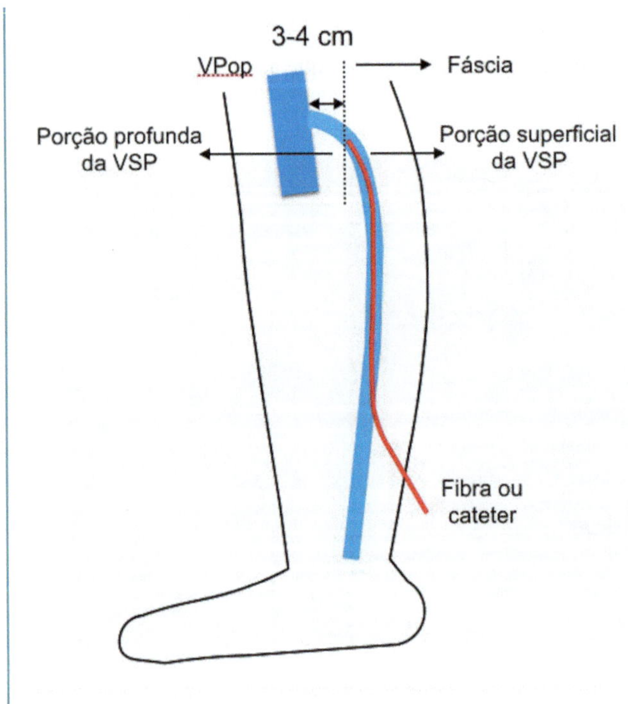

Inserir Figura 41.6.

Complicações

As complicações observadas na termoablação vão desde as mais lógicas, como queimadura, lesão de nervo, trombose venosa profunda (TVP) e dor, até as mais improváveis como fístula-arteriovenosa[47-49], quebra da fibra[50] e casos assustadores de infecção e abscessos[51].

Trombose venosa profunda e Trombose induzida pelo calor (TICE)

A ocorrência de TVP após a termoablação varia de 0 a 5,7%[28,52]. Em geral, no entanto, está abaixo de 1%, sendo a grande maioria em veias musculares de perna como gastrocnêmias e soleares[53].

O tratamento da TVP pós-*laser* endovenoso deve seguir as recomendações usuais de anticoagulação plena, mantida por 3 meses.

Fatores de risco associados à ocorrência de TVP são individualizados e também já seguem os mesmos

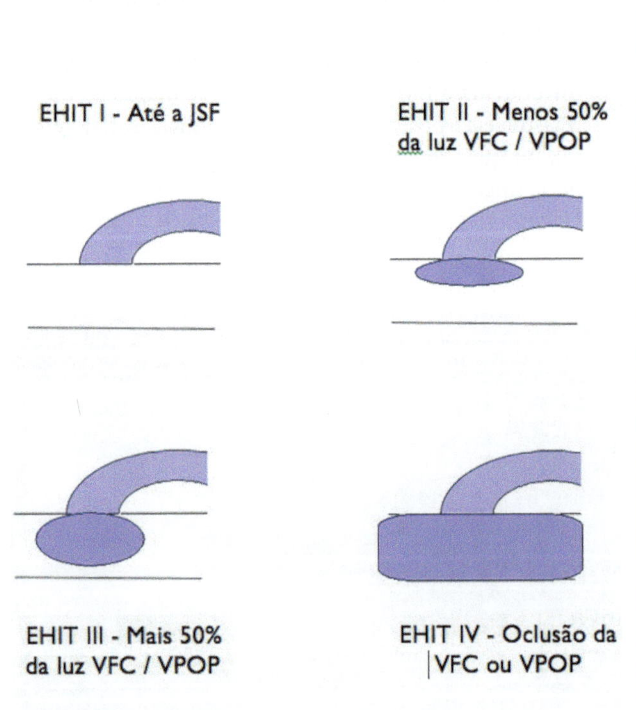

Inserir Figura 41.7

identificados previamente por diversos autores. O uso de escores de riscode trombose, como o de Caprini, pode ser benéfico na identificação de pacientes que devem ser submetidos à profilaxia farmacológica.

Somente pelo procedimento não há indicação formal de profilaxia farmacológica, sendo orientada somente a deambulação precoce e uso de compressão elástica.

A TICE ou, pela sigla em inglês, EHIT (*endothermal heat-induced thrombosis*), é a extensão do trombo da junção safenofemoral para o interior da veia femoral. Esse diagnóstico é feito principalmente quando da realização do ultrassom de controle precoce (3 dias). A ocorrência da TICE é descrita entre 0-16% e o risco de gerar embolia pulmonar ainda é incerto[54,55].

Por isso, seu manejo também ainda não apresenta consenso. A classificação da TICE pode ser vista na Figura 41.7.

A anticoagulação e antiagregação plaquetária são os tratamentos mais comumente utilizados[52,53]. No caso de TICE I, apenas a antiagregração plaquetária e o controle ultrassonográfico semanal são suficientes. Já para a TICE II pode-se apenas fazer a antiagregação e acompanhar ou, para alguns autores, iniciar a anticoagulação até observar a regressão para a TICE I. Nos casos de TICE III e IV a anticoagulação plena é indicada (Figura 41.8) [55,56].

Alguns fatores parecem estar mais associados à ocorrência de TICE, como veias de calibre grande, flebectomias múltiplas e pacientes do sexo masculino[55].

Lesão neurológica periférica

O risco de lesão neurológica está diretamente relacionado ao íntimo contato entre o nervo e a veia safena magna ou parva, em alguns casos. O índice observado é de 1,3 a 11%, sendo mais frequente durante o tratamento de veia safena parva, ou dos terços médio e distal da veia safena magna e sem o uso de tumescência[57,58].

As lesões neurológicas em geral são leves e autolimitadas, resolvendo-se espontaneamente em 3-6 meses. Os cuidados para evitar esse tipo de complicação são: avaliar o local de punção usando o mais proximal possível, usar grandes volumes de tumescência, evitar o uso de altas doses de energia em locais de alto risco de lesão neurológica.

Sempre que possível, observar a presença do nervo ao ultrassom e afastá-lo da veia durante a execução da tumescência.

Queimadura de pele

Durante a execução do tratamento com *laser* endovascular ocorre uma dissipação do calor para o tecido adjacente. É claro que a tendência e o desejo do médico

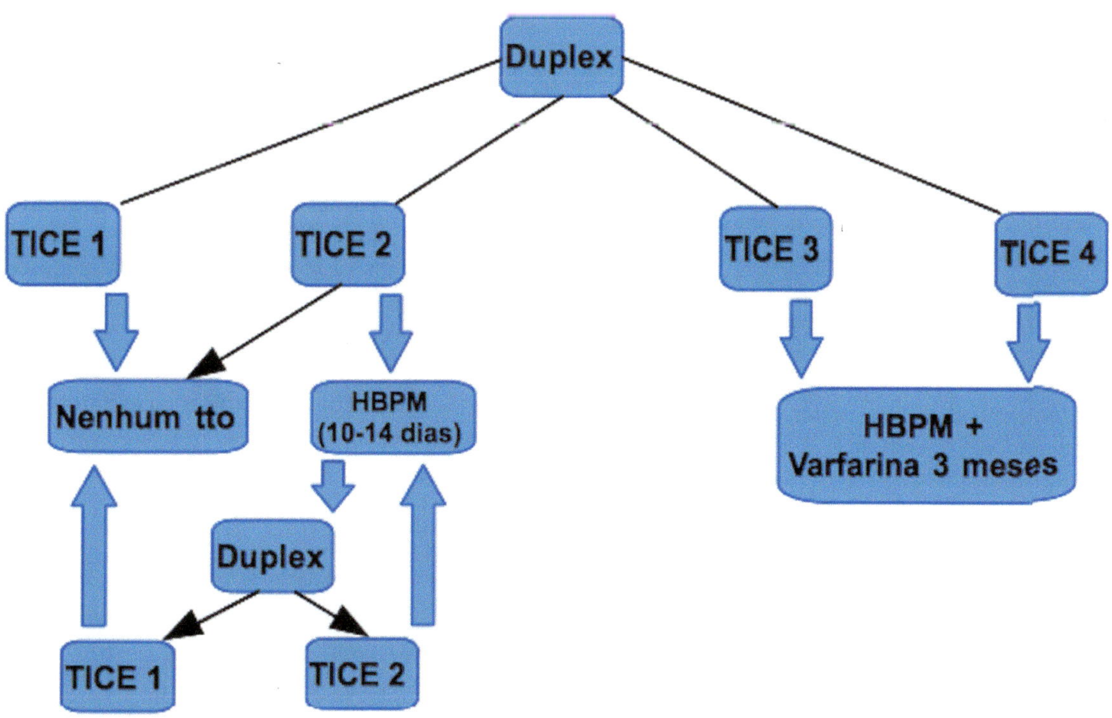

Figura 41.8.

assistente é que este calor fique o máximo de tempo retido dentro do lúmen venoso. Em algumas situações, como o tratamento de veias epifasciais ou quando há uma tributária de contato direto à veia tratada próxima à pele, este calor pode atingir a pele e provocar queimaduras[59,60]. Felizmente é uma complicação rara e cada vez menos frequente, sendo não observada por diversos autores. Em grandes casuísticas queimaduras são observadas em índices entre 0,14% a 1,32%[55]. Usar tumescência e evitar ablação em veias calibrosas e muito superficiais são parte das ações para prevenir a ocorrência de queimaduras. Além disso, deve-se ter atenção à presença de tributárias calibrosas que podem drenar bolhas de calor para a superfície, o chamado "efeito radiador". Isso, além de roubar o calor de dentro da veia a ser tratada, pode levá-lo a um local superficial e onde a tumescência não está adequada.

Dor e equimose

Talvez a dor e a equimose não devam entrar no rol de complicações, mas de efeitos indesejados. Isso porque tanto a dor quanto a equimose são inerentes ao tratamento, apenas sua intensidade varia. Tanto que os autores são discordantes em classificar qual equimose seria complicação, o que se traduz em um índice relatado de 2,5% a 100%[59,60].

Apesar da colocação de que dor e equimose não seriam complicações, muito se tem buscado na evolução da técnica para diminuir tanto uma quanto outra. Diferentes comprimentos de onda e a forma de entrega estão sendo pesquisados para que haja uma ocorrência ainda menor desses efeitos adversos.

Fístulas arteriovenosas

São outra complicação bastante rara, mas com alguns relatos na literatura[47-49]. Não se sabe ao certo qual seria o mecanismo para a formação de fístulas arteriovenosas após a termoablação com *laser*. Algumas hipóteses são: a lesão concomitante de artéria e veia durante a tumescência e a transmissão de energia térmica para uma artéria vizinha[60]. A maioria das fístulas foi detectada no seguimento ultrassonográfico usual, com pacientes assintomáticos[47,48], embora haja o relato de um caso com fístula de alto fluxo e sintomas de insuficiência cardíaca de alto débito[49].

Quase a totalidade dos casos de fístula arteriovenosa relatados após termoablação com *laser* foi diagnosticada nos primeiros 30 dias após a intervenção. A conduta foi expectante quando assintomáticos, sem maiores consequências observadas até o momento. A presença dessa complicação está relacionada com a maior incidência de recanalização[61].

O uso abundante de solução tumescente e o cuidado de visualização com ultrassom durante as punções são condições que podem ajudar a evitar esta complicação[60].

Escleroterapia com Espuma Ecoguiada

A escleroterapia é uma modalidade terapêutica utilizada para o tratamento das varizes dos membros inferiores em suas mais diversas apresentações: telangiectasias, veias reticulares, varizes não tronculares, varizes tronculares, veias safenas magna e parva e veias perfurantes[62].

A escleroterapia pode ser realizada com agentes líquidos ou em forma de espuma. Nos últimos anos, a escleroterapia com espuma vem se destacando em várias publicações. Um de seus benefícios é o maior poder esclerosante, permitindo redução significativa da dose. Os motivos para essa maior eficiência são decorrentes de uma maior superfície de contato do esclerosante com a parede venosa e a menor diluição pelo sangue e suas proteínas.

O esclerosante destrói o endotélio venoso e possivelmente outras camadas da parede venosa. Ao longo do tempo, estas veias serão transformadas em um cordão fibroso, em um processo chamado esclerose[63,64].

Indicações clínicas

A maior qualidade desta técnica está na sua versatilidade e baixa invasividade, sendo possível o tratamento de diversas situações anatômicas e até mesmo em pacientes de elevado risco a um tratamento cirúrgico convencional. As indicações mais comuns na literatura estão descritas no Quadro 41.1[65].

Apesar da ampla indicação desta técnica, ela ainda é tida como segunda escolha para o tratamento de pacientes com varizes secundárias (C2-C6) a incompetência de veia safena e que não são elegíveis a ablação térmica ou cirurgia convencional. No entanto, em pacientes com varicosidades recorrentes, idosos e pacientes frágeis com úlceras venosas, ela é considerada

Quadro 41.1. Indicações anatômicas da escleroterapia com espuma ecoguiada

- Veia safena magna
- Veia safena parva
- Veias safenas acessórias (anterior, posterior)
- Veia Giacomini
- Tributárias varicosas
- Veias perfurantes incompetentes
- Varizes reticulares
- Telangiectasias
- Varicosidades residuais ou recorrentes após cirurgia de varizes
- Varicosidades de origem pélvica
- Varicosidades em proximidade de úlceras venosas
- Malformações venosas

o tratamento de escolha. Para pacientes com varizes reticulares e telangiectasias (C1), a escleroterapia líquida ainda é o tratamento de escolha, sendo reservada a técnica de espuma para os casos de insucesso[66,67].

Contraindicações

As contraindicações à escleroterapia com espuma são divididas em relativas e absolutas e estão descritas no último *guideline* europeu para escleroterapia em doenças venosas crônicas[65].

Contraindicações absolutas:

- forame oval patente sintomático conhecido;
- alergia conhecida ao esclerosante;
- trombose venosa profunda/embolia pulmonar aguda;
- infecção local na área da escleroterapia ou infecção generalizada grave;
- imobilidade ou confinamento ao leito.

Contraindicações relativas:

- gravidez;
- aleitamento materno (interromper o aleitamento por 2-3 dias);
- doença arterial periférica oclusiva grave;
- trombose venosa superficial aguda;
- forte predisposição alérgica;
- Alto risco de eventos tromboembólicos (trombofilia grave conhecida, história de tromboembolismo prévio, estados de hipercoagulabilidade e câncer ativo);
- Distúrbios neurológicos (incluindo enxaqueca) após escleroterapia prévia com espuma.

Técnicas de produção de espuma

Espuma – características físicas

A espuma consiste em uma mistura de gás e líquido onde há predomínio de gás, isto é a proporção gás-líquido (φ) é maior que 0,52. Quando $\varphi < 0,52$ tem-se apenas uma dispersão de gás, isto é, algumas bolhas dentro do líquido. A espuma esférica ou molhada tem φ entre 0,52 e 0,74, isto é, apresenta maior proporção de gás, porém ainda grande volume líquido. A espuma poliédrica ou seca ocorre somente na presença de pequena quantidade de líquido ($\varphi > 0,74$). O seu nome deve-se à união das bolhas na forma de poliedros[68].

Em relação ao tamanho das bolhas, temos a macroespuma, com bolhas maiores que 500 μm; miniespuma, com bolhas entre 250 e 500 μm; e a microespuma, com bolhas menores que 250 μm[69].

A maior eficácia da espuma deve-se ao aumento da superfície de contato do esclerosante com a parede do vaso. Quanto menores as dimensões das bolhas, maior esta superfície de contato.

Soluções homogêneas, isto é, com bolhas do mesmo tamanho, são mais estáveis, ou seja, apresentam maior meia-vida. Isto se explica, posto que o gás do interior das bolhas se difunde quando estas são de tamanhos diversos, mas se mantém estável caso as bolhas sejam do mesmo diâmetro.

A espuma ainda gera esvaziamento mecânico do vaso a ser tratado, limitando a diluição do esclerosante. Pelo exposto, apresenta maior potência com doses menores, reduzindo a taxa de complicações.

Além disso, é facilmente identificada ao ultrassom, permitindo a escleroterapia ecoguiada.

Agentes esclerosantes

A espuma utilizada na escleroterapia é formada pelo turbilhonamento do esclerosante com gás. Os agentes esclerosantes capazes de formá-la são os do tipo detergentes. Neste grupo temos o morruato de sódio, o polidocanol, o tetradecil sulfato de sódio e o oleato de etanolamina. Estes agentes atuam nos lípides da parede celular, danificando o cimento intercelular e levando a fibrose e obliteração luminal[70].

O morruato de sódio e o tetradecil sulfato de sódio (STS) não são difundidos no Brasil. O STS, no entanto, é a droga mais utilizada em forma de espuma nos EUA, posto que o polidocanol foi liberado naquele país como esclerosante apenas a partir de 2010.

O polidocanol é a droga mais difundida, em nosso meio e no mundo, para a formação de espuma. Apresenta alta disponibilidade, baixo preço, experiência longa de uso, além de vasta literatura.

O oleato de etanolamina é muito utilizado em forma líquida no Brasil para a escleroterapia de varizes. É utilizado para o tratamento das varizes gastroesofágicas. Na literatura, há séries de casos de seu uso no tratamento de malformações vasculares de baixo fluxo, porém a maioria em forma líquida. Além disso, é a droga de maior potencial de eventos adversos, não apresentando vantagem nítida de seu uso.

Revisão sistemática da Cochrane, porém, constatou não haver literatura de qualidade disponível para a escolha de determinado agente em relação a outro[71].

Em resumo, o STS e o POL, drogas mais utilizadas na escleroterapia com espuma, são eficazes e seguras, com baixa taxa de complicações sérias. O STS é três vezes mais potente que o POL em doses equivalentes, porém mais desconfortável. O POL é menos tóxico que o STS, além disso é o agente esclerosante mais estudado e de menor risco para necrose tecidual e hiperpigmentação.

Técnica de obtenção da Espuma

A técnica mais utilizada para a obtenção de espuma é a de Tessari72. Esta consiste na conexão de duas seringas, uma com ar e a outra com a solução esclerosante em forma líquida através de um conector de três vias. Em seguida, procede-se à transferência por bombeamento simultâneo e repetido dos conteúdos das seringas por no mínimo dez vezes. A mistura do líquido e do ar de maneira turbilhonada gera a espuma.

Pode-se controlar o tamanho das bolhas através da abertura total ou parcial do conector de três vias. Quanto menor a abertura, maior o turbilhonamento e menores são as bolhas formadas. A proporção líquido:gás é de 1:4 ou 1:5, com φ (coeficiente gás:líquido) entre 0,7 e 0,83. A meia-vida depende do esclerosante e da sua concentração, além das seringas utilizadas.

O sistema de seringa dupla – *double syringe system* ou DSS – consiste na padronização da técnica de Tessari, de forma simples, rápida, estéril e reprodutível. Aspiram-se exatamente 8 mL de ar em uma seringa Inject de 10 mL com conector em rosca – *luer lock* – conectado a um filtro de ar de 0,2 mm para esterilização do ar. Em outra seringa Omnifix de 10 mL também com rosca, aspiram-se 2 mL de polidocanol a 3% – Aethoxysklerol. As seringas, sem o flitro de ar, são conectadas através de um conector de duas vias Conbidyn. Realizam-se cinco movimentos contrarresistência, isto é, com pressão do polegar no êmbolo da seringa que está recebendo a espuma. Em seguida, realiza-se o bombeamento rápido, como na técnica de Tessari, por sete vezes. Esta espuma possui proporção esclerosante:ar de 1:5, uma meia-vida de 150 segundos e o diâmetro médio das bolhas de 70 nm. Alterações nos materiais ou na técnica produzem uma espuma menos viscosa e mais instável[73].

Espumas e os diferentes gases

Em relação ao gás utilizado, a maioria emprega ar ambiente, o qual é uma mistura contendo 21% de O^2, 78% de nitrogênio e 1% de traços de outros vários gases.

Alguns utilizam CO2[67] ou uma mistura de CO2 (77%)/O2 (23%)[74]. O CO2 é utilizado como contraste radiológico e ecográfico desde 1950. É muito fluido, o que permite a sua injeção por agulhas de fino calibre; não é tóxico, permitindo a injeção de grandes volumes; é altamente solúvel e difusível. Já as espumas de ar ambiente são ricas em nitrogênio, gases de baixos coeficientes de difusão e solubilidade, portanto de eliminação lenta, restringindo a sua dose[75].

O uso de CO2 porém parece minimizar os efeitos colaterais de curto prazo como opressão torácica, tosse seca e alterações visuais, quando comparado à espuma com ar ambiente[76].

Goldman e cols. analisaram a estabilidade da espuma de tetradecil sulfato de sódio em diferentes concentrações de acordo com o gás empregado: ar ambiente, CO2, O2 ou mistura de CO2 (77%)/O2 (23%)[77].

O tempo médio para dissolução da espuma de tetradecilsulfato de sódio a 0,25%, 0,5% e 1% com ar ambiente foi de 85,7, 89 e 90,7 segundos, respectivamente; com CO2, 25,3, 25,7 e 28,3 segundos; empregando-se O2, 85,7, 79 e 73 segundos; e 54,3, 58 e 49,7 segundos quando utilizada mistura de CO2 (77%)/O2 (23%).

Notou-se, portanto, que as misturas com CO2 produziram espumas menos estáveis, isto é, com menor meia-vida. Este fato atribui-se ao tamanho reduzido das bolhas formadas pelo CO2. Além disso, não houve aumento da meia-vida da espuma de CO2 quando se utilizaram concentrações maiores de STS, apenas das espumas de ar ambiente, donde se concluiu que a espuma de CO2 deve ser injetada mais rapidamente.

Como realizar a escleroterapia com espuma

A escleroterapia com espuma é um procedimento ambulatorial. Pouco doloroso, a punção venosa geralmente é realizada sem anestesia para as veias superficiais, ou em casos de situação mais profunda, um pequeno "botão" anestésico é realizado no local da punção.

A avaliação ultrassonográfica pré-operatória do sistema venoso do membro a ser tratado é imprescindível. Ela tem a finalidade de localizar com a exatidão as veias safenas, comunicantes e perfurantes insuficientes, delimitando os segmentos com refluxo, os locais de origem, além das vias de drenagem. Além disso, avalia a perviedade e a presença de refluxo no sistema venoso profundo.

O jejum é desnecessário. Nos pacientes com muitos pelos, a tricotomia pode ser útil.

A posição do paciente dependerá do vaso a ser tratado. Procede-se à antissepsia com solução de álcool a 70% no local de punção.

Realiza-se a punção guiada com ultrassom, seguida pela injeção da espuma.

O acesso venoso é na maioria das vezes realizado por punção direta com agulha, *butterfly* ou jelco. Alguns utilizam cateteres angiográficos, curtos ou longos, por vezes através de introdutores vasculares valvulados.

Para veias superficiais o acesso direto com agulha ou *butterfly* é mais simples e rápido, sendo preferido.

Para as veias mais profundas, o acesso com jelco ou às vezes com cateteres angiográficos se faz necessário.

Alguns autores preferem realizar a oclusão dos troncos safênicos através de injeções em suas tributárias, e não diretamente na veia safena magna ou parva. Este tipo de técnica requer múltiplas punções e menor volume de espuma por injeção. Trabalhos recentes avaliam que é possível diminuir a quantidade de espuma evidenciada no sistema venoso profundo através desta técnica, mantendo o mesmo nível de eficácia[78].

Como ressaltado anteriormente, o tempo entre o preparo da espuma e a sua injeção é importante, especialmente quando se utilizam espumas obtidas com CO^2, devido à sua menor meia-vida[77].

Devido ao conteúdo gasoso, a espuma serve como meio de contraste ultrassonográfico, permitindo o seu monitoramento durante a injeção. O aspecto ultrassonográfico é de um núcleo hiperecogênico sólido com sombreado acústico concomitante.

A elevação do membro durante a injeção de espuma é capaz de causar uma redução do calibre venoso, mas não é suficiente para impedir a progressão da espuma ao coração, e por isso ela não tem recomendação nos últimos *guidelines*. A posição do tronco no momento da injeção não interfere na taxa de efeitos adversos. Da mesma forma, a dorsiflexão do pé também não demonstrou ser útil ou necessária durante o procedimento[65,67].

É possível, portanto perceber o seu deslocamento para o sistema venoso profundo, assim como guiar a sua progressão pelo sistema venoso superficial, através da compressão manual.

A migração da espuma para o sistema venoso profundo durante a escleroterapia é muito temida, devido ao potencial risco de trombose venosa profunda. A compressão ecoguiada da junção safenofemoral, a sua ligadura cirúrgica ou bloqueio endovascular com auxílio de cateter são utilizadas na tentativa de reduzir o volume de espuma que alcança o sistema venoso profundo. No entanto, os estudos indicam que estas manobras, apesar de reduzirem, não evitam este fenômeno[79].

O Segundo Consenso Europeu em Escleroterapia com Espuma não recomenda a realização da compressão da junção safenofemoral, pois além de não acarretar redução no risco de complicações, propicia a liberação maciça da espuma no momento da descompressão. A detecção de grande volume de espuma no sistema venoso profundo requer a movimentação muscular ativa (p. ex., flexão repetida do pé) imediata[67].

Quando o ultrassom mostra que a espuma não preencheu todas as veias que se desejava tratar, a área é então massageada com delicadeza ao longo de seu comprimento utilizando o transdutor ou manualmente. O fluxo da espuma também pode ser orientado ao longo de determinada veia, ao comprimir outras veias. Depois que a veia safena já se encontra cheia de espuma até sua junção, a veia distal e as tributárias são inspecionadas e a espuma pode ser "ordenhada" até enchê-las se não contêm espuma, apesar dessa manobra não ser possível se as valvas forem competentes.

Frequentemente se observa vasoespasmo na veia tratada logo após a injeção de espuma. Este é causado por edema e contração das miofibrilas musculares da camada média venosa, ao serem agredidas pelo agente esclerosante. A redução luminal é em torno de 50%. Já foi inclusive demonstrado ser a ocorrência do vasoespamo sinal preditivo de sucesso no tratamento em curto prazo[73]. Isto é, o vasoespasmo é um indicador da eficácia inicial da injeção da espuma.

Concentração do esclerosante e volume de espuma

A escolha da concentração do polidocanol é dependente do tamanho do vaso a ser tratado, mas também da sua proximidade com a superfície cutânea. Vasos calibrosos requerem maiores concentrações e vasos mais superficiais, a menor concentração possível para reduzir os riscos de hiperpigmentação e *matting*[65] (Tabela 41.5).

Em veias perfurantes incompetentes, veias varicosas recorrentes e malformações venosas, polidocanol e STS 1% têm sido utilizados na maior parte dos estudos[80]. Para veias reticulares, a recomendação é o uso do polidocanol na forma líquida em concentrações que variam entre 0,5-1% e para telangiectasias, 0,25-0,5%[65].

Em relação ao volume máximo injetado por sessão, a recomendação é que em todas as situações clínicas o volume máximo recomendado por sessão seja de 10 mL. No entanto, volumes maiores podem ser utilizados de acordo com a avaliação de risco-benefício individual[65].

Tabela 41.5. Escolha da concentração de polidocanol

Indicações	Concentração polidocanol
Tributárias varicosas	Até 2%
Veias safenas (mm) < 4 ≥ 4 e ≤ 8 > 8	 Até 1% 1-3% 3%
Veias perfurantes incompetentes	1-3%
Varicosidades recorrentes	1-3%
Malformação venosa	1-3%

Tabela 41.6. Volume de espuma por punção venosa[67]

	Volume médio de espuma por punção (mL)	Volume máximo de espuma por punção (mL)
Safena magna	2-4	Até 6
Safena parva	2-4	Até 4
Veias colaterais	Até 4	Até 6
Varizes recorrentes	Até 4	Até 8
Veias perfurantes	Até 2	Até 4
Reticulares	< 0,5	< 1
Aracneiformes	< 0,5	< 0,5
Malformações venosas	2-6	< 8

Há recomendações do volume da espuma em diversas situações clínicas diferentes, conforme Tabela 41.6.

Espuma x Veia a ser tratada

Veia safena magna

A punção é realizada com o paciente em decúbito dorsal com a rotação externa do membro ou em decúbito lateral com o membro a ser tratado em posição mais inferior e deslocada em direção ao operador. O local da punção mais adequado é na area proximal da coxa (preservando distância mínima da junção safenofemoral de 8-10 cm). Quando são usados cateteres longos, recomenda-se realizar o acesso à VSM abaixo do joelho. Quando a insuficiência da VSM ocorre até o tornozelo, outra punção pode ser realizada ao nível da perna para acarretar um melhor deslocamento da espuma. Veias muito calibrosas (> 10 mm) requerem um volume de espuma maior e, nestes casos, a realização de duas punções ao nível de coxa (uma proximal e outra distal) promove uma melhor distribuição.

Veia safena parva

A punção é realizada com o paciente em decúbito ventral ou em decúbito lateral, com o membro a ser tratado em posição mais superior e deslocada em direção ao examinador. Recomenda-se que a punção seja realizada na parte proximal ou média da perna.

A escleroterapia propicia menor incidência de lesão do nervo sural, complicação temida na cirurgia ou ablação térmica a *laser*[81].

Veias perfurantes

A posição do paciente depende da localização da veia perfurante a ser tratada. Recomenda-se que a injeção não seja feita diretamente dentro da veia afetada, mas sim em uma varicosidade próxima alimentada diretamente por ela. A injeção deve ser interrompida assim que se detecta espuma na topografia da fáscia profunda. Manobras de dorsiflexão do pé não têm recomendação estabelecida na literatura e nem demonstração de redução de risco de eventos trombóticos[67].

Tratamento da recidiva varicosa

Na maioria das vezes, as veias varicosas recidivadas são muito tortuosas, o que torna sua canulação mais difícil. Nestes casos, o melhor local para punção é onde a varicosidade esteja mais superficial ou visível. A primeira punção deve ser feita o mais proximal possível (em relação ao seu ponto de origem) e as demais distalmente, conforme a distribuição da espuma. Em casos de neovascularização da junção safenofemoral e/ou do trajeto safênico, é comum observar grande quantidade e volume de veias, o que faz com que maior número de sessões e volume de espuma sejam necessários para o tratamento destes casos.

Tratamento de varizes pélvicas e vulvares

Alguns autores vêm propondo a escleroterapia com espuma isolada por punção direita das varizes vulvares principalmente quando os sintomas predominantes são vulvares e/ou dos membros inferiores[82]. No entanto, não se conhece ao certo a evolução do refluxo das veias ovariana ou hipogástrica (fontes comuns destas varicosidades) em longo prazo[83].

O objetivo é ocluir as seguintes vias de comunicação entre a pelve e os membros inferiores:

canal via veias ovarianas (anterior): refluxo transmitido pelas veias pudendas, onde existem as veias paravaginais. Esse vazamento se dá na face medial da raiz da coxa e caminha para a face posterior da coxa. Ponto inguinal, onde se encontram várias veias na virilha;canal via veia ilíaca interna (posterior): canal glúteos inferiores, canal ciático, onde se podem encontrar veias refluindo para a parede posterior da coxa e perna. Uma vez identificado o ponto de vazamento venoso, busca-se fechar tal canal[84]. Recomenda-se que essa técnica seja feita sob controle com ecodoppler e com as injeções de espuma esclerosante de polidocanol.

Segundo Monedero e Perrin[85], os "pontos de fuga da pelve" são os seguintes: o refluxo das veias ovarianas atinge as veias do ligamento redondo, drenando pelas veias do ligamento inguinal. Já as veias tributárias das veias ilíacas internas refluem para as veias pudendas internas, para as veias glúteas e para as obturatórias.

O importante é o exato diagnóstico da via de refluxo, de forma a guiar a escleroterapia com espuma. Esta tem a vantagem de permitir a abordagem de veias em plexos venosos de acesso cirúrgico muito difícil[82].

Veias reticulares e telangiectasias

O tratamento nas microvarizes com a espuma gera bastante controvérsia devido ao risco de hiperpigmentação. Além disso, sabe-se que os eventos neurológicos transitórios são mais frequentes no tratamento delas com espuma, quando comparado com os agentes na forma líquida[86].

Alguns cuidados devem ser tomados no tratamento das microvarizes com espuma. É sugerido limitar o volume de esclerosante para 4 mL por sessão e utilizar esclerosantes em baixas concentrações (0,25-0,5%). Evitar usar alta pressão no êmbolo da seringa. Reservar o seu uso nos casos em que o esclerosante líquido não apresentou resultado satisfatório[67].

O risco da hiperpigmentação pode ser reduzido através da drenagem dos trombos intavenosos 1 a 4 semanas após a escleroterapia com espuma.

Alguns trabalhos recentes têm demonstrado menor taxa de hiperpigmentação com o uso de espuma utilizando a mistura de gases CO2/O2[87,88].

Cuidados após o procedimento

Após o procedimento, recomenda-se manter o paciente parado por 2 a 5 minutos e aguardar este período para realização da compressão. A compressão pós-escleroterapia pode ser realizada através de meias elásticas e/ou ataduras compressivas. As suas funções são: evitar a formação de grandes coágulos dentro das veias tratadas; reduzir os sintomas após a escleroterapia; tratar ou prevenir sequelas (p. ex.: flebite, hiperpigmentação); além da prevenção do tromboembolismo venoso em pacientes com alto risco. No entanto, o seu uso aumenta o desconforto do paciente, diminuindo a aceitação do procedimento. Além disso, questiona-se a capacidade da compressão elástica em ocluir a veia ou determinar outros benefícios clínicos[89].

A compressão das meias elásticas utilizadas varia de 15-40 mmHg. Pode ser utilizada em todo o membro ou localmente (na área tratada). Para maior pressão local, a compressão excêntrica com espumas ou algodão no trajeto das veias tratadas pode ser utilizada, sempre abaixo da compressão elástica. A compressão excêntrica é mantida por 24 a 48 h.

O uso da meia elástica é recomendado por pelo menos 3 a 4 semanas durante o período diurno. Sabendo-se do caráter crônico da insuficiência venosa e dos benefícios da compressão elástica, a sua utilização pelo maior tempo possível, de acordo com a aderência do paciente, deve ser encorajada.

Quando da aplicação de espuma em veias de grosso calibre, recomenda-se aguardar alguns minutos antes de se aplicar a elastocompressão e/ou permitir que o paciente se levante. Este tempo varia de 1 a 10 minutos para veia safena magna e parva e de 1 a 5 minutos para veias tributárias, varizes recorrentes ou veias perfurantes. Esta medida tem por objetivo assegurar a permanência da espuma no vaso a ser tratado pelo tempo necessário, além de evitar o seu deslocamento maciço para o sistema venoso profundo.

Para veias reticulares, telangiectasias e malformações vasculares venosas, a compressão pode ser realizada imediatamente ou alguns minutos após.

Em seguida a este período, o paciente é orientado a deambular ativamente evitando, porém, atividades físicas vigorosas no dia do procedimento.

Imobilização prolongada e viagens longas durante a primeira semana de tratamento podem aumentar os riscos de eventos tromboembólicos, portanto, devem ser evitadas. A remoção de coágulos residuais deve ser realizada, sempre que necessário, nos retornos após o procedimento[65]. O ideal é que seja realizada em um prazo de 2 semanas e, se necessário, repetir o procedimento de drenagem em visitas posteriores.

Resultados

Os resultados da escleroterapia com espuma devem ser avaliados preferencialmente através de dados clínicos, fotográficos e ecográficos[90].

A resposta clínica é avaliada pelo alívio dos sintomas, tais como a sensação de peso, de pernas cansadas, das parestesias e/ou dos sinais tais como o edema e as alterações dermatológicas decorrentes da estase. Em geral, espera-se que o paciente regrida em sua classificação clínica CEAP, idealmente para C1. Entretanto, a classificação CEAP não tem acurácia necessária para avaliar a resposta de sintomas e sinais específicos.

Desta forma, o *American Venous Forum* criou o *Venous Clinical Severity Score*, um questionário que contempla os diversos sintomas e sinais das varizes dos membros inferiores e foi revisado em 2010, sendo o método recomendado para avaliar o resultado das diversas modalidades terapêuticas utilizadas para o tratamento da insuficiência venosa crônica[91].

A documentação fotográfica é o melhor método de avaliação do resultado estético. Por várias ocasiões, os pacientes não se recordam dos vasos que foram tratados. Além disso, tendem com o passar do tempo a associar os novos vasos à falência ou a tratamento inadequado.

Em uma metanálise, Rathbun e cols. relataram que a ecoesclerose com espuma apresentou taxa de oclusão de 85%, melhora estética completa de 82% e mais de 90% dos pacientes relataram melhora dos sintomas[92].

O diâmetro venoso parece ser o principal fator de risco para recanalização após escleroterapia com espuma, sendo que veias com 6 milímetros ou mais têm maior risco de recanalização[93,94].

Apesar da maior taxa de recanalização dos pacientes tratados com espuma, observa-se uma alta taxa de melhora da sintomatologia. Isto porque a maioria das veias recanalizadas apresenta significativa redução do diâmetro venoso, acarretando um menor volume de refluxo[95].

Complicações e riscos

Hiperpigmentação

A hiperpigmentação é mais frequente na escleroterapia com espuma que na líquida. Ocorre em 10-30% dos pacientes em curto prazo, pelo depósito de hemossiderina proveniente do sangue líquido ou coagulado no interior das veias varicosas tratadas, por um período de tempo prolongado. A incidência é maior em indivíduos com pele morena, em uso de minociclina, expostos a luz ultravioleta, e que receberam terapia compressiva inadequada pós-intervenção96 (Figura 41.9).

Sua ocorrência pode ser reduzida através da drenagem dos trombos intravenosos, realizado através de pequena incisão sobre a veia trombosada ou através da aspiração com seringa e agulha.

Dados recentes demonstraram menor hiperpigmentação quando a escleroterapia foi realizada com espuma obtida com a mistura de CO_2/O_2[88].

Sintomas Neurológicos

Os sintomas neurológicos relatados incluem desde eventos transitórios e leves, tais como distúrbios visuais e enxaqueca, até complicações graves, tais como ataque isquêmico transitório (AIT) e acidente vascular cerebral (AVC). Reações adversas leves – enxaqueca com distúrbios visuais (escotoma cintilante) e déficit neurológico transitório – têm sido descritos em cerca de 1,4 a 14% dos pacientes[97,98]. Eles parecem ser mais comuns após a escleroterapia de veias reticulares e telangiectasias (0,5-1/100 sessões)[96], espumas de ar ambiente e na injeção de grandes volumes de espuma.

O mecanismo exato é desconhecido, mas duas hipóteses foram propostas.

A primeira é a embolia gasosa associada ao forame oval patente (FOP), presente em 27% da população. O FOP permite que a espuma alcance a circulação cerebral. Até o presente momento, não se recomenda a ecocardiografia de rotina para o excluir previamente à escleroterapia com espuma. Eventos neurológicos relacionados à embolia gasosa ocorrem em média em 14,2% dos casos (5,2-23%)[97]. O uso de CO_2 ou a mistura de CO_2/O_2 parecem reduzir a incidência destes efeitos devido à maior solubilidade

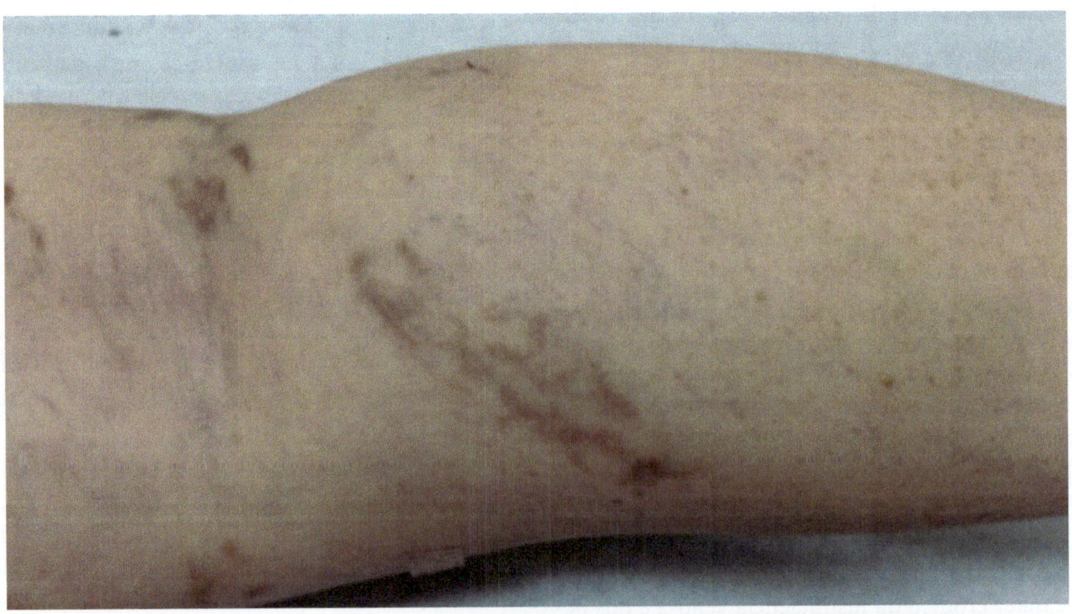

Figura 41.9.

destes gases em comparação com a baixa solubilidade do nitrogênio, consituinte de 80% do ar ambiente[99]. Esta teoria explica os efeitos neurológicos durante o uso da espuma, porém não quando da escleroterapia líquida.

A segunda teoria é relacionada à liberação de substâncias vasoativas pela parede venosa, especialmente a endotelina-1 (ET-1). A endotelina é um potente vasoconstritor, dez vezes mais potente que a angiotensina II e induz a vasoconstrição, broncoconstrição e agregação plaquetária. Em estudo em ratos, foram evidenciados níveis elevados de ET-1 naqueles tratados com espuma, em comparação com o grupo-controle[100]. Esta teoria explicaria a ocorrência destes mesmos sintomas durante a escleroterapia líquida, no entanto com incidência menor.

As complicações isquêmicas como AVC e AIT são extremamente raras. Existem relatos de nove casos de AVC pós-escleroterapia, descritos desde 1994. Eles podem ocorrer logo após a injeção de espuma, devido à embolia gasosa paradoxal, ou tardiamente, em decorrência da embolia de trombos. Em todos os casos relatados, *shunt* direita-esquerda foi encontrado, especialmente o forame oval patente.

Tromboflebite e trombose venosa profunda

Tromboflebite da veia tratada com espuma ocorre em até 10% dos pacientes. Já o risco de trombose venosa profunda é de aproximadamente 3 por 1.000 sessões (0,3%).

Comumente acomete veias musculares e muito raramente veias profundas de grandes calibres. Quantidades de espuma maiores que 10 mL estão relacionadas a aumento da incidência de TVP. Em pacientes com trombofilia conhecida ou história prévia de TVP, recomenda-se tromboprofilaxia medicamentosa e física além de espuma em menores concentrações e volumes[96]. Não se recomenda a pesquisa de trombofilia antes da escleroterapia com espuma[67].

Anafilaxia e reações anafilactoides

Anafilaxia e reações anafilactoides são extremamente raras. São causadas pelo agente esclerosante ou um de seus excipientes e não pelo componente gasoso da espuma. Reações cutâneas locais ou generalizadas, como urticária, são muito mais frequentes que o envolvimento sistêmico, porém ainda incomuns – aproximadamente em 0,6% das escleroterapias. Caso ocorram, a injeção deve ser interrompida imediatamente e procedimentos de emergência como administração de oxigênio e adrenalina devem ser realizados quando necessário[101].

Matting

Matting é a proliferação de pequenos vasos menores que 0,2 mm de diâmetro após a escleroterapia. A incidência é estimada em 15-24%[101]. Alguns trabalhos mostram incidência maior desta complicação em pacientes submetidos a escleroterapia com espuma em relação com a líquida[102]. Embora o *matting* possa melhorar espontaneamente ao longo do tempo, em alguns casos ele é definitivo. O tratamento das veias nutridoras, o uso de esclerosantes de baixa potência ou mesmo o *laser* transdérmico são alternativas para o seu tratamento.

Necrose e ulcerações cutâneas

A necrose cutânea é extremamente rara. Não é causada pelo extravasamento de espuma nos tecidos vizinhos. O seu mecanismo principal é a oclusão arterial. Esta ocorre por duas maneiras: injeção intra-arterial inadvertida; e vasoespasmo reflexo venoarterial (VRVA).

A injeção intra-arterial inadvertida é minimizada pela identificação ultrassonográfica das artérias em proximidade com as veias a serem tratadas. Causa dor intensa e súbita. Se suspeita, a injeção deve ser interrompida imediatamente. Anticoagulação sistêmica ou fibrinólise por cateter pode ser necessária em casos graves. A administração de corticoide sistêmico pode ajudar a reduzir a inflamação subsequente que resulta em dano tecidual.

O VRVA clinicamente se manifesta pela palidez prolongada da pele ao redor do sítio de injeção, seguida de cianose e hiperemia reativa. VRVA resulta de injeções com alta velocidade e pressão em vasos de pequeno calibre, levando a dilatação rápida da veia-alvo e vasoespasmo das artérias associadas. O tratamento da VRVA inclui o uso de vasodilatadores tópicos, como nitratos, ou de agentes sistêmicos tais como antiagregantes plaquetários, anticoagulantes sistêmicos e anti-inflamatórios não hormonais. Corticoides sistêmicos podem ser usados em casos que seja prevista necrose extensa[101].

SEGUIMENTO ULTRASSONOGRÁFICO

Termoablação

A frequência dos exames de seguimento pós-operatório varia de acordo com os achados do primeiro exame e também entre os serviços. Recomendava-se um primeiro controle em 3-7 dias para avaliar a presença de TVP e TICE[53,54]. No entanto, atualmente esta recomendação é questionada e muitos já não fazem o controle precoce para a detecção de TICE nos dias 3 a

Tabela 41.7. Controle ultrassonográfico pós-termoablação

J: para JSF ou JSP	J0: sem coto patente J1, J2, J3, J4 etc.: junção com coto patente de 1, 2, 3, 4 cm etc. R+: refluxo presente R−: refluxo ausente
T: para VSM, VSP e VSAA	Ti: tronco não detectado To: tronco obliterado (diâmetro: ...... mm) Tp: tronco parcial ou completamente patente (diâmetro: ...... mm) To/Tp ou Tp/To: segmento obliterado/patente ou patência/obliteração (comprimento do segmento patente: ...... cm; diâmetro do lumen residual: ...... mm) R+: refluxo presente R−: refluxo ausente

5 pós-operatórios. Segundo esta análise, haveria um índice considerável de falso-positivo e, consequentemente, tratamentos desnecessários[103]. Esta análise encontrou fundamento clínico quando é citado o índice de embolia secundária a TICE de menos de 0,01%[104]. E ainda, grande parte da TICE 2 regride espontaneamente. Segundo estes autores, então, essa ecografia precoce seria mais uma avaliação dispendiosa e desnecessária.

Na avaliação ultrassonográfica de pós-operatório precoce, deve-se observar a oclusão e ausência de fluxo na veia tratada e avaliar a junção safenofemoral (detectar TICE). Após este controle de 1 semana, outro controle ultrassonográfico deve ser feito no dia 30 após o procedimento, pois as principais complicações podem ser observadas nesse período.

A recanalização, quando presente, ocorre nos primeiros 12 meses. Após este período o mais comum é que ocorra a reabsorção total da veia. Por isso, costuma-se realizar exames de controles periódicos no primeiro ano de pós-operatório (3, 6 e 12 meses).

Deve-se observar[105]:

- morfologia:
- oclusão da veia: total incompressibilidade e ausência de fluxo em cores. A veia deve ser classificada como visível ou não visível; perviedade parcial da veia: compressibilidade parcial e presença de fluxo em cores em parte do lúmen;
- perviedade total da veia: compressibilidade completa e presença de fluxo em cores na totalidade do lúmen;
- diâmetro externo da veia residual;
- diâmetro interno do lúmen residual em caso de perviedade parcial ou total;
- obliteração/perviedade segmentar: comprimento do segmento ocluído, parcialmente ou totalmente pérvio;- hemodinâmico:
- ausência de fluxo com as manobras de Valsalva e compressão distal;
- fluxo anterógrado durante a manobra de compressão;
- fluxo retrógrado > 0,5 segundo durante uma ou ambas as manobras.

Existe também uma classificação e descrição a ser utilizada para o laudo do controle ultrassonográfico. Essa representação é demonstrada na Tabela 41.7[105].

Escleroterapia com espuma

Não há uma orientação absoluta sobre a necessidade ou períodos para o acompanhamento ultrassonográfico após a escleroterapia com espuma. Os critérios de sucesso baseiam-se principalmente em dados clínicos (sintomas e exame físico) e não necessariamente em oclusão da veia tratada.

No entanto, é aconselhável a observacão com o duplex em cada retorno para avaliação de complicações (eventos trombóticos) em cada retorno do tratamento da escleroterapia com espuma.

Em veias não visíveis, o duplex é um meio eficiente de comprovar o resultado do tratamento.

São critérios do duplex para avaliar os efeitos da escleroterapia com espuma[67]:

- oclusão/patência;
- comprimento da oclusão;
- presença/ausência de fluxo;
- fluxo anterógrado/retrógrado (maior ou menor que 1 segundo);
- compressibilidade da veia;
- diâmetro da veia;
- mudanças morfológicas (fibrose/espessura da parede venosa);
- ausência da veia.

CONSIDERAÇÕES FINAIS

As novas terapias endovenosas avançam rapidamente para se tornarem as principais opções para o tratamento da insuficiência venosa crônica. No entanto, ainda observamos alguns focos de resistência em países da América Latina. Uma das justificativas é cultural, pela baixa aceitação de procedimentos sob anestesia local e a dificuldade de realizar procedimentos extra-hospitalares.

Outra dificuldade seriam os custos iniciais para execução da técnica, embora as análises de custo-efetividade para médio prazo mostrem a superioridade de técnicas termoablativas em comparação com a cirurgia.

Os resultados de revisão em relação à eficiência e segurança são bastante sólidos para o tratamento da insuficiência de safenas com as técnicas endovasculares. Pela grande demanda que existe, incorporar esta técnica ao arsenal disponível para o tratamento da doença venosa é um passo fundamental para a prática endovascular venosa.

REFERÊNCIAS BIBLIOGRÁFICAS

1. Evans CJ, Fowkes FG, Ruckley CV, Lee AJ. Prevalence od varicose veins and chronic venous insufficiency in men and women in the general population: Edinburgh Vein Study. J Epidemiol Community Health. 1999;53(3):149-53.
2. Maffei FH, Magaldi C, Pinho SZ, Lastoria S, Pinho W, Yoshida WB, et al. Varicose veins and chronic venous insufficiency in Brazil: prevalence among 1755 inhabitants of a country town. Int J Epidemiol. 1986;15(2):210-7.
3. Spinedi L, Uthoff H, Partovi S, Staub D. Varicosities of the lower extremity, new approaches: cosmetic or therapeutic needs? Swiss Med Wkly. 2016;146:w14360.
4. Benigni JP, Bihari I, Rabe E, et al. Venous Symptoms in C0 and C1 patients: UIP consensus document. Int Angiol. 2013;32:261-5.
5. Coleridge-Smith P, Labropoulos N, Partsch H, et al. Duplex ultrasound investigation of the veins in chronic venous disease of the lower limbs - UIP Consensus Document. Part I: Basic principles. Phlebology. 2006;21:158-167.
6. Gloviczki P, Comerota AJ, Dalsing MC, Eklof BG, Gilespie DL, Gloviczki ML, et al. The care of patients with varicose veins and associated chronic venous diseases: clinical practice guidelies of the Society for Vascular Surgery and the American Venous Forum. J Vasc Surg. 2011;53(5 Suppl):2-48.
7. Marsden G, Perry M, Kelley K, Davies AH; Guideline Development Group. Diagnosis and management of varicose veins in the legs: sum- mary of NICE guidance. BMJ. 2013;347:f4279.
8. Wittens C, Davies AH, Bækgaard N, Broholm R, Cavezzi A, Chastanet S, et al.; European Society for Vascular Surgery. Editor's Choice - Man- agement of Chronic Venous Disease: Clinical Practice Guidelines of the European Society for Vascular Surgery (ESVS). Eur J Vasc Endovasc Surg. 2015;49(6):678-737.
9. Keller WL. A new method of extirpating the internal saphenous and similar veins in varicose conditions: a preliminary report. NY Med J. 1905;82:385-386.
10. Mayo CH. Treatment of varicose vein. Surg Gynecol Obstet. 1906;2:385-388.
11. Babcock WW. A new operation for the extirpation of varicose veins of the leg. NY Med J. 1907;86:153-6.
12. Henriet JP. Le confluant veineux saphéno-fémoral et le réseau artériel honteux
13. externe: données anatomiques et statistiques nouvelles. Phlébologie. 1987;40:711-735.
14. Glass GM. Prevention of recurrent saphenofemoral incompetence after surgery for varicose veins. Br J Surg. 1989;76:1210.
15. Sheppard M. The incidence diagnostic and management of sapheno-popliteal incompetence. Phlebology. 1986;1:23-32.
16. Gerard M, Glass GM. Neovascularization in recurrence of varices of the great saphenous vein in the groin: Surgical Anatomy and Morphology. Vasc Surg. 1989;23:435-442.
17. Glass GM. Neovascularization in recurrence of varices of great saphenous vein in the groin: Phlebography. Angiology. 1988;39:577-582.
18. Bacourt F. Prévention des fausses routes du stripper. Phébologie. 1993;46:579-581.
19. Neser RA, Caffaro RA. Invagination stripping with ultrasound-guided perivenous tumescence: an original method of great saphenous vein stripping. Dermatol Surg. 2011;37(3):349-52.
20. Mowatt-Larssen E, Shortell C. Truncal vein ablation for laser: radial firing at high wavelength is the key? J Vasc Endovasc Surg. 2010;17:217-223.
21. Bush RG, Shamma HN, Hammond K. histological changes occurring after endoluminal ablation with two diode lasers (940 and 1319 nm) from acute changes to 4 months. Lasers Surg Med. 2008;40:676-679.
22. Mowatt-Larssen E. Management of secondary varicosities. Semin Vasc Surg. 2010;23:107-112.
23. García-Madrid C, Pastor Manrique JO, Sánchez VA, Sala-Planell E. Endovenous radiofrequency ablation (venefit procedure): impact of different energy rates on great saphenous vein shrinkage. Ann Vasc Surg. 2013;27(3):314-21.

24. Merchant RF, Pichot O; Closure Study Group. Long term outcomes of endovenous radiofrequency obliteration of saphenous reflux as a treatment for superficial venous insufficiency. J Vasc Surg. 2005;42(3):502-9.

25. Navarro LL, Min RJR, Boné CC. Endovenous laser: a new minimally invasive method of treatment for varicose veins - preliminary observatioons using an 810 nm diode laser. Dermatologic Surgery. 2001;27(2):117-22.

26. Neumann HAM, Gemert MJC. Ins and outs of endovenous laser ablation: afterthoughts. Lasers Med Sci. 2014;29(2):513-8.

27. Navarro L, Navarro N, Boné-Salat C, Fructuoso-Gomez J, Min RJ. Endovascular laser device and treatment of varicose veins. United States Patent, US 6,398,777 B1; patent filed in 1999, date of patent: June 4 2002.

28. Poluektova AA, Malskat WSJ, Gemert MJC, Vuylsteke ME, Bruijninckx CMA, Neumann HAM, et al. Some controversies in endovenous laser ablation of varicose veins addressed by optical-thermal mathematical modeling. Lasers Med Sci. 2013;29(2):441-52.

29. Proebstle TM, Sandhofer M, Kargli A, Gül D, Rother W, Knop J, et al. Thermal damage of the inner vein wall during endovenous laser treatment: key role of energy absorption by intravascular blood. Dermatol Surg. 2002;28:596-600.

30. van der Geld CWM, van den Bos RR, van Ruijven PWM, Nijsten T, Neumann HAM, van Gemert MJC. The heat-pipe resembling action of boiling bubbles in endovenous laser ablation. Lasers Med Sci. 2010;25(6):907-9.

31. Amzayyb M, van den Bos RR, Kodach VM, de Bruin DM, Nijsten T, Neumann HAM, et al. Carbonized blood deposited on fibres during 810, 940 and 1,470 nm endovenous laser ablation: thickness and absorption by optical coherence tomography. Lasers Med Sci. 2010;25(3):439-47.

32. Heger M, Golen RF, Broekgaarden M, Bos RR, Neumann HAM, Gulik TM, et al. Endovascular laser-tissue interactions and biological responses in relation to endovenous laser therapy. Lasers Med Sci. 2013;29(2):405-22.

33. Stokbroekx T, Boer A, Verdaasdonk RM, Vuylsteke ME, Mordon SR. Commonly used fiber tips in endovenous laser ablation (EVLA): an analysis of technical differences. Lasers Med Sci. 2013;29(2):501-7.

34. Vuylsteke ME, Mordon SR. Endovenous Laser Ablation: A Review of Mechanisms of Action. Annals of Vascular Surgery. Annals of Vascular Surgery Inc. 2012;26(3):424-33.

35. Almeida J, Mackay E, Javier J, Mauriello J, Raines J. Saphenous Laser Ablation at 1470 nm Targets the Vein Wall, Not Blood. Vascular and Endovascular Surgery. 2009;43(5):467-72.

36. Kabnick LS. Outcome of different endovenous laser wavelengths for great saphenous vein ablation. Journal of Vascular Surgery. 2006;43(1):88-93.

37. Proebstle TM, Moehler T, Gui D, Herdermann S. Endovenous treatment of great saphenous vein using 1320nm Nd:YAG laser causes fewer side effects than using a 940nm diode laser. Dermatol Surg. 2005;31:1678-83.

38. Doganci S, Demirkilic U. Comparison of 980 nm Laser and Bare-tip Fibre with 1470 nm Laser and Radial Fibre in the Treatment of Great Saphenous Vein Varicosities: A Prospective Randomised Clinical Trial. European Journal of Vascular & Endovascular Surgery. Elsevier Ltd. 2010;40(2):254-9.

39. Pinto DM, Bastianetto P, Lyra LCB, Kikuchi R, Kabnick L. Endovenous laser ablation of the great saphenous vein comparing 1920 nm and 1470 nm diodo laser. Int Angiol. 2016;35(6):599-604. Epub 2015 Sep 29.

40. Cowpland CA, Cleese AL, Whiteley MS. Factors affecting optimal linear endovenous energy density for endovenous laser ablation in incompetent lower limb truncal veins - A review of the clinical evidence. Phlebology. 2017;32(5):299-306.

41. Proebstle TM, Moehler T, Herdemann S. Reduced recanalization rates of the great saphenous vein after endovenous laser treatment with increased energy dosing: definition of a threshold for the endovenous fluence equivalent. J Vasc Surg. 2006;44(4):834-9.

42. Abud B, Karaarslan K, Turhan S, Karaman Y. Is the temperature of tumescent anesthesia applied in the endovenous laser ablation important? comparison of different temperatures for tumescent anesthesia applied during endovenous ablation of incompetent great saphenous vein with a 1470 nm diode laser. Vascular. 2014;22(6):421-6.

43. Dumantepe M, Uyar I. Comparing cold and warm tumescent anesthesia for pain perception during and after the endovenous laser ablation procedure with 1470 nm diode laser. Phlebology. 2015;30(1):45-51.

44. Tellings SS, Ceulen RPM, Sommer A. Surgery and endovenous techniques for the treatment of small saphenous varicose veins: a review of the literature. Phlebology. 2011;26(5):179-84.

45. Samuel N, Carradice D, Wallace T, Mekako A, Haâield J, Cheàer I. Randomized Clinical Trial of Endovenous Laser Ablation Versus Conventional Surgery for Small Saphenous Varicose Veins. Annals of Surgery. 2013;257(3):419-26.

46. Doganci S, Yildirim V, Demirkilic U. Does Puncture Site Affect the Rate of Nerve Injuries Following Endovenous Laser Ablation of the Small Saphenous Veins? European Journal of Vascular & Endovascular Surgery. Elsevier Ltd. 2011;41(3):400-5.

47. Janne d'Othée B, Walker TG, Kalva SP, Ganguli S, Davison B. Endovenous Laser Ablation of the Small Saphenous Vein Sparing the Saphenopopliteal Junction. CardioVascular and Interventional Radiology. 2010;33(4):766-71.

48. Theivacumar NS, Gough MJ. Arterio-venous fistula following endovenous laser ablation for varicose veins. Eur J Vasc Endovasc Surg. 2009;38:234-6.

49. Vaz C, Matos A, Oliverira J, Nogueira C, Almeida R, Mendonça M. Iatrogenic arteriovenous fistula following endovenous laser therapy of the short saphenous vein. Ann Vasc Surg. 2009;23:412.

50. Ziporin Sj, Ifune CK, MacConmara MP, Geraghty PJ, Choi ET. A case of external iliac arteriovenous fistula and high-output cardiac failure aáer endovenous laser treatment of great saphenous vein. J Vasc Surg. 2010;51:715-9.

51. Scurr JRH, Martin J, How TV, Gambardella I, Brennan JA. Retained Laser Fibre Following Endovenous Laser Ablation. EJVES Extra. 2007;13(2):30-2.

52. Dunst KM, Huemer GM, Wayand W, Shamiyeh A. Diffuse phlegmonous phlebitis after endovenous laser treatment of the greater saphenous vein. Journal of Vascular Surgery. 2006;43(5):1056-8.

53. Van Den Boss RR, Neumann M, De Roos KP, et al. Endovenous laser ablation induced complications: review of literature and new cases. Dermatol Surg. 2009;35:1206-14.

54. Marsh P, Price BA, Holdstock J, Harrison C, Whiteley MS. Deep Vein Thrombosis (DVT) aáer Venous Thermoablation Techniques: Rates of Endovenous Heat-induced Thrombosis (EHIT) and Classical DVT after Radiofrequency and Endovenous Laser Ablation in a Single Centre. European Journal of Vascular & Endovascular Surgery. 2010;40(4):521-7.

55. Rhee SJ, Cantelmo NL, Conrad MF, et al. Factors Influencing the Incidence of Endovenous Heat-Induced Thrombosis (EHIT). Vascular and Endovascular Surgery. 2013;47(3):207-212.

56. Sufian S, Arnez A, Labropoulos N, Lakhanpal S. Incidence, progression, and risk factors for endovenous heat-induced thrombosis aáer radiofrequency ablation. Journal of Vascular Surgery: Venous and Lymphatic Disorders. 2013;1(2):159-64.

57. Kabnick L. et al, Endovenous heat induced thrombosis (EHIT) at the superficial deep venous junction: a new post-treatment clinical entity, classification and potential treatment strategies. 18th Anual Meeting of the American Venous Forum, Miami, FL; 2006.

58. Huisman L, Bruins R, van den Berg M, Hissink R. Endovenous laser ablation of the small saphenous vein: prospective analysis of 150 patients, a cohort study. Eur J Vasc Endovasc Surg. 2009;38:199-202.

59. Chang C, Chua J. Endovenous laser photocoagulation for varicose veins. Lasers Surg Med. 2002;31:257-62.

60. Kabnick L. Complications of endovenous therapies: statistics and treatment. Vascular. 2006;14:31.

61. Dexter D, Kabnick L, Berland T, Jacobowitz G, Lamparello P, Maldonado T, et al. Complications of endovenous lasers. Phlebology. 2012;27(Suppl 1):40-5.

62. Yildirim E, Saba T, Ozulku M, Harman A, Aytekin C, Boyvat F. Treatment of an Unusual Complication of Endovenous Laser Therapy: Multiple Small Arteriovenous Fistulas Causing Complete Recanalization. CardioVascular and Interventional Radiology. 2008;32(1):166-8.

63. Gloviczki P, Gloviczki ML. Guidelines for the management of varicose veins. Phlebology. 2012;27(Suppl 1):2-9.

64. Rabe E, Pannier-Fischer F, Gerlach H, et al. Guidelines for sclerotherapy of varicose veins. Dermatol Surg. 2004;30:687-93.

65. Chen C-H, Chiu C-S, Yang C-H. Ultrasound-guided foam sclerotherapy for treating incompetent great saphenous veins - results of 5 years of analysis and morphologic evolvement study. Dermatol Surg. 2012;38:851-7.65. E Rabe, FX Breu, A Cavezzi, et al. European guidelines for sclerotherapy in chronic venous disorders. Phlebology. 2014;29(6):338-354.

66. Wittens , Davies AH, Bækgaard N, et al. Editor's Choice e Management of Chronic Venous Disease Clinical Practice Guidelines of the European Society for Vascular Surgery (ESVS). Eur J Vasc Endovasc Surg. 2015;49:678-737.

67. Breu FX, Guggenbichler S, Wollmann JC. 2nd European Consensus Meeting on Foam Sclerotherapy 2006, Tegernsee, Germany. VASA. 2008;37(Suppl. 71):1-29.

68. Jan-Christoph GR, Wollmann MD. The History of Sclerosing Foams Dermatol Surg. 2004;30:694-703.

69. Redondo P, Cabrera J. Microfoam Sclerotherapy. Semin Cutan Med Surg. 2005;24:175-183.

70. Duffy DM. Sclerosants: A Comparative Review Dermatol Surg. 2010;36:1010-1025.

71. Tisi Paul V, Beverley C, Rees A. Injection sclerotherapy for varicose veins. Cochrane Database of Systematic Reviews. In: The Cochrane Library. Issue 08, Art. No. CD001732. doi: 10.1002/14651858.CD001732.pub1.

72. Tessari L. Nouvelle technique d'obtention de la scléro-mousse. Phlébologie. 2000;53:129.

73. Hamel-Desnos C, Desnos P, Wollmann JC, et al. Evaluation of the efficacy of polidocanol in form of foam compared to liquid form in sclerotherapy of the greater saphenous vein: intial results. Dermatol Surg. 2003;29:1170-5.

74. Wright D, Gobin JP, Bradbury AW, et al. Varisolves polidocanol microfoam compared with surgery or sclerotherapy in the management of moderate to severe varicose veins: European randomized controlled trial. Phlebology. 2006;21:180-90.

75. Cabrera J, Cabrera J Jr., García-Olmedo M, Redondo P. Treatment of Venous Malformations with Sclerosant in microfoam form. Arch Dermatol. 2003;139:1409-1416.

76.Morrison N, Neuhardt DL, Rogers CR, et al. Comparisons of side effects using air and carbon dioxide foam for endovenous chemical ablation. J Vasc Surg. 2008;47:830-836.

77. Peterson JD, Goldman MP. An Investigation into the Influence of Various Gases and Concentrations of Sclerosants on Foam Stability. Dermatol Surg. 2011;37:12-18.

78.Yamaki , Nozaki M, Sakurai H, et al. Multiple Small-Dose Injections Can Reduce the Passage of Sclerosant Foam into Deep Veins During Foam Sclerotherapy for Varicose Veins. Eur J Vasc Endovasc Surg. 2009;37:343-348.

79.Ceulen RPM, Jagtman E, Sommer A, et al. Blocking the Saphenofemoral Junction During Ultrasound-Guided Foam Sclerotherapy e Assessment of a Presumed Safety-measure Procedure. Eur J Vasc Endovasc Surg. 2010;40:772-776.

80.Shadid N, Ceulen R, Nelemans P, et al. Randomized clinical trial of ultrasound-guided foam sclerotherapy versus surgery for the incompetent great saphenous vein. Br J Surg. 2012;99:1062-70.

81.Sam RC, Silverman SH, Bradbury AW. Nerve injuries after varicose vein surgery. Eur J Vasc Endovasc Surg. 2004;27:113-120. Gibson K, Ferris B, Polisa N. Endovenous laser treatment of the small saphenous vein: Efficacy and complications. J Vasc Surg. 2005;45:795-801.

82.Bastos FR, Gandra M, Feli MT. Varizes pélvicas. Flebologia y Linfologia. Lecturas Vasculares. Sep-Dic 2010;5(15):905-910.

83.Paraskevas P. Succesful ultrasound-guided foam sclerotherapy for vulval and leg varicosities secondary to ovarian reflux: a case study. Phlebology. 2011;26:29-31.

84.Tessari L. III Simpósio Venoso Mineiro 2009. Varizes Pélvicas.

85.Bastos F. The humains ovariens veins. Anaes of UIP Congress of Mônaco. 2009.

86.Guex JJ, Allaert FA, Gillet JL. Immediate and midterm complications of sclerotherapy: Report of a prospective multicenter registry of 12 173 sclerotherapy sessions. Dermatol Surg. 2005;31(2):123-8.

87.Hesse GFX, Breu FX, Kuschmann A, et al. Sclerotherapy using air- or CO2-O2-foam - Post-approval study. Phlebologie. 2012;41:1-11.

88.Beckitt T, Elstone A, Ashley S. Air versus Physiological Gas for Ultrasound Guided Foam Sclerotherapy Treatment of Varicose Veins. Eur J Vasc Endovasc Surg. 2011;42:115-119.

89.Partsch B, Partsch H. Calf compression pressure required to achieve venous closure from supine to standing positions. J Vasc Surg. 2005;42(4):734-8.

90.Breu FX, Wollmann JCGR. Clinical and Technical Follow-Up after Sclerotherapy. Dermatol Surg. 2010;36:1004-1009.

91.Vasquez MA, Rabe E, McLafferty CK, et al. Revision of the venous clinical severity score: venous outcomes consensus statement. Special communication of the American Venous Forum Ad Hoc Outcomes Working Group J Vasc Surg. 2010;52:1387-1396.

92.Rathbun S, Norris A, Stoner J. Efficacy and safety of endovenous foam sclerotherapy: meta-analysis for treatment of venous disorders. Phlebology. 2012;27:105-117.

93.Shadid N, Nelemans P, Lawson J, et al. Predictors of recurrence of great saphenous vein reflux following treatment with ultrasound-guided foamsclerotherapy. Phlebology. 2015;30(3):194-9.

94.Myers KA, Jolley D, Clough A, et al. Outcome of Ultrasound-guided Sclerotherapy for Varicose Veins: Medium-term Results Assessed by Ultrasound Surveillance. Eur J Vasc Endovasc Surg. 2007;33:116-121.95. Chapman-Smith P, Browne A. Prospective five-year study of ultrasound-guided foam sclerotherapy in the treatment of great saphenous vein reflux. Phlebology. 2009;24:183-188.

95.Stucker M. Review of Published Information on Foam Sclerotherapy. Dermatol Surg. 2010;36:983-992.

96.Jia X, Mowatt G, Burr JM, et al. Systematic review of foam sclerotherapy for varicose veins. Br J Surg. 2007;94:925-36.

97.Gillet JL, Donnet A, Lausecker M, et al. Pathophysiology of visual disturbances occurring after foam sclerotherapy. Phlebol/ Venous Forum R Soc Med. 2010;25:261-6.

98.Morrison N, Neuhardt DL, Rogers CR, McEown J, Morrison T, Johnson E, et al. Incidence of side effects using carbon dioxide-oxygen foam for chemical ablation of superficial veins of the lower extremity. Eur J Vasc Endovasc Surg. 2010;40:407-413.

99.Frullini A, Felice F, Burchielli S, Di Stefano R. High production of endothelin after foam sclerotherapy: a new pathogenetic hypothesis for neurological and visual disturbances after sclerotherapy. Phlebology. 2011;26:203-208.

100. Cavezzi A, Parsi K. Complications of foam sclerotherapy. Phlebology. 2012;27(Suppl 1):46-51.

101. Kern P, Ramelet AA, Wutschert R, Bounameaux H, Hayoz D. Single-blind, randomized study comparing chromated glycerin, polidocanol solution, and polidocanol foam for treatment of telangiectatic leg veins. Dermatol Surg. 2004;30:367-72.

102. McMaster S. Is routine scanning for deep-vein thrombosis necessary following endovenous laser ablation and ultrasound-guided sclerotherapy? A statistical perspective in Australian Phlebology practice. Phlebology. 2011;26(2):49-51.

103. Jones RTC, Kabnick LS. Perioperative Duplex Ultrasound Following Endothermal Ablation of the Saphenous Vein: Is it Worthless? J Invasive Cardiol. 2014;26(10):548-550.

104. De Maeseneer M, Pichot O, Cavezzi A, Earnshaw J, van Rij A, Lurie F, et al.; Union Internationale de Phlebologie. Duplex ultrasound investigation of the veins of the lower limbs after treatment for varicose veins - UIP consensus document. Eur J Vasc Endovasc Surg. 2011;42(1):89-102.

Síndromes Compressivas Venosas

42

Glauber Lutterbach de Oliveira Pires
Marco Antônio Cassiano Perez Rivera
Douglas Eduardo Tavares Cavalcanti
João Paulo Ayub Penna Leal
Gustavo Henrique Vieira de Andrade
Romero Marques
Carlos Gustavo Coutinho Abath

INTRODUÇÃO

As síndromes de compressão venosa constituem um conjunto de sinais e sintomas resultantes de uma hipertensão vascular segmentar em decorrência de uma constrição extrínseca. Essa compactação pode ser provocada por uma artéria, ligamento, músculo ou estrutura óssea, adjacentes ao vaso ou ao conjunto de vasos acometidos, podendo determinar, além da hipertensão, um processo inflamatório e até trombose vascular. As mais importantes síndromes são: síndrome de compressão da veia renal esquerda, da veia ilíaca esquerda ou da subclávia[1].

SÍNDROME DE COMPRESSÃO DA VEIA ILÍACA (MAY-THURNER OU COCKETT)

A síndrome de compressão da veia ilíaca é definida como a compressão da veia ilíaca comum esquerda (VICE) pela artéria ilíaca comum direita (AICD) contra a coluna vertebral que pode resultar em trombose da veia ilíaca ou iliofemoral. Também conhecida como síndrome de May-Thurner (SMT) por ter sido detalhada por May e Thurner durante seus trabalhos[2].

A combinação de compressão extrínseca mecânica crônica com pressão vibratória pulsátil pela AICD sobre a VICE resulta em microtraumas de repetição e lesão endotelial. Esse dano ocasiona um processo inflamatório crônico, estase venosa, deposição de plaquetas e fibrina, dano endotelial e, por fim, trombose[1].

Kibbe e cols. desenvolveram um estudo em pacientes assintomáticos evidenciando que 24% das pessoas possuem compressão maior que 50%, e 66% apresentam compressão maior do que 25%. Dessa forma, compreende-se que ter a compressão anatômica é normal[3]. Corroborando, outro estudo demonstrou que 25,9% das mulheres assintomáticas têm compressão maior que 70%[4]. Já a incidência da SMT envolvendo vários graus de edema, sensação de peso e dor na perna esquerda é desconhecida, e varia de 18 a 49% em pacientes que apresentam TVP (trombose venosa profunda) no membro inferior esquerdo[5].

CARACTERÍSTICAS CLÍNICAS

Existe basicamente três formas de apresentação: assintomáticos, compressão venosa sem TVP e compressão venosa com TVP. Essa segunda manifestação envolve sintomas decorrentes da hipertensão venosa crônica com refluxo e estase, produzindo sintomas de insuficiência venosa como dor, desconforto, edema, alterações pigmentares e tróficas, além de claudicação venosa. Diante de um fator desencadeante que componha a tríade de Virchow, ocorre a trombose venosa profunda.

Existem três estágios clínicos do SMT:

- compressão assintomática do VICE;
- a formação de uma lesão fibrótica venosa;
- TVP na extremidade inferior esquerda.

DIAGNÓSTICO

Em um paciente com suspeita de SMT deve-se inicialmente realizar uma ultrassonografia com Doppler da veia cava inferior, de vasos ilíacos e do membro inferior esquerdo. Lobropoulos e cols. estabeleceram os critérios ultrassonográficos de compressão venosa que são: turbulência pós-estenótica, anormalidade ao Doppler

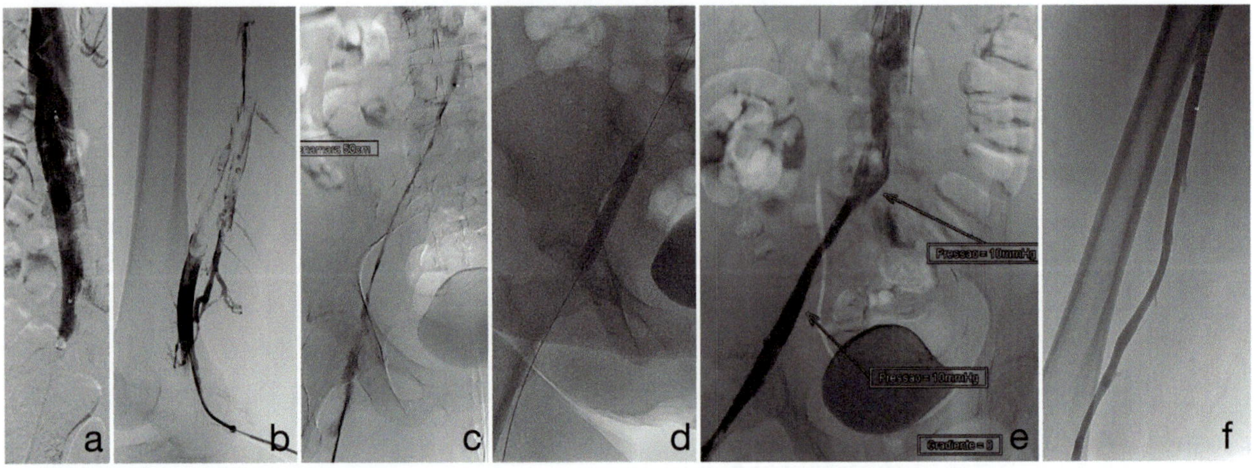

Figura 42.1. Paciente com trombose iliofemoral esquerda extensa. Realizado implante de filtro de veia cava inferior (A) em decúbito dorsal. Em seguida, foi realizada flebografia através de punção ecoguiada de veia poplítea em decúbito ventral (B) demonstrando a trombose extensa. Feita a fibrinólise utilizando cateter de 50 cm com furos laterais (C), trombectomia mecânica aspirativa e angioplastia da veia ilíaca (D). Controle final (E e F) demonstrou recanalização iliofemoral.

na área estenótica, fluxo contínuo com a manobra de Valsalva e estase venosa sem fasicidade respiratória[8].

A venografia por tomografia computadorizada (TC) ou ressonância magnética (RM) tem as seguintes vantagens: caracterizar bem a lesão e suas relações; avaliar a presença de trombo e de varizes pélvicas; mensurar os diâmetros pré e pós-estenose; além de excluir outras causas de obstrução venosa como tumores, linfadenopatias e hematoma[1,6].

A flebografia por cateter aliado ao ultrassom intravascular é o padrão ouro. A compressão extrínseca da SMT ocorre no sentido anterior-posterior, e uma única projeção anteroposterior pode não identificar a lesão. Portanto, a veia deve ser avaliada em múltiplas projeções. Durante esse exame é possível mensurar o gradiente iliocaval que determina uma obstrução hemodinamicamente significativa quando maior que 3 mmHg.

O ultrassom intravascular (USIV) permite caracterizar o trombo, orientar a decisão da trombólise, realizar medidas das áreas e diâmetros da veia ilíaca (Tabela 42-1), permitindo escolher o tamanho do *stent* com maior precisão[1,6].

Tabela 42.1. Área de referência da veia ilíaca comum utilizando ultrassonografia intravascular, a correspondência ao diâmetro teórico desta área e a indicação do *stent* com base no diâmetro

Área mensurada de referência do vaso (mm^2)	Diâmetro teórico de referência do vaso (mm)	Diâmetro do stent selecionado (mm)
50,27	08	08-10
78,54	10	10-12
113,1	12	12-14
153,94	14	14-16
201,06	16	16-18
254,47	18	18-20
314,16	20	20-22
380,13	22	22-24

Tratamento

A abordagem ao paciente com SMT é dividida de acordo com seu estágio, conforme descrito a seguir.

No estágio I (assintomáticos) é realizada conduta conservadora e vigilância clínica.

No estágio II (insuficiência venosa crônica do membro inferior sem TVP) é indicada angioplastia com *stent* através da punção de veia femoral comum esquerda, podendo realizar o controle com cateter *pigtail* por punção contralateral.

No estágio III (TVP iliofemoral esquerda), embora controverso, é realizado implante de filtro de veia cava inferior por via femoral comum direita ou jugular interna direita. Em nosso serviço optamos por colocar de rotina, exceto em casos selecionados, como aqueles que não apresentam trombo flutuante e boa reserva cardiopulmonar. (Figura 42.1).

Na sequência, com o paciente em decúbito ventral, é realizada uma punção ecoguiada de veia poplítea ou safena externa, seguida por flebografia anterógrada (Figuras 42.1 a 42.3). Após confirmar os

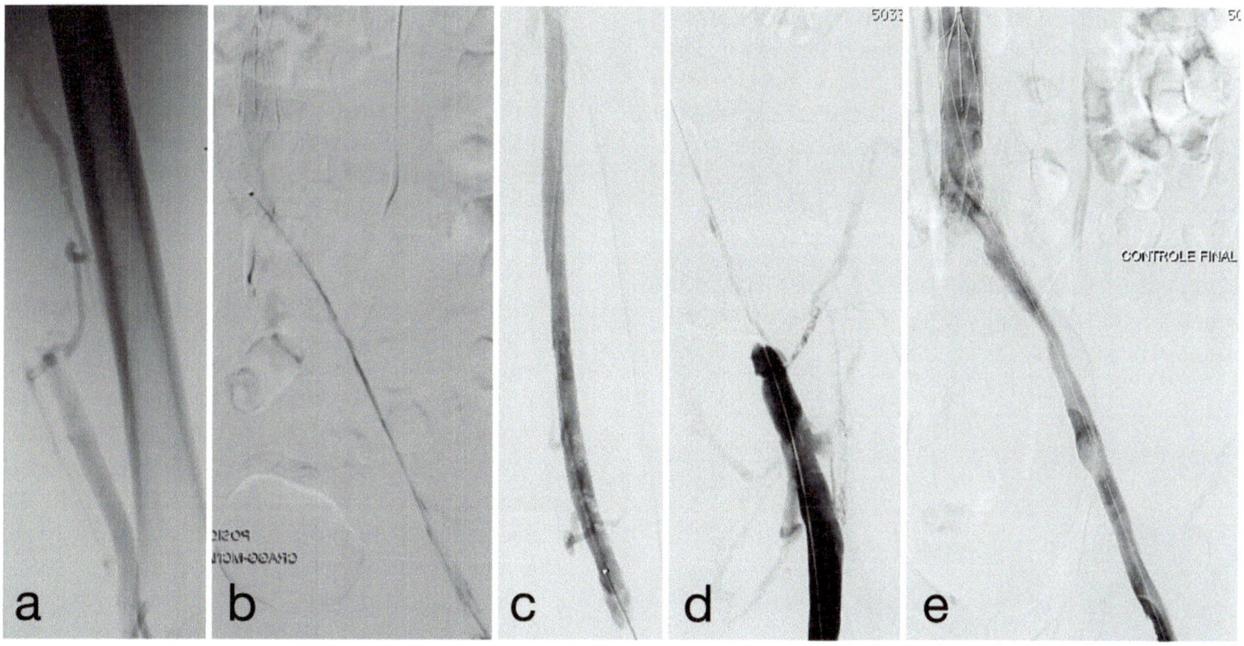

Figura 42.2. Paciente jovem com trombose iliofemoral esquerda associada a síndrome de May-Thurner A. foi submetido a implante de filtro de veia cava inferior por via jugular e acesso poplíteo para infusão de r-TPA por cateter de 50 cm com furos laterais B. seguido de aspiração dos trombos com cateter-guia C-D. e por fim angioplastia de veia ilíaca com implante de *stent* E.

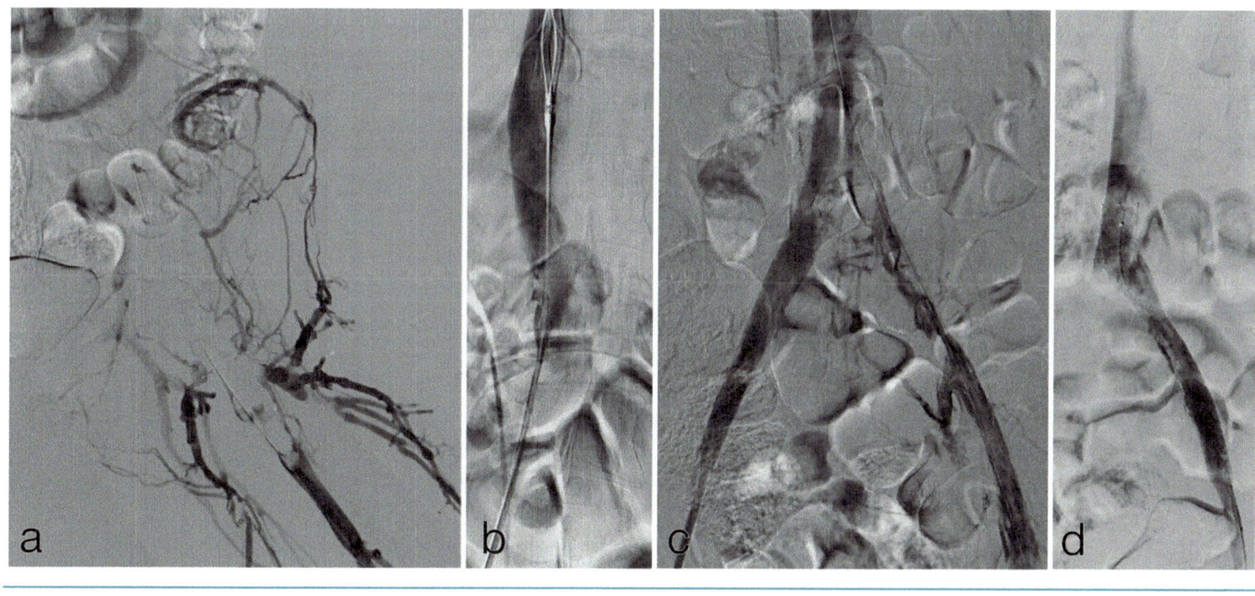

Figura 42.3. Paciente, sexo feminino, jovem, com histórico de abortamento com 26 semanas, em investigação para trombofilia evoluiu com trombose iliofemoral esquerda A. Foi realizado implante de filtro de veia cava inferior e fibrinólise B. Estenose de veia ilíaca comum esquerda secundária a compressão da artéria ilíaca comum direita C. Controle final, após angioplastia e implante de stent autoexpansível, demonstrou perviedade do eixo venoso C.

achados, pode-se utilizar o USIV para definir melhor as informações.

A trombólise pode ser realizada com três estratégias: farmacológica, mecânica, ou farmacomecânica de acordo com as condições clínicas do paciente ou escolha do operador. A trombólise dirigida por cateter multiperfurado lateralmente com r-tPA (alteplase) é a primeira medida, podendo associar-se à técnica de trombectomia mecânica (aspirativa, fragmentação ou rotacional) para otimizar o resultado. Entretanto, pode-se utilizar a trombectomia mecânica isolada como primeira opção por escolha ou no

Tabela 42.2. Após realizar implante do *stent*, através do USIV, realizam-se as medidas dos diâmetros máximo e mínimo do *stent*, calcula-se a proporção e visualiza-se o formato. Através desta avaliação pode-se realizar nova angioplastia com a finalidade de atingir o formato circular

Círculo perfeito	Formato oval	
Diâmetro = 14	Diâmetro máximo = 14 Diâmetro mínimo = 7	Diâmetro máximo = 14 Diâmetro mínimo = 3,5
1:1	1:2	1:4
	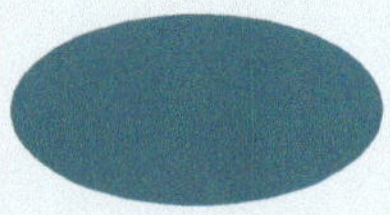	

caso de contraindicação ao fibrinolítico. A técnica de trombólise mais detalhada encontra-se no capítulo 39. "Trombose Venosa Aguda". Após retirar os trombos e identificar a estenose realizar-se a angioplastia com implante do *stent* de preferência o autoexpansível. A exemplo de autoexpansível, está o Wallstent (Boston Scientific Corporation, Natick, MA, EUA) que possui alta força radial e flexibilidade com alta taxa de patência em 36 e 72 meses[1,6,9]. Após o implante do *stent*, a pós-dilatação é realizada se houver evidência de cintura no *stent*. A perviedade deve ser confirmada por venografia final. Atualmente, já existem *stents* autoexpansíveis específicos para o território venoso (por exemplo, Venovo – Bard, Zilver Vena – Cook).

Após a liberação do *stent*, algumas complicações podem ocorrer como a sua migração e a oclusão por colabamento[10-12]. A migração do *stent* pode ocorrer durante o procedimento ou tardiamente[10,11].

A migração imediata do *stent* é decorrente da manipulação deste com o cateter-balão ou bainha, o que pode ser evitado mediante cuidado meticuloso com os dispositivos sob fluoroscopia.

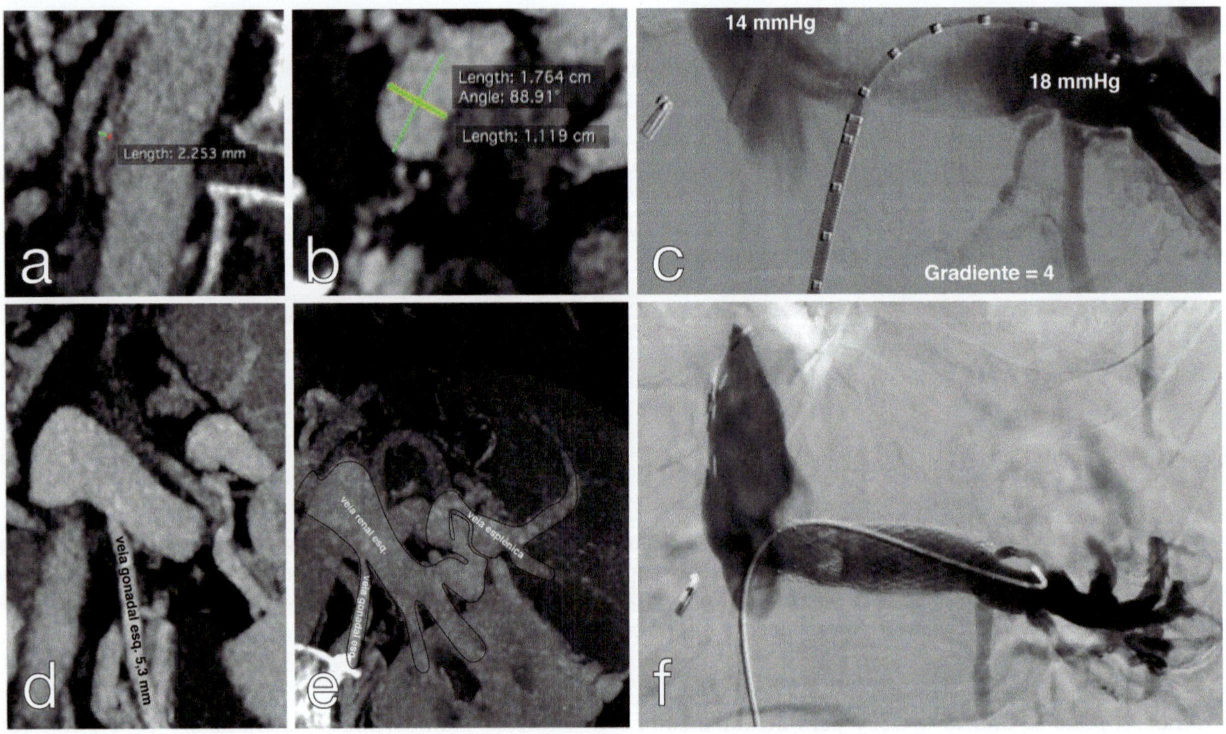

Figura 42.4. Paciente com hematúria e dor em flanco esquerdo com diagnóstico de síndrome de compressão da veia renal esquerda associado a *shunt* renoesplênico e insuficiência da veia gonadal esquerda com relação hilo/aortomesentérica de 5 (A-D). Flebografia inicial confirmou os achados com gradiente pressórico de 4 (E). Realizado implante de *stent* em veia renal esquerda com redução das colaterais, do *shunt* e do gradiente pressórico (F).

A migração tardia do *stent* é decorrente, principalmente, do subdimensionamento do dispositivo. O método de dimensionar adequadamente o *stent* ainda é desconhecido. Alguns advogam a mensuração do tamanho com base no maior diâmetro da veia ilíaca comum não comprimida, fazendo a média entre este e o diâmetro perpendicular, e, por fim, adiciona 1 a 2 mm ao valor final. Quando toda a VICE estiver sob compressão, utilizam-se as medidas da veia ilíaca comum direita. Outro método é baseado na maior área da VICE através do USIV, e acrescenta-se 1 a 2 mm ao valor do diâmetro encontrado. Por fim, utilizar as medidas baseadas na TC pode superestimar o tamanho do *stent*. Uma das prováveis repercussões do superdimensionamento é a dor lombar, contudo esta normalmente tem resolução espontânea em alguns dias. Se houver necessidade de maior fixação do *stent* para evitar sua migração, pode-se posicionar a sua extremidade caudal na ilíaca externa.

A oclusão do *stent* pode ocorrer em virtude de diversos fatores, como extensão da lesão residual, localização do *stent*, influxo venoso, e estado de coagulabilidade, além da falta de dados sobre o comportamento em longo prazo dos *stents* no sistema venoso. A vigilância da perviedade pode ser conferida com venografia por tomografia computadorizada, sendo quantificado o grau de colabamento do *stent*. Em um estudo foi identificado que 33% dos pacientes apresentaram redução acima de 50% da luz no exame de controle, sendo que esta compressão dita significante foi relacionada inversamente com a taxa de perviedade ($p < 0{,}001$). O mesmo trabalho relata perviedade primária e secundária em 24 meses de 72 e 85,7%, respectivamente[12]. Outro fator importante é o formato da luz do *stent* implantado; o recomendado é deixá-lo no formato circular numa proporção de 1:1 entre o diâmetro máximo e o mínimo, evitando o formato oval, que reduz o fluxo, e aumenta a chance de oclusão[13] (Tabela 42.2).

SÍNDROME DE COMPRESSÃO DA VEIA RENAL (QUEBRA-NOZES/NUTCRACKER)

A síndrome de compressão da veia renal esquerda foi primeiro descrita em 1937 por Grant, referente a um paciente com sinais e sintomas de compressão anatômica da veia renal esquerda resultando em hipertensão venosa renal[14,15]. Em 1972, o radiologista De Schepper nomeou a desordem de síndrome do quebra-nozes (SQN) ou *nutcracker syndrome*[16].

A exata prevalência da SQN é desconhecida[12]. Entretanto, a investigação de hematúria inexplicada com ultrassonografia Doppler (USD) atribuiu a SQN como causa em 40% dos pacientes[16-18]. Ocorre com maior frequência em adultos jovens ou de meia-idade em ambos os sexos[19].

Existem dois tipos de SQN, classificada de acordo com a compressão da veia, se anterior ou posterior, e de acordo com a existência do fenômeno de quebra-nozes (FQN)[16]:

1. SQN anterior: corresponde à compressão da veia renal esquerda (VRE) entre a aorta e a

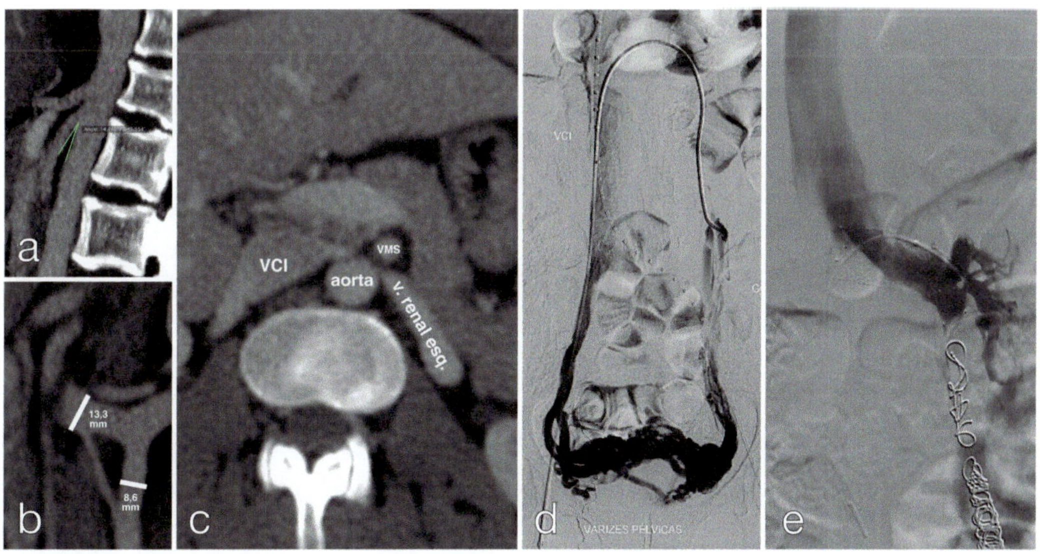

Figura 42.5. Paciente jovem, feminina, com dor pélvica crônica, insuficiência venosa pélvica e dos membros interiores, com diagnóstico de varizes pélvicas e compressão da veia renal esquerda (A, B, C). Foi submetida a flebografia (D), confirmando os achados tomográficos, seguida por embolização das varizes pélvicas com polidocanol 3% e da veia ovariana com molas, além de angioplastia com implante de *stent* na veia renal esquerda (E).

artéria mesentérica superior (AMS). É a forma mais comum. O diagnóstico de presunção é feito quando há sinais e sintomas associados a uma angulação entre os vasos citados no plano sagital e inferior a 45º (Figura 42.4);

2. SQN posterior: ocorre quando VRE é retroaórtica ou circum-aórtica e há compressão sintomática entre a aorta e o corpo vertebral. De ocorrência rara;
3. SQN mista: ocorre quando a VRE é duplicada anterior e posteriormente com as duas compressões sintomáticas. De frequência mais rara que a SQN posterior;
4. fenômeno de quebra-nozes: representa a compressão da VRE sem sinais ou sintomas.[16]

As condições e patologias menos comuns que podem produzir essa síndrome são: neoplasia de pâncreas, linfadenopatia para-aótica, tumor retroperitoneal, aneurisma de aorta abdominal, artéria testicular ectasiada, estrangulamento por tecido fibrolinfático entre a AMS e a aorta, disposição alta da VRE, ptose renal esquerda levando ao estiramento da VRE sobre a aorta, lordose, redução da gordura retroperitoneal e mesentérica e gravidez com útero gravídico comprimindo a veia renal[15,16].

Características Clínicas

Os sinais e sintomas são decorrentes da estenose e resultam em hipertensão venosa da VRE, congestão renal, insuficiência venosa gonadal (varicocele e síndrome da veia ovariana) e congestão pélvica. Os principais sintomas são dor pélvica crônica (Figura 42.5), dor em flanco e hematúria[16]. Pode ainda haver proteinúria ortostática e disfunção autonômica. Sendo esta decorrente da conexão entre seios venosos dilatados e os cálices renais sob alto gradiente pressórico entre a VRE e a veia cava inferior (VCI) acima de 3 mmHg (valor normal menor que 1 mmHg)[20] (Figura 42.4) [15-21].

Diagnóstico

Após a suspeita clínica, são realizados exames de imagem que podem confirmar os achados anatômicos como a USD, RM, TC (Figuras 42.4 e 42.5), flebografia e USIV (Figura 42.6). O USD comumente é o primeiro exame a ser realizado.

Quando a suspeita for forte e o USD não fizer o diagnóstico, podem-se realizar exames contrastados como a TC e RM. A VRE, diferentemente da veia renal direita (VRD), possui 6-10 cm de comprimento até desaguar na VCI, com 4-5 mm de diâmetro, sendo 50% maior na porção mais distal, e recebe tributárias da veia suprarrenal, gonadal, ureteral esquerda e veias lombares. Esses afluentes possuem válvulas que impedem o refluxo sanguíneo. No FQN as válvulas estão ausentes ou são incompetentes descomprimindo a VRE, ao contrário da SQN em que as válvulas são competentes. A veia gonadal tem diâmetro médio de 3 mm.

Os achados de maior especificidade na TC são semelhantes na RM:

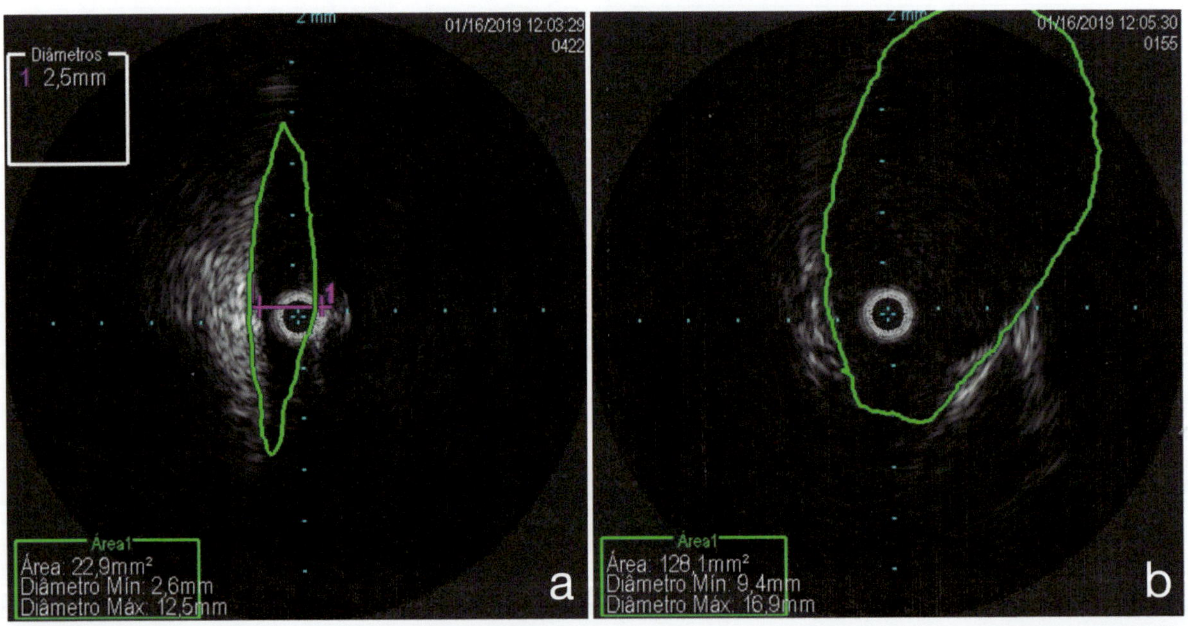

Figura 42.6. Uso do ultrassom intravascular para diagnóstico da síndrome de compressão da veia renal esquerda. A - Diâmetro da veia renal no nível aortomesentérico. B - Diâmetro da veia renal no nível do hilo renal.

- Relação entres os diâmetros da VRE no nível do hilo renal e da compressão aortomesentérica ≥ 4.9 (especificidade de 100%) (Figura 42.4);
- Sinal do bico da VRE (Figura 42.5);
- Outros: dilatação da veia gonadal esquerda (Figura 42.5), torção dorsolateral do rim esquerdo, varizes perirrenal e pélvica (Figura 42.5).

Se ainda assim o diagnóstico de SQN for incerto, deve ser feito o padrão ouro que é a flebografia com mensuração do gradiente renocaval e/ou utilizar o USIV. Uma vez que o gradiente normal é de 0-1 mmHg, valores ≥ 3 mmHg são confirmatórios. A presença de circulação venosa colateral pode reduzir o gradiente. Diante disto, o USIV tem acurácia de 90% comparada com 62% da flebografia.

Os exames para investigação de hematúria são: hemograma, sumário de urina, urocultura, uretrocistoscopia, ultrassonografia de rins e vias urinárias, urografia excretora e biópsia renal. Na suspeita de SQN, realiza-se o USD, RM/TC, flebografia, e USIV de acordo com os dados encontrados.

Tratamento

A abordagem do paciente com SQN ainda é um tema controverso. As opções variam da observação à nefrectomia e dependem do grau de sintomatologia. Nos casos assintomáticos, o tratamento é conservador, assim como nos casos com sintomas leves. A intervenção fica reservada para a persistência dos sintomas por 24 meses nos casos dos menores de 18 anos e por 6 meses nos maiores desta idade, ou ainda para os casos mais graves[15-20].

Tratamento conservador

É indicado para indivíduos assintomáticos mais jovens, menores de 18 anos, em virtude do período de crescimento, possibilidade de ganho ponderal, e modificação da angulação aortomesentérica (AAM) ou para os casos leves. Até 30% dos pacientes com ganho ponderal e desenvolvimento de circulação colateral apresentam resolução espontânea dos sintomas até 24 meses. Prescreve-se um inibidor de enzima conversora de angiotensina para reduzir a proteinúria ortostática e ácido acetilsalicílico para melhorar a perfusão renal[16-18].

Tratamento Cirúrgico Aberto

As opções por cirurgia aberta envolvem a transposição da VRE, autotransplante renal, transposição da AMS, e outras técnicas, inclusive por via laparoscópica. O primeiro procedimento é feito por acesso transperitoneal com excisão do vaso próximo à confluência na VCI e reimplante mais distal à origem da AMS. Já o secundo é feito por meio de nefrectomia com confecção das anastomoses nos vasos ilíacos. Os riscos relacionados são: íleo paralítico, hematoma retroperitoneal, trombose venosa profunda, pseudoaneurisma, isquemia de ureter e perda do autoenxerto no caso do autotransplante. A transposição da AMS é possível, mas pode cursar com isquemia mesentérica. Outras opções, com menos resultados, são derivações venovenosas renocaval, gonadocaval, excisão da varicosidade peripélvica, e outras. Em casos refratários e graves indica-se a nefrectomia[15,16,19].

Tratamento Endovascular

Após as experiências positivas com *stent* em outros sítios venosos, foram utilizados os *stents* para tratamento da SQN com bons resultados, havendo melhora parcial ou total dos sintomas mesmo após 6 anos de seguimento ambulatorial, sem os riscos inerentes à abordagem cirúrgica aberta. Apesar disso, há risco de migração, fratura e estenose do *stent* com proliferação miointimal, perfuração e trombose venosa e reação ao meio de contraste iodado[15,16].

A estratégia adotada inicia-se com um planejamento pré-operatório adequado. Através da angiotomografia de abdome e pelve na fase venosa, realiza-se a reconstrução das estruturas vasculares, seguidas por aferição do diâmetro e do comprimento das veias renal esquerda e gonadal esquerda. A partir de então, é escolhido o melhor acesso vascular, *stent* ou balão, e decide-se se serão tratadas ao mesmo tempo as varizes pélvicas/varicocele.

O acesso pode ser feito por punção venosa femoral unilateral, posicionando o introdutor valvulado 7 Fr, e, em seguida, com o cateter *pigtail* sobre o fio-guia hidrofílico, é feita a cavografia inferior, e com o cateter cobra é feita a flebografia retrógrada. Através do cateter pelo *pigtail* centimetrado são realizadas as mensurações do gradiente renocaval e do comprimento da VRE. Por este acesso é imprescindível a utilização de um cateter-guia ou bainha terapêutica para auxiliar na estabilização do sistema e no controle angiográfico. Faz-se, então, a angioplastia e o implante do *stent*. Finaliza com controle angiográfico e com a medida do gradiente para avaliar a repercussão hemodinâmica.

Outra possibilidade de acesso é puncionar as duas femorais, sendo uma para o procedimento em si e a outra para o controle angiográfico quando não se deseja utilizar o cateter guia; e podem-se utilizar as veias jugulares e axilares[15,16,23]. O *stent* ideal deve ter alta força radial para abrir a estenose, boa adaptabilidade para se conformar ao vaso, pouca retração no comprimento para permitir o posicionamento adequado. Os *stents* Smartcontrol (SMART *stent*, Cordis) tem retração de 8%, o Palmaz 5 a 25%, o Wallstent 30%, e o Zilver Vena é

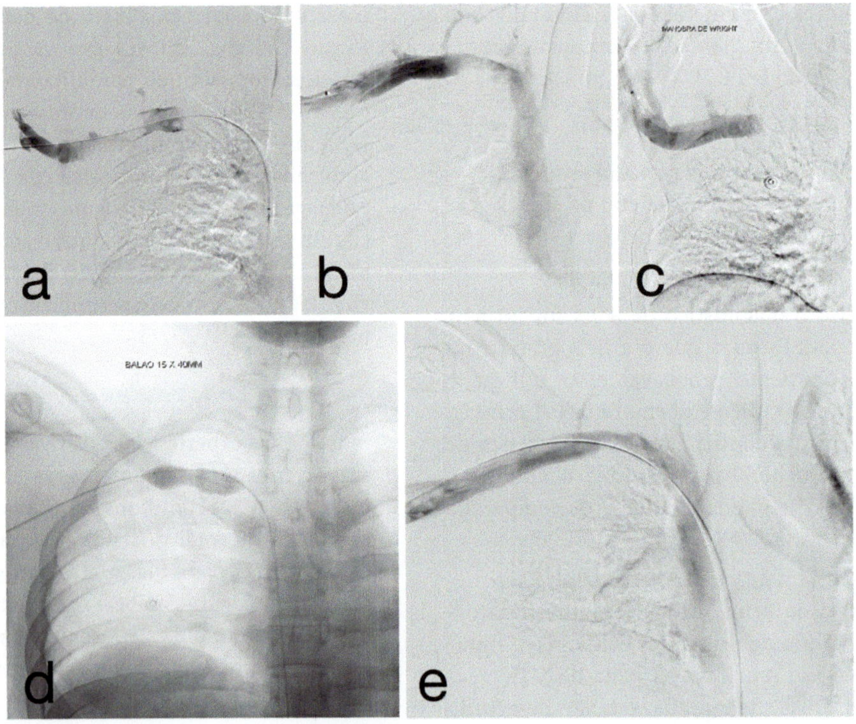

Figura 42.7. Paciente com trombose de veia subclávia direita secundária a síndrome do desfiladeiro cervicotorácico (A) submetida a fibrinólise com r-TPA (B). Manobra de Wrigth demonstrando ainda compressão venosa (C). Angioplastia da veia com balão 15 x 40 mm (D). Resultado final com vaso pérvio (E).

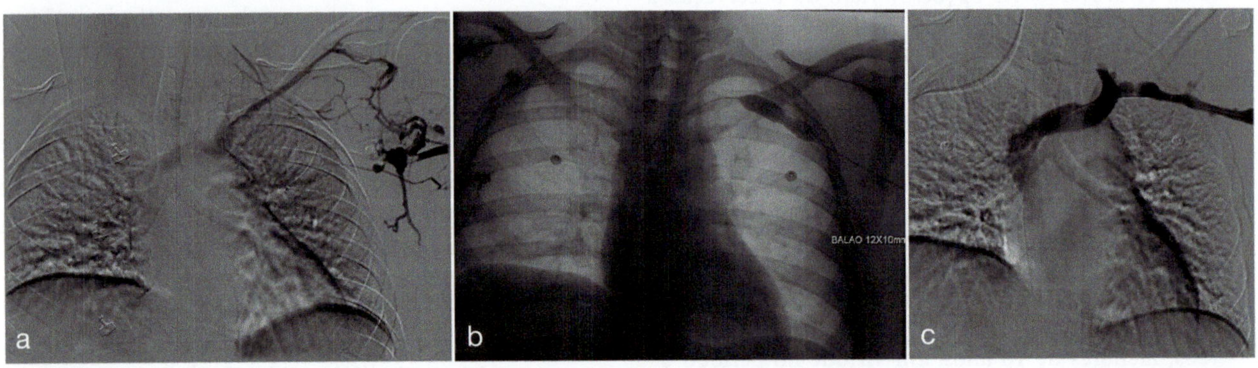

Figura 42.8. Paciente com trombose de veia subclávia e axilar esquerda foi submetido a flebografia por punção da veia basílica esquerda (A), seguida de fibrinólise com cateter multiperfurado. Após controle foi evidenciada estenose de veia axilar tratada com angioplastia (B). Controle final demonstrou perviedade do eixo venoso (C).

altamente preciso. Não existe consenso quanto ao *oversizing*, sendo recomendado por alguns 20% acima do diâmetro da VRE. Quanto às medidas, em geral, utiliza-se *stent* de 14-16 mm de diâmetro com comprimento de 40-60 mm, devendo ser ponderado caso a caso[23,24]. Policha e cols. advogam o uso do *stent* balão-expansível sobre o uso do autoexpansível pela precisão[25]. Porém, em nosso serviço, é utilizado o autoexpansível.

No pós-operatório, a anticoagulação ainda não está completamente estabelecida. Embora rara pelo alto fluxo renal e pela produção de uroquinase endógena, alguns autores recomendam 3 dias de heparina de baixo-peso molecular, seguida de clopidogrel por 30 dias e AAS por 90 dias. Outra opção é utilizar anticoagulante oral por 30-90 dias e manter AAS *ad eternun*. Após 2-3 meses o *stent* é endotelizado[23].

SÍNDROME DE COMPRESSÃO DA VEIA SUBCLÁVIA (PAGET-SCHROETTER)

A trombose da veia subclávia decorre da compressão extrínseca no espaço costoclavicular, também conhecida como "trombose de esforço". Foi primeiro descrita em 1875 por Paget e em 1884 por Von Schroetter, mas foi em 1948 que o cirurgião britânico, Hughes, denominou o quadro de síndrome de Paget-Schroetter (SPS)[26].

A SPS faz parte de um grupo maior denominado de síndrome do desfiladeiro cervicotorácico (SDCT) que é o produto dos sinais e sintomas decorrentes da compressão extrínseca dos seguintes espaços anatômicos[27]:

1. **Espaço intercostoescaleno:** espaço formado pelos escalenos anterior e médio, contendo a artéria subclávia e o plexo braquial.
2. **Espaço costoclavicular:** espaço formado pela clavícula e o músculo subclávio superomedial, primeira costela inferiormente e posterolateral ao músculo escaleno anterior contendo a veia subclávia.

A SDCT é classificada em neurogênica e vascular. A neurogênica é a mais prevalente, correspondendo a 95% dos casos, e a vascular é subdividida em venosa (4%) e arterial (1%)[24]. A venosa, por sua vez, é categorizada em três formas[27]:

1. Obstrução venosa intermitente ou posicional;
2. Trombose secundária da veia subclávia relacionada com o implante de cateteres ou eletrodos de marca-passo;
3. Trombose primária da subclávia relacionada com o esforço.

Essa condição surge diante de compressão mecânica extrínseca no espaço costoclavicular exacerbada por exercícios repetitivos e persistentes de elevação do braço resultando em trauma do endotélio, inflamação, fibrose, estenose e estase sanguínea que pode resultar em trombose venosa com alta taxa de recorrência quando recanalizada. A incidência da SPS é rara com alguns trabalhos relatando 1 a 2 casos por 100.000 habitantes[29,30]. Ocorre geralmente em adultos jovens, principalmente no sexo masculino e do lado direito pela incidência de dominância à direita, associada à história de esforço repetitivo e vigoroso com os membros superiores[1,27].

Características Clínicas

As características clínicas dependerão se há trombose ou não[1,27,31]:

1. **obstrução não trombótica da veia subclávia:** a compressão intermitente posicional pode resultar em dor e alteração perfusional do membro durante exercício ou elevação do braço, e até claudicação, quando já apresenta estenose com retenção importante de fluxo venoso, mesmo sem realizar atividade física;
2. **trombose de veia subclávia:** existe duas apresentações de acordo com o tempo de evolução. A trombose aguda normalmente está relacionada com quadro de esforço físico com sintomas mais exuberantes, ao contrário dos quadros de obstrução crônica que desenvolvem a trombose de forma mais lenta, pois através desta evolução o organismo consegue manter o membro parcialmente compensado pela rede de colaterais. Os sintomas são edema unilateral, dor, sensação de peso e cianose. Cerca de 80% dos pacientes têm história de atividade física vigorosa dos membros superiores e 85% iniciaram os sintomas há menos de 24 horas. Os pacientes podem ainda apresentar circulação venosa colateral, principalmente quando há obstrução crônica.

Diagnóstico

Após a suspeita clínica, deve-se realizar uma USD do membro superior afetado. Este método tem sensibilidade de 78-100% e especificidade de 82-100%. A desvantagem é a incapacidade de avaliar a porção mais central da veia subclávia e a inominada. A TC e a RM são pouco utilizadas por não fornecerem achados adicionais. A flebografia é o padrão ouro para diagnóstico e por ser invasiva permite o tratamento quando indicado. Mas, atenção: deve-se puncionar uma veia basílica ou veia braquial de maneira a visualizar toda a extensão da veia subclávia e permitir a intervenção. Utilizar a veia cefálica é um erro. A visualização da obstrução na junção costoclavicular com trombos fecha o diagnóstico, mas caso o vaso esteja pérvio com colaterais é possível que uma obstrução exista. Caso não apresente colaterais, deve-se abduzir o braço em 90°, com rotação externa e realizar outra flebografia confirmando a obstrução na junção costoclavicular. Assim, lembre-se de realizar o exame em adução e abdução com rotação externa. Em indivíduos assintomáticos ou oligossintomáticos é possível haver a compressão extrínseca sem evidência de trombos[1,27,28,31,32].

Tratamento

Diante da raridade do quadro e da falta de consenso, com base em evidência, há grande discrepância na literatura de qual o melhor tratamento. A terapêutica da SPS envolve a melhora dos sintomas obstrutivos, prevenção da síndrome pós-trombótica (SPT) e da recorrência do quadro. As medidas envolvem anticoagulação, trombólise dirigida por cateter e/ou descompressão (Figuras 42.7 e 42.8).

A **primeira etapa** após o diagnóstico é iniciar a anticoagulação plena que deve permanecer por 3-6 meses. Atualmente, não deve ser feita isoladamente, uma vez que os resultados são ruins, com alta taxa de SPT e incidência de 6-15% de embolia pulmonar. O que se recomenda é seguir para as próximas etapas do tratamento.

Na **segunda etapa**, deve-se realizar a trombólise dirigida por cateter com taxa de sucesso de 75-84% para sintomas iniciados há menos de 14 dias. Quanto à técnica: realiza-se punção ecoguiada de veia basílica ou braquial ipsilateral, passa-se um fio-guia hidrofílico, estabelece-se acesso vascular com introdutor valvulado. Posiciona-se o fio-guia na veia cava superior após ultrapassar a lesão e na sequência posiciona-se um cateter multiperfurado através da trombose. Após infusão de 10 mg de ativador de plasminogênio tecidual (rTPA) em *pulse spray*, é iniciada uma solução com 0,5–1 mg de rTPA/hora por 24 horas ou até a dissolução dos trombos com identificação da estenose. Assim como nas demais síndromes venosas compressivas, pode-se utilizar a trombólise mecânica isoladamente ou associada à farmacológica. Os controles angiográficos são realizados inicialmente a cada 12-24 horas. O paciente deve ser monitorado em terapia intensiva com vigilância clínica e laboratorial (HB/HT, plaquetas e fibrinogênio).

Após a trombólise muitos pacientes apresentarão estenose secundária à cicatrização e fibrose pela compressão intermitente e crônica da junção costoclavicular. Este espaço é inflexível. Assim, alguns advogam que angioplastia antes da descompressão tem alta taxa de insucesso, e o implante de *stent* pode complicar com fratura, deformação, migração e retrombose em até 40% dos casos, além de dificultar uma nova intervenção. Entretanto, há correntes que defendem a angioplastia sem *stent* com alta taxa de patência em 4 anos. Nas situações em que se observa oclusão total após a trombólise, procede-se a anticoagulação, avaliam-se os sinais e sintomas e, caso necessário, faz-se a descompressão e até mesmo a reconstrução venosa[27,28,30].

Na **terceira etapa**, pode-se realizar a ressecção da primeira costela associada ou não a escalenectomia com a finalidade de descomprimir a veia subclávia, que pode ser por diversas vias: a transaxilar, supraclavicular ou videotoracoscopia. Ainda não há consenso de qual o melhor tempo para esse procedimento. Alguns grupos adiavam até 3 meses para evitar a retrombose durante a abordagem, entretanto os trabalhos mais recentes sugerem um tempo mais precoce de até 6 semanas com bons resultados. O *stent* é uma opção após cirurgia e angioplastia com estenose residual[27,28,31,34-37]. Alguns estudos afirmam ainda que o procedimento deveria ser reservado para os pacientes sintomáticos após a trombólise e um estudo demonstrou que menos de 25% necessitaram da cirurgia descompressiva após 13 meses de seguimento[36].

A **quarta etapa** envolve a **reconstrução venosa**, que fica reservada para casos refratários a todas as técnicas citadas com estenose hemodinamicamente significativa. A técnica envolve a ressecção do segmento afetado e a confecção das anastomoses venovenosas com a veia jugular interna, preferencialmente após a claviculectomia medial[27].

REFERÊNCIAS BIBLIOGRÁFICAS

3. White JM, Comerota AJ. Venous Compression Syndromes. Vascular and Endovascular Surgery. 2017;51(3):155-168.
4. May R, Thurner J. The cause of the predominantly sinistral occurrence of thrombosis of the pelvic veins. Angiology. 1957;8(5):419-427.
5. Kibbe MR, Ujiki M, Goodwin AL, Eskandari M, Yao J, Matsumura J. Iliac vein compression in an asymptomatic patient population. J Vasc Surg. 2004;39(5):937-943.
6. Nazzal M, El-Fedaly M, Kazan V, et al. Incidence and clinical significance of iliac vein compression. Vascular. 2015;23(4):337-343.
7. Kasirajan K, Gray B, Ouriel K. Percutaneous AngioJet thrombectomy in the management of extensive deep venous thrombosis. J Vasc Interv Radiol. 2001;12:179-85.
8. Knuttinen MG, Naidu S, Oklu R, Kriegshauser S, Eversman W, Rotellini L, et al. May-Thurner: diagnosis and endovascular management. Cardiovasc Diagn Ther. 2017;7(Suppl 3):S159-S164. doi: 10.21037/cdt.2017.10.14. Review.
9. Ibrahim W, Al Safran Z, Hasan H, Zeide WA. Endovascular management of may-thurner syndrome. Ann Vasc Dis. 2012;5:217-21.
10. Labropoulos N, Borge M, Pierce K, Pappas PJ. Criteria for defining significant central vein stenosis with duplex ultrasound. J Vasc Surg. 2007;46(1):101-107.
11. Neglén P, Hollis KC, Olivier J, Raju S. Stenting of the venous outflow in chronic venous disease: long-term stent related outcome, clinical, and hemodynamic result. J Vasc Surg. 2007;46:979-90.
12. Shammas NW. Avoiding iliac vein stent migration: Techniques and appropriate sizing. Vascular Disease Management. 2017;14(12):E247-8.
13. Shammas NW, Shammas GA, Winter AR, et al. Imaging common iliac vein compression: differences between CT angiography, intravascular ultrasound and venography. Abstract #25. Presented at New Cardiovascular Horizons 2017, New Orleans, LA.

14. Cho H, Kim JW, Hong YS, Lim SH, Hwan J. Stent compression in iliac vein compression syndrome associated with acute ilio-femoral deep vein thrombosis. Korean J Radiol. 2015;16(4): 723-728.

15. Lichtenberg MKW. Lumen Shape: A New Measurement to Consider in the Treatment of Iliofemoral Venous Outflow Obstruction. Supp Endovascular Today Europe. 2018;6(5).9-11.

16. Grant J. Anonymous method of anatomy. Baltimore, Md: Williams & Wilkins; 1937. p. 137.

17. Velasquez CA, Saeyeldin A, Zafar MA., Brownstein AJ, Erben Y. A systematic review on management of nutcracker syndrome. Journal of Vascular Surgery: Venous and Lymphatic Disorders. 2018;6(2):271-278.

18. Ananthan K, Onida S, Davies AH. Nutcracker Syndrome: An Update on Current Diagnostic Criteria and Management Guidelines. European Journal of Vascular and Endovascular Surgery. 2017;53(6):886-894.

19. Buschi AJ, Harrison RB, Norman A, Brenbridge AG, Williamson BR, Gentry RR, et al. Distended left renal vein: CT/sonographic normal variant. AJR Am J Roentgenol. 1980;135:339e42.

20. Kurklinsky AK, Rooke TW. Nutcracker Phenomenon and Nutcracker Syndrome. Mayo Clinic Proceedings. 2010;85(6):552-559.

21. He Y, Wu Z, Chen S, Tian L, Li D, Li M, et al. Nutcracker syndromeehow well do we know it? Urology. 2014;83:12e7.

22. Ahmed K, Sampath R, Khan MS. Current trends in the diagnosis and management of renal nutcracker syndrome: a review. Eur J Vasc Endovasc Surg. 2006;31:410e6.

23. Scultetus AH, Villavicencio JL, Gillespie DL. The nutcracker syndrome: its role in the pelvic venous disorders. J Vasc Surg. 2001;34:812e9.

24. Neste MG, Narasimham DL, Belcher KK. Endovascular stent placement as a treatment for renal venous hypertension. J Vasc Interv Radiol. 1996;7:859-61.

25. Chen S, Zhang H, Shi H, Tian L, Jin W, Li M. Endovascular stenting for treatment of Nutcracker syndrome: report of 61 cases with long-term followup. J Urol. 2011;186:570e5.

26. Hansraj N, Hamdi A, Khalifeh A, Wise E, Sarkar R, Toursavadkohi S. Nutcracker Syndrome: Case Report on the Management of Recurrent Stenosis After Stenting. Vascular and Endovascular Surgery. 2017;51(4):203-208.

27. Policha A, Lamparello P, Sadek M, Berland T, Maldonado T. Endovascular Treatment of Nutcracker Syndrome. Annals of Vascular Surgery. 2016;36:295.e1-295.e7.

28. Hughes ES. Venous obstruction in the upper extremity; Paget-Schroetter's syndrome; a review of 320 cases. Surg Gynecol Obstet. 1949;88(2):89-127.

29. Illig KA, Doyle AJ. A comprehensive review of Paget-Schroetter syndrome. J Vasc Surg. 2010;51(6):1538-1547.

30. Hangge P, Rotellini-Coltvet L, Deipolyi AR, Albadawi H, Oklu R. Paget-Schroetter syndrome: treatment of venous thrombosis and outcomes. Cardiovascular Diagnosis and Therapy. 2017;(Suppl 3):S285-S290.

31. Prandoni P, Bernardi E. Upper extremity deep vein thrombosis. Curr Opin Pulm Med. 1999;5:222-6.

32. Sternbach Y, Green RM. Endovascular and surgical management of acute axillary-subclavian venous thrombosis. In: Gloviczki P, Yao JST, eds. London,: Hodder Arnold; 2009. p. 209-213.

33. Naeem M, Soares G, Ahn S, Murphy T. Paget-Schroetter syndrome: A review and Algorithm (WASPS-IR). Phlebology: The Journal of Venous Disease. 2015;30(10):675-686.

34. Green RM, Rosen R. The management of axillo-subclavian venous thrombosis in the setting of thoracic outlet syndrome. In: Gloviczki P, editor. Handbook of venous disorders. 3rd ed. London: Hodder Arnold; 2008; p. 292-8.

35. Kreienberg PB, Chang BB, Darling RC 3rd, Roddy SP, Paty PS, Lloyd WE, et al. Long-term results in patients treated with thrombolysis, thoracic inlet decompression, and subclavian vein stenting for Paget-Schroetter syndrome. J Vasc Surg. 2001;33(Suppl 2):s100-5.

36. Roos DB. Transaxillary approach for first rib resection to relieve thoracic outlet syndrome. Ann Surg. 1966;163:354-8.

37. Machleder HI. Evaluation of a new treatment strategy for Paget-Schroetter syndrome: spontaneous thrombosis of the axillary-subclavian vein. J Vasc Surg. 1993;17:305-15, 316-7.

38. Lee JT, Karwowski JK, Harris EJ, Lee JT, Karwowski JK, Harris EJ, et al. Long term thrombotic recurrence after nonoperative management of Paget-Schroetter syndrome. J Vasc Surg. 2006;43:1236-1243.

39. Mahmoud O, Sihvo E, Räsänen J, Vikatmaa L, Vikatmaa P, Venermo M. Treatment of Paget-Schroetter syndrome with a three-stage approach including thoracoscopic rib resection at the second stage. Journal of Vascular Surgery: Venous and Lymphatic Disorders. 2018;6(1):75-82.

Retirada de corpos estranhos intravasculares

43

Joaquim Maurício da Motta Leal Filho
Túlio Fabiano de Oliveira Leite
Breno Boueri Affonso

HISTÓRICO

Desde a década de 1950, quando o cateter venoso central (dispositivo intravenoso mais rudimentar da época) passou a ser largamente utilizado pelos médicos, há relatos de embolização de fragmentos de cateter. Um dos primeiros registros que se tem conhecimento da embolização intravascular de um cateter, data de 1954 e foi publicado no *New England Journal of Medicine*. Os autores relataram a embolização de um cateter que se alojou no átrio direito do paciente, levando-o a óbito[1]. Dez anos mais tarde, em 1964, a ciência tinha notícia da primeira retirada de corpo estranho intravascular (RCEI) por método minimamente invasivo. O corpo estranho, tratava-se de um fio-guia que foi capturado e retirado com uma pinça de biópsia brônquica inserida através da veia safena[2]. Mas, foi em 1967, que Edelstein utilizou um *basket* – primeiro dispositivo criado para retirada de corpos estranhos intravasculares – para retirada de um cateter alojado na veia cava superior[3]. Desde então, a RCEI por via percutânea vem sendo utilizada por radiologistas intervencionistas, cirurgiões endovasculares e hemodinamicistas como um dos principais tratamentos para retirada de corpos estranhos intravasculares. Talvez, podendo ser considerado o padrão ouro de tratamento.

INTRODUÇÃO

A maioria dos radiologistas intervencionistas irá se deparar, pelo menos uma vez na vida, na sua prática, com a presença de um corpo estranho intravascular (CEI), seja fruto de algum dos seus próprios procedimentos, seja fruto de procedimentos de outros profissionais. Na maioria das vezes, o CEI está associado às seguintes situações: fratura e embolia de cateter ou fragmento de cateter; fratura e embolia de fio-guia ou de fragmento de fio-guia; migração de mola ou bainhas; embolização, fratura ou liberação em local inadequado de *stents*, filtros de veia cava, plugues vasculares entre outros dispositivos utilizados pelos radiologistas intervencionistas e outras especialidades.

Desde a primeira descrição, em 1964 por Thomas J[2] até os dias de hoje, a técnica minimamente invasiva de RCEI evoluiu e, atualmente, vem sendo utilizada como primeira escolha terapêutica, por suas elevadas taxas de sucesso (acima de 90%) e baixa morbidade[4-7]. Tida por alguns como o tratamento padrão ouro para RCEI. A retirada percutânea de corpo estranho intravascular é um procedimento relativamente simples, seguro e com baixas taxas de complicações quando comparada com o tratamento cirúrgico convencional[4,8-13].

Os cateteres venosos centrais ou os fragmentos de cateteres venosos centrais de curta ou longa permanência são os CEI mais frequentemente encontrados, "perdidos" na circulação. Apesar de rara, a migração do cateter ou de um fragmento de cateter fraturado é uma complicação estimada em até 1% nos pacientes que o utilizam[6,14-16]. Somente nos Estados Unidos, mais de 5 milhões de cateteres venosos centrais são implantados anualmente[17]. As causas mais frequentes envolvidas com a perda do cateter ou do fio-guia para a circulação sistêmica são, durante a inserção, inexperiência do operador, falta de atenção ou perda de controle do fio-guia, bainha ou cateter[17-19]. Tateishi e cols., sugerem que "a inserção com força excessiva ou resistência não natural também provoca quebra desses dispositivos". Até existem situações em que os fios-guia podem sair do espaço intravascular para ocupar o espaço extravascular ou transfixam a parede do vaso e, consequentemente, podem ficar presos em alguma estrutura, dificultando a sua captura e retirada[20].

Outras causas podem contribuir para a ocorrência do CEI, tais como: o uso prolongado dos cateteres, em especial dos dispositivos de longa permanência, que podem sofrer ação do tempo contribuindo para a fadiga do material, fratura e, consequentemente, embolia do fragmento fraturado; fratura *in situ* com posterior embolização, neste caso, na maioria das vezes, a causa é a *pinch-off syndrome* (síndrome do pinçamento) – a causa desta fratura deve-se à compressão crônica do cateter (localizado na veia subclávia) pela clavícula e a primeira costela (pinçamento do cateter a partir dessas duas estruturas ósseas). A síndrome do pinçamento pode ser prevenida optando-se pelo acesso jugular ou ainda pelo implante do cateter na porção mais lateral da veia subclávia (menos medial, mais lateral)[21-23].

Outra causa envolvida nos casos de fratura de cateter venoso central inclui, a força de tração excessiva do operador durante a remoção do dispositivo, por vezes necessária, pela formação de uma bainha de fibrina em torno do cateter. A bainha de fibrina, descrita pela primeira vez em 1971 por Hoshal e cols., como um tipo de tecido cicatricial que se forma ao redor do cateter, poderá "fixar" o cateter à veia, dificultando assim a sua retirada e potencializando uma possível fratura[24].

Além dos cateteres e seus fragmentos, há relatos na literatura, ainda que em número reduzido, de RCEI de diversos outros dispositivos utilizados na prática da radiologia intervencionista e da cirurgia endovascular como: *stents*, filtros de veia cava, plugues vasculares, molas entre outros[25-28].

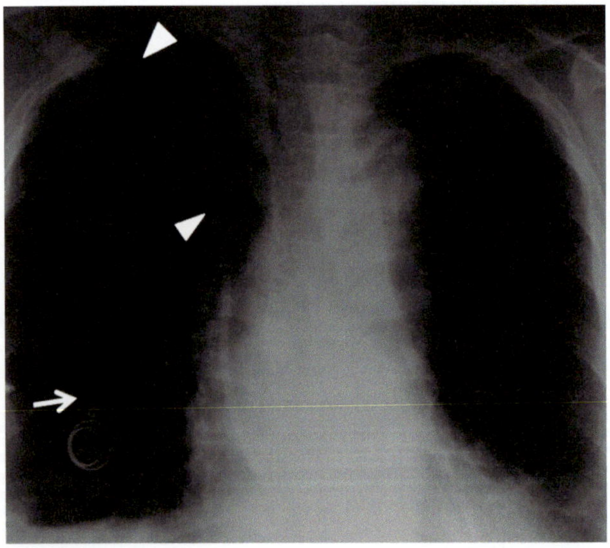

Figura 43.1. Radiografia de tórax em PA evidenciando *port-a-cath* fraturado. Note a separação entre o reservatório (seta branca) e o cateter (cabeça de seta branca).

Menos frequente que o território venoso, o território arterial também pode ser alvo de CEI desde a aorta até os seus ramos mais periféricos, a depender do tamanho do CEI. No território arterial, os corpos estranhos mais encontrados são, *stents*, cateteres e fragmentos de fios-guia[29]. As manifestações clínicas da migração do CEI no território arterial irão depender da localização do corpo estranho. Os sintomas decorrentes dessa migração podem ser: dor, parestesia, frialdade, palidez e ausência de pulsos distalmente ao ponto de oclusão no membro acometido[30]. A migração do CEI no território arterial ocorre de forma central para periférico. Dispositivos de selamento de punção vascular, tais como Angio-Seal® (Terumo®) e StarClose SE® (Abbott®) podem ser fontes emboligênicos[31,32].

O caminho percorrido pelo CEI durante a migração, bem como sua posição final intravascular depende de uma série de fatores, tais como seu formato, comprimento, espessura, componente do material e, principalmente, da hemodinâmica da circulação local, arterial ou venosa. Geralmente, o posicionamento final dos CEI venosos acontece nos vasos mais calibrosos, tais como: veias braquiocefálicas, veias cavas superior ou inferior e as artérias pulmonares, ou em câmaras cardíacas, tais como átrio direito e ventrículo direito. Isso ocorre devido ao sentido do fluxo sanguíneo venoso (de periférico para central) e porque, neste sentido, os calibres dos vasos vão aumentar progressivamente (de menor para maior)[33], portanto, os CEI venosos podem percorrer longas distâncias. Diferentemente dos CEI arteriais, que tendem a percorrer curtas distâncias e serem mais sintomáticos, pois a migração do CEI no território arterial ocorre do vaso de maior calibre para o vaso de menor calibre (de central para periférico).

HISTÓRIA E EXAME FÍSICO

A sintomatologia referida pelo paciente dependerá diretamente da localização final do CEI e do território, arterial ou venoso, em que ele se encontra. Para os CEI venosos, quase a totalidade, aproximadamente 95% dos pacientes são assintomáticos[34]. Portanto, nos pacientes portadores de cateteres de longa permanência, a suspeita diagnóstica se dará durante a tentativa de utilização, pois não será possível a infusão da medicação através do dispositivo, ou ainda, o paciente poderá referir dor local durante a tentativa de infusão. Além disso, no exame físico, poderá não ser possível palpar o cateter ao longo do túnel. Alguns pacientes poderão referir "palpitações", arritmia, "coração acelerado" ou ansiedade, sintomas que poderão estar relacionados com extrassístoles ou arritmias cardíacas provocadas pelo contato do CEI na parede cardíaca, atrial ou ventricular.

Ainda no território venoso, apesar da baixa incidência, a embolização do CEI pode desencadear complicações graves e potencialmente fatais, como tromboembolia pulmonar[35,36], endocardite bacteriana[37], sepse, lesões miocárdicas (perfuração miocárdica ou valvar com tamponamento cardíaco), arritmias cardíacas[38], com taxa de mortalidade podendo variar de 24 a 60%[39]. Por isso, a retirada desses corpos estranhos, quando possível, é sempre recomendável. No território arterial, raramente os pacientes são assintomáticos, a migração do CEI desencadeia sintomas mais agudos relacionados com a oclusão arterial e isquemia do membro acometido[40].

DIAGNÓSTICO

De forma geral, para o diagnóstico e a localização dos CEI, a radiogrname (Rx) simples é suficiente, visto que eles são radiopacos e, portanto, conseguem ser vistos. Para os CEI venosos, na maioria das vezes, a radiografia de tórax consegue identificar o corpo estranho, visto que sua localização se dá nos vasos pulmonares, câmaras cardíacas ou na veia cava superior (Figura 43.1). Já os CEI arteriais devem ser procurados próximos aos territórios arteriais onde foram utilizados, pois sua capacidade de deslocamento intravascular é menor. Nestes casos, a radiografia simples da região tratada identificará o CEI, na maioria das vezes. Porém, outros exames poderão ser necessários, como angiotomografia e arteriografia.

Outros métodos de imagem, como tomografia computadorizada e ecocardiograma, poderão fazer o diagnóstico do CEI em pacientes assintomáticos que realizaram estes exames com outra finalidade, achado incidental.

Dispostivos de Captura

Muitos sistemas de retirada de corpo estranho foram desenvolvidos e vêm sendo utilizados ao longo dos anos, como as pinças, fórceps (Figura 43.2a) e cestas de Dotter ou de Dormia ou *basket* (Cook®) (Figura 43.2b). Mas, a grande inovação tecnológica desenvolvida para este procedimento veio com o surgimento do cateter Amplatz nitinol *GooseNeck Snare* (Medtronic®), também conhecido como *snare* ou laço, e tem sido o dispositivo de escolha para a RCEI pela sua versatilidade e amplitude do laço que varia de 5 a 35 mm (Figura 43.2c). O aperfeiçoamento tecnológico a partir do cateter Amplatz nitinol *GooseNeck* permitiu o desenvolvimento do Atrieve Vascular Snare (Angiotech), cateter com três laços (*multilooped*) não entrelaçados, que permite a completa cobertura do vaso onde está localizado o CEI (Figura 43.3). Atualmente, existem no mercado *snare* com três ou quatro laços, normalmente são estes os mais procurados ou utilizados pelos radiologistas intervencionistas. Outras conformações de dispositivos de captura têm sido desenvolvidas pela indústria a fim de facilitar a vida do radiologista intervencionista, como é o caso do Indy OTW Vascular Retriever que, em última análise, pode-se dizer que possui o formato de uma flor (Cook®) (Figura 43.4). Embora a escolha do dispositivo mais apropriado para a captura do CEI dependa, em última análise, da experiência do radiologista intervencionista, e vários dispositivos e técnicas têm sido úteis na RCEI[41].

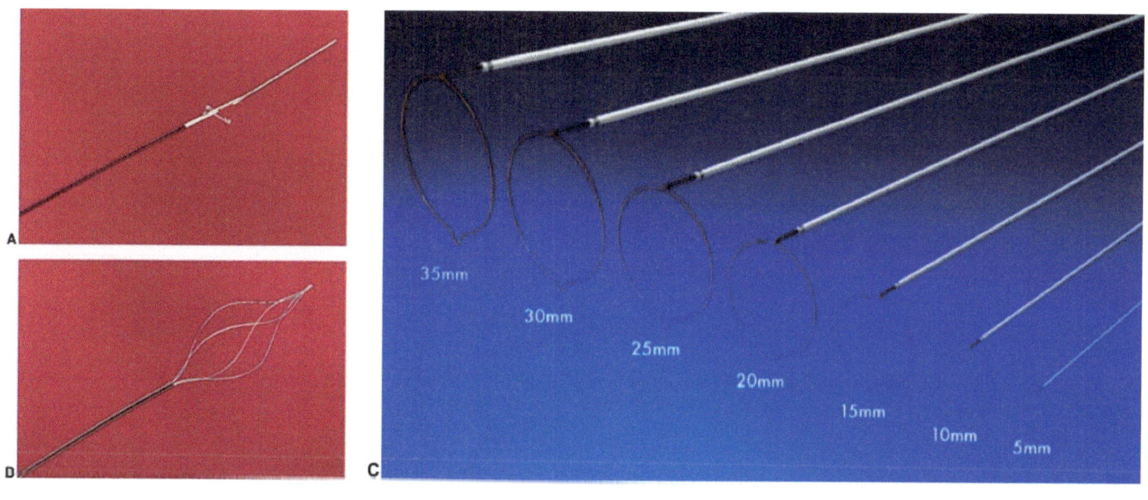

Figura 43.2. Cateter para retirada de corpo estranho com terminação em "pinça" ou fórceps (A). Em "cesta" ou *basket* (B). Em "alça" ou *GooseNeck* (C).

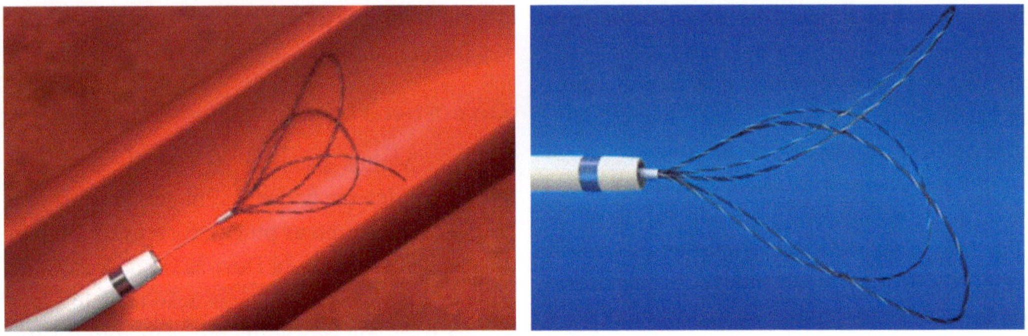

Figura 43.3. Cateter para retirada de corpo estranho com terminação em múltiplas "alças" ou *multilooped* – EN Snare (Merit Medical Systems, Inc, Utah, EUA).

Tabela 43.1. Dispositivos de captura

Dispositivo	Fabricante	Mecanismo de Ação	Diâmetro (Fr)/ Comprimento (cm) do cateter	Superfície de Trabalho (mm)	Comprimento do Dispositivo (cm)	Especificações do Produto
Atrieve Vascular Snare Kit	Argon Medical Devices	Laço	3,2/150	2-4, 4-8	175	Três *loops* sobrepostos não entrelaçados
Atrieve Vascular Snare Kit		Laço	6/100	6-10, 9-15, 12-20	120	Três *loops* sobrepostos não entrelaçados
Atrieve Vascular Snare Kit		Laço	7/100	18-30, 27-45	120	Três *loops* sobrepostos não entrelaçados
Multi-Snare	B.Braun Interventional Systems	Laço	3/150; 4/105; 5/105; 6/105	2-3, 4-6, 5-8, 10-15, 15-20, 20-30, 30-40	125, 175	Biplano
Bard Snare Retrieval Kit	Bard Peripheral Vascular	Laço	9/63, 11/58	20	120	Conjunto: Laço de nitinol 20 mm, cateter 6 Fr DI, bainha de recuperação 9 Fr DI, dilatador e bainha de acesso 11 Fr DI
CloverSnare 4-Loop Vascular Retriever	Cook Medical	Laço	6/90, 8/85, 10/80	32	90	Laço de nitinol de quatro alças com sistema de bainha coaxial de núcleo de tântalo com marcadores radiopacos em cada ponta distal
Curry Intravascular Retriever		Laço	6,3/100; 8/100	0,018 e 0,021 polegadas	150	Dobra-se no ponto médio e forma um laço quando passado através do cateter
Dotter Intravascular Retriever		Cesta ou *basket*	8/95	30/Basket	7,0/Basket	Cesto de alça helicoidal carrega *hub* do cateter e expande-se após o surgimento da ponta distal
Gunther Tulip Vena Cava Filter Retrieval Set		Laço	6,3/80; 9/80; 11/80	20/Loop Snare	-	Consiste num sistema de laço de recuperação com uma alça de fio de platina trançada, um sistema de bainha de recuperação coaxial
Indy OTW Snare		Laço	8/55, 8/100	40/Basket	55 e 100/ Cateter	OTW *snare* apresenta bainha flexível com válvula hemostática, quatro laços e uma cesta radiopaca

Alligator Retrieval Device	Medtronik	Pinça ou fórceps	0,021 polegadas	2, 3, 4, 5	175	Dispositivo de recuperação, guia de 0,016 polegadas com quatro mandíbulas de platina
Amplatz GooseNeck Microsnare Kit		Laço	2,3-3/150	2, 4, 7	175	Configuração de *loop* de 90 ° e bobinas de tungstênio dourado / cateteres de substituição disponíveis em 4 e 6 French, 6/102, 15, 20, 25, 30, 35 (48 e 102 cm de comprimento)
Amplatz GooseNeck Microsnare Kit		Laço	2,3-3/175	2, 4, 8	200	Configuração de *loop* de 90 ° e bobinas de tungstênio dourado / cateteres de substituição disponíveis em 4 e 6 French, 6/102, 15, 20, 25, 30, 35 (48 e 102 cm de comprimento)
Amplatz GooseNeck Kit		Laço	6/102	15, 20, 25, 30, 35	120	Configuração de *loop* de 90 ° e bobinas de tungstênio dourado / cateteres de substituição disponíveis em 4 e 6 French, 6/102, 15, 20, 25, 30, 35 (48 e 102 cm de comprimento)
Amplatz GooseNeck Kit		Laço	4/102	5, 10	120	Configuração de *loop* de 90 ° e bobinas de tungstênio dourado / cateteres de substituição disponíveis em 4 e 6 French, 6/102, 15, 20, 25, 30, 35 (48 e 102 cm de comprimento)
Amplatz GooseNeck Kit Petite		Laço	4/48, 6/48	10, 25	65	Configuração de *loop* de 90 ° e bobinas de tungstênio dourado / cateteres de substituição disponíveis em 4 e 6 French, 6/102, 15, 20, 25, 30, 35 (48 e 102 cm de comprimento)
EnSnare Mini Snare Systems	Merit Medical Systems	Laço	3,2/150	2-4, 4-8	175	Projetado com três laços entrelaçados
En Snare Standard Snare System		Laço	6 e 7/100	6-10, 9-15, 12-20, 18-30, 27-45	120	Projetado com três laços entrelaçados
One Snare Microsnare System		Laço	2,3/150	2,4,7	175	Laço único com ***design*** em 90º
One Snare Microsnare System		Laço	2,3/175	2,4,8	200	Laço único com ***design*** em 90º
One Snare Petite System		Laço	4 e 6/100	10, 25	65	Laço único com ***design*** em 90º
One Snare Standard Snare System		Laço	4 e 6/100	5, 10, 15, 20, 25,30, 35	120	Laço único com ***design*** em 90º
Expro Elite Snare	Vascular Solutions	Laço	0,035 polegadas/150	5,10, 15, 20, 25, 35	150	Laço único
Micro Elite Snare		Laço	0,014 polegadas/180	2, 4, 7	180	Laço único
Dormia Basket	Coloplast	Cesta ou *basket*	1,9-5,5	12,5-15	90-120	Consiste de uma cesta com quatro fios entrelaçados

A Tabela 43.1 contém os principais dispositivos de captura encontrados no mercado, bem como algumas das suas principais características.

OUTROS MATERIAIS UTILIZADOS PARA CAPTURA DE CORPO ESTRANHO INTRAVASCULAR

Além dos dispositivos de captura supracitados e que foram idealizados para RCEI, devemos ter em mente que outros materiais de uso rotineiro nos procedimentos de radiologia intervencionista podem ser improvisados e utilizados para RCEI, na falta dos dispositivos apropriados. Ou, ainda, estes materiais podem e devem ser utilizados para "manobrar" e posicionar o CEI de modo a facilitar a retirada com o dispositivo de captura. São eles introdutores curtos ou longos, fios-guia 0,014" (reto ou dobrado, formando uma alça) e 0,035", cateteres-guia e cateteres diagnósticos de diversas conformações, sobretudo com a curva *pigtail*, que poderá ser utilizado para deslocar o CEI para um local de mais fácil retirada. Esses materiais auxiliam no posicionamento do dispositivo de captura junto ao CEI, facilitando a apreensão e a retirada.

Material cirúrgico pode ser necessário para a dissecção dos vasos femorais com a finalidade de extração do CEI, quando o CEI é muito grande e não pode ser coaptado pelo introdutor para ser retirado definitivamente. Exemplo: *stent*, filtro de veia cava e plugue vascular.

Técnica

A utilização de introdutores calibrosos è diretamente proporcional ao tamanho do corpo estranho a ser capturado. *Intracath*, *port-a-cath* e fragmentos de fio-guia são facilmente retirados utilizando-se introdutores 6 a 8 French. Porém, para CEI maiores ou menos flexíveis, introdutores maiores podem ser necessários.

O acesso venoso recomendável para RCEI é a veia femoral comum[4], preferencialmente à direita. Este acesso tem como vantagens: conforto na manipulação para o examinador; conforto da posição para o paciente; facilidade de punção pelo bom calibre do vaso e proximidade com a pele; presença de anteparo ósseo posterior que permite sua fixação durante a punção e segurança para a compressão manual efetiva após a retirada dos materiais; acesso aos principais sítios de migração de corpos estranhos intravenosos; e calibre adequado para introdução de materiais dos mais variados diâmetros. Podem-se utilizar uma ou as duas veias femorais comuns simultaneamente, dependendo do grau de dificuldade do procedimento. Porém, é sempre preferível a utilização de um acesso somente. Esta via de acesso só não é utilizada quando há trombose venosa profunda dos membros inferiores e/ou a presença de filtro de veia cava inferior definitivo[42].

A segunda opção utilizada como via de acesso venoso são as veias jugulares, pois possuem como vantagens: facilidade de punção pelo bom calibre do vaso; acesso aos principais sítios de migração de corpos estranhos intravenosos; calibre adequado para introdução de materiais dos mais variados diâmetros; e, além da facilidade e da segurança na compressão do sítio de punção. Na falta dessas quatro vias de acesso preferenciais, podem-se utilizar vias alternativas como: dissecção ou punção das veias basílicas ou cefálicas; dissecção das veias axilares; ou punção das veias subclávias[42] (Figura 43.5).

Para a retirada de corpo estranho no território arterial, a artéria femoral comum é uma ótima via de acesso pois reúne as seguintes características: conforto na manipulação para o examinador; conforto da posição para o paciente; facilidade de punção pelo bom calibre do vaso e proximidade com a pele; presença de anteparo ósseo posterior que permite sua fixação durante a

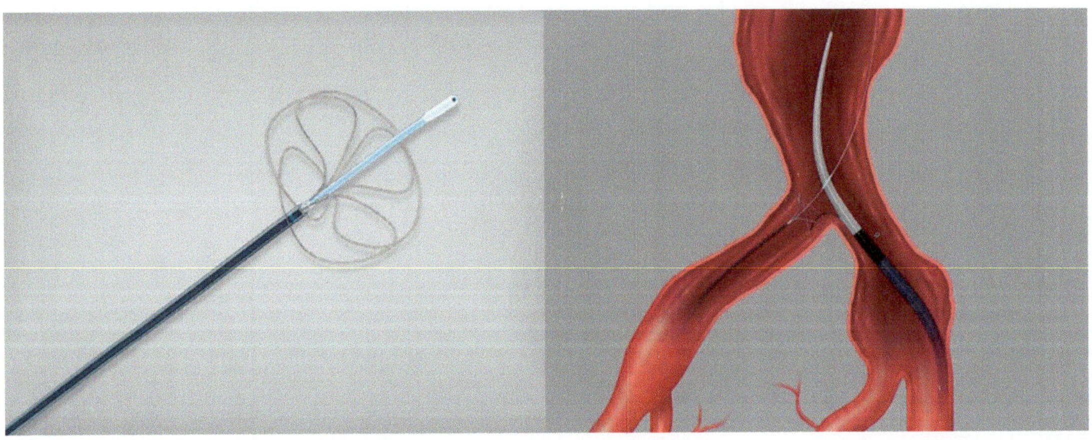

Figura 43.4. Cateter para retirada de corpo estranho com terminação em múltiplas "alças" ou *multilooped* em formato de flor – Indy OTW Vascular Retriever (COOK Medical LLC, Bloomington, IN, EUA).

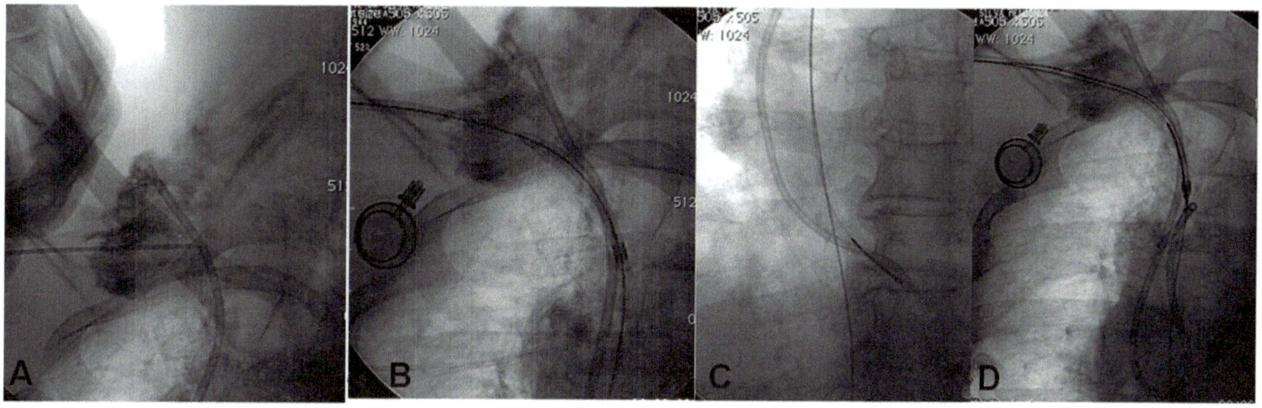

Figura 43.5 – A . Punção com agulha da veia subclávia direita. B . Implante de introdutor compatível na veia subclávia direita e passagem do dispositivo de captura Snare GooseNeck. C. Captura da extremidade distal do cateter (corpo estranho) com o laço e implante de outro fio-guia 0,035" na veia cava inferior (a função desse fio-guia foi manter o acesso venoso). D. Retirada do cateter pelo acesso subclávio direito.

punção e segurança para a compressão manual efetiva após a retirada dos materiais; facilidade caso haja necessidade de dissecção e arteriotomia para extração definitiva do CEI; e calibre adequado para introdução de materiais dos mais variados diâmetros. Porém, a localização do corpo estranho intra-arterial conta muito, visto que, muitas vezes realizar o acesso arterial próximo a localização do corpo estranho pode facilitar a extração.

A técnica consiste em aproximar-se com cateter-guia na extremidade livre do CEI e posteriormente laçá-lo com o dispositivo de captura, apreendendo-o, preferivelmente, pela extremidade proximal (Figura 43.6). Aquisições de imagens em oblíqua, perfil ou outras angulações podem facilitar a visualização da aproximação entre o laço e o CEI, e a sua captura.

Na indisponibilidade de um dispositivo de captura, pode-se improvisar um laço utilizando-se fio-guia 0,014" de 300 cm dobrado e passado por dentro de um cateter-guia 6 a 8 French ou de um cateter diagnóstico. Nesta situação improvisada, a amplitude da alça (mais aberta ou mais fechada) é conseguida através da imobilização de um dos segmentos do fio-guia e a tração ou contratração do segmento oposto[38] (Figura 43.7).

Em algumas situações, encontra-se o cateter fragmentado com as duas extremidades em contato com a parede do vaso ou da câmara cardíaca, ou seja, sem extremidade livre. Neste caso, pode-se utilizar cateter tipo *pigtail* com intuito de manipular o fragmento e, se necessário, forçar a migração do corpo estranho para um local mais adequado para a captura, evitando-se, por exemplo, grandes manipulações transvalvares e reduzindo o risco de lesões das cordoalhas cardíacas. Após a captura do CEI, o fragmento é retirado juntamente com o cateter-guia. Ambos são levados até o interior do introdutor, localizado, habitualmente, na veia ou artéria

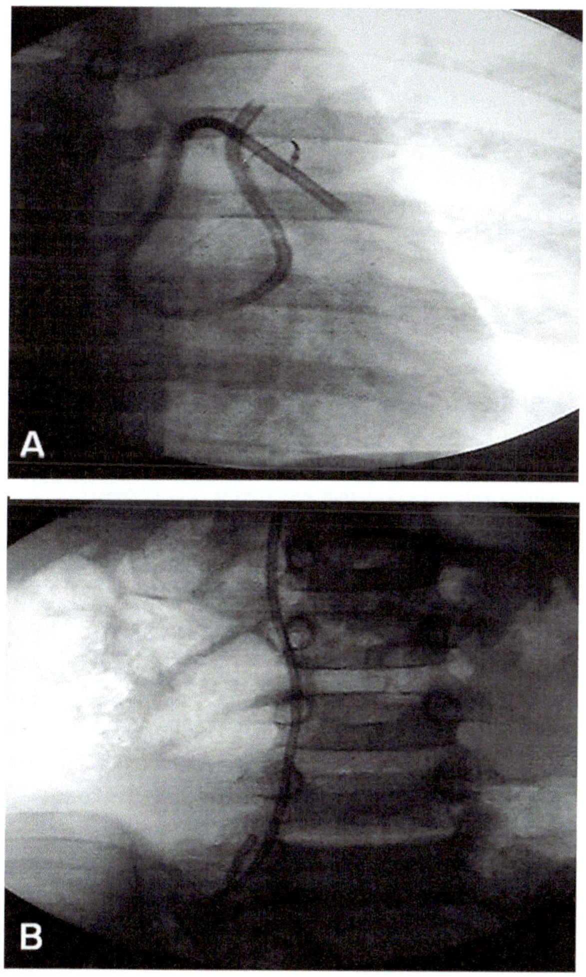

Figura 43.6 – A. Captura da extremidade proximal do fragmento de cateter alojado no ventrículo direito/tronco da artéria pulmonar. B. Retirada do conjunto (*snare* + fragmento de cateter) pelo introdutor 8 French localizado na veia femoral comum direita.

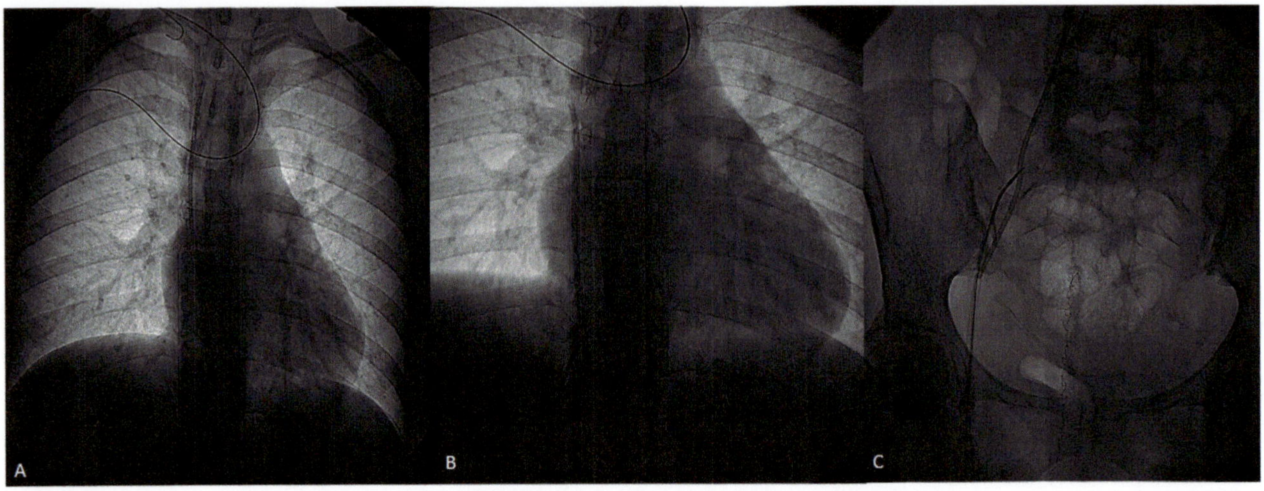

Figura 43.7 – A. Extremidade distal do cateter localizada na veia inominada direita e a extremidade proximal localizada na veia cava inferior. B. Captura da extremidade proximal do cateter, com *snare* improvisado (cateter Cobra II 5 French e microguia 300 cm dobrado). C. Retirada do corpo estranho através da veia femoral comum direita.

femoral comum, e são retirados em um movimento único (Figura 43.8).

Objetos mais largos (*stent* ou filtro de veia cava) requerem técnica mais complexa. Eventualmente há necessidade de compactação do corpo estranho, por meio da utilização de balão de angioplastia, para diminuição do seu tamanho e superfície de contato contra as estruturas endovasculares como as válvulas pulmonares e tricúspides. Pode-se também tentar revestir o corpo estranho com um cateter mais calibroso para evitar que a sua superfície provoque atrito e rasgue a parede do vaso, bem como válvulas e cordoalhas. Em alguns casos, a retirada consiste em trazer o corpo estranho até as veias ou artérias ilíacas externa ou femorais e então removê-lo com uma pequena incisão cirúrgica (flebotomia ou arteriotomia).

Outra tática intervencionista que pode ser útil em caso de migração acidental de *stent* é insuflar um balão de angioplastia por dentro do *stent* migrado, afim de tracioná-lo, mobilizá-lo e ancorá-lo em um local seguro e de mais fácil acesso como, por exemplo, as veias e artérias ilíacas comuns, externa e femorais comuns. A técnica do varal, também conhecida como *rendez-vous*, também tem sua aplicabilidade na RCEI, sobretudo no território venoso. Essa técnica utiliza dois acessos venosos, jugular e femoral, simultaneamente. Dessa forma, é possível imprimir mais tração e contratração, aos dispositivos utilizados para RCEI, como o dispositivo de captura, balão de angioplastia e fio-guia (Figura 43.9).

Resultados

Não existem estudos controlados e randomizados que comprovem a vantagem da RCEI por via endovascular sobre a cirurgia aberta, por motivos óbvios, à baixíssima incidência dessa condição. O que existe publicado na literatura são séries de casos de centro único, relatos de casos e revisão sistemática da literatura. Apesar disso, nos dias atuais, a técnica endovascular é considerada padrão ouro para RCEI por suas baixas taxas de morbidade e mortalidade.

Em publicação recente, Schechter MA e cols. reuniram todas as séries e relatos de casos sobre o tema publicados no *Medline*, desde 2000, e forneceram algumas recomendações sobre o assunto[34] (Tabela 43.2). A primeira decisão que deve ser tomada acerca do CEI é se há necessidade de retirada ou não, visto que somente 5,6% dos pacientes são sintomáticos. Os autores sugerem que o CEI não deva ser retirado naqueles pacientes com baixa expectativa de vida, assintomático, portador de CEI pequeno e de difícil localização, pois o risco do procedimento poderá ser maior que o benefício da retirada[34].

A segunda decisão que deve ser tomada é a escolha da técnica de retirada, endovascular ou cirúrgica aberta. A técnica endovascular é a preferida por ser menos mórbida, reservando-se a cirurgia aberta para casos específicos de impossibilidade de RCEI endovascular. Neste contexto, qual seja, de RCEI endovascular deve-se escolher o dispositivo de captura. Nas séries publicadas e compiladas na Tabela 43.2, o dispositivo de retirada mais utilizado foi o *snare*, tradicional (*gooseneck*) ou múltiplos laços, em mais de 90% das vezes. Balões de angioplastia e cateteres curvos foram úteis para mobilizar os CEI situados em posições desfavoráveis e orientá-los para a captura com o *snare*, ou outro dispositivo de captura[34].

Tabela 43.2. Séries de casos, com pelo menos cinco pacientes, publicadas na literatura desde 2000 sobre retirada de corpo estranho intravascular

				Manisfestações Clínicas		Sucesso Técnico			Complicações	
Autor, ano	**Número Pacientes**	**Corpo Estranho**	**Dispositivo de Captura**	**Sintomas**	**Achado Incidental**	**Endovascular**	**Endo/ Aberta**	**Insucesso Técnico**	**N**	**Tipo**
Biffi (2000)[43]	9	Fragmento de cateter	*Snare*	0	1 (11,1%)	9 (100%)	0	0	0	
Pittiruti (2000)[44]	10	Fragmento de cateter	*Snare*	NR	NR	10 (100%)	0	0	0	
Gabelmann (2001)[40]	38	Fragmento de cateter, ***stents***, molas, fios-guia e FVC	*Snare* (77,7%), Cateter curvo	NR	NR	34 (89,5%)	0	4 (10,5%)	2 (5,3%)	Hematoma expansível
Savage (2003)[45]	6	Fragmento de cateter, fios-guia	*Snare*	1 (16,7%)	NR	6 (100%)	0	0	1 (16,7%)	Hemoptise
Bessoud (2003)[46]	102	Fragmento de cateter, fios-guia	*Snare*	0	NR	97 (95,1%)	0	5 (4,9%)	0	
Koseoglu (2004)[47]	15	Fragmento de cateter, ***stents***, molas, fios-guia, bainha, cabo de marca-passo	*Snare*	NR	NR	15 (100%)	0	0	0	
Liu (2004)[48]	20	Fragmento de cateter	*Snare* (80%), cesta de Dormia	0	NR	20 (100%)	0	0	5 (25%)	Arritmias
Corriere (2004)[49]	5	FVC desalojado	*Snare*	NR	NR	5 (100%)	0	0	0	
Cioppa (2005)[50]	6	Fragmento de cateter, cabo de marca passo	*Snare*	5 (83,3%)	1 (16,7%)	6 (100%)	0	0	0	
Rubenstein (2007)[51]	8	FVC desalojado	*Snare*	NR	NR	8 (100%)	0	0	0	
Surov (2006, 2008)[10,52]	46	Fragmento de cateter	*Snare*	3 (6,5%)	21 (45,7%)	46 (100%)	0	0	0	
Sheth (2007)[53]	26	Fragmento de cateter, ***stents***, molas, fios-guia, cabo de marca-passo	*Snare*	NR	NR	26 (100%)	0	0	0	
Rodrigues (2007)[54]	7	Fragmento de cateter, ***stent***, mola, oclusor septal	*Snare*	NR	NR	7 (100%)	0	0	0	
Gebauer (2007)[55]	29	Fragmento de cateter	*Snare*	NR	NR	27 (93,1%)	0	2 (6,9%)	0	
Wolf (2008)[56]	78	Fragmento de cateter, fios-guia, bainha, cabo de marca-passo	*Snare* (51%), cateter curvo	NR	NR	68 (87,2%)	3 (3,8%)	7 (9,0%)	5 (6,4%)	Arritmias, hematoma expansível, fratura de introdutor
Bonvini (2009)[57]	22	Fragmento de cateter, ***stents***, fios-guia, bainha	*Snare*	NR	NR	19 (86,4%)	2 (9,1%)	1 (4,5%)	0	
Wang (2009)[58]	25	Fragmento de cateter	*Snare* (72%), Forceps	1 (4,0%)	NR	25 (100%)	0	0	4 (16%)	Arritmias
Cheng (2009)[11]	92	Fragmento de cateter	*Snare* (92%), cesta de Dormia	8 (8,7%)	33 (35,9%)	86 (93,5%)	4 (4,3%)	2 (2,2%)	3 (3,3%)	Arritmias, lesão da vávula tricúspide
Motta Leal Filho (2010)[33]	12	Fragmento de cateter	*Snare* (83,3%), cesta de Dormia	NR	NR	12 (100%)	0	0	1 (8,3%)	Arritmia
Cahill (2012)[59]	18	Fragmento de cateter	*Snare*	0	8 (44%)	16 (89%)	0	2 (11%)	0	
Total	**574**			**18 (5,6%)**	**64 (37%)**	**542 (94%)**	**9 (1,6%)**	**23 (4%)**	**21 (3,7%)**	

FVC: Filtro de veia cava; NR: não relatado.
Adaptado de Schechter MA e cols. Retrieval of iatrogenic intravascular foreign bodies. J Vasc Surg. 2013;57(1):276-81.

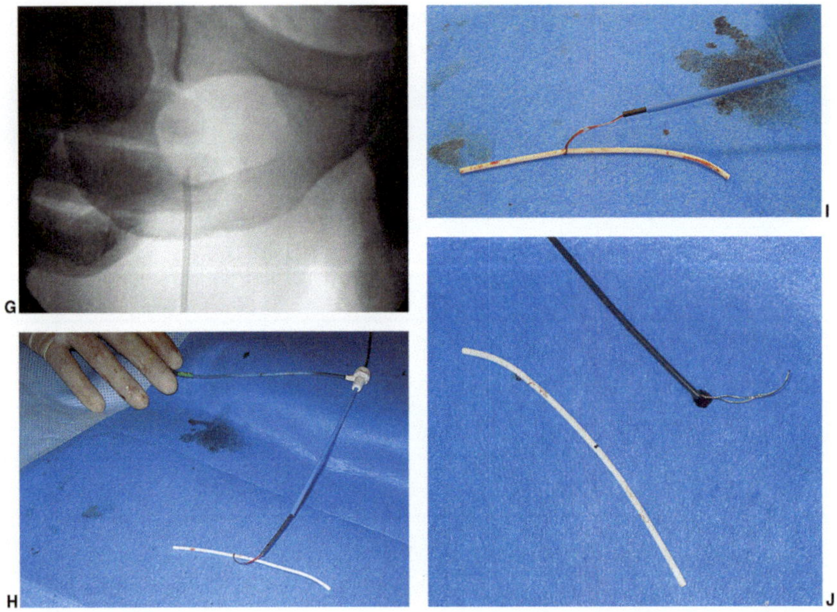

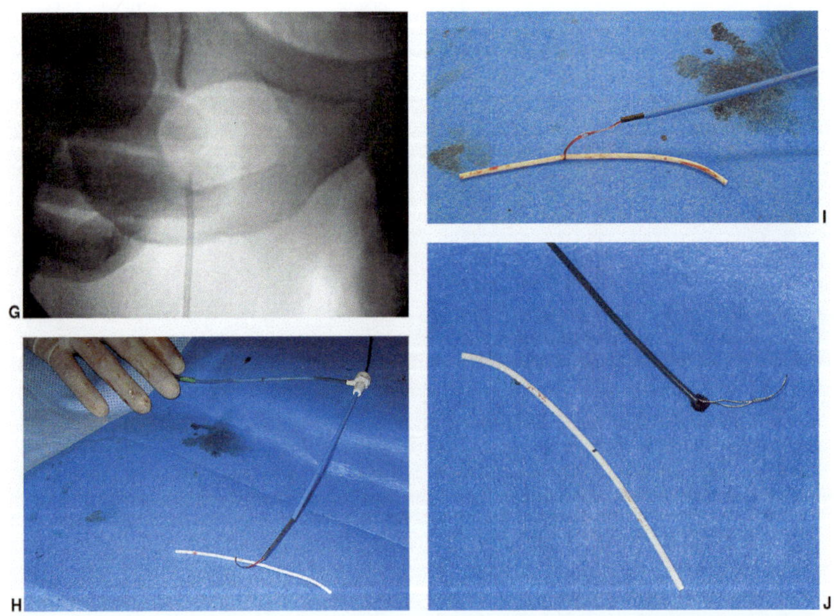

Figura 43.8. A-J – Sequência desde a observação do cateter fraturado dentro do átrio direito e toda a técnica de captura, recuperação e retirada do fragmento através da veia femoral comum direita.

Os autores concluíram que, CEI como fios-guia, fragmento de cateter ou marca-passo e filtro de veia cava serão mais facilmente capturados com o *snare*. Molas podem ser capturadas com o *snare* ou com o fórceps. *Stents* serão capturados mais facilmente utilizando-se uma combinação de balão com *snare*. Outros CEI como projétil de arma de fogo[60] serão mais bem capturados com a cesta de Dormia[34].

No Hospital das Clínicas da Faculdade de Medicina da Universidade de São Paulo (HC-FMUSP), desde julho de 2007 a março de 2017, 30 pacientes foram submetidos à RCEI por via endovascular no Serviço de Radiologia Vascular Intervencionista. Todos os pacientes encontravam-se assintomáticos quando do diagnóstico e 100% dos casos eram corpos estranhos intravenosos. O CEI mais frequentemente encontrado foi o cateter ou fragmento de cateter em 83,3%. A causa mais comum de embolização foi fratura do cateter em 60% das vezes, seguida de embolização durante a implantação ou troca do cateter (iatrogênica) em 26,7%, desconexão em 10% e um caso de migração inadvertida de *stent* (3,3%). Em 93,3% das vezes a via de acesso para RCEI foi única, sendo a veia femoral comum a mais comumente utilizada 80% das vezes (à direita em 70% e à esquerda em 10%), porém em dois casos houve a necessidade de utilizar acesso combinado (dois acessos). O átrio direito, em 40% das vezes, foi a localização mais comum de uma das extremidades do corpo estranho, seguido do ventrículo direito em 13,3% das vezes. O dispositivo de captura mais utilizado foi o *snare* (laço simples em 53,3% e três laços em 6,7% dos casos), seguido da cesta de Dormia ou *basket*, em 33,3% das vezes. Em dois casos (6,7%), o dispositivo de captura utilizado foi fio-guia 0,014" dobrado e introduzido em cateter diagnóstico, pois não havia disponibilidade de outro material de captura (Tabela 43.3). Obteve-se sucesso técnico na RCEI em 100% dos casos. A única complicação ocorrida foi fibrilação atrial sustentada em um paciente (3,3%) que foi revertida com drogas antiarrítmicas ainda durante o procedimento de retirada[33,61].

Dados parcialmente publicados pelos autores em Motta-Leal-Filho JM e cols. Endovascular techniques and procedures, methods for removal of intravascular foreign bodies. Rev Bras Cir Cardiovasc. 2010;25(2):202-8.

CONSIDERAÇÕES FINAIS

Os procedimentos endovasculares parecem inócuos, seguros e simples, mas complicações perigosas e devastadoras podem acontecer. A seleção adequada do dispositivo ou materiais a serem utilizados nos procedimentos de radiologia intervencionista e endovasculares, bem como o domínio da técnica de utilização desses materiais, minimizam o risco da ocorrência do CEI. Embora a presença do CEI possa parecer um problema vexatório para os intervencionistas e cirurgiões endovasculares em certa medida, pois pode traduzir alguma falha do seu procedimento, estes profissionais têm-se mostrado bastante habilidosos e eficientes na RCEI por técnica endovascular com baixíssimas taxas de complicações. O desenvolvimento tecnológico aperfeiçoou os dispositivos de captura que contribuíram para as altas taxas de sucesso técnica na RCEI endovascular.

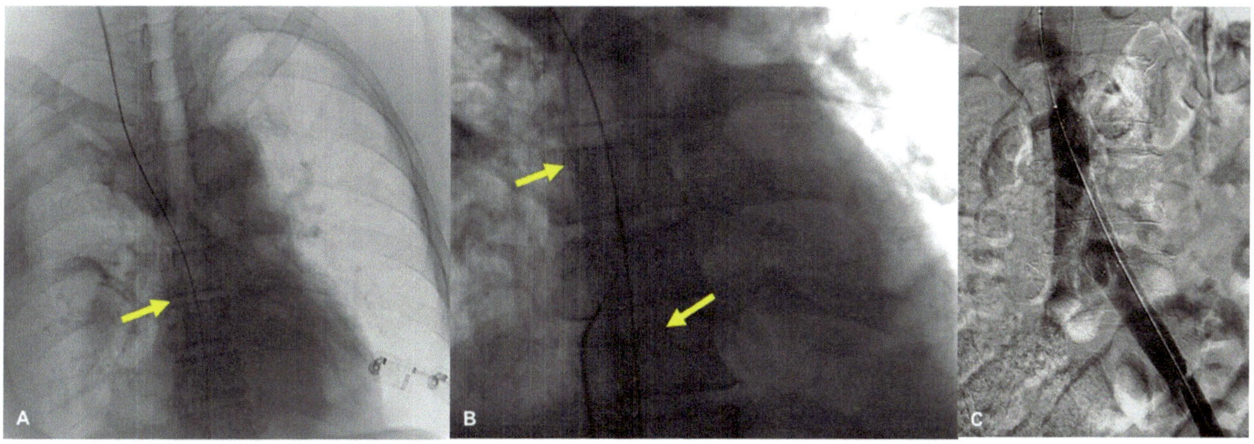

Figura 43.9. A – Migração acidental de *stent* durante o procedimento de angioplastia da veia cava superior para tratamento de síndrome de veia cava superior, utilizando-se a veia jugular interna direita como acesso. *Stent* localizado dentro do átrio direito (seta amarela). B – Utilizou-se a "técnica do varal" ou *rendez-vous*, a partir de um segundo acesso pela veia femoral comum esquerda, para a captura do fio-guia hidrofílico 0,035" com um *basket*. C – *Stent* tracionado com auxílio de balão 18 x 60 mm (seta branca), utilizando-se a "técnica do varal", e posicionado na porção distal da veia cava inferior, com o ponto de ancoragem localizado na veia ilíaca comum esquerda.

Tabela 43.3. Casuística de retirada de corpo estranho intravascular da Radiologia Intervencionista - HC-FMUSP

Caso	Ano	Corpo Estranho	Motivo	Posição do Corpo Estranho	Acesso para Remoção	Dispositivo Utilizado
1	2007	*Port-a-cath*	Fratura	VD	Veia femoral direita	*Snare*
2	2007	*Intracath*	Embolização no implante	AD	Veia femoral direita	*Snare*
3	2008	*Port-a-cath*	Fratura	AD	Veia femoral direita	*Snare*
4	2008	*Port-a-cath*	Fratura	AD	Veia femoral direita	*Snare*
5	2008	*Port-a-cath*	Fratura	Tronco da artéria pulmonar	Veia femoral direita	*Snare*
6	2008	*Port-a-cath*	Desconexão	AD	Veia femoral direita	Cesta de Dormia
7	2008	*Port-a-cath*	Fratura	AD	Veia femoral direita	*Snare*
8	2009	*Port-a-cath*	Embolização no implante	VCI	Veia femoral direita	Microguia dobrado e cateter diagnóstico
9	2009	*Picc*	Embolização no implante	VD	Veia femoral esquerda	*Snare*
10	2009	*Port-a-cath*	Fratura	VD	Veia subclávia direita	*Snare*
11	2009	*Port-a-cath*	Fratura	VD	Veia femoral direita	*Snare*
12	2009	*Port-a-cath*	Fratura	VCS	Veia femoral direita	*Snare*
13	2009	*Port-a-cath*	Fratura	Tronco da artéria pulmonar	Veia subclávia direita	*Snare* (3 laços)
14	2010	*Port-a-cath*	Fratura	VCI	Veia femoral direita	*Snare*
15	2011	*Port-a-cath*	Fratura	Tronco da artéria pulmonar	Veia subclávia direita	Cesta de Dormia
16	2012	*Port-a-cath*	Fratura	AD	Veia femoral direita	Cesta de Dormia
17	2012	*Port-a-cath*	Fratura	AD	Veia femoral direita	Cesta de Dormia
18	2012	Fio-guia teflonado	Embolização no implante	VCS	Veia femoral esquerda	Cesta de Dormia
19	2013	Cateter duplo lúmen	Fratura	VCI	Veia femoral direita	Cesta de Dormia
21	2013	Fio-guia teflonado	Embolização no implante	VJID + VJIE	Veia jugular interna direita	*Snare*
22	2014	*Permcath*	Fratura	VJID	Veia femoral direita	*Snare*
23	2015	Fio-guia teflonado	Embolização no implante	VSCD	Veia basílica	Microguia dobrado e cateter dignóstico
24	2015	Cateter duplo lúmen	Fratura	VSCD	Veia jugular interna direita + Veia femoral comum direita	*Basket* + cateter *pigtail*
25	2015	Cateter duplo lúmen	Fratura	VJID	Veia femoral direita	*Basket*
26	2016	Cateter duplo lúmen	Fratura	AD	Veia femoral direita	*Snare*
27	2016	Fio-guia teflonado	Embolização no implante	VCS	Veia jugular interna direita	*Snare*
28	2016	*Port-a-cath*	Desconexão	AD	Veia femoral direita	*Basket* + cateter *pigtail*
29	2017	*Stent*	Migração no implante	AD	Veia jugular interna direita + Veia femoral comum esquerda (técnica do varal associada)	*Basket* + balão de angioplastia
30	2017	*Permcath*	Embolização na troca	AD	Veia femoral esquerda	*Snare*

AD: átrio direito;, VD: ventrículo direito; VCS: veia cava superior; VCI: veia cava inferior.
Dados parcialmente publicados pelos autores em Motta-Leal-Filho JM e cols. Endovascular techniques and procedures, methods for removal of intravascular foreign bodies. Rev Bras Cir Cardiovasc. 2010;25(2):202-8.

REFERÊNCIAS BIBLIOGRÁFICAS

1. Turner DD, Sommers SC. Accidental passage of a polyethylene catheter from cubital vein to right atrium; report of a fatal case. N Eng J Med. 1954;251:744-745.
2. Thomas J, Sinclair-Smith B, Bloomfield D, Davachia A. Non-surgical retrieval of a broken segment of steel spring guide from right atrium and inferior vena cava. Circulation. 1964;30:106-108.
3. Edelstein J. Atraumatic removal of a polyethylene catheter from the superior vena cava. Chest. 1970;57(4):381-383.
4. Egglin TK, Dickey KW, Rosenblatt M, Pollak JS. Retrieval of intravascular foreign bodies: experience in 32 cases. AJR Am J Roentgenol. 1995;164(5):1259-1264.
5. Cerkinge S, Weiss JP, Foster RG, Neiman HL, McLean GK. Percutaneous retrieval of foreign bodies: experience with nitinol Goose Neck snare. J Vasc Interv Radiol. 1993;4(6):805-810.
6. Uflacker R, Lima S, Melichar AC. Intravascular foreign bodies: percutaneous retrieval. Radiology. 1986;160(3):731-5.
7. Kadir S, Athanasoulis CA. Percutaneous retrieval of intravascular foreign bodies. In: Athanasoulis CA, Pfister Rc, eds. Interventional radiology. Philadelphia: WB Saunders; 1982. p. 379-397.
8. Yang FS, Ohta I, Chiang HJ, Lin JC, Shih SL, Ma YC. Non-surgical retrieval of intravascular foreign body: experience of 12 cases. Eur J Radiol. 1994;18:1-5.
9. Liu JC, Tseng HS, Chen CY, Chern MS, Chang CY. Percutaneous retrieval or intravascular foreign bodies: experience with 19 cases. Kaohsiung J Med Sci. 2002;18:492-499.
10. Surov A, Jordan K, Buerke M, Persing M, Wollschlaeger B, Behrmann C. Atypical pulmonary embolism of port catheter fragments in oncology patients. Support Care Cancer. 2006;14:479-483.
11. Cheng C-C, Tsai T-N, Yang C-C, Han C-L. Percutaneous retrieval of dislodged totally implantable central venous access system in 92 cases: Experience in a single hospital. Eur J Radiol. 2009;69:346-350.
12. Chow LM, Friedman JN, Macarthur C, Restrepo R, Temple M, Chait PG, et al. Peripherally inserted central catheter (PICC) fracture and embolization in the pediatric population. J Pediatr. 2003;142(2):141-144.
13. Bloomfield DA. Techniques of nonsurgical retrieval of iatrogenic foreign bodies from the heart. Am J Cardiol. 1971;27(5):538-545.
14. Smouse HB, Fox PF, Brady TM, Swischuk JL, Castañeda F, Pham MT. Intravascular foreign body removal. Semin Intervent Radiol. 2000;17:201-212.
15. Andrews RE, Tulloh RM, Rigby ML. Percutaneous retrieval of central venous catheter fragments. Arch Dis Child. 2002;87:149-150.
16. Andrade G, Marques R, Brito N, Bomfim A, Cavalcanti D, Abath C. Cateteres intravenosos fraturados: retirada por técnicas endovasculares. Radiol Bras. 2006;39(3):199-202.
17. Schummer W, Schummer C, Gaser E, Bartunek R. Loss of the guide wire: mishap or blunder?. British journal of anaesthesia. 2002;88(1):144-6.
18. Kusminsky RE. Complications of central venous catheterization. Journal of the American College of Surgeons. 2007;204(4):681-96.
19. Carroll MI, Ahanchi SS, Kim JH, Panneton JM. Endovascular foreign body retrieval. Journal of vascular surgery. 2013;57(2):459-63.
20. Tateishi M, Tomizawa Y. Intravascular foreign bodies: danger of unretrieved fragmented medical devices. Journal of Artificial Organs. 2009;12(2):80-9.
21. Hinke DH, Zandt-Stastny DA, Goodman LR, Quebbeman EJ, Krzywda EA, Andris DA. Pinch-off syndrome: a complication of implantable subclavian venous access devices. Radiology. 1990;177:353-356.
22. Schlangen JTH, Debets JMH, Wils JA. The "pinch-off phenomenon": a radiological symptom for potential fracture of an implanted permanent subclavian catheter system. Eur J Radiol. 1995;20:112-113.
23. Kim OK, Kim SH, Kim JB, Jeon WS, Jo SH, Lee JH, et al. Transluminal removal of a fractured and embolized indwelling central venous catheter in the pulmonary artery. KJIM. 2006;21:187-190.
24. Hoshal VL, Ause RG, Hoskins PA. Fibrin sleeve formation on indwelling subclavian central venous catheters. Archives of Surgery. 1971;102(4):353-8.
25. Sanchez RB, Roberts AC, Valji K, Lengle S, Bookstein JJ. Wallstent misplaced during transjugular placement of an intrahepatic portosystemic shunt: retrieval with a loop snare. AJR Am J Roentgenol. 1992;159:129-130.
26. Nicholson W. Nicholson WJ, Tolerico P, Taylor B, Solomon S, Schryver T, et al. Prevalence of fracture and fragment embolization of Bard retrievable vena cava filters and clinical implications including cardiac perforation and tamponade. Arch Intern Med. 2010;170:1827-1831.
27. Guimarães M, Denton CE, Uflacker R, Schonholz C, Selby B Jr, Hannegan C. Percutaneous retrieval of an Amplatzer septal occlude devide that had migrated to the aortic arch. Cardiovasc Intervent Radiol. 2012;35(2):430-433.
28. Tisnado J, Beachley MC, Cho SR, Amendola M. Peripheral embolization of a stainless steel coil. AJR Am J Roentgenol. 1979;133:324-326.

29. Małecka B, Kutarski A, Zabek A, et al. Percutaneous removal of endocardial implantable cardioverter-defibrillator lead displaced to the right pulmonary artery. Cardiol J. 2010;17(3):293-8.
30. Iyisoy A, Kursaklioglu H, Celik T, et al. Coronary stent embolization into right common femoral artery – the role of computed tomography angiography. Clin Cardiol. 2009;32(7):e9.
31. Jud P, Portugaller R, Bohlsen D, Gary T, Brodmann M, Hackl G, et al. Successful Retrieval of an Embolized Vascular Closure Device (Angio-Seal®) After Peripheral Angioplasty. Cardiovasc Intervent Radiol. 2017;40(6):942-946.
32. Choi DH, Kim MJ, Yoo CJ, Park CW. Nitinol clip distal migration and resultant popliteo-tibial artery occlusion complicating access closure by the StarClose SE vascular closure system. J Neurointerv Surg. 2017;9(2):e5.
33. Motta-Leal-Filho JM, Carnevale FC, Nasser F, Santos ACB, Sousa Junior WO, Zurstrassen CE, et al. Endovascular techniques and procedures, methods for removal of intravascular foreign bodies. Rev Bras Cir Cardiovasc. 2010;25(2):202-208.
34. Schechter MA, O´Brien PJ, Cox MW. Retrieval of iatrogenic intravascular foreign bodies. J Vasc Surg. 2013;57(1):276-281.
35. Suárez-Peñaranda JM, Guitian-Barreiro D, Concheiro-Carro L. Long-standing intracardiac catheter embolism. An unusual autopsy finding. Am J Forensic Med Pathol. 1995;16(2):124-126.
36. Knutson H, Stenberg K. Pulmonary embolism after catheter break. Nord Med. 1959;62:1491.
37. Balbi M, Bertero G, Bellotti S, Rolandelli ML, Caponnetto S. Right-sided valvular endocarditis supported by an unexpected intracardiac foreign body. Chest. 1990;97(6):1486-1488.
38. Denny MA, Frank LR. Ventricular tachycardia secondary to Port-a-Cath fracture and embolization. J Emerg Med. 2003;24(1):29-34.
39. Gabelmann A, Kramer S, Gorich J. Percutaneous retrieval of lost or misplaced intravascular objects. AJR Am J Roentgenol. 2001;176(6):1509-1513.
40. H. Woodhouse JB, Uberoi R. Techniques for intravascular foreign body retrieval. Cardiovascular and Interventional Radiology. 2013 Aug 1;36(4):888-97.
41. Rossi UG, Rollandi GA, Lerardi AM, Valdata A, Pinna F, Pescatori LC, et al. Materials and techniques for percutaneous retrieval of intravascular foreign bodies. J Vasc Access. 2019;20(1):87-94.
42. Motta-Leal-Filho JM, Carnevale FC, Cerri GG. Subclavian vein an unusual access for the removal of intravascular foreign bodies. Ann Vasc Surg. 2010;24(6):826.e1-4.
43. Biffi R, Orsi F, Grasso F, De Braud F, Cenciarelli S, Andreoni B. Catheter rupture and distal embolisation: a rare complication of central venous ports. J Vasc Access. 2000;1:19-22.
44. Pittiruti M, Cina A, Cotronco A, Di Stasi C, Malerba M, Cina G. Percutaneous intravascular retrieval of embolised fragments of long-term central venous catheters. J Vasc Access. 2000;1:23-27.
45. Savage C, Ozkan OS, Walser EM, Wang D, Zwischenberger JB. Percutaneous retrieval of chronic intravascular foreign bodies. Cardiovasc Intervent Radiol. 2003;26:440-442. Bessoud B, de Baere T, Kuoch V, Desruennes E, Cosset MF, Lassau N, et al. Experience at a single institution with endovascular treatment of mechanical complications caused by implanted central venous access devices in pediatric and adult patients. AJR Am J Roentgenol. 2003;180(2):527-532.
46. Koseoglu K, Parildar M, Oran I, Memis A. Retrieval of intravascular foreign bodies with goose neck snare. Eur J Radiol. 2004;49:281-285.
47. Liu JC, Tseng HS, Chen CY, Chern MS, Chang CY. Percutaneous retrieval of 20 centrally dislodged Port-A catheter fragments. Clin Imaging. 2004;28(3):223-229.
48. Corriere MA, Passman MA, Guzman RJ, Dattilo JB, Naslund TC. Retrieving "nonretrievable" inferior vena caval Greenfield filters: a therapeutic option for filter malpositioning. Ann Vasc Surg. 2004;18(6):629-634.
49. Cioppa A, Ambrosini V, Battaglia S, Lo Muzio ML, Popusoy G, Salemme L, et al. Endovascular foreign body retrieval from right side of the heart: a case series of six patients. Int J Cardiol. 2005;99(1):143.144.
50. Rubenstein L, Chun AK, Chew M, Binkert CA. Loop-snare technique for difficult inferior vena cava filter retrievals. J Vasc Interv Radiol. 2007;18:1315-1318.
51. Surov A, Buerke M, John E, Kosling S, Spielmann RP, Behrmann C. Intravenous port catheter embolization: mechanisms, clinical features and management. Angiology. 2008;59:90-97.
52. Sheth R, Someshwar V, Warawdekar G. Percutaneous retrieval of misplaced intravascular foreign objects with the Dormia basket: an effective solution. Cardiovasc Intervent Radiol. 2007;30:48-53.
53. Rodrigues D, Sá e Melo A, Silva AM, Carvalheiro V, Manuel O. Percutaneous retrieval of foreign bodies from the cardiovascular system. Rev Port Cardiol. 2007;26:755-758.
54. Gebauer B, Teichgraber UK, Podrabsky P, Werk M, Hanninen EL, Felix R. Radiological interventions for correction of central venous port catheter migrations. Cardiovasc Intervent Radiol. 2007;30:216-221.
55. Wolf F, Schernthaner RE, Dirisamer A, Schoder M, Funovics M, Kettenbach J, et al. Endovascular management of lost or misplaced intravascular objects: experiences of 12 years. Cardiovasc Intervent Radiol. 2008;31(3):563-568.

56. Bonvini RF, Rastan A, Sixt S, Noory E, Beschorner U, Leppanen O, et al. Percutaneous retrieval of intravascular and intracardiac foreign bodies with a dedicated three-dimensional snare: a 3-year single center experience. Catheter Cardiovasc Interv. 2009;74(6):939-945.

57. Wang PC, Liang HL, Wu TH, Huang JS, Lin YH, Huang YL, et al. Percutaneous retrieval of dislodged central venous port catheter: experience of 25 patients in a single institute. Acta Radiol. 2009;50(1):15-20.

58. Cahill AM, Ballah D, Hernandez P, Fontalvo L. Percutaneous retrieval of intravascular venous foreign bodies in children. Pediatr Radiol. 2012;42:24-31.

59. Machado AT, Procópio RJ, Evangelista FB, Kleinsorge GHD, Afonso CT, Navarro TP. Embolia balística venosa retrógrada transtorácica: relato de caso e revisão da literatura. J Vasc Bras. 2008;7(4):393-396.

60. Affonso BB, Motta Leal Filho JM. Corpos Estranhos Intravasculares. In: Carnevale FC, ed. Tratado de Radiologia Intervencionista e Cirurgia Endovascular. Rio de Janeiro: Thieme Revinter Publicações; 2017. Vol. 1, p. 437-447.

Síndrome da Veia Cava Superior 44

André Moreira de Assis

INTRODUÇÃO

A síndrome da veia cava superior (SVCS) corresponde a um conjunto de sinais e sintomas resultantes da obstrução aguda ou crônica das veias do sistema cava superior, acometendo cerca de 15.000 pacientes por ano nos EUA[1-4]. Na maioria dos casos, é causada por compressão extrínseca da veia cava superior (VCS) e/ou das veias braquiocefálicas por neoplasias, mais frequentemente o carcinoma pulmonar, ainda que possa ser decorrente da invasão direta dessas estruturas venosas por tecido neoplásico. Menos comumente, a SVCS está relacionada com a presença de linfomas, tumores metastáticos ou outras lesões expansivas intratorácicas[1-3,5]. Outra causa menos frequente de SVCS é a presença de estenoses e/ou trombose das veias do sistema cava superior decorrentes do uso prolongado de dispositivos intravasculares como cateteres venosos centrais, marcapassos e desfibriladores implantáveis. Nos últimos anos, a incidência da SVCS decorrente de etiologia benigna vem aumentando, refletindo o aumento da utilização desses dispositivos. Ainda assim, cerca de 60 a 90% dos casos de SVCS estão relacionados com a presença de neoplasias malignas torácicas[4-7].

A VCS é um vaso de paredes delgadas, com cerca de 1,5 a 2,0 cm de diâmetro e 4 a 6 cm de extensão em adultos, estendendo-se desde a confluência das veias braquiocefálicas direita e esquerda até o átrio direito, sendo responsável por cerca de um terço do retorno venoso para o coração. Devido à delicadeza das suas paredes, a VCS é usualmente a primeira estrutura a ser comprometida na presença de formações expansivas adjacentes, especialmente quando localizadas nos mediastinos anterior e médio, reduzindo o retorno venoso para o coração[7,8]. A consequência desse fenômeno hemodinâmico é uma síndrome congestiva envolvendo o segmento superior do corpo (cabeça, pescoço e membros superiores)[4,6-10]. Os sintomas decorrentes incluem cianose, pletora, edema da cabeça, do pescoço e de um ou dos dois membros superiores, de gravidade variável[6]. O edema pode comprometer as funções das estruturas da faringe e da laringe, causando dispneia, estridor, tosse, rouquidão e disfagia. A dificuldade ou limitação da drenagem venosa da cabeça pode causar edema cerebral e consequentemente cefaleia, confusão mental e coma. Na maior parte das vezes, os sintomas se estabelecem ao longo de algumas semanas, à medida que o volume tumoral aumenta e causa maior compressão da VCS. Extensas redes de circulação colateral desenvolvem-se no pescoço e no tórax, geralmente envolvendo os sistemas venosos ázigos, hemiázigos, intercostal, mediastinal, paravertebral, toracoepigástrico, toracoacromioclavicular, torácico interno, entre outros[4,6,8]. A presença de edema cerebral ou laríngeo, estridor e comprometimento hemodinâmico configuram critérios de maior gravidade da síndrome e, portanto, merecem uma abordagem terapêutica mais urgente e agressiva[11].

INVESTIGAÇÃO

O diagnóstico da SVCS é estabelecido em bases clínicas, sendo confirmado por meio de exames de imagem. Os raios X de tórax podem demonstrar a presença massas pulmonares ou mediastinais, sugerindo a etiologia da síndrome. O padrão de fluxo nas veias subclávias e jugulares pode ser avaliado por meio da ultrassonografia com Doppler, bem como a presença de colateralização venosa patológica. Todavia, a caixa torácica prejudica a avaliação direta das veias braquiocefálicas e da VCS[12]. A tomografia computadorizada (TC) é o exame mais comumente realizado para diagnóstico da SVCS por sua disponibilidade, curto tempo de aquisição de imagens e reduzidos artefatos de imagem pela movimentação respiratória ou cardíaca[3]. A TC contrastada é capaz de avaliar a etiologia da síndrome, o nível da obstrução venosa, a presença de trombo intravascular associado e a extensão da circulação colateral[3-12] (Figura 44.1A e B). Também é útil para o planejamento da terapêutica endovascular, facilitando a escolha dos materiais adequados para execução do procedimento, uma vez que fornece medidas de calibre dos vasos e extensão da lesão[12].

TRATAMENTO

O manejo da SVCS depende da etiologia, da extensão da doença, da intensidade dos sintomas e o do prognóstico do paciente[4,13]. As opções atuais de tratamento incluem medidas de suporte clínico, quimioterapia (QT), radioterapia (RT), reconstrução cirúrgica e tratamento endovascular.

Medidas clínicas gerais devem ser iniciadas o mais precocemente possível, com manutenção do paciente em posição semissentada, favorecendo a drenagem venosa. Injeções intramusculares e intravenosas nos membros

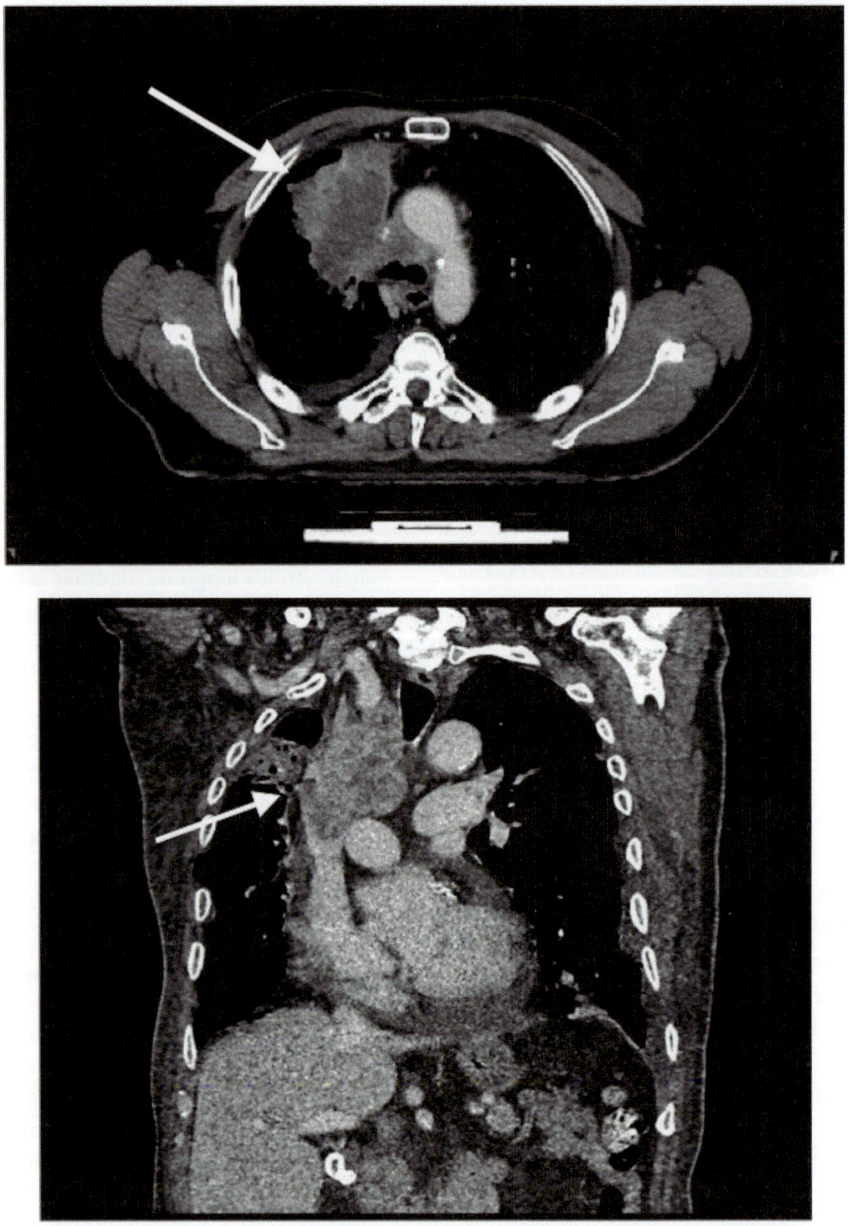

Figura 44.1A e B. Tomografia do tórax com contraste na fase venosa demonstrando volumosa lesão expansiva no lobo pulmonar superior direito associada a extensa área de infiltração mediastinal e compressão da veia cava superior (setas).

superiores devem ser evitadas. Anticoagulação sistêmica está indicada quando existe trombose hemática da VCS induzida por cateter. Corticoides são indicados em pacientes com tumores sensíveis à corticoterapia e quando será realizada RT, uma vez que reduz o edema induzido pela radiação. O benefício do uso de diuréticos é controverso[3,8,12]. Parte dos pacientes apresenta melhora sintomática sem qualquer tipo de tratamento específico, em razão do desenvolvimento de redes venosas de circulação colateral, levando à compensação da síndrome congestiva do segmento superior do corpo[5].

Tradicionalmente, o tratamento é baseado em QT e RT, com resposta de até cerca de 70-90% em 1-2 semanas; ainda assim, o índice de recorrência pode alcançar 20%, mesmo após a utilização de doses máximas de RT[14-16]. O alto índice de recidiva pode ser atribuído à progressão da doença, à fibrose tecidual pós-RT, ou desenvolvimento de trombose venosa hemática[14].

Apesar da cirurgia aberta com realização de *bypass* da oclusão da VCS com enxerto de PTFE ou autólogo ser efetivo, foi amplamente substituída pelo tratamento endovascular, que atualmente é considerado por muitos autores o método de primeira linha para os casos de SVCS causados por etiologias benignas e malignas. O tratamento endovascular proporciona alívio precoce dos sintomas e não interfere com o terapia antineoplásica que poderá ser iniciada ou continuada imediatamente ao procedimento[3,8,9,17]. O implante de *stents* tem se mostrado efetivo em pacientes que atingiram dosagens cumulativas máximas de QT e/ou RT em tratamentos anteriores, ou nos casos refratários à primeira linha de tratamento[6,8,18]. Trata-se de abordagem paliativa minimamente invasiva que promove uma resposta clínica mais rápida, com melhora dos sintomas em até 72 horas, alguns destes desaparecendo de forma imediata. Estudos publicados demonstram bons resultados e baixos índices de complicações, recorrências e necessidade de reintervenção, e muitos deles tem proposto a terapêutica endovascular como primeira linha no alívio sintomático desses pacientes[3,6,9,13,14,17,19].

Aspectos técnicos da abordagem endovascular

A maioria dos procedimentos é realizada sob anestesia local, sendo a anestesia geral reservada para os casos de insuficiência respiratória e/ou rebaixamento do nível de consciência. Os procedimentos são realizados sob heparinização plena; antibioticoprofilaxia não é recomendada de rotina[3,9,10,14,19,21].

O acesso vascular mais frequentemente é obtido através de punção da veia femoral comum, isoladamente ou em associação à punção da jugular interna, subclávia, basílica, braquial ou de veias superficiais dos membros superiores, a depender das particularidades do caso e da preferência do operador[8,19,22]. Acessos combinados, proximal e distalmente às lesões, permitem injeções simultâneas do meio de contraste iodado, com excelente delimitação da extensão das lesões[21].

Os pontos de estenose são geralmente transpostos com auxílio de fios-guia hidrofílicos e cateteres de diversos formatos. Após a transposição da oclusão ou estenose, fios-guia rígidos são utilizados com intuito de promover máxima sustentação para a navegação dos cateteres-balão e *stents* e proporcionarem estabilidade para a dilatação das lesões. Nos casos em que não é possível transpor a lesão com cateteres-balão e *stents*, o acesso vascular combinado (p. ex., femoral e basílico) permite a captura do fio-guia com uma alça endovascular, levando ao controle do fio-guia nas suas duas extremidades, promovendo aumento da sustentação do sistema[14,16,21].

Os *stents* autoexpansíveis não revestidos são preferíveis pela maioria dos autores, uma vez que são mais flexíveis e não ocluem confluências venosas e a chegada de vias de colateralização. Apresentam ainda menor risco de lesão da parede venosa e de migração. Na prática, é comum a realização de *oversize* de 10-30%, reduzindo o risco de migração[3,10,14,19,23].

Quando a extensão do comprometimento venoso ultrapassa a VCS e alcança as veias braquiocefálicas, a desobstrução pode ser realizada utilizando-se a técnica de *kissing stent*[14,20]. Posicionam-se dois balões ou *stents* desde a VCS, porção não comprometida pela obstrução, até as veias braquiocefálicas direita e esquerda e promove-se a dilatação e/ou o implante dos *stents*. Apesar disso, estudos recentes têm demonstrado que a desobstrução unilateral das veias braquiocefálicas e da VCS parece ser suficiente para alívio sintomático desses pacientes[24,25].

Quando possível, a extensão dos *stents* deve exceder a área de estenose em cerca de 1 a 2 cm proximal e distalmente, reduzindo o risco de recidiva[14,19,23]. A venografia da área envolvida deve ser repetida imediatamente antes da liberação dos *stents* para adequado posicionamento e mensuração do diâmetro dos vasos. Ultrassom intravascular (USIV) também pode ser utilizado com o mesmo intuito, quando disponível[14,19,23,26].

Pré-dilatação da estenose ou lesão oclusiva com balão pode ou não ser realizada antes da liberação dos *stents*. A dilatação exagerada para além do diâmetro original da veia deve ser evitada (*oversize* maior do que 30%), uma vez que pode causar ruptura venosa, arritmias e até mesmo parada cardíaca, principalmente durante a manipulação da VCS[3,14,19,23]. Pós-dilatação pode ser realizada em caso de aspecto angiográfico insatisfatório, com abertura de menos de 50% do diâmetro original do vaso, ou persistência de gradiente transestenótico maior do que 3-5 mmHg[9]. Descaracterização das redes venosas colaterais e gradiente pressórico

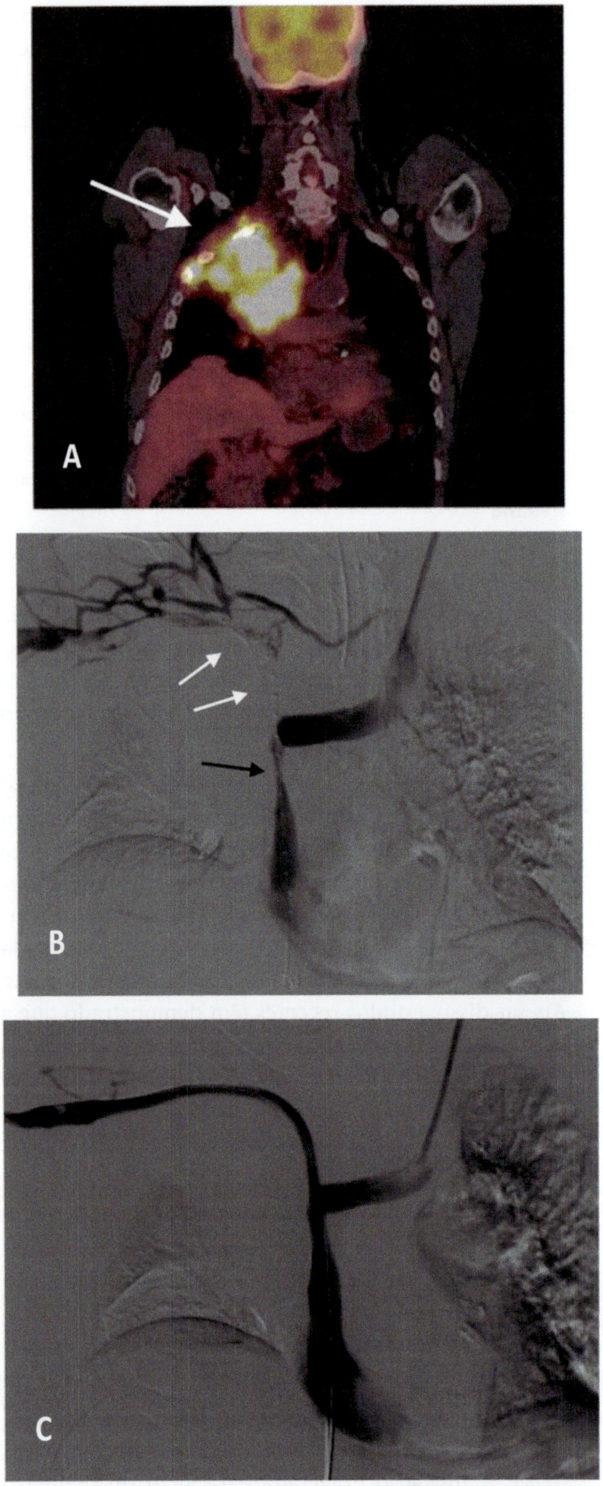

Figura 44.2 A. PET-TC em incidência coronal demonstrando grande massa pulmonar direita com componente mediastinal ipsolateral (seta). B - Flebografia por acesso combinado com estenose acentuada da veia cava superior (seta preta) e oclusão completa da veia braquicefálica direita, estendendo-se para a veia subclávia (setas brancas). C - Flebografia de controle após implante unilateral de *stents* demonstrando resolução das lesões estenosantes e descaracterização das redes de colateralização venosa.

transestenótico próximo de zero no pós-tratamento são indicativos de resultado terapêutico adequado[3] (Figura 44.2A, B e C).

Na presença de trombose hemática aguda ou subaguda associada, o material coagulado pode ser aspirado, dissolvido ou fragmentado através de trombólise química e/ou mecânica antes da liberação dos *stents*[19,23,27,28] (Figura 44.3A, B e C). O implante de *stents* antes da trombólise pode levar a graves complicações, principalmente a embolia pulmonar maciça, correspondendo a causa de mortalidade relatada na literatura[23,27]. O tratamento combinado com trombólise química e/ou mecânica associada ao implante de *stents* parece ser segura e eficaz, podendo ser realizada numa mesma sessão, o que aumenta o conforto para os pacientes[3,23,27]. A trombólise química é preferencialmente realizada com baixas doses de alteplase, com dose de ataque de aproximadamente 10 mg e manutenção em cateter multiperfurado com 1-2 mg/hora por 12-36 horas, a depender da resposta angiográfica e parâmetros laboratoriais.

A necessidade de anticoagulação ou antiagregação plaquetária durante o *follow-up* destes pacientes não está bem estabelecida, assim como não foram publicados protocolos de seguimento com exames de imagem; entretanto, na ausência de contraindicações, realizamos anticoagulação sistêmica empiricamente por um período de 3-6 meses. Alguns autores sugerem a realização de uma radiografia do tórax 24 horas após o procedimento para avaliação da abertura dos *stents* e servir como imagem de base acerca do seu posicionamento.

Caso haja suspeita clínica de recidiva da SVCS, a avaliação da perviedade dos *stents* pode ser realizada através de US com Doppler, TC do tórax com contraste ou flebografias[3,9]. Alguns casos de estenose ou oclusão do(s) *stent(s)* são caracterizados nos exames de imagem de seguimento oncológico, o que nem sempre se correlaciona com recidiva da síndrome e não deve ser considerada isoladamente como indicação de reintervenção.

Resultados

A rápida resposta clínica relacionada é altamente desejável e considerada uma das principais vantagens do tratamento endovascular: alguns sintomas, como a cefaleia, podem desaparecer imediatamente; outros sintomas, como o edema de cabeça, pescoço e braços tendem a melhorar em até 24-72 horas do emprego da terapêutica[3,6,9,16,20]. Dispneia, de causa muitas vezes multifatorial, e a presença vasos colaterais dilatados podem apresentar algum grau de refratariedade ao tratamento, como descrito na literatura[3,20]. O aumento luminal decorrente do implante de *stents* reverte o regime anômalo de hipertensão no sistema venoso da região superior do corpo, com restauração do retorno venoso e da pressão atrial direita e consequente melhora do débito cardíaco.

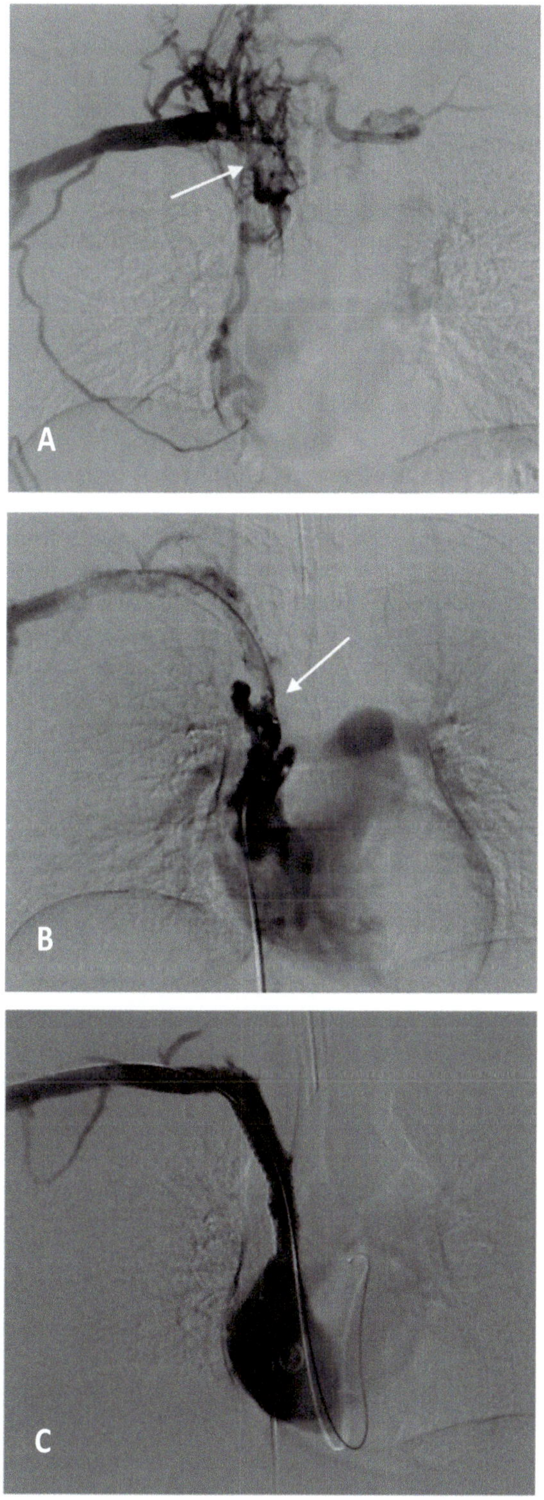

Figura 44.3. A.Flebografia por acesso basílico direito demonstrando oclusão da veia braquicefálica direita e veia cava superior, com imagens de falha de enchimento no seu interior, compatíveis com trombos (seta). B e C. Após trombólise com cateter multiperfurado (seta), realizado implante de *stent* autoexpansível unilateral, com resolução da lesão estenosante e descaracterização das redes de colateralização venosa.

O processo de endotelização dos *stents* e incorporação definitiva no sistema vascular em relação ao aspecto fisiológico se dá em poucas semanas[23,26].

O sucesso técnico da terapêutica endovascular é alto, variando entre 93 e 100% em estudos mais recentes, sendo definido por transposição da lesão estenosante e liberação do(s) *stent(s)* conforme previamente planejado. O sucesso clínico, definido por melhora ou desaparecimento completo da sintomatologia, varia entre 83 e 97%[3,4,9,10,19,20]. Fagedet e cols.[19], em um estudo envolvendo 164 pacientes com um período médio de acompanhamento de 355,2 dias, obtiveram taxas de sucesso clínico completo e parcial de 84,5 e 11,2%, respectivamente. Pacientes com trombose hemática associada ($p = 0,06$) e oclusão venosa ($p = 0,10$) apresentaram uma tendência a maior risco de insucesso clínico. Neste estudo, a presença de trombose hemática e oclusão venosa também foi considerada fator de risco para recorrência ($p < 0,01$), sugerindo que a indicação da terapêutica endovascular mais precocemente, antes do crescimento extenso dos tumores, pode levar a melhores resultados em médio prazo e melhora da qualidade de vida. A permeabilidade primária foi de 85,4% em 3 meses e 80,6% em 6 meses. O risco de recidiva da síndrome tem sido relatado na literatura entre 0 a 40%[3,19].

Dinkel e cols.[24] compararam 61 casos de implante de *stent* unilateral *versus* 22 casos de implante de *stents* bilateralmente, com sucesso técnico maior no grupo unilateral (99% *versus* 91%), além de menor porcentagem de complicações (28% *versus* 9%) respectivamente. O tempo de perviedade também foi maior no grupo de tratamento unilateral (não estatisticamente significativo). Em outro estudo, todos os oito pacientes com obstrução bilateral tratados com *stents* unilateralmente apresentaram alívio satisfatório dos sintomas[25]. Estudos comparativos têm demonstrado ainda maior taxa de recorrência dos sintomas nos pacientes submetidos ao implante bilateral de *stents*[3,8]. Dessa maneira, existe uma tendência atual de se considerar a desobstrução unilateral mais adequada, por ser uma abordagem mais rápida e barata, menos invasiva e relacionada com menores taxas de complicações.

As taxas de sucesso técnico são significativamente menores nos casos de estenoses e oclusões venosas de etiologia benigna, bem como a incidência de recorrência sintomática, uma vez que os pacientes têm sobrevidas longas. Tipicamente, esses pacientes são submetidos à múltiplas sessões de reintervenção para manutenção da perviedade do segmento venoso acometido. A taxa de insucesso na recanalização das lesões com técnicas endovasculares tradicionais é de até 24%, o que fomentou o desenvolvimento de novas tecnologias, como os guias geradores de radiofrequência (RF). Em um estudo publicado em 2012, Guimarães e cols. descreveram resultados numa coorte de 42 pacientes submetidos a recanalização venosa com guias geradores de RF associada a implante de *stents*, com sucesso técnico de 100% e sucesso clínico de 95,2% aos 9 meses de seguimento. Foi descrito um caso de complicação grave – ruptura da VCS na transição cavoatrial associada a hemopericárdio, tratada com sucesso através de implante de *stent* revestido e drenagem pericárdica[29].

Complicações

A ocorrência de complicações relacionadas com o tratamento endovascular da SVCS é infrequente, com incidência de 0-19%, incluindo ruptura da VCS, hemorragia, hemoptise, epistaxe, tamponamento cardíaco, paralisia do nervo laríngeo recorrente, migração do *stent*, embolia pulmonar e hematoma nos sítios de punção venosa. Seleção inadequada dos pacientes, erro na escolha dos materiais e na medida dos vasos e posicionamento inadequado dos *stents* aumentam o risco de complicações e devem ser cuidadosamente avaliadas[3,14]. Edema pulmonar decorrente de aumento abrupto da pré-carga também foi descrito, principalmente em pacientes com algum grau de deterioração da função cardíaca[14,23]. Um artigo de revisão avaliando complicações publicadas em 32 estudos, evidenciou 17 óbitos relacionados diretamente com o método (2%), sendo sete decorrentes de hemorragia incontrolável, quatro de eventos cardíacos, três de insuficiência respiratória, um de embolia pulmonar maciça e outros dois sem causa definida[23]. Em outro artigo, o uso de *stents* com diâmetro maior do que 16 mm foi considerado fator de risco independente para complicações (p = 0,008), devendo ser evitado na prática clínica[19].

Conclusões

O tratamento endovascular da SVCS apresenta bons resultados a curto e médio prazos e baixas taxas de complicações, com rápido alívio dos sintomas associados, devendo ser considerada como terapêutica de primeira linha, combinada ou isoladamente, no tratamento clínico de pacientes portadores da síndrome. O conhecimento adequado dos materiais disponíveis, bem como das diversas possibilidades táticas e técnicas, é fundamental para a obtenção de resultados clínicos adequados e redução do risco de complicações.

REFERÊNCIAS BIBLIOGRÁFICAS

1. Wilson LD, Detterbeck FC, Yahalom J. Superior vena cava syndrome with malignant causes. N Engl J Med. 2007;356(18):1862-9.
2. Lauten A, Strauch J, Jung C, Goebel B, Krizanic F, Baer FM. Endovascular treatment of superior vena cava syndrome by percutaneous venoplasty. Heart Lung Circ. 2010;19(11):681-3.
3. Ganeshan A, Hon LQ, Warakaulle DR, Morgan R, Uberoi R. Superior vena caval stenting for SVC obstruction: current status. Eur J Radiol. 2009;71(2):343-9. Epub 2008 Jun 12.
4. Wan JF, Bezjak A. Superior Vena Cava Syndrome. Hematol Oncol Clin N Am. 2010;24:501-513.
5. Uberoi R. Quality assurance guidelines for superior vena cava stenting in malignant disease. Cardiovasc Intervent Radiol. 2006;29(3):319-22.
6. Kvale PA, Selecky PA, Prakash UBS. Palliative Care in Lung Cancer: ACCP Evidence-Based Clinical Practice Guidelines (2nd Edition). Chest. 2007;132:368S-403S.
7. McCurdy MT, Shanholtz CB. Oncologic emergencies. Crit Care Med. 2012;40(7):2212-2222.
8. Lepper PM, Ott SR, Hoppe H, et al. Superior Vena Cava Syndrome in Thoracic Malignancies. Respir Care, 2011;56(5):653-666.
9. Lanciego C, Pangua C, Chacón JI, et al. Endovascular Stenting as the First Step in the Overall Management of Malignant Superior Vena Cava Syndrome. AJR. 2009;193:549-558.
10. Cho TH, Janho K, Mohan. The Role of Stenting the Superior Vena Cava Syndrome in Patients With Malignant Disease. Angiology. 2011;62(3):248-252.
11. Yu JB, Wilson LD, Detterbeck FC. Superior vena cava syndrome – a proposed classification system and algorithm for management. J Thorac Oncol. 2008;3(8):811-814.
12. Lacout A, Marcy PY, Thariat J, Lacombe P, El Hajjam M. Radio-anatomy of the superior vena cava syndrome and therapeutic orientations. Diagn Interv Imaging. 2012;93(7-8):569-77.
13. Lauten A, Strauch J, Jung C, et al. Endovascular Treatment of Superior Vena Cava Syndrome by Percutaneous Venoplasty. Heart, Lung and Circulation. 2010;19:681-683.
14. Warren P, Burke C. Endovascular Management of Chronic Upper Extremity Deep Vein Thrombosis and Superior Vena Cava Syndrome. Semin Intervent Radiol. 2011;28:32-38.
15. Duvnjak, S, Andersen PE. Endovascular treatment of superior vena cava Syndrome. Int Angiol. 2011;30:458-61.
16. Hague J, Tippett R. Endovascular Techniques in Palliative Care. Clinical Oncology. 2010;22:771-780.

17. Rizvi AZ, Kalra M, Bjarnason H, Bower TC, Schleck C, Gloviczki P. Benign superior vena cava syndrome: stenting is now the first line of treatment. J Vasc Surg. 2008;47(2):372-80.

18. Gwon DI, Paik SH. Successful Treatment of Malignant Superior Vena Cava Syndrome Using a Stent-Graft. Korean J Radiol. 2012;13(2):227-231.

19. Fagedet D, Thony F, Timsit JF, et al. Endovascular Treatment of Malignant Superior Vena Cava Syndrome: Results and Predictive Factors of Clinical Efficacy. Cardiovasc Intervent Radiol. 2013;36(1):140-9.

20. Duvnjak, S, Andersen PE. Endovascular treatment of superior vena cava Syndrome. Int Angiol. 2011;30:458-61.

21. Talens A, Ferrer S, González-Cruz A, Blanco E, García-Ferrer L, Iranzo V, et al. Effectiveness of endovascular prostheses as initial treatment for superior vena cava syndrome of malignant cause Med Clin (Barc). 2013;140(2):59-65.

22. Nicholson AA, Ettles DF, Arnold A, et al. Treatment of malignant superior vena cava obstruction: metal stents or radiation therapy. J Vasc Intervent Radiol. 1997;8:781-8.

23. Nguyen NP, Borok TL, Welsh J, et al. Safety and effectiveness of vascular endoprosthesis for malignant superior vena cava syndrome. Thorax. 2009;64:174-178.

24. Dinkel HP, Mettke B, Schmid F. Endovascular Treatment of Malignant Superior Vena Cava Syndrome: Is Bilateral Wallstent Placement Superior to Unilateral Placement? J Endovasc Ther. 2003;10:788-797.

25. Nagata T, Makutani S, Uchida H, et al. Follow-up Results of 71 Patients Undergoing Metallic Stent Placement for the Treatment of a Malignant Obstruction of the Superior Vena Cava. Cardiovasc Intervent Radiol. 2007;30:959-967.

26. Canales JF, Cardenas JC, Dougherty K, et al. Single Center Experience with Percutaneous Endovascular Repair of Superior Vena Cava Syndrome. Catheterization and Cardiovascular Interventions. 2011;77:733-739.

27. O'Sullivan GJ, Mhuircheartaigh JN, Ferguson D, et al. Isolated Pharmacomechanical Thrombolysis Plus Primary Stenting in a Single Procedure to Treat Acute Thrombotic Superior Vena Cava Syndrome. J Endovasc Ther. 2010;17:115-123.

28. Gray BH, Olin JW, Graor RA, et al. Safety and efficacy of thrombolytic therapy for superior vena cava syndrome. Chest. 1991;99:54-59.

29. Guimarães M, Schonholz C, Hannegan C, et al. Radiofrequency Wire for the Recanalization of Central Vein Occlusions that Have Failed Conventional Endovascular Techniques. J Vasc Interv Radiol. 2012;23:1016-1021.

Hemangiomas – Classificação, Diagnóstico e Tratamento

45

José Luiz Orlando
Renata Grizzo Feltrin de Abreu
Francisco Ferreira Ramos

CLASSIFICAÇÃO

Em 1863, o patologista alemão Rudolf Virchow nomeou todas as malformações vasculares de "angiomas" e dividiu-as em *simplex, cavernosum* e *racemosum*. Esta terminologia anatômico-patológica influenciou o pensamento do século XX, tendo surgido ao longo do tempo diversas novas propostas de classificações, quase sempre confusas e de pouca aplicabilidade clínica.

Mulliken e Glowacki[1], fundamentados nos achados histológicos, nas características do fluxo sanguíneo, bem como nos aspectos clínicos e evolutivos das diversas anomalias vasculares, descreveram uma classificação de excelente aplicabilidade clínica, separando as *anomalias vasculares* em duas principais categorias: os tumores, dos quais fazem parte os hemangiomas, e as malformações vasculares.

A classificação biológica, como era chamada, foi considerada como a pedra angular para o entendimento das anomalias vasculares, e foi gradativamente ganhando aceitação pela comunidade científica a partir de sua publicação, em 1982, tendo sido adotada pela *International Society for the Study for Vascular Anomalies* (ISSVA) a partir de 1996.

Hemangioma infantil (HI)

Também conhecido como hemangioma proliferativo ou verdadeiro, é um tumor vascular benigno caracterizado por proliferação celular pós-natal, mediada por fatores angiogênicos, cujas células endoteliais são positivas para o marcador imunoistoquímico GLUT1[2,3].

São considerados os tumores mais frequentes da infância, especialmente em prematuros e com predominância para o sexo feminino na proporção de 3 para 1.

Podem ser superficiais, profundos ou mistos, únicos ou múltiplos, quando configuram o quadro de hemangiomatose. Comprometem em geral a pele, mucosas oral e genital, fígado, e eventualmente afetam órbita, vias respiratórias, parótida e vísceras.

Em geral surgem no primeiro mês de vida, apresentando cor vermelho-vivo e consistência firme, podendo ocorrer em qualquer parte do corpo, com predomínio para o segmento cefálico. Quando presentes ao nascimento, podem apresentar uma mancha precursora pálida, rosada ou vermelha (Figuras 45.1 e 45.2).

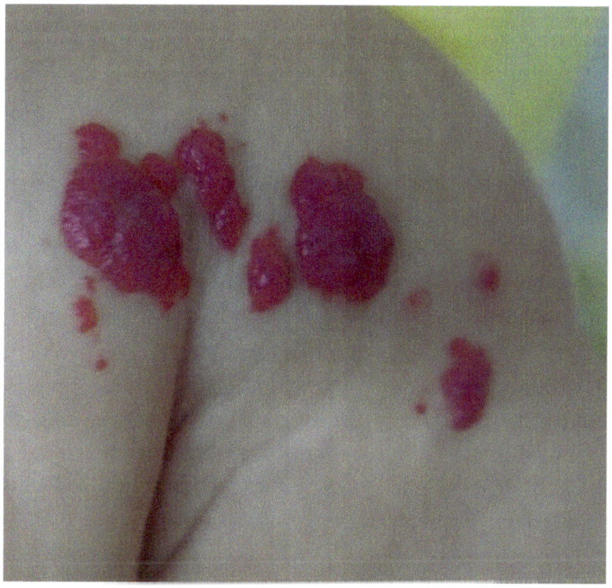

Figura 45.1. Hemangioma de face lateral do hemitórax esquerdo e braço esquerdo em RN de 4 meses.

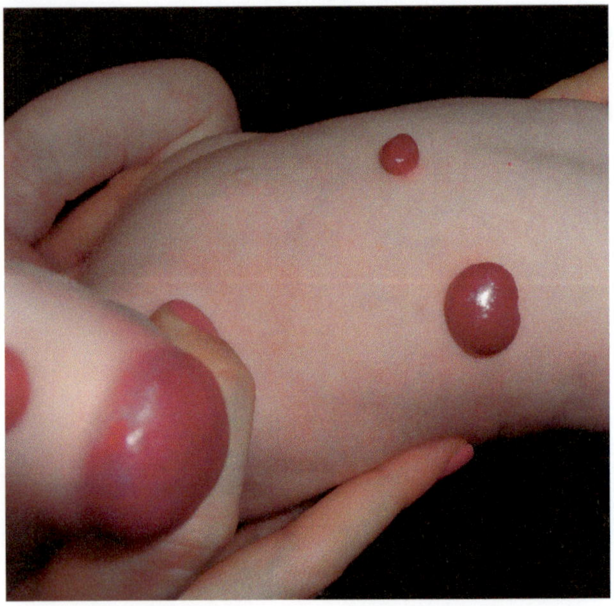

Figura 45.2. Hemangiomatose: lesões múltiplas distribuídas no tronco e extremidade superior em RN de 3 meses.

Os HI são caracterizados por duas fases evolutivas: proliferativa e involutiva. A fase proliferativa pós-natal inicia-se após seu surgimento, quando então a lesão se desenvolve rapidamente para a formação de placa ou tumor, que aumenta em volume e extensão nos primeiros meses de vida. Nesta fase inicial as complicações, especialmente as relacionadas a ulcerações, que podem estar associadas a sangramentos e infecções, são mais frequentes. Após esta fase, que pode se estender até os 18 meses de vida, as lesões tendem a estabilizar, iniciando um processo de involução espontânea a partir do segundo ano de vida, conhecida como fase involutiva, onde haverá uma regressão lenta e gradual até que boa porcentagem das crianças irá atingir uma resolução completa em torno dos 10 a 12 anos de idade[4].

Na fase involutiva, as células endoteliais do hemangioma são em parte substituídas por tecido fibrogorduroso. A infiltração da pele, quando presente, pode desaparecer ou não, e a lesão pode deixar sequelas permanentes como cicatrizes e deformidades na idade adulta.

Hemangiomas alarmantes são lesões que evoluem com complicações durante a fase proliferativa, podendo até colocar em risco a vida do paciente nos casos de acometimento de via aérea, sistema digestivo, fígado, cérebro e coração. As úlceras são as complicações mais frequentes, podendo provocar dor intensa[5].

As lesões localizadas na órbita podem evoluir para ambliopia, no pavilhão auricular, para a perda de audição, no nariz, para o desconforto respiratório e necrose, e na região perineal apresentam elevado risco de ulceração e infecção (Figura 45.3).

Hemangioma infantil (HI) - Diagnóstico

Considerando-se os aspectos clínicos e evolutivos, o diagnóstico do HI que acomete tecidos superficiais é clínico[6]. Em raros casos de dúvida diagnóstica a biópsia da lesão com o marcador imunoistoquímico GLUT1 pode auxiliar no diagnóstico. Esse marcador biológico pertence ao grupo das proteínas transportadoras de glicose e está presente no endotélio da microvasculatura de barreiras e ausente na vasculatura da pele e do subcutâneo. Portanto, o estudo imunoistoquímico apresenta positividade apenas para o hemangioma proliferativo e em todos os estágios evolutivos deste. Todas as outras lesões do grupo de tumores vasculares e as malformações vasculares são negativas para esse marcador[2].

As lesões viscerais necessitam de métodos de imagem, como ultrassom com Doppler e ressonância magnética, devendo ser diferenciadas de outros tumores e malformações vasculares[7].

Hemangioma infantil (HI) - Tratamento

Os HI podem regredir espontaneamente por um processo lento que acompanha a criança por toda a infância, como já mencionado. Entretanto, a conduta expectante adotada no passado tende a ser substituída pelo tratamento precoce, interferindo na fase proliferativa, o que reduz a incidência de complicações e sequelas tardias e definitivas. Nos casos de hemangiomas alarmantes, como já mencionado anteriormente, com comprometimento das funções fisiológicas e risco de óbito, o tratamento deve ser imediato.

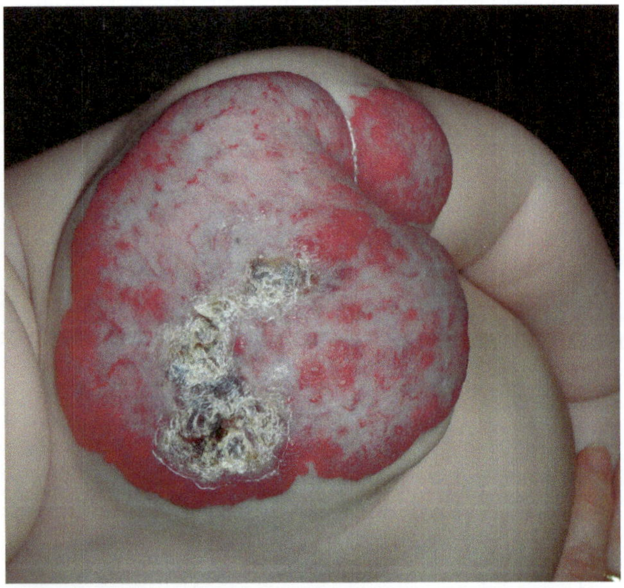

Figura 45.3. Hemangioma alarmante: lesão em hemitórax esquerdo e membro superior esquerdo em RN de 4 meses.

Tratamento medicamentoso

No passado, o tratamento era realizado com o uso de corticoide em altas doses. Porém, com a descoberta da eficácia do propranolol, este medicamento passou a ser utilizado como primeira escolha.

O propranolol é um betabloqueador que atua interrompendo a proliferação das células endoteliais relacionadas aos hemangiomas, acelerando a apoptose celular. A dose recomendada é de 2 a 3 mg/kg/dia divididos em duas tomadas, seguida de progressivo aumento da dose de forma escalonada até alcançar a dose total adequada para o peso da criança. O tratamento precoce, ou seja, ainda na fase proliferativa, possibilita uma melhor evolução, abreviando seu desenvolvimento e, portanto, reduzindo eventuais sequelas que ocorreriam após a fase involutiva.

Antes do início do uso da medicação, deve ser realizada avaliação cardiológica para descartar condições que contraindiquem o uso de betabloqueadores. Os efeitos colaterais relacionados o seu uso incluem hipoglicemia, mãos frias e pesadelos (*nightmares*). Na presença de crises de broncoespasmo, o uso do betabloqueador deve ser suspenso devido a sua interferência com a ação de broncodilatadores.

Quando o tratamento com propranolol for prolon gado, acima de 1 ano, é recomendada sua suspensão de forma lenta.

O *timolol* (uso tópico) é efetivo no componente superficial. Nas lesões sob risco pode acelerar a formação de ferimentos por vasoconstrição local.

Os *corticoides*, prednisolona ou prednisona, têm seu papel definido nos casos de hemangioma alarmante para prevenção de úlceras de pele ou no tratamento associado destas, na dose de 2 a 4 mg/kg/dia, por um curto período de tempo, devido aos seus efeitos colaterais.

O paciente deverá ser acompanhado com frequência, observando-se a possibilidade de intercorrências, tais como a gastrite medicamentosa, a candidíase oral e perineal e eventuais alterações metabólicas. Caso seja necessário seu uso por tempo prolongado, recomenda-se acompanhamento endocrinológico.

A interferona e a vincristina, utilizadas no passado para o tratamento de hemangiomas, foram sendo abandonadas, devido a sua toxicidade sistêmica.

Laser

Flash lamp-pumped pulsed laser, ou *Dye Laser*, é um equipamento de luz amarela, pulsado, que gera um feixe de luz cujo alvo é a oxiemoglobina reduzida e atinge picos de maior magnitude em pulsos curtos, diminuindo a expansão de calor para as estruturas adjacentes. Além disto, um dispositivo de resfriamento reduz a sensação dolorosa, minimizando o desconforto do paciente, bem como protegendo a pele das queimaduras. Estas

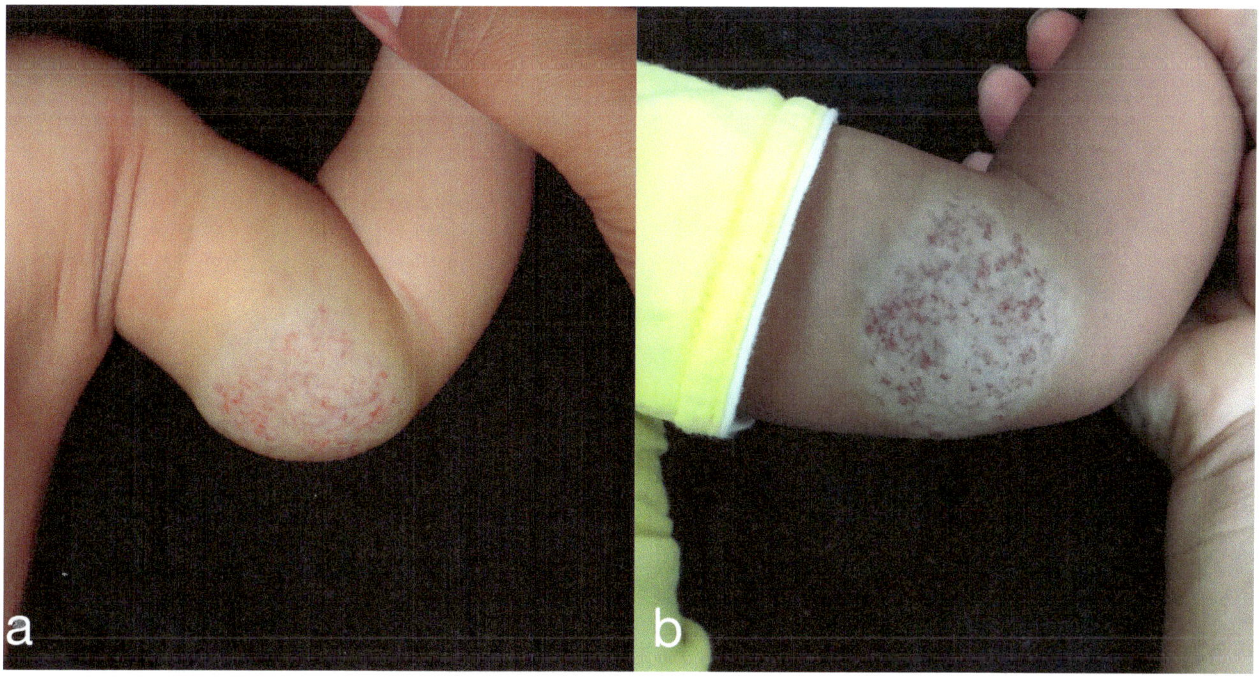

Figura 45.4. Hemangioma Congênito Rapidamente Involutivo – RICH: acometimento de membro superior direito. A - Foto inicial com 4 meses de vida. B - Foto de controle com 1 ano de idade.

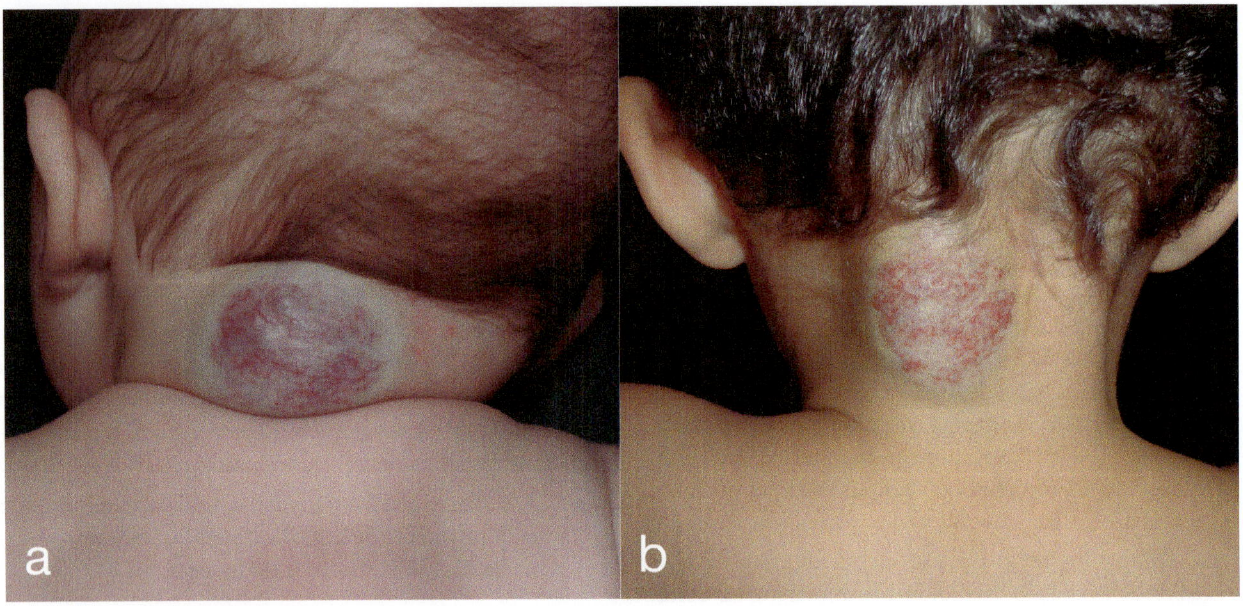

Figura 45.5. Hemangioma Congênito não Involutivo – NICH: acometimento de região cervical posterior. A - Foto inicial com 1 mês de vida. B - Foto de controle com 3 anos de idade.

características permitem um aumento nas indicações de laserterapia para crianças e recém-nascidos.

As sessões são realizadas a cada 8 semanas, variando o número de sessões dependendo da localização, extensão e do grau de acometimento, assim como a resposta individual de cada paciente.

Atualmente é preconizado o tratamento precoce, ainda na fase proliferativa da lesão, utilizando-se o *Dye laser* associado à terapia medicamentosa, o que vem reduzindo as sequelas na pele[8].

Cirurgia

O tratamento cirúrgico está indicado durante a fase de involução, para a remoção de resquícios fibrogordurosos exuberantes e cicatrizes, especialmente em locais onde ocorreram ulcerações prévias.

Hemangioma Congênito (HC)

Os HC são tumores completamente formados ao nascimento e representam cerca de 30% dos casos de hemangiomas[9]. Podem ainda ser classificados de acordo com sua capacidade involutiva como:

hemangioma congênito rapidamente involutivo (RICH): são mais raros, presentes ao nascimento, involuem no primeiro ano de vida. Podem apresentar atrofia de pele e de tecido celular subcutâneo (Figura 45.4);hemangioma congênito não involutivo (NICH): também descrito como uma variante do hemangioma proliferativo, diferentemente do RICH, não apresenta involução espontânea (Figura 45.5);hemangioma congênito parcialmente involutivo (PICH): também descrito como uma variante do hemangioma proliferativo, diferentemente do RICH e NICH, apresenta involução espontânea parcial (Figura 45.6).

Histologicamente, o NICH, RICH e PICH são muito semelhantes e caracterizam-se por grandes lóbulos de pequenos vasos, entremeados por fibrose e microfístulas arteriovenosas dérmicas. Vasos maiores com membrana basal fina podem ser encontrados no centro dos lóbulos. Os hemangiomas congênitos são GLUT1 negativos, apesar de sua semelhança histológica com o hemangioma infantil[10,11].

O hemangioma congênito NICH pode evoluir com alterações de coagulação como trombocitopenia, níveis baixos de fibrinogênio e aumentados de D-dímero. Já os hemangiomas verdadeiros e o tipo congênito RICH não são associados com coagulopatia e sangramento, mas podem ter alterações como discreta plaquetopenia, fibrinogênio pouco diminuído e D-dímero (biomarcador para coagulopatia) pouco elevado.

Hemangioendotelioma Kaposiforme (HEK)

É tumor vascular pediátrico raro, negativo para GLUT1, que invade pele, gordura subcutânea e músculos. Caracterizado como lesão nodular irregular, semelhante ao padrão morfológico dos hemangiomas, porém mais infiltrativo, está frequentemente associado a trombocitopenia, podendo evoluir ainda para síndrome de Kasabach-Merritt (SKM). Nesse caso,

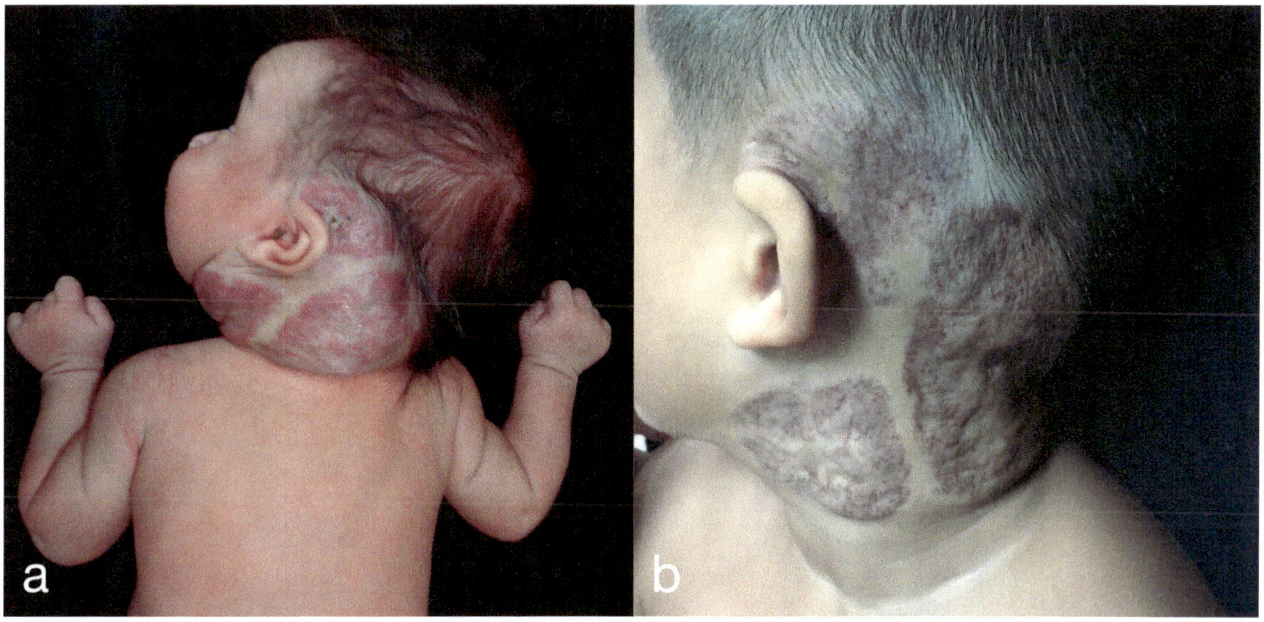

Figura 45.6. Hemangioma Congênito Parcialmente Involutivo – PICH: acometimento da região cervical lateral e posterior e couro cabeludo. A - Foto inicial com 1 mês. B - Foto de controle com 3 anos.

ocorreria uma acentuada trombocitopenia devida ao sequestro de plaquetas pela lesão, desencadeando anemia hemolítica e coagulopatia de consumo, com uma possível descompensação cardíaca e comprometimento hepático associado a alta taxa de mortalidade[12] (Figura 45.7).

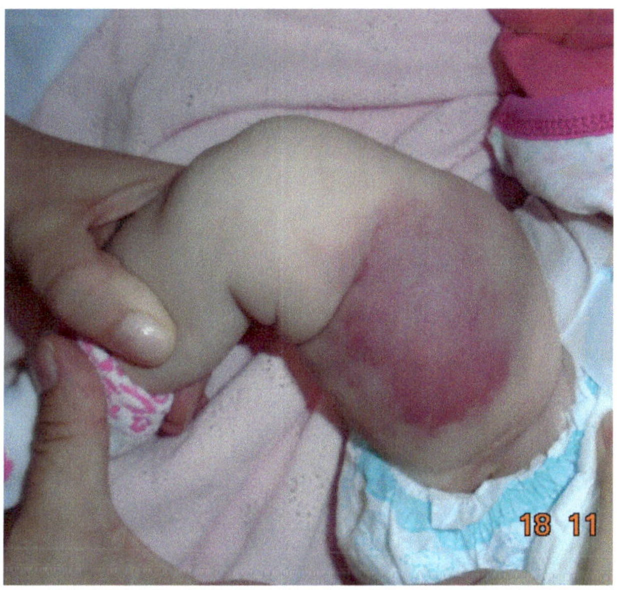

Figura 45.7. Hemangioendotelioma kaposiforme: lesão acometendo coxa esquerda em RN com 1 mês de idade.

O tratamento preconizado é realizado com pulsos de terapia com corticoide. Entretanto, os HEK podem ser agressivos aos tecidos adjacentes e nem sempre a terapia convencional é eficaz. Além disto, devido ao caráter infiltrativo da lesão, o tratamento cirúrgico está contraindicado, podendo inclusive ocasionar sequelas irreparáveis.

O uso de vincristina está indicado nos casos que evoluem com proliferação celular persistente e piora do quadro de plaquetopenia, prevenindo a SKM. Vale salientar ainda que a transfusão de plaquetas, devida ao quadro de consumo de hemácias e plaquetas (sequestro) pela massa tumoral, está formalmente contraindicada.

Atualmente a primeira escolha para o tratamento medicamentoso de HEK é o sirolimus, droga imunossupressora que atua como inibidor do receptor celular M-TOR.

Angiomas em Tufos (Tufted Angioma)

É um tumor pediátrico que atinge mais a região cervical e porção superior do tronco. Apresenta tufos ou lóbulos formados por capilares de paredes finas, disseminados na derme, que invadem pele, gordura subcutânea e músculos, podendo evoluir com coagulopatias até SKM. Pode ocorrer ainda linfedema no membro acometido devido à evolução infiltrativa dos tecidos. Também são negativos para GLUT1[13] e sua evolução agressiva indica a necessidade de uso precoce de sirolimus (Figura 45.8).

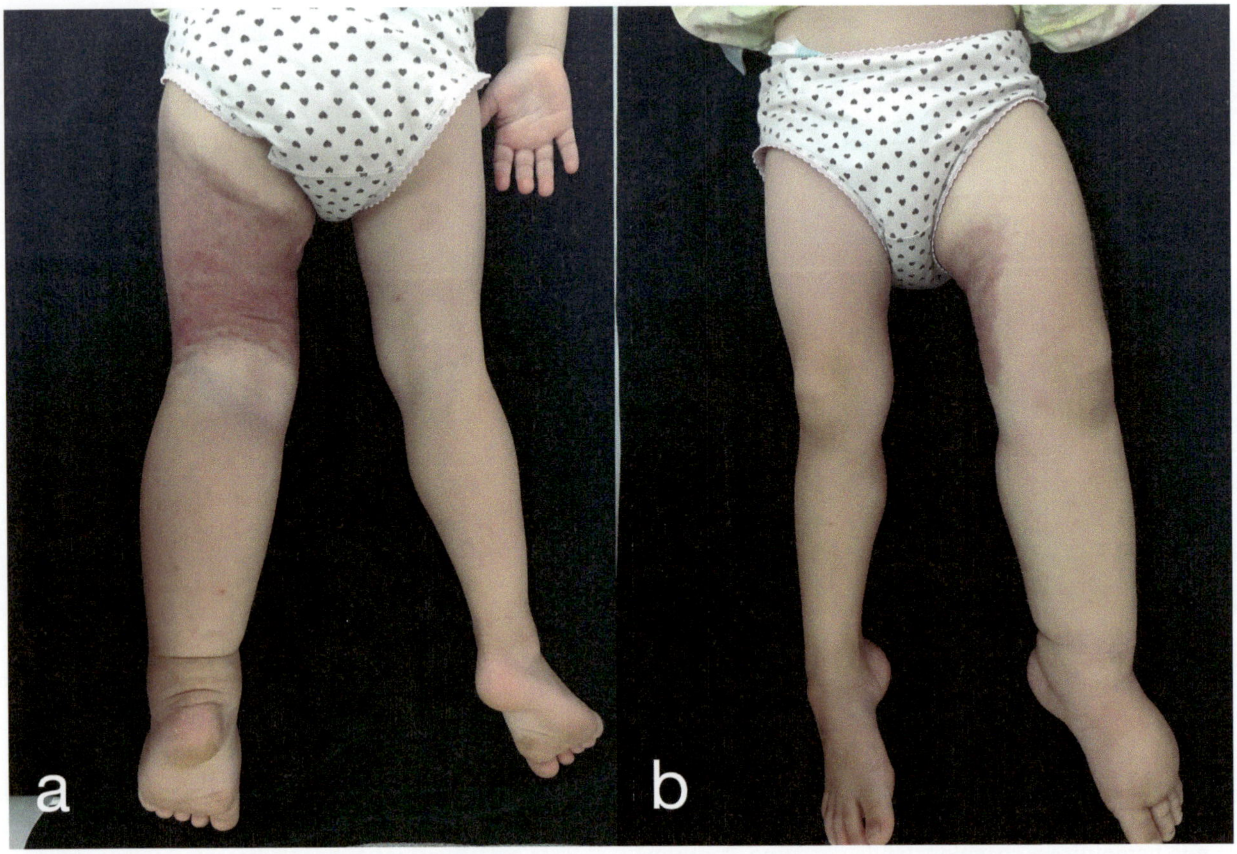

Figura 45.8. Angioma em tufos envolvendo a extremidade inferior esquerda com 2 anos de idade. A - Notar lesão infiltrativa em coxa. B - Linfedema secundário.

Granuloma Piogênico

Caracterizado como uma pápula ou pólipo que pode ocorrer tanto na pele quanto na mucosa, apresenta cor vermelho-vivo. Em geral é bastante friável, evoluindo com sangramento. É negativo para GLUT1[14], podendo surgir após trauma local ou a partir de áreas da pele já comprometidas com lesões preexistentes, como os próprios hemangiomas. O tratamento é cirúrgico e é recomendável devido ao inconveniente provocado pelo sangramento (Figura 45.9).

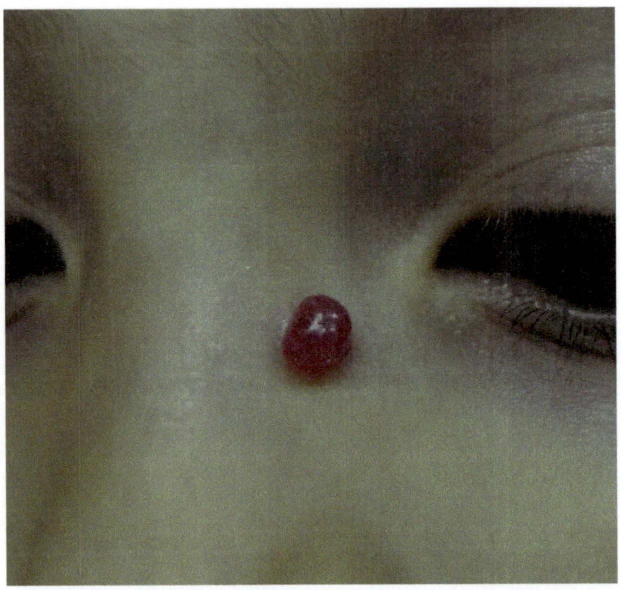

Figura 45.9. Granuloma piogênico localizado na face em criança de 4 anos.

REFERÊNCIAS BIBLIOGRÁFICAS

1. Mulliken JB, Glowacki J. Hemangiomas and Vascular Malformations in Infants and Children: A Classification Based on Endothelial Characteristics. Plast Reconstr Surg. 1982;69(3):412-22.
2. North PE, Waner M, Mizeracki A, Mihm-Jr MC. GLUT1: A Newly Discovered Immunohistochemical Marker for Juvenile Hemangiomas. Hum Pathol. 2000;31(1):11-22.
3. Silva-Filho TJ, Oliveira DHIP, Moura IS, Medeiros LKS, Gonzaga AKG, Brasil VLM, et al. Importance of GLUT1 in differential diagnosis of vascular anomalies. J Vasc Bras. 2015;14(2):168-76.
4. Mulliken JB. Vascular Birthmarks. In: Mulliken JB, Young AE, editors. Vascular Birthmarks: hemangiomas and vascular malformations. Philadelphia: Saunders; 1988. p. 24-37.
5. Enjolras O, Riche MC, Merland JJ, Escande JP. Management of Alarming Hemangiomas in Infancy: A Review of 25 Cases. Pediatrics. 1990;85(4):491-8.
6. Donnelly LF, Adams DM, Bisset-3rd GS. Vascular Malformations and Hemangiomas: A Practical Approach in a Multidisciplinary Clinic. AJR Am J Roentgenol. 2000;174(3):597-608.
7. Dubois J, Patriquin HB, Garel L, Powell J, Filiatrault D, David M, et al. Soft-tissue Hemangiomas in Infants and Children: Diagnosis Using Doppler Sonography. AJR Am J Roentgenol. 1998;171(1):247-52.
8. Furuta S, Sato H, Tsuji S, Murakami F, Kitagawa H. Effective Treatment for Infantile Hemangioma With Long-Pulsed Dye Laser With Oral Propranolol Medication: A Preliminary Report. Pediatr Surg Int. 2016;32(9):857-62.
9. Boon LM, Enjolras O, Mulliken JB. Congenital Hemangioma: Evidence of Accelerated Involution. J Pediatr. 1996;128(3):329-35.
10. Berenguer B, Mulliken JB, Enjolras O, Boon LM, Wassef M, Josset P, et al. Rapidly Involuting Congenital Hemangioma: Clinical and Histopathologic Features. Pediatr Dev Pathol. 2003;6(6):495-510.
11. Enjolras O, Mulliken JB, Boon LM, Wassef M, Kozakewich HP, Burrows PE. Noninvoluting Congenital Hemangioma: A Rare Cutaneous Vascular Anomaly. Plast Reconstr Surg. 2001;107(7):1647-54.
12. Sarkar M, Mulliken JB, Kozakewich HP, Robertson RL, Burrows PE. Thrombocytopenic Coagulopathy (Kasabach-Merritt Phenomenon) Is Associated With Kaposiform Hemangioendothelioma and Not With Common Infantile Hemangioma. Plast Reconstr Surg. 1997;100(6):1377 86.
13. Jones EW, Orkin M. Tufted Angioma (Angioblastoma). A Benign Progressive Angioma, Not to Be Confused With Kaposi's Sarcoma or Low-Grade Angiosarcoma. J Am Acad Dermatol. 1989;20(2 Pt 1):214-25.
14. Requena L, Sangueza OP. Cutaneous Vascular Proliferation. Part II. Hyperplasias and Benign Neoplasms. J Am Acad Dermatol. 1997;37(6):887-919.

Malformações Vasculares de Baixo Fluxo – Classificação, Diagnóstico e Tratamento

46

Francisco Ferreira Ramos
José Luiz Orlando

As malformações vasculares congênitas (MVC) são consideradas defeitos da morfogênese vascular e em geral surgem ao nascimento e apresentam crescimento proporcional ao desenvolvimento do indivíduo. As MVC podem ainda, apresentar manifestação clínica a partir da infância e adolescência, ou mesmo na idade adulta, quando as alterações hormonais, o trauma local ou as infecções podem ser considerados fatores desencadeantes[1,2].

CLASSIFICAÇÃO

A classificação das anomalias vasculares baseada nos aspectos histológicos, características de fluxo e comportamento clínico, inicialmente proposto por Mulliken[3], foi adotada pela *International Society for the Study of Vascular Anomalies* desde 1996 e vem sendo atualizada a cada 2 anos durante encontro internacional.

Desta forma, as malformações vasculares são classificadas de acordo com a predominância dos canais vasculares, ou seja, venosos, linfáticos, arteriais ou capilares. Em 1993, Jackson sugere uma subdivisão adicional entre estas lesões considerando seus aspectos hemodinâmicos e suas características de fluxo, dividindo-as em malformações de baixo e alto fluxo[4].

Neste capítulo serão abordadas as lesões de baixo fluxo sanguíneo que contêm uma combinação de componentes capilares, venosos e linfáticos e são consideradas as mais frequentes entre as malformações vasculares congênitas, com prevalência em cerca de 1% da população geral[5]. Do ponto de vista histológico, as malformações puramente venosas ou linfáticas são raras.

MALFORMAÇÕES VENOSAS

As malformações venosas (MV) são constituídas por coleções de vasos anômalos, formando verdadeiras massas esponjosas, tipicamente constituídas por canais venosos pós-capilares dilatados, de paredes finas, desprovidos de válvulas e deficientes em células musculares lisas. Consideradas hemodinamicamente inativas e, portanto, classificadas como de baixo fluxo, representam a forma mais comuns entre as malformações vasculares congênitas (MVC), sendo responsável por cerca de 75% dos casos. Estima-se que a incidência das malformações vasculares com predomínio venoso representa cerca de 0,8 a 1% da população geral. A maioria destas lesões são de ocorrência esporádica sendo raras as formas de transmissão hereditária[6].

A maioria das MV são usualmente visíveis ao nascimento podendo também ser observadas na infância ou adolescência[7]. Apresentam crescimento lento e gradual, proporcional ao desenvolvimento do indivíduo, ocorrem em qualquer região do organismo, de forma circunscrita ou difusa, envolvendo tecidos superficiais como pele, subcutâneo e mucosas, ou acometendo tecidos profundos, como músculo, articulações e ossos e até mesmo vísceras.

São caracterizadas como massas facilmente compressíveis, têm consistência amolecida sem frêmito ou pulso e apresentam coloração arroxeada ou azulada nas lesões superficiais. Quando atingem planos mais profundos, o aspecto da pele apresenta coloração normal. As lesões aumentam de volume quando o membro está em posição pendente ou na presença de um aumento da pressão venosa, em situações específicas como durante a manobra de Valsalva, durante o choro ou esforço fisico[8].

As MV possuem caráter benigno não causando alterações tróficas na pele ou manifestações cardiovasculares. Dependendo do tamanho e da localização, os pacientes apresentam queixas de edema e dor. Uma queixa frequente de dor é relatada logo ao acordar pela manhã. Nos pacientes que apresentam lesões musculares, a queixa de dor está relacionada com a prática de exercícios ou apenas esforço físico, sendo comum, ainda, a ocorrência de tromboflebites facilitadas pela presença de um fluxo sanguíneo lento característico e cuja repetição quase sempre leva à formação de calcificações intravasculares conhecidas como flebólitos (Figuras 46.1 e 46.2).

As MV do fígado, ossos e músculos são comumente confundidas com os hemangiomas[9] mas por serem GLUT1 negativas devem ser consideradas malfomações vasculares.

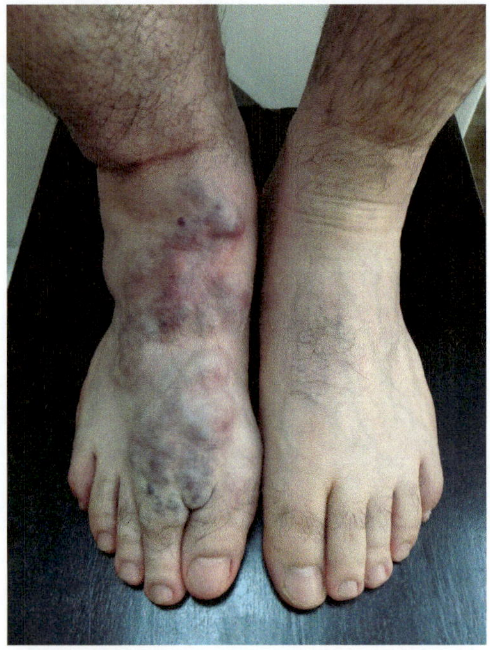

Figura 46.1. Malformação venosa de extremidade inferior direita (pé e tornozelo). Notar ectasias de aspecto arroxeado e aumento de volume local.

MALFORMAÇÕES LINFÁTICAS

As malformações linfáticas (ML) são formadas a partir de coleções de vasos linfáticos preenchidos com fluido seroso. Pesquisas sugerem que o fator C vascular de crescimento endotelial possa estar envolvido no surgimento destas lesões anômalas[8]. As ML em geral estão presentes ao nascimento na maioria dos casos, sendo identificadas neste momento, ou até os 2 primeiros anos de vida[10].

Ao exame clínico, as lesões puramente linfáticas são caracterizadas como tumorações de consistência fibroelástica, pouco depressíveis e a pele não apresenta alteração em sua coloração. Podem ocorrer em qualquer parte do organismo, sendo na região cervical a sua maior incidência (Figuras 46.3 e 46.4).

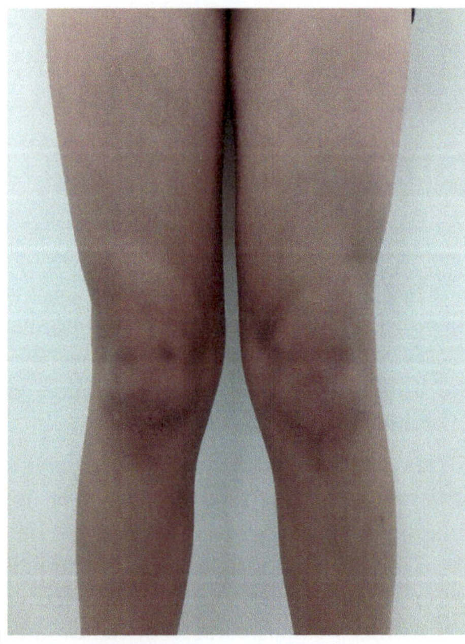

Figura 46.2..alformação venosa intramuscular de extremidade inferior direita (coxa). O exame clínico identifica apenas uma discreta atrofia da musculatura da coxa direita. Pele de coloração normal devido à localização profunda da lesão.

MALFORMAÇÕES VENOLINFÁTICAS

As malformações venolinfáticas possuem apresentação clínica bastante variada em decorrência da sua combinação de componentes venosos e linfáticos. As lesões podem ser de pequeno tamanho e localizadas ou extensas envolvendo uma região anatômica. Apesar se localizar na maioria das vezes na face, tronco e extremidades, estas lesões também podem ocorrer em vísceras, ossos e estruturas musculares[11,12] (Figuras 46.5 e 46.6).

DIAGNÓSTICO

O diagnóstico das malformações vasculares de baixo fluxo é na maioria das vezes clínico, exceto nas lesões de acometimento extenso ou naquelas que atingem unicamente o compartimento muscular. Para a complementação diagnóstica, tanto o ultrassom quanto a ressonância magnética são capazes de demonstrar a típica distribuição espacial das lesões multicísticas e ainda a natureza parcialmente sólida das malformações de baixo fluxo.

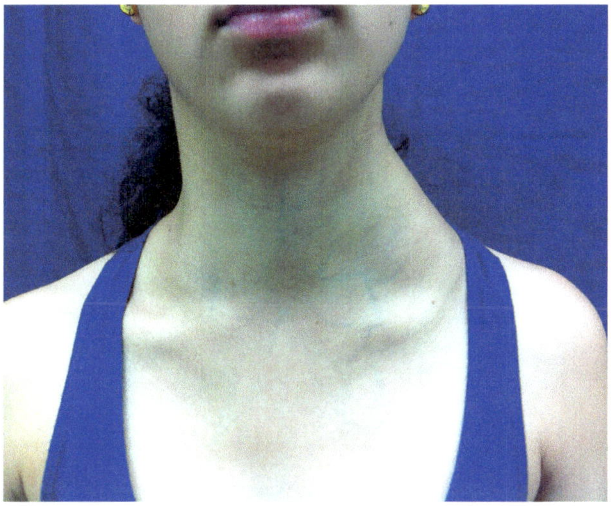

Figura 46.3. Malformação linfática cervical: abaulamento em região cervical à esquerda. Note a ausência de mancha cutânea.

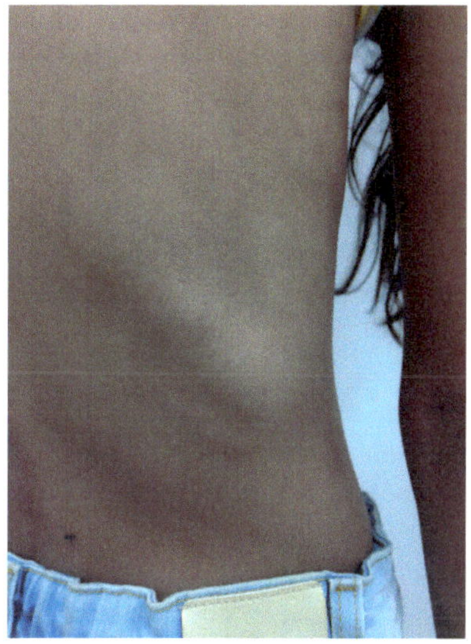

Figura 46.4. Malformação linfática do tronco: abaulamento localizado no hemitórax esquerdo. Note a ausência de mancha cutânea.

Ultrassom

O ultrassom com Doppler oferece uma boa informação sobre a angioarquitetura da lesão. A obtenção das velocidades de pico sistólico e índice de resistência fornecem dados importantes sobre suas características de fluxo sanguíneo permitindo uma diferenciação entre lesões de alto e baixo fluxo[13]. A escala de cinzas (modo B) identifica espaços vasculares anecogênicos confluentes e compressíveis (lagos venosos), que no modo colorido é preenchido por cor. Na avaliação do compartimento muscular, além dos achados descritos, observa-se ainda a perda da arquitetura muscular. Nas malformações linfáticas isoladas podem ser identificados espaços vasculares separados por septos não compressíveis pela manobra com o transdutor e sem fluxo ao modo colorido.

Ressonância Magnética

É realizada para determinar a extensão da lesão e planejar o tratamento. As malformações vasculares de baixo fluxo são caracterizadas pela presença de sinal de intensidade alta nas sequências ponderadas em T2, intensidade intermediária nas sequências ponderadas em T1. Após a injeção de contraste ocorre realce das MV, havendo a distinção destas lesões, das ML. As MV do compartimento muscular podem ocorrer de forma localizada ou difusa envolvendo um ou mais grupos musculares, caracterizados como espaços anômalos ectasiados. As margens da lesão, na maioria das vezes são bem definidas, podendo conter septações.

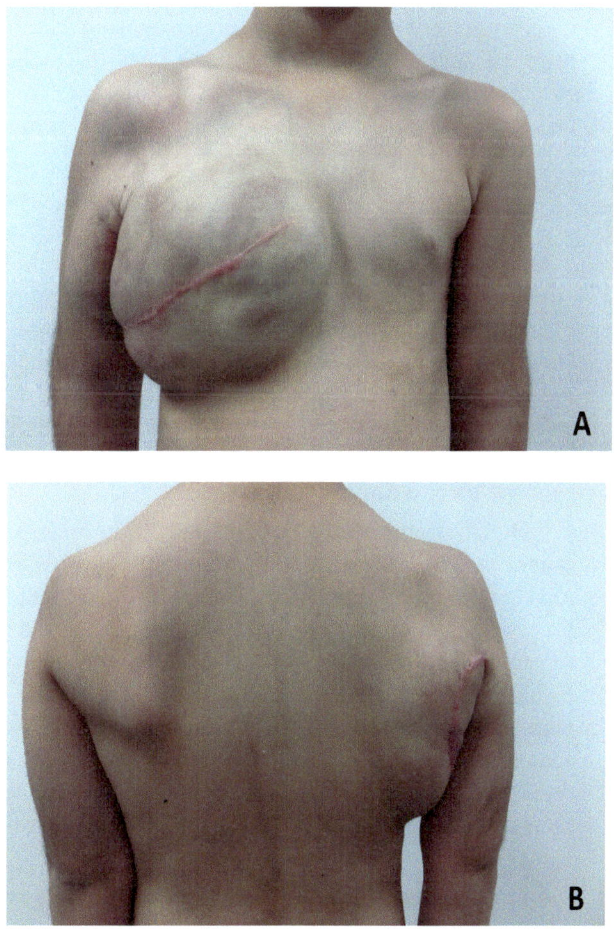

Figura 46.5. Extensa tumoração envolvendo a parede anterior do hemitórax direito estendendo-se para a região axilar, dorso, fossa supraclavicular e face anterior do braço após recidiva de tratamento cirúrgico. A. visão de frente; B. visão posterior.

A realização de cortes axial, sagital e coronal permite uma boa avaliação da extensão da lesão e de sua correlação com outras estruturas anatômicas (Figuras 46.7 e 46.8). Áreas arredondadas com ausência de sinal correspondem a flebólitos devidos a tromboflebites prévias. Aumento de partes moles, eventuais deformidades ósseas e os flebólitos já mencionados podem ser achados também da radiologia convencional[14,15].

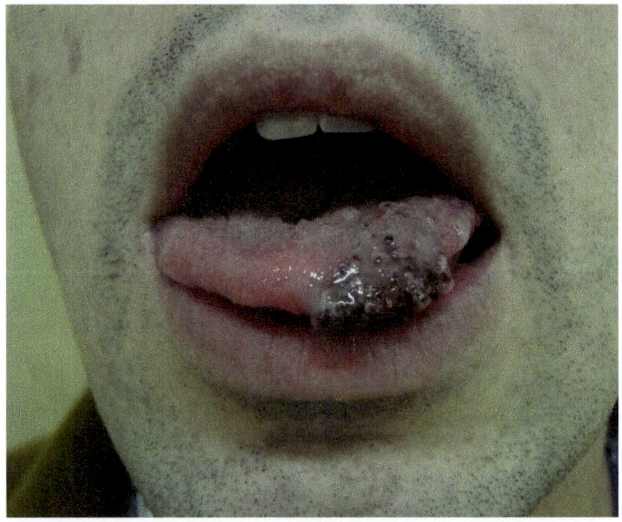

Figura 46.6. Múltiplas vesículas linfáticas na porção anterior da língua, algumas com conteúdo sanguíneo.

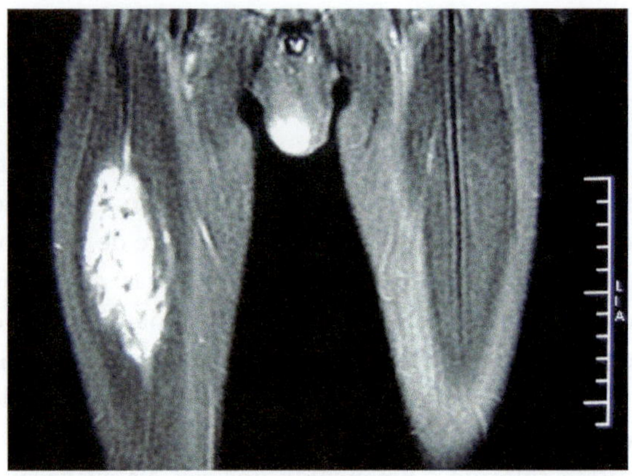

Figura 46.7. Ressonância magnética corte coronal: malformação venosa intramuscular caracterizada como hipersinal em T2.

TRATAMENTO

O tratamento das malformações predominantemente venosas é determinado pela extensão e localização da lesão[4,16,18]. Na presença de sintomas dolorosos e desconforto respiratório causados por lesões nas proximidades da via aérea, o tratamento precoce está indicado. Outros sintomas como desconforto causado pela permanência em posição supina, após exercícios ou esforço físico, são indicações para o tratamento.

As opções de tratamento incluem a compressão graduada, a escleroterapia e, finalmente, o tratamento cirúrgico. O tratamento cirúrgico isolado como primeira opção estaria indicado para casos de lesões circunscritas especialmente na região da face. O tratamento cirúrgico pode ainda estar indicado como complementação de tratamento esclerosante prévio e na correção de grandes deformidades estéticas.

A esclerose percutânea é o tratamento de escolha para qualquer uma das malformações de baixo fluxo[7,19]. Consiste na injeção direta de agentes líquidos esclerosantes, que, em contato com o endotélio vascular, provocam inflamação, fibrose e consequente oclusão dos canais anômalos com redução do volume da lesão. Dois agentes esclerosantes são os mais utilizados em nosso meio para o tratamento das malformações venosas: o polidocanol e o etanol.

O etanol apresenta a mais potente ação esclerosante e seus efeitos no organismo são amplamente conhecidos. O nível plasmático de etanol é diretamente proporcional à quantidade injetada, independente da morfologia da lesão, de sua drenagem venosa ou da técnica de injeção. O etanol, em contato com o endotélio vascular, promove a desnaturação das proteínas sanguíneas, necrose da parede do vaso e rompimento de eritrócitos com subsequente trombose, que tardiamente ocasiona fibrose da íntima, promovendo a regressão da lesão[7,20,21].

As complicações sistêmicas causadas pelo uso do etanol estão relacionadas com o volume do agente esclerosante utilizado, ou seja, doses elevadas (de 20 a 80 mL) podem levar a graus variados de hipertensão pulmonar, arritmias e instabilidade hemodinâmica, além da possibilidade de lesão neurológica motora e sensorial, espasmo arterial e trombose venosa. São considerados níveis tóxicos, doses acima de 300 mg/dL, o que equivale a um volume de cerca de 100 mL de etanol absoluto[22]. No local da punção podem ocorrer hematomas, edema e lesões isquêmicas na pele e derme que em geral evoluem de forma satisfatória apenas com curativos e cuidados locais.

O polidocanol apresenta ação detergente induzindo a uma rápida hiper-hidratação da célula endotelial ocasionando lesão vascular. Devido ao seu efeito anestésico é quase totalmente indolor quando injetado nas lesões vasculares. O polidocanol em altas concentrações (3%) preparado na forma de espuma, tem seu uso largamente difundido e apresenta bons resultados no tratamento de malformações venosas[7,23]. Pode também ocasionar efeitos colaterais sistêmicos em pequeno número de pacientes. No local da punção, assim como com o uso do etanol, podem ocorrer graus variados de lesões isquêmicas na pele que evoluem sem deixar sequelas importantes.

O volume do agente esclerosante utilizado em cada sessão deve variar de acordo com o volume da cavidade venosa a ser preenchida. As sessões de esclerose podem ser repetidas em intervalo de 15 dias ou mais.

A bleomicina e o picibanil são agentes esclerosantes bem conhecidos e largamente utilizados nas malformações linfáticas e venolinfáticas. A bleomicina[24-26] é um fármaco produzido a partir da fermentação de *Streptomyces verticillus* indicado para neoplasias de pele e do trato genital e neoplasia do testículo. A molécula de bleomicina é capaz de despolimerizar o DNA, ocasionando uma vasculite que, por sua vez, leva a uma oclusão vascular. Seu uso está indicado para as malformações linfáticas de qualquer localização, seja para o tratamento de microcistos e pequenas vesículas superficiais que atingem a pele, seja para o tratamento de macrocistos localizados em partes moles e ainda no interior de vísceras e, ainda, naqueles localizados no interior das cavidades torácica e abdominal.

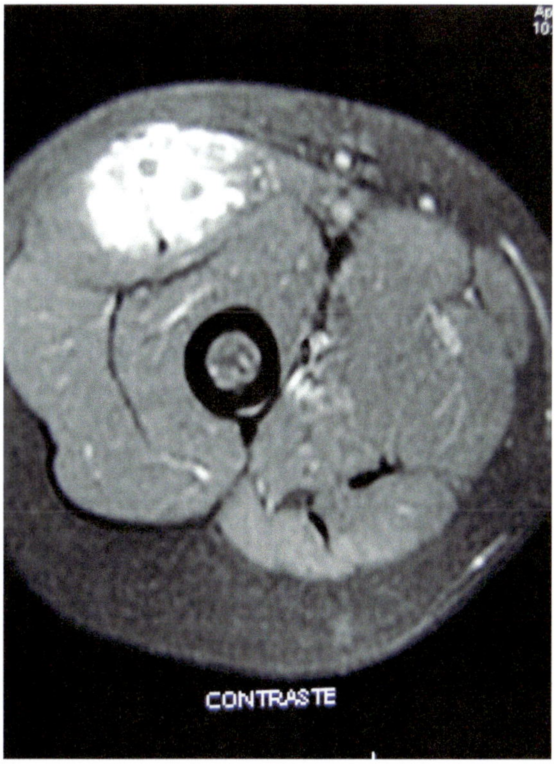

Figura 46.8. Ressonância magnética corte axial: malformação venosa intramuscular caracterizada como hipersinal em T2.

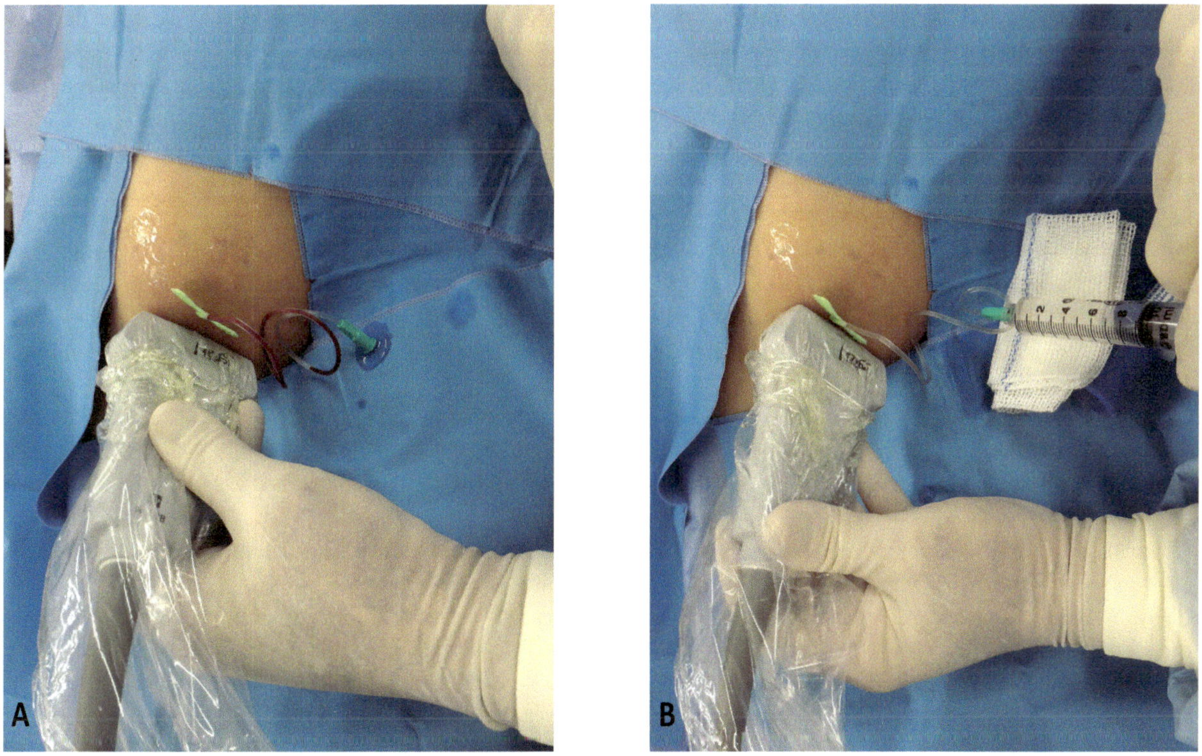

Figura 46.9. Técnica de esclerose percutânea. A: punção guiada por ultrassom. Notar refluxo sanguíneo; B: injeção do anestésico local seguida da injeção de agente esclerosante pela mesma via de acesso.

A bleomicina tem seu uso crescente no tratamento esclerosante das malformações venolinfáticas devido aos bons resultados e tolerabilidade. Há relatos de complicações no local de punção como infecções e necrose de pele, porém com baixa incidência. Complicações sistêmicas, como a fibrose pulmonar, são raras. A dose preconizada é de 1 a 15 mg por sessão sendo que 1 mg equivale a 1 unidade.

O picibanil[27-29] (OK 432) é um produto derivado de cepas de baixa virulência de *Streptococcus pyogenes* do grupo A. É utilizado como agente esclerosante nas malformações linfáticas. Acredita-se que seu efeito esclerosante ocorra a partir da indução de um processo inflamatório na parede dos cistos e consequente formação de aderências e desaparecimento dos cistos.

Independentemente do agente esclerosante a ser utilizado, a injeção intralesional do mesmo deve sempre ser auxiliada pelo uso do ultrassom Doppler, pois, além de contribuir para a escolha da melhor localização da punção da lesão, permite quantificar o volume a ser injetado[30] (Figura 46.9).

CONSIDERAÇÕES FINAIS

O diagnóstico e o tratamento das anomalias vasculares continuam sendo um desafio para clínicos, cirurgiões e radiologistas intervencionistas. A utilização de uma classificação adequada facilita o diagnóstico e consequentemente a conduta terapêutica, que deve ser individualizada e abordada de forma multidisciplinar sempre que necessário.

REFERÊNCIAS BIBLIOGRÁFICAS

1. Donnelly LF, Adams DM, Bisset-3rd GS. Vascular Malformations and Hemangiomas: A Practical Approach in a Multidisciplinary Clinic. AJR Am J Roentgenol. 2000;174(3):597-608.
2. Gloviczki P, Duncan A, Kalra M, Oderich G, Ricotta J, Bower T, et al. Vascular Malformations: An Update. Perspect Vasc Surg Endovasc Ther. 2009;21(2):133-48.
3. Mulliken JB, Glowacki J. Hemangiomas and Vascular Malformations in Infants and Children: A Classification Based on Endothelial Characteristics. Plast Reconstr Surg. 1982;69(3):412-22.
4. Jackson IT, Carreño R, Potparic Z, Hussain K. Hemangiomas, Vascular Malformations, and Lymphovenous Malformations: Classification and Methods of Treatment. Plast Reconstr Surg. 1993;91(7):1216-30.
5. Eifert S, Villavicencio JL, Kao TC, Taute BM, Rich NM. Prevalence of Deep Venous Anomalies in Congenital Vascular Malformations of Venous Predominance. J Vasc Surg. 2000;31(3):462-71.
6. Boon LM, Mulliken JB, Enjolras O, Vikkula M. Glomuvenous Malformation (Glomangioma) and Venous Malformation: Distinct Clinicopathologic and Genetic Entities. Arch Dermatol. 2004;140(8):971-6.
7. Legiehn GM, Heran MKS. Venous Malformations: Classification, Development, Diagnosis, and Interventional Radiologic Management. Radiol Clin North Am. 2008;46(3):545-97.
8. Legiehn GM, Heran MKS. Classification, Diagnosis, and Interventional Radiologic Management of Vascular Malformations. Orthop Clin North Am. 2006;37(3):435-74.
9. Greene AK, Rogers GF, Mulliken JB. Intraosseous "Hemangiomas" Are Malformations and Not Tumors. Plast Reconstr Surg. 2007;119(6):1949-50.
10. Moore CW, Lowe LH. Hepatic tumors and tumor-like conditions. In: Caffey's Pediatric Diagnostic Imaging. Philadelphia: Mosby Elsevier; 2008. p. 1929-48.
11. Bruder E, Perez-Atayde AR, Jundt G, Alomari AI, Rischewski J, Fishman SJ, et al. Vascular Lesions of Bone in Children, Adolescents, and Young Adults. A Clinicopathologic Reappraisal and Application of the ISSVA Classification. Virchows Arch. 2009;454(2):161-79.
12. Hein KD, Mulliken JB, Kozakewich HPW, Upton J, Burrows PE. Venous Malformations of Skeletal Muscle. Plast Reconstr Surg. 2002;110(7):1625-35.
13. Paltiel HJ, Burrows PE, Kozakewich HP, Zurakowski D, Mulliken JB. Soft-tissue Vascular Anomalies: Utility of US for Diagnosis. Radiology. 2000;214(3):747-54.
14. Ohgiya Y, Hashimoto T, Gokan T, Watanabe S, Kuroda M, Hirose M, et al. Dynamic MRI for Distinguishing High-Flow From Low-Flow Peripheral Vascular Malformations. AJR Am J Roentgenol. 2005;185(5):1131-7.
15. Dubois J, Alison M. Vascular Anomalies: What a Radiologist Needs to Know. Pediatr Radiol. 2010;40(6):895-905.
16. Ernemann U, Kramer U, Miller S, Bisdas S, Rebmann H, Breuninger H, et al. Current Concepts in the Classification, Diagnosis and Treatment of Vascular Anomalies. Eur J Radiol. 2010;75(1):2-11.
17. Burrows PE. Endovascular Treatment of Slow-Flow Vascular Malformations. Tech Vasc Interv Radiol. 2013;6(1):12-21.

18. van der Vleuten CJM, Kater A, Wijnen MHWA, Kool LJS, Rovers MM. Effectiveness of Sclerotherapy, Surgery, and Laser Therapy in Patients With Venous Malformations: A Systematic Review. Cardiovasc Interv Radiol. 2014;37(4):977-89.

19. Burrows PE, Mason KP. Percutaneous Treatment of Low Flow Vascular Malformations. J Vasc Interv Radiol. 2004;15(5):431-5.

20. Orlando JL. Tratamento Percutâneo das Malformações Venosas com o uso do etanol absoluto. Faculdade de Medicina da Universidade de São Paulo; 1999.

21. Orlando JL, Caldas JGMP, Campos HGA, Nishinari K, Wolosker N. Outpatient Percutaneous Treatment of Deep Venous Malformations Using Pure Ethanol at Low Doses Under Local Anesthesia. Clin (São Paulo). 2010;65(9):837-40.

22. Pohorecky LA, Brick J. Pharmacology of Ethanol. Pharmacol Ther. 1988;36(2-3):335-427.

23. Cabrera J, Cabrera Jr J, Garcia-Olmedo MA, Redondo P. Treatment of Venous Malformations with Sclerosant in Microfoam Form. Arch Dermatol. 2003;139(11):1409-16.

24. Mohan AT, Adams S, Adams K, Hudson DA. Intralesional Bleomycin Injection in Management of Low Flow Vascular Malformations in Children. J Plast Surg Hand Surg. 2015;49(2):116-20.

25. Horbach SER, Rigter IM, Smitt JHS, Reekers JA, Spuls PI, van der Horst CMAM. Intralesional Bleomycin Injections for Vascular Malformations: A Systematic Review and Meta-Analysis. Plast Reconstr Surg. 2016;137(1):244-56.

26. Horbach SER, Lokhorst MM, Saeed P, Pontouraude CMFGM, Rothová A, van der Horst CMAM. Sclerotherapy for Low-Flow Vascular Malformations of the Head and Neck: A Systematic Review of Sclerosing Agents. J Plast Reconstr Aesthet Surg. 2016;69(3):295-304.

27. Ogita S, Tsuto T, Tokiwa K, Takahashi T. Intracystic Injection of OK-432: A New Sclerosing Therapy for Cystic Hygroma in Children. Br J Surg. 1997;74(8):690-1.

28. Peters DA, Courtemanche DJ, Heran MKS, Ludemann JP, Prendiville JS. Treatment of Cystic Lymphatic Vascular Malformations With OK-432 Sclerotherapy. Plast Reconstr Surg. 2006;118(6):1441-6.

29. Poldervaart MT, Breugem CC, Speleman L, Pasmans S. Treatment of Lymphatic Malformations With OK-432 (Picibanil): Review of the Literature. J Craniofac Surg. 2009;20(4):1159-62.

30. Yamaki T, Nozaki M, Sasaki K. Color Duplex-Guided Sclerotherapy for the Treatment of Venous Malformations. Dermatol Surg. 2000;26(4):323-8.

Malformações Vasculares de Alto Fluxo: Classificação, Diagnóstico e Tratamento

47

Carlos Gustavo Coutinho Abath
Marília Abath
Romero Marques

INTRODUÇÃO

As malformações vasculares periféricas compreendem um grupo de lesões de difícil diagnóstico e tratamento, sendo frequentemente confundidas e diagnosticadas erroneamente como hemangiomas. Tanto os hemangiomas como as malformações vasculares requerem uma abordagem multidisciplinar, o que torna essencial a utilização de uma linguagem única, com terminologia precisa, por parte de todos os profissionais envolvidos.

Até recentemente, cada especialidade usava jargões e classificações próprias, acarretando diagnósticos impróprios, tratamentos equivocados e pesquisas malconduzidas. A partir de 1982, uma nova classificação foi publicada por Mulliken e Glowacki[1], e adotada pela maioria dos especialistas, propiciando uma linguagem mais uniforme e exata, fundamental para o desenvolvimento de uma metodologia científica rigorosa nesta área[2]. Posteriormente, em 1998, a Sociedade Internacional para Estudo de Anomalias Vasculares (ISSVA) adotou oficialmente a classificação, com algumas modificações[3]. Em 2014, essa classificação foi atualizada pela ISSVA, incorporando elementos genéticos nas manifestações das malformações vasculares. Esta atual classificação, de caráter biológico, correlaciona achados físicos e história natural com características celulares e genéticas[4].

Assim sendo, são considerados inicialmente dois grupos distintos de anomalias vasculares, com comportamentos biológicos diferentes: tumores e malformações.

Os tumores vasculares são neoplasias endoteliais, caracterizadas por um aumento na proliferação celular e no número de mitoses. O hemangioma é o tumor vascular mais frequente, sendo sua ocorrência predominante na população pediátrica. Compõem ainda esse grupo os hemangioendoteliomas, hemangiopericitomas, angiossarcomas e outros tumores vasculares mais raros.

No outro lado do espectro, situam-se as malformações vasculares. Essas são consequentes a um erro de desenvolvimento dos elementos vasculares durante a embriogênese e a vida fetal, resultando em vasos displásicos presentes ao nascimento, e que nunca regridem espontaneamente. Eventualmente, por mecanismos nao muito claros, relacionados a trauma, infecção e trombose, pode haver surgimento de malformações arteriovenosas adquiridas por ativação de angiogênese. A anomalia, dependendo do erro angiogenético, pode comprometer especificamente uma determinada estrutura vascular (capilar, artéria, veia ou linfático), ou afetar uma combinação delas. Ao contrário dos tumores vasculares, não se observa incremento da proliferação celular nas malformações vasculares.

As malformações vasculares se classificam, de acordo com o tipo de vaso com morfogênese alterada, em malformações capilares, malformações linfáticas, malformações arteriovenosas (MAV), malformações venosas ou malformações vasculares combinadas[2-5]. Paralelamente, baseando-se em critérios hemodinâmicos e reológicos, as malformações são agrupadas em lesões de alto ou baixo fluxo (Tabela 47.1).

Neste capítulo serão abordadas apenas as malformações vasculares periféricas e viscerais de alto fluxo, com ênfase no tratamento endovascular como terapia definitiva ou coadjuvante.

Tabela 47.1. Classificação das malformações vasculares

Malformações vasculares simples		
Fluxo	**Componente vascular**	**Manifestações/Síndrome associada**
Baixo	Malformação capilar (MC)	• MC cutânea/mucosa (mancha "vinho-do-Porto") • MC com hipertrofia óssea/de partes moles • MC com anomalias do sistema nervoso central ou ocular (Sd. Sturge-Weber) • MC com malformação arteriovenosa • Telangiectasia na telangiectasia hemorrágica hereditária (THH) • *Cutis marmorata teleangiectatica congenita* • *Naevus simplex* (placa salmão, *angel kiss, stork bite*)
Baixo	Malformação linfática (ML)	• ML cística comum • ML macrocística • ML microcística • ML cística mista • Anomalia linfática generalizada • Linfedema primário • ML na Sd. de Gorham-Stout • Anomalia linfática de condução central
Baixo	Malformação venosa (MV)	• MV comum • Malformação glomuvenosa • Sd. MV ***blue-rubber-bleb naevus*** • MV cutaneomucosa
Alto	Malformação arteriovenosa (MAV)	• MAV esporádica • MAV na THH
Alto	Fístula arteriovenosa (FAV)	• FAV esporádica • FAV na THH
Malformações capilares complexas		
Fluxo	Componente vascular	Manifestações / Síndrome associada
Baixo	MC + MV	Malformação venocapilar
Baixo	MC + ML	Malformação capilar-linfática
Alto	MC + MAV	Malformação capilar-arteriovenosa
Baixo	ML + MV	Malformação venolinfática
Baixo	MC + ML + MV	Malformação capilar-linfático-venosa
Alto	MC + ML + MAV	Malformação capilar-linfático-arteriovenosa
Alto	MC + MV + MAV	Malformação capilar-venosa-arteriovenosa
Alto	MC + ML + MV + MAV	Malformação capilar-linfático-venosa-arteriovenosa
Malformações vasculares associadas a outras anomalias		
Fluxo	Componente vascular	Manifestações / Síndrome associada
Baixo	MC + MV ± ML	Hipertrofia do membro (Sd. Klippel-Trénaunay)
Alto	MC + FAV	Hipertrofia do membro (Sd. Parkes-Weber)
Baixo	MV de membro	Hipotrofia do membro (Sd. Servelle-Martorell)
Baixo	MC de membro	Hipertrofia congênita do membro
Baixo	MV	Com/sem hemangioma de células fusiformes e encondroma (Sd. Mafucci)
Baixo + Alto	ML + MV + MC ± MAV	Hipertrofia lipomatosa (Sd. CLOVE- *Congenital Lipomatous Overgrowth, Vascular malformations, and Epidermal nevi*)
Baixo	MC + MV ± ML	
Alto	MAV + MV	Macrocefalia e hipertrofia lipomatosa (Sd. Bannayan-Riley-Ruvalcaba; Sd. Cowden; Sd. do hamartoma PTEN)

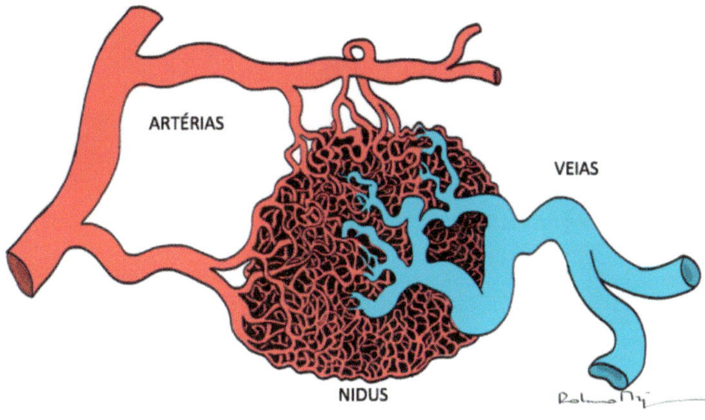

Figura 47.1. Representação gráfica da caracterização da angioarquitetura da MAV: pedículos arteriais nutrientes, nidus e veias de drenagem.

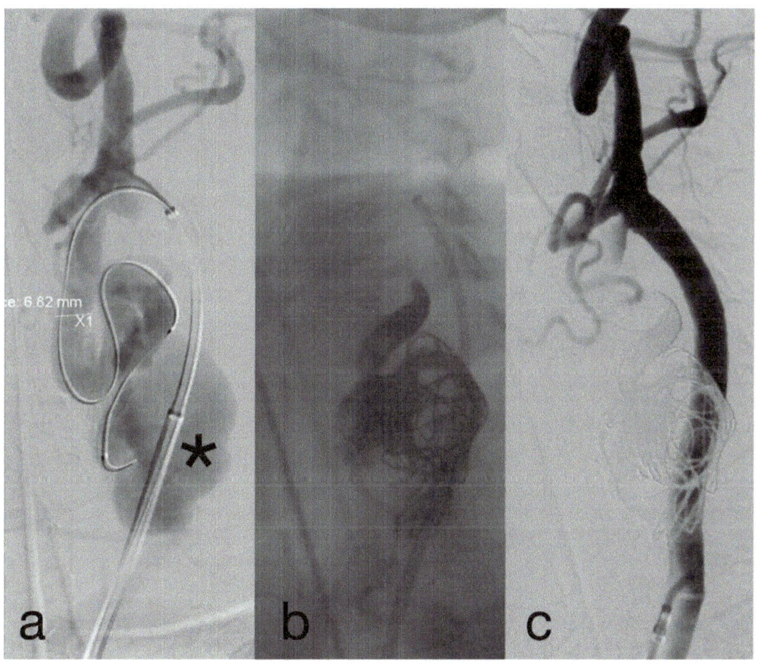

Figura 47.2. A. FAV congênita direta de alto fluxo, sem nidus, entre a artéria tireóidea superior esquerda e a veia tireóidea correspondente, com volumosa dilatação venosa (asterisco). B. Angiografia sem subtração evidencia embolização parcial do aneurisma venoso com espirais metálicas, para lentificação do fluxo, e subsequente injeção de Onyx-18, evitando-se a migração do agente líquido. C. Oclusão precisa do ponto fistuloso, com cura angiográfica da lesão.

DEFINIÇÃO DAS MALFORMAÇÕES VASCULARES DE ALTO FLUXO

Malformações vasculares de alto fluxo são anomalias congênitas, onde existem conexões anormais entre o sistema arterial, de alta pressão, e o sistema venoso, de baixa pressão, levando a um efeito aspirativo com aceleração do fluxo sanguíneo através da lesão.

Nas malformações vasculares combinadas de alto fluxo, as comunicações arteriovenosas se associam a defeitos de desenvolvimento em outros componentes vasculares, como os vasos linfáticos ou venosos. Já nas malformações vasculares simples de alto fluxo, a anomalia está restrita a estas comunicações arteriovenosas (Tabela 47.1), que secundariamente levam a uma hipertrofia funcional das artérias nutrientes e

Tabela 47.2. Sistema de Classificação das MAV de Schobinger

Estágio	Descrição	Achados
I	Quiescência (MAV clinicamente inativa)	Rubor ou hipertermia cutânea
II	Expansão (aumento do fluxo arteriovenoso)	Sopro ou frêmito, aumento do tamanho, pulsatilidade, sem dor
III	Destruição local (MAV destrutiva)	Dor, hemorragia, infecção, necrose cutânea ou ulceração
IV	Descompensação	Insuficiência cardíaca de alto débito

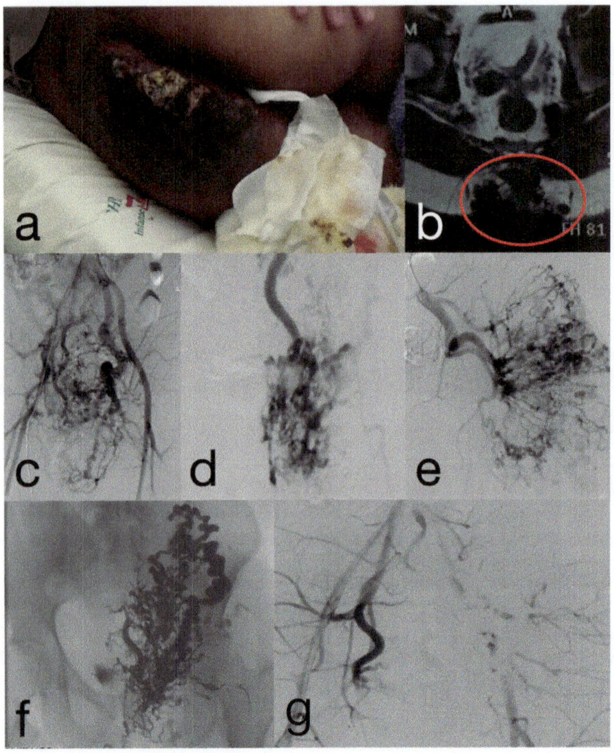

Figura 47.3. A. Extensa MAV glútea à esquerda, com hipertensão venosa, edema e hipertrofia da pele e tecido celular subcutâneo, associada a sangramento, ulceração e infecção secundária. B. Imagem de RM ponderada em T2, mostrando flow-void tubular e nodular no subcutâneo, correspondendo às veias de drenagem e nidus da MAV (círculo vermelho). C, D, E. Angiografia panorâmica na aorta abdominal (C) e seletiva nas artérias sacral média (D) e glútea esquerda (E), mostrando a angioarquitetura da MAV, já embolizada previamente em outro serviço. A artéria sacral média representa o melhor acesso ao nidus. F, G; Extensa embolização intranidal curativa através de um único pedículo arterial da sacral média, com Onyx-18 preenchendo completamente o nidus e veias de drenagem.

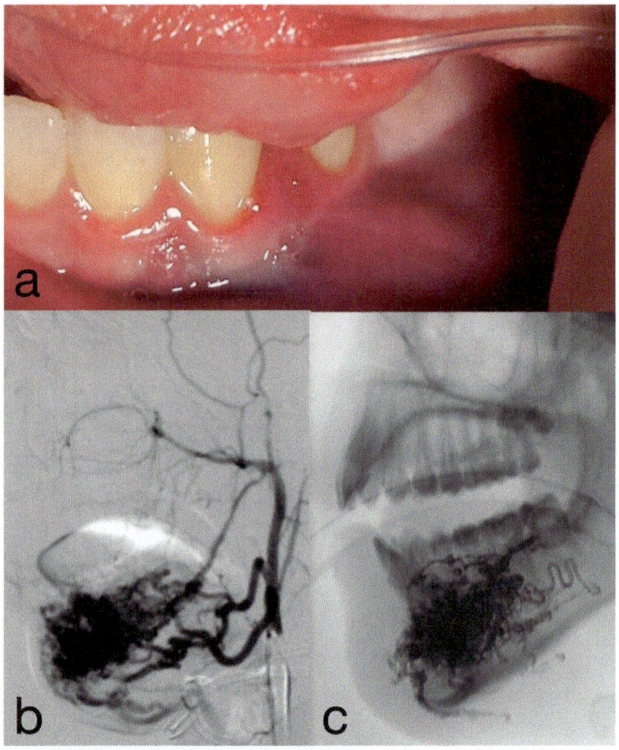

Figura 47.4. A. MAV de alto fluxo em região mentoniana esquerda, com comprometimento ósseo da mandíbula, cursando com hemorragia gengival. B. Angiografia digital mostrando extenso nidus na porção anterior do ramo mandibular esquerdo, com comprometimento de alvéolos dentários e gengiva. Pedículos arteriais provenientes das artérias facial, lingual e alveolar inferior alimentam a lesão. C. Preenchimento completo do nidus através de injeção intranidal de Onyx.

veias de drenagem. Entretanto, uma vez eliminadas as fístulas arteriovenosas, esses vasos retornam ao calibre normal.

As malformações arteriovenosas (MAV) são lesões raras, de anatomia complexa, correspondendo a cerca de 8% das malformações vasculares[6], consistindo de uma rede de vasos enovelados, chamada de *nidus*, que conecta os pedículos arteriais nutrientes com as veias de drenagem. Esses três elementos (artérias, *nidus* e veias) representam a angioarquitetura característica das MAV (Figura 47.1). Quando existe uma comunicação direta da artéria com a veia, sem a interveniência de um *nidus*, a lesão é classificada como fístula arteriovenosa (FAV) (Figura 47.2).

As MAV contêm células mesenquimais residuais, que podem evoluir para tecido embrionário malformado mediante um fator desencadeante, levando a um crescimento súbito e desordenado de uma lesão quiescente[7].

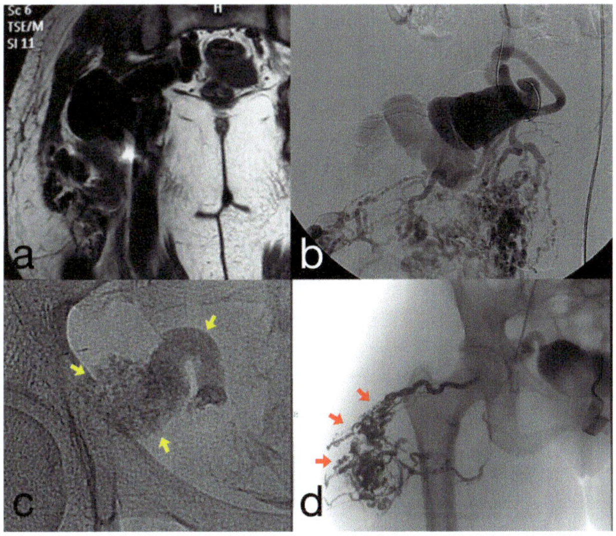

Figura 47.5. A. Imagem de RM ponderada em T2, corte coronal. A RM é o melhor exame para mostrar a extensão da MAV e a sua relação com os tecidos vizinhos. Nas MAV, o *nidus* apresenta-se como um emaranhado vascular com ausência de sinal na luz dos vasos (*flow-void*) pelo alto fluxo. B. Angiografia digital mostrando MAV complexa em região glútea, com extenso *nidus* e FAV direta de alto débito. C. Embolização inicial da FAV direta com cianoacrilato concentrado (setas amarelas), para redução da hipertensão venosa e controle da sintomatologia, permitindo uma melhor penetração do Onyx no interior do *nidus*. D. Embolização parcial com Onyx-18 (setas vermelhas).

As MAV intracranianas são as mais frequentes, seguidas das lesões em cabeça e pescoço, extremidades, tronco e sítios viscerais[2].

DIAGNÓSTICO E EXAMES POR IMAGENS

O diagnóstico das MAV é iminentemente clínico, porém os exames de diagnóstico por imagens são necessários para demonstrar com clareza a angioarquitetura da lesão, com identificação dos pedículos arteriais nutrientes, do *nidus* propriamente dito e das veias de drenagem. O número e o trajeto das artérias aferentes e veias de drenagem devem ser avaliadas, com seus respectivos diâmetros. O volume do *nidus* deve ser quantificado, bem como sua localização, extensão e relação com as estruturas anatômicas adjacentes. Por fim, devem ser identificados fatores de risco para agravamento da sintomatologia, tais como aneurismas arteriais, nidais e venosos associados, fístulas arteriovenosas diretas (Figura 47.5) e estenoses nas veias de drenagem. Tais fatores devem ser priorizados no planejamento da estratégia terapêutica.

A ultrassonografia com Doppler colorido é um exame amplamente disponível, de baixo custo, inócuo, sendo quase sempre solicitado para confirmação do diagnóstico clínico, fornecendo uma visão geral da lesão, demonstrando as comunicações arteriovenosas e possíveis dilatações aneurismáticas associadas.

APRESENTAÇÃO CLÍNICA

As MAV são geralmente descobertas ao nascimento, porém com frequência são erroneamente diagnosticadas como hemangiomas ou malformações capilares. O alto fluxo, característico dessas lesões, torna-se evidente durante a infância. As manchas cutâneas ficam mais eritematosas e aquecidas, com aparecimento de pulsatilidade, sopro e frêmito palpável. Como não exibe proliferação celular, o crescimento da malformação é proporcional ao desenvolvimento do restante do corpo da criança. A massa pode se expandir rapidamente após trauma, infecções ou por alterações endócrinas na puberdade e gravidez.

Tardiamente, podem surgir sinais e sintomas de isquemia, mais por hipertensão venosa do que por roubo de fluxo arterial, levando a ulceração da pele (Figura 47.3). Dor intratável e sangramentos intermitentes podem complementar o quadro (Figura 47.4). Lesões extensas podem cursar com insuficiência cardíaca congestiva[8]. De acordo com a gravidade da sintomatologia, as MAV são classificadas por Schobinger[9] em quatro estágios (Tabela 47.2).

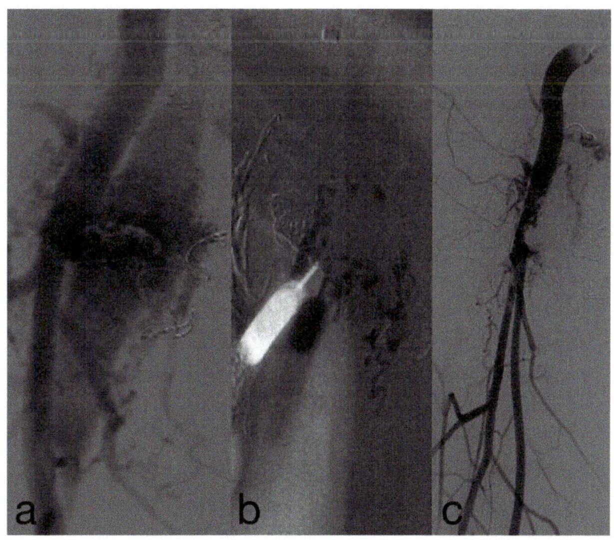

Figura 47.6. A. MAV com *nidus* difuso na parede da veia femoral. Embolização troncular com espirais e Ônyx em outro hospital, com perda dos acessos vasculares, sem atingir o *nidus*. B. Punção direta, com injeção de Onyx. C. Controle angiográfico final com discreto *nidus* residual.

A ressonância magnética oferece uma compreensão mais profunda da MAV, detalhando a localização, o volume e a extensão do *nidus*, e sua relação com as estruturas anatômicas adjacentes. A dinâmica do fluxo, das artérias nutrientes e veias de drenagem e o *nidus* são mais bem demonstrados na ângio-RM dinâmica com contraste paramagnético, e nas sequências T1 e gradiente-eco. Nas imagens em T2 as MAV aparecem como estruturas tubulares hipointensas ou *flow voids* nodulares[10] (Figuras 47.4 e 47.5).

Os modernos equipamentos de tomografia computadorizada (TC) com múltiplos detectores já permitem a obtenção de imagens dinâmicas ultrarrápidas (4D CTA), com cobertura completa de MAV volumosas, com significativa redução das doses de radiação e do uso de contraste. Desta forma, são estudadas minuciosamente a dinâmica da perfusão e a angioarquitetura da lesão. A TC é particularmente útil na avaliação das MAV com comprometimento ósseo, sendo superior à RM nessa situação (Figura 47.4)[11].

Entretanto, a angiografia por cateter continua sendo um pré-requisito para o tratamento da MAV, constituindo o melhor método para a análise da angioarquitetura e o consequente planejamento terapêutico. Usualmente a embolização é feita na mesma sessão, dando sequência ao estudo angiográfico.

No estudo angiográfico são demonstrados os pedículos nutridores do *nidus*, caracterizando-se o grau de dilatação e tortuosidade, e a presença de aneurismas associados. O fluxo das fístulas também é avaliado, juntamente com a composição do *nidus*. Finalmente, as veias de drenagem são identificadas e analisadas (Figura 47.4).

TRATAMENTO DAS MALFORMAÇÕES VASCULARES DE ALTO FLUXO

O tratamento das MAV é complexo e desafiador, envolvendo várias modalidades terapêuticas, utilizadas isoladamente ou de forma combinada. As principais formas de manuseio são escleroterapia, embolização, radioterapia, ressecção cirúrgica e reconstrução. A oclusão proximal dos pedículos nutridores, por embolização ou ligadura cirúrgica, nunca deve ser realizada. Tal atitude elimina o acesso endovascular para a embolização correta da lesão, e provoca um rápido recrutamento de circulação colateral para suprir o *nidus* (Figura 47.6).

A ressecção completa do *nidus* é possível em lesões pequenas e superficiais. A abordagem operatória em lesões mais extensas quase nunca é possível, sendo extremamente mutilante, sobretudo em pacientes jovens. Nessas circunstâncias, a embolização é usada para controlar sintomas, tais como dor, sangramento ou insuficiência cardíaca congestiva. Com os novos agentes líquidos embolizantes pode-se obter uma embolização curativa, com obliteração completa do *nidus* em uma ou várias sessões, mesmo em MAV complexas e volumosas.

Quando se planeja a cirurgia, a embolização é feita 24 a 72 horas antes do ato operatório, com o intuito de se evitar hemorragias e facilitar a ressecção cirúrgica. Após o tratamento, seja cirúrgico ou por embolização, deve ser feito seguimento clínico rigoroso, complementado por ultrassonografia e ressonância magnética, em médio e longo prazos, para detecção de recorrências.

EMBOLIZAÇÃO DAS MALFORMAÇÕES ARTERIOVENOSAS: ASPECTOS TÉCNICOS

A embolização das MAV deve ser sempre precedida de um estudo angiográfico bem feito, onde se avalia minuciosamente a angioarquitetura da lesão. Deve ser lembrado que, devido ao alto fluxo destas lesões, é fundamental a aquisição de imagens utilizando-se filmagem rápida, de no mínimo três quadros por segundo (3i/s). Adicionalmente, a bomba injetora do contraste deve ser programada com um volume e fluxo adequados, a fim de se obter uma opacificação completa da MAV. O procedimento deve ser realizado preferencialmente com anestesia geral ou bloqueio das extremidades, para que haja total imobilidade durante a injeção do agente embolizante.

Durante a angiografia são identificados os pedículos nutridores (aferentes) mais calibrosos e acessíveis ao microcateterismo endovascular, sendo feita ainda uma estimativa do fluxo intralesional, com implicações diretas na estratégia terapêutica, tanto na escolha do pedículo a ser embolizado, quanto na escolha do agente embolizante. Em termos práticos, as lesões são classificadas como de alto, médio e baixo fluxos, conforme as conexões sejam arteriovenosas, arteriolovenosa e arteriolovenular, respectivamente. Em lesões muito extensas, deve-se fazer uma correlação anatomoclínica, priorizando-se a embolização do compartimento mais responsável pela sintomatologia, ou dos chamados fatores de risco, implicados em eventos hemorrágicos e na hipertensão venosa e sobrecarga cardíaca, tais como dilatações aneurismáticas, fístulas arteriovenosas diretas de alto débito e estenoses na veia de drenagem (Figura 47.5).

O objetivo da embolização transarterial é a oclusão definitiva do *nidus* e das fístulas diretas, bem como das porções iniciais das veias de drenagem. Para isso, é necessário se navegar com o cateter até o ponto mais próximo ao *nidus*. Nunca deve ser feita uma oclusão proximal no pedículo aferente, pois haverá sempre uma recidiva precoce, por recrutamento de circulação colateral, além da inviabilização daquele pedículo como via de acesso ao *nidus*. O desenvolvimento de microcateteres e de agentes embolizantes líquidos tornou factível a verdadeira embolização intranidal, reduzindo o número de complicações e aumentando a eficácia do procedimento (Figura 47.7).

Após o estudo angiográfico, permuta-se o cateter diagnóstico por um cateter-guia 6 Fr, cujo lúmen interno é mais amplo, permitindo a passagem de um microcateter em seu interior, de forma coaxial. Para se evitar perda de sangue na conexão entre o cateter-guia e o microcateter, é interposto um conector em Y, valvulado. Através deste conector é feita uma infusão contínua de solução salina, podendo-se também realizar injeção de contraste iodado para controle e acompanhamento da embolização, sem a retirada do microcateter.

A escolha do microcateter depende da rota de acesso ao *nidus* e do agente embolizante a ser utilizado. Quando se pretende uma embolização mais eficaz e definitiva, o ideal é a utilização de microcateteres fluxo-dependentes, bastante flexíveis e de baixíssimo perfil. Apesar de direcionados pelo fluxo, também comportam microguias de 0,010", para facilitar a navegação. Exemplos deste sistema são o microcateter Marathon (Medtronic) e Magic (Balt), que são compatíveis com o microguia Mirage (Medtronic) ou Sorcerer (Balt). Com esses conjuntos quase sempre é possível se atingir distalmente o *nidus* da lesão, para posterior injeção de agentes embolizantes líquidos. O inconveniente desses cateteres é que eles não permitem a passagem de outros agentes embolizantes, tais como micromolas ou esferas. Quando não se planeja usar, exclusivamente, agentes líquidos, deve-se optar por um microcateter que aceite um microguia 0,014", verificando-se a compatibilidade entre o seu lúmen interno e o diâmetro das molas ou esferas a serem utilizadas. Quando o acesso ao *nidus* não apresenta significativas tortuosidades, algumas vezes pode-se navegar até uma posição intranidal com estes microcateteres menos flexíveis, porém de manuseio mais fácil.

Tendo-se como premissa que a embolização ideal é aquela que logra oclusão duradoura da rede vascular que forma o *nidus*, a preferência recai sobre agentes embolizantes não reabsorvíveis e de grande penetração distal em estruturas de fino calibre. Atualmente, os agentes líquidos são os êmbolos que melhor preenchem estas características. Os principais

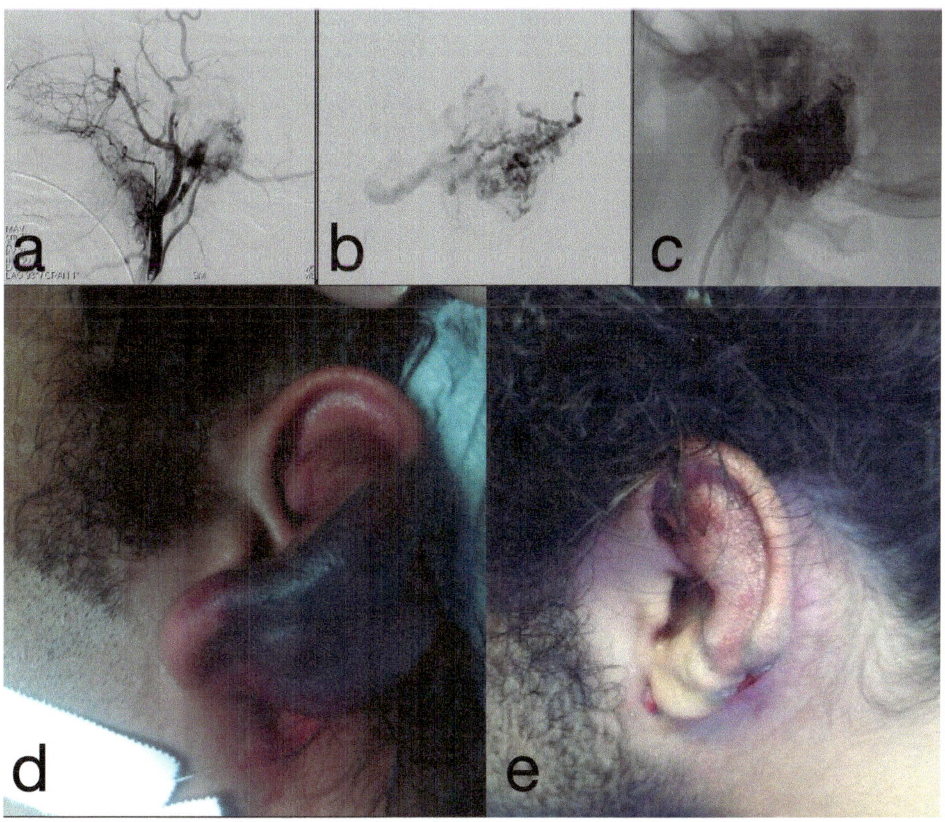

Figura 47.7. A. MAV de alto fluxo comprometendo a maior parte do pavilhão auricular. B. Microcateterismo intranidal para injeção de agente líquido. C. Preenchimento de todo o *nidus* com Onyx, em uma única sessão. D. Aspecto clínico imediatamente após o procedimento. E. Aspecto após 3 meses.

agentes líquidos são o álcool absoluto, a cola adesiva n-butil-2-cianoacrilato (NBCA) e o produto não adesivo etileno-vinil-álcool-copolímero (EVOH). O álcool absoluto, que se comporta como uma substância esclerosante, é muito eficaz, porém de difícil controle por não ser radiopaco e apresentar baixa viscosidade. Sua injeção em lesões arteriovenosas é bastante arriscada, podendo haver passagem para a circulação sistêmica, inclusive levando a efeitos tóxicos.

O cianoacrilato (n-butil-2-cianoacrilato), disponível comercialmente como Histoacryl e Glubran 2, é um adesivo tissular que polimeriza em contato com substancias iônicas. É usado misturado ao contraste lipossolúvel Lipiodol (Guerbet). Além de conferir radiopacidade à solução, o Lipiodol tem a capacidade de retardar o tempo de polimerização do cianoacrilato. Quanto maior a concentração de cianoacrilato na solução, mais rapidamente ocorre a solidificação. Geralmente se utiliza uma concentração em torno de 20 a 33% nas embolizações nidais, podendo-se usar concentrações superiores a 70% em fístulas diretas de alto fluxo (Figura 47.5). Antes da injeção da solução, deve-se purgar o microcateter com solução glicosada a 5%, a fim de impedir a polimerização prematura da solução no interior do microcateter. A progressão da cola deve ser acompanhada atentamente pela fluoroscopia, e obtendo-se o resultado desejado, retira-se imediatamente o cateter.

Mais recentemente, o Onyx (Medtronic) e o Squid (Balt) passaram a ser utilizados na prática intervencionista, sendo hoje os agentes líquidos de eleição para embolização das malformações arteriovenosas. Ambos os produtos têm composição semelhante, contendo o copolímero álcool-vinil-etileno (EVOH), o solvente dimetilsulfóxido (DMSO) e o pó de tântalo para conferir radiopacidade à mistura. Variações nas concentrações dos componentes da solução conferem radiopacidade e viscosidade diferentes nas diversas apresentações disponíveis comercialmente. Diferentemente do cianoacrilato, o processo de solidificação do EVOH se faz por um mecanismo de precipitação. O solvente DMSO, presente na mistura, é o responsável por manter a solução em estado líquido. Quando injetado na circulação sanguínea, o DMSO se difunde no organismo, levando a uma precipitação e solidificação do EVOH, que assume um aspecto pastoso, e posteriormente uma consistência firme. O DMSO é eliminado pela urina, pela pele e pelos pulmões, o que confere ao paciente um forte odor cetônico no período pós-embolização.

O Onyx é disponível em quatro apresentações, de acordo com a sua concentração e viscosidade. O Onyx HD 500 (*High Density*) é utilizado apenas na embolização dos aneurismas. No tratamento das MAV utilliza-se o Onyx 18 ou o Onyx 20 para uma melhor penetração no *nidus*, reservando-se o Onyx 34, mais

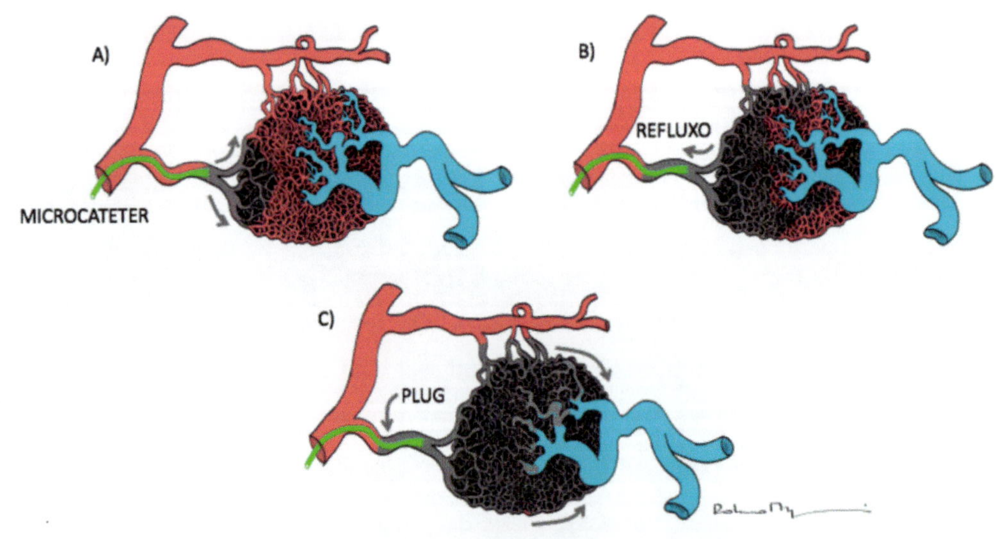

Figura 47.8. Esquema gráfico representando a técnica da embolização com EVOH: A. Microcateterismo intranidal, com injeção lenta e contínua de EVOH, enquanto houver fluxo anterógrado, com penetração no *nidus*. B. Em determinado momento o EVOH se precipita e se solidifica no interior do *nidus*, alterando-se o gradiente pressórico, e provocando refluxo do EVOH em torno da extremidade do microcateter. Interrompe-se então a injeção, por 2 minutos, para que o volume de EVOH refluído de solidifique até formar um tampão consistente. C. Com o tampão consolidado, altera-se novamente o gradiente pressórico, voltando-se a observar penetração distal do EVOH até preenchimento completo do *nidus* e das porções iniciais das veias de drenagem.

concentrado e viscoso, para as fístulas arteriovenosas diretas. Já o Squid (Balt) encontra-se disponível nas versões Squid 12 e Squid 18, cada uma delas com duas variações de radiopacidade. Em nossa experiência, EVOH-18 é a apresentação mais utilizada nas embolizações das MAV. Caso existam fistulas de alto débito, preferimos ocluí-las com cianoacrilato em alta concentração.

Inicialmente agitam-se os frascos da solução EVOH/DMSO por no mínimo 20 minutos, em um aparelho específico, de forma a se obter uma mistura homogênea, evitando-se a decantação do pó de tântalo. Como dito, o tântalo é o responsável pela radiopacidade e pela cor negra do produto, sendo imperiosa sua homogeneização. Após o cateterismo distal do *nidus*, o lúmen do microcateter deve ser preenchido com DMSO, em um volume correspondente ao seu

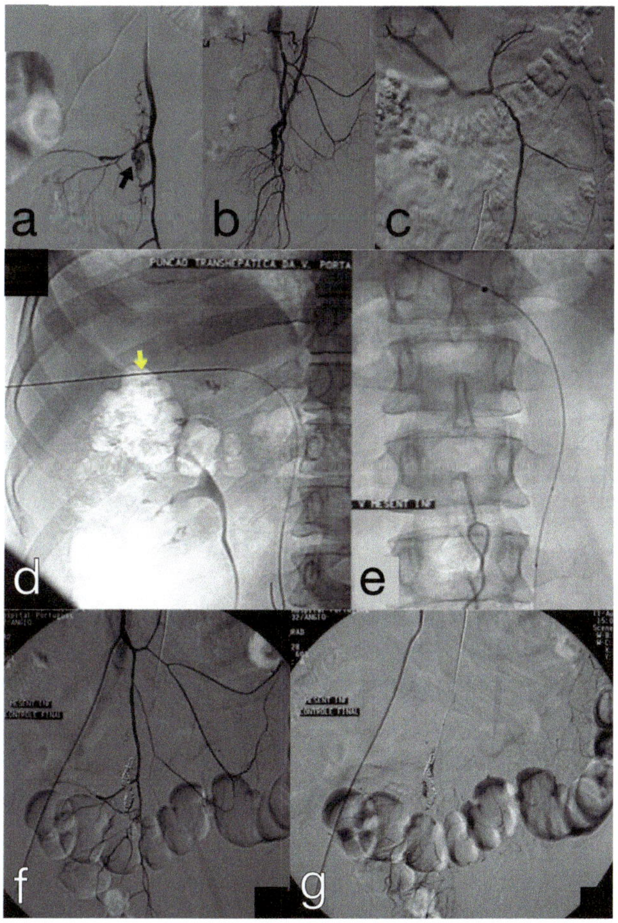

Figura 47.9. Paciente com quadro de hemorragia digestiva baixa de repetição. A, B, C. Pequena MAV em cólon sigmoide (seta preta), sem pedículo adequado e seguro para embolização transarterial. D, E. Embolização da veia de drenagem justanidal com espirais e EVOH, por acesso trans-hepático (seta amarela) do sistema porta. F, G. Cura clínica e angiográfica da MAV.

espaço morto, informado na embalagem do cateter escolhido. Devem ser utilizados apenas cateteres compatíveis com o DMSO, pois os microcateteres regulares têm suas paredes dissolvidas por esta substância. A seguir, o EVOH é injetado lentamente, sob controle fluoroscópico, de forma contínua ou em pulsos. O direcionamento do EVOH se faz de forma imprevisível. Caso haja refluxo do EVOH, interrompe-se a injeção, retomando-a após 2 minutos. Se persiste o refluxo, esperam-se mais 2 minutos adicionais, e assim sucessivamente, até que haja progressão para o interior do *nidus*. O EVOH se comporta como uma lava vulcânica, crescendo como uma bolha, cujo centro líquido é contido por uma película externa. A direção do fluxo se faz para o ponto de menor resistência. Esse material exige paciência e conhecimento do produto. Por vezes, esperam-se mais de 30 minutos para que o EVOH se dirija ao *nidus*, tempo necessário para que ocorra solidificação do material refluído, que passa a funcionar como uma rolha, invertendo o gradiente pressórico, e forçando o fluxo anterógrado da substância para a lesão (Figura 47.8).

Como o Onyx não é adesivo, não há pressa em se retirar o microcateter. Dessa forma, pode-se obter uma embolização muito mais efetiva, com preenchimento completo do *nidus* e das porções iniciais das veias de drenagem, em número reduzido de sessões. O procedimento também se torna muito mais seguro, podendo-se realizar angiografias de controle a qualquer momento para avaliação da embolização.

Pela sua eficácia, durabilidade e penetração distal, a embolização transarterial com agentes líquidos é a técnica mais usada no tratamento das MAV periféricas. Em lesões de baixo fluxo, principalmente quando está prevista uma ressecção cirúrgica posterior, podem ser utilizadas partículas de PVA ou microesferas. Estes agentes embolizantes, apesar do fácil manuseio, resultam em elevadas taxas de recorrência das lesões, devendo ser utilizados apenas em casos selecionados. As molas têm utilidade restrita no tratamento das MAV periféricas, e nunca devem ser empregadas para ocluir proximalmente um pedículo nutridor do *nidus*. Porém são bastante úteis como material coadjuvante, para ocluir seletivamente aneurismas associados ou para diminuir o fluxo no pedículo arterial de uma fístula arteriovenosa direta, antes da injeção de cianoacrilato, servindo como anteparo para a polimerização do NBCA ou precipitação do EVOH (Figura 47.2).

Em MAV muito distais ou já submetidas à embolização prévia ou ligadura cirúrgica dos pedículos nutrientes, pode não mais haver acesso endovascular adequado disponível. Nestes casos, alternativamente pode ser feita punção direta do *nidus*, sob controle fluoroscópico e/ou ultrassonográfico, para posterior injeção de agente embolizante líquido (Figura 47.6). Outra possibilidade de se abordar uma MAV que, primária ou secundariamente, após intervenções prévias não apresenta um pedículo arterial disponível para uma embolização segura e efetiva, seria pelo acesso venoso retrógrado até o *nidus* (Figura 47.9). Desse ponto poderia ser feita a oclusão com agentes líquidos isoladamente, ou em combinação com espirais metálicas.

CUIDADOS PÓS PROCEDIMENTO

Quando a embolização é inteiramente intranidal, praticamente não se registram queixas no pós-operatório. Contudo, com uma certa frequência são ocluídas estruturas vasculares extranidais, comprometendo tecidos normais. Vigilância especial deve ser feita em relação ao tecido cutâneo e nervos periféricos, pela possibilidade de necrose de pele e paralisia de nervos. A dor geralmente é leve, porém em alguns casos mais severos pode demandar o uso de opiáceos para o seu controle.

O seguimento pós-operatório em longo prazo é essencial, através de reavaliações clínicas periódicas, inicialmente a cada 3 meses no primeiro ano e depois anualmente. Em caso de dúvidas, são requisitadas ultrassonografias com Doppler ou RM sem e com o uso de contraste paramagnético.

Deve-se estar atento a recorrências, já que a embolização parcial e troncular pode estimular angiogênese e crescimento agressivo, especialmente em lesões craniofaciais[12].

RESUMO

As malformações vasculares periféricas devem ser diferenciadas dos hemangiomas por características clínicas, evolutivas e biológicas. Tal distinção tem importância na definição da abordagem terapêutica, que deve ser sempre multidisciplinar.

As malformações vasculares são classificadas com base no tipo de canal vascular anômalo predominante na lesão (capilar, venosa, linfática e arteriovenosa).

As malformações arteriovenosas representam o grupo mais complexo, exibindo significativas dificuldades para o seu tratamento, quer seja cirúrgico ou endovascular. A estratégia terapêutica visa a oclusão definitiva do *nidus*. Para tal, deve-se fazer um microcateterismo distal, preferencialmente intranidal, com posterior injeção de agentes embolizantes líquidos (NBCA ou EVOH) em sessões múltiplas ou única.

Oclusão proximal do pedículo nutridor, por ligadura cirúrgica ou embolização troncular, deve ser sempre evitada, pois favorece recorrência precoce da MAV e impede acesso futuro ao *nidus* para uma embolização tecnicamente adequada. Quando não há mais acesso transarterial ao *nidus*, pode-se utilizar alternativamente a punção direta ou o acesso venoso retrógrado, para se obter uma obliteração definitiva do *nidus* com agentes líquidos.

O seguimento clínico e por imagens é fundamental em curto e longo prazos.

REFERÊNCIAS BIBLIOGRÁFICAS

1. Mulliken JB, Glowacki J. Hemangiomas and Vascular Malformations in Infants and Children: A Classification Based on Endothelial Characteristics. Plast Reconstr Surg. 1982;69(3):412-22.
2. Marler JJ, Mulliken JB. Current Management of Hemangiomas and Vascular Malformations. Clin Plast Surg. 2005;32(1):99-116.
3. Babu SC, Laskowski IA, Morasch MD. Arteriovenous Fistulas [Internet]. Medscape Drugs & Diseases. 2019 [cited 2020 May 2]. Disponível em: https://emedicine.medscape.com/article/459842-overview. Acesso em:
4. Wassef M, Blei F, Adams D, Alomari A, Baselga E, Berenstein A, et al. Vascular Anomalies Classification: Recommendations From the International Society for the Study of Vascular Anomalies. Pediatrics. 2015;136(1):e203-14.
5. Hyodoh H, Hori M, Akiba H, Tamakawa M, Hyodoh K, Hareyama M. Peripheral Vascular Malformations: Imaging, Treatment Approaches, and Therapeutic Issues. Radiographics. 2005;25(Suppl 1):S159-71.
6. Adams DM, Brandão LR, Peterman CM, Gupta A, Patel M, Fishman S, et al. Vascular Anomaly Cases for the Pediatric Hematologist oncologists-An Interdisciplinary Review. Pediatr Blood Cancer. 2018;65(1).
7. Lee J-J, Do Y-S, Kim J-A. Serum Ethanol Levels After Alcohol Sclerotherapy of Arteriovenous Malformations. J Korean Med Sci. 2004;19(1):51-4.
8. Weitz NA, Lauren CT, Behr GG, Wu JK, Kandel JJ, Meyers PM, et al. Clinical Spectrum of Capillary Malformation-Arteriovenous Malformation Syndrome Presenting to a Pediatric Dermatology Practice: A Retrospective Study. Pediatr Dermatol. 2015;32(1):76-84.
9. Gilbert P, Dubois J, Giroux MF, Soulez G. New Treatment Approaches to Arteriovenous Malformations. Semin Interv Radiol. 2017;34(3):258-71.
10. MacDonald ME, Dolati P, Mitha AP, Wong JH, Frayne R. Flow and Pressure Measurements in Aneurysms and Arteriovenous Malformations With Phase Contrast MR Imaging. Magn Reson Imaging. 2016;34(9):1322-8.
11. Henzler T, Vogler N, Lange B, Dally F, Meyer M, Schoenberg SO, et al. Low Dose Time-Resolved CT-angiography in Pediatric Patients With Venous Malformations Using 3rd Generation Dual-Source CT: Initial Experience. Eur J Radiol Open. 2016;3:216-22.
12. Müller-Wille R, Wildgruber M, Sadick M, Wohlgemuth WA. Vascular Anomalies (Part II): Interventional Therapy of Peripheral Vascular Malformations. Rofo. 2018 Feb 7. doi: 10.1055/s-0044-101266.

Parte VIII — TRAUMA VASCULAR

Trauma Cervical e Torácico

48

Salomão Faroj Chodraui Filho
Lucas Moretti Monsignore
Gustavo Henrique Vieira de Andrade
Daniel Giansante Abud

INTRODUÇÃO

O trauma das regiões cervical e torácica é frequentemente ameaçador quando envolve estruturas vasculares. A região cervical, servindo de conexão entre o tórax e o crânio, concentra vasos de extrema importância. O traumatismo torácico pode afetar componentes vasculares como aorta, troncos supra-aórticos e veia cava determinando instabilidade hemodinâmica e morte. A importância do diagnóstico preciso e do tratamento rápido dessas condições é demonstrada pelas estatísticas dramáticas associadas a esse tipo de trauma[1].

Estatísticas

O trauma contuso da região cervical resulta em lesão vascular em cerca de 10% dos casos, enquanto o trauma penetrante em 25%, com taxas de mortalidade chegando a 5% neste último[2]. Já no trauma torácico, a incidência de lesões aórticas agudas chega a 2% nos acidentes de trânsito não letais a 10-20% nas desacelerações de alta velocidade[3].

Mecanismos de lesão

Diversos mecanismos traumáticos podem afligir as regiões cervical e torácica. As lesões vasculares mais comumente resultam de traumas contusos, penetrantes e cortantes — a exemplo dos acidentes de alto impacto, lesão por arma de fogo e por arma branca, respectivamente. Cabe ainda destacar que a mobilidade inerente à região cervical facilita o desenvolvimento de lesões por estiramento, como ocorre na hiperflexão ou hiperextensão do pescoço. Lesões de natureza térmica também podem afetar a vasculatura superficial, no caso das queimaduras, ou profunda, como nas lesões por arma de fogo. Finalmente, também entram na categoria

Tabela 48.1. Tipos de lesões vasculares encontradas no contexto do trauma

Lesão	Descrição
Espasmo	Estreitamento focal liso; resolução espontânea, mas, se severo, pode cursar com trombose
Hematoma intramural	Hemorragia focal para dentro da parede vascular, sem lesão da mesma
Lesão intimal	Pequeno defeito intraluminal, geralmente se resolve com manejo clínico medicamentoso (anticoagulação ou antiagregação); pode ser obstrutivo
Dissecção	Lesão intimal com criação de falso lúmen; pode ter evoluções variadas desde discreta redução de calibre do vaso até oclusão ou desenvolvimento de pseudoaneurisma
Pseudoaneurismas	Coleção de contraste/sangue secundária à solução de continuidade da parede vascular em uma ou mais camadas, frequentemente associada a hematoma
Oclusão	Obstrução do fluxo causada por trombose *in situ* relacionada com espasmo, dissecção, lesão intimal ou corpo estranho
Transecção	Solução de continuidade circunferencial da parede do vaso. Pode resultar em trombose, pseudoaneurismas ou extravasamento
Fístula arteriovenosa	Comunicação direta entre artéria e veia, determinando *shunt* esquerdo-direito

**Adaptado de: Vascular and interventional radiology: the requisites – John A. Kaufman, Michael J. Lee. 2nd ed[4].*

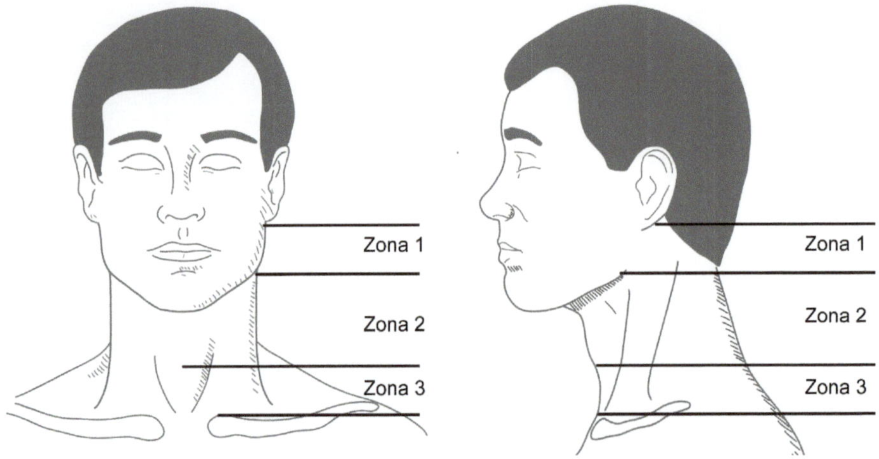

Figura 48.1. Divisão das zonas cervicais para o manejo do trauma. A zona I compreende a região superior às clavículas e inferior à cricoide, a zona 2 entre a cricoide e o ângulo da mandíbula e a zona 3 acima da mandíbula até a base do crânio.

traumática, as lesões de natureza iatrogênica. Acidentes durante a navegação de cateteres e fios-guia, por exemplo, podem ocasionar desde dissecção a perfuração. Gestos sabidamente traumáticos, como a angioplastia com balão ou a tração de *stent retrievers*, podem levar à ruptura. Angiograficamente, as lesões podem apresentar-se de diversas maneiras, resumidas na Tabela 48.1. Alguns mecanismos são mais propensos a causar um tipo específico de lesão, porém não há regra estanque no cenário do trauma.

Diagnóstico

Algumas modalidades diagnósticas e terapêuticas simplificaram o manejo e a necessidade da exploração cirúrgica diagnóstica do pescoço e do tórax. A angiotomografia computadorizada (ATC) constituiu-se como ferramenta rápida e precisa do manejo do paciente vítima de trauma, permitindo diagnosticar a maioria das lesões previamente à intervenção cirúrgica. Além da disponibilidade e da rapidez da realização da ATC, este método permite a avaliação de estruturas não vasculares, muitas vezes importantes no contexto do paciente politraumatizado. A ultrassonografia pode ser útil na avaliação das lesões da região cervical, porém além de ser realizador-dependente, perde espaço frente à ATC em decorrência da inacessibilidade da região torácica.

O papel da angiografia diagnóstica e da terapia endovascular

Apesar da angiografia por cateter ser considerada o padrão ouro para o diagnóstico das lesões vasculares, esta não é indicada como primeiro exame na avaliação do paciente politraumatizado com suspeita de lesão vascular. É bem indicada a angiografia, que visa, além da detecção, o tratamento de lesões ocultas ou de difícil acesso cirúrgico. Antes da sua realização é preciso avaliar as condições clínicas e hemodinâmicas do paciente em face do tempo e do risco inerentes ao procedimento, sendo contraindicada em casos em que há necessidade de exploração cirúrgica imediata. Contraindicações relativas incluem história de reação grave ao meio de contraste iodado e insuficiência renal.

No contexto do trauma, o foco da terapia endovascular varia desde a exclusão da lesão arterial da circulação nos casos de sangramento agudo até o restabelecimento do fluxo nas oclusões associadas à dissecção. Sendo assim, diversas estratégias podem ser utilizadas para otimizar o manejo da lesão, a depender de sua localização e apresentação. O tratamento das lesões arteriais com sangramento ativo pode ser realizado através do uso de materiais embolizantes temporários ou permanentes, que poupem ou sacrifiquem o vaso portador da lesão. As próximas sessões do capítulo são dedicadas a exemplificar as diferentes situações em que as terapias endovasculares podem ser empregadas no contexto do trauma cervicotorácico.

REGIÃO CERVICAL

Aproximadamente 60% das lesões vasculares traumáticas do pescoço são arteriais e 40% venosas. Os grandes vasos mais comumente atingidos são a carótida comum (50%) e veia jugular (42%)[1]. Quando arteriais, podem determinar redução da perfusão cerebral, havendo risco de até 80% de complicações neurológicas e morte associadas[5]. Frequentemente, associam-se fraturas e luxações cervicais, bem como trauma de vias aéreas e do esôfago.

O pescoço é tradicionalmente dividido em três zonas, visando simplificar sua anatomia complexa e guiar o manejo das lesões traumáticas. Essa classificação gradua a dificuldade em se obter controle proximal ou distal das lesões vasculares altas ou baixas pelo acesso cirúrgico tradicional (Figura 48.1).

Carótidas

O diagnóstico das lesões carotídeas perfurantes é bastante direto. O protocolo de ATC para lesões traumáticas cervicais deve incluir uma aquisição em fase arterial e recomenda-se sua realização em todos pacientes que apresentem sintomas neurológicos não justificados por lesões conhecidas ou pacientes com epistaxe de provável origem arterial. Tal cuidado é justificado pelo alto risco de desenvolvimento tardio de lesões neurológicas associadas ao trauma carotídeo. Desta maneira, pacientes com fraturas do osso petroso ou da coluna cervical, fraturas craniofaciais graus II ou III de LeFort ou com 7 pontos ou menos na escala de coma de Glasgow, devem ser submetidos à investigação com CTA das carótidas, mesmo que sem déficits neurológicos[6].

Quanto à escolha entre a indicação do tipo de manejo, existem sinais clínicos que classicamente indicam a abordagem cirúrgica imediata de lesões traumáticas cervicais (Quadro 48.1). Porém, com a evolução das técnicas de reparo endovascular e a elevada morbidade associada à cirurgia aberta na região cervical (lesão de nervos cranianos, isquemia cerebral), o manejo minimamente invasivo tornou-se padrão em muitas instituições.

Biffl e cols. propuseram um sistema de gradação para estratificar as lesões vasculares carotídeas e guiar a estratégia do tratamento nos traumas cervicais fechados (Quadro 48.2), e o mesmo sistema pode ser aplicado para as lesões perfurantes, uma vez que não há sistema de classificação específico para esta situação.

Quadro 48.1. Sinais indicadores de abordagem cirúrgica imediata

Choque
Sangramento pulsátil
Hematoma cervical em expansão
Sopro ou frêmito carotídeos
Lesão "borbulhante"
Enfisema subcutâneo
Estridor laríngeo
Rouquidão
Sinais de isquemia cerebral

O manejo endovascular é de grande valia especialmente para leões grau 2 (dissecção) e grau 3 (pseudoaneurisma). Diferentes técnicas podem ser empregadas para o tratamento das lesões perfurantes traumáticas ou iatrogênicas, incluindo oclusão com balão, embolização com espirais metálicas com ou sem implante de *stent* de *remodeling*, *stent* recoberto ou até mesmo injeção percutânea de trombina. Exemplos das situações mais comuns são descritas nas seções seguintes.

Grau 1

São lesões que provocam estreitamento menor que 25% do calibre original do vaso afetado e, portanto, geralmente assintomáticas. Apesar de não exigirem intervenção imediata, é prudente realizar observação neurológica. Mediante suspeita de déficit, nova estratificação por imagem deve ser realizada.

Grau 2

Devido à elevada propensão de dissecções carotídeas levarem à isquemia cerebral, mesmo que não totalmente obstrutivas, necessitam de tratamento. Os objetivos da terapia endovascular são selar o ponto de entrada da lesão intimal para conter a expansão do hematoma intramural/falso lúmen e promover o reestabelecimento do calibre do lúmen arterial[7]. Tal efeito pode ser obtido com a liberação de um *stent* através da área lesada. A principal dificuldade técnica é o cateterismo do lúmen verdadeiro, o que pode ser facilitado com a técnica de microcateterismo. Os *stents* metálicos autoexpansíveis são habitualmente utilizados para esse fim, porém também se podem empregar os *stents* diversores de fluxo ou até mesmo os recobertos. Estes últimos, porém, geralmente são reservados para lesões graus 3 ou 5, nos quais é imperativa a oclusão imediata do defeito na parede arterial.

O reparo endovascular com *stents* tradicionalmente necessita tratamento antiagregante plaquetário pré e pós-operatório para evitar complicações embólicas

Quadro 48.2. Estratificação das lesões carotídeas secundárias ao trauma

Grau	Descrição
Grau 1	Irregularidade intimal com estreitamento < 25%
Grau 2	Dissecção/hematoma intramural com estreitamento > 25%
Grau 3	Pseudoaneurisma
Grau 4	Oclusão
Grau 5	Transecção com extravasamento

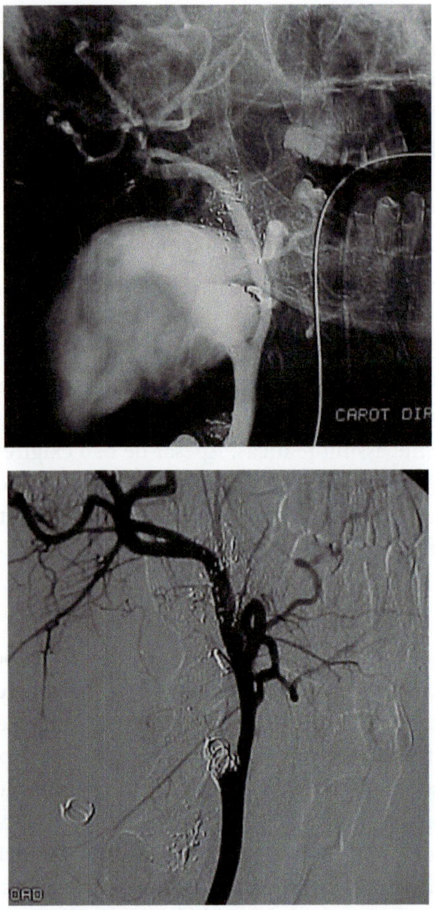

Figura 48.2. Paciente vítima de trauma por arma de fogo. **A** - Fragmentos do projétil atingindo a carótida interna logo após a bifurcação (zona 2) resultando em extravasamento ativo sem exteriorização (pseudoaneurisma). Oclusão da carótida interna por embolização com molas fibradas liberadas no seu terço proximal, com resolução do extravasamento.

ou oclusão do *stent*. Isso frequentemente resulta em um dilema clínico, visto que no contexto do trauma, quando muitos pacientes possuem contraindicações às terapias antitrombóticas (traumatismo cranioencefálico grave, trauma multissistêmico ou lesões com sangramento ativo). Desta maneira, é prudente evitar o tratamento endovascular nos pacientes que se encontrem nessas condições, salvo em situações verdadeiramente ameaçadoras, como nos pacientes com déficit neurológico atribuível à dissecção, persistente mesmo com otimização de parâmetros clínicos. Não há consenso quanto ao seguimento por imagem da patência dos *stents*. Recomendações variam desde o seguimento com CTA entre 7-10 dias até seguimento exclusivo com ultrassonografia Doppler em 3, 6 e 12 meses e anualmente após.

Grau 3

Diferentemente das dissecções, as quais afetam uma ou duas camadas da parede arterial, os pseudoaneurismas resultam de uma lesão da parede em toda sua espessura, com extravasamento de sangue para dentro de um hematoma, que, por consequência, apresenta fluxo no seu interior. Podem progredir lenta ou rapidamente determinando compressão de estruturas adjacentes (nervos cranianos, vias aéreas, estruturas vasculares) ou mesmo oclusão carotídea com consequente isquemia cerebral.

No início da era da terapia endovascular, a variedade de materiais limitava o tratamento dessas lesões à oclusão do vaso portador. Esta era inicialmente obtida com uso de balões destacáveis e posteriormente com uso de molas fibradas (Figura 48.2). Nas últimas duas décadas, com o desenvolvimento de novos materiais e técnicas, a oclusão fica reservada para situações nas quais é de fato impossível preservar a patência do vaso, como em lesões extensas com "colo" amplo ou nas quais é impossível navegar o cateter através da área lesada para acessar a porção da luz distal à lesão. Antes de

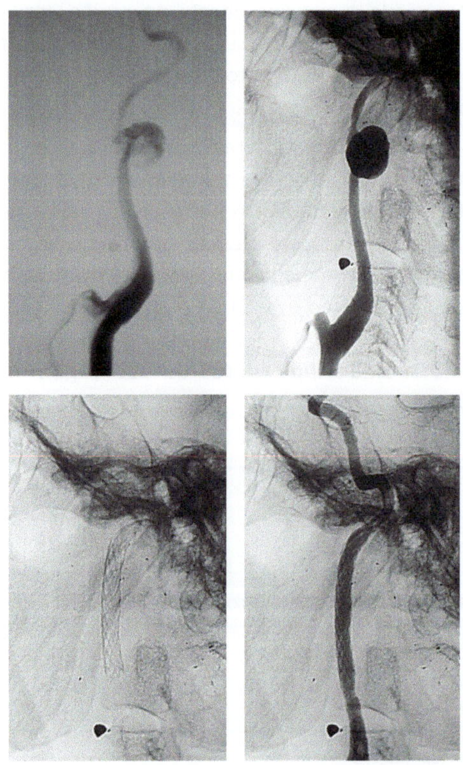

Figura 48.3. Paciente vítima de trauma por arma de fogo. **A/B.** Extravasamento ativo sem exteriorização (pseudoaneurisma) no terço médio do segmento cervical carótida interna, associada a estreitamento no nível do colo da lesão. **C/D.** Resultado imediatamente após implante de *stent* recoberto.

realizado o tratamento, deve-se avaliar a capacidade da circulação colateral em manter a perfusão do hemisfério cerebral alimentado pela carótida em questão[8].

A oclusão da porção circulante do pseudoaneurisma pode ser obtida tanto por via endovascular, com o emprego de espirais metálicas, ou por via percutânea, com a injeção intralesional de trombina guiada por ultrassonografia. Embora eficazes em um primeiro momento, lesões tratadas com estas técnicas estão sujeitas à recanalização por abordarem apenas do pseudoaneurisma e não da lesão da parede carotídea. Sendo assim, o tratamento mais estável é aquele que foca na reconstrução da parede vascular. Este pode ser obtido com o auxílio de *stents* de *remodeling*, *stents* diversores de fluxo ou *stents* recobertos (Figura 48.3). Vale ressaltar que, além das limitações previamente descritas, alguns sistemas de liberação de *stents* são pouco flexíveis, limitando sua utilização em pacientes com anatomia vascular tortuosa. Nessa situação, podem-se empregar *stents* autoexpansíveis de nitinol recobertos com PTFE devido a seu baixo perfil e melhor navegabilidade.

Lesões da zona 2 que envolvem a bifurcação carotídea estão sujeitas à recanalização por ramos da carótida externa. Nestes casos, mesmo com o uso de *stents* recobertos, é indicada a associação com embolização do pseudoaneurisma com espirais metálicas a fim de evitar *endoleak* tipo II.

Grau 4

Traumas que evoluem com oclusão total mantêm-se desafiadoras para ambas as técnicas aberta e endovascular. A cirurgia aberta está associada a altas taxas de morbidade, principalmente lesão nervosa, e a terapia endovascular tem pouco sucesso na recanalização. Entretanto, Cohen e cols. relataram 16 casos de pacientes com estenose traumática maior que 90% ou oclusão carotídea interna tratados com sucesso por via endovascular[6]. Por vezes a conduta mais prudente nos pacientes com lesão grau 4 assintomáticos do ponto de vista neurológico é a expectante, com atenta observação neurológica (Figura 48.4).

Grau 5

Pacientes vítimas de traumas externos resultando em extravasamento sanguíneo ativo raramente são tratados por via endovascular nas lesões da zona 2, sendo

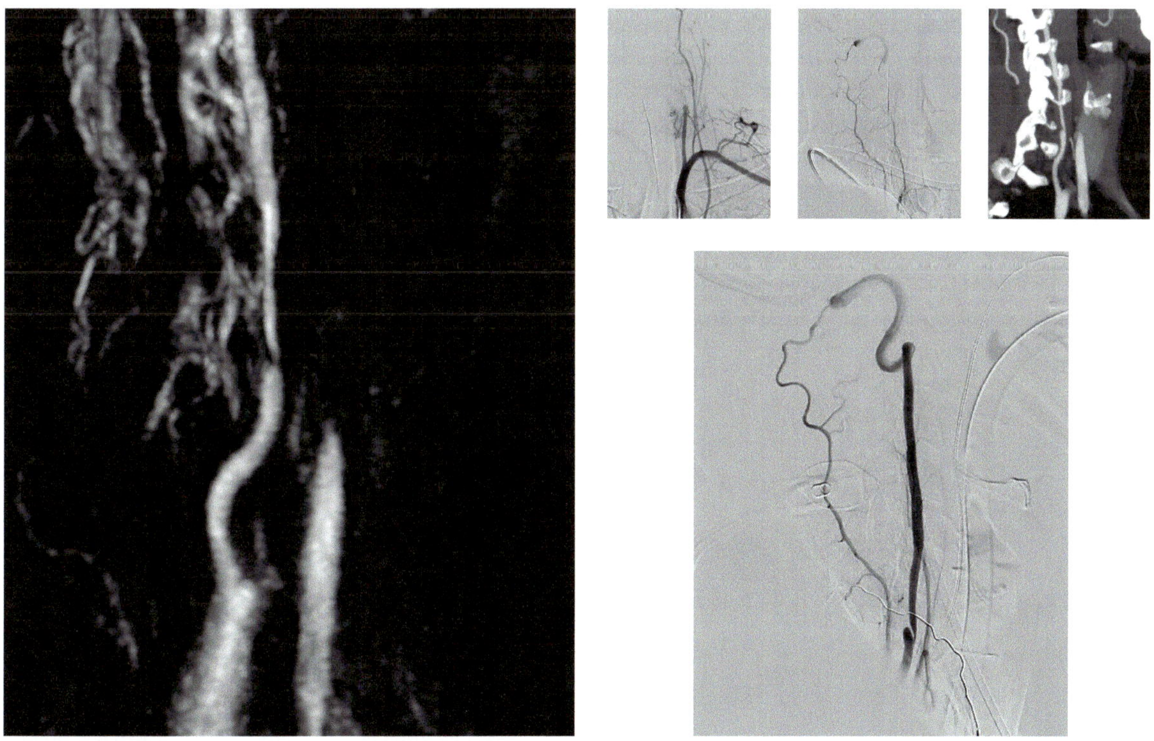

Figura 48.4. Dissecção iatrogênica da artéria vertebral. Durante a aquisição e imagens intracranianas da circulação posterior, a visualização de coluna de contraste estagnada na artéria vertebral esquerda fez suspeitar de dissecção proximal, confirmada em injeção pela subclávia (a). Imediatamente observou-se abertura de rede colateral proveniente da artéria cervical profunda, mantendo preservado o fluxo a partir do segmento V3 (b). A paciente evoluiu sem sintomas e foi optada por terapia com AAS 100 mg/dia. Controles com ressonância magnética (c), angiotomografia computadorizada (d) e posteriormente angiográficos (e), mostram a recanalização da artéria e a sequela de dissecção.

geralmente abordados por via cirúrgica. Quando as lesões ocorrem nas zonas 1 e 3, nas quais são desafiadores os controles dos fluxos proximal e distal, respectivamente, podem ser tratadas por *stents* recobertos, sobretudo nas vítimas de traumas penetrantes[9]. Rupturas traumáticas iatrogênicas, como durante a insuflação do balão durante o gesto da angioplastia, servem de exemplo de situação em que a lesão grau 5 é tratada por via endovascular.

Carótida externa e seus ramos

Lesões traumáticas da carótida externa e seus ramos geralmente se apresentam como pseudoaneurismas, resultando de traumas contusos, penetrantes ou iatrogênicos da parede vascular. Independentemente do tamanho, as lesões devem ser tratadas o mais rápido possível, dado o risco de expansão e comprometimento neurológico cerebral, compressão nervosa, dor e prejuízo estético. Tradicionalmente, a exploração cirúrgica é considerada o tratamento definitivo e é capaz de aliviar imediatamente o efeito de massa do hematoma. Todavia, nas situações de onde a origem do sangramento é difícil em ser identificada, como nas lesões perfurantes cervicais profundas, a terapia endovascular é indicada[10].

Dada a rica vascularização colateral da região, uma modalidade segura e eficaz de tratamento desses pseudoaneurismas é a oclusão do vaso portador. Os agentes podem ser desde líquidos adesivos e não adesivos até sólidos como espirais metálicas ou gelfoam. Atenção especial deve ser dada aos potenciais colaterais das carótidas interna e externa e da vascularização dos nervos cranianos, afim de evitar embolização não alvo com consequente lesão isquêmica cerebral e neurológica. Destacam-se as artérias faríngea ascendente, occipital e cervical profunda, que por canais anastomóticos diversos podem se comunicar com as artérias carótidas internas e vertebrais, respectivamente[11]. Desta maneira, a oclusão deve evitar a migração distal do material embolizante. Espirais metálicas com destacamento controlado são adequadas para essa situação por promover oclusão satisfatória e com baixas taxas de complicação[12].

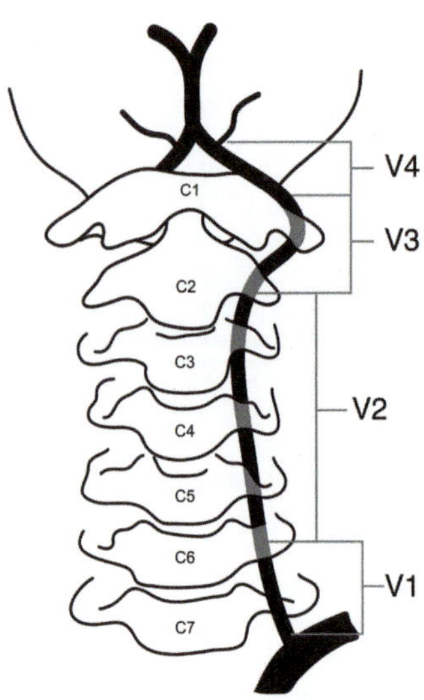

Figura 48.5. Segmentos da artéria vertebral

Artéria vertebral

Lesões traumáticas das artérias vertebrais, notadamente resultando de traumas penetrantes, contabilizam apenas entre 0,5-1% dos traumas vasculares[1]. A primeira porção da artéria (V1) está situada na região cervical e é prontamente acessível por via cirúrgica aberta. No segmento V2, como o próprio nome diz — foraminal —, a artéria passa dentro dos forames dos processos transversos das vertebras cervicais, o que torna sua manipulação cirúrgica desafiadora e associada à alta morbidade. Dificuldade semelhante ocorre no segmento V3, que tem ampla relação com a base do crânio e o segmento V4, já intracraniano (Figura 48.5).

V1 (pré-foraminal): entre a origem e a entrada no forame transverso de C6V2 (foraminal): entre o forame transverso de C6 e o forame transverso de C2V3 (atlantal): entre o forame transverso de C2 até sua entrada no crânioV4 (intradural): de sua entrada no crânio até formar a artéria basilar

A evolução do traumatismo da artéria vertebral progride comumente com oclusão, chegando a 50% em alguns relatos, todavia não é a única apresentação encontrada. As lesões podem se manifestar como pseudoaneurismas até como fístulas arteriovenosas. Mwipatayi e cols. reportaram a experiência no manejo do trauma da artéria vertebral, no qual cerca de metade dos casos apresentou-se incialmente ocluído, não necessitando de tratamento endovascular e a outra metade tendo recebido tratamento para embolizar os pseudoaneurismas[13]. Os materiais utilizados foram as molas fibradas 0,038" e balões destacáveis. A série ainda relatou a necessidade de reabordagem por via endovascular para controle de sangramento em cerca 50% dos casos inicialmente tratados por cirurgia aberta.

REGIÃO TORÁCICA

Subclávia/axilar

Lesões traumáticas dos troncos supra-aórticos podem ser difíceis de se expor cirurgicamente no contexto agudo. Para o controle cirúrgico proximal, podem ser necessárias esternotomia ou toracotomia anterolateral, até mesmo com ressecção da clavícula para permitir o acesso, por exemplo, à artéria subclávia esquerda — cirurgias que no contexto do trauma acarretam mortalidade de até 30%[14]. As principais complicações das lesões vasculares dessa topografia são decorrentes do acometimento do plexo braquial, visto que os membros superiores possuem ampla vascularização colateral e raramente sofrem isquemia secundária a lesões tão proximais.

O papel do intervencionista neste contexto engloba o diagnóstico angiográfico, terapia híbrida associando a via endovascular e cirúrgica, e terapia exclusivamente endovascular. Uma recente revisão multicêntrica abordou o manejo multidisciplinar do trauma axilossubclávio em 243 pacientes em diversos centros da costa oeste dos Estados Unidos[15]. Nela, evidenciou-se a preferência da modalidade aberta para lacerações maiores que 50% da circunferência do vaso e para lesões da artéria axilar, onde o acesso cirúrgico é menos complexo. Abordagem híbrida foi utilizada principalmente no acesso cirúrgico da artéria braquial para posicionamento de *stents* recobertos no segmento axilar. O tratamento endovascular foi preferencialmente empregado nas lesões mais proximais e no tratamento de pseudoaneurismas. Da mesma maneira que nos segmentos cervicais, o tratamento dos pseudoaneurismas das artérias subclávia e axilar pode ser realizado por embolização com espirais metálicas, associadas a *stent* ou não, *stent* recoberto, balões destacáveis ou mesmo agentes líquidos. Pacientes com lesões de pequena extensão e sem sinais de isquemia dos membros superiores foram conduzidos clinicamente sem intervenções com evolução favorável.

DETALHES TÉCNICOS

Todos procedimentos intervencionistas consistem em uma fase acesso e uma fase de intervenção.

Acesso

A fase do acesso consiste no posicionamento de um cateter-guia no vaso a ser estudado/tratado, via femoral, braquial, radial ou por punção direta.

Na maioria dos pacientes, a via femoral fornece o trajeto menos tortuoso para acessar os troncos supra-aórticos. Alternativamente, os acessos braquial e radial também podem ser empregados, notadamente nos pacientes com arco aórtico tipo 3 e nos pacientes em que há necessidade de tratamento de axilar, subclávia ou vertebral ipsilaterais ao acesso selecionado. Nos pacientes com arco aórtico tipo 3, a origem do tronco braquiocefálico encontra-se em situação excessivamente caudal em relação à linha que tangencia o topo da croça aórtica, o que torna recorrente o trajeto via femoral (Figura 48.6). O acesso radial fornece caminho menos tortuoso para acessar tanto a artéria vertebral ipsolateral quanto a artéria subclávia e o tronco braquiocefálico.

TBC: tronco braquiocefálico; ACC: artéria carótida comum.

O cateterismo seletivo da carótida comum direita por via femoral pode ser realizado com um cateter diagnóstico com curva "vertebral" ou "Berenstein", podendo-se lançar mão ainda do cateter com curva "Headhunter", nos casos de tortuosidade do tronco braquiocefálico. Nos casos em que a carótida esquerda se origina no tronco braquiocefálico (tronco "bovino") ou quando o tronco braquiocefálico possui origem recorrente (arco tipo 3), pode-se utilizar um cateter com curva "Simmons".

Além das aquisições angiográficas centradas na região de interesse, para diagnóstico e planejamento do procedimento, tratamentos endovasculares envolvendo todos troncos supra-aórticos devem incluir aquisições angiográficas intracranianas. Estas servem de imagem base para avaliação de complicações tromboembólicas e permitem também avaliar a natureza da vascularização colateral para o encéfalo.

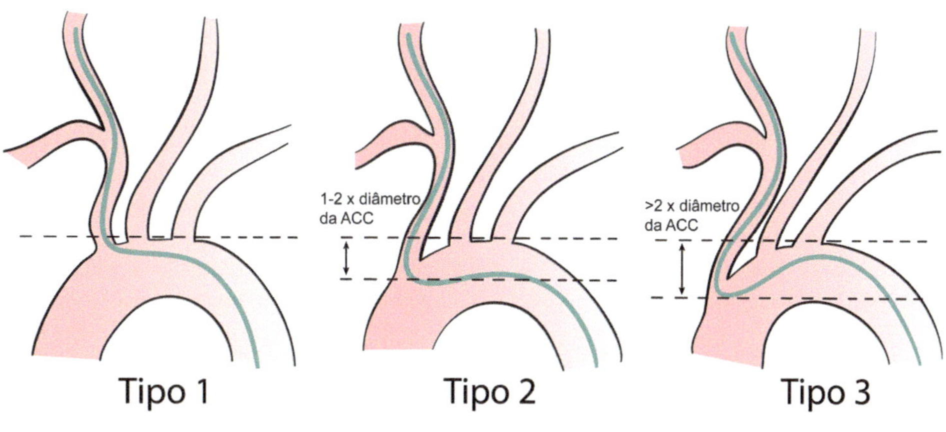

Figura 48.6. Tipos de arco aórtico. No tipo 1, a distância entre origem do TBC e a linha horizontal que tangencia o topo da croça aórtica é menor que o calibre da ACC. No tipo 2, esta distância é entre uma a duas vezes o calibre da ACC. No tipo 3, equivale a uma distância maior que duas vezes o calibre da ACC. A figura ilustra a tortuosidade gradualmente maior, oferecendo maiores angulações à progressão do cateter.

Intervenção

Escolha do cateter-guia

A escolha do cateter-guia deve levar em consideração o diâmetro do lúmen interno e a capacidade de suporte e navegabilidade do sistema, tendo em mente a estratégia de tratamento adotada e a anatomia do trajeto entre o ponto de acesso e o local da intervenção.

Para embolizações com espirais metálicas ou agentes líquidos, nas quais será necessário o emprego de apenas um microcateter, pode ser usado um cateter-guia 6 Fr. Opções atuais incluem cateteres com extremidades retas e anguladas, com comprimentos e perfil de flexibilidade variada. Recomenda-se avaliar o diâmetro do perfil interno do cateter-guia e o perfil externo do microcateter, para garantir que há espaço suficiente para posicionamento coaxial. Mesmo na embolização com espirais metálicas 0,018", a maioria dos cateteres-guia 6 Fr oferecem perfil interno suficiente para a passagem de um microcateter 0,027". Nos casos de tortuosidade dos troncos supra-aórticos, pode-se considerar a utilização de um cateter-guia intermediário posicionado de maneira coaxial numa bainha-guia. Esta configuração fornece tanto o suporte das bainhas-guia rígidas, quanto a navegabilidade dos cateteres mais flexíveis.

Para embolizações com espirais metálicas, nas quais se pretende utilizar a técnica de *remodeling* com balão, é necessário o emprego de um cateter-guia cuja luz possua diâmetro suficiente para comportar o balão e o microcateter de embolização.

Quando a estratégia envolve o uso de um *stent* autoexpansível, deve-se dispensar atenção especial para o suporte. A tortuosidade do trajeto pode oferecer instabilidade durante a navegação do *stent*, naturalmente mais rígido que os microcateteres, oferecendo risco de queda do sistema de suporte. Pode-se evitar essa complicação ao utilizar-se uma bainha-guia rígida ou um cateter-guia de maior calibre e, por consequência, mais estável.

Escolha do microcateter

O microcateter pode ter função de atravessar lesões estenóticas ou oclusivas para que, posteriormente, proceda-se a reconstrução do vaso através de implante de *stents* convencionais ou recobertos. Nestes casos, o microcateter deve ter como característica a possibilidade de aceitar em seu lúmen o microguia que deseja utilizar como troca (0,014" até 0,021"). Deve-se atentar que o microguia deve ter comprimento maior que o habitualmente utilizado, em geral acima de 300 cm, pois deverá permanecer no interior do vaso a ser tratado enquanto o microcateter — em sistema *monorail* — é retirado e trocado por cateter-balão ou por sistema de liberação do *stent* selecionado — estes podendo ser *monorail* ou de rápida troca.

Quando o microcateter é utilizado para entrega do material embólico, este deverá ter características relacionadas com o lúmen interno e a composição de sua estrutura, para que permitam a entrega do material embólico selecionado de modo adequado. Quando utilizadas espirais metálicas de destacamento controlado, que tem diâmetro variando até 0,020", deverá ser utilizado microcateter compatível com o diâmetro da marca selecionada de espiral metálica. Geralmente espirais desenvolvidas para uso em neurorradiologia intervencionista irão requerer microcateteres com diâmetro interno de até 0,017" e espirais desenvolvidas para uso periférico — mais calibrosas — irão requerer microcateteres com diâmetro interno de 0,025". Quando necessário o uso de agente embólico líquido adesivo, qualquer tipo de microcateter pode ser utilizado, porém quando optado pelo uso de agente embólico líquido não adesivo, apenas os microcateteres compatíveis com DMSO deverão ser utilizados.

Escolha do material de embolização

A escolha do material embólico está diretamente relacionada com o aspecto da lesão vascular encontrada, o calibre e a localização do vaso lesionado e com a necessidade e a possibilidade de preservação do vaso portador.

O *stent* recoberto é indicado como primeira escolha nas lesões de carótidas comum ou interna, subclávia, axilar ou vertebral com sangramento ativo ou presença de fístula arteriovenosa direta, visando a preservação do vaso, quando a correção cirúrgica aberta não é possível ou é muito arriscada. Pode eventualmente ser utilizado em caso de dissecção ou pseudoaneurisma destes vasos. O *stent* convencional e o *stent* diversor de fluxo podem ser utilizados em caso de dissecção destes vasos, para oclusão do *flap* de dissecção e manutenção da perviedade do vaso ou em associação a espirais metálicas de destacamento controlado em casos de pseudoaneurisma ou sequela de dissecção.

As espirais metálicas podem ser usadas, como já citado anteriormente, no tratamento de pseudoaneurisma ou sequela de dissecção em associação a *stents* ou isoladamente para oclusão de vasos principais na impossibilidade de realizar tratamento com preservação da perviedade do mesmo ou para oclusão de ramos da carótida externa e de ramos musculares das subclávias que apresentem sangramento ativo ou pseudoaneurisma. São também úteis no tratamento de fístulas arteriovenosas diretas em situações em que a preservação arterial não é possível.

Molas fibradas têm a finalidade de oclusão de pequenos ramos da carótida externa ou ramos musculares das subclávias que apresentem sangramento ativo ou pseudoaneurisma para oclusão definitiva dos mesmos.

A melhor opção é por molas fibradas 0,018" com destacamento controlado. Agente líquido adesivo é utilizado nas mesmas situações em que cabem as molas fibradas, com a vantagem de promover a oclusão vascular independente do estado de coagulação do paciente e de modo extremamente rápido, porém com a desvantagem de ser altamente dependente da experiência do intervencionista e estar suscetível a maior risco de embolização inadvertida. Os agentes líquidos não adesivos podem ser utilizados nestas mesmas situações, porém demandam maior tempo de injeção, devendo ser evitadas em situações de urgência. Podem também ser utilizadas em caso de fístulas arteriovenosas, muitas vezes associadas ao uso temporário de balão para redução da velocidade do fluxo da fístula.

CONSIDERAÇÕES FINAIS

As técnicas percutâneas têm importante papel no tratamento do paciente com lesões vasculares do pescoço e do tórax. Permitem tratamento eficaz em pacientes em condição clínica frequentemente frágil, por vezes, incapazes de serem submetidos à abordagem cirúrgica invasiva ou mesmo como primeira linha de tratamento, como no caso das lesões proximais dos troncos supra-aórticos[16]. O intervencionista dispõe de ampla gama de materiais que podem ser empregados por diferentes vias de acesso, sendo presença fundamental em centros de atendimento a pacientes politraumatizados.

REFERÊNCIAS BIBLIOGRÁFICAS

1. Dente CJ, Feliciano DV. Torso vascular trauma at an urban level-I trauma center. Perspect Vasc Surg Endovasc Ther. 2011;23(1):36-46. doi: 10.1177/1531003511411726.
2. Selecki BR, Ring IT, Simpson DA, Vanderfield GK, Sewell MF. Trauma to the central and peripheral nervous systems. Part II: A statistical profile of surgical treatment New South Wales 1977. Aust N Z J Surg. 1982;52(2):111-116. Disponível em: http://www.ncbi.nlm.nih.gov/pubmed/6952849. Acesso em:
3. Mirakhur A, Cormack R, Eesa M, Wong JK. Endovascular therapy for acute trauma: A pictorial review. Can Assoc Radiol J. 2014;65(2):158-167. doi: 10.1016/j.carj.2012.09.005.
4. Kaufman PMJL. Vascular and Interventional Radiology: The Requisites. 2nd ed. Philadelphia: Elsevier Saunders; 2014.
5. Brywczynski JJ, Barrett TW, Lyon JA, Cotton BA. Management of penetrating neck injury in the emergency department: a structured literature review. Emerg Med J. 2008;25(11):711-715. doi. 10.1136/emj.2008.058792.
6. Yamada BYR, Miller C, Guimarães M, Schönholz C. Overview of Endovascular Management of Traumatic. 2016;15(1):79-82.
7. Baptista-Sincos APW, Simplício AB, Sincos IR, et al. Flow-diverting Stent in the Treatment of Cervical Carotid Dissection and Pseudoaneurysm. Review of Literature and Case Report. Ann Vasc Surg. 2018;46:372-379. doi: 10.1016/j.avsg.2017.06.151.
8. Abud DG, Spelle L, Piotin M, Mounayer C, Vanzin JR, Moret J. Venous phase timing during balloon test occlusion as a criterion for permanent internal carotid artery sacrifice. AJNR Am J Neuroradiol. 2005;26(10):2602-2609. Disponível em: http://www.ncbi.nlm.nih.gov/pubmed/16286409. Acesso em:
9. Golarz SR, Gable D. Use of a Viabahn Stent for Repair of a Common Carotid Artery Pseudoaneurysm and Dissection. Ann Vasc Surg. 2010;24(4):550.e11-550.e13. doi: 10.1016/j.avsg.2009.07.037.
10. Tsurukiri J, Okumura E, Yamanaka H, Jimbo H, Hoshiai A. Emergency endovascular treatment of a ruptured external carotid artery pseudoaneurysm caused by a cervical stab wound: A case report and literature review. Ulus Travma ve Acil Cerrahi Derg. 2017;23(5):433-437. doi: 10.5505/tjtes.2017.55560.
11. Geibprasert S, Pongpech S, Armstrong D, Krings T. Dangerous extracranial-intracranial anastomoses and supply to the cranial nerves: Vessels the neurointerventionalist needs to know. Am J Neuroradiol. 2009;30(8):1459-1468. doi: 10.3174/ajnr.A1500.
12. Dolati P, Eichberg D, Thomas A, Ogilvy C. Aneurysms of the external carotid artery and its branch vessels: a case report, pooled data analysis, and current treatment strategies. J Neurosurg Sci. 2020;64(1):84-96.. Disponível em: http://www.ncbi.nlm.nih.gov/pubmed/26407044. Acesso em:
13. Mwipatayi BP, Jeffery P, Beningfield SJ, Motale P, Tunnicliffe J, Navsaria PH. Management of extra-cranial vertebral artery injuries. Eur J Vasc Endovasc Surg. 2004;27(2):157-162. doi: 10.1016/j.ejvs.2003.11.008.
14. Cox CS, Allen GS, Fischer RP, et al. Blunt versus penetrating subclavian artery injury: presentation, injury pattern, and outcome. J Trauma. 1999;46(3):445-449. Disponível em: http://www.ncbi.nlm.nih.gov/pubmed/10088848. Acesso em:
15. Waller CJ, Cogbill TH, Kallies KJ, et al. Contemporary management of subclavian and axillary artery injuries - A Western Trauma Association multicenter review. J Trauma Acute Care Surg. 2017;83(6):1023-1031. doi: 10.1097/TA.0000000000001645.
16. Matsagkas M, Kouvelos G, Peroulis M, Xanthopoulos D, Bouris V, Arnaoutoglou E. Endovascular repair of blunt axillo-subclavian arterial injuries as the first line treatment. Injury. 2016;47(5):1051-1056. doi: 10.1016/j.injury.2016.02.003.

Terapêutica Percutânea no Trauma Vascular das Extremidades

49

Alexandre Fioranelli
Felipe Nasser
Nicolle De Luca

INTRODUÇÃO

O trauma vascular é uma condição que exige solução rápida na maioria das situações, para problemas altamente complexos. As lesões vasculares traumáticas são muitas vezes fatais e a necessidade de realizar a exposição da lesão e o controle vascular, dependendo de sua localização, pode levar tempo e está associada a uma morbidade significativa[1].

A terapêutica endovascular está ganhando espaço no tratamento das lesões traumáticas. Inicialmente utilizada apenas para o diagnóstico, com o desenvolvimento de novas tecnologias e instrumental a terapêutica endovascular no trauma abrange, hoje, a possibilidade de controle de hemorragia e reparo vascular com *stents*, embolizações e, em alguns casos, como tratamento intermediário até que se estabeleça o tratamento definitivo em pacientes com múltiplos ferimentos e hemodinamicamente instáveis[2].

Dados americanos evidenciaram que, apesar de representar apenas 4% do total dos tratamentos realizados nas lesões vasculares, houve um aumento de 27 vezes do número de lesões tratadas pela terapêutica endovascular[3], e evidências sugerem que 39-52% dos casos de trauma vascular poderiam ser abordados utilizando esta modalidade de tratamento[4].

Na literatura, o tratamento endovascular das lesões traumáticas está documentado tanto para lesões penetrantes quanto para traumas fechados, no paciente estável bem como naqueles com instabilidade hemodinâmica. Contudo, a maioria dos dados é referente a relatos ou séries de casos, com baixo número de participantes.

O acompanhamento em longo prazo dos pacientes traumatizados é difícil de ser realizado, pela relutância de adesão destes pacientes ao seguimento ambulatorial e pela complexidade da manutenção de bancos de dados integrados nos centros de atendimento de trauma, problematizando a pesquisa neste grupo de pacientes. Para que se possam realizar progressos contínuos neste assunto, será importante a colaboração e a partilha de dados entre instituições, com a perspectiva de manter um banco de dados único, facilitando a pesquisa das informações.

Existem muitas dificuldades a serem suplantadas para o melhor manejo das lesões vasculares pela técnica endovascular. É necessário ter uma equipe de radiologistas intervencionistas ou cirurgiões endovasculares treinados à disposição; materiais como cateteres, *stents* e balões disponíveis de imediato e de fácil acesso; equipamentos de fluoroscopia como mesas radiotransparentes e arco C onde não há a disponibilidade de unidades de hemodinâmica; e suporte de terapia intensiva para manutenção do paciente, muitas vezes em estado crítico.

Com o desenvolvimento da infraestrutura hospitalar, melhor treinamento e disponibilidade de equipes de radiologistas intervencionistas e cirurgiões endovasculae, o tratamento do paciente politraumatizado com lesões vasculares irá cada vez mais se desenvolver para o futuro[5].

LESÕES VASCULARES DAS EXTREMIDADES

Nos centros americanos especializados de trauma, cerca de 4-5% das vítimas admitidas apresentam alguma lesão vascular[3]. As lesões vasculares são mais frequentes nas extremidades, acometendo-as em aproximadamente 40% dos casos, o abdome em 30%, o tórax em 15% e no pescoço em aproximadamente 10% dos casos. A maioria das lesões é penetrante e associada a criminalidade ou a acidentes automobilísticos[1].

Durante a 2ª Guerra Mundial, a maioria das lesões arteriais de extremidades era ligada, com uma taxa de amputação que chegava a 70%. Na Guerra do Vietnam, com o transporte mais rápido e com o melhor preparo das equipes de atendimento destes pacientes, houve uma diminuição das taxas de amputação para cerca de 32%. Hoje, as taxas de amputação na maioria das séries está em torno de 10%, mas a morbidade das lesões vasculares em longo prazo, principalmente quando associadas a lesões nervosas e musculoesqueléticas, ainda é em torno de 20-50%[6,7].

A apresentação clínica do trauma vascular de extremidades pode ser variada. Os sinais maiores de lesão arterial de extremidades são: hemorragia ativa, hematoma pulsátil ou frêmito, ausência de pulsos distais ou sinais evidentes de isquemia. Os sinais menores incluem pulsos diminuídos em relação ao contralateral, lesão próxima ao trajeto dos vasos, instabilidade hemodinâmica ou lesões neurológicas ou ortopédicas associadas. Entretanto, a detecção de uma lesão vascular pode ser um desafio diagnóstico, visto que pode ser totalmente assintomática e a perfusão e os pulsos, completamente normais[8]. Por isso, pacientes com lesões vasculares suspeitas devem ser submetidos, sem comprometer a agilidade do início do tratamento, a exames complementares, prevenindo-se assim as complicações de possíveis lesões não identificadas.

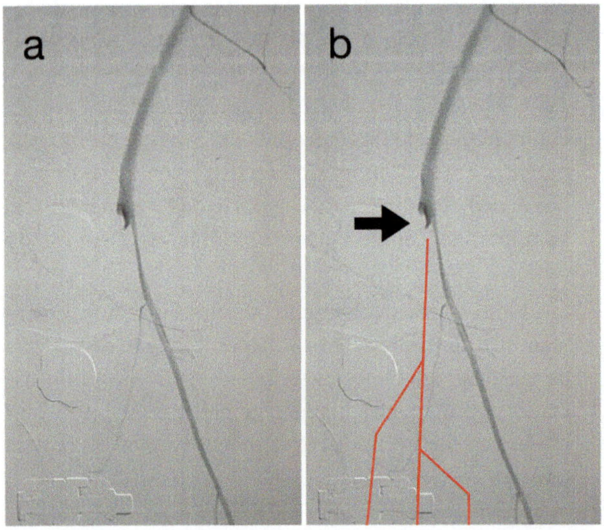

Figura 49.1. A, B. Angiografia evidenciando lesão de artéria poplítea direita em paciente vítima de trauma automobilístico com lesão ortopédica associada. Seta identifica o local da oclusão traumática da poplítea e as linhas vermelhas demonstram o trajeto esperado das artérias poplíteas, tibiais anterior e posterior e fibular.

Tabela 49.1. Apresentação clínica dos traumas vasculares de extremidade

Sinais maiores	Sinais menores
Hemorragia ativa	Pulsos diminuídos em relação aos contralaterais
Hematoma pulsátil ou frêmito	Lesão próxima ao trajeto dos vasos
Ausência de pulsos distais	Instabilidade hemodinâmica
Sinais evidentes de isquemia	Lesões neurológicas ou ortopédicas associadas

O DIAGNÓSTICO

Os exames complementares que podem ser utilizados incluem o Doppler segmentar, mapeamento com ultrassom Doppler colorido, angiotomografia, angiorressonância e angiografia.

O Doppler segmentar está associado à avaliação clínica e sugere lesão vascular quando o índice tornozelo-braço é menor que 1[9]. A sensibilidade deste método é de 96% e é considerado eficaz quando o trauma ocorreu em áreas de baixo risco, como face lateral do braço ou coxa[4,10].

O ultrassom Doppler é um exame de baixo custo, que pode ser realizado rapidamente, na beira do leito, e repetido quantas vezes forem necessárias. Tem sensibilidade superior a 95% no trauma vascular[11,12]. Entretanto, é um exame operador-dependente, apresenta limitações em algumas áreas de difícil acesso à penetração do ultrassom (subclávia, arco palmar ou plantar) e é inespecífico para pequenos defeitos na íntima e em ramos arteriais de pequeno calibre[13].

A angiorressonância tem aplicação limitada no trauma vascular. É um exame de realização demorada, pouco acessível em muitos hospitais do Brasil e a presença de metais de fixação ortopédica limita seu uso nos pacientes politraumatizados[14].

A angiotomografia tem sensibilidade de 96% e especificidade de 98,7% para detecção de trauma vascular em relação à angiografia. Além do diagnóstico da lesão vascular, a angiotomografia ainda fornece informações sobre tecidos moles e osteoarticulares. O método tem indicação apenas em pacientes hemodinamicamente estáveis[15].

A angiografia é o exame padrão ouro para o diagnóstico da lesão vascular, porém tem indicação seletiva nos pacientes traumatizados. Pode ser útil para o planejamento terapêutico, mas não deve determinar o atraso no tratamento da lesão.

Em pacientes instáveis, a arteriografia pode ser realizada na emergência, utilizando-se equipamento de fluoroscopia e pela punção femoral ou braquial retrógrada ou anterógrada, para detectar ou excluir, com segurança, uma lesão vascular[16].

Nos traumas com alterações de perfusão distal e diminuição dos pulsos, a arteriografia pode demonstrar espasmo secundário, evitando, por exemplo, uma exploração cirúrgica desnecessária. Além disso, espasmo secundário na arteriografia pode ser sinal de síndrome compartimental não previamente reconhecida.

Tem indicação quando há alteração de pulsos e o índice tornozelo-braço é menor que 1[9]. Tem sido indicada também em determinadas lesões como esmagamentos, fraturas e luxações de joelho e cotovelo, em que as lesões vasculares associadas são muito frequentes (Figura 49.1)[17]. No entanto, com o crescente acesso à angiotomografia e o aprimoramento da resolução das suas imagens, a angiografia tem tido sua indicação substituída pela angiotomografia no algoritmo do diagnóstico da lesão vascular traumática[18].

TRATAMENTO

O tratamento das lesões vasculares pode ser conservador (não operatório), através de cirurgia convencional ou tratamento endovascular.

O tratamento conservador de lesões vasculares mínimas, não oclusivas e clinicamente assintomáticas detectadas pela angiografia ainda é controverso. Alguns autores insistem que todas as lesões vasculares detectadas, independentemente da sintomatologia ou repercussão hemodinâmica, devem ser reparadas. Alguns autores permitem o tratamento conservador em pequenos pseudoaneurismas, pequenas lesões < 5 mm na parede das artérias e quando a perfusão distal está preservada. Nestes casos, o acompanhamento da lesão por exames de imagem deve ser documentado até sua resolução[4].

A técnica utilizada no tratamento cirúrgico convencional depende da extensão da lesão arterial e da estabilidade hemodinâmica do paciente. Podem ser utilizados *shunts* temporários até o reparo definitivo e o reparo da artéria pode ser realizado com suturas terminoterminais, terminolaterais, utilização de *patchs*, interposição de enxertos anatômicos ou extra-anatômicos.

O tratamento endovascular das lesões arteriais de extremidade, quando comparado ao tratamento convencional, não tem demonstrado inferioridade em relação a taxas de mortalidade, amputação, tempo de internação hospitalar e complicações tromboembólicas. Entretanto, ainda não existe um algoritmo para selecionar quais pacientes se beneficiariam mais de um tratamento endovascular para uma lesão de extremidade traumática.

A anatomia e o calibre do vaso lesionado, o tipo de lesão, a situação dos tecidos adjacentes à lesão arterial, a idade do paciente, a estabilidade hemodinâmica do paciente, a experiência e habilidade do cirurgião vascular, a disponibilidade do radiologista intervencionista e/ou cirurgião endovascular e os recursos disponíveis nos centros de tratamento de trauma devem ser considerados em conjunto para a melhor escolha e sucesso do tratamento[19].

Hemorragia ativa é um dos aspectos mais urgentes do trauma vascular e deve ser controlada da forma mais rápida e segura, independentemente da técnica a ser utilizada.

Apesar de poucas séries na literatura, evidências sugerem que pacientes mais idosos, com menor reserva fisiológica, podem se beneficiar de um tratamento endovascular para evitar mais perdas sanguíneas e repercussões hemodinâmicas. Já pacientes com grandes lacerações adjacentes, instabilidade hemodinâmica e hemorragia ativa têm melhor benefício quando tratados por técnicas cirúrgicas convencionais[19,20].

Pacientes com lesões nos membros superiores, pela localização anatômica das artérias subclávia e axilar e pelo calibre destes vasos, tendem a se beneficiar de um tratamento endovascular ou híbrido para controle da hemorragia. Em pacientes com lesões de artéria femoral superficial e artéria poplítea, o enxerto autólogo de veia safena invertida tem taxas de perviedade maiores a longo prazo, e é considerado a primeira opção de tratamento.

Lesões arteriais específicas

Artérias subclávia e axilar

Trauma das artérias subclávia e axilar é frequentemente associado a lesões musculoesqueléticas. O mecanismo de trauma mais frequente é o penetrante e a artéria axilar é mais acometida que a subclávia, que está protegida pela clavícula. A exploração cirúrgica pode envolver esternotomia, toracotomia lateral esquerda e incisões supra e infraclaviculares para controle proximal e distal, em pacientes graves e muitas vezes hemodinamicamente instáveis. Xenos e cols. demonstraram que a utilização de *stents* revestidos diminui o tempo operatório e o sangramento, com perviedade em 1 ano semelhante à perviedade no reparo convencional[21]. A Figura 49.2 demonstra o tratamento de um pseudoaneurisma de artéria subclávia com *stent* revestido. Uma das contraindicações aos *stents* revestidos pode ser a falta de uma área de ancoragem adequada, limitada pela carótida comum à direita e bilateralmente pelas artérias vertebrais e mamárias internas. Em pacientes submetidos ao reparo convencional, a técnica endovascular pode ser utilizada de forma híbrida para obtenção de controle da hemorragia com balões[22].

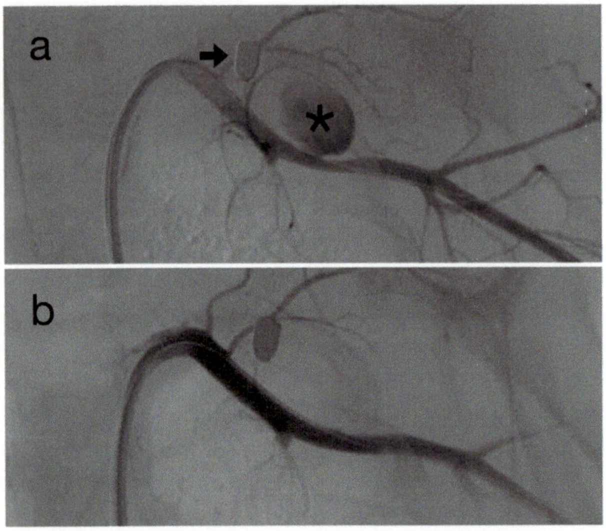

Figura 49.2. A. Angiografia seletiva da artéria subclávia esquerda evidencia grande imagem sacular de adição (asterisco) ao terço médio deste vaso, compatível com pseudoaneurisma, decorrente de ferimento por arma de fogo, com projétil adjacente (seta). B. Angiografia após angioplastia com implante de *stent* revestido, demonstrando resolução do pseudoaneurisma.

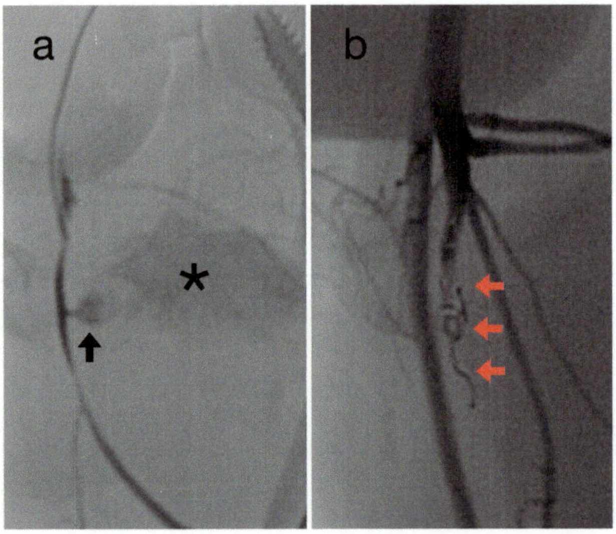

Figura 49.3. Paciente com sangramento em coxa esquerda por lesão iatrogênica de cirurgia ortopédica. A. Angiografia superseletiva, sem subtração de ramo da artéria femoral profunda esquerda, evidencia sangramento ativo (seta preta) com extravasamento de contraste, coletado em hematoma (asterisco). B. Angiografia após embolização do ramo da artéria femoral profunda com molas fibradas (setas vermelhas), demonstrando oclusão do vaso e resolução do sangramento ativo.

Artérias braquial, radial e ulnar

As lesões da artéria braquial são frequentemente por trauma penetrante ou por lesão iatrogênica de acesso endovascular. No trauma fechado, a fratura supracondiliana do úmero ou a luxação do cotovelo deve sempre levantar a suspeita de lesão de artéria braquial[23,24].

Nos sangramentos ativos, pseudoaneurismas ou nas fístulas arteriovenosas o tratamento endovascular, embora seja utilizado raramente, pode ser uma opção terapêutica. A embolização de uma das artérias distais pode ser realizada caso o arco palmar seja completo.

Artérias femorais

Lesões arteriais em vasos menores que 6 mm apresentam melhor perviedade em curto e longo prazos, quando tratadas com revascularização utilizando veia autóloga em vez de próteses sintéticas, e este deve ser o tratamento de escolha. Entretanto, em alguns casos selecionados é possível utilizar a terapêutica endovascular para o tratamento das lesões traumáticas das artérias femorais com *stents* revestidos ou embolização (Figura 49.3), quando se tratam de ramos da artéria femoral profunda[25]. Para lesões tardias relacionadas ao trauma ou complicações iatrogênicas como fístulas e pseudoaneurismas das artérias femorais (comum, superficial ou profunda), com o paciente hemodinamicamente estável, o tratamento endovascular tem sido utilizado com mais frequência. Para hemorragias de ramos pequenos, técnicas de embolização são descritas[26] e para lesões intimais, transecção de vasos e fístulas arteriovenosas, *stents* revestidos são utilizados[27].

Artéria poplítea

A lesão da artéria poplítea é uma das mais graves e desafiadoras entre as lesões arteriais de extremidade, podendo apresentar altas taxas de amputação, variando entre 0-20%, pois a circulação colateral do joelho costuma ser insuficiente[28]. Pode ocorrer lesão de artéria poplítea na luxação anterior ou posterior de joelho, na fratura supracondiliana ou do platô tibial. Cerca de 1/3 das luxações do joelho apresentam alterações na arteriografia e, por esse motivo, esta tem sido recomendada de rotina por alguns autores[29].

Historicamente o reparo da artéria poplítea é realizado preferencialmente com enxerto autógeno de veia safena invertida contralateral. O reparo endovascular aparece como uma alternativa em alguns relatos de casos na literatura, podendo ser realizada angioplastia com *stents* revestidos[30]. O acompanhamento e a vigilância secundária devem ser realizados rigorosamente após procedimentos endovasculares na artéria poplítea, pelo grande risco de oclusão.

Trauma abdominal ou intracraniano associado pode contraindicar o tratamento endovascular, em razão da impossibilidade de realizar anticoagulação. Fraturas expostas e grandes lacerações no membro acometido podem também contraindicar o procedimento endovascular, pelo risco de infecção do *stent*, embora nestes casos a vantagem da abordagem endovascular é que não há necessidade de dissecção em áreas previamente laceradas e infectadas.

Artérias infrapoplíteas

Raramente a lesão isolada de uma das três artérias de perna pode causar isquemia do membro. O tratamento cirúrgico deve ser estabelecido caso um único vaso apresente sangramento significativo, pseudoaneurisma ou fístula arteriovenosa. As fraturas de fíbula ou tíbia podem comprimir e ocluir as artérias de perna. Na arteriografia pode ser detectado espasmo arterial, sem lesão do vaso. Nesses casos, o fluxo arterial pode normalizar-se após redução e estabilização da fratura[31].

O pseudoaneurisma de artérias infrapoplíteas pode ocorrer por trauma fechado, trauma penetrante ou lesões iatrogênicas. A apresentação clínica pode ser assintomática ou tardia em relação ao trauma. Existem relatos de casos na literatura de embolização de pseudoaneurismas de artéria tibial pós-traumáticos, com boa taxa de perviedade em curto prazo[32].

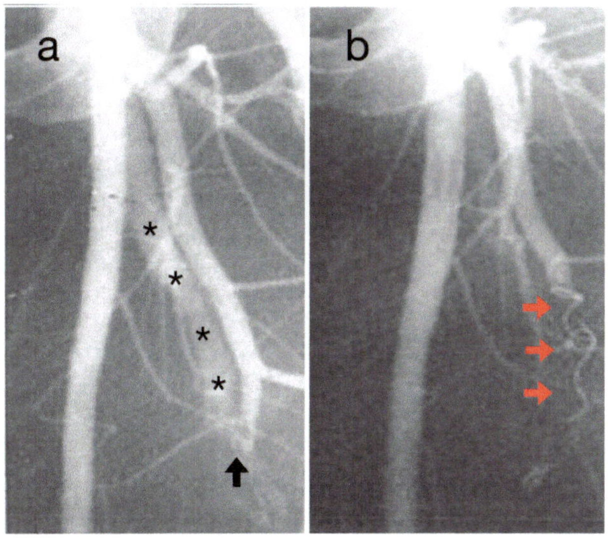

Figura 49.4. A. Angiografia evidencia fístula arteriovenosa iatrogênica causada por punção da artéria femoral profunda. Nota-se contrastação precoce de veia tributária da femoral profunda (asteriscos), e o ponto exato de comunicação (seta preta). B. Angiografia após embolização do ramo acometido da artéria femoral profunda com molas fibradas (setas vermelhas), demonstrando oclusão do vaso e resolução da fístula arteriovenosa.

Fístulas arteriovenosas traumáticas, pseudoaneurismas e embolização de pequenos ramos

Além das causas traumáticas externas, como ferimentos por arma de fogo ou arma branca, estilhaços de vidro e fratura de ossos longos com lesão vascular, as fístulas arteriovenosas traumáticas (FAVT) podem estar associadas à realização de procedimentos intervencionistas, com aumento de sua incidência nos últimos anos, diretamente correlacionada ao aumento do número de procedimentos de intervenção realizados. O tratamento endovascular por via percutânea das FAVT e pseudoaneurismas, por ser menos invasivo e associado ao desenvolvimento e aperfeiçoamento dos materiais, vem se tornando cada vez mais frequente.

Os procedimentos intervencionistas de punção percutânea apresentam incidência de complicações locais em torno de 0,6 a 20%, sendo relatados casos de pseudoaneurismas, fístulas e hematomas[33,34]. Em procedimentos diagnósticos a incidência de pseudoaneurismas está em torno de 0,1 a 1,5%, já em procedimentos terapêuticos essa incidência pode chegar até 6%. A maioria das FAVT é diagnosticada na primeira semana após o evento desencadeante, entretanto 35% dos pacientes são diagnosticados semanas ou anos até após o trauma. Os pseudoaneurismas se apresentam como dor e edema na região inguinal após cateterização da femoral. Além disso, um grande pseudoaneurisma pode levar a compressão de nervos e vasos, com neuropatia associada, trombose venosa profunda e nos casos mais graves, isquemia do membro[35].

O tratamento endovascular de FAVT e psedoaneurismas pode ser realizado através de embolização (Figura 49.4) ou passagem de *stents* revestidos, a depender da localização, do calibre e fluxo dos vasos envolvidos.

A injeção de trombina guiada por ultrassom pode ser utilizada em pseudoaneurismas de artéria femoral de forma segura, mesmo em pacientes em uso de anticoagulação e com eficácia chegando a 100% dos casos após a segunda tentativa de injeção (realizada 48 h após a primeira tentativa).

A imagem para injeção de trombina deve permitir visualizar a cavidade do pseudoaneurisma, seu colo, veia e artéria adjacentes. A agulha deve ser inserida na cavidade do pseudoaneurisma, injetando posteriormente cerca de 500 a 1.000 unidades (0,5 a 1 mL) da solução de trombina tópica. Não é comum a necessidade de injeção de mais de 1,5-2 mL. As complicações da injeção de trombina podem ser trombose da artéria nativa adjacente, embolia distal e reações alérgicas[36].

CONCLUSÃO

A terapêutica endovascular é uma alternativa que vem se consolidando no tratamento de praticamente todas as patologias cirúrgicas vasculares. No tratamento das lesões arteriais de extremidades traumáticas pode ser uma opção interessante em casos de difícil acesso, como lesões de subclávia e axilar, em vasos de maior calibre, para minimizar perdas sanguíneas e diminuir o tempo de intervenção. Entretanto, para pacientes com hemorragia ativa, instabilidade hemodinâmica ou grandes lacerações, o tratamento convencional é a melhor opção terapêutica.

REFERÊNCIAS BIBLIOGRÁFICAS

1. Moore WS. Vascular and Endovascular Surgery: A Comprehensive Review. Moore WS, ed. 8th ed. Philadelphia: Elsevier; 2013. p. 721-776.
2. Rasmussen TE, Woodson J, Rich NM, Mattox KL. Vascular Trauma at a Crossroads. J Trauma. 2011;70(5):1291-3.
3. Reuben BC, Whitten MG, Sarfati M, Kraiss LW. Increasing Use of Endovascular Therapy in Acute Arterial Injuries: Analysis of the National Trauma Data Bank. J Vasc Surg. 2007;46(6):1222-6.
4. Dennis JW, Frykberg ER, Veldenz HC, Huffman S, Menawat SS. Validation of Nonoperative Management of Occult Vascular Injuries and Accuracy of Physical Examination Alone in Penetrating Extremity Trauma: 5- To 10-year Follow-Up. J Trauma. 1998;44(2):243-52.
5. Bonnie RJ, Fulco CE, Liverman CT. Reducing the Burden of Injury: Advancing Prevention and Treatment. Washington (DC): National Academies Press (US); 1999. p. 41-59.
6. Fox CJ, Gillespie DL, O'Donnell SD, Rasmussen TE, Goff JM, Johnson CA, et al. Contemporary Management of Wartime Vascular Trauma. J Vasc Surg. 2005;41(4):638-44.
7. Woodward EB, Clouse WD, Eliason JL, Peck MA, Bowser AN, Cox MW, et al. Penetrating Femoropopliteal Injury During Modern Warfare: Experience of the Balad Vascular Registry. J Vasc Surg. 2008;47(6):1259-64.
8. Cronenwett J, Johnston KW. Rutherford's Vascular Surgery. 8thed. Philadelphia: Saunders Elsevier; 2014. p. 2361-2373.
9. Fioranelli A. Estudo Comparativo Entre Índice de Pressão Arterial e Exame Arteriográfico em Vítimas de Trauma Vascular Periférico com Suspeita de Lesão Arterial Oculta. Faculdade de Ciências Médicas da Santa Casa de São Paulo; 2004.
10. Lynch K, Johansen K. Can Doppler Pressure Measurement Replace "Exclusion" Arteriography in the Diagnosis of Occult Extremity Arterial Trauma? Ann Surg. 1991;214(6):737-41.
11. Meissner M, Paun M, Johansen K. Duplex Scanning for Arterial Trauma. Am J Surg. 1991;161(5):552-5.
12. Bynoe RP, Miles WS, Bell RM, Greenwold DR, Sessions G, Haynes JL, et al. Noninvasive Diagnosis of Vascular Trauma by Duplex Ultrasonography. J Vasc Surg. 1991;14(3):346-52.
13. Bergstein JM, Blair JF, Edwards J, Towne JB, Wittmann DH, Aprahamian C, et al. Pitfalls in the Use of Color-Flow Duplex Ultrasound for Screening of Suspected Arterial Injuries in Penetrated Extremities. J Trauma. 1992;33(3):395-402.
14. Rubel IF, Potter H, Barie P, Kloen P, Helfet DL. Magnetic Resonance Venography to Evaluate Deep Venous Thrombosis in Patients with Pelvic and Acetabular Trauma. J Trauma. 2001;51(3):662.
15. Busquéts AR, Acosta JA, Colón E, Alejandro KV, Rodríguez P. Helical Computed Tomographic Angiography for the Diagnosis of Traumatic Arterial Injuries of the Extremities. J Trauma. 2004;56(3):625-8.
16. Frykberg ER. Advances in the Diagnosis and Treatment of Extremity Vascular Trauma. Surg Clin North Am. 1995;75(2):207-23.
17. Dennis JW, Jagger C, Butcher JL, Menawat SS, Neel M, Frykberg ER. Reassessing the Role of Arteriograms in the Management of Posterior Knee Dislocations. J Trauma. 1993;35(5):692-5.
18. Schwartz MR, Weaver FA, Bauer M, Siegel A, Yellin AE. Refining the Indications for Arteriography in Penetrating Extremity Trauma: A Prospective Analysi. J Vasc Surg. 1993;17(1):116-22.
19. Scott AR, Gilani R, Tapia NM, Mattox KL, Wall MJ, Suliburk JW. Endovascular Management of Traumatic Peripheral Arterial Injuries. J Surg Res. 2015;199(2):557-63.
20. Desai SS, DuBose JJ, Parham CS, Charlton-Ouw KM, Valdes J, Estrera AL, et al. Outcomes After Endovascular Repair of Arterial Trauma. J Vasc Surg. 2014;60(5):1309-14.
21. Risberg B, Lönn L. Management of Vascular Injuries Using Endovascular Techniques. Eur J Surg. 2000;166(3):196-201.
22. Xenos ES, Freeman M, Stevens S, Cassada D, Pacanowski J, Goldman M. Covered Stents for Injuries of Subclavian and Axillary Arteries. J Vasc Surg. 2003;38(3):451-4.
23. Graham JM, Feliciano D V, Mattox KL, Beall-Jr AC, DeBakey ME. Management of Subclavian Vascular Injuries. J Trauma. 1980;20(7):537-44.
24. Ekim H, Tuncer M. Management of Traumatic Brachial Artery Injuries: A Report on 49 Patients. Ann Saudi Med. 2009;29(2):105-9.

25. Rozycki GS, Tremblay LN, Feliciano D V, McClelland WB. Blunt Vascular Trauma in the Extremity: Diagnosis, Management, and Outcome. J Trauma. 2003;55(5):814-24.

26. Asensio JA, Kuncir EJ, García-Núñez LM, Petrone P. Femoral Vessel Injuries: Analysis of Factors Predictive of Outcomes. J Am Coll Surg. 2006;203(4):512-20.

27. Aksoy M, Taviloglu K, Yanar H, Poyanli A, Ertekin C, Rozanes I, et al. Percutaneous Transcatheter Embolization in Arterial Injuries of the Lower Limbs. Acta Radiol. 2005;46(5):471-5.

28. Huynh TTT, Pham M, Griffin LW, Villa MA, Przybyla JA, Torres RH, et al. Management of Distal Femoral and Popliteal Arterial Injuries: An Update. Am J Surg. 2006;192(6):773-8.

29. Mullenix PS, Steele SR, Andersen CA, Starnes BW, Salim A, Martin MJ. Limb Salvage and Outcomes Among Patients With Traumatic Popliteal Vascular Injury: An Analysis of the National Trauma Data Bank. J Vasc Surg. 2006;44(1):94-100.

30. Patterson BM, Agel J, Swiontkowski MF, Mackenzie EJ, Bosse MJ; LEAP Study Group. Knee Dislocations With Vascular Injury: Outcomes in the Lower Extremity Assessment Project (LEAP) Study. J Trauma. 2007;63(4):855-8.

31. Dar AM, Ahanger AG, Wani RA, Bhat MA, Lone GN, Shah SH. Popliteal Artery Injuries: The Kashmir Experience. J Trauma. 2003;55(2):362-5.

32. Macedo FIB, Sciarretta JD, Salsamendi J, Karmacharya J, Romano A, Namias N. Repair of an Acute Blunt Popliteal Artery Trauma via Endovascular Approach. Ann Vasc Surg. 2015;29(2):366.e5-366.e10.

33. de Troia A, Biasi L, Iazzolino L, Azzarone M, Tecchio T, Rossi C, et al. Endovascular Stent Grafting of a Posterior Tibial Artery Pseudoaneurysm Secondary to Penetrating Trauma: Case Report and Review of the Literature. 2014. 28AD;7(1789.e13-1789.e17).

34. Fellmeth BD, Roberts AC, Bookstein JJ, Freischlag JA, Forsythe JR, Buckner NK, et al. Postangiographic Femoral Artery Injuries: Nonsurgical Repair With US-guided Compression. Radiology. 1991;178(3):671-5.

35. Miranda FC, Garcia RG, Macedo-Filho CL, Mendes GF, Andrade JR, Maurano A, et al. Injeção percutânea de trombina guiada por ultra-som com Doppler colorido para o tratamento de pseudo-aneurismas femorais. Einstein (São Paulo). 2008;6(4):428-33.

36. Tisi P V, Callam MJ. Treatment for Femoral Pseudoaneurysms. Cochrane Database Syst Rev. 2013;(11):CD004981.

Terapêutica Percutânea na Fratura Pélvica

50

Marcelo Franchini Giusti
Fernanda Uchiyama Golghetto Domingos

INTRODUÇÃO

As lesões pélvicas estão associadas a traumas de alta energia, em geral, com acometimento concomitante de outras estruturas, abdominais em sua maioria, figurando, assim, casos altamente desafiadores para cirurgiões e intervencionistas[1,2].

Fraturas pélvicas apresentam alta mortalidade, podendo atingir até 60% dos pacientes com instabilidade hemodinâmica[3-6]. As mortes decorrentes diretamente de lesão do anel pélvico são atribuíveis sobretudo à exsanguinação. Desta forma, o diagnóstico rápido e o tratamento preciso são essenciais para garantir a sobrevida aos pacientes. Embora a maior parte dos sangramentos seja de origem óssea ou venosa, cerca de 85% dos casos[7]; os de origem arterial são os mais graves e com maior mortalidade.

Anatomia pélvica e classificação das lesões ósseas

A pelve é formada pelos ossos sacro, cóccix, ilíacos, isquiáticos e púbicos e sua estabilidade é determinada pelos ligamentos sacroilíacos anteriores e posteriores, ligamentos sacrotuberosos, ligamentos sacroespinhais, com suporte adicional fornecido pelos ligamentos lombossacrais, iliolombares e laterais. Observam-se ainda quatro articulações, sendo duas sinoviais (as articulações sacroilíacas) e duas cartilaginosas secundárias (a sínfise púbica e a articulação sacrococcígea)[2].

Os vasos pélvicos podem ser envolvidos de formas diferentes no trauma, como lesão direta contra estruturas ligamentares fixas, avulsão quando presos a um segmento pélvico deslocado, lesão por penetração de um fragmento ósseo e lesões iatrogênicas decorrentes de intervenções ou durante tentativas de reanimação[2].

As classificações mais comumente utilizadas para as fraturas de ossos pélvicos relacionam com lesões quanto a sua estabilidade e complexidade (Tile)[8], assim como com os mecanismos de trauma (Young-Burgess)[9], conforme descrito nas Tabelas 50.1 e 50.2, respectivamente.

As lesões por compressão lateral (LC – do inglês *lateral compression*) são consequentes a um vetor de

Tabela 50.1. Classificação de Tile

Tipo A: Fraturas estáveis (sacroilíaco intacto)	
A1	Avulsão de fragmentos
A2	Fraturas isoladas da asa do ilíaco
A3	Fraturas sacrococcígeas transversais
Tipo B: Fraturas rotacionalmente instáveis, verticalmente estáveis	
B1	Fraturas em livro aberto
B2	Compressão unilateral
B3	Compressão bilateral
Tipo C: Fraturas rotacional e verticalmente instáveis, com lesão completa do complexo sacroilíaco posterior	
C1	Lesão unilateral
C2	Lesão bilateral
C3	Lesão bilateral com lesão acetabular associada

Tabela 50.2. Classificação de Young & Burgess

Compressão lateral	I. Fratura de ramo e compressão sacral ipsolateral II. Fratura de ramo e fratura ipsolateral crescente III. Fratura de ramo e lesão APC contralateral
Compressão antero-posterior	I. Diástase da sínfise < 2 cm; JSI intacta II. Diástase da sínfise com ruptura dos ligamentos SI anteriores III. Diástase da sínfise com ruptura dos ligamentos SI anterior e posterior
Cisalhamento vertical	Deslocamento vertical de um ou ambas as hemipelves
Combinado	Uma combinação de lesões acima

força aplicado lateralmente no osso ilíaco em direção medial sobre os ramos púbicos, a junção sacroilíaca (JSI) e o sacro. Podem promover rotação interna e/ou externa contralateral da hemipelve anterior, levando à instabilidade. São as lesões que podem ocorrer em atropelamentos, quando a pessoa é atingida lateralmente pelo veículo, mas, felizmente, é a que menos cursa com lesões vasculares[3].

A compressão anteroposterior (APC – do inglês *anteroposterior compression*) promove a abertura do anel pélvico por diástase da sínfise púbica ("em livro aberto"), e da JSI nos casos mais graves, decorrente de rotação externa de uma das hemipelves. É a lesão observada geralmente nos acidentes automobilísticos envolvendo passageiros sentados.

O cisalhamento vertical (VS – do inglês *vertical shear*) corresponde ao desalinhamento vertical de grandes fragmentos ósseos e está associado à alta instabilidade. É a lesão que ocorre comumente em quedas de grandes alturas.

Existem ainda as lesões combinadas ou mistas (CM), que compreendem diferentes mecanismos no mesmo trauma.

Não há uma relação clara entre os diferentes tipos de fratura e a necessidade de embolização arterial, mas entende-se que os traumas mais complexos, nos quais há instabilidade do anel pélvico, são onde mais se identificam sangramentos arteriais ativos[4,7,10,11]. Desta forma, as classes APC II e III, LC III, VS e CM são as que apresentam maior risco de hemorragia e maior necessidade de embolização arterial[2,9].

A hemorragia pélvica origina-se mais comumente de fraturas dos ossos esponjosos e de lesões nos plexos venosos. A instabilidade hemodinâmica em geral decorre de lesões arteriais[3,4,12], portanto, conhecer a anatomia das artérias pélvicas, bem como os territórios por elas irrigados, pode levar a melhores resultados no tratamento destes pacientes.

A artéria ilíaca interna é a principal nutridora da pelve e tem anatomia variada. Na maioria dos casos, ela bifurca-se em duas divisões, a anterior que dá origem aos ramos viscerais (uterina, vesicais superior e inferior, retais média e inferior), e também parietais

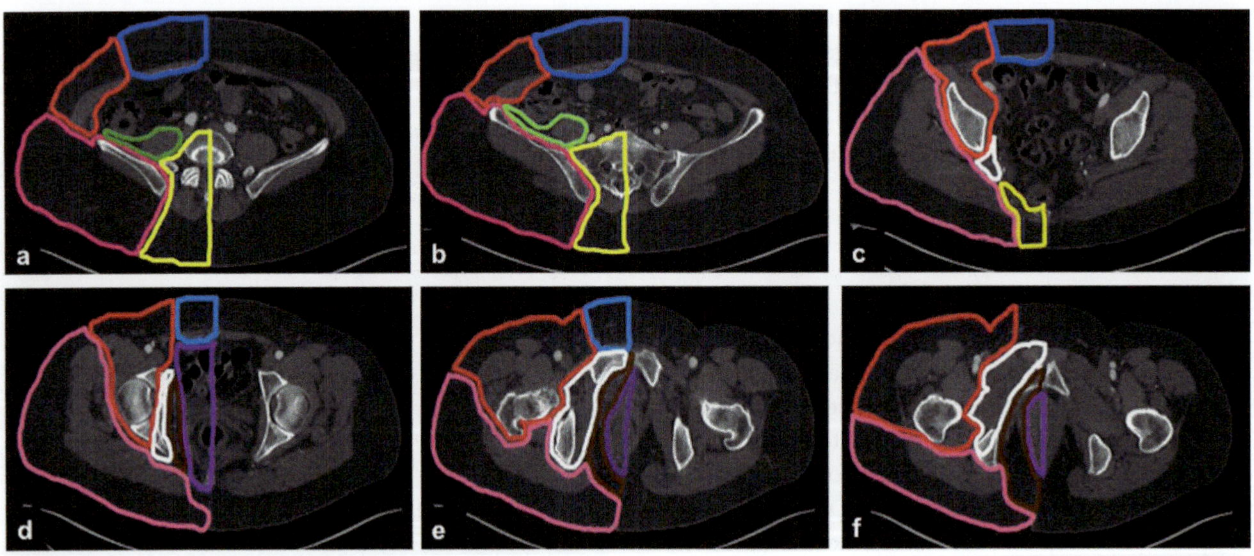

Figura 50.1. Topografia da nutrição arterial da pelve em cortes axiais de angiotomografia (fase arterial). Em sentido craniocaudal, de (A) para (F), os territórios são circundados pelas seguintes cores: rosa (território das artérias glúteas superior e inferior), verde (território das artérias iliolombares e lombares), amarelo (território das artérias sacrais medial e lateral), vermelho (território das artérias femoral e circunflexa ilíaca), azul (território da artéria epigástrica inferior), branco (território da artéria obturatória), marrom (território da artéria pudenda interna) e lilás (território das artérias retal e vesical). Adaptado de Scemama e cols.[1].

inferiores do períneo, da face medial da coxa e das nádegas (glútea inferior, obturatória e pudenda interna) e posterior, que origina os demais ramos parietais (artéria iliolombar, artéria sacral lateral e artéria glútea superior)[1].

Outras artérias nutridoras incluem as artérias sacrais, gonadais, lombares e mediana, que se originam da aorta, a artéria retal superior que se origina da artéria mesentérica inferior, as artérias epigástricas inferiores e os ramos que surgem das artérias ilíacas femorais e externas[13]. Quando não se identificam fontes de hemorragia das artérias ilíacas internas e ramos, estas artérias devem ser pesquisadas.

Os vasos pélvicos têm uma complexa rede anastomótica, com comunicações entre os ramos de ambas as ilíacas internas, e anastomoses verticais como entre as artérias gonadais e uterinas, entre a artéria mesentérica inferior e a retal inferior, entre as artérias lombares e iliolombar, entre as artérias sacrais medial e lateral, entre as artérias pudendas internas e externas e entre as artérias obturatórias e ilíacas externas[1]. A avaliação dessas comunicações é importante em casos de ressangramento ou persistência da hemorragia após a embolização.

Uma variação aberrante da artéria obturatória é a chamada *corona mortis*. Presente em cerca de 20-30% dos casos[1], trata-se de uma artéria obturatória originada da artéria epigástrica inferior (ramo da artéria ilíaca externa) ou, como considerado por alguns autores, uma anastomose entre a artéria ilíaca externa e a artéria obturatória, seguindo a trajetória em direção ao forame obturador e terminando em ramos musculares internos e externos[14,15]. Devido a sua origem extrapélvica, sua presença deve ser pesquisada através da angiografia seletiva da artéria ilíaca externa.

Alguns ramos são mais suscetíveis ao trauma por causa da proximidade com os acidentes ósseos e outras estruturas rígidas, como as artérias obturatória e pudendas internas com os ligamentos posteriores e da artéria obturatória com o ramo púbico superior[12,15,16]. Há ainda relatos de maior incidência de hemorragias envolvendo ramos das artérias ilíaca externa e femoral comum em casos de fratura proximal de fêmur associados[16].

A Figura 50.1 ilustra didaticamente os territórios comumente irrigados pelas artérias pélvicas.

INDICAÇÕES CLÍNICAS

A estabilidade hemodinâmica deve guiar a condução das lesões pélvicas, onde o atendimento primário deve seguir estritamente os protocolos de atenção ao trauma. A Figura 50.2 mostra, de forma resumida, as possíveis condutas frente ao trauma pélvico.

Nos pacientes hemodinamicamente estáveis ou que respondem bem às medidas iniciais de ressuscitação, métodos de investigação complementares devem ser utilizados para elucidar a suspeita de lesão pélvica e ainda confirmar fontes abdominais de sangramento, como, por exemplo, a angiotomografia. Neste grupo de pacientes, a presença de lesão arterial pélvica apresenta os melhores resultados no tratamento endovascular[1].

Define-se instabilidade hemodinâmica a persistência da pressão arterial sistólica abaixo de 90 mmHg e/ou taquicardia acima de 120 batimentos por minuto após a administração de 2 litros de solução cristaloide e hemoderivados[17]. Outros critérios laboratoriais podem corroborar para esta definição, tais como aumento do lactato sanguíneo, redução dos níveis de hemoglobina e hematócrito, bem como a necessidade crescente de hemotransfusão.

A hipotensão é um sinal sensível para hipovolemia em pacientes conscientes, mas a pressão arterial normal não exclui o sangramento ativo. Além das lesões vasculares, outros fatores podem agravar as condições do paciente como coagulopatia por consumo, acidose e hipotermia, condições muito frequentes nos traumas; além de eventuais usos de medicações anticoagulantes e antiagregantes plaquetárias[18].

Tomam-se as medidas iniciais de ressuscitação e recorrem-se a métodos rápidos para avaliar a presença de líquido livre intra-abdominal, como lavado peritoneal ou uma avaliação ultrassonográfica direcionada para o trauma (FAST). Em casos positivos para sangramento abdominal, os pacientes devem ser submetidos imediatamente à estabilização temporária da pelve e então a laparotomia exploradora para tratamento específico ou *damage control* com colocação de compressas para tamponamento.

Sugerimos angiotomografia de corpo inteiro mesmo em pacientes instáveis, desde que o tomógrafo esteja disponível próximo à sala de emergência, em razão de maior sensibilidade para focos de sangramento[19,20].

Os sangramentos maciços estão relacionados com fraturas instáveis de ossos pélvicos[2], uma vez que nestas condições perde-se o componente tamponante do retroperitônio. Assim, restringir o volume pélvico através de estabilização ortopédica, leva a um aumento de pressão intrapélvica e favorece a hemostasia e o controle satisfatório da hemorragia, com redução da necessidade de hemotransfusão e da mortalidade[7].

Como as veias são tecidos mais frágeis e difusamente presentes nos tecidos moles, sempre devemos considerar a presença de sangramento venoso[1]. Na persistência de hipotensão e choque, após as medidas de ressuscitação e estabilização pélvica, deve-se aventar a possibilidade de lesões arteriais, cujo tratamento pode

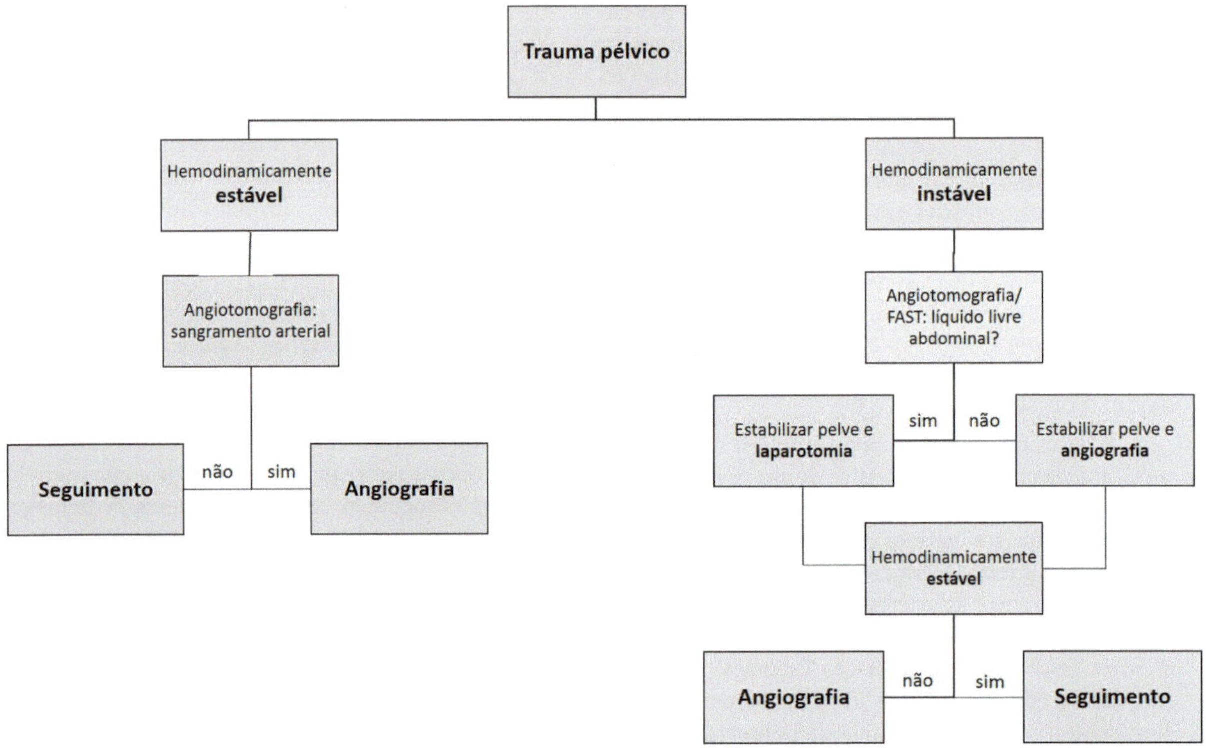

Figura 50.2. Manejo da vítima de trauma pélvico.

requerer correção cirúrgica específica ou embolização arterial[3].

O achado de sinais sugestivos de lesão arterial durante investigação complementar com angiotomografia ou angiografia pode indicar embolização, entretanto, em pacientes que permanecem estáveis, sem comprometimento hematimétrico significativo ou quando se evidencia a manutenção do volume das coleções ou hematomas, a decisão de realizar embolização arterial pode ser postergada.

Curiosamente, alguns autores utilizam também outros parâmetros para a realização de angiografia, como enchimento capilar lentificado, redução do nível de consciência, a necessidade de mais de quatro unidades de sangue durante as primeiras 24 horas pós-trauma, ISS (escore de gravidade de lesão) elevado, *base excess* diminuído e a simples presença de uma fratura pélvica hemodinamicamente instável[21] (Figura 50.2).

CONTRAINDICAÇÕES

Não há contraindicações específicas e bem claras para a realização de embolização arterial. As situações em que a embolização não é recomendada resumem-se aos casos de extrema instabilidade, nos quais o deslocamento do paciente ao setor de hemodinâmica bem como o tempo para realizar o procedimento podem ser negativamente impactantes.

INVESTIGAÇÃO

Dentre os métodos de investigação complementar para os traumas pélvicos, o que fornece melhores imagens e pode ajudar a identificar a origem dos sangramentos é a angiotomografia. A angiotomografia diminui significativamente a necessidade de uma exploração angiográfica[19,22], otimizando os tempos de procedimento e radioscopia, além do uso de menor volume de contraste iodado.

Embora haja evidências de que o exame tomográfico precoce do corpo inteiro possa aumentar as chances de sobrevivência em pacientes com trauma[23], o maior fator limitante ainda reside no tempo dispendido com a necessidade de se transportar os pacientes instáveis para os setores específicos de imagem, por vezes, sem recursos próximos de monitoramento e reanimação.

A angiotomografia pode ser elucidativa e identificar uma lesão vascular com sensibilidade de 66 a 90% e especificidade de 85 a 98%[19] antes que a hipoperfusão se intensifique. Os dados obtidos com as diferentes fases do exame têm implicações importantes para predizer a necessidade de embolização[3,7,17,24,25].

O protocolo de exame angiotomográfico deve incluir as fases arterial, venosa e tardia para mostrar as características sugestivas para os diferentes tipos de lesões no trauma.

O sangramento arterial ativo caracteriza-se por extravasamento de meio de contraste com densidade similar à aorta, que se dissipa e aumenta dentro de um hematoma ou coleção, em comparação com a luz aórtica nas fases mais tardias. (Figura 50.3). Por sua vez, o sangramento venoso ativo é caracterizado por extravasamento na fase venosa, mas não perceptível na fase arterial.

Pseudoaneurismas em geral são lesões arredondadas, que não aumentam de tamanho e exibem opacificação característica na fase arterial, mas com *wash-out* nas fases mais tardias. Já nas fístulas arteriovenosas observamos opacificação precoce do sistema venoso já na fase arterial.

Irregularidades no diâmetro arterial podem indicar espasmo ou dissecção (com falsa luz não circulante). A interrupção abrupta da opacificação de uma artéria pode significar obstrução da luz arterial por trombo e pode ser a fonte de sangramento tardio pela mobilização do trombo.

Fragmentos ósseos não apresentam qualquer alteração na forma ou densidade sob ação do contraste e estão localizados, em geral, próximos a uma fratura.

A não identificação de extravasamento de contraste na angiotomografia não necessariamente exclui um sangramento ativo. Embora represente um fator preditivo negativo para não se realizar embolização de até 99,6%[25], nos pacientes instáveis principalmente, a hipotensão pode falsear a ausência de sangramentos.

PROCEDIMENTO

Angiografia diagnóstica

A angiografia com subtração digital permite o diagnóstico das lesões arteriais e oferece a possibilidade de tratamento específico no mesmo ato[2].

Assim como visualizamos na angiotomografia, os principais achados angiográficos são o extravasamento do meio de contraste, pseudoaneurismas, fístulas arteriovenosas, lacerações intimais e oclusões, relacionadas com espasmo e trombose.

As artérias mais frequentemente acometidas são ramos diretos ou secundários da ilíaca interna (em ordem decrecente): glútea superior, sacral lateral, iliolombar, obturatória, vesical e glútea inferior[2,3,26].

O acesso femoral é o de eleição, porém pode ser difícil em situações de trauma, especialmente na presença de dispositivos de estabilização óssea. Acesso braquial pode ser usado, preferencialmente com punção ecoguiada. Ressaltamos que a maioria dos pacientes é jovem, cujas artérias tendem a espasmar.

O acesso femoral contralateral oferece boa possibilidade de acesso à artéria ilíaca interna com o uso de fio-guia hidrofílico 0,035" e cateteres dos tipos *pigtail*, vertebral e Cobra 1 através de manobras de *crossover*. Para o acesso ipsolateral uma manobra interessante é a formatação de uma alça de Waltman, que confere mais estabilidade no acesso, ou o uso de cateteres do tipo Simmons 1 ou RUC.

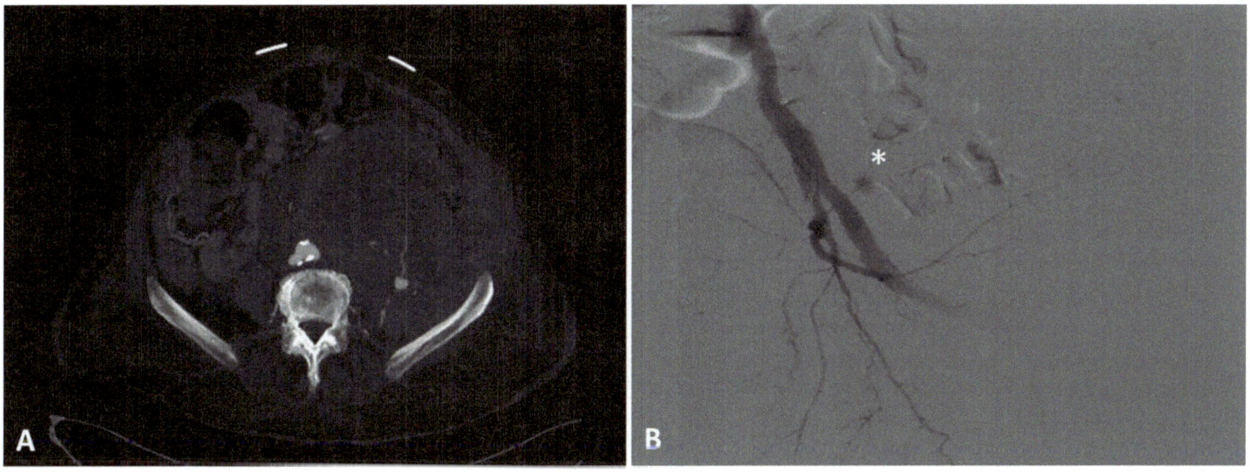

Figura 50.3. Angiografia com subtração digital (A) e angiotomografia (B) evidenciando sinais de sangramento ativo em ramo iliolombar esquerdo (asterisco).

O primeiro passo é a realização de aortografia abdominal não seletiva, que pode identificar sítios de extravasamento de contraste e ajudar a identificar fontes de nutrição não convencionais ou pouco relacionados com o tipo de trauma sofrido pelo paciente. O cateter é mantido em posição infrarrenal da aorta e amplifica-se o campo de visão para avaliar as artérias lombares, os vasos pélvicos e as ilíacas externas, e ainda se possível, da femoral profunda.

As artérias ilíacas comuns e internas devem ser seletivamente estudadas em diferentes projeções, incluindo anteroposterior e oblíqua 35 graus contralateral para se avaliar com mais precisão as divisões anterior e posterior e os seus ramos. Os ramos da artéria ilíaca externa, como as artérias circunflexa ilíaca e epigástrica inferior, também devem ser seletivadas e avaliadas.

Embora a aortografia ou a angiotomografia possam ser suficientes para a avaliação de lesões arteriais na ilíaca externa, recomendamos a cateterização seletiva, já que o espasmo arterial consequente a hipotensão e ao trauma, bem como a diluição do meio de contraste podem impedir a correta opacificação de lesões.

As injeções de contraste podem ser feitas com auxílio de bomba injetora, com uma infusão de 20 a 30 mL a 10 a 12 mL/s na aorta abdominal infrarrenal. As injeções seletivas nas artérias ilíacas internas e externas podem ser realizadas com 10 a 15 mL de contraste a 4 a 5 mL/s. A injeção manual é mais rápida e por isso indicada em casos de trauma com instabilidade. A frequência de aquisição de imagem pode ser aumentada particularmente para *shunts* arteriovenosos (7 ou 15 imagens/segundo), bem como o tempo de exposição.

O extravasamento do meio de contraste indica sangramento ativo, porém outras lesões características podem ser encontradas, tais como a não opacificação de uma artéria, que pode significar espasmo. A ausência de imagens de extravasamento não exclui a presença de sangramentos ativos. Por isso, o passo seguinte é a seletivação das artérias ilíacas internas bilateralmente, bem como a superseletivação de ramos suspeitos de nutrir lesões.

Pacientes jovens e hipotensos são mais sujeitos a vasoespasmo, desta forma, a injeção seletiva sob pressão pode ser ferramenta importante para identificar sangramentos. Na presença de hipotensão cerca de 50% dos pacientes submetidos à embolização podem ter uma lesão vascular secundária que não é inicialmente identificada[21].

Técnicas para embolização arterial

A embolização arterial é altamente eficaz no controle do sangramento (próximo a 100% dos casos) e seu objetivo deve ser reduzir o fluxo arterial, obstruindo as artérias responsáveis pelo sangramento, sem causar necrose tecidual. Entretanto, a literatura mostra que os casos que mais se beneficiam da embolização seletiva são aqueles nos quais persiste o sangramento a despeito de tratamento cirúrgico e nas complicações vasculares específicas, como pseudoaneurismas e fístulas[2].

Embolização seletiva pode ser um procedimento mais longo e tecnicamente mais difícil, em especial em situações de choque e hipovolemia, em que o espasmo arterial está frequentemente presente. Deve ser a técnica de eleição sempre que as condições clínicas dos pacientes e anatômicas do sítio de sangramento permitirem. Nos pacientes instáveis, a embolização não seletiva das artérias ilíacas internas, realizada a partir dos troncos principais, pode diminuir satisfatoriamente a perfusão (Figura 50.4). Esta técnica pode ainda ser usada para o tratamento de sítios múltiplos de sangramento (Figura 50.5).

A embolização não seletiva da artéria ilíaca interna controla o sangramento de forma eficaz em até 90% dos pacientes[27]. Embora o risco de isquemia comprometedora exista, estudos prévios mostraram que a ligadura proximal de uma ou ambas as artérias ilíacas internas, resultou em uma queda de apenas 49 ou 48% no fluxo arterial distal, respectivamente[28]. Uma complicação rara, mas vista apenas com embolização bilateral não seletiva é a necrose muscular com celulite necrosante[29]. Atualmente alguns autores ainda consideram embolizar os vasos que suprem uma região onde há um grande hematoma em pacientes hemodinamicamente instáveis, mesmo sem hemorragia ativa detectada nos exames de imagem.

A técnica em geral envolve o uso de uma mistura espessa de gelatina reabsorvível, cortada grosseiramente e adicionada ao meio de contraste. É importante que o cateter esteja próximo à origem da ilíaca interna para embolizar efetivamente os primeiros ramos, em geral da divisão posterior iliolombar e sacral lateral. A emboloterapia não seletiva geralmente é realizada apenas na pelve e é considerada segura por causa da colateralização extensa observada em sua circulação[2]. O objetivo final da embolização deve ser uma redução significativa do fluxo de sangue, levando ao controle da hemorragia, sem necessariamente chegar à estase.

Outra intervenção possível é a oclusão temporária de um tronco arterial com cateter-balão, particularmente nos casos em que a emboloterapia falhou ou não pode ser realizada por razões técnicas[2].

Se a instabilidade persistir ainda na sala de angiografia, os pacientes devem ser investigados para recanalização das artérias ilíacas internas (como resultado da liberação de espasmo e recuperação volêmica) e, então, a embolização complementar deve ser realizada[30].

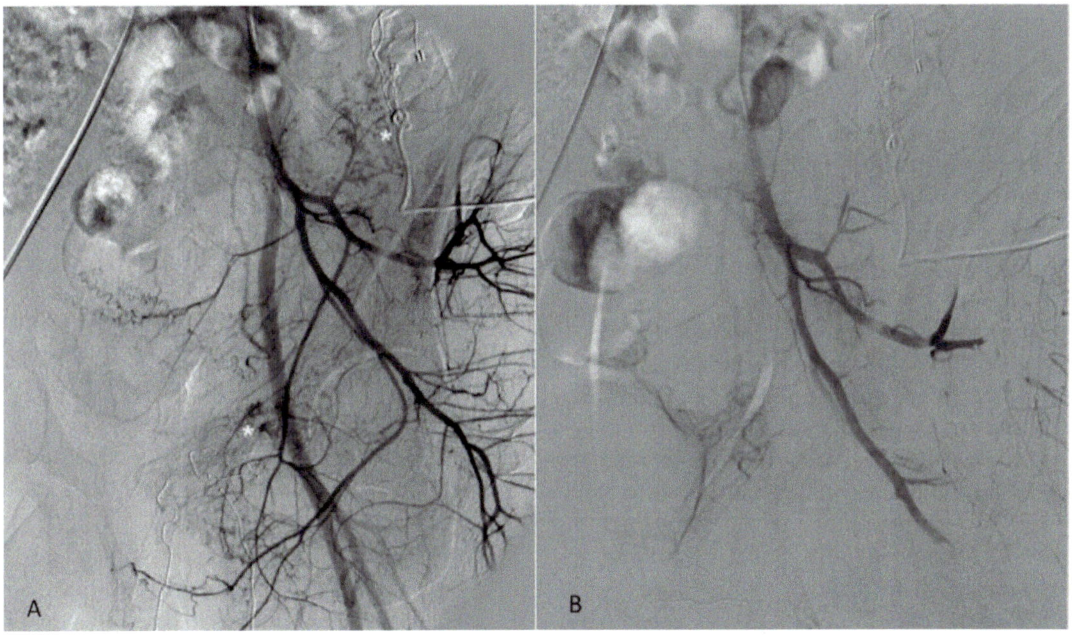

Figura 50.4. Embolização não seletiva da artéria ilíaca interna com gelatina reabsorvível. A. Angiografia com subtração, seletiva de artéria ilíaca interna, evidenciando múltiplos sítios de sangramento (asterisco branco). B. Angiografia pós-embolização.

Se as artérias ilíacas internas não se recanalizaram ou nenhum alvo arterial for encontrado, os pacientes devem ser investigados para outras fontes de sangramento arterial de outro território[30] ou a origem do sangramento pode ser venosa ou óssea e um método alternativo de hemostasia cirúrgico deve ser considerado.

A embolização seletiva é geralmente indicada em pacientes estáveis com um ou mais alvos identificados na angiotomografia ou angiografia e deve ser guiada pelo mapeamento dos territórios arteriais. A seletivação pode acarretar alto risco de ressangramento. Entretanto, em centros experientes, e situações em que a seletivação do vaso lesionado for viável, a emboloterapia seletiva faz-se necessária por sua maior eficácia e menor risco de lesão não alvo.

Pseudoaneurismas podem ser tratados rapidamente com embolização proximal e distal da artéria com o uso de agente permanente, como molas, impedindo tanto o fluxo quanto o refluxo para a lesão. Os pseudoaneurismas distais (Figura 50.5), entretanto, podem ser tratados pela obstrução da artéria nutridora, com embolização proximal apenas. Nos casos favoráveis e em que haja material disponível, *stents* revestidos também podem ser utilizados, entretanto lesões nos grandes troncos arteriais são raras[1].

As fístulas arteriovenosas, em especial as de alto fluxo, devem ser avaliadas e embolizadas com cuidado e atenção para evitar migração e embolia pulmonar.

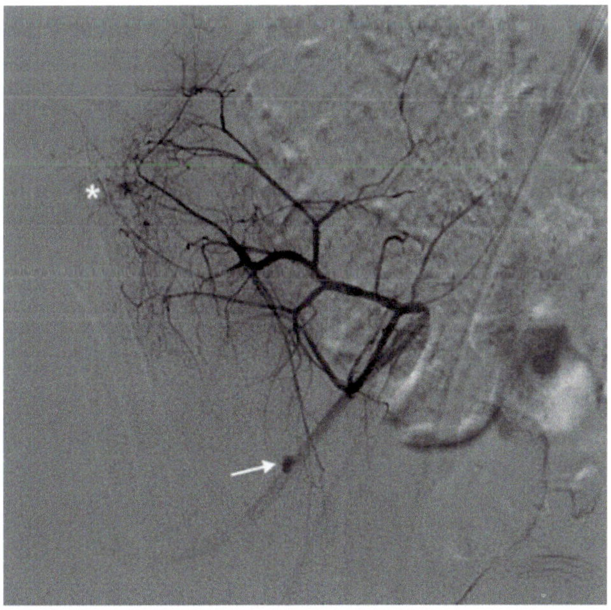

Figura 50.5. Angiografia com subtração digital evidenciando sinais de múltiplos focos de sangramento ativo em ramo iliolombar (asterisco) e pseudoaneurisma distal (seta branca).

Sangramentos recorrentes através de anastomoses verticais e horizontais devem ser excluídos com avaliação seletiva da artéria ilíaca interna contralateral e ipsolateral de outros ramos da aorta e da artéria ilíaca externa.

Agentes de Embolização

Os agentes de embolização podem ser divididos em temporários (absorvíves) e definitivos. Nos casos em que se objetiva apenas a redução de fluxo para controle hemodinâmico e indução de hemostasia por tamponamento, os agentes temporários são os de eleição. Quando há cateterização seletiva e identificação precisa da lesão, bem como segurança para embolizá-la, os agentes definitivos podem ser utilizados.

As esponjas hemostáticas de gelatina são agentes reabsorvíveis de fácil administração, baratas e, por isso, amplamente disponíveis. São utilizadas na forma de uma mistura espessa com material de contraste e promovem obstrução trombótica mecânica temporária, sendo infundidas através de um tronco vascular proximal. Alternativamente à gelatina, podemos utilizar coágulos autólogos. A recanalização arterial se desenvolve entre 48 horas ou algumas semanas ou meses após a embolização, enquanto lesões irreversíveis musculares e nervosas, decorrentes de isquemia arterial, podem se estabelecer entre 4 a 6 horas[1,31].

As molas de embolização fornecem obstrução trombótica permanente, podendo ter sua liberação livre ou controlada, mais precisa. Seu diâmetro deve ser pelo menos 20% maior que o da artéria-alvo (Figura 50-6). A trombose decorrente do uso das molas depende de um sistema de coagulação funcionante para a oclusão efetiva. Em geral, qualquer coagulopatia subjacente deve ser corrigida o mais rápido possível quando as molas são usadas[1,2].

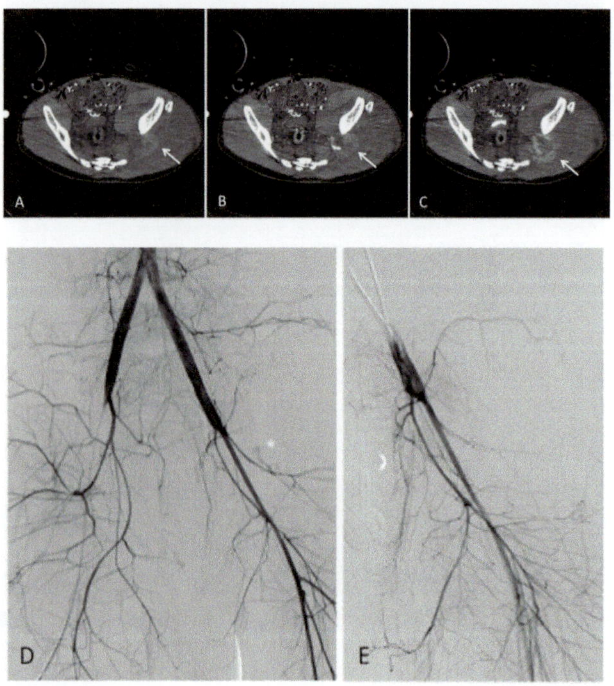

Figura 50.6. Embolização com uso de espirais metálicas (molas) Tomografia evidenciando sinais de sangramento ativo (seta branca em hematoma em expansão e extravasamento de contraste) em topografia glútea, em estudo trifásico (A) sem contraste, (B) fase arterial, (C) fase tardia. Angiografia com subtração digital confirma achados de tomografia: (D) pseudoaneurisma (asterisco branco) em artéria glútea superior esquerda. (E) Imagem pós-embolização com molas.

Como a coagulopatia é extensamente presente nos traumas pélvicos (estimada em até 1/3 dos pacientes admitidos por trauma)[32], por causa de hipotermia e da invariável necessidade de grandes quantidades de fluídos e hemoderivados, recomendamos o uso combinado de molas e esponjas hemostáticas ou o uso de agentes embolizantes líquidos.

Agentes líquidos adesivos e não adesivos de embolização também fornecem obstrução mecânica permanente, independente de eventual coagulopatia, e podem atingir sítios mais distantes, já que são conduzidos pelo fluxo sanguíneo. Entretanto são de manejo técnico mais difícil e requerem experiência do intervencionista para seu uso. Desta forma, não recomendamos seu uso nos pacientes mais críticos por intervencionistas inexperientes. Os agentes líquidos podem ainda ser usados para embolização não seletiva de pacientes em que a hemostasia com agente reabsorvível falhar ou em pacientes que são elegíveis para embolização seletiva com um alvo que é inacessível ao cateterismo seletivo, particularmente se o paciente estiver com alto risco de ressangramento de anastomoses[1].

Salientamos que o uso de cateteres e microcateteres de lúmen interno adequado às molas e compatíveis com agentes líquidos evita a obstrução dos mesmos e, assim, a ocorrência de complicações.

Stents revestidos, cateteres-balão e micropartículas também podem ser utilizados em casos específicos, conforme ilustrado pela Figura 50.7.

COMPLICAÇÕES

Complicações não específicas são as mais comuns, como as relacionadas com o sítio de punção arterial ou injúria renal, pelo uso de contraste iodado, associado a hipoperfusão renal costumeiramente presente no choque, além de anafilaxia[1].

A embolização fora do alvo, como resultado do refluxo do agente embolizante ou passagem por anastomoses arteriais, é evitada pela cateterização distal e monitoramento radioscópico contínuo, associado a embolização lenta visando uma redução de fluxo. A embolização inapropriada pode levar, por exemplo, à isquemia do membro inferior através da artéria ilíaca externa ou ainda da medula espinhal, como resultado da embolização de artérias lombares ou da artéria sacral lateral ou iliolombar, que tem anastomoses verticais com as artérias lombares[33].

Os nervos são estruturas muito sensíveis à isquemia e podem ser acometidos por embolização não desejada. Observamos paralisia do nervo ciático devida à embolização da artéria sacral lateral (ramos arteriais radiculares) ou da artéria do nervo ciático (alimentando o tronco do nervo e surgindo da artéria glútea inferior), paralisia do nervo crural por embolização da artéria iliolombar (ramos radiculares e tronco)[34].

Ainda que feita com os devidos cuidados, a embolização seletiva pode levar à isquemia dos territórios distais da artéria ilíaca interna, porém essas complicações devem ser interpretadas juntamente com as consequências do próprio trauma. Lesão do nervo ciático ou do nervo femoral também pode ter sido causada por trauma; compressão e necrose muscular também podem advir de a uma síndrome compartimental. A necrose distal é mais provável de ocorrer quando se utlizam micropartículas[3].

DISCUSSÃO

A embolização como parte do tratamento das lesões arteriais vem evoluindo e ganhando espaço na condução dos traumas, em especial na pelve, por causa de sua anatomia óssea restritiva para abordagens cirúrgicas.

Em nosso meio, o maior fator limitante ainda é a existência de centros com estrutura e materiais acessíveis a todos os pacientes. Entretanto, como os melhores resultados são entre os pacientes submetidos a procedimentos de forma mais rápida[17,20,21], devemos considerar o tempo dispensado no transporte dos pacientes, a disponibilidade dos materiais específicos e para a realização do procedimento. A mortalidade é influenciada diretamente pelo tempo necessário para controlar a hemorragia[1]. Menor mortalidade e maior sobrevida são obtidos quando a embolização é realizada em tempos otimizados, menores que 3 horas[7,35].

Quando as condições hemodinâmicas e logísticas permitem, a angiotomografia deve ser realizada antes de se proceder ao estudo angiográfico e à embolização. Embora a angiografia forneça acesso direto para o tratamento, a angiotomografia, além de ser mais sensível ao sangramento, fornece substratos, em geral, suficientes para identificar a topografia do trauma ou ainda os vasos provavelmente envolvidos na lesão.

Os protocolos mais modernos de tomografia têm excelente correlação com a angiografia para a detecção de hemorragia arterial, com sensibilidade superior a 90%[20,36] e ainda, um exame negativo permite considerar um manejo conservador, o que se tornou cada vez mais comum no cenário do trauma.

A embolização deve ter como objetivo a redução rápida do fluxo (pressão) de sangue a um nível em que a hemostasia pode ser alcançada naturalmente. A embolização seletiva ou superseletiva deve ser aventada apenas se o paciente estiver estável, para não prolongar o tempo do procedimento, bem como reduzir o risco de isquemia significativa.

Felizmente, mesmo entre os traumatismos pélvicos mais graves, apenas um pequeno número de casos é associado a sangramento arterial com repercussão hemodinâmica e só uma parcela destes é submetida a algum tipo de embolização. Segundo a literatura, 8,4% das fraturas pélvicas com instabilidade hemodinâmica são secundárias a lesão arterial e se beneficiariam da angiografia. Dentre estes apenas 71% delas se submeterão à embolização[21]. Em geral, este grupo de pacientes apresenta-se em piores condições, com instabilidade hemodinâmica e pouca margem para condução conservadora.

Apesar desse comprometimento clínico, as embolizações arteriais têm altas taxas de efetividade, em média entre 81 a 95%, representadas clinicamente pela parada

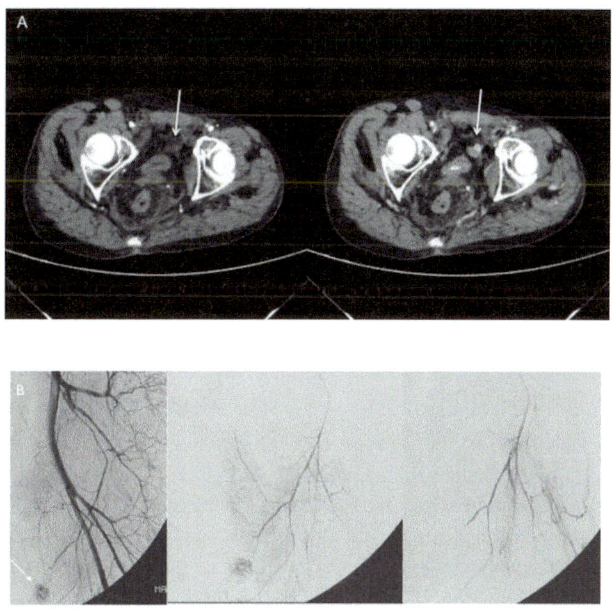

Figura 50.7. Embolização com micropartículas em circulação terminal. **A.** Tomografia computadorizada com contraste em fases arterial e tardia evidenciam sangramento ativo em território irrigado pela artéria pudenda esquerda (seta branca). **B.** Angiografia com subtração digital seletivo da ilíaca comum esquerda confirma achado de sangramento em artéria pudenda (seta branca), cateterismo superseletivo da pudenda interna antes e após embolização com PVA 150-250 micrômetros demonstram desaparecimento da região suspeita.

do sangramento, com estabilidade hemodinâmica sem necessidade de se repetir o procedimento ou de uma abordagem cirúrgica[3,37]. No geral, a mortalidade diminuiu de 50 a 20% após a introdução de embolização pélvica nos protocolos de tratamento do centro de trauma[37]. Porém, entre os casos mais graves ou instáveis, ou ainda em que falharam outras medidas terapêuticas, a mortalidade permanece alta, podendo chegar a até 89%[38].

O ressangramento após a embolização é visto em 6 a 8% dos casos. A necessidade de se repetir o procedimento pode atingir um índice de até 40%[21,26], no entanto, quando se faz necessário, há uma taxa de sucesso clínico de 97%[27]. A maior parte dos ressangramentos acontece em fontes diferentes do local anteriormente embolizado[39]. Pode-se explicar o ressangramento, na realidade, como o espasmo transitório ou uma artéria sem sangramento ativo em razão de hipotensão durante a exploração inicial[7].

CONSIDERAÇÕES FINAIS

A embolização arterial deve ser encarada hoje como tratamento padrão ouro do trauma arterial pélvico, apresentando vantagens significativas no que tange a resolutividade dos casos e redução da mortalidade.

REFERÊNCIAS BIBLIOGRÁFICAS

1. Scemama U, Dabadie A, Varoquaux A, Soussan J, Gaudon C, Louis G, et al. Pelvic trauma and vascular emergencies. Diagn Interv Imaging. 2015;96(7-8):717-29.
2. Broadwell SR, Ray CE. Transcatheter embolization in pelvic trauma. Semin Interv Radiol. 2004;21(1):23-35.
3. Barentsz MW, Vonken EPA, van Herwaarden JA, Leenen LPH, Mali WPTM, van den Bosch MAAJ. Clinical Outcome of Intra-Arterial Embolization for Treatment of Patients with Pelvic Trauma. Radiol Res Pr. 2011;2011:935484.
4. Gänsslen A, Giannoudis P, Pape HC. Hemorrhage in pelvic fracture: Who needs angiography? Curr Opin Crit Care. 2003;9(6):515-23.
5. Eastridge BJ, Starr A, Minei JP, O'Keefe GE. The importance of fracture pattern in guiding therapeutic decision-making in patients with hemorrhagic shock and pelvic ring disruptions. J Trauma. 2002;53(3):446-51.
6. Metz CM, Hak DJ, Goulet JA, Williams D. Pelvic fracture patterns and their corresponding angiographic sources of hemorrhage. Orthop Clin North Am. 2004;35(4):431-7.
7. Vaidya R, Waldron J, Scott A, Nasr K. Angiography and Embolization in the Management of Bleeding Pelvic Fractures. J Am Acad Orthop Surg. 2018;26(4):e68-76.
8. Tile M. Pelvic ring fractures: should they be fixed? J Bone Jt Surg Br. 1988;70(1):1-12.
9. Young JWR, Burgess AR, Brumback RJ, Poka A. Pelvic fractures: Value of plain radiography in early assessment and management. Radiology. 1986;160(2):445-51.
10. Hamill J, Holden A, Paice R, Civil I. Pelvic fracture pattern predicts pelvic arterial haemorrhage. Aust N Z J Surg. 2000;70(5):338-43.
11. Sarin EL, Moore JB, Moore EE, Shannon MR, Ray CE, Morgan SJ, et al. Pelvic fracture pattern does not always predict the need for urgent embolization. J Trauma. 2005;58(5):973-7.
12. Ben-Menachem Y, Coldwell DM, Young JWR, Burgess AR. Hemorrhage associated with pelvic fractures: Causes, diagnosis, and emergent management. AJR Am J Roentgenol. 1991;157(5):1005-14.
13. Hallinan JTPD, Tan CH, Pua U. Emergency computed tomography for acute pelvic trauma: Where is the bleeder? Clin Radiol. 2014;69(5):529-37.
14. Bilhim T, Pereira JA, Fernandes L, Tinto HR, Pisco JM. Angiographic anatomy of the male pelvic arteries. AJR Am J Roentgenol. 2014;203(4):W373-82.
15. Requarth JA, Miller PR. Aberrant obturator artery is a common arterial variant that may be a source of unidentified hemorrhage in pelvic fracture patients. J Trauma. 2011;70(2):366-72.
16. Johnson GE, Sandstrom CK, Kogut MJ, Ingraham CR, Stratil PG, Valji K, et al. Frequency of external iliac artery branch injury in blunt trauma: Improved detection with selective external iliac angiography. J Vasc Interv Radiol. 2013;24(3):363-9.
17. Tanizaki S, Maeda S, Matano H, Sera M, Nagai H, Ishida H. Time to pelvic embolization for hemodynamically unstable pelvic fractures may affect the survival for delays up to 60 min. Injury [Internet]. 2014;45(4):738-41. Available from: http://dx.doi.org/10.1016/j.injury.2013.11.007
18. Spahn DR, Bouillon B, Cerny V, Duranteau J, Filipescu D, Hunt BJ, et al. The European guideline on management of major bleeding and coagulopathy following trauma: fifth edition. Crit Care. 2019;23:98.

19. Yoon W, Kim JK, Jeong YY, Seo JJ, Park JG, Kang HK. Pelvic arterial hemorrhage in patients with pelvic fractures: Detection with contrast-enhanced CT. Radiographics. 2004;24(6):1591-605.

20. Maturen KE, Adusumilli S, Blane CE, Arbabi S, Williams DM, Fitzgerald JT, et al. Contrast-enhanced CT accurately detects hemorrhage in torso trauma: Direct comparison with angiography. J Trauma. 2007;62(3):740-5.

21. Karadimas EJ, Nicolson T, Kakagia DD, Matthews SJ, Richards PJ, Giannoudis PV. Angiographic embolisation of pelvic ring injuries. Treatment algorithm and review of the literature. Int Orthop. 2011;35(9):1381-90.

22. Lopera JE. Embolization in trauma: Principles and techniques. Semin Interv Radiol. 2010;27(1):14-28.

23. Verbeek DOF, Zijlstra IAJ, van der Leij C, Ponsen KJ, van Delden OM, Goslings JC. Management of pelvic ring fracture patients with a pelvic "blush" on early computed tomography. J Trauma Acute Care Surg. 2014;76(2):374-9.

24. Miller PR, Moore PS, Mansell E, Meredith JW, Chang MC. External fixation or arteriogram in bleeding pelvic fracture: Initial therapy guided by markers of arterial hemorrhage. J Trauma. 2003;54(3):437-43.

25. Pereira SJ, O'Brien DP, Luchette FA, Choe KA, Lim E, Davis Jr K, et al. Dynamic helical computed tomography scan accurately detects hemorrhage in patients with pelvic fracture. Surgery. 2000;128(4):678-85.

26. Geeraerts T, Chhor V, Cheisson G, Martin L, Bessoud B, Ozanne A, et al. Clinical review: Initial management of blunt pelvic trauma patients with haemodynamic instability. Crit Care. 2007;11(1):204.

27. Velmahos GC, Chahwan S, Hanks SE, Murray JA, Berne TV, Asensio J, et al. Angiographic embolization of bilateral internal iliac arteries to control life threatening hemorrhage after blunt trauma to the pelvis. Am Surg. 2000;66(9):858-62.

28. Burchell RC. Physiology of Internal Iliac Artery Ligation. J Obs Gynaecol Br Commonw. 1968;75(6):642-51.

29. Matityahu A, Marmor M, Elson JK, Lieber C, Rogalski G, Lin C, et al. Acute complications of patients with pelvic fractures after pelvic angiographic embolization. Clin Orthop Relat Res. 2013;471(9):2906-11.

30. Fang J-F, Shih L-Y, Wong Y-C, Lin B-C, Hsu Y-P. Repeat transcatheter arterial embolization for the management of pelvic arterial hemorrhage. J Trauma. 2009;66(2):429-35.

31. Brunelli GA, Brunelli GR. Tissue changes at different periods of ischemia. Int Angiol. 1995;14(3):253-63.

32. Frevert S, Dahl B, Lönn L. Update on the roles of angiography and embolisation in pelvic fracture. Injury. 2008;39(11):1290-4.

33. Suzuki T, Kataoka Y, Minehara H, Nakamura K, Uchino M, Kawai K, et al. Transcatheter arterial embolization for pelvic fractures may potentially cause a triad of sequela: Gluteal necrosis, rectal necrosis, and lower limb paresis. J Trauma. 2008;65(6):1547-50.

34. Hare WSC, Holland CJ. Paresis following internal iliac artery embolization. Radiology. 1983;146(1):47-51.

35. Agolini SF, Shah K, Jaffe J, Newcomb J, Rhodes M, Reed-3rd JF. Arterial Embolization Is a Rapid and Effective Technique for Controlling Pelvic Fracture Hemorrhage. J Trauma. 1997;43(3):395-9.

36. Anderson SW, Soto JA, Lucey BC, Burke PA, Hirsch EF, Rhea JT. Blunt Trauma: Feasibility and Clinical Utility of Pelvic CT Angiography Performed with 64-Detector Row CT. Radiology. 2008;246(2):410-9.

37. Martin JG, Kassin M, Park P, Ermentrout RM, Dariushnia S. Evaluation and Treatment of Blunt Pelvic Trauma. Tech Vasc Interv Radiol. 2017;20(4):237-42.

38. Cook RE, Keating JF, Gillespie I. The role of angiography in the management of haemorrhage from major fractures of the pelvis. J Bone Jt Surg Br. 2002;84(2):178-82.

39. Nicodemo A, Decaroli D, Pallavicini J, Sivieri R, Aprato A, Massè A. A treatment protocol for abdomino-pelvic injuries. J Orthop Traumatol. 2008;9(2):89-95.

Tratamento Percutâneo de Pseudoaneurisma com Injeção de Trombina

51

Edgar Bortolini
Túlio Fabiano de Oliveira Leite
Bruno Renan Ribeiro Gomes Linard
Joaquim Maurício da Motta Leal Filho

INTRODUÇÃO

Histórico

Os aneurismas arteriais são conhecidos desde os tempos antigos, sendo os primeiros relatos encontrados no Papiro de Ebers por volta de 2.000 anos a. C. A primeira cirurgia eletiva descrita para tratar um aneurisma foi relata por Antyllus, no século II, em que recomendava a ligadura proximal e distal do aneurisma. Passaram-se mais de 1.700 anos até que, nos séculos XIX e XX, as técnicas de correção de aneurismas se tornaram, definitivamente, bem-sucedidas e consagradas.

A função primordial do sistema sanguíneo arterial é de servir como um conduto eficiente e durável para o transporte do fluxo sanguíneo pulsátil. Para o bom funcionamento, essa rede de vasos deve preservar uma luz não trombogênica e manter sua estrutura íntegra, a fim de suportar os estresses hemodinâmicos. A perda da sua integridade é causa fundamental para a formação de aneurismas e sua eventual ruptura, com alto grau de letalidade[1].

Aneurisma e pseudoaneurisma

Os aneurismas (do grego aneurysma) são dilatações localizadas e irreversíveis de todas as três camadas da parede do vaso, com aumento de, no mínimo, 50% do diâmetro original, quando comparados com o diâmetro esperado para aquele vaso[2].

Por outro lado, os pseudoaneurismas são massas pulsáteis que não contêm qualquer camada da parede arterial, representam uma ruptura da parede vascular com extravasamento de sangue contido por estruturas adjacentes, formando um hematoma pulsátil localizado. O pseudoaneurisma fica contido pelas camadas circundantes de tecido celular conjuntivo, porém com um canal persistente (colo) que comunica a luz arterial ao hematoma. Quando crônicos, a reação fibrótica ao redor do hematoma torna-se organizada, semelhante à parede de um aneurisma verdadeiro (Figura 51.1).

Para que um pseudoaneurisma se forme, é necessário haver uma lesão da parede arterial que poderá ser provocada por traumatismo direto ao vaso, perfuração por infecção ou exposição a secreções corpóreas, como por exemplo a secreção pancreática. Historicamente, os pseudoaneurismas resultavam, mais comumente, de traumatismos perfurantes. Atualmente, nota-se que são provocados mais frequentemente por lesões iatrogênicas, como punção e cateterização arterial[2].

À medida que mais procedimentos endovasculares (cateterismos diagnósticos e terapêuticos) são executados, maior a frequência e talvez a complexidade

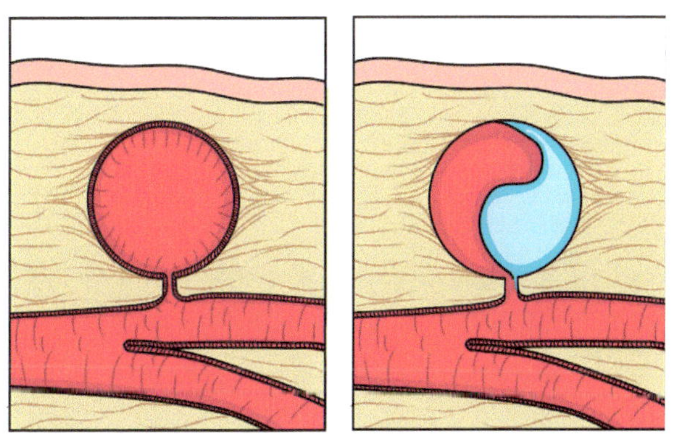

Figura 51.1. A. Aneurisma; B. Pseudoaneurisma.

das complicações decorrentes destes procedimentos. E, sem dúvida, o pseudoaneurisma é uma delas. Consequentemente, o radiologista intervencionista deverá estar ciente dessas complicações, assim como das opções terapêuticas que dispõe para resolvê-las.

Epidemiologia

Nas intervenções endovasculares periféricas, as complicações incluem hematoma no sítio de punção ou retroperitoneal, pseudoaneurisma, fístula arteriovenosa, oclusões arteriais agudas, embolia distal e infecções. Essas complicações ocorrem com incidência global de 1,5-9%[3]. O pseudoaneurisma é a terceira complicação mais frequente relacionada ao acesso vascular, ficando atrás somente do hematoma e do sangramento no sítio de punção. A artéria femoral comum é a mais acometida, por ser a mais utilizada, principal acesso para realização dos procedimentos[4].

Em virtude do número de intervenções coronarianas ser muito maior que as intervenções periféricas, na prática observa-se um número muito maior de pseudoaneurismas decorrentes de intervenções coronarianas, em número absoluto. A incidência de complicações relacionadas ao acesso vascular após cateterização cardíaca diagnóstica e terapêutica é, respectivamente, de 0,05-0,7% e 0,7-9%[4,5].

Alguns estudos observaram uma incidência maior de pseudoaneurisma após intervenções endovasculares quando utilizaram ultrassonografia (US) com Doppler (USD) como método de rastreio, busca ativa. A incidência pode variar de 8 a 14% de pseudoaneurisma assintomático[5-7]. Ressalta-se que nem todos os pseudoaneurismas requerem tratamento, muitos ocluem espontaneamente.

Quadro 51.1. Fatores de risco associados à formação de pseudoaneurisma

- Anticoagulação
- Obesidade
- Introdutor ≥ 7 French
- Falha na punção
- Compressão manual inadequada
- Cateterização arterial e venosa simultânea
- Punção acima do ligamento inguinal
- Punção da artéria femoral profunda
- Hipertensão arterial sistêmica
- Sítio de punção de difícil compressão
- Artérias calcificadas
- Paciente hemodialítico
- Não utilização de selador de punção arterial
- Medicações antiplaquetárias
- Sexo feminino
- Intervenção endovascular terapêutica
- Aspectos morfológicos do pseudoaneurisma

Etiologia

Na literatura encontram-se artigos que relatam inúmeros fatores de risco associados à formação de pseudoaneurisma em decorrência de intervenções coronarianas (Quadro 51.1)[5,6,8-17].

DIAGNÓSTICO

Exame físico

Após a intervenção, durante o exame físico, deve-se estar atento para a presença de sinais e sintomas como massa pulsátil, hematoma, equimose, hipersensibilidade, frêmito, ausculta de sopro sistodiastólico no sítio de punção, aparecimento de déficits neurológicos e queda súbita do hematócrito[18-22]. O déficit neurológico tem uma importância crítica, sobretudo em topografia de artérias axilar e braquial, pois o sangramento para bainha circundante pode acarretar lesão nervosa sem massa pulsátil evidente.

Ultrassonografia com Doppler

O diagnóstico definitivo é determinado pelo USD, que possui sensibilidade e especificidade de 94% e 97%, respectivamente[23]. Esse método de imagem fornece em tempo real uma avaliação confiável, de baixo custo, reprodutível, podendo ser realizada à beira do leito, sem utilização de contraste, capaz de avaliar complicações associadas, bem como é importante no seguimento dos pacientes após o tratamento (*follow-up*), embora seja um método examinador-dependente.

Com o US em modo B, o principal achado que caracteriza o pseudoaneurisma é a visualização de uma coleção hipoecoica, muitas vezes pulsátil, adjacente à parede arterial. As formas de onda espectral e a imagem com ecodoppler colorido demonstram, usualmente, um padrão de fluxo característico de ida e volta no colo do pseudoaneurisma, descrito como sinal To-and-Fro[4,24] (Figura 51.2). Este padrão de fluxo é determinado pela saída do sangue da artéria em direção ao interior do pseudoaneurisma na sístole, e pela saída do sangue do pseudoaneurisma para a artéria na diástole.

Além do diagnóstico, o USD fornece informações importantes do pseudoaneurisma como:

- identificação da artéria acometida;
- número de cavidades do pseudoaneurisma (morfologia);
- medidas dos diâmetros das cavidades: anteroposterior, laterolateral e longitudinal;
- dimensões do colo: comprimento e diâmetro;

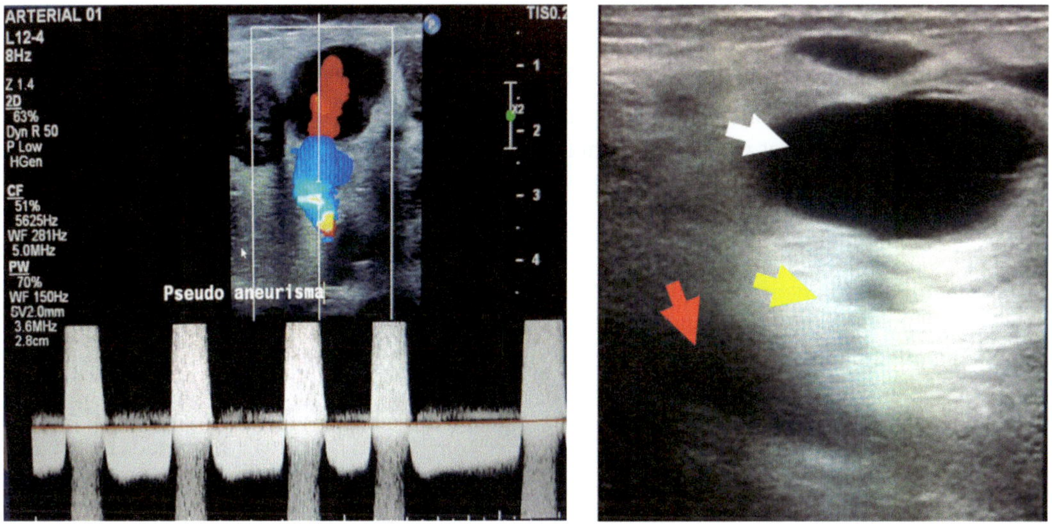

Figura 51.2..A. Imagem ultrassonográfica Modo Triplex em corte transversal de um pseudoaneurisma de artéria femoral comum demonstrando padrão de fluxo de onda tipo To-and-Fro. B. Imagem ultrassonográfica Modo B em corte longitudinal de um pseudoaneurisma de artéria femoral comum. Artéria femoral comum (seta vermelha), colo do pseudoaneurisma (seta amarela); pseudoaneurisma de artéria femoral comum (seta branca).

- distâncias da pele até o pseudoaneurisma: vertical e oblíqua (medidas que poderão ser utilizadas para determinar o tamanho da agulha de punção que será utilizada em caso de tratamento com injeção de trombina ou solução salina).

Aspectos morfológicos do pseudoaneurisma —

Preconiza-se a descrição das seguintes dimensões do pseudoaneurisma ao USD: diâmetro latero lateral, diâmetro anteroposterior, diâmetro longitudinal, diâmetro e comprimento do colo. O cálculo do volume total do pseudoaneurisma pode ser realizado com base na suposição de forma elíptica. Ainda, pode ser classificado em unilobular ou multilobular[17] (Figura 51.3).

Essa separação dos diâmetros do pseudoaneurisma e do colo foi primeiramente descrita e estudada por Leite TFO e cols., em que foi capaz de predizer quais dessas dimensões seria fator preditivo para o insucesso no tratamento percutâneo com trombina guiado por US[17].

E por fim, o US é adequado para o seguimento daqueles pseudoaneurismas considerados pequenos, ou seja, com diâmetro menor que 2,0 cm, quando se dá preferência para o tratamento conservador.

Outros métodos de imagem como angiografia, angiotomografia (ângio-TC) e angiorressonância (ângio-RM) podem ser utilizados, mas são exames mais dispendiosos e que necessitam de contraste, por exemplo[25-27].

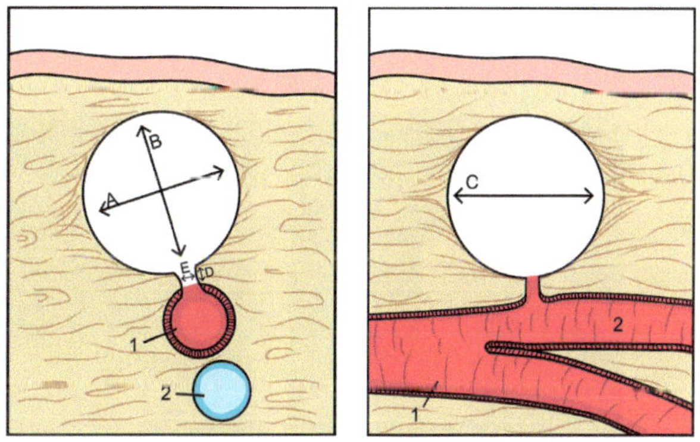

Figura 51.3. A. Representação esquemática das dimensões de um pseudoaneurisma em corte transversal. (A) diâmetro laterolateral; (B) diâmetro anteroposterior; (E) diâmetro do colo do pseudoaneurisma; (D) extensão do colo do pseudoaneurisma; (1) artéria femoral superficial; (2) veia femoral comum. B. Representação esquemática das dimensões de um pseudoaneurisma em corte longitudinal. (C) Diâmetro longitudinal do pseudoaneurisma; (1) artéria femoral comum; (2) artéria femoral superficial.

TRATAMENTO

Complicações relacionadas ao não tratamento do pseudoaneurisma são inúmeras e por vezes associadas a alta morbimortalidade. As complicações dos pseudoaneurismas incluem ruptura, dor persistente, edema ao redor do local afetado, neuropatia, embolia distal, isquemia e necrose cutânea local, infecção e compressão de vasos ou nervos adjacentes. De acordo com Leite TFO e cols., a complicação mais grave é a ruptura e está relacionada principalmente ao tamanho do saco do pseudoaneurisma[11,12,14,28,29]. Numerosas opções terapêuticas existem para o tratamento dos pseudoaneurismas.

Expectante

A simples observação constitui uma conduta razoável para os pequenos pseudoaneurismas que não estão associados a desconforto excessivo. A maioria dos pequenos pseudoaneurismas sofre trombose espontânea em 2 a 4 semanas. No entanto, caso o paciente esteja em vigência de anticoagulação sistêmica, poderá ter reduzida a probabilidade de trombose espontânea do pseudoaneurisma.

Cirúrgico

De forma geral, a maioria dos pseudoaneurismas é estéril. Porém, quando infectados requerem tratamento cirúrgico imediato, sendo, talvez, uma das poucas indicações para o tratamento cirúrgico, visto que o tratamento com agentes embolizantes como molas ou trombina está contraindicado[9,10,28]. No passado, acreditava-se que uma abordagem mais "agressiva" do pseudoaneurisma poderia resultar em alívio da dor na região inguinal, prevenção do aumento progressivo de volume, da ruptura, da necrose cutânea e da neuropatia por compressão.

Compressão local guiada ou não por ultrassom

A compressão local orientada por US é outra opção de tratamento de pseudoaneurisma. O colo do pseudoaneurisma, identificado onde se encontra um jato de sangue de alta velocidade, é localizado com o transdutor do US no modo colorido com Doppler. A compressão contínua e sustentada é realizada de modo a comprimir o colo do pseudoaneurisma até que o fluxo sanguíneo desapareça. Para que isso aconteça, muitas vezes se faz necessário utilizar uma forte pressão sobre o local (o que poderá ocasionar dor ao paciente) por longos períodos de tempo. Esse procedimento é desconfortável tanto para o examinador quanto para o paciente.

Injeção percutânea de trombina guiada por

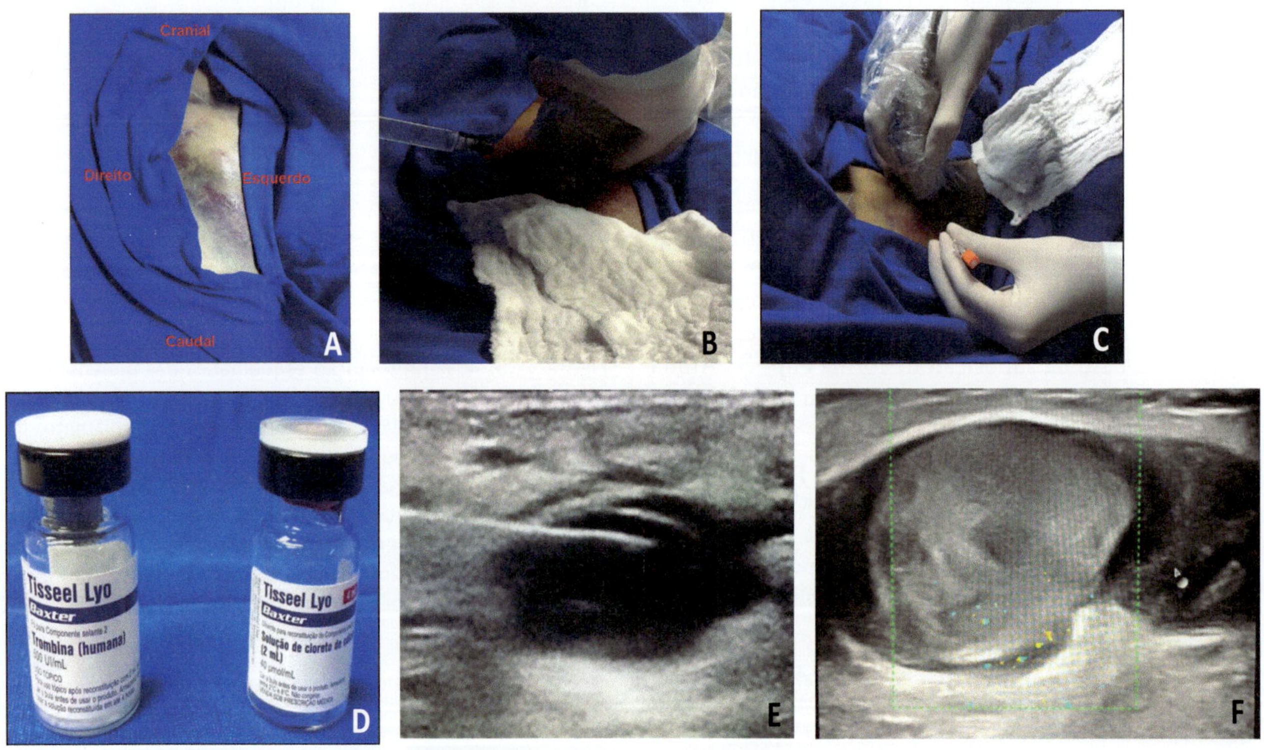

Figura 51.4 - A. Assepsia, antissepsia e colocação de campos estéreis. B. Anestesia cutânea locorregional com cloridrato de lidocaína a 2%. C. Punção em plano guiada por US com agulha de raquianestesia 22 Gauge na periferia do pseudoaneurisma. D. Reconstituição da solução de trombina liofilizada em solução de cloreto de cálcio. E. Injeção da solução de trombina orientada por US em modo B em tempo real. F. USD de controle logo após a injeção de trombina demonstra a trombose completa do pseudoaneurisma.

ultrassom

O tratamento percutâneo do pseudoaneurisma com injeção de trombina guiada por US, considerado padrão ouro na atualidade, ganhou destaque nos últimos anos por ser uma técnica minimamente invasiva, de alto sucesso terapêutico (técnico e clínico), e de baixa morbimortalidade, com redução de custo com internação hospitalar. Este método permite que o resultado do tratamento seja observado imediatamente, no momento da injeção de trombina dentro do pseudoaneurisma[17]. Dessa forma, tem sido descrito na literatura como o tratamento preferencial para o pseudoaneurisma decorrente do cateterismo vascular. O passo a passo da técnica será demonstrado mais adiante, neste capítulo.

Outros tratamentos

A injeção de solução salina guiada por US, o implante de stents revestidos e a embolização do saco aneurismático serão comentados na discussão.

PROTOCOLO TÉCNICO PARA INJEÇÃO PERCUTÂNEA DE TROMBINA

A equipe de radiologia intervencionista do Instituto do Coração (InCor) da Faculdade de Medicina da Universidade de São Paulo (FMUSP) tem descrito e recomendado o seguinte protocolo de tratamento percutâneo com injeção de trombina para tratamento de pseudoaneurisma[17] (Figura 51.4).

A. Após receber o paciente no setor de Radiologia Intervencionista, com termo de consentimento livre e esclarecido assinado, colhe-se a história clínica do doente, realiza-se a avaliação clínica do sítio de punção, os pulsos do membro de interesse são checados, e a avaliação é complementada com a ultrassonografia em modo B, com Doppler, e espectral do pseudoaneurisma e do sistema arterial ipsolateral. Neste momento, o melhor local de punção para se realizar o tratamento com a injeção de trombina é determinado.

B. Assepsia, antissepsia e colocação de campos estéreis no local a ser tratado.

C. Anestesia locorregional da região a ser tratada com cloridrato de lidocaína a 2% sem vasoconstritor. Além da anestesia locorregional, a analgesia durante o procedimento fica a critério do radiologista intervencionista. Normalmente não fazemos nenhuma.

D. Preparo da solução de trombina. A trombina liofilizada é reconstituída em solução de cloreto de cálcio (nome comercial Tissucol, Baxter - Deerfield, Illinois, EUA) para produzir o componente de solução de trombina antes da injeção. O volume total reconstituído é de 2 mL. Não diluímos a solução com soro.

E. Punção com agulha de raquianestesia 22 Gauge na periferia do pseudoaneurisma guiada por US, o mais distante possível do colo. Essa medida diminui a chance da trombina escapar através do colo do pseudoaneurisma, entrar na circulação arterial e provocar embolia distal para o membro tratado.

F. Injeção de trombina é realizada sob orientação ultrassonográfica. A taxa de injeção é determinada a partir da visualização em modo B da formação de coágulo, de característica hiperecoica, e mantida até que o trombo preencha toda a cavidade do pseudoaneurisma. Geralmente, observamos a completa trombose do pseudoaneurisma com a injeção de menos de 1,5 mL de solução de trombina.

G. Repete-se o USD logo após a injeção de trombina. Esse exame tem como finalidade assegurar que o pseudoaneurisma foi totalmente ocluído, bem como avaliar o sistema arterial. Por vezes, nota-se fluxo residual no colo do pseudoaneurisma. Não devemos complementar o tratamento com nova injeção de trombina no colo residual, pelo risco aumentado de embolização distal. Observa-se que, na maioria das vezes, o colo residual irá evoluir para a completa obstrução nas próximas horas.

H. Realiza-se curativo compressivo local sobre o pseudoaneurisma.

I. Mantém-se o membro imóvel durante as primeiras 6 horas.

J. Doze a 24 horas após o tratamento, retira-se o curativo compressivo e realiza-se um USD de controle.

Essa técnica é mais utilizada para pseudoaneurismas localizados em artérias femorais, sobretudo a femoral comum, mas a mesma técnica poderá ser utilizada para pseudoaneurismas localizados em outros sítios.

RESULTADO

No InCor, HC-FMUSP, entre dezembro de 2012 a abril de 2019, realizou-se o tratamento de 83 pseudoaneurismas com injeção de trombina guiada por USG decorrentes do cateterismo cardíaco (CATE) de pacientes encaminhados pela disciplina de Cardiologia do InCor.

A incidência de pseudoaneurismas tratados por meio de injeção de trombina no InCor foi de 0,00081%. A maioria dos pacientes era do sexo masculino (67,5%), com idade média de 66 ± 14 anos e IMC médio de 28,24 ± 4,23 kg/m^2. Hipertensão arterial sistêmica estava presente em 83,1% desses pacientes, diabetes em 50,6%, tabagismo em 47%, insuficiência cardíaca em 26,5%, dislipidemia 69,9%, infarto agudo do miocárdio prévio em 31,3%, revascularização do miocárdio em 21,7%, e doença arterial periférica (DAOP) em 26,5%.

O sítio arterial mais acometido entre os 83 pacientes diagnosticados com pseudoaneurisma foi a artéria femoral comum direita, 54 casos (65,06%) (Tabela 51.1).

O CATE diagnóstico foi realizado em 36,1% dos pacientes e o terapêutico, em 63,9%. O introdutor 7 Fr foi utilizado em 43,4% dos procedimentos, o 6 Fr em 54,2%, e o 5 Fr em 2,4%. Faziam uso de ácido acetilsalicílico (AAS) 79,5% dos pacientes; 51,8% faziam uso de clopidogrel, e 34,9% estavam em heparinização em dose terapêutica durante o procedimento para correção do pseudoaneurisma.

O sucesso primário do procedimento, definido como a trombose do pseudoaneurisma com uma única sessão de trombina, foi de 84% (70 pacientes), enquanto 13 pacientes necessitaram de uma segunda injeção de trombina, com uma taxa de sucesso secundário de 100%.

Foram estudados os fatores clínicos, aqueles relacionados ao cateterismo, e os fatores morfológicos do pseudoaneurisma que pudessem estar relacionados com o insucesso na obliteração do pseudoaneurisma com a injeção percutânea de trombina guiada por US.

Os fatores clínicos como sexo, diabetes, hipertensão, dislipidemia, obesidade, DAOP, tabagismo, IAM prévio, cirurgia cardíaca, insuficiência cardíaca, função renal e hematimetria não demonstraram significância estatística. Os fatores relacionados com o cateterismo, como local de punção, diâmetro do introdutor, CATE terapêutico ou diagnóstico e anticoagulação ou o uso de antiagregantes plaquetários não demonstraram significância estatística.

A mediana dos diâmetros dos pseudoaneurismas nas dimensões laterolateral foi de 2,9 cm (variando de 2-4,4), anteroposterior de 1,9 cm (variando de 1,5-2,9) e longitudinal de 1,9 cm (variando de 1,4-2,8). A mediana do volume do pseudoaneurisma foi de 8,57 cm3 (variando de 3,6-22,93). Tanto a dimensão anteroposterior quanto o volume demonstraram significância estatística, com p = 0,037 e p = 0,044, respectivamente. A mediana do diâmetro do colo foi de 0,4 cm (variando de 0,3-0,7) e demonstrou significância estatística (p = 0,005). A mediana do comprimento do colo foi de 1 cm (variando de 0,6-1,5) e não demonstrou significância estatística. Os pseudoaneurismas multilobulados corresponderam a 8,4% dos pacientes.

Tabela 51.1. Sítio arterial mais acometido por pseudoaneurisma

Localização do Pseudoaneurisma	Número de casos	%
Artéria femoral comum direita	54	65,1
Artéria femoral comum esquerda	11	13,2
Artéria femoral superficial direita	10	12,1
Artéria femoral superficial esquerda	5	6
Artéria radial direita	3	3,6
Total	**83**	**100**

Dentre as variáveis estatisticamente associadas na análise univariada, a saber, diâmetro anteroposterior (p = 0,037), diâmetro do colo (p = 0,005), e volume (p = 0,044); este último (volume) mostrou ser mais significativo na análise multivariada. O tratamento com injeção de trombina apresentou maior taxa de insucesso para pseudoaneurismas com volumes maiores que 12 cm3. Para cada 1 cm3 de aumento do volume do pseudoaneurisma além de 12 cm3, aumentam-se em 3% as chances de insucesso técnico com uma única injeção de trombina, com sensibilidade e especificidade de 61% e 61%, respectivamente. Dessa forma, quanto maior o volume do pseudoaneurisma acima de 12 cm3, pior será o resultado do tratamento da primeira sessão; requerendo, muitas vezes, outra sessão de injeção de trombina para a trombose total do pseudoaneurisma. A mediana do volume de trombina injetado nos pseudoaneurismas foi de 1,5 mL (variando de 0,9-2).

Não houve relato de complicações embólicas, reação alérgica, infecção local, necessidade de correção cirúrgica, de transfusão de hemoderivados, IAM e acidente vascular cerebral. Houve dois óbitos na população estudada, decorrentes de choque cardiogênico e osteomielite após revascularização do miocárdio, sem correlação com o procedimento de injeção de trombina.

DISCUSSÃO

A artéria femoral comum é a mais utilizada para realização de intervenções endovasculares, em função da facilidade de acesso, grosso calibre arterial, topografia superficial, comodidade para o intervencionista trabalhar e facilidade na compressão após o procedimento. Portanto, a região inguinal é o local mais comum de formação de pseudoaneurismas. No entanto, os pseudoaneurismas podem ocorrer em qualquer local utilizado como acesso arterial para intervenções.

Pseudoaneurismas pequenos, com diâmetros menores que 2,0 cm, são relativamente estáveis e tendem a trombose espontânea[18]. No entanto, isso pode envolver uma permanência prolongada no hospital, atraso na deambulação e monitoração ultrassonográfica constante para avaliar a trombose completa do pseudoaneurisma. Toursarkissian e cols. acompanharam 82 pacientes com pseudoaneurismas menores que 3,0 cm de diâmetro com USD e constataram que 87% trombosaram espontaneamente, em média, 23 dias após a intervenção cardiológica[30].

O tratamento endovascular inclui vários métodos para ocluir o pseudoaneurisma, como por exemplo embolização com molas, adesivos tissulares, balões destacáveis, stent recoberto e a combinação de stent e molas. O tratamento com stent revestido é uma técnica eficaz e alternativa para a exclusão do pseudoaneurisma. Entretanto, apresenta algumas desvantagens: implica em punção contralateral, uso de contraste nefrotóxico, custo efetivo elevado com material, hospital e equipamento, e necessidade de profissional com expertise em radiologia intervencionista. O implante de stent revestido em artéria femoral comum dificulta novos acessos vasculares arteriais na região tratada, implica em risco de obstrução da artéria femoral profunda e tem risco aumentado de fratura do stent e consequente oclusão arterial, por ser uma região de dobra. Uma indicação adequada para o uso de stent revestido seria em pseudoaneurismas de difícil acesso cirúrgico, ou quando associado a fístulas, ou em pacientes de risco cardiológico alto[31].

O tratamento endovascular utilizando molas pode ser realizado de duas maneiras: uma por acesso percutâneo, em que as molas são liberadas induzindo a formação de trombos e fechamento do pseudoaneurisma. A segunda maneira seria a cateterização da artéria pelo acesso contralateral e liberação de molas no colo do pseudoaneurisma, o que induziria a trombose do colo e da cavidade do pseudoaneurisma. Alguns radiologistas intervencionistas não são adeptos dessa técnica em função de o pseudoaneurisma não apresentar uma parede verdadeira, levando ao aumento da pressão dentro do "saco aneurismático" e, consequentemente, à ruptura, bem como as molas podem ser fonte de infecção local. Outra observação é que a mola ficaria alojada fora da artéria entre os tecidos adjacentes, o que poderia provocar uma fístula para a pele ou até mesmo sua extrusão, com o passar do tempo.

As indicações reconhecidas para o reparo cirúrgico são: o fracasso de outras modalidades terapêuticas, pseudoaneurisma infectado, rápida expansão do pseudoaneurisma, síndrome compartimental, neuropatia causada pela compressão nervosa, isquemia dos tecidos adjacentes, necrose de pele, hemorragia em curso ou iminente[20,28,32,33].

Garcia e cols. realizaram um estudo prospectivo das complicações de pseudoaneurismas de artéria femoral tratadas cirurgicamente após intervenções endovasculares. Os autores avaliaram 79 pacientes submetidos à cirurgia para correção de pseudoaneurismas de artéria femoral e encontraram as seguintes complicações: 56 pacientes (71%) apresentaram algum tipo de complicação, sendo a mais comum a necessidade de transfusão sanguínea (53%), infecção (19%), deiscência cirúrgica (12,7%), tempo médio de internação hospitalar de 32,5 dias e taxa de mortalidade de 3,8% (três de 79 pacientes)[33].

Para que ocorra fechamento do pseudoaneurisma por meio de compressão local, é necessário que durante essa manobra o operador consiga comprimir o colo do pseudoaneurisma, impedindo o fluxo da artéria para a cavidade, a fim de ocluir o pseudoaneurisma. Essa técnica foi primeiramente descrita por Fellmeth e cols., em 1991[34] e rapidamente se tornou o tratamento de escolha de pseudoaneurisma. Coley e cols.[31] realizaram tratamento de 126 pseudoaneurismas de artéria femoral pela técnica de compressão local guiada por US, com sucesso técnico em 109 de 126 pacientes (86%), com tempo médio de compressão de 44 minutos. Eisenberg e cols.[35] realizaram compressão guiada por US em 281 pacientes, com 306 pseudoaneurismas, com taxa de sucesso de 74%. A taxa de sucesso técnico é bastante variável nas grandes séries, de 63 a 88%[32,36-39]. Porém, raramente se obtém sucesso técnico em 100% dos casos.

As principais limitações incluem a intolerância do paciente à dor ocasionada pela compressão local e a incapacidade do operador de manter a pressão adequada e constante. Em pacientes obesos e anticoagulados, o sucesso técnico com compressão local pode ser frustro em até 35% dos doentes, com taxa de recorrência de 20%. Nesse tipo de abordagem terapêutica, a taxa de complicação é de 3,6%. As potenciais complicações ligadas à técnica incluem: aumento rápido do pseudoaneurisma, ruptura (risco 1%), necrose cutânea, embolização distal e trombose venosa[32,35,40,41]. As contraindicações à técnica incluem pseudoaneurismas complicados por isquemia periférica ou cutânea, infecção, trombose venosa, síndrome compartimental, enxerto protético, pseudoaneurisma não compressível ou compressível com oclusão arterial ou acentuada redução do fluxo para vasos distais[18,42,43].

Outra maneira de realizar o tratamento percutâneo de pseudoaneurisma é a injeção de solução salina guiada por US, associada à compressão local. Descrita primeiramente por Gehling e cols.[43] como uma técnica alternativa para evitar complicações do uso de trombina,

Tabela 51.2. Sucesso técnico atingido em séries publicadas na literatura

Autores (Referência)	Ano	Número de pacientes (N)	Sucesso Técnico (%)	Complicações (%)
Lennox et al. (49)	2000	30	100	0
Kang et al. (48)	2000	83	98	1
La Perna et al. (50)	2000	70	94	1
Owen et al. (51)	2000	25	100	1
Paulson et al. (52)	2001	114	96	4
Mohler et al. (53)	2001	91	98	0
Sheiman e Brophy (54)	2001	54	100	0
Calton WC Jr et al. (55)	2001	52	94	1
Matson, Morgan e Belli (56)	2001	28	93	1
Khoury et al. (57)	2002	131	96	3
Friedman et al. (58)	2002	40	98	1
Weinmann et al. (59)	2002	33	100	0
Demhart et al. (60)	2005	54	98	0
Veraldi GF et al. (61)	2005	59	96	0
Schneider et al. (62)	2007	274	97	0
Vlachou et al. (63)	2009	85	95	0
Gürel et al. (64)	2012	55	69	0
Dzijan-Horn et al. (65)	2014	212	79	1
Kuma et al. (66)	2015	32	91	0
Chen et al. (67)	2015	121	92	0
Mohammad et al. (68)	2016	142	93	3
Leite et al. (17)	2017	60	100	0

como alergia e embolização arterial inadvertida. A técnica consiste em injeção de solução salina próximo ao colo, com o objetivo de realizar uma compressão extrínseca nessa região, ocluindo o fluxo pelo colo em direção ao pseudoaneurisma. Os autores obtiveram sucesso técnico de 100% em seis pacientes tratados por essa técnica[44]. Giurgea e cols.[45] obtiveram taxa de sucesso técnico primário de 100% quando associaram as técnicas de injeção de solução salina por via percutânea à compressão local guiada por US durante 5 minutos. Porém, no dia seguinte, ao realizarem US de controle verificaram que somente 43% (22 de 51 pacientes) dos pseudoaneurismas continuavam trombosados[44].

A injeção percutânea de trombina guiada por US foi descrita pela primeira vez por Cope e Zeit, em 1986, que relataram sucesso no tratamento de quatro pacientes com pseudoaneurismas[46]. Liau e cols.[47] elaboraram o método e divulgaram a técnica de injeção percutânea de trombina, conseguindo excluir quatro pseudoaneurismas de artéria femoral. A trombina (Fator IIa) é a forma ativa da protrombina (Fator II). In vivo, a trombina é resultado da interação do fator Va, fator Xa, fosfolipídio, cálcio e protrombina. A trombina converte a forma inativa do fibrinogênio em fibrina, que participa diretamente na formação do coágulo. Além disso, a injeção de trombina exógena provoca a clivagem rápida do fibrinogênio endógeno, consequentemente a formação de trombos também será mais rápida. Isso ocorre mesmo na presença de anticoagulação com inibidores da vitamina K, anticoagulantes diretos ou heparina. Na maioria das séries publicadas na literatura, a taxa de sucesso técnico alcançada utilizando a injeção percutânea de trombina para tratar pseudoaneurismas causados por intervenções coronarianas é alta, em geral de 93 a 100%[48-68] (Tabela 51.2).

No estudo de Leite TFO e cols., foi avaliada a taxa de sucesso, bem como os aspectos morfológicos e clínicos implicados no insucesso do tratamento percutâneo com injeção de trombina dos pseudoaneurismas decorrentes de cateterismo cardíaco. O sucesso técnico primário foi alcançado em 48 de 60 pacientes (80%) e o sucesso técnico secundário foi de 100%, confirmando a elevada taxa de sucesso no tratamento de pseudoaneurisma com injeção de trombina guiada por US[17].

Dentre os fatores morfológicos estudados, as dimensões anteroposterior e longitudinal foram estatisticamente significativas para o insucesso do tratamento percutâneo com injeção de trombina. Na análise multivariada, a dimensão longitudinal mostrou-se mais significativa para a falha com o tratamento percutâneo com trombina. Quando se analisou o colo do pseudoaneurisma, observou-se que, entre as variáveis comprimento e diâmetro, apenas a variável diâmetro mostrou significância estatística para o insucesso do tratamento com injeção de trombina. Ou seja, entende-se que os pseudoaneurismas que possuem diâmetros dos colos maiores que 0,55 cm estão sujeitos a necessitar de mais de uma sessão de injeção de trombina para ocluírem, com sensibilidade e especificidade de 75% e 68%, respectivamente, (IC 0,64-0,88)[17].

Em dados ainda não publicados, foram tratados mais 23 pacientes (60 + 23 = 83) no InCor da FMUSP, totalizando 83 pseudoaneurismas tratados. Ainda, observou-se uma elevada taxa de sucesso técnico primário e secundário, de 83% e 100%, respectivamente. Não foram observadas complicações ou óbitos relacionados ao procedimento. Na análise univariada, a medida longitudinal não mais mostrou significância estatística. As variáveis associadas observadas foram o diâmetro do colo, diâmetro anteroposterior e volume do pseudoaneurisma. Na análise multivariada, o volume do pseudoaneurisma mostrou significância estatística contra as outras variáveis associadas. Volumes maiores que 12 cm3 determinaram maior taxa de falha terapêutica com uma única injeção de trombina guiada por US.

A taxa de recorrência após sucesso primário é baixa. Mas, se ainda assim houver recanalização do pseudoaneurisma, a injeção de trombina pode ser repetida atingindo-se sucesso técnico em 100% dos casos.

Não existe consenso na literatura sobre a quantidade de trombina necessária para ocluir um pseudoaneurisma. Leite TFO e cols. observaram que o volume de trombina injetado dentro do pseudoaneurisma, a anticoagulação e os aspectos clínicos não foram estatisticamente significativos, ou seja, não contribuíram para a taxa de insucesso do tratamento. Por outro lado, o uso de antiagregação plaquetária mostrou tendência a significância para o insucesso do tratamento[17].

Complicações da injeção de trombina são incomuns, ocorrendo em 0-4%[49-53,56-59,69]. A maioria das complicações relatadas envolve a fuga de trombina para a circulação arterial, causando embolização distal ao sítio de punção. A embolização distal ocorre em até 2% de todos os pacientes tratados[50,52,57-59].

CONCLUSÃO

Atualmente, o tratamento percutâneo de pseudoaneurisma com injeção de trombina guiado por US é considerado padrão ouro, visto que já está demonstrado que é uma técnica segura, eficaz e pode ser repetida em caso de insucesso técnico primário. Além disso, esta técnica é de baixo custo, pode ser realizada à beira leito e diminui consideravelmente o tempo de internação hospitalar.

Diversos são os fatores que podem contribuir para o insucesso primário deste tratamento. Portanto, deve-se realizar controle ultrassonográfico de 24 horas após o tratamento e, caso se identifique o reenchimento do pseudoaneurisma, nova sessão de injeção de trombina guiada por US deverá ser realizada.

REFERÊNCIAS BIBLIOGRÁFICAS

1. Curci J, Baxter T, Thompson R. Aneurismas arteriais: Considerações etiológicas. In: Cronenwett JL, Johnston KW, eds. Rutherford. Cirurgia vascular. 6ª ed. Vol. 1. Rio de Janeiro: Di Livros; 2007. cap. 29, p. 475-476.
2. Lindsay TF. Aneurismas arteriais. In: Cronenwett JL, Johnston KW, eds. Rutherford. Cirurgia vascular. 6ª ed. Vol. 2. Rio de Janeiro: Di Livros, 2007. cap. 99, p. 1403-1404.
3. Lumsden A, Peden E, Bush R, Lin P. Aneurismas arteriais: Considerações etiológicas. In: Cronenwett JL, Johnston KW, eds. Rutherford. Cirurgia vascular. 6ª ed. Vol. 1. Rio de Janeiro: Di Livros, 2007. cap. 54, p. 810-811.
4. Morgan R, Belli AM. Current treatment methods for postcatheterization pseudoaneurysms. J Vasc Interv Radiol. 2003;14(6):697-710.

5. Katzenschlager R, Ugurluoglu A, Ahmadi A, et al. Incidence of pseudoaneurysm after diagnostic and therapeutic angiography. Radiology. 1995;195(2):463-6.
6. Eichlisberger R, Do DD, Mahler F, et al. Pseudoaneurysm after femoral artery catheterisation: diagnosis and follow-up using duplex ultrasound. Ultraschall Med. 1992;13:54-8.
7. Middleton WD, Dasyam A, Teefey SA. Diagnosis and Treatment of latrogenic Femoral Artery Pseudoaneurysms. Ultrasound Q. 2005;21(1):3-17.
8. Hessel SJ, Adams DF, Abrams HL. Complications of angiography. Radiology. 1981;138(2):273-81.
9. Messina LM, Brothers TE, Wakefield TW, et al. Clinical characteristics and surgical management of vascular complications in patients undergoing cardiac catheterization: interventional versus diagnostic procedures. J Vasc Surg. 1991;13(5):593-600.
10. Oweida SW, Roubin GS, Smith 3rd RB, et al. Postcatheterization vascular complications associated with percutaneous transluminal coronary angioplasty. J Vasc Surg. 199030;12(3):310-5.
11. Kresowik TF, Khoury MD, Miller BV, et al. A prospective study of the incidence and natural history of femoral vascular complications after percutaneous transluminal coronary angioplasty. J Vasc Surg. 1991;13(2):328-35.
12. Altin RS, Flicker S, Naidech HJ. Pseudoaneurysm and arteriovenous fistula after femoral artery catheterization: association with low femoral punctures. Am J Roentgenol. 1989;152(3):629-31.
13. Rapoport S, Sniderman KW, Morse SS, et al. Pseudoaneurysm: a complication of faulty technique in femoral arterial puncture. Radiology. 1985;154(2):529-30.
14. Wyman RM, Safian RD, Portway V, et al. Current complications of diagnostic and therapeutic cardiac catheterization. J Am Coll Cardiol. 1988;12(6):1400-6.
15. Skillman JJ, Kim D, Bairn DS. Vascular complications of percutaneous femoral cardiac interventions: incidence and operative repair. Arch Surg. 1988;123(10):1207-12.
16. Pinto DM, Dias Jr J, Fonseca B, et al. Experiência inicial com o uso de adesivo tissular contendo trombina para tratamento do pseudo-aneurisma femoral. J Vasc Bras. 2006;5(1):30-6.
17. Leite TFO, Bortolini E, Affonso BB, et al. Evaluation of morphological and clinical factors related to failure of percutaneous treatment with thrombin injection of femoral pseudoaneurysms from cardiac catheterization. Annals of Vascular Surgery. Ann Vasc Surg. 2019;59:173-183.
18. Kronzon I. Diagnosis and treatment of iatrogenic femoral artery pseudoaneurysm: a review. J Am Soc Echocardiogr. 1997;10(3):236-45.
19. Feld R, Patton GM, Carabasi RA, et al. Treatment of iatrogenic femoral artery injuries with ultrasound-guided compression. J Vasc Surg. 1992;16(6):832-40.
20. Kazmers A, Meeker C, Nofz K, et al. Nonoperative therapy for postcatheterization femoral artery pseudoaneurysms. Am Surg. 1997;63(2):199-204.
21. Kent KC, McArdle CR, Kennedy B, et al. A prospective study of the clinical outcome of femoral pseudoaneurysma and arteriovenous fistuals induced by arterial puncture. J Vasc Surg. 1993;17(1):125-33.
22. Rowe V, Yellin A, Weaver F. Aneurismas arteriais: Considerações etiológicas. In: Cronenwett JL, Johnston KW, eds. Rutherford. Cirurgia vascular. 6ª ed. Vol. 1. Rio de Janeiro: Di Livros, 2007. cap. 73, p. 1055-1056.
23. Coughlin BF, Paushter DM. Peripheral pseudoaneurysms: evaluation with duplex US. Radiology. 1988;168(2):339-42.
24. Abu-Yousef MM, Wiese JA, Shamma AR. The "to-and-fro" sign: duplex Doppler evidence of femoral artery pseudoaneurysm. Am J Roentgenol. 1988;150(3):632-4.
25. Soto JA, Múnera F, Morales C, et al. Focal arterial injuries of the proximal extremities: Helical CT arteriography as the initial method of diagnosis 1. Radiology. 2001;218(1):188-94.
26. Recht MP, Sachs PB, LiPuma J, et al. Popliteal artery pseudoaneurysm in a patient with hereditary multiple exostoses: MRI and MRA diagnosis. J Comput Assist Tomogr. 1993;17(2):300-2.
27. Matsushita M, Nishikimi N, Sakurai T, et al. Pseudoaneurysm of the popliteal artery caused by exostosis of the femur: case report and review of the literature. J Vasc Surg. 2000;32(1):201-4.
28. Kotval PS, Khoury A, Shah PM, et al. Doppler sonographic demonstration of the progressive spontaneous thrombosis of pseudoaneurysms. J Ultrasound Med. 1990;9(4):185-90.
29. Leite T, Pires M, Pires L, et al. Giant iatrogenic pseudoaneurysm of the brachial artery: A case report. Int J Surg Case Rep. 2017;37:193-5.
30. Toursarkissian B, Allen BT, Petrinec D, et al. Spontaneous closure of selected iatrogenic pseudoaneurysms and arteriovenous fistulae. J Vasc Surg. 1997;25(5):803-9.
31. Coley BD, Roberts AC, Fellmeth BD, et al. Postangiographic femoral artery pseudoaneurysms: further experience with US-guided compression repair. Radiology. 1995;194(2):307-11.
32. Ricci MA, Trevisani GT, Pilcher DB. Vascular complications of cardiac catheterization. Am J Surg. 1994;167(4):375-8.

33. García EMSN, González-Fajardo JA, Gutiérrez V, et al. Femoral pseudoaneurysms post-cardiac catheterization surgically treated: evolution and prognosis. Interact Cardiovasc Thorac Surg. 2009;8:353-7.

34. Fellmeth BD, Roberts AC, Bookstein JJ, et al. Postangiographic femoral artery injuries: nonsurgical repair with US-guided compression. Radiology. 1991;178(3):671-5.

35. Eisenberg L, Paulson EK, Kliewer MA, et al. Sonographically guided compression repair of pseudoaneurysms: further experience from a single institution. Am J Roentgenol. 1999;173(6):1567-73.

36. Paulson EK, Sheafor DH, Kliewer MA, et al. Treatment of Iatrogenic femoral arterial pseudoaneurysms: comparison of us-guided thrombin injection with compression repair 1. Radiology. 2000;215(2):403-8.

37. Lange P, Houe T, Helgstrand UJ. The efficacy of ultrasound-guided compression of iatrogenic femoral pseudo-aneurysms. Eur J Vasc Endovasc Surg. 2001;21(3):248-50.

38. Ahmad F, Turner SA, Torrie P, et al. Iatrogenic femoral artery pseudoaneurysms—a review of current methods of diagnosis and treatment. Clin Radiol. 2008;63(12):1310-6.

39. Zahn R, Thoma S, Fromm E, et al. Pseudoaneurysm after cardiac catheterization: therapeutic interventions and their sequelae: experience in 86 patients. Catheter Cardiovasc Interv. 1997;40(1):9-15.

40. Dorfman GS, Cronan JJ. Postcatheterization femoral artery injuries: is there a role for nonsurgical treatment? Radiology. 1991;178(3):629-30.

41. Hung B, Gallet B, Hodges TC. Ipsilateral femoral vein compression: a contraindication to thrombin injection of femoral pseudoaneurysms. J Vasc Surg. 2002;35(6):1280-3.

42. Gehling G, Ludwig J, Schmidt A, et al. Percutaneous occlusion of femoral artery pseudoaneurysm by para-aneurysmal saline injection. Catheter Cardiovasc Interv. 2003;58(4):500-4.

43. Giurgea GA, Mlekusch I, Hoke M, et al. Percutaneous instillation of physiological saline solution for the treatment of femoral pseudoaneuryms. Wien Klin Wochenschr. 2016;128(11-12):421-5.

44. Cope C, Zeit R. Coagulation of aneurysms by direct percutaneous thrombin injection. Am J Roentgenol. 1986;147(2):383-7.

45. Liau CS, Ho FM, Chen MF, et al. Treatment of iatrogenic femoral artery pseudoaneurysm with percutaneous thrombin injection. J Vasc Surg. 1997;26(1):18-23.

46. Kang SS, Labropoulos N, Mansour MA, et al. Percutaneous ultrasound guided thrombin injection: a new method for treating post-catheterization femoral pseudoaneurysms. J Vasc Surg. 1998;27(6):1032-8.

47. Lennox AF, Delis KT, Szendro G, et al. Duplex-guided thrombin injection for iatrogenic femoral artery pseudoaneurysm is effective even in anticoagulated patients. Br J Surg. 2000;87(6):796-801.

48. La Perna L, Olin JW, Goines D, et al. Ultrasound-guided thrombin injection for the treatment of postcatheterization pseudoaneurysms. Circulation. 2000;102(19):2391-5.

49. Owen RJ, Haslam PJ, Elliott ST, et al. Percutaneous ablation of peripheral pseudoaneurysms using thrombin: a simple and effective solution. Cardiovasc Intervent Radiol. 2000;23(6):441-6.

50. Paulson EK, Nelson RC, Mayes CE, et al. Sonographically guided thrombin injection of Iatrogenic femoral pseudoaneurysms: further experience of a single institution. Am J Roentgenol. 2001;177(2):309-16.

51. Mohler ER 3rd, Mitchell ME, Carpenter JP, et al. Therapeutic thrombin injection of pseudoaneurysms: a multicenter experience. Vasc Med. 2001;6(4):241-4.

52. Sheiman RG, Brophy DP. Treatment of Iatrogenic femoral pseudoaneurysms with percutaneous thrombin injection: Experience in 54 patients 1. Radiology. 2001;219(1):123-7.

53. Calton Jr WC, Franklin DP, Elmore JR, et al. Ultrasound-guided thrombin injection is a safe and durable treatment for femoral pseudoaneurysms. Vasc Surg. 2001;35(5):379-83.

54. Matson MB, Morgan RA, Belli AM. Percutaneous treatment of pseudoaneurysms using fibrin adhesive. Bri J Radiol. 2001;74(884):690-4.

55. Khoury M, Rebecca A, Greene K, et al. Duplex scanning-guided thrombin injection for the treatment of iatrogenic pseudoaneurysms. J Vasc Surg. 2002;35(3):517-21.

56. Friedman SG, Pellerito JS, Scher L, et al. Ultrasound-guided thrombin injection is the treatment of choice for femoral pseudoaneurysms. Arch Surg. 2002;137(4):462-4.

57. Weinmann EE, Chayen D, Kobzantzev ZV, et al. Treatment of postcatheterisation false aneurysms: ultrasound-guided compression vs ultrasound-guided thrombin injection. Eur J Vasc Endovasc Surg. 2002;23(1):68-72.

58. Demharter J, Leissner G, Huf V, et al. Treatment of iatrogenic femoral pseudoaneurysms with thrombin injection--results in 54 patients. Rofo. 2005;177(4):550-4.

59. Veraldi GF, Tasselli S, Firpo M, et al. US-guided percutaneous management of femoral artery pseudoaneurysms by thrombin injection: personal experience and review of the literature. Chir Ital. 2004;57(6):723-30.

60. Schneider C, Malisius R, Küchler R, et al. A prospective study on ultrasound-guided percutaneous thrombin injection for treatment of iatrogenic post-catheterisation femoral pseudoaneurysms. Int J Cardiol. 2009;131(3):356-61.

61. Vlachou PA, Karkos CD, Bains S, et al. Percutaneous ultrasound-guided thrombin injection for the treatment of iatrogenic femoral artery pseudoaneurysms. Eur J Radiol. 2011;77(1):172-4.
62. Gürel K, Gür S, Özkan U, et al. US-guided percutaneous thrombin injection of postcatheterization pseudoaneurysms. Diagn Interv Radiol. 2012;18(3):319.
63. Dzijan-Horn M, Langwieser N, Groha P, et al. Safety and efficacy of a potential treatment algorithm by using manual compression repair and ultrasound-guided thrombin injection for the management of iatrogenic femoral artery pseudoaneurysm in a large patient cohort. Circ Cardiovasc Interv. 2014;7(2):207-15.
64. Kuma S, Morisaki K, Kodama A, et al. Ultrasound-guided percutaneous thrombin injection for post-catheterization pseudoaneurysm. Circ J. 2015;79(6):1277-81.
65. Chen DH, Sammel AM, Jain P, et al. Cardiologist operated ultrasound guided thrombin injection as a safe and efficacious first line treatment for iatrogenic femoral artery pseudoaneurysms. Heart, Lung Circ. 2015;24(2):165-72.
66. Mohammad F, Kabbani L, Lin J, et al. Post-procedural pseudoaneurysms: Single-center experience. Vascular. 2017;25(2):178-83.
67. Engelke C, Quarmby J, Ubhayakar G, et al. Autologous thrombin: a new embolization treatment for traumatic intrasplenic pseudoaneurysm. J Endovasc Ther. 2002;9(1):29-35.
68. Kang SS, Labropoulos N, Mansour MA, et al. Expanded indications for ultrasound-guided thrombin injection of pseudoaneurysms. J Vasc Surg. 2000;31(2):289-98.
69. Morrison SL, Obrand DA, Steinmetz OK, et al. Treatment of femoral artery pseudoaneurysms with percutaneous thrombin injection. Ann Vasc Surg. 2000;14:634-9.